J. Bachmann

Chinesische Medizin in der Orthopädie

Jürgen Bachmann

Chinesische Medizin in der Orthopädie

Unter Mitarbeit von
Marcus Bäcker, Michael G. Hammes und Jürgen Mücher

ELSEVIER
URBAN & FISCHER

URBAN & FISCHER
München • Jena

Zuschriften und Kritik an:
Elsevier GmbH, Urban & Fischer Verlag, Karlstr. 45, 80333 München

Wichtiger Hinweis für den Benutzer

Die Erkenntnisse in der Medizin unterliegen laufendem Wandel durch Forschung und klinische Erfahrungen. Herausgeber und Autoren dieses Werkes haben große Sorgfalt darauf verwendet, dass die in diesem Werk gemachten therapeutischen Angaben dem derzeitigen Wissensstand entsprechen. Das entbindet den Nutzer dieses Werkes aber nicht von der Verpflichtung, anhand weiterer schriftlicher Informationsquellen zu überprüfen, ob die dort gemachten Angaben von denen in diesem Buch abweichen und seine Verordnung in eigener Verantwortung zu treffen.

Bibliografische Information der Deutschen Nationalbibliothek
Die Deutsche Nationalbibliothek verzeichnet diese Publikation in der Deutschen Nationalbibliografie; detaillierte bibliografische Daten sind im Internet über http://dnb.d-nb.de abrufbar.

1. Auflage 2008

Der Urban & Fischer Verlag ist ein Imprint der Elsevier GmbH.

08 09 10 11 12 5 4 3 2 1

Um den Textfluss nicht zu stören, wurde bei Patienten und Berufsbezeichnungen die grammatikalisch maskuline Form gewählt. Selbstverständlich sind in diesen Fällen immer Frauen und Männer gemeint.

Planung und Lektorat: Christl Kiener, München
Projektmanagement: Petra Münzel-Kaiser, München
Redaktion: Dr. med. Carola Genzel, München
Herstellung: Marion Kraus, München
Satz: abavo GmbH, Buchloe; TnQ, Chennai
Druck und Bindung: Uniprint International BV, *The book factory*
Fotos/Zeichnungen: Gerda Raichle, Ulm, Henriette Rintelen, Velbert
Umschlaggestaltung: SpieszDesign, Büro für Gestaltung, Neu-Ulm
Titelfotografie: Mauritius, Mittenwald

ISBN 978-3-437-55900-6

Aktuelle Informationen finden Sie im Internet unter **www.elsevier.de** und **www.elsevier.com**

Vorwort

Akupunktur ist – so scheint es – ärztliches Allgemeingut geworden, was kann da ein weiteres Buch noch beitragen?

Die Zeit scheint reif für Beispiele, wie Akupunktur in den ärztlichen Alltag integriert werden kann. Anliegen dieses Buches ist es, etwas von dem Wissen und dem Geist mitzuteilen, der sie zu einer wichtigen Bereicherung der therapeutischen Vielfalt meiner erfahrungsgestützten Verfahrensweisen am Bewegungssystem hat werden lassen. Dies impliziert neben pragmatischen und manuellen Fertigkeiten auch theoretische Erwägungen, die sowohl den kulturellen, zeitgeschichtlichen als auch den medizinischen Kontext der Behandlung berühren.

Die Fachrichtungen Orthopädie und Unfallchirurgie werden in Deutschland nach Empfehlung der Bundesärztekammer Anfang des dritten Jahrtausends gerade zusammengeführt. Im Kontext der chinesischen Medizin bedarf es dessen nicht – war auch diese Trennung doch gar nie gegeben. Wohl existiert in China ein Gegensatz zwischen traditioneller und moderner Medizin, der in mancher Hinsicht die Gegensätze zwischen konservativer und operativer Orthopädie widerspiegelt. Die Anwendung von Akupunktur am Bewegungssystem steht daher in einem besonders interessanten Spannungsfeld.

Die Akupunktur in Mitteleuropa war in den letzten fünfzig Jahren starken Wandlungen unterworfen: zunächst eine Außenseitermethode wurde sie in den 70ern zur Projektionsfläche von Medizinutopien, dann in den achtziger Jahren öfter Anlass für konkrete Forschungsvorhaben im chinesischen Sprach- und Kulturraum. Die Früchte eines dieser Projekte liegen mit diesem Lehrbuch vor: auf der Grundlage einer Ausbildung in Akupunktur führte der Weg des Autors in eine Weiterbildung als Orthopäde und Traumatologe in der VR China, die auch die Anwendung von Akupunktur in einem fachspezifischen Konzept vermitteln konnte. Die Rückkehr war ernüchternder als die Ausreise: in den 90er Jahren geriet die Akupunktur zusammen mit der traditionellen chinesischen Medizin in den Sog einer sich ausdifferenzierenden Medizinversorgung, deren besonderes Interesse individuellen Gesundheitsleistungen galt und die sich um die Sorgfalt der Aufarbeitung fremden Kulturguts weniger zu scheren schien.

Die weiteren Entwicklung hat einige ironische Züge: da die besten Indikationen für Akupunktur nicht zuletzt am Bewegungsystem liegen, war nach Ablehnung der Kostenerstattungsfähigkeit der Akupunktur durch die Gesetzliche Krankenversicherung die Fragestellung dreier Modellversuche auf Akupunktur gegen Schmerzen der Lendenwirbelsäule, Knie- und Kopfschmerzen eingeengt worden. Selbstverständlich kommen alle drei Anwendungsbereiche in diesem Buch zur Darstellung. Der letztgenannte ist über die Phase einer großen vergleichenden Therapiestudie nicht hinausgekommen, die beiden erstgenannten wurden unter erheblichen formalen Auflagen an die weiteren Qualifikationen der Leistungserbringer in den Katalog der Krankenkassenleistungen aufgenommen.

Aus den Ergebnissen dieser großen Modellversuche lässt sich allerdings für die konkrete therapeutische Arbeit und deren Prognose ebensowenig ableiten, wie sie Antworten auf die Frage der zugrundeliegenden Wirkmechanismen geben. Sie bestimmen aber unter wesentlichen, nämlich wirtschaftlichen Aspekten das Bild der Akupunkturtherapie neu – und falsch.

Aus der Lektüre der hier vorgelegten Konzepte wird sich immer wieder ergeben, dass der differenzierte Einsatz der Akupunktur unter Arbeitshypothesen die Basis für den Fortschritt in der Aneignung dieser wundervollen Methode bildet. Getreu im Glauben an den Stand des Irrtums ist der Stellenwert der Akupunktur im Kontext einer integrativen Therapie des Bewegungssystems immer wieder neu zu bestimmen.

Die Facetten der vorliegenden Störungen liegen auf struktureller und funktioneller Ebene, im Bereich der knöchernen und gelenkigen, der bewegenden und stützenden und nicht zuletzt der steuernden Anteile des Systems. Wichtige Therapieformen bewegen sich im Rahmen eines Konzeptes von Reiz und Reaktion, aber auch mechanisch-strukturell und pharmakologisch-materiell orientierte Verfahren kommen zum Einsatz.

Für die Akupunkturtherapie ist der erste pragmatische Therapieansatz eine Nadelung der lokalisationsbezogenen und regionalen Basispunkte, ergänzt um die zugeordneten Fern- und symptomorientierten Punkte. Demgemäß ist den topografisch geordneten einzelnen Therapiekapiteln jeweils ein Abschnitt mit Abbildungen vorangestellt, der alle regionalen Punkte in topografischer Relation und mit wichtigen palpatorischen Landmarken bringt: ein pragmatischer Akupunkturatlas, der in einer ersten Fassung des Werkes eine wesentliche Neuerung darstellte, die aber zwischenzeitlich vergriffen ist.

Die vorliegende zweite Fassung baut darauf auf: Weitere therapeutische Ansätze, wie die Chinesische Arzneitherapie, Tuina, d. h. Manuelle Therapie und Ohrakupunktur als eine Form der Mikrosystemakupunktur, aber auch die hiesigen Verfahren werden dargestellt. Das therapeutische Rahmenkonzept wird unter integrativen Gesichtspunkten erweitert dargestellt.

Mein Dank gilt all meinen Lehrern, die mir gewollt oder versehentlich auf die Sprünge geholfen haben: den deutschen wie den chinesischen, den Schulmeistern und den professionellen Vorbildern, den Fragestellern aber auch den Antwortgebern, den Ärzten und auch den Kranken.

Mein Dank gilt aber auch jenen Biografiebegleitern, die mich aus dem Sprung wieder aufgefangen haben: Mentoren und Trainern, Familie und Freunden, Lektoren und Lektoraten.

Sie alle haben dazu beigetragen, dass ein Werkbuch entstehen konnte und der Zwischenstand meiner Annäherung an die Akupunktur eine Form gefunden hat – aus der Sie, lieber Leser, nun mehr machen können – wenn Sie mögen … . Und: lassen Sie mal hören – es gibt nichts, was nicht noch besser zu machen wäre.

Hattingen, 2008
Jürgen Bachmann

Inhaltsverzeichnis

I Akupunktur in der Orthopädie und Traumatologie

KAPITEL

1

Jürgen Bachmann

Grundlagen der Akupunktur

1.1 Theoreme der Traditionellen Chinesischen Medizin

1.1.1 Historische Wurzeln

Die meisten Abhandlungen zur Traditionellen Chinesischen Medizin machen es zum Ausgangspunkt ihrer Darstellung, uns mit einer Jahrtausende zählenden medizinische Empirie mit einer Schrifttradition, die sich entsprechend weit zurück verfolgen lässt, zu konfrontieren: der Weg zur Akupunktur führt erst einmal zu Klassikern wie zum Beispiel dem viel zitierten Huang Di Nei Jing (Klassiker des Gelben Kaisers), das in seinen älteren Anteilen vor den Beginn der christlichen Zeitrechnung datiert wird. Andere Darstellungen, wie beispielsweise das „Nan Jing", einer Erläuterung zu schwierigen Fragen, wurden ebenfalls Jahrhunderte vor den medizinischen Klassikern der arabischen und okzidentalen Medizin verfasst.

Erhellender als der Verweis auf die lange Dauer der Tradition erscheint mir aber, dass sich in der aktuellen Darstellung und Anwendung der Traditionellen Chinesischen Medizin und Traditionellen Chinesischen Orthopädie ein Nebeneinander von Lehrsätzen aus verschiedenen Epochen findet. Es besteht also eine Gleichzeitigkeit historisch unterschiedlicher und keineswegs gleichzeitig entstandener theoretischer Versatzstücke. Diese Bruchstücke historischer Wurzeln verweisen auf eine Wissenschaftsgeschichte, die eher durch ein Fortbestehen des Alten neben und mit dem Neuen gekennzeichnet ist, als durch eine Ablösung von Paradigmen oder revolutionäre Umwälzungen. Es sollen im Folgenden einzelne dieser Theoreme benannt werden. Gerade unter zeitgeschichtlichen Aspekten sind die Unterschiede in der Darstellung der theoretischen Grundlagen der Akupunktur auffällig. Sie werden nachvollziehbar als unterschiedliche Gewichtung und Wertung der Referenzen zu einzelnen historischen Wurzeln.

Eine der ältesten Grundlagen ist eine dialektische Naturphilosophie, als deren Grundlage das Verhältnis von Yin und Yang erscheint (➤ Kap. 1.1.2). Sie hebt sich ab von einer Sichtweise, die Ordnung und Klassifikation in den Fünf Wandlungsphasen (➤ Kap. 1.1.3) oder der *zangfu* als spezieller Anwendung auf die Physiologie und Pathophysiologie (➤ Kap. 1.1.4) sucht.

Der Akupunktur eigen ist die Beobachtung, dass die Reizung bestimmter Punkte, genauer: Löcher, im menschlichen Körper an entfernt liegenden Körperregionen, Wirkungen auszulösen vermag. Es werden Verbindungen zwischen den Körperregionen durch Leitbahnen *(jingluo)* und Muskelketten *(jinluo)* postuliert.

In diesen Verbindungen fließen Substrate, die als Qi und Blut *(xue)* bezeichnet werden. In einer modernen Interpretation unter dialektischen Vorzeichen beinhalten diese beiden funktionelle und materielle Aspekte. Qi einerseits steht dabei für den Aspekt der Funktion, Blut *(xue)* andererseits für den strukturellen Aspekt. Sie lassen sich damit wiederum in der Kategorie von Yin und Yang (s. u.) fassen.

Der Fluss von Qi und Blut *(xue)* kann durch äußere Faktoren (klimatische Einflüsse, Traumata) und innere Faktoren gestört werden.

Schließlich unterliegt der Fluss von Qi und Blut *(xue)* in den Leitbahnen *(jingluo)* einer natürlichen Rhythmik, d. h. im Ablauf des Tages, aber auch im Verlauf der Jahreszeiten kommt es zu Änderungen des funktionellen Zustandsbildes.

1.1.2 Yin und Yang – eine dialektische Naturphilosophie

Yin und Yang sind Begriffe einer sehr alten, grundlegenden und umfassenden Konzeption aus dem chinesischen Kulturkreis. Als isoliertes Konzept finden Yin und Yang in der Klinik selten Anwendung. Yin und Yang sind vielmehr in der Struktur der theoretischen Konzepte und in der klinischen Herangehensweise aufgehoben.

Yin und Yang sind ein Begriffspaar, mit dem die chinesische Philosophie Naturvorgänge verschiedenste Betrachtungsebenen des Himmels, der Erde, des Lebens und auch des Menschen beschreibt. Es ist der Kernbegriff einer Weltsicht, die die Einheit in der Gegensätzlichkeit, den Wandel und die gegenseitige Abhängigkeit betont. Demgemäß stehen Yin und Yang als Embleme für vielerlei Gegensätze. Solche Gegensätze sind jeweils für die einzelnen Betrachtungsebenen zu formulieren, die jeweilige

Ausprägung kann dann einer qualitativen Zuordnung zum Oberbegriff des Yin bzw. des Yang unterzogen werden (➤ Tab. 1.1).

Im speziellen Fall der Humanmedizin bildet das Gegensatzpaar Yin und Yang die übergeordnete Bezeichnung und das allgemeinste der vier Gegensatzpaare der acht Leitkriterien *(bagang)*.

Die einzelnen Kategorien des Theorems der acht Leitkriterien *(bagang)* dienen zur allgemeinen Einordnung von Krankheitszuständen in den polaren Dimensionen einer Krankheitssituation, die von inneren oder äußeren Erscheinungen, einer kalten oder warmen Qualität und einer Fülle *(shi)* oder Leere *(xu)* des Qi gekennzeichnet sein kann. Einschließlich der übergeordneten Begriffe Yin und Yang ergeben sich vier Gegensatzpaare also acht Leitkriterien *(bagang)* wie in ➤ Tab. 1.2 dargestellt.

Die qualifizierende polare Einordnung in die Kategorien von Yin und Yang setzt die Definition einer Betrachtungsebene voraus. Die zugrundeliegenden Betrachtungsebenen der Paare von Yin und Yang in der Humanmedizin sind vielfältig. ➤ Tab. 1.3 gibt einige Beispiele wieder.

Die genannten Paare werden erst unter Verweis auf die zugrunde liegenden Theoreme der Traditionellen Chinesischen Medizin verständlich: im ersten Fall die Relation innerhalb eines Leitbahnpaares *(jingluo*, ➤ Kap. 1.1.5) oder eines Funktionskreispaares *(zangfu*, ➤ Kap. 1.1.4), im zweiten Fall als topographische Relation innerhalb des Körpers und in seiner Orientierung im Raum, im dritten Fall die Relation der Überbegriffe Speicher *(zang)* und Paläste *(fu)* für Funktionskreise und Organe, und schließlich im vierten Fall in der qualitativen Zuordnung der Körperseiten. Eine Körperseite, kann wie im Falle des Rückens der Sonne und damit einem äußeren und wärmenden Einfluss zugewandt sein. Sie ist also mit Qualitäten, verknüpft, die als Yang bezeichnet werden. Im Gegensatz dazu wird die nach innen weisende beschattete Bauchseite dem Yin-Aspekt zugeordnet.

Tab. 1.1 Das Gegensatzpaar Yin und Yang

Yin	Yang
kalt	warm
tief	hoch
Nacht	Tag
Mond	Sonne
Mensch	Himmel
Erde	Mensch
innen	außen
dunkel	hell

Tab. 1.2 Yin, Yang und die acht Leitkriterien *(bagang)*

Yin	Yang
Innen	Außen
Kälte	Hitze
Leere	Fülle

Zwischen Yin und Yang im Allgemeinen und den genannten Gegensatzpaaren im Besonderen herrschen grundsätzlich vier verschiedene Relationen (➤ Tab. 1.4). Diese lassen sich wie folgt formulieren:

Yin und Yang bedingen einander

Die genannten Begriffe sind als Paare zu verstehen, die sich gegenseitig bedingen. Die Kategorie Yin/Yang lässt sich erst sinnvoll anwenden, wenn zu einem Begriff ein Gegenstück und somit eine Relation vorliegt, deren Pole emblematisch mit Yin und Yang verknüpft werden können. Keinesfalls ist also die Qualifizierung absolut zu verstehen, dass z. B. der „Mensch" grundsätzlich durch Yin repräsentiert sei, jede Einheit beinhaltet stets Anteile von beiden. Die Zuordnung zu Yin oder Yang betrifft immer nur die betrachtete Relation, beispielsweise des Menschen zum Himmel, dem dann eine Yang-Qualität zugeordnet ist. In Relation zur Erde jedoch bekommt der Mensch als oberes höheres Element die Yang-Qualität zugesprochen.

Tab. 1.3 Yin, Yang und polare Aspekte der Traditionellen Chinesischen Medizin

Yin	Yang
Milz	Magen
Fuß	Kopf
Speicher	Paläste
Bauch	Rücken

Yin und Yang fördern einander

Zu den Eigenarten natürlicher Vorgänge gehört es nach dieser Philosophie, dass sie sich als Wechselspiel von Yin und Yang beschreiben lassen, Yin folgt auf Yang und umgekehrt. Diese Folge meint sowohl die zeitliche Abfolge wie quasi-kausale Folgen. Erst die Zufuhr von Materie (Yin-Aspekt) beispielsweise schafft im Rahmen des Stoffwechsels die Voraussetzung zur Generation von Energie (Yang-Aspekt).

Yin und Yang kontrollieren einander

Die normale physiologische Situation besteht darin, dass sich Yin und Yang die Waage halten und sich in einem dynamischen Gleichgewicht befinden. Dies gilt auch für die menschliche Physiologie, diese kommt damit der modernen physiologischen Sicht von negativ rückgekoppelten und gesteuerten biologischen Systemen, z. B. bei Sympathikus und Parasympathikus, nahe.

Yin und Yang gehen ineinander über

Falls sich körperliche Funktionszustände im Ungleichgewicht befinden, wird dies als ein Ungleichgewicht im Verhältnis von Yin und Yang gedeutet – dies stellt einen pathophysiologisch zu deutenden Zustand dar. Dieses Ungleichgewicht kann auch im äußersten Fall ins andere Extrem übergehen, also einen dialektischen Umschlag vollziehen. Ein klinisches Beispiel ist das Umschlagen aus einem extremen Yang-Zustand, wie einem epileptischen Krampfanfall, in den ruhigen und daher als Yin zu qualifizierenden Zustand der anschließenden Ruhe. (➤ Tab. 1.4)

Tab. 1.4 Die Relationen von Yin und Yang in der Physiologie und Pathophysiologie

Relation	Yin und Yang
1. Relation	bedingen einander
2. Relation	fördern einander
3. Relation	kontrollieren einander
4. Relation	gehen ineinander über

1.1.3 Fünf Wandlungsphasen – eine emblematische Naturphilosophie

Die chinesische Naturphilosophie unterscheidet in einem ihrer grundlegenden Modelle fünf Kategorien. Die Bezeichnungen der fünf Kategorien lauten Holz, Feuer, Erde, Metall und Wasser. Sie stehen für verschiedene Ausprägungen und eine qualifizierende Klassifikation auf einer gegebenen Betrachtungsebene.

Sie werden emblematisch verwandt, d. h. mit der Bezeichnung Wasser sind einerseits zunächst alle Ausprägungen und Phänomene angesprochen, die dieser Kategorie zugeordnet werden. Andererseits ergibt sich die konkrete Bedeutung von Wasser aus dem Kontext der Kommunikation und der Betrachtungsebene: So steht das Wasser im Bezug auf die Funktionskreise der Traditionellen Chinesischen Medizin für die Niere *(shen)* und die Blase *(pangguang)*.

Diese Form erlaubt eine assoziative Zuordnung von Naturphänomenen auf verschiedenen Betrachtungsebenen, sie lässt auch Verknüpfungen herstellen, für die ansonsten kausale Zusammenhänge nicht bekannt sind.

Da diese sich im zeitlichen Ablauf, besonders augenfällig hinsichtlich der Jahreszeiten, in einer bestimmten, nämlich der oben genannten Abfolge befinden, erscheint die Übersetzung mit fünf Wandlungsphasen angemessen. Die auch immer wieder verwendete Übersetzung „Fünf Elemente“ greift aus medizinischer Sicht zu kurz, da diese fünf Ausprägungen in einer definierten Interaktion und zeitlichen Abfolge gedacht werden.

Die auf der Grundlage der einzelnen Betrachtungsebenen einer bestimmten Wandlungsphase zugeordneten Ausprägungen können zusammengefasst werden. So entsteht ein assoziativer Kontext von Entsprechungen, denen eine gleichartige Qualität zukommt.

Solche Entsprechungsreihen umfassen neben makrokosmischen und mikrokosmischen auch solche Ausprägungen, die sich auf den Menschen und speziell seine physiologischen Funktionen beziehen.

Zwischen Makro- und Mikrokosmos wird somit eine Entsprechung hergestellt, und eine Einordnung menschlicher Funktionen in diesen Kontext vollzogen.

Die beiden wesentlichen physiologischen Relationen sind dabei der hervorbringende Zyklus, oder auch Mutter-Kind-Beziehung, und der kontrollierende Zyklus (➢ Abb. 1.1) Danach ist der hinreichende Funktionszustand der Milz *(pi)*, zugeordnet der Wandlungsphase Erde, als Mutter Voraussetzung für die im *sheng*-Zyklus nachfolgende Lunge *(fei)*, zugeordnet der Wandlungsphase Metall. Die Niere *(shen)*, zugeordnet der Wandlungsphase Wasser, übt über den *ke*-Zyklus kontrollierenden Einfluss auf das Herz *(xin)* aus, das der Wandlungsphase Feuer zugeordnet ist.

Holz *(mu)*

Die **Wandlungsphase Holz** steht für den Übergang aus dem Potentiellen ins Reale, hinsichtlich des Lebenszyklus also die Geburt, im Tageszyklus der Sonnenaufgang, im Jahreszyklus der Frühling. Als klimatisches Äquivalent wird hierbei der Wind gesehen, der sich ebenfalls durch den Wechsel und die mehr oder weniger plötzliche Veränderung der Situation auszeichnet.

Feuer *(huo)*

Die **Wandlungsphase Feuer** steht emblematisch für Wachstum und Expansion. Die tageszeitliche Entsprechung ist der Vormittag, die jahreszeitliche Entsprechung der Sommer. Das dazugehörige Emblem unter klimatischem Gesichtspunkt ist die Hitze.

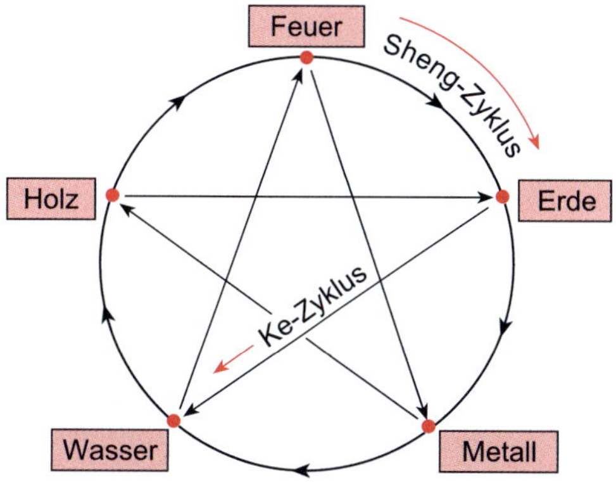

Abb. 1.1 Hervorbringender *(sheng)*-Zyklus und kontrollierender *(ke)*-Zyklus

Erde *(tu)*

Die **Wandlungsphase Erde** steht historisch für die Mitte. Sie stellt die zentrale Wandlungsphase dar, um die sich die übrigen in einer viergliedrigen Anordnung gruppieren. In anderen Darstellungen wird sie in den Kreis des somit fünffach gegliederten Wandlungsphasenzyklus eingereiht. Es handelt sich um eine Übergangszeit, die biographisch der pubertären Phase, also dem Übergang ins Erwachsenenalter zugeordnet ist. Unter tageszeitlichen Aspekten entspricht dies dem Nachmittag, unter jahreszeitlichen dem Spätsommer, während unter klimatischen Gesichtspunkten eine Assoziation mit der Feuchtigkeit gegeben ist.

Metall *(jin)*

Die **Wandlungsphase Metall** steht für das Stadium, das der abgeschlossenen Reifung eines Prozesses zur Ernte entspricht. Spätnachmittag bzw. Herbst entsprechen den vorgenannten Zeitabschnitten, die Trockenheit dem zugeordneten klimatischen Faktor.

Wasser *(shui)*

Die **Wandlungsphase Wasser** steht demgegenüber für eine statische Phase der Speicherung und Kontraktion, eine Zeit, die von minimaler Aktivität gekennzeichnet ist. Unter tageszeitlichen Aspekten entspricht ihr die tiefe Nacht oder Mitternacht, dem jahreszeitlichen Ablauf der Winter und somit als klimatischem Faktor die Kälte.

1.1.4 *Zangfu* – Physiologie und Pathophysiologie der Traditionellen Chinesischen Medizin

Die Vorstellungen der Traditionellen Chinesischen Medizin hinsichtlich der physiologischen Vorgänge im Körper werden analog den mikro- und makrokosmischen Vorgängen und Abläufen ebenfalls in fünffacher Weise klassifiziert, wobei Entsprechungen zu den übergeordneten, oben genannten Wandlungsphasen bestehen.

Das System der *zangfu* formuliert die Vorstellungen der Physiologie der Traditionellen Chinesischen Medizin als Konglomerat verschiedener Organfunktionen, zusammengefasst als Funktionskreis. Diese Funktionskreise und ihre verschiedenen Aspekte sind im Rahmen der Traditionellen Chinesischen Medizin in der inneren Medizin besonders wichtig. (➤ Tab. 1.5)

Eine vollständige und widerspruchsfreie Einordnung in fünffache Ausprägungsformen entsprechend den Wandlungsphasen lässt sich hierbei nicht immer nachweisen. Vielmehr werden auch Theoreme der Traditionellen Chinesischen Medizin in die Funktionskreise eingeordnet, die nur einen Teil der Funktionskreise betreffen, so z. B.

- das Theorem von Qi und Blut *(xue)*, in dem für mehrere Funktionskreise einzelne Funktionen von Blut *(xue)* beschrieben werden, oder
- das Theorem der pathogenen Übel *(liu xie)*, das sechs solcher Einflüsse benennt, die mit ihren unterschiedlichen Ausprägungen in den einzelnen Funktionskreisen vertreten und in einem Falle doppelt repräsentiert sind.

Für jede Wandlungsphase sind jeweils zwei Funktionskreise zusammengefasst, die auch als gekoppelt bezeichnet werden. Der eine Funktionskreise wird mit dem Innen verknüpft, der andere als Außen bezeichnet. Der innere Funktionskreis vertritt damit den Yin-Aspekt und wird durch ein so genanntes Speicherorgan *(zang)* repräsentiert, der äußere Funktionskreis wird mit dem Namen eines der Paläste *(fu)* versehen und vertritt den Aspekt des Yang.

Schließlich ist anzumerken, dass entsprechend der eher internistischen „Ausrichtung" des Theorems der *zangfu* die Bezeichnung für das Speicherorgan *(zang)*, das innere Organ und damit der Yin-Aspekt nicht selten stellvertretend für das Paar der beiden gekoppelten Funktionskreise steht: So repräsentiert die Bezeichnung Niere *(shen)* das Funktionskreispaar Niere *(shen)*-Blase *(pangguang)*. Dieser Führungsrolle folgend werden die Funktionskreise nachfolgend vorrangig unter dem Aspekt des Speicherorgans *(zang)* beschrieben, während die Hohlorgane nicht mehr detalliert beschrieben werden.

Tab. 1.5 Wandlungsphasen und Funktionskreise *(zangfu)*

Wandlungsphase *xing*	Speicherorgan *zang*	Palastorgan *fu*
Holz	Leber *(gan)*	Gallenblase *(dan)*
Feuer	Herz *(xin)*	Dünndarm *(xiaochang)*
Erde	Milz *(pi)*	Magen *(wei)*
Metall	Lunge *(fei)*	Dickdarm *(dachang)*
Wasser	Niere *(shen)*	Blase *(pangguang)*
Feuer	Herzhülle *(xinbao)*	*Sanjiao*

Leber und Gallenblase (Wandlungsphase Holz)

Die Leber *(gan)* speichert das Blut *(xue)*, sie wird auch das Meer des Blutes *(xue)* genannt. Sie ist somit das Reservoir der genannten Grundsubstanz und bestimmt somit die Grenzen der Aktivität und Dynamik körperlicher Prozesse.

Als wesentliche Funktion am Bewegungssystem ist die Steuerung der Aktivität und Dynamik von Sehnen und Muskeln zu nennen, der Grad ihrer Anspannung ist eine Funktion von Leber *(gan)*. Eine Unterfunktion äußert sich in verminderter Spannung, eine Überfunktion in einer übermäßigen Anspannung oder Verspannung der Muskulatur. Weitere Manifestationen sind die Fuß- und Zehennägel. Die mit dem Auge verknüpften Funktionen werden ebenfalls der Leber *(gan)* zugeordnet.

Unter schmerztherapeutischen Gesichtspunkten bedeutsam ist die enge Verknüpfung des Funktionskreises Leber *(gan)* mit der emotionalen und psychischen Verfassung, insbesondere dem Wechselspiel zwischen ausgedrücktem und unterdrücktem Ärger oder Sorgen einerseits, Depressionen und Niedergeschlagenheit andererseits.

Herz und Dünndarm (Wandlungsphase Feuer)

Dem Herz *(xin)* kommt eine übergeordnete steuernde Funktion zu. Es regiert und lenkt das Blut *(xue)*, beherbergt den Geist und bestimmt somit die Persönlichkeit eines Menschen. Es ist eng verknüpft mit mentalen Funktionen, wie der Konzentration, dem Schlaf, den formalen Denkleistungen. Darüber hinaus hat es aber auch Bezug zur Gefäßregulation. Schlafstörungen verweisen auf eine Störung des Funktionskreises Herz *(xin)*.

Milz und Magen (Wandlungsphase Erde)

Die Milz *(pi)* kontrolliert in besonderer Weise den Metabolismus, die Umsetzung von zugeführter Materie und Energie in eine dem Körper verfügbare Form. Dabei ist eine der Aufgaben von Milz *(pi)*, die Nahrung und Flüssigkeit aufzubereiten, ihre sauberen und energetisch klaren Anteile an Herz *(xin)* und Lunge *(fei)* zur weiteren Verteilung zu leiten. Unter orthopädischen Gesichtspunkten ist besonders hervorzuheben, dass sich der Funktionskreis Milz *(pi)* in der Masse und Form des Fleisches, also der Muskulatur, des Fett- und des Bindegewebes manifestiert. Es besteht eine enge Beziehung zur Feuchtigkeit, die, wenn sie sich nicht bewegt, sondern statisch verharrt, unter chinesischen Aspekten als Schleim *(tan)* bezeichnet wird. Somit sind Schwellungen oder Ödeme, insbesondere wenn sie generalisiert und nicht lediglich an abhängigen Partien auftreten, Ausdruck einer Störung des Funktionskreis Milz *(pi)*.

Lunge und Dickdarm (Wandlungsphase Metall)

Die Lunge *(fei)* reguliert den Rhythmus der Organfunktionen, sowohl der schnellen Abläufe, wie Atmung und Herzschlag, als auch der langsameren des täglichen Lebens oder der Abläufe im Jahresverlauf. Sie reguliert den Fluss des Qi an der Oberfläche, und somit die Abwehrfunktion des Körpers. Dies korreliert mit der unmittelbaren Erfahrung, dass unter übermäßiger Exposition der Körperoberfläche z. B. Erkältungskrankheiten, die die Lunge und die Atemorgane betreffen, auftreten können.

Niere und Blase (Wandlungsphase Wasser)

Die zentrale Funktion der Niere *(shen)* ist die Speicherung des vererbten Qi, somit die Repräsentation der konstitutionellen Aspekte eines Menschen. Sie reguliert dabei neben den geschlechtlichen Funktionen insbesondere auch den am stärksten strukturell geprägten Aspekt des Bewegungssystems, die Knochen und Gelenke. Interessanterweise wird diesen auch das Mark zugeordnet, wobei nicht streng zwischen Knochenmark und zentralnervösem Organ (Hirn und Rückenmark, sic!) unterschieden wird. Die Niere *(shen)* repräsentiert mit den Knochen und Gelenken die innerste Schicht im Körper, die ihm Struktur und Halt gibt.

Herzhülle und *Sanjiao* (Wandlungsphase Feuer)

Das System von Herzhülle *(xinbao)* und Sanjiao sprengt als sechstes Paar den Rahmen der fünf Wandlungsphasen. Es ist einer einfachen und treffenden Übersetzung auch nur schwer zugänglich. Die Herzhülle *(xinbao)* ist als Innen gekoppelt mit Sanjiao, der den Yang-Aspekt repräsentiert und mit der landläufigen Übersetzung „Drei Erwärmer", nicht recht treffend beschrieben ist und daher in diesem Buch als terminus technicus ohne Übersetzung behandelt wird. In beiden Fällen werden übergeordnete Organfunktionen beschrieben, wobei hinsichtlich Sanjiao eine topographische Gliederung in Thorax, Oberbauch und Unterbauch mit den entsprechenden Verknüpfungen zu den einzelnen dort gelegenen Organen und Funktionskreisen besteht.

Gleichzeitig ist aufgrund der Zuordnung der gekoppelten Funktionskreise sowohl von Herzhülle *(xinbao)* und Sanjiao, als auch Herz *(xin)* und Dünndarm zur Wandlungsphase Feuer die Möglichkeit gegeben, das System der zwölf Leitbahnen (➤ Kap. 1.2) und somit sechs gekoppelten Leitbahnen mit einem fünffach gegliederten Modell der Wandlungsphasen zwar nicht ganz widerspruchsfrei, aber doch in hinreichender Stimmigkeit zu vereinbaren.

1.1.5 *Jingluo* – das Leitbahnsystem des Körpers

Das Leitbahnsystem des Körpers *(jingluo)* ist die Grundlage zur Ordnung der Akupunkturpunkte. In den Leitbahnen zirkuliert nach Vorstellung der Traditionellen Chinesischen Medizin das Qi; hier ist es der therapeutischen Intervention durch die Nadelung der Akupunkturpunkte zugänglich, hier liegt bei Stauungen und Blockierungen dieses Flusses die Grundlage zur Entwicklung von Symptomen und Funktionsstörungen.

Das Leitbahnsystem verknüpft dabei verschiedene Körperregionen. Es ist symmetrisch angelegt, jede Leitbahn also zweifach – in der linken und der rechten Körperhälfte – vertreten. Jede außen verlaufende Leitbahn ist mit einer innen liegenden gekoppelt. Jeder Leitbahn in der oberen Körperhälfte ist eine in der unteren Körperhälfte zugeordnet. Die jeweiligen Kombinationen werden als Leitbahnachse bezeichnet.

Die westliche Nummerierung der Akupunkturpunkte folgt dem Verlauf der Leitbahn und einer sequentiellen Abfolge, die der so genannten Umläufe in der Reihenfolge Lunge > Dickdarm > Magen > Milz > Herz > Dünndarm > Harnblase > Niere >Herzhülle > Sanjiao > Gallenblase > Leber.

Über Kollateralen und innere Verläufe werden schließlich die Regionen erreicht, die nicht im direkten Bereich einer Leitbahn liegen.

Die Systematik der Leitbahnen im Einzelnen ist in ➤ Kapitel 1.2 dargestellt.

Nicht alle Akupunkturpunkte liegen auf den Leitbahnen, so gelten z. B. auch druckdolente Punkte per se als individuelle Akupunkturpunkte und im Lauf der Geschichte sind auch einige weitere, interindividuell häufig auffindbare Akupunkturpunkte beschrieben und unter den Begriffen Extrapunkte, Punkte außerhalb der Meridiane, Neupunkte etc. zusammengefasst worden (➤ Kap. 1.2.2 Klassische und neue Akupunkturpunkte).

1.1.6 *Jinluo* – das System des Bewegungsorgans

Mit *jinluo* werden zwei weitere Typen von Leitbahnen bezeichnet, die für das System des Bewegungsorgans von besonderer theoretischer Bedeutung sind. Der erste Typ betrifft die zwölf tendinomuskulären Leitbahnen *(jingjin)*, der zweite die Vernetzungsgefäße *(luomai)*.

Tendinomuskuläre Leitbahnen *(jingjin)*

Jede Hauptleitbahn hat eine zugeordnete so genannte tendinomuskuläre Leitbahn *(jingjin)*, die den Verlauf der Muskeln und Sehnen wiedergibt – in aktuellerer Formulierung könnte man von Muskelketten sprechen. Ihr Verlauf ist annähernd parallel zur Hauptleitbahn, allerdings lassen sich funktionelle muskuläre Verknüpfungen nicht streng in das Leitbahnachsenkonzept einordnen, so dass Abweichungen entstehen.

Interessanterweise verlaufen die tendinomuskulären Leitbahnen zum Teil in Abzweigungen, die einzelne Gelenkregionen wie Agonisten und Antagonisten umschlingen. Zwar scheint dieses Konzept für die funktionelle Behandlung des Bewegungssystems auf den ersten Blick interessant, jedoch lassen sich für die Akupunktur daraus nur eingeschränkte therapeutische Folgerungen ziehen. Darüber hinaus wären die Leitbahnverläufe im Detail durchaus zu hinterfragen oder vertieft zu diskutieren. Aus diesen Gründen wird auf eine genauere Darstellung in Rahmen dieses Buches verzichtet. Bedeutsam wäre diese Vertiefung aber für das Verständnis des theoretischen Überbaus der chinesischen Manualtherapie (Tuina, Anmo), einer weiteren wesentlichen therapeutischen Modalität der Traditionellen Chinesischen Orthopädie.

Die 12 tendinomuskulären Leitbahnen:

- Haben die gleiche Bezeichnung wie die Hauptleitbahn *(jingluo)*
- Verlaufen oberflächlich auf der Muskulatur
- Verbinden die Gelenke
- Kontrollieren die Muskulatur
- Integrieren den Bewegungsvorgang

Die Beschwerdekonstellationen einer Affektion umfassen allgemein

- Muskel- und Weichteilschmerzen
- Muskelkontrakturen
- Bewegungsstörungen

Diese Symptome einer Affektion erscheinen im tendinomuskulären Leitbahnverlauf als

- Schwellung
- Steifheit
- Krämpfe
- Schmerzen

Eine Affektion der tendinomuskulären Leitbahn Gallenblase kann also z. B. als Symptom Schmerzen des lateralen Augenwinkels, des Thorax, des Oberbauchs oder des lateralen Knies zeigen und damit verschiedene Ausprägungen annehmen.

Die tendinomuskulären Leitbahnen verlaufen im Unterschied zu den Hauptleitbahnen alle zentripetal. Sie können als breite und funktionelle Analoga zu den funktionell-anatomischen Muskelketten verstanden werden. Sie schließen damit eine Lücke im theoretischen Überbau der Traditionellen Chinesischen Orthopädie: So kann dieses Gedankengebäude auch die Wirkungen physikalischer und bewegungstherapeutischer Interventionen erklären, die auf eine ganze Muskelgruppe oder Extremität zielen (was das Leitbahnkonzept sprengen würde).

Vernetzungsgefäße *(luomai)*

Auch das Konzept der Vernetzungsgefäße *(luomai)* schließt eine Lücke in der Theorie, da die körperlichen Funktionen nicht nur im Bereich der Hauptleitbahnen ablaufen, sondern auch in ihren Zwischenräumen und in daneben und tiefer darunter liegenden Regionen. Auch dort wird im Sinne der Traditionellen Chinesischen Orthopädie das Qi wirksam, auch dort kann es eine Funktionsstörung aufweisen.

Das System der Vernetzungsgefäße *(luomai)* umfasst neben den fünfzehn Vernetzungsgefäßen *(shiwu luo)* zusätzliche oberflächliche *(fu wu luo)* und geringere *(sun luo)* Vernetzungen. In allen diesen Gefäßen zirkuliert ebenso wie in der Hauptleitbahn das Qi.

Die 15 Vernetzungsgefäße *(shiwu luo)* werden gemäß den 12 Hauptleitbahnen benannt, zu denen eine so genannte „Große Vernetzung" als 13. und schließlich die Vernetzungsgefäße zu den Gefäßen *dumai* und *renmai* treten. Zu den drei Letztgenannten gibt es historisch verschiedene Varianten, so dass je nach Quelle auch von den 12 oder 14 Vernetzungsgefäßen *(luomai)* die Rede ist.

Vernetzungspunkte *(luoxue)* sind diejenigen Punkte auf den Hauptleitbahnen, an denen die Vernetzungsgefäße abzweigen, um die topographisch und im Funktionskreis Innen-Außen verknüpften Leitbahnen wie z. B. Lunge *(fei)* über den Akupunkturpunkt Lu 7 und Dickdarm *(dachang)* über den Akupunkturpunkt Di 6 zu verbinden.

Die oberflächlichen Kollateralen *(fu wu luo)* beeinflussen die Hautfarbe und erlauben damit die visuelle Diagnose oberflächlicher Erkrankungen, die nach der Vorstellung der Traditionellen Chinesischen Medizin vor allem durch die sechs schädigenden Einflüsse *(liu xie)* entstehen.

Die geringeren Kollateralen *(sun luo)* durchziehen den ganzen Körper und verbinden damit auch die entlegenen Anteile mit den zentralen Anteilen des Systems.

Die Vernetzungsgefäße *(luomai)* verlaufen außerhalb der Hauptleitbahnen und können aus westlicher Sicht als funktionelle Analoga zur Vorstellung einer Mikrozirkulation verstanden werden. Im theoretischen Überbau der Traditionellen Chinesischen Orthopädie sind damit auch Phänomene zu erklären, die das Leitbahnkonzept sprengen, da sie sich außerhalb der beschriebenen Leitbahnverläufe abspielen.

1.1.7 Ätiologie und Pathogenese

Die Traditionelle Chinesischen Medizin unterscheidet zwischen inneren und äußeren sowie einigen neutralen Faktoren, die bei längerer Einwirkung auf den Organismus zu einer pathophysiologischen Situation führen. Im orthopädischen Kontext sind dabei die äußeren Krankheitsfaktoren vorrangig.

Einleitend muss darauf hingewiesen werden, dass die verwendeten Begriffe, die auf klimatische Zustände gründen, nicht lediglich als diese klimatische Situation im engeren Sinne zu verstehen sind. Darüber hinaus werden in abstrakter Form qualitative Merkmale angesprochen, die bestimmten Symptomkonstellationen eigen sind. Dies führt hin bis zur metaphorischen Anwendung solcher Begriffe für eine aktuelle pathophysiologische Situation unter Verlust pathogenetischer Bezüge, wenn z. B. vom inneren Wind *(neifeng)*, innerer Kälte *(neihan)* etc. die Rede ist.

Äußere, klimatische Faktoren

Die sechs äußeren Faktoren werden auch als klimatische Einflüsse *(liu yin)* bezeichnet. Kommt ihnen pathogenetische Bedeutung zu, spricht man von den sechs schädigenden Einflüssen *(liu xie)*. Zu ihnen zählen Wind *(feng)*, Kälte *(han)*, Hitze *(re)*, Feuchtigkeit *(shi)*, Trockenheit *(zao)* und Glut *(huo)*.

Wind *(feng)* hat eine Yang-Qualität, drängt nach oben und außen, verteilt sich und führt zu Symptomen der oberen Köperhälfte und des Kopfes, zur Öffnung der Hautporen, wechselnden Schmerzen und muskulären Verspannungen, zur Verspannung und Verkrampfung bis hin zur Spastik. Wind betrifft somit primär Funktionen des Bewegungssystems. Wind ist der Wandlungsphase Holz und damit Leber *(gan)* und Gallenblase *(dan)* zugeordnet. Er kann sich grundsätzlich mit jedem anderen der klimatischen Faktoren verbinden, fördert deren schädigendes Potential und kann mit diesen zu komplexen Symptomen führen. Schmerzsymptome mit Windcharakteristik sind gekennzeichnet durch plötzliches Auftreten, wechselnden Ort und wechselnde Stärke.

Die **Kälte** *(han)* hat eine Yin-Qualität, ist der Wandlungsphase Wasser, mithin dem Funktionskreis Niere *(shen)* zugeordnet. Sie affiziert daher neben anderen Funktionskreisen in besonderer Weise die Lumbalregion. Ein Schmerz mit der Qualität Kälte ist eher von statischer, dumpfer und kräftiger Stärke und mit Bewegungseinschränkung verbunden. Kälte *(han)* führt zu einer Kontraktion, einer Fesselung und Blockierung des Qi, es kommt zu Stauung und damit zu Schmerzen. Anamnestisch lässt sich erheben, dass eine Kälteexposition die Symptomatik verschlimmert. Nach dem Eindringen von Kälte *(han)* kann es im Krankheitsverlauf zur Ausbildung von Hitzesymptomen kommen, Kälte transformiert sich in Hitze *(re)*.

Feuer *(huo)* hat eine Yang-Qualität, ist der Wandlungsphase Feuer zugeordnet und durch Symptome der Wärme und Überhitzung gekennzeichnet. Am Bewegungssystem ist der Begriff meist zur Beschreibung lokaler Phänomene der Überwärmung im Rahmen von Infektionen und Entzündungen sowie Arthritiden geeignet. In Extremfällen spricht man von:

Sommerhitze *(shu)*, bei der eine extreme Steigerung der Stoffwechselaktivität vorliegt ist somit charakterisiert durch Fieber, Unruhe, Durst, vermehrte Durchblutung von Gesicht, Zunge, Haut und Schleimhäuten sowie Symptomen wie bei Hitzschlag.

Die **Feuchtigkeit** *(shi)* wird der Wandlungsphase Erde zugeordnet und äußert sich in einer Störung der metabolischen Umwandlungsprozesse. Entscheidendes Merkmal ist die Stagnation, die sich klinisch als Schwellung, Verstopfung oder Schleimbildung äußert. Am Bewegungssystem manifestiert sich das als lokalisierter Gelenkschmerz und vor allem als Schwellung.

Die **Trockenheit** *(zao)* wird der Wandlungsphase Metall zugeordnet und zeigt sich am häufigsten in einer Störung des zugeordneten Funktionskreises Lunge *(fei)* mit Affektionen an Haut und Atmungsorganen. Symptome am Bewegungssystem sind selten, ein weiteres Beispiel dafür, dass die Bezeichnung neben der konkreten klimatischen Bedeutung auch die Metaphorik der Funktionskreise verdeutlicht.

Innere und neutrale Faktoren

Stellvertretend für die inneren Krankheitsfaktoren stehen die übermäßigen oder anhaltenden einseitigen, emotionalen Reaktionen des Individuums auf Umwelteinflüsse. Entsprechend der Wandlungsphasenzuordnung sind dies gemäß der Abfolge des *sheng*-Zyklus die Aspekte

- Zorn (Wandlungsphase Holz)
- Freude (Wandlungsphase Feuer)
- Grübeln (Wandlungsphase Erde)
- Trauer (Wandlungsphase Metall)
- Furcht (Wandlungsphase Wasser)

Psychosoziale Störungen und Normverletzungen in einzelnen Bereichen können somit nach der Traditionellen Chinesischen Medizin ebenfalls einem bestimmten Funktionskreis zugeordnet werden.

Außerhalb dieser Wandlungsphasenzuordnung werden in der chinesischen Literatur darüber hinaus so genannte neutrale Faktoren benannt. Hierzu zählen Diätfehler, Überanstrengung und sexuelle Exzesse oder auch Parasitenbefall. Aus orthopädischer Sicht werden vor allem Traumata als weitere relevante, Krankheit verursachende, im Hinblick auf die Wandlungsphasen aber neutrale Faktoren angesehen.

1.1.8 Qi, Blut *(xue)* und Körpersäfte

Qi und Blut *(xue)* sind nach Traditioneller Chinesischer Vorstellung grundlegende Feinsubstanzen der menschlichen Physiologie. Sie befinden sich normalerweise in Zirkulation und erreichen über die verschiedenen Leitbahnsysteme alle Körperteile, um diese zu ernähren und ihre Funktion zu ermöglichen. Dabei hat Qi vor allem funktionale Aspekte, was zu der ebenso häufig gebrauchten wie unglücklichen Übersetzung „Energie" geführt hat. Der Begriff Qi wird je nach Zusammenhang noch weiter differenziert und auch für Vorgänge der äußeren Natur verwendet. Dem Begriff Blut *(xue)* liegt demgegenüber eine auf den menschlichen Körper bezogene und eher materielle Vorstellung zugrunde. Die Bewegung von Blut *(xue)* wird durch Qi ermöglicht. Beide stehen in enger Beziehung, dies führt zu dem Begriff des *Qixue* als einem eigenen theoretischen Konzept. In manchen Abhandlungen wird *Qixue* noch um das Konzept der Körperflüssigkeiten *(jin ye)* erweitert.

Eine neuere Vorstellung der Traditionellen Chinesischen Orthopädie über die Pathophysiologie des Qi und Blutes *(xue)* und der Körpersäfte wurde durch Wang Qing Rens Theorie zur „Anregung der Blutzirkulation und Umwandlung von Stasen *(huo xue hua yu)*" formuliert. Sie ist eine Fortentwicklung des Theorems von Qi und Blut *(xue)* für die Traumatologie und ordnet verschiedene Phasen der Einblutung, der Schwellung, der Resorption und der Ausbildung von Residuen. Für diese einzelnen Phasen formuliert sie dann Therapieprinzipien und ist somit anwendbar zur Behandlung von Schwellungen, Hämatomen und Durchblutungsstörungen, weshalb sie für den Orthopäden und Traumatologen von besonderem Interesse ist, wie zum Beispiel im Rahmen der Frakturbehandlung (s. u.).

Entsprechend den Krankheitsbildern werden für die frühe (1–3), mittlere (4–6) und späte bzw. chronische (7–9) Phase von Verletzungen bzw. Krankheiten in der Traditionellen Chinesischen Orthopädie folgende Therapieprinzipien unterschieden:

1. „Entfernung von extravasalem Blut durch Austreiben *(gong xia zhu yu)*" ist indiziert nach Verletzungen mit Einblutung in innere Gewebe. Das dort angesammelte Blut *(xue)* führt zu Symptomen wie Schwellung, abdomineller Blähung oder auch Verstopfung.
2. „Förderung der Zirkulation von Qi und Blut *(xingqi huoxue)*", falls dieselbe nach Verletzungen gestört ist. Die Zirkulation des Qi ist die Voraussetzung für die Zirkulation des Blutes *(xue)*, Letztere die Voraussetzung für die Auflösung extravasierter Blutmassen (s. o.). Das Prinzip betrifft lokalisierbare Symptome, wie Schwellung, Schmerz, jedoch ohne Entzündungszeichen.
3. „Entfernung und Austreibung pathogener Hitze aus dem Blut *(qing re liang xue)*" bezieht sich auf posttraumatische Hitzesyndrome *(re)*, sei es durch Resorption oder Infektion – westlich medizinisch gesprochen.

Die genannten Behandlungsprinzipien werden in der Frühphase der Verletzung verwandt. Nach einigen Tagen, d. h. nach dem Abklingen der akuten Symptome der traumatischen Einwirkung, Nachlassen der Schwellung und Kontrolle infektiöser Prozesse, kommen die folgenden Prinzipien der mittleren Phase einer Verletzung zum Tragen:

4. „Analgesie durch Regulation der Ernährung *(he ying zhi tong)*". Ernährung meint in diesem Zusammenhang die Ernährung des lokalen Gewebes, im westlichen Sinne eine Funktion der Mikrozirkulation. Sie wird beeinflusst durch regulativ wirkende phytotherapeutische Rezepturen, falls die unter zwei genannten Symptome länger fortbestehen.
5. „Wiedervereinigung von Knochen, Muskeln und Sehnen *(jie gu xu jin)*". Knochen-, Muskel- oder Sehnenverletzungen sind, oft durch extravasales Blut *(xue)*, genannt *xueyu*, in ihrer Heilung behindert. Auf dessen Beseitigung zielt dieses Behandlungsprinzip.
6. „Muskeln und Sehnen entspannen, die Qi-Zirkulation in den Leitbahnen aktivieren *(shu jin huo luo)*" dient der funktionellen Wiederherstellung von Muskeln und Sehnen, wenn aus westlicher Sicht Adhäsionen, Atrophien und Rigiditäten vorliegen.

Für die Spätphase akuter Krankheitsgeschehen bzw. für chronische Krankheitsbilder werden die folgenden Prinzipien angeführt:

7. „Das Qi anregen und Blut ernähren *(buqi yingxue)*". Unabhängig davon, ob es sich um eine äußere Verletzung oder chronische Krankheit mit allgemeiner Schwäche handelt, geht es hier darum, die beiden Aspekte des Qi und des Blut *(xue)*, die ja in enger Beziehung stehen, zu stärken.
8. „Milz und Magen tonisieren *(bu ying pi wei)*". Nach der Theorie der Funktionskreise sind Magen und Milz neben der Assimilation für die Ausbildung des Muskelgewebes zuständig. Daraus leitet sich die Indikation des genannten Prinzips auch bei Muskelatrophien nach Verletzungen ab.
9. „Leber und Niere tonisieren *(bu ying gan shen)*". Ist die Diagnose einer Normabweichung im Skelettsystem gestellt worden, so sind nach der Theorie der Funktionskreise die Niere und die mit ihr in enger Beziehung stehende Leber betroffen. Sie können das Ziel therapeutischen Bemühens sein, z. B. wenn eine alters- oder verletzungsbedingte Osteoporose behandelt werden soll.

In dieser nach der zeitlichen Abfolge strukturierten Einteilung nimmt schließlich das Prinzip „Den Qi-Fluss durch Erwärmung der Leitbahnen anregen *(wenjing tongluo)*" eine Sonderstellung ein. Hier werden Probleme der Dysfunktion und schmerzhafte Zustände betrachtet, die sowohl als Residualzustände nach Verletzungen aufgefasst werden können, als auch als primäre Krankheitsbilder, wie sie mit der Theorie vom Eindringen schädigender Einflüsse in das Leitbahnsystem beschrieben werden.

1.1.9 Biorhythmik im Tagesablauf

Die Leitbahnen als körperliche Erscheinung der Funktionskreise bilden eine Kette, deren letztes Glied wieder an das erste anschließt. Diesem System wird in einem weiteren Theorem eine Biorhythmik zugeordnet, so dass die Zeitphasen der maximalen bzw. optimalen Funktion aller Funktionskreise und Leitbahnen im Tagesablauf entsprechend einer Zeiteinteilung im Zweistundenrhythmus repräsentiert sind.

Die Zuordnung beginnt mit den beiden Stunden um die Mitternacht, also ab 23 Uhr mit der Gallenblase *(dan)*. Es folgen dann zweistündlich die übrigen 11 Leitbahnen in ihrer üblichen Abfolge also von 1 Uhr bis 3 Uhr die Leber *(gan)*, dann die Lunge *(fei)* usw.

Das Theorem hat unter heutigen Bedingungen v. a. diagnostische Bedeutung. Rhythmische und zeitgebundene rezidivierende Symptome werden damit unter dem Gesichtspunkt der Funktionskreise qualifizierbar. Weiter wird unterstellt, dass diese Funktionssysteme zu ihren Maximalzeiten besonders effizient therapiert werden können, ein Zusammenhang der sich allerdings nicht leicht in praktisches Handeln umsetzen lässt, so dass die einschlägige moderne Empirie zu diesem Thema sicherlich dürftig ist. In vereinfachter Form wird davon ausgegangen, dass ein Funktionskreis auch durch sein Gegenüber, also z. B. Lunge *(fei)* durch Blase *(pangguang)* angesprochen werden kann.

Gerade aus schmerztherapeutischer Sicht ist es dennoch interessant festzustellen, dass die in der modernen Chronopharmakologie gewonnenen Erkenntnisse, z. B. über die unterschiedliche analgetische Potenz identischer Medikamentengaben zu verschiedenen Tageszeiten, in der Traditionellen Chinesischen Medizin theoretisch bereits in den Grundzügen eines allgemeinen Konzeptes der Chronobiologie angelegt sind.

1.2 Systematik der Leitbahnen und Akupunkturpunkte

1.2.1 Leitbahnachsen

Für alle im Folgenden genannten Leitbahnen gilt, dass sie – bezogen auf die mediane Sagittalebene des Körpers – paarig in symmetrischer Weise angelegt sind.

Eine polare Einteilung unterscheidet hinsichtlich des Verlaufes die außen und die innen gelegenen Seiten des Körpers. Den äußeren Seiten ist die Yang-Qualität, den inneren Seiten die Yin-Qualität zugeordnet. Dementsprechend sind außen gelegene Leitbahnen den Funktionskreisen der Palastorgane, innen gelegene Leitbahnen den Funktionskreisen der Speicherorgane zugeordnet.

Die qualitative Zuordnung zu Yin oder Yang drückt sich neben der Relation Innen-Außen auch in der Verlaufsrichtung aus. Legt man das Bild eines Menschen mit erhobenen, ausgestreckten Armen zugrunde (➤ Abb. 1.2), so besteht darüber hinaus die Grundregel, dass die von oben, d. h. der Yang-Seite her kommenden Leitbahnen einer Yang-Qualität, die von unten her, d. h. von der Erde und der Yin-Seite her aufsteigenden Leitbahnen, einer Yin-Qualität zugeordnet sind.

Die Benennung der Akupunkturpunkte in chinesischer Sprache erfolgt mit Namen. Erst in neuerer Zeit wurde eine sequentielle Nummerierung der dieser klassischen Akupunkturpunkte vorgenommen. Hierzu liegt mittlerweile ein weitgehend akzeptierter Vorschlag zur Standardisierung von chinesischer Seite vor, der manche Widersprüchlichkeiten und Verwirrungen vorangegangener Punkteklassifikationen, insbesondere solcher in der französischen Übersetzungstradition, vermeidet. Die Nummerierung folgt dabei grundsätzlich dem Leitbahnverlauf.

Jeder innenseitig gelegenen, Yin-qualifizierten Leitbahn ist dabei eine außenseitig gelegene, Yang-qualifizierte Leitbahn zugeordnet. Man spricht von gekoppelten Leitbahnen. Diese Kopplung entspricht derjenigen, die wir in den fünf Wandlungsphasen als gekoppelte Funktionskreiszuordnung kennen.

Grundsätzlich gilt, dass die Leitbahnen einer bestimmten zirkulären Abfolge gehorchen. Meist beginnen die Beschreibungen der Leitbahnsystematik mit Lunge *(fei)* und enden mit Leber *(gan)*. Gemäß dem zirkulären Charakter mündet die Leitbahn der Leber *(gan)* dann wieder in die Leitbahn Lunge *(fei)*.

Folgt man dem Leitbahnverlauf von Lunge *(fei)* über Dickdarm *(dachang)* zu Magen *(wei)* und Milz *(pi)*, ist mit diesen vier Leitbahnen der Verlauf vom Rumpf zur Hand, von der Hand zum Kopf, vom Kopf zum Fuß und schließlich vom Fuß zurück zum Rumpf beschrieben. Ein solcher so genannter Umlauf wiederholt sich dreifach, in der Leitbahnreihenfolge zunächst im ventralen, dann im dorsalen und schließlich im lateralen Segment des Körpers.

Somit verlaufen zusammenfassend drei Yin-qualifizierte Leitbahnen vom Körperstamm zur Hand, drei Yang-qualifizierte Leitbahnen von der Hand zum Kopf, drei Yang-qualifizierte Leitbahnen vom Kopf zum Fuß und schließlich drei Yin-qualifizierte Leitbahnen vom Fuß zum Rumpf. (➤ Abb. 1.3)

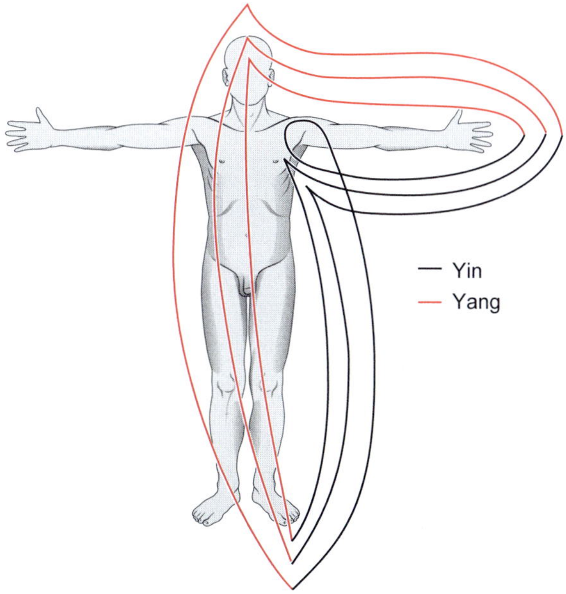

Abb. 1.2 Systematik der Leitbahnverläufe – außen Yang – innen Yin, oben Yang – unten Yin

- Innerhalb eines einzelnen Umlaufs lassen sich die beiden Leitbahnen, die eine gleichartige Qualität nach Yin oder Yang tragen, zu einer Leitbahnachse zusammenfassen. Die Benennung dieser Leitbahnachse komplettiert dann als viertes Element die vollständige Benennung einer Leitbahn. Die vollständige Benennung einer Leitbahn basiert dabei auf der Zuordnung zu
- Hand oder Fuß und somit oben bzw. unten
- Yin oder Yang, d. h. Innen- oder Außenseite
- Der Leitbahnachse (➤ Tab. 1.6)
- Dem zugeordneten Funktionskreis, d. h. Palast- oder Speicherorgane

Zwischen den Leitbahnachsen besteht für den einzelnen Umlauf ein Yin-Yang-Verhältnis. So lautet zusammenfassend z. B. die komplette Bezeichnung

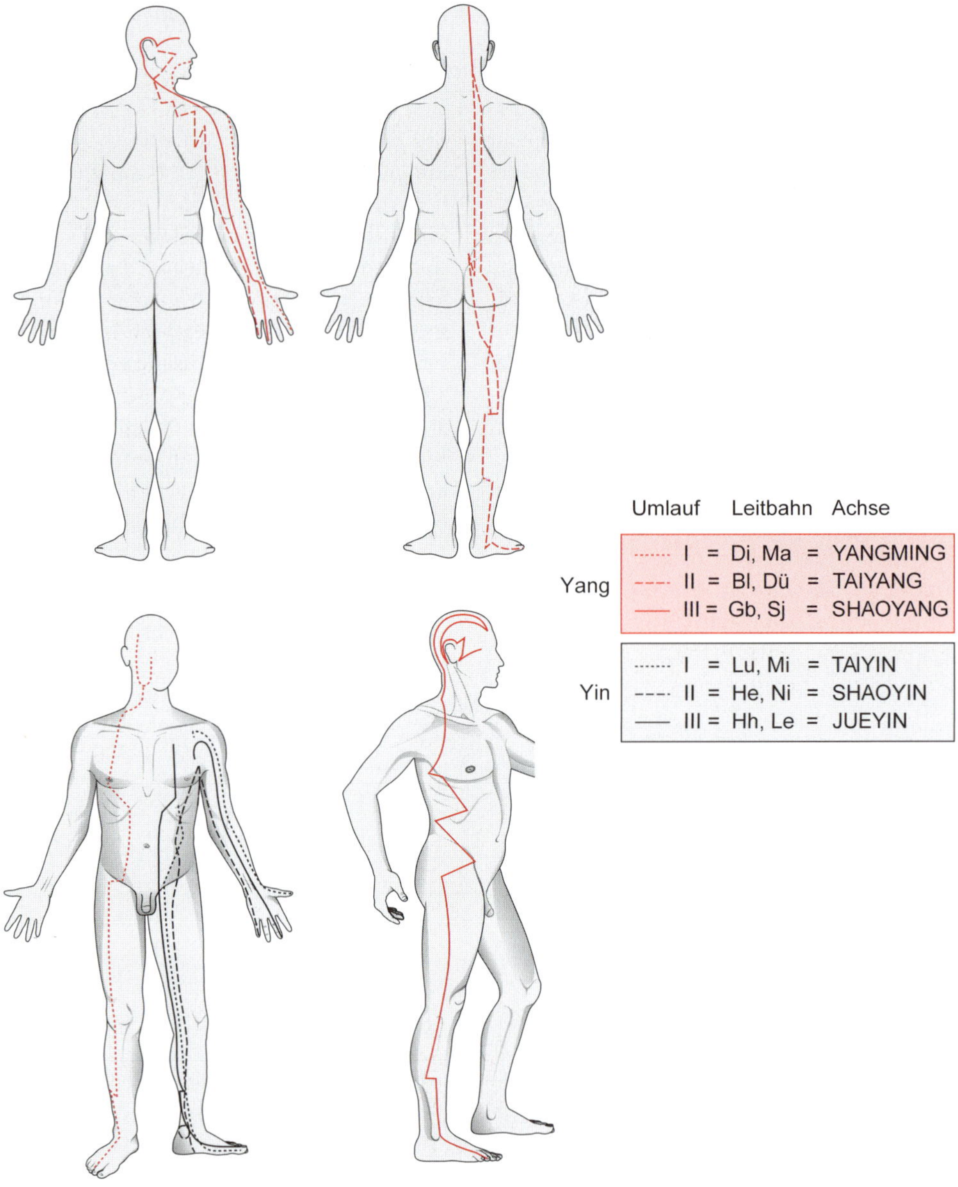

Abb. 1.3 Systematik der Leitbahnverläufe, die drei Umläufe ventral, dorsal und lateral

Tab. 1.6 Leitbahnachsen

Umlauf	Topographische Lage	Innen/außen	Oben/unten	Leitbahnachse	Funktionskreis
1. Umlauf	ventral	innen	Hand	*taiyin*	Lunge
	ventral	außen	Hand	*yangming*	Dickdarm
	ventral	außen	Fuß	*yangming*	Magen
	ventral	innen	Fuß	*taiyin*	Milz
2. Umlauf	dorsal	innen	Hand	*shaoyin*	Herz
	dorsal	außen	Hand	*taiyang*	Dünndarm
	dorsal	außen	Fuß	*taiyang*	Blase
	dorsal	innen	Fuß	*shaoyin*	Niere
3. Umlauf	lateral	innen	Hand	*jueyin*	Herzhülle
	lateral	außen	Hand	*shaoyang*	*Sanjiao*
	lateral	außen	Fuß	*shaoyang*	Gallenblase
	lateral	innen	Fuß	*jueyin*	Leber

der Leitbahn des Funktionskreises Magen: Fuß-*yangming*-Magen-Leitbahn. Dickdarm wäre die ebenfalls mit *yangming* zu bezeichnende Leitbahn, die jedoch von der Hand zum Kopf verläuft und daher die Bezeichnung Hand-*yangming*-Dickdarm-Leitbahn trägt.

Es sei darauf hingewiesen, dass im Bereich des Kopfes lediglich Yang-qualifizierte Leitbahnen vorkommen. Hier gehen die beiden einer Leitbahnachse zugeordneten Yang-Leitbahnen ineinander über.

In den übrigen topographischen Regionen des Körpers, insbesondere der Extremitäten, sind meist alle drei Umläufe, somit drei Leitbahnpaare bzw. sechs Leitbahnen vertreten.

Neben den Hauptleitbahnverläufen sind darüber hinaus innere Verläufe beschrieben, die Verbindungen zu den inneren Organen und zwischen den inneren Organen herstellen.

Die so genannten Kollateralen stellen die Verbindung zwischen den Leitbahnen und den einzelnen Körpergeweben und Körperschichten her, so dass letztlich keine Körperregion verbleibt, die nicht durch den Fluss von Qi und Blut *(xue)* erreicht würde.

Von den Hauptleitbahnen abzugrenzen sind die acht Außerordentlichen Gefäße (➤ Tab. 1.7), deren beiden wichtigste, das *du*-Gefäß mit der Qualität Yang und das *ren*-Gefäß mit der Qualität Yin, in der Medianlinie auf der dorsalen Yang- bzw. ventralen Yin-Seite verlaufen. Beide beginnen im Bereich des Perineums, steigen in der Medianlinie an und finden im Bereich der Mundhöhle wieder zueinander. Auch die übrigen sechs der acht Sondergefäße weisen eine paarige Yin-Yang-Zuordnung auf: die Gefäßpaare *chongmai* (Penetrationsgefäß) und *daimai* (Gürtelgefäß), die beiden Gefäße des Haltenetzes von Yin bzw. Yang sowie das Yin- bzw. Yang-Fersengefäß.

Nachfolgend sind die Verläufe der Hauptleitbahnen bezogen auf ihre Funktionskreise sowie ihre wesentlichen inneren Verläufe und Verbindungen dargestellt. Tabellarisch werden die wichtigsten Löcher der betreffenden Leitbahn aufgelistet, die als Steuerungspunkte bezeichnet werden. Steuerungspunk-

Tab. 1.7 Die acht Außerordentlichen Gefäße

Yang		Yin	
Gefäß *dumai*	Lenkergefäß	Gefäß *renmai*	Konzeptionsgefäß
Gefäß *daimai*	Gürtelgefäß	Gefäß *chongmai*	Penetrationsgefäß
Gefäß *yangqiaomai*	Yang-Fersengefäß	Gefäß *yinqiaomai*	Yin-Fersengefäß
Gefäß *yangweimai*	Yang-Haltenetz	Gefäß *yinweimai*	Yin-Haltenetz

ten und weitere wichtigen Punkte, die bei jeder definiert sind umfassen (➤ Kap. 1.2.2):

- *Yuan*-Ursprungs-Qi-Löcher *(yuanxue)*
- *Luo*-Vernetzungs-Loch *(luoxue)*
- *Xi*-Spalten-Loch *(xixue)*
- Fünf *shu*-Transport-Löcher *(wu shuxue)*
- Unteres *he*-Loch *(xia hexue)*
- Löcher der Kreuzung mit den acht Außerordentlichen Gefäßen *(ba maijiao huixue)*
- Löcher der acht Zusammenkünfte *(ba huixue)*
- Rücken-Transport-Loch *(bei shuxue)*
- *Mu*-Versammlungs-Loch *(muxue)*

Lunge und Dickdarm

Hand-*taiyin*-Lunge-Leitbahn

Innerer Verlauf: Die Hand-*taiyin*-Lunge-Leitbahn erreicht ausgehend vom Epigastrium den Dickdarm als gekoppeltes Organ und den Magen, nach dem Durchtritt durch das Diaphragma das namengebende Organ der Lunge. Am Akupunkturpunkt Lu 1 in der Fossa infraclavicularis tritt die Leitbahn an die Oberfläche und wird zur Hauptleitbahn.

Äußerer Verlauf: Am Punkt Lu 1 beginnend verläuft die Hauptleitbahn aus der Fossa infraclavicularis zunächst in Richtung auf die Klavikel und das Akromioklavikulargelenk, um sich dann an der Medialseite des Armes in seinem proximalen Drittel in relativ geradem Verlauf nach distal in die Ellenbeuge zu wenden. Der Verlauf vom Unterarm befindet sich radial palmar, zieht über die Arteria radialis und Thenar bis zur Radialkante des Daumens.

Abzweigung: Beim Punkt Lu 7 proximal des Handgelenks zur Spitze des Index führend und dort in die Leitbahn Dickdarm übergehend. (➤ Tab. 1.8)

Hand-*yangming*-Dickdarm-Leitbahn

Äußerer Verlauf: Die Hand-*yangming*-Dickdarm-Leitbahn beginnt am Index, radialseitig und verläuft dorsal zwischen dem ersten und zweiten Metakarpale in die Tabatiere. Dem äußeren, radialen Anteil des Unterarms folgend werden die Außenseite des Ellbogens und der äußere ventrale Oberarm erreicht. Unterhalb der vorderen Akromionkante verlaufend ergibt sich eine Querverbindung zum siebten Zervikalwirbel und ein Kreuzungspunkt mit drei Yang-Leitbahnen von Hand und Fuß im Bereich von Du 14. In der Fossa supraclavicularis besteht eine Verbindung zum inneren Verlauf zu den gekoppelten Organen Lunge und Dickdarm. Die Hauptleitbahn wendet sich entlang der anterolateralen Halsseite zur Wange und unteren Zahnreihe, um über die Oberlippe und das Philtrum kreuzend zur Unterseite des gegenseitigen Nasenflügels zu kreuzen. Von hier besteht die Verbindung zur nachfolgenden Fuß-*yangming*-Magen-Leitbahn. (➤ Tab. 1.9)

Magen und Milz

Fuß-*yangming*-Magen-Leitbahn

Der Verlauf der Hauptleitbahn des Magens beginnt an der Basis des Nasenflügels, zieht von hier zur Nasenwurzel und dann lateral unter das Auge. Hier besteht eine Verbindung zum Hauptleitbahnverlauf Blase. Im nunmehr oberflächlichen Verlauf wendet sich die Leitbahn nach unten, umfährt die Mundhöhle, verbindet sich hier mit dem *ren*-Gefäß und führt dann bogenförmig entlang der Unterseite der Wange und Mandibula über einen ansteigenden Ast präaurikulär bis zur lateralen Stirn. Ventral von Ma 5 liegt die Abzweigung nach kaudal zur Fossa supraclavicularis.

Tab. 1.8 Steuerungspunkte der Leitbahn Lunge

Punkt	Funktion		Konnex
Lu 1	*muxue*	Versammlungs-Loch	Lunge
Lu 6	*xixue*	Spalten-Loch	Lunge
Lu 7	*luoxue*	Vernetzungs-Loch	Dickdarm-Leitbahn
Lu 9	*yuanxue*	Ursprungs-Qi-Loch	Dickdarm-Leitbahn

Tab. 1.9 Steuerungspunkte der Leitbahn Dickdarm

Punkt	Funktion		Konnex
Di 4	*yuanxue*	Ursprungs-Qi-Loch	Lunge-Leitbahn
Di 6	*luoxue*	Vernetzungs-Loch	Lunge-Leitbahn
Di 7	*xixue*	Spalten-Loch	Dickdarm

Während ein innerer Verlauf die beiden gekoppelten Organe Magen und Milz erreicht, folgt der Verlauf an der Körperoberfläche zunächst einer vertikalen Linie über die Mamille hinweg. Er setzt sich im Bereich des Epigastriums nach medial leicht versetzend paramedian in gerader Linie bis über den Unterbauch fort, um sich dort nach lateral in die Fossa inguinalis zu wenden. Der weitere Verlauf orientiert sich am Vastus lateralis des M. quadriceps femoris, an der Lateralseite der Kniescheibe und an der Muskelgruppe anterolateral der Tibiakante bis hin zur zweiten Zehe. Ein Nebenast führt von Ma 36 unterhalb des Kniegelenkes zur dritten Zehe. Von Ma 42 auf dem Fußrücken ergibt sich eine Abzweigung, die sich im Bereich der großen Zehe mit der nachfolgenden Leitbahn Milz verbindet. (➤ Tab. 1.10)

Fuß-*taiyin*-Milz-Leitbahn

Die Milz-Leitbahn beginnt an der Großzehe und wendet sich an der Unterkante des Mittelfußgewölbes und vor dem Malleolus medialis nach proximal. Sie setzt sich entlang der Hinterkante der Tibia und dem Vastus medialis hin zur Inguinalgrube fort und erreicht von dort das Abdomen und durch die entsprechenden inneren Verläufe die gekoppelten Organe Milz und Magen. Dagegen steigt der äußere Verlauf bis in die obere Thoraxregion an, um sich dann zum Endpunkt des äußeren Verlaufes an der Lateralseite des Thorax wieder nach kaudal zu wenden. An dem vorgenannten kranialsten Punkt besteht eine Verbindung zum inneren Verlauf, mit dem nachfolgenden Funktionskreis und dessen zugeordneten Organ Herz sowie mit seiner Sinnesöffnung Zunge. (➤ Tab. 1.11)

Tab. 1.10 Steuerungspunkte der Leitbahn Magen

Punkt	Funktion		Konnex
Ma 25	*muxue*	Versammlungs-Loch	Dickdarm
Ma 34	*xixue*	Spalten-Loch	Magen
Ma 36	*xiahexue*	Unteres *he*-Loch des im Meer zusammenfließenden Wassers	Magen
Ma 37			Dickdarm
Ma 39			Dünndarm
Ma 40	*luoxue*	Vernetzungs-Loch	Milz-Leitbahn
Ma 42	*yuanxue*	Ursprungs-Qi-Loch	Milz-Leitbahn

Tab. 1.11 Steuerungspunkte der Leitbahn Milz

Punkt	Funktion		Konnex
Mi 3	*yuanxue*	Ursprungs-Qi-Loch	Magen-Leitbahn
Mi 4	*luoxue*	Vernetzungs-Loch	Magen-Leitbahn
Mi 8	*xixue*	Spalten-Loch	Milz
Mi 21	*luoxue*	Vernetzungs-Loch	Alle Leitbahnen

1

Herz und Dünndarm

Hand-*shaoyin*-Herz-Leitbahn

Innerer Verlauf: Es bestehen Verbindungen vom Herzen durch das Zwerchfell zum Dünndarm und nach kranial über das Stimmorgan bis hin zum Auge. Der innere Verlauf tritt dann im Bereich der vorderen Axillarfalte an die Oberfläche.

Äußerer Verlauf: Vom Austrittspunkt He 1 im Bereich der Axillargrube wendet sich die Leitbahn an der ulnaren Seite des medialen Ober- und Unterarms über den Epikondylus medialis und die A. ulnaris hinweg bis hin zur Spitze des fünften Finger. Hier liegt die Verbindung mit der Hand-*taiyang*-Dünndarm-Leitbahn. (➤ Tab. 1.12)

Hand-*taiyang*-Dünndarm-Leitbahn

Die Leitbahn Dünndarm beginnt an der Ulnarseite des Kleinfingers, folgt dorsalseitig dem Verlauf der ulnaren Handkante und zieht über den Processus styloideus ulnae hinweg entlang des Unterarms bis hin zum Sulcus ulnaris, von dort über den M. triceps brachii bis in die hintere Axillarfalte. Die Hand-*taiyang*-Dünndarm-Leitbahn überschreitet die Spina scapulae, wendet sich dann wieder nach kaudal zur Mitte des M. infraspinatus, von hier wieder nach kranial über die Spina scapulae hinweg und dann schräg zum medialen oberen Rand der Skapula nach vorne in die Fossa supraclavicularis, wo über innere Verläufe eine Querverbindung zur gekoppelten Hand-*shaoyin*-Herz-Leitbahn, zur Fuß-*yangming*-Magen-Leitbahn sowie Hand-*taiyang*-Dünndarm-Leitbahn besteht.

Der oberflächliche Verlauf führt weiter nach kranial hinter dem M. sternocleidomastoideus entlang über die Außenseite der Wange zum äußeren Augenwinkel und von dort nach dorsal in die präaurikuläre Region. Vom Hals abzweigend ergibt sich eine weiter medial verlaufende Verbindung zum inneren Augenwinkel, die die Verbindung zur nachfolgenden Fuß-*taiyang*-Blase-Leitbahn herstellt. (➤ Tab. 1.13)

Blase und Niere

Fuß-*taiyang*-Blase-Leitbahn

Die Fuß-*taiyang*-Blase-Leitbahn beginnt am inneren Augenwinkel, steigt über die Stirn und Schädelhöhe, wo Querverbindungen zum *du*-Gefäß bestehen. Der weitere Verlauf führt über die Regio occipitalis medial der Skapula nach kaudal und läuft zunächst parallel zur Wirbelsäule in die Lumbalregion, in der eine innere Verbindung zu den Nieren und der Blase besteht. In der Sakralregion ergibt sich eine kurze, nach medial versetzte Dopplung des Leitbahnverlaufes über den Sakrallöchern, die über die Glutealfalte hinweg nach kaudal die Verbindung zur Fossa poplitea aufnimmt. Ein zweiter, so genannter „äußerer“ Verlauf der Fuß-*taiyang*-Blase-Leitbahn zieht von der Zervikalregion weiter lateral und parallel zum vorgenannten „inneren“ Verlauf nach kaudal, verbindet sich gluteal quer mit der Gallenblasen-

Tab. 1.12 Steuerungspunkte der Leitbahn Herz

Punkt	Funktion		Konnex
He 5	*luoxue*	Vernetzungs-Loch	Dünndarm-Leitbahn
He 6	*xixue*	Spalten-Loch	Herz
He 7	*yuanxue*	Ursprungs-Qi-Loch	Dünndarm-Leitbahn

Tab. 1.13 Steuerungspunkte der Leitbahn Dünndarm

Punkt	Funktion		Konnex
Dü 4	*yuanxue*	Ursprungs-Qi-Loch	Herz-Leitbahn
Dü 6	*xixue*	Spalten-Loch	Dünndarm
Dü 7	*luoxue*	Vernetzungs-Loch	Herz-Leitbahn

Leitbahn und zieht weiter in die Kniekehle, um sich dort wieder mit dem „inneren" Verlauf zu vereinigen. Zwischen den Bäuchen des M. gastrocnemius führt der weitere Verlauf an der Lateralseite der Achillessehne um den äußeren Malleolus und entlang der Fußaußenkante zur lateralen Seite der fünften Zehe. (➤ Tab. 1.14)

Fuß-*shaoyin*-Niere-Leitbahn

Die Fuß-*shaoyin*-Niere-Leitbahn beginnt in der Tiefe an der Unterseite der Kleinzehe und wendet sich von dort schräg zur Fußsohle. Unterhalb der Tuberositas navicularis tritt sie an die Oberfläche und verläuft von dort hinter dem Malleolus medialis kreisförmig zur Ferse, um sich dann entlang der Innenseite des Unterschenkel nach kranial bis zur Poplitealgrube zu erstrecken. In der Tiefe der Leistenbeuge wird die Perinealregion erreicht. Hier teilt sich die Leitbahn in einen inneren Verlauf, der prävertebral die zugeordnete Organkopplung Niere-Blase sowie Leber, Zwerchfell, Lunge, Kehlkopf und Zunge verbindet, und den weiteren äußeren Verlauf, der entlang einer paramedianen Linie im Abdominalbereich und etwas lateral versetzt zum Sternoklavikulargelenk führt. (➤ Tab. 1.15)

Tab. 1.14 Steuerungspunkte der Leitbahn Blase

Punkt	Funktion		Konnex
Bl 13	*shuxue*	Transport-Loch	Lunge
Bl 14	*shuxue*	Transport-Loch	Herzhülle
Bl 15	*shuxue*	Transport-Loch	Herz
Bl 18	*shuxue*	Transport-Loch	Leber
Bl 19	*shuxue*	Transport-Loch	Gallenblase
Bl 20	*shuxue*	Transport-Loch	Milz
Bl 21	*shuxue*	Transport-Loch	Magen
Bl 22	*shuxue*	Transport-Loch	*Sanjiao*
Bl 23	*shuxue*	Transport-Loch	Niere
Bl 24	*shuxue*	Transport-Loch	*Qihai*
Bl 25	*shuxue*	Transport-Loch	Dickdarm
Bl 26	*shuxue*	Transport-Loch	*guanyan*
Bl 27	*shuxue*	Transport-Loch	Dünndarm
Bl 28	*shuxue*	Transport-Loch	Blase
Bl 39 Bl 40	*xiahexue*	Unteres *he*-Loch des im Meer zusammenfließenden Wassers	*Sanjiao* Blase
Bl 58	*luoxue*	Vernetzungs-Loch	Niere-Leitbahn
Bl 63	*xixue*	Spalten-Loch	Blase
Bl 64	*yuanxue*	Ursprungs-Qi-Loch	Niere-Leitbahn

Tab. 1.15 Steuerungspunkte der Leitbahn Niere

Punkt	Funktion		Konnex
Ni 3	*yuanxue*	Ursprungs-Qi-Loch	Blase-Leitbahn
Ni 4	*luoxue*	Vernetzungs-Loch	Blase-Leitbahn
Ni 5	*xixue*	Spalten-Loch	Niere

Herzhülle und *Sanjiao*

Hand-*jueyin*-Herzhülle-Leitbahn

Innerer Verlauf: Ausgehend vom Thorax verbindet der innere Verlauf die Herzhülle, das Diaphragma und die Abdominalregion und ist somit Vermittler zwischen den drei Anteilen des Oberen, Mittleren und Unteren Erwärmer, der drei *Jiao* oder Sanjiao.

Der äußere Verlauf tritt über eine Querverbindung im mittleren Thorax unterhalb der vorderen Axillarfalte aus und wendet sich zwischen den Leitbahnverläufen der Hand-*taiyin*-Lunge-Leitbahn und Hand-*shaoyin*-Herz-Leitbahn medial- und palmarseitig entlang des Oberarms durch die Fossa cubiti und entlang des Unterarms über den Karpaltunnel hinweg zum Mittelfinger. Im Übergang zwischen Thenar und Palmargrube besteht eine Abzweigung, die zum Ringfinger zieht und dort die Verbindung zur nachfolgenden Hand-*shaoyang-Sanjiao*-Leitbahn herstellt. (➤ Tab. 1.16)

Hand-*shaoyang-Sanjiao*-Leitbahn

Die Hand-*shaoyang-Sanjiao*-Leitbahn beginnt an der Spitze des Ringfingers und zieht von dort zwischen dem vierten und fünften Metakarpale dorsal über das Handgelenk und um den Processus styloideus ulnae zwischen Radius und Ulna zur Rückseite des Ellbogengelenks in die Fossa olecrani. Im weiteren Verlauf über die dorsolaterale Schulterregion, die Spina scapulae und den M. trapezius descendens hinweg wendet sich die Leitbahn nach vorne und gibt einen inneren Ast ab, der Herzhülle, Diaphragma, oberes und unteres Abdomen erreicht, und somit wiederum eine Verbindung zwischen den drei Anteilen des Oberen, Mittleren und Unteren Erwärmers herstellt. Der äußere Verlauf hingegen zieht von der Fossa supraclavicularis an der Lateralseite des Halses in die Retroaurikulärregion, folgt dem Verlauf der Ohrmuschel und zieht von dort in die Tiefe zur Parietal- und Temporalregion einerseits und andererseits nach unten zur Wange, um infraorbital zu enden. In der Retroaurikulärregion liegt eine Abzweigung mit Verbindung zum Ohr, die im weiteren nach präaurikulärem Verlauf an der Orbita im Bereich des äußeren Augenbrauenendes als Endpunkt abschließt, um die Verbindung zur nachfolgenden Fuß-*shaoyang*-Gallenblase-Leitbahn herzustellen. (➤ Tab. 1.17)

Gallenblase und Leber

Fuß-*shaoyang*-Gallenblase-Leitbahn

Der Ausgangspunkt der Fuß-*shaoyang*-Gallenblase-Leitbahn ist der äußere Augenwinkel. Von hier wird zunächst die Präaurikularregion erreicht, in zwei großen bogenförmigen Schwüngen das Ohr nach dorsal und ventral umfahren, wobei im Bereich der Stirnmitte eine erneute Umwendung nach dorsal erfolgt und somit die grundsätzliche Bewegungsrichtung nach dorsokaudal eingeschlagen ist. Im Verlauf über den Hinterkopf entlang der Lateralseite des Nackens wird der Trapeziusrand erreicht, wobei hier

Tab. 1.16 Steuerungspunkte der Leitbahn Herzhülle

Punkt	Funktion		Konnex
Hh 4	*xixue*	Spalten-Loch	Herzhülle
Hh 6	*luoxue*	Vernetzungs-Loch	*Sanjiao*-Leitbahn
Hh 7	*yuanxue*	Ursprungs-Qi-Loch	*Sanjiao*-Leitbahn

Tab. 1.17 Steuerungspunkte der Leitbahn *Sanjiao*

Punkt	Funktion		Konnex
Sj 4	*yuanxue*	Ursprungs-Qi-Loch	Herzhülle-Leitbahn
Sj 5	*luoxue*	Vernetzungs-Loch	Herzhülle-Leitbahn
Sj 7	*xixue*	Spalten-Loch	*Sanjiao*

Querverbindungen zu den anderen Yang-qualifizierten Leitbahnen des zervikothorakalen Übergangs bestehen. Ein zweiter Verlauf stammt aus der retroaurikulären Region, durchdringt das Ohr und verbindet die präaurikuläre Region mit dem hinteren Anteil des äußeren Augenwinkels. Von dort wendet sich ein innerer Verlauf nach unten, umkreist die Wange, verknüpft sich mit der Hand-*shaoyang-Sanjiao*-Leitbahn in der Infraorbitalregion, um dann durch den Punkt Ma 6 vorne am Hals in die Supraklavikulargrube einzutreten und dort die Verbindung zur Hauptleitbahn wieder herzustellen. Der innere Verlauf verbindet von dieser Stelle im Übrigen die inneren zugeordneten und gekoppelten Organe miteinander und tritt in der Inguinalregion wieder an die Oberfläche, um erneut eine Verbindung zum äußeren Verlauf der Leitbahn herzustellen. Diese zieht sich zickzackförmig an der lateralen Thoraxwand nach dorsal zur Flanke und dann, dem Verlauf des M. obliquus externus abdominis folgend, zur Spina iliaca anterior superior. Im Bereich der Insertionszone am vorderen Darmbeinstachel wendet sich die Leitbahn wieder nach dorsal in die Glutealregion (Gb 30), um dann an der Lateralseite des Oberschenkels über dem Tractus iliotibialis ihren Weg bis zum Fibulaköpfchen zu finden. Nur kurz auf die Rückseite der Fibula kreuzend ist der weitere Verlauf im wesentlichen vor der Fibula zu finden und zieht vor dem äußeren Malleolus über den Fußrücken bis an die äußere Seite der vierten Zehe. Eine Abzweigung am Fußrücken (Gb 41) wendet sich in die Region zwischen dem ersten und zweiten Metatarsale und zur Dorsalseite der großen Zehe, um die Verbindung zur nachfolgenden Fuß-*jueyin*-Leber-Leitbahn herzustellen. (➤ Tab. 1.18)

Fuß-*jueyin*-Leber-Leitbahn

Der äußere Verlauf beginnt an der Dorsalseite der ersten Zehe und wendet sich anschließend über den Fußrücken hinweg, um oberhalb des medialen Malleolus die Milz-Leitbahn zu kreuzen. Weiter kranialwärts liegt er zwischen Milz- und Nieren-Leitbahn und zieht über Pes anserinus, den Adduktorenkanal und die Hinterkante des Vastus lateralis quadriceps femoris in die Inguinalregion, um die äußeren Geschlechtsteile zu umrunden und von hier aus in das untere Abdomen einzutreten und schließlich die Region unterhalb des Rippenbogen zu erreichen. Ein innerer Verlauf verbindet Magen, Leber und das gekoppelte Organ Gallenblase. Mit Abzweigungen in die Region unterhalb des Rippenbogens verbindet sich ein weiterer innerer Verlauf mit dem hinteren Rachen und dem Auge. Hier besteht eine Querverbindung zum *du*-Gefäß und der Parietalregion, sowie eine Abzweigung nach unten über die Wange zu den Innenflächen der Lippen. Eine zweite Abzweigung in der Leberregion verläuft durch das Diaphragma, um dort die Verbindung zur nachfolgenden Hand-*taiyin*-Lunge-Leitbahn herzustellen und damit den Kreislauf der zwölf Hauptleitbahnen zu komplettieren. (➤ Tab. 1.19)

Außerordentliche Gefäße

Außerordentliche Gefäße werden acht, auch als „Sondermeridiane" bezeichnete, übergeordnete Verläufe genannt, die wiederum paarweise eine Yin-Yang Relation aufweisen.

Tab. 1.18 Steuerungspunkte der Leitbahn Gallenblase

Punkt	Funktion		Konnex
Gb 24	*muxue*	Versammlungs-Loch	Gallenblase
Gb 25	*muxue*	Versammlungs-Loch	Niere
Gb 34	*xiahexue*	Unteres *he*-Loch des im Meer zusammenfließenden Wassers	Gallenblase
Gb 36	*xixue*	Spalten-Loch	Gallenblase
Gb 37	*luoxue*	Vernetzungs-Loch	Leber-Leitbahn
Gb 40	*yuanxue*	Ursprungs-Qi-Loch	Leber-Leitbahn

Tab. 1.19 Steuerungspunkte der Leitbahn Leber

Punkt	Funktion		Konnex
Le 3	*yuanxue*	Ursprungs-Qi-Loch	Gallenblase-Leitbahn
Le 5	*luoxue*	Vernetzungs-Loch	Gallenblase-Leitbahn
Le 6	*xixue*	Spalten-Loch	Leber
Le 13	*muxue*	Versammlungs-Loch	Milz
Le 14	*muxue*	Versammlungs-Loch	Leber

Das *du-Gefäß (dumai)* und das *ren-Gefäß (renmai)* haben dabei eine übergeordnete Funktion. Sie stehen für den Yang-Aspekt *(dumai)* bzw. den Yin-Aspekt *(renmai)* und werden eingesetzt, um funktionskreisübergreifende Störungen des Yin oder des Yang zu adressieren. Sie haben einen eigenen, regional bedeutsamen Verlauf in der Medianlinie. Sie steigen dorsal bzw. ventral vom Perineum nach kranial auf, um sich im Bereich der Mundhöhle wieder zu treffen.

Während auf dem *du*-Gefäß keine Steuerungspunkte liegen, befinden sich auf dem *ren*-Gefäß mehrere der Versammlungs-Punkte *(muxue)*. (➤ Tab. 1.20)

Die Gefäße *yangqiaomai* und *yinqiaomai*, *yangweimai* und *yinweimai* sowie schließlich *daimai* und *chongmai* stellen die übrigen 3 Paare dar. Während die anderen 5 Gefäße aus orthopädischer Sicht weniger bedeutsam sind, ist *daimai* interessant: Es verläuft gürtelförmig um den Rumpf und stellt eine horizontale Verknüpfung zwischen den langen vertikal gegliederten Hauptleitbahnverläufen der drei Yin- und der drei Yang-Leitbahnen der unteren Extremität dar.

Acht auf den Hauptleitbahnen gelegene Steuerungspunkte *(ba maijiao huixue)* erlauben eine Beeinflussung der acht Außerordentlichen Gefäße und der ihnen zugeordneten Funktionen (➤ Tab. 1.27 Steuerungspunkte: Kreuzung mit den acht Außerordentlichen Gefäßen *ba maijiao huixue,* ➤ S. 28).

1.2.2 Punktesystematik

Klassische und neue Akupunkturpunkte

Grundlage der tradierten Empirie der Traditionellen Chinesischen Medizin sind die klassischen und benannten Akupunkturpunkte, sowohl als lokale Punkte als auch hinsichtlich ihrer übergeordneten Wirkspektren. Als weitere Punkte treten druckdolente Punkte hinzu, so dass interindividuell regelrecht auftretende Punkte zur Beschreibung von „Neu-Punkten“ oder „Punkten außerhalb der Meridiane“ (Leitbahnen) geführt haben.

Leider liegt für diese neuen Akupunkturpunkte keine einheitliche Nomenklatur vor. Ein nummerierter Verlauf auf einer entsprechenden Leitbahn existiert nicht.

Die Lehrbücher zur Akupunktur bieten auch für die klassischen Akupunkturpunkte nur das grobe topographische Raster und die nomenklatorische Einordnung. Gerade am Bewegungssystem ist die

Tab. 1.20 Steuerungspunkte der Leitbahn des *ren*-Gefäßes

Punkt	Funktion		Konnex
Ren 3	*muxue*	Versammlungs-Loch	Blase
Ren 4	*muxue*	Versammlungs-Loch	Dünndarm
Ren 5	*muxue*	Versammlungs-Loch	*Sanjiao*
Ren 12	*muxue*	Versammlungs-Loch	Magen
Ren 14	*muxue*	Versammlungs-Loch	Herz
Ren 17	*muxue*	Versammlungs-Loch	Herzhülle

genaue dreidimensionale palpatorische Lokalisation des aktuellen Reizpunkts von besonderer Bedeutung. Die Abstimmung auf die individuellen Gegebenheiten der Anatomie ist an eine Palpation der anatomischen Landmarken geknüpft.

Hieraus dürften sich bei redlicher und kritischer Anwendung in der Zukunft noch einige Diskussionen über die korrekte Lokalisation von Akupunkturpunkten entspinnen. Diese sind wünschenswert, um von einer oft missverständlichen und ungenauen Punktbeschreibung über das Wagnis einer neuen oder genaueren Definition zu einer besseren Beschreibung der interindividuell auffindbaren effektiven Reizorte zu gelangen.

Nahpunkte

Bei allen Funktionsstörungen und Schmerzsyndromen, die sich topographisch zuordnen lassen, kommen zunächst die in dieser Region liegenden klassischen und benannten Akupunkturpunkte als lokale Punkte für eine Nadelung in Betracht. Als weitere Punkte treten *ahshi*-Punkte und Triggerpunkte für eine mögliche Nadelung hinzu. So weit diese nur individuell vorliegen und nicht interindividuell regelrecht auftreten, sind sie nicht benannt bzw. nummeriert, sondern am besten nach ihrer anatomischen Lage zu beschreiben.

Lokale Punkte

Die benannten Akupunkturpunkte können als lokale Punkte im engeren Sinne gelten. Die Aufzählung der Akupunkturpunkte in Teil II folgt für jede der regionalen Darstellungen von Kopf bis Fuß in der Reihenfolge der Leitbahnabläufe. Benannte Punkte ohne klassische Bezeichnung oder Lage auf einer Leitbahn – in der westlichen Sekundärliteratur sog. „Neupunkte", „Punkte außerhalb der Meridiane" oder „Extrapunkte" – werden ggf. am Ende eingeordnet.

Ahshi-Punkte

Darüber hinaus ist jedoch für den Orthopäden auf der Grundlage seiner Diagnose und Vorstellung von der algogenetischen Struktur eine Prüfung auf Druckdolenz durchzuführen, die Auskunft über die anatomische Zielstruktur geben kann. Ein positiver Befund weist einen möglichen Zielpunkt der Nadeltherapie aus. „*ahshi!*" gibt die chinesische Äußerung an, die der Patient im Falle einer Druckdolenz von sich gibt, und bedeutet in etwa „Aua, da ist es!", d. h. es geht hier um die Feststellung von Druckschmerzpunkten oder neudeutsch „tender points".

Triggerpunkte

Auf der Grundlage der Kenntnis der funktionellen Anatomie ergeben sich häufig Zusammenhänge zwischen lokalen Schmerzen, z. B. in der Insertionszone eines Muskels, und Funktionsstörungen im Bereich des Muskels selbst. Nicht selten ist an so genannten Triggerpunkten innerhalb des Muskels, aber entfernt vom subjektiven Schmerzempfinden, durch Druck das subjektive Schmerzphänomen, der „referred pain", reproduzierbar. Solche Triggerpunkte kommen für eine Nadeltherapie ebenfalls in Betracht, da hierdurch eine schnelle Detonisierung der meist verspannten Muskelzone erreicht werden kann. Die häufigen Triggerpunkte stimmen im Wesentlichen mit beschriebenen Akupunkturpunkten überein. Dennoch kann Triggerpunktnadelung nur als ein Ausschnitt aus den Möglichkeiten der Akupunkturpunkttherapie gelten, auch wenn sich dieser Zugang zur Akupunktur aus orthopädischer Sicht besonders anbietet.

Fernpunkte

Regionale Fernpunkte

Im therapeutischen Arsenal der Akupunktur sind auch Punkte angegeben, die ganz allgemein auf eine bestimmte Region einwirken können. Dabei ist es unerheblich, welche Leitbahn im Einzelnen betroffen ist. Daher kommen diese Akupunkturpunkte für eine primäre, probatorische Behandlung und bei Störungen in Betracht, die sich nicht einer einzelnen Leitbahn, wohl aber einer Beschwerderegion zuordnen lassen. (➤ Tab. 1.21)

Tab. 1.21 Wichtige regionale Fernpunkte

Region	Punkt
frontal	Di 4
okzipital	Lu 7
parietal	Sj 5
thorakal	Hh 6
abdominal	Ma 36
lumbal	Bl 40
genital	Mi 6

Leitbahnfernpunkte

Die Anwendung von Leitbahnfernpunkten setzt die topographische Zuordnung der Funktionsstörung, insbes. des subjektiven Spontan- oder Bewegungsschmerzes zu einer Leitbahnachse voraus. Als effektive Fernpunkte kommen dann Akupunkturpunkte dieser Leitbahn in Betracht. Für die Wahl des geeigneten Punktes gelten besondere Regeln, die unter ➤ Kap. 3.2.2 „Einfache Akupunkturstrategien – Wege zum Erfolg" näher ausgeführt sind.

Steuerungspunkte für die Leitbahnen

Auf den einzelnen Leitbahnen sind insbesondere distal der Ellbogen- und Kniegelenke gelegene Akupunkturpunkte mit besonders auffälliger Wirksamkeit empirisch in die Systematik der Traditionellen Chinesischen Medizin eingeordnet.

Yuan-Ursprungs-Qi-Loch *(yuanxue)*

Das *yuan*-Ursprungs-Qi-Loch *(yuanxue)* soll einen regulierenden Einfluss auf die betreffende Leitbahn und den Funktionskreis besitzen. Es spricht die Leitbahn und den Funktionskreis unspezifisch an, hat keine allgemeine Wirkrichtung im Sinne der Ableitung oder des Auffüllens, vermag aber die Nadelungswirkung auffüllender oder ableitender Akupunkturpunkte der gleichen Leitbahn zu verstärken. Klinisch wird dies für die Yin-Leitbahnen häufiger auffüllende, für die Yang-Leitbahnen eher ableitende Problemstellungen umfassen.

Darüber hinaus stellt das *Yuan*-Ursprungs-Qi-Loch *(yuanxue)* die Verbindung zur gekoppelten Leitbahn her. (➤ Tab. 1.22)

Tab. 1.22 Steuerungspunkte: Ursprungs-Qi-Löcher *(yuanxue)*

Leitbahn	Punkt	Konnex
Lunge	Lu 9	Dickdarm-Leitbahn
Dickdarm	Di 4	Lunge-Leitbahn
Magen	Ma 42	Milz-Leitbahn
Milz	Mi 3	Magen-Leitbahn
Herz	He 7	Dünndarm-Leitbahn
Dünndarm	Dü 4	Herz-Leitbahn
Blase	Bl 64	Niere-Leitbahn
Niere	Ni 3	Blase-Leitbahn
Herzhülle	Hh 7	*Sanjiao*-Leitbahn
Sanjiao	Sj 4	Herzhülle-Leitbahn
Gallenblase	Gb 40	Leber-Leitbahn
Leber	Le 3	Gallenblase-Leitbahn

Luo-Vernetzungs-Loch *(luoxue)*

Das *Luo*-Vernetzungs-Loch *(luoxue)* stellt eine Verbindung zur gekoppelten Leitbahn aber auch zu den Kollateralen her, durch die Qi und Blut *(xue)* in die Regionen fließt, die nicht unmittelbar von der Hauptleitbahn erreicht werden. (➤ Tab. 1.23)

Tab. 1.23 Steuerungspunkte: Vernetzungs-Löcher *(luoxue)*

Leitbahn	Punkt	Leitbahn
Lunge	Lu 7	Dickdarm-Leitbahn
Dickdarm	Di 6	Lunge-Leitbahn
Magen	Ma 40	Milz-Leitbahn
Milz	Mi 4	Magen-Leitbahn
Milz	Mi 21	Alle Leitbahnen
Herz	He 5	Dünndarm-Leitbahn
Dünndarm	Dü 7	Herz-Leitbahn
Blase	Bl 58	Niere-Leitbahn
Niere	Ni 4	Blase-Leitbahn
Herzhülle	Hh 6	*Sanjiao*-Leitbahn
Sanjiao	Sj 5	Herzhülle-Leitbahn
Gallenblase	Gb 37	Leber-Leitbahn
Leber	Le 5	Gallenblase-Leitbahn

Xi-Spalten-Loch *(xixue)*

Das *xi*-Spalten-Loch *(xixue)* ist ein Akupunkturpunkt, der mit der Vorstellung einer Spalte verknüpft ist, aus der überschüssiges Qi hervortritt, oder in die es sich analog der Vorstellung einer Zisterne wie überschüssiges Wasser ableiten lässt. Daher sind *xi*-Spalten-Löcher vor allem bei akuten Störungen eines Funktionskreises oder einer Leitbahn indiziert und werden dann ableitend genadelt. (➤ Tab. 1.24)

Fünf *shu*-Transport-Löcher *(wu shuxue)*

Die fünf *shu*-Transport-Löcher *(wu shuxue)*, früher als „antike Punkte" bezeichnet, stehen für die Einordnung fünf wichtiger Akupunkturpunkte einer Leitbahn in das Modell der fünf Wandlungsphasen. Die Einordnung folgt dabei immer der Abfolge des *sheng*-Zyklus: Feuer, Erde, Metall, Wasser, Holz, Feuer usw. Die Abfolge wird unabhängig von der Verlaufsrichtung der Leitbahn immer von distal nach proximal vollzogen. Sie orientiert sich damit quasi an der funktionellen und anatomischen Äquivalenz von Punkten, wie sie im Bereich von Nagelfalz, Interphalangealgelenken, Metakarpophalangealgelenken, Hand- bzw. Fußwurzelgelenken und Ellbogen- bzw. Kniegelenken gegeben ist. Die bildhafte Beschreibung für diese Analogie ist die eines breiter werdenden Gewässers: Aus einem Brunnen wird eine Quelle, ein kleiner Strom, ein Fluss und schließlich im Bereich der großen Gelenke das Meer.

Tab. 1.24 Steuerungspunkte: Spalten-Löcher *(xixue)*

Leitbahn	Punkt
Lunge	Lu 6
Dickdarm	Di 7
Magen	Ma 34
Milz	Mi 8
Herz	He 6
Dünndarm	Dü 6
Blase	Bl 63
Niere	Ni 5
Herzhülle	Hh 4
Sanjiao	Sj 7
Gallenblase	Gb 36
Leber	Le 6

Die Abfolge ist für Hand und Fuß analog. Unterschieden werden allerdings die Innenseite und die Außenseite, d. h. die Yin- und die Yang-Leitbahnen. Während bei den Yin-qualifizierten Leitbahnen die distale Punktreihe der Wandlungsphase Holz zugeordnet ist, wird bei den Yang qualifizierten Leitbahnen der erste, also extrem distal gelegene „antike Punkt" der Wandlungsphase Metall zugeordnet. Aus der Abfolge der Wandlungsphasen ergibt sich damit, dass der fünfte Antike Punkt, der dann im Bereich des Knie oder Ellbogen liegt für die Yin-Leitbahn der Wandlungsphase Wasser, für die Yang Leitbahn der Wandlungsphase Erde zugerechnet wird.

Therapeutisch wird diese Wandlungsphasenzuordnung angewandt, wenn bezogen auf einen Funktionskreis oder eine Leitbahn der Punkt bestimmt werden soll, der eine ableitende oder auffüllende Wirkung entfaltet, oder der im Rahmen des Theorems der schädigenden Einflüsse *(liu xie)* einer dem Agens entsprechenden Wandlungsphase zugeordnet ist. In der einfachsten Form gilt als auffüllender Akupunkturpunkt einer Leitbahn derjenige, der die Qualität jener Wandlungsphase repräsentiert, die der der Leitbahn zugeordneten Wandlungsphase vorangeht. Als ableitender Punkt gilt derjenige, der der nachfolgenden Wandlungsphase zugeordnet ist. Beispielsweise wäre für die Hand-*taiyin*-Lunge-Leitbahn, die der Wandlungsphase Metall zugeordnet ist, der Akupunkturpunkt, der der Wandlungsphase Wasser zugeordnet ist, der ableitende Punkt (Lu 5) und der Akupunkturpunkt, der der Wandlungsphase Erde zugeordnet ist, der auffüllende Punkt (Lu 9). (➤ Tab. 1.25)

Übergeordnete Steuerungspunkte

Untere *he*-Löcher *(xia hexue)*

Die unteren *he*-Löcher des im Meer zusammenfließenden Wassers *(xia hexue)* bilden eine eigene Klasse von Steuerungspunkten und sind begrifflich vom *he*-Loch als Teilmenge der fünf *shu*-Transport-Löcher zu unterscheiden. Das untere *he*-Loch *(xia hexue)* erlaubt, in besonderer Weise Einfluss auf die abdominalen Palastorganfunktionen zu nehmen,

1

Tab. 1.25 Fünf *shu*-Transport-Löcher *(wu shuxue)*

Wandlungsphase *(xing)*	Holz	Feuer	Erde	Metall	Wasser	Feuer
Speicherorgan *(zang)*	Leber *(gan)*	Herz *(xin)*	Milz *(pi)*	Lunge *(fei)*	Niere *(shen)*	Herzhülle *(xinbao)*
Palastorgan *(fu)*	Gallenblase *(dan)*	Dünndarm *(xiaochang)*	Magen *(wei)*	Dickdarm *(dachang)*	Blase *(pangguang)*	*Sanjiao*

insbesondere zur Behandlung von akuten Erkrankungen mit Spasmen der glatten Muskulatur. (➤ Tab. 1.26)

Löcher der Kreuzung mit den acht Außerordentlichen Gefäßen-Schlüsselpunkten *(ba maijiao huixue)*

Die Löcher der Kreuzung mit den acht Außerordentlichen Gefäßen, in der deutschen Akupunktur auch als Einschaltpunkte oder Schlüsselpunkte bezeichnet *(ba maijiao huixue)*, lassen eine Beeinflussung der mit übergeordneten Funktionen versehenen acht Außerordentlichen Gefäße zu. (➤ Tab. 1.27)

Tab. 1.26 Steuerungspunkte: Untere *he*-Löcher des im Meer zusammenfließenden Wassers *(xiahexue)*

Punkt	Leitbahn
Ma 36	Magen
Ma 37	Dickdarm
Ma 39	Dünndarm
Bl 39	*Sanjiao*
Bl 40	Blase
Gb 34	Gallenblase

Tab. 1.27 Steuerungspunkte: Kreuzung mit den acht Außerordentlichen Gefäßen *(ba maijiao huixue)*

Punkt	Funktion
Dü 3	*dumai*
Lu 7	*renmai*
Bl 62	*yangqiaomai*
Ni 6	*yinqiaomai*
Sj 5	*yangweimai*
Hh 6	*yinweimai*
Gb 41	*daimai*
Mi 4	*chongmai*

Löcher der acht Zusammenkünfte *(ba huixue)*

Die Löcher der acht Zusammenkünfte *(ba huixue)*, auch als „Meisterpunkte" bekannt, lassen eine Beeinflussung generalisierter Funktionen und Gewebe zu. Aus orthopädischer Sicht besonders bedeutsam sind dabei Gb 34 mit der Funktion der Steuerung der Muskeln und Sehnen, also insbesondere des generellen Muskeltonus, Bl 11 mit dem Funktionsbereich des Knochengewebe und Bl 17, der das Blut *(xue)* reguliert. (➤ Tab. 1.28)

shu- und *mu*-Punkte am Rumpf

Die *shu*- und *mu*-Punkte liegen am Rumpf und erlauben den Zugriff auf die einzelnen Funktionskreise, z. B. Niere *(shen)* oder Leber *(gan)*, in all ihren Aspekten. Sie sind daher in der internistischen Traditionellen Chinesischen Medizin bedeutsamer, da sich dort häufiger Störungen vorliegen, die sich nicht nach dem Verlauf einer Hauptleitbahn topographisch einordnen lassen.

Das *shu*-Transport-Loch liegt dabei dorsal, im Bereich des Yang-Aspekts des Körpers. Alle *shu*-

Tab. 1.28 Steuerungspunkte: acht Zusammenkünfte *(ba huixue)*

Punkt	Funktion
Gb 34	Muskel/Sehnen/Bänder
Ren 12	*fu*-Organfunktion
Lu 9	Gefäße
Bl 17	Blut
Gb 39	Mark
Le 13	*zang*-Organfunktion
Ren 17	Qi und Respiration
Bl 11	Knochen

Transport-Löcher liegen auf der Fuß-*taiyang*-Blase-Leitbahn. Die *mu*-Versammlungs-Löcher liegen alle ventral, repräsentieren damit den Yin-Aspekt, wobei ein großer Teil von ihnen auf dem übergeordneten Yin-qualifizierten Gefäß *renmai* liegt.

Die **Rücken-shu-Transport-Löcher** *(bei shuxue)* liegen sämtlich auf der Blasen-Leitbahn und erlauben analog der Headschen Zonen einen Zugriff auf einen Funktionskreis von der Yang-Seite, dem Rücken. (➤ Tab. 1.29)

Die **mu-Versammlungs-Löcher** *(muxue)* liegen sämtlich auf der ventralen Seite des Rumpfes und erlauben einen Zugriff auf einen Funktionskreis von der Yin-Seite. (➤ Tab. 1.30)

Symptomatische Punkte

Für praktisch jeden Akupunkturpunkt wird eine Liste von Indikationen angegeben. Die Zahl der Indikationen wird schnell unüberschaubar, wenn man mehrere Akupunkturlehrbücher zu Rate zieht. Meist sind es lokale oder regionale Wirkungen, die dabei angesprochen werden, aber auch die Bezüge zu den Funktionskreisen und Leitbahnen spielen eine Rolle. Daneben wird aber auch umgekehrt für einzelne Symptome eine Zuordnung zu indizierten Akupunkturpunkten vollzogen, ohne dass für die Anwendung eine eingehende Diagnostik nach den Prinzipien einer internistisch ausgerichteten Traditionellen Chinesischen Medizin Voraussetzung wäre.

Beispiele für besonders wichtige symptomatische Punkte sind in ➤ Tab. 1.31 zusammengefasst.

Tab. 1.29 Steuerungspunkte: Rücken-*shu*-Transport-Löcher *(bei shuxue)*

Punkt	Leitbahn
Bl 13	Lunge
Bl 14	Herzhülle
Bl 15	Herz
Bl 18	Leber
Bl 19	Gallenblase
Bl 20	Milz
Bl 21	Magen
Bl 22	*Sanjiao*
Bl 23	Niere
Bl 25	Dickdarm
Bl 27	Dünndarm
Bl 28	Blase

Tab. 1.30 Steuerungspunkte: Versammlungs-Löcher *(muxue)*

Punkt	Leitbahn
Lu 1	Lunge
Ma 25	Dickdarm
Ren 12	Magen
Le 13	Milz
Ren 14	Herz
Ren 4	Dünndarm
Ren 3	Blase
Gb 25	Niere
Ren 17	Herzhülle
Ren 5	*Sanjaio*
Gb 24	Gallenblase
Le 14	Leber

1.3 Kontraindikationen, Komplikationen und unerwünschte Wirkungen

Akupunktur gilt nicht zu unrecht als komplikations- und nebenwirkungsarme Methode. Dies gilt umso mehr, wenn durch ärztliche Qualifikation und adäquate Techniken das mit jeder therapeutisch wirksamen Intervention verbundene Restrisiko minimiert wird.

Tab. 1.31 Symptomatische Akupunkturpunkte

Symptome	Akupunkturpunkte
Fieber	Di 4, Du 14, Di 11
Schock	Du 20, Ma 36, Du 26
Schlaflosigkeit	He 7, Mi 6, Ni 3
Kiefersperre	Ma 7, Ma 6, Di 4
Rippenschmerz	Sj 6
Wadenkrämpfe	Bl 40

Kontraindikationen

- Keine absoluten
- Gerinnungshemmung relative Kontraindikation für tiefe Nadelung
- Oberflächliche Verletzung der Haut oder Infektion
- Beschrieben, aber nie gesehen: Reaktion auf Nadelmaterial

Komplikationen

Infektion

In nunmehr 30 Jahren eigener Akupunkturanwendung habe ich keinen einzigen Fall einer lokalen Infektion nach Platzierung einer Körperakupunkturnadel gesehen. Eine Hautdesinfektion gehörte nicht zur Standardtechnik. Offensichtlich sind in der Regel die Mechanismen der lokalen Infektionsabwehr im Weichteilgewebe meist ausreichend, um die Verschleppung von Hautkeimen durch den Stich der keimfreien Nadel klinisch nicht in Erscheinung treten zu lassen.

Bei den Akupunkturpunkten neben dem Lig. patellae, die im Bereich des Hoffa'schen Fettkörpers liegen, kann mangels einer wesentlichen anatomischen Barriere eine intraartikuläre Nadelung nicht ausgeschlossen und eine Hautdesinfektion empfohlen werden. Für Akupunkturpunkte, über die intrartikuläre Bereiche erreicht werden könnten, z. B. am Schultergelenk, ist eine Hautdesinfektion ebenfalls zu erwägen.

Im Bereich der Ohrakupunktur ist eine Keimverschleppung bei Anstich des Ohrknorpels besonders fatal, da hier schlechte Abwehrverhältnisse vorliegen und eine lokale Infektion selbst unter Einsatz von Antibiotika und adäquater chirurgischer Therapie nicht immer ohne Weiteres, beispielsweise den Verlust von Ohrknorpel beherrscht werden kann. Daher ist für die Nadelung in dieser Körperregion eine Hautdesinfektion anzuraten. Die Problematik wird durch den Einsatz von Dauernadeln über mehrere Tage statt der üblichen Akupunktur über 20–30 Minuten noch verschärft, da längere Einwirkzeiten und wiederholte Gewebsreize hinzutreten.

Auf die allgemeinen Kautelen bei lokaler Infektion im vorgesehenen Stichgebiet ist ebenso hinzuweisen, wie auf das potentiell erhöhte Infektionsrisiko bei eingeschränkter Immunlage durch Systemerkrankungen wie Diabetes mellitus oder immunsuppressive Therapien.

In der Phase enthusiastischer Akupunkturanwendung nach volkschinesischem Muster in den 70er Jahren und unter Verwendung von lediglich mit Alkohol desinfizierten Nadeln wurden in der Literatur Hepatitisinfektionen beschrieben. Daher sind gemäß den aktuellen Hygienerichtlinien für chirurgische Instrumente sterilisierte Nadeln und Einmalnadeln Voraussetzung für den Gebrauch.

Nerven- und Gefäßverletzung

Die Verletzung oberflächlicher Venen lässt sich durch eine geeignete Stichtechnik in der Regel vermeiden. Sie ist aber meist ebenso harmlos wie die Verletzung kleiner Gefäße der Subkutis oder des Muskels. Das resultierende Hämatom kann allerdings ästhetisch stören oder sein eigenes Potential zur Gewebsreizung realisieren, was sich in einem meist als ziehend empfundenen lokalen Schmerz äußert.

Bei eingeschränkter Gerinnungsfunktion, insbesondere unter Marcumartherapie, ist eine tiefe Stichtechnik intramuskulär und in die Region von Gefäß-Nervenbahnen hinsichtlich der damit verbundenen Blutungsrisiken sorgfältig gegenüber den zu erwartenden Wirkungen der Akupunktur und Behandlungsalternativen abzuwägen.

Tiefe Nervenverletzungen lassen sich vermeiden, indem bei tiefer Akupunktur das Vorschieben mit vibrierender Nadelführung erfolgt, so dass die mechanische Irritation der Nadelspitze vorauseilt.

Im Gegensatz zu Kanülen sind Akupunkturnadeln nicht mit einer Schneide versehen, sondern schieben das vor der Spitze liegende Gewebe auseinander. Daher resultiert nur ein geringes Weichteiltrauma. Persistierende Parästhesien nach Kontakt mit Nervenstrukturen sind sehr selten und meist auf einige Tage limitiert. Bleibende Beschwerden oder neurologische Ausfälle habe ich nie beobachtet.

Die Ausbildung von Thromben nach Gefäßverletzungen ist theoretisch denkbar, bisher meines Wissens aber nur in einem Fall beschrieben.

Verletzung innerer Organe

Die mögliche Verletzung innerer Organe hat immer wieder die medizinische Fachliteratur beschäftigt. Dabei stehen Verletzungen der Pleura und des Halsmarkes im Vordergrund. Die kritische Analyse der Berichte zeigt, dass in einem wesentlichen Anteil der Fälle die Behandlung nicht von Ärzten durchgeführt wurde. Die genaue Kenntnis der anatomischen Verhältnisse und eine darauf abgestimmte Stichtechnik sollten den ärztlichen Behandler in die Lage versetzen, derartige Risiken deutlich zu minimieren. Hierzu zählen tangentiale Nadelführung im thorakalen Bereich, die Nutzung knöchern geschützter Zugangswege, z. B. im Bereich der HWS, und die vorsichtige Nadelplatzierung unter Beachtung des Nadelgefühles und Gewebswiderstandes, z. B. bei Gb 20 im Kopfgelenksbereich.

Unerwünschte Wirkungen

Akupunktur bei Schwangeren

Eine der häufigsten Fragen im Zusammenhang mit Risiken der Akupunktur ist ihre Anwendung bei Schwangeren. Hierzu werden in der Literatur verschiedene Angaben gemacht.

Aus westlicher, neurophysiologischer Sicht ist zunächst nachvollziehbar, dass mechanische (Nadel) oder thermische (Moxa) Reize im Gebiet der Segmente, die mit dem kleinen Becken und seiner vegetativen Versorgung in Verbindung stehen, theoretisch eine Reaktion der Gebärmutter provozieren können. Daher wäre eine Reizung an Punkten des Abdomens und der Lenden-Becken-Hüft-Region zu vermeiden. Nimmt man hierzu auch die peripheren Segmente an der unteren Extremität, so folgt daraus in der Diktion der Traditionellen Chinesischen Medizin, dass die untere Körperhälfte für die Akupunktur und Moxibustion bei Schwangeren, insbesondere im ersten Trimenon, obsolet ist. Hiervon auszunehmen sind Indikationen im Bereich der Geburtshilfe, zur Geburtsvorbereitung, Wehenregulation und Analgesie unter der Geburt. Neuere Erfahrungen gynäkologisch und in der Geburtshilfe tätiger westlicher Fachärzte relativieren diese Lehrmeinung allerdings erheblich. So ist es zum Beispiel während langjähriger Anwendung von Akupunkturpunkten, die in die Gruppe der kontraindizierten Punkte fallen, nie zu Komplikationen im Sinne einer Wehenauslösung gekommen.

Kreislaufreaktionen und Vigilanzstörungen

Unter der Akupunkturbehandlung kommt es relativ häufig, unabhängig von der primären Konstitution, im Rahmen der reaktiven vegetativen Regulationsvorgänge auch zu vorübergehenden Störungen der Kreislaufregulation. Dies ist gerade bei der ersten Akupunktursitzung bedeutsam, die seitens des Patienten häufig noch angstbesetzt ist und für die der Arzt noch keine Erfahrungen hinsichtlich der individuellen Reaktionslage des Patienten besitzt. Zumindest diese erste Behandlung sollte daher im Liegen erfolgen.

Darüber hinaus berichten viele Patienten über eine nach der Akupunkturbehandlung eintretende Müdigkeit, die nicht zuletzt unter dem Gesichtspunkt der Fahrtüchtigkeit im Anschluss an die Behandlung berücksichtigt werden muss.

1.4 Traditionelle Chinesische Orthopädie und Traumatologie

Homo movens – der Chinesische Orthopäde als Kampfsportmediziner

Die Orthopädie umfasst in der Volksrepublik China grundsätzlich auch die Traumatologie. Orthopädie und Traumatologie sind im Verlauf der Differenzierung der einzelnen Fachgebiete auch in der Traditionellen Chinesischen Medizin zu einem eigenen Fachgebiet geworden. Die Orthopädie der Chinesischen Medizin zeigt eine eigene fachspezifische Profilierung, die sich historisch erschließen lässt, aber auch mit der Rolle der Träger ihrer Tradition verbunden ist. Im Mittelpunkt stehen das Bewegungssystem und der Orthopäde als ein Arzt mit Bewegungserfahrung. Seine Tradition fußt besonders in der Volksmedizin, dem Kampfsport und seiner Traumatologie sowie letztlich auch der Kriegsmedizin.

Im Gegensatz zur „Inneren Medizin“ ist die Schrifttradition in der Traditionellen Chinesischen Orthopädie weniger reichhaltig, die traditionelle Hochschule war kaum Ort der medizinischen Tradition. Im Vordergrund stand und steht stärker noch als schon für die internistisch ausgerichtete Traditionelle Chinesische Medizin das persönliche Verhältnis zwischen Lehrer und Schüler, das, so weit es nicht per se auf verwandtschaftlicher Verbindung beruht, ein quasi familiäres ist.

Das Spektrum therapeutischer Verfahren ist breit und reicht von manueller Therapie durch Massage oder Einrenkung von Knochen und Gelenken, über Bewegungsübungen bis zur Akupunktur und anderen lokalen Reizverfahren und schließlich der Kräutermedizin mit besonderem Schwerpunkt auf Externa.

Ein wesentliches Moment der Tradition der Traditionellen Chinesischen Orthopädie ist die Kampfkunst und ihrer traumatologischen Erkenntnisse. Im Verlauf der historischen Entwicklung hat sie unter anderem einen reichen Erfahrungsschatz auch darin erworben, welche Punkte auf dem menschlichen Körper zu einer besonders effektiven und wirksamen Beeinflussung der physiologischen Funktionen geeignet sind, an welchen Punkten bei entsprechender Reizung auch lebensbedrohliche Folgen erzeugt werden können. Interessanterweise sind die Benennungen der „gefährlichen“ Punkte nicht nur von anatomischen Strukturen hergeleitet, sondern stimmen mit einigen Benennungen der Akupunkturpunkte überein.

Historisch lassen sich eine nördliche, exoterische Schule *(waijia)* und eine südliche, esoterische Schule *(neijia)* unterscheiden. Während Erstere mit dem Namen des Shaolin-Kloster in Henan, auch wenn dieser Ort nur eine der neun Schulen der nördlichen Richtung darstellt, assoziiert und damit in Verbindung mit kampfsportlichen Traditionen gebracht wird, sind die heute bekannten Bewegungsformen des Taijiquan der südlichen Schule zuzurechnen, die mit dem heiligen Berg Wudang einen geographischen Anknüpfungspunkt findet.

Trauma, Blut *(xue)* und Blockierung

Nachhaltigen Einfluss auf die heutigen Behandlungsweisen der Traditionellen Chinesischen Orthopädie nahm Wang Qing Rens Theorie zur „Anregung der Blutzirkulation und Umwandlung von Stasen *(huoxue huayu)*“, d. h. der Behandlung von Schwellungen, Hämatomen und Durchblutungsstörungen (s. o.). Sie wurde Ende des 18. Jahrhunderts formuliert, nachdem der Autor bereits Kontakt mit der westlichen Medizin hatte. Darüber hinaus ist es sein Verdienst, die Bedeutung der Anatomie für die Medizin und Traditionelle Chinesische Orthopädie besonders hervorgehoben zu haben.

Externa in der Behandlung

Die äußere Anwendung von Medikamenten und Kräutern folgt im Wesentlichen ähnlichen Prinzipien wie die innere, beinhaltet aber naturgemäß eine stärker lokal bezogenen Therapie. Dadurch kommt ihr in der Traditionellen Chinesischen Orthopädie ein besonders hoher Stellenwert zu.

Die Rezepturen werden fein gemischt, mit geeigneten Trägersubstanzen (Malzzucker, Honig) und Applikationsmethoden aufgetragen, danach durch Verbände abgedeckt oder sie durchlaufen bei ihrer Herstellung einen Verseifungsprozess und werden dann als Pflaster aufgebracht.

Daneben gibt es Rezepturen für Mittel, die in Wunden gestreut, mit Nadeln in die ursprünglich intakte Haut eingebracht oder mit der Hand eingerieben oder einmassiert werden, und andere, die auf wässriger Grundlage für Waschungen oder Bedampfungen Anwendung finden.

Ruhe und Bewegung

In der chinesischen Frakturbehandlung wird besonderer Wert auf die Vermittlung der Gegensätze von Ruhe und Bewegung gelegt. Die Ruhigstellung erfolgt mittels lokal verfügbarer Materialien (z. B. Rinde, Bambus, Pappe) in Form dynamisch fixierender Schienen mit redressierenden Polstern. Gleichzeitig erfolgt die frühfunktionelle Behandlung, da diese Schienen eine Bewegungstherapie in Anlehnung an Bewegungsmuster der Kampfkunst erlauben. Die hohen Anforderungen an die Aufklärung seitens des Orthopäden und die Compliance auf Seiten des Verletzten, die Therapie des Äußeren (also der Verletzung) und des Inneren (also der Beeinflussung der Wundresorption durch Kräuterrezepturen) sind weitere Aspekte, die beispielhaft für die dialektische Formulierung therapeutischer Prinzipien in der Traditionellen Chinesischen Medizin und vor allem ihrer zeitgeschichtlichen Ausprägung stehen. (➤ Tab. 1.32)

Tab. 1.32 Multidimensionale Gegensätze chinesischer Traumatologie

Ruhe und Fixation	versus	Bewegung und Zirkulation
Behandlung der Knochen	versus	Behandlung der Weichteile
Anatomische Restitution	versus	Funktionelle Restitution
Äußere Behandlung	versus	Innere Behandlung
Lokale Behandlung	versus	Allgemeine Behandlung
Patient	versus	Arzt

1.5 Die Rezeption der Akupunktur in Mitteleuropa

Sich die Vorstellungen und Begriffe einer fremden Medizin zu erschließen, ist an sich schon nicht einfach. Dies gilt auch für die chinesische Medizin, da die Kultur fern liegt und die Muttersprache in vielfacher Hinsicht schwer zugänglich ist. Dies gilt umso mehr, als die chinesische Medizin viele traditionale Elemente enthält und so nicht nur ein räumliches sondern auch ein zeitliches Spannungsfeld entsteht.

So ist im Folgenden zunächst von der Überwindung der räumlichen Distanz und den Wegen die Rede, die die Übersetzungen genommen haben. Sodann soll die zeitliche Differenz zwischen Tradition und Moderne thematisiert werden.

1.5.1 Zu einer transkulturellen Integration medizinischer Denksysteme

Wirtschaftliche Kontaktaufnahme

Der Transfer kultureller Errungenschaften zwischen China und Europa ist zunächst zu beschreiben als eine Geschichte des sporadischen Kontaktes und langsamen Aufbaus von Beziehungen v. a. unter wirtschaftlichen Vorzeichen. Eine Integration medizinischer Denksysteme stand in dieser Phase nicht auf dem Programm.

Mit der Entwicklung des Welthandels in den asiatischen Raum durch die Portugiesen im 16. Jahrhundert, der Eroberung Portugals durch Spanien 1580 und dem Untergang der spanischen Armada 1588 übernahm schließlich die Republik der Vereinigten Niederlande Einflussgebiete in Ostasien: Java 1596, Malakka 1641 und Formosa von 1624 bis 1662, bevor es schließlich chinesisch wurde.

Nach der Gründung der „Vereenigde Oostindische Compagnie" 1602 gemäß dem Vorbild der „British East India Company" florierte der Handel der Holländer auch mit chinesischen Kaufleuten des heutigen Indonesien und bahnte damit den Kontakt Europas mit der Traditionellen Chinesischen Medizin.

Die Rezeption der Traditionellen Chinesischen Medizin in Europa stützt sich ab 1683 auf die in London, Den Haag und Leipzig herausgegebenen Werke Willem ten Rhynes „Dissertatio de Arthritide, Mantissa Schematica, de Acupunctura et Orationes tres". Ten Rhyne (1647–1700) war vermutlich der erste, der den Ausdruck „acupunctura" gebrauchte. Ihm ging es besonders um die Behandlung von Störungen des Bewegungssystems, z. B. der Podagra durch Nadel und Feuer, d. h. Akupunktur und Moxibustion. Als weitere Indikationen gab er auch an: „Capitis dolori, vertigini, oculorum lippitudini ac suffusioni, apoplexiae, spasmo cynico, emprosthotoniae, opisthotoniae, nervorum convulsionibus, epilepsiae, gravedini ac rheumatismo, febribus intermittendibus simul & continuis, melancholiae hypochondriacae, intestinorum lumbricis & ex iisdem orto dolori, diarrhoeae pariter ac dysenteriae, cholerae morbo, imprimis vero passioni colicae aliisque ex flatibus natis intestinorum malis, lassitudini spontaneae ex flatibus itidem ortae, testiculorum inflationi, Arthritidi, ac denique gonorrhoeae."

Mit Dujardin (1738–1775) und Pierre Süe (1739–1816) beschäftigten sich zwei Mitglieder der Académie Royale de Chirurgie mit der chinesischen Chirurgie und Akupunktur.

Übersetzungsarbeit auf politischen Pfaden

Die Tradierungswege der Chinesischen Medizin im Westen waren im weiteren Verlauf gewunden. Teilweise durchliefen sie mehrere Übersetzungsschritte, z. B. in den 50er Jahren aus dem Chinesischen ins Vietnamesische, von da ins Französische und ins Deutsche (Heise, 1997).

Demgegenüber war der Weg in den Westen in den 70er Jahren nach der so genannten Ping-Pong Politik zwischen den USA und der VR China über die englische Sprache dominierend. Auch über das Medium der englischen Sprache erreichen Mitteleuropa Beiträge aus südasiatischen Quellen, da im Rahmen der chinesischen Politik gegenüber den Blockfreien Studenten aus Südasien und Afrika Gelegenheit bekamen in der VR China zu studieren.

Die politisch relativ neutrale Position Österreichs im Spiel der Großmächte ermöglicht es ebenfalls in diesem Kontext schon in den siebziger Jahren, dass sich deutschsprachige Wissenschaftler und Ärzte Inhalte der chinesischen Medizin ohne Umweg über weitere Sprachen erschließen.

Erst in den achtziger Jahren erlangen im Rahmen von Kulturabkommen auch in relevanter Anzahl Deutsche die Gelegenheit zu Studien- und Forschungsaufenthalten.

So sind einige Widersprüche, Ungereimtheiten und Mängel an Einheitlichkeit in der heutigen Akupunkturlehre unterschiedlichen Voraussetzungen in der zeitgeschichtlichen Quellenlage und unterschiedlichen Veränderungen und Weiterentwicklungen aus Übersetzungsschritten zuzurechnen.

1.5.2 Zum Problem traditionaler Medizin in der Moderne

Für ten Rhyne mögen manche Theoreme der Traditionellen Chinesischen Medizin durch die seinerzeit gängigen Vorstellungen der galenischen Medizin noch nachvollziehbar gewesen sein. Die kartesianische Trennung in res cogitans und res extensa, die Weiterentwicklung der medizinischen Grundlagenfächer und später auch der klinischen Medizin brachten jedoch erhebliche Verständnisprobleme gegenüber den traditionellen Formen der Medizin mit sich.

Erst kritische Abgrenzungsbewegungen zur modernen Medizin führten zu einem erneuten Interesse an der Traditionellen Chinesischen Medizin, teils verknüpft mit utopischen Heilserwartungen sowohl an die politische Korrektheit als auch die Ganzheitlichkeit ihres Ansatzes (Ots, 1991).

Relative Autorität konnte hinsichtlich der Indikationen zur Akupunktur die WHO gewinnen (➤ Tab. 1.33). Einschränkend ist hier anzumerken, dass die Indikationsliste von einer politischen Kommission und nicht im direkten Zugriff auf die Erfahrungen von Anwendern erstellt wurde. Außerdem

Tab. 1.33 Indikationsliste der WHO zur Akupunktur

1. Respirationstrakt	Akute Sinusitis
	Akute Rhinitis
	Allgemeine Erkältungskrankheiten
	Akute Tonsillits
2. Bronchopulmonale Erkrankungen	Akute Bronchitis
	Asthma bronchiale
3. Augenerkrankung	Akute Konjunktivitis
	Zentrale Retinitis
	Myopie bei Kindern
	Katarakt ohne Komplikationen
4. Erkrankungen der Mundhöhle	Zahnschmerzen
	Schmerzen nach Zahnextraktion
	Gingivitis
5. Gastrointestinale Erkrankungen	Ösophagus- und Kardiospasmen
	Singultus
	Gastroptose
	Akute und chronische Gastritis
	Hyperazidität des Magens
	Chronisches Ulcus duodeni
	Akutes Ulcus duodeni o. Komplikationen
	Akute bakterielle Dysenterie
	Obstipation
	Diarrhö
	Paralytischer Ileus

Tab. 1.33 Indikationsliste der WHO zur Akupunktur *(Fortsetzung)*

6. Neurologische und orthopädische Erkrankungen	Kopfschmerzen
	Migräne
	Trigeminusneuralgie
	Facialisparese (Frühstadium)
	Lähmungen nach Schlaganfall
	Periphere Neuropathien
	Poliomeylitislähmung (Frühstadium innerhalb der ersten sechs Monate)
	Morbus Menière
	Neurogene Blasendysfunktion
	Enuresis nocturna
	Interkostalneuralgie
	Schulter-Arm-Syndrom
	Periarthritis humeroscapularis
	Tennisellbogen
	Ischialgie
	Rheumatoide Arthritis

können in einer weltweit gültigen Indikationsliste natürlich die regionalen kulturellen Unterschiede nicht berücksichtigen werden. Die Indikation für ein therapeutisches Verfahren ergibt sich aber immer auch in Abwägung mit den konkurrierenden zur Verfügung stehenden Techniken und Verfahren.

Darüber hinaus bleibt die Indikationsliste einem Modell verhaftet, das die wesentlichen Impulse für Entwicklungen in Richtung auf ein funktionelles Krankheitsverständnis unbeachtet lässt und Indikationen auf der Grundlage von Krankheitsentitäten formuliert. Die Frage nach der individuellen und aktuellen Reaktionslage, die für die Akupunktur im Sinne einer Reiztherapie konstitutiv ist taucht daher faktisch gar nicht auf.

Medizinisch-wissenschaftlich werden konkrete Kriterien unter dem Gesichtspunkt der Falsifikation überprüft, um Überholtes durch Neues abzulösen. Erst die Postmoderne lässt konglomeratartige Zustände und einen widerspruchsvollen Stand des Irrtums stärker gelten und nähert sich damit der Verfasstheit der Traditionellen Chinesischen Medizin.

Gleichzeitig befindet sich jede Anwendung einer medizinischen Erkenntnis auch im Kontext konkreter sozialer und gesellschaftlicher Bedingungen, die zunehmend auch die Form eines juristischen, ausformulierten Kodex gewinnen. Auch die Anwendung Traditioneller Chinesischer Medizin untersteht damit den Erfordernissen der Patientenaufklärung, Risikoabwägung, Minimierung von Nebenwirkungen etc.

Bedeutsam ist auch das Problem, dass die genaue Lokalisation der Akupunkturpunkte, allein aufgrund der chinesischen Angaben nicht immer leicht fällt, da diese oft unpräzise oder missverständlich sind. Dies liegt teilweise an der bildlichen Darstellung, die nur schwer die dritte Dimension der Tiefe und der anatomischen Schichten wiedergeben kann, teilweise auch an den Wegen und dem Vorgehen in der Weitergabe der klassischen Akupunkturpunktgrundlagen. Vorrangig für die Rezeption der Akupunktur ist bis heute die Erschließung und Übersetzung der Quellen, nicht aber deren Überprüfung auf anatomische oder klinische Validität.

Die Fülle der in westlichen Sprachen zur Verfügung stehenden Akupunkturliteratur ist denn auch mehr durch eine Vervielfältigung der Publikationen nach dem Motto „links Lesen und rechts Schreiben" gekennzeichnet, als durch eine kritische Auseinandersetzung und Aneignung unter Beachtung des sinologischen und klinischen Standes der Erkenntnis. Im Gegensatz dazu möchte ich es allerdings wagen, Standpunkte einzunehmen und Definitionen im Sinne einer Arbeitshypothese vorzutragen. Die vorliegende Arbeit versteht sich lediglich als Zwischenbericht zum Stand des Irrtums.

1.5.3 Ansätze, Hypothesen und Lösungen

Sperrige Übersetzungen

Die Rezeption der Akupunktur in Mitteleuropa wird durch die räumliche Distanz und zeitliche Differenz zu ihrem Ursprung bestimmt. Wenn dies darüber hinaus noch dadurch erschwert wird, dass die verschiedenen Wege der Annäherung und Übersetzung zu verschiedenen Ergebnissen führen, wird es wichtig, den Prozess der Übertragung möglichst nachvollziehbar zu gestalten.

Die Begriffe der chinesischen Medizin werden daher als Fachtermini behandelt, die möglichst als Doppelbegriffe aus Übersetzung und Chinesisch in Lautumschrift angeführt. Dies macht sie zwar etwas sperrig und befremdend, das aber geschieht aus guten Gründen.

Pinyin ist die in der VR China offiziell anerkannte Umschrift der chinesischen Sprache. Gerade für Menschen mit der Muttersprache Deutsch ist das Pinyin eine gute Grundlage sich der chinesischen Aussprache anzunähern, da die Lautumsetzung nicht so fern vom Deutschen ist.

Verkürzungen in der Übersetzung werden vermieden. Mir erscheint das Befremden durch den Begriff der Vorläufigkeit in der Aneignung der Gehalte der chinesischen Medizin angemessener, als eine einfache, glatte Übersetzung, in der aber möglicherweise nur ein unwesentlicher Teil des Originals erfasst ist und obendrein kein Hinweis mehr davon bleibt, wie vorläufig die Übersetzung ist – Stand des Irrtums eben.

Einige Begriffe, für die keine befriedigende Rohübersetzung greifbar erscheint, bleiben einfach als Pinyin stehen (z. B. *Sanjiao* oder Qi), auch Engländer haben kindergarten in ihren Wortschatz aufgenommen.

Die Literatur kennt andere Lösungen: die häufigste ist eine einfache Übersetzung ins Deutsche oder Englische, die das Lesen vereinfacht aber das Verständnis begrenzt. Originell ist dagegen die Übertragung ins Lateinische – der Charakter von termini technici bleibt immer gewahrt.

Akupunktur: Punkte und Therapieplan im laufenden Prozess

Ausgangspunkt der Konzeption des Buches ist die klinische Situation: die Beschwerdeäußerung steht am Anfang. Die Beschwerden am Bewegungssystem haben in der überwiegenden Zahl der Fälle einen Ort, so ergibt sich eine topographische Gliederung und ein Kapitel für die Beschwerden, wo das nicht so ist. Dieser Ort ist für den Akupunkteur von hohem Interesse, da er dort seine lokoregionalen Punkte finden und nadeln muss. Die genaue Lage dieser relevanten Reizpunkte ist im konkreten Fall weder von vorn herein klar, noch unveränderlich.

Da neben den anatomischen Landmarken die Reaktionslage und die Auslösbarkeit eines Qi-Gefühls wesentlich sind, entsteht die Grundlage für einen laufenden Prozess der Anpassung von Akupunkturpunkten und Therapieplan.

Diese Reaktionslage kann und sollte nämlich im Verlauf der Krankheit und unter der Therapie Veränderungen unterliegen. Diese Veränderungen wiederum sind bedeutsam für die nächste Akupunkturbehandlung oder werden gar bei schnellen Reaktionen innerhalb der Sitzung zur Grundlage für Modifikationen des eingeschlagenen therapeutischen Weges.

Daher rühren Begriffe wie Verortung, die den Akupunkturpunkt als veränderliches Produkt einer aktiven Bemühung beschreiben und das Buch von der unmöglichen Aufgabe entlasten den richtigen Ort eines Akupunkturpunktes anzugeben. Gerne erfolgen in topographischer Ordnung Angaben dazu wo und wie man am besten anfängt zu suchen.

Darüber hinaus resultiert aus dieser Sicht der Akupunktur, dass eine Indikationsliste nach Krankheitsentitäten wie seitens der WHO oder die Stellungnahme des GBA (Gemeinsamer Bundesausschuss), der den Blick auf die großen aktuellen Studien der so genannten Modellprojekte lenkt, fehlgehen müssen.

Ich betrachte es als einen der wesentlichen positiven Impulse der Akupunktur, das sie für die Entwicklung eines funktionellen Krankheitsverständnisses sensibilisiert und damit den therapeutischen Prozess offen hält.

KAPITEL

2

Jürgen Bachmann

Diagnostik und Indikation zur Akupunktur in der Orthopädie/Traumatologie

2

Vor einer Akupunktur in der Orthopädie sind für den Anwender im westlichen Kulturraum zwei Diagnosen zu erarbeiten:

- Zum Einen die „westliche" Diagnose unter Einschluss der strukturellen, insbesondere aber auch der funktionellen Aspekte
- Zum Anderen eine grundlegende Diagnose nach den Prinzipien der Chinesischen Medizin.

Im Folgenden sollen wesentliche und besondere Aspekte einer Diagnostik, die den Notwendigkeiten der Traditionellen Chinesischen Medizin unter orthopädischen Vorzeichen Rechnung trägt, aufgezeigt werden.

2.1 Anamnese

Auch in der Chinesischen Medizin kommt der Anamnese eine führende Rolle zu. Effizienterweise können die beiden obigen Anforderungen in einem Anamnesegang integriert werden. Dies ist auf orthopädischem Fachgebiet aufgrund der konzeptionellen Grundlage der Reflexverfahren in der konservativen Orthopädie meist rationell zu leisten - viel eher jedenfalls, als in der Inneren Medizin, die für die Traditionelle Chinesische Medizin eine wesentlich vertiefte Diagnosestellung unter Berücksichtigung typischer Syndrome erfordert.

Schmerzanamnese

Die anamnestische Befragung im Rahmen der Akupunktur am Bewegungssystem unterscheidet sich nicht grundsätzlich von der üblichen orthopädischen Anamnese. Neben den Nachfragen nach Ort und Ausstrahlung der Beschwerden ist jedoch besonderer Wert auf die Klärung folgender Fragen zu legen:

Dauer der Erkrankung

Länger dauernde, chronische Erkrankungen sind aus Sicht der acht diagnostischen Leitkriterien (*ba gang*, ➤ Kap. 1.1.2) eher einer Leere (*xu*)-Symptomatik zuzuordnen, demgemäß ist die Akupunktur-Behandlung über einen längeren Zeitraum, mit geringeren Reizen und längeren Behandlungsintervallen zu planen. Dagegen sind kurze Schmerzepisoden, insbesondere wenn sie von heftigen Schmerzen begleitet sind, in kurzen Behandlungsintervallen mit ableitender Technik und Verminderung des Fülle-(*shi*)-Zustandes zu therapieren. Der häufigste Grund für eine Konsultation liegt aber in der akuten Verschlechterung oder einem Rezidiv länger andauernder Beschwerden. Hier von einer Leere-(*xu*)-Symptomatik auszugehen ist zwar grundsätzlich richtig, greift jedoch zu kurz. Die Behandlung wird sicherlich einen längeren Zeitraum in Anspruch nehmen, aber mit lediglich geringeren Reizen und längeren Behandlungsintervallen oft nicht zur Linderung führen, da die drängende aktuelle Symptomatik nicht aufgegriffen wird. Diese Schmerzepisode bedarf einer ableitenden und vor allem die Durchgängigkeit des Flusses von Blut-(*xue*) und Qi-stärkende Nadeltechnik mit Auswahl regionaler Akupunkturpunkte zur Behandlung der lokalen Stase bzw. Stagnation, auch wenn dem Grunde nach keine generalisierte Fülle-(*shi*)-Kondition gegeben ist. Diese regional ableitenden Techniken sind mit zuführenden Techniken an den an der allgemeinen Leere-(*xu*)-Kondition orientierten Akupunkturpunkten zu kombinieren. Alternativ zu lokal starken Stimuli kommen komplementäre Verfahren in Betracht: Akupunkturtechniken unter Verwendung der Mikrosysteme sowie manuelle Techniken und neuraltherapeutische Ansätze stehen dabei im Vordergrund.

Schmerzkrankheit und somatopsychische Korrelate

Im westlichen Kontext wird die Behandlung chronischer Schmerzen häufig an den Akupunkteur herangetragen. Bekanntlich kommt es unter Einwirkung rezidivierender, aber auch chronisch andauernder Schmerzen zu Störungen der Schmerzverarbeitung, zu sekundären psychischen Alterationen, die ihrerseits zu einer Veränderung der Schmerzwahrnehmung und Schmerzschwelle beitragen.

Nach den Erkenntnissen der neueren Schmerzforschung sind hierfür neurophysiologische Grundlagen formuliert worden. Diese postulieren beispielsweise die Ausbildung eines so genannten Schmerzgedächtnisses, d. h. dass durch wiederholte Schmerzreize eine Nozireaktion einsetzt, die sowohl lokal, segmental als auch zentral zu einer Bahnung und damit leichteren Reaktivierung von schmerzauslösenden, schmerzleitenden und schmerzwahrnehmenden Funktionsmustern führt.

Häufig bleiben solche Schmerzkarrieren nicht nur in somatischer und psychischer, sondern auch aus sozialer Hinsicht nicht ohne Folgewirkungen. Daher ist schon in der Eingangsuntersuchung eine anamnestische Erhebung der sozialen, psychischen und biographischen Eckdaten unentbehrlich. Diese Daten sind zwar nicht für die Punktwahl im Rahmen der Akupunktur entscheidend, sie helfen aber die Rolle der Akupunktur in einem komplexen und zeitlich differenzierten Therapieplan genauer zu definieren und den für die weitere Behandlung abzusteckenden Rahmen detaillierter und differenzierter zu füllen.

Anamnese nach Theoremen der Traditionellen Chinesischen Medizin

Aus Sicht der Traditionellen Chinesischen Medizin ist nach bestimmten Modalitäten der Schmerzgenese, Auslösung von Schmerzrezidiven oder Modulation der Symptome zu fragen. Klimatische Einflüsse wie Wind, Hitze, Kälte und Feuchtigkeit oder Trockenheit haben in der Theorie der Traditionellen Chinesischen Medizin als schädigende Übel und Auslöser einer Krankheit einen besonderen Stellenwert. Sie stehen aber auch für die Qualität des Schmerzes:

- Der wandernde Schmerz hat die wechselhaften Qualitäten des **Windes**
- Der dumpfe, stagnierende Schmerz hat die Qualitäten der **Feuchte**
- Der scharfe, starke, schneidende Schmerz hat die Qualität der Empfindung von **Kälte**
- Der brennende Schmerz hat die Qualität der Empfindung von **Hitze**

Die Trockenheit gilt zwar als klimatisches Übel, spielt in diesem Verständnis der Pathogenese von Schmerzen jedoch in der Regel keine Rolle. Die übrigen Modalitäten können durch übermäßig starke oder übermäßig lang andauernde und dadurch die Abwehrmechanismen überfordernde Beanspruchungen zu Beschwerden führen, die mit dem übergeordneten Begriff eines *bi*-Syndroms gekennzeichnet werden.

2.2 Inspektion

Die Diagnose durch Betrachtung schließt die Körperschau und die Zungendiagnose ein.

Zungeninspektion der Traditionellen Chinesischen Medizin

Die diagnostische Inspektion der Zunge ist eine der Chinesischen Medizin eigentümliche, aus westlicher Sicht merkwürdige Methode, die auch in der Traditionellen Chinesischen Orthopädie routinemäßig durchgeführt wird. Dies gilt umso mehr dann, wenn eine Diagnose nach den Prinzipien der Traditionellen Chinesischen Medizin wesentliche Voraussetzung für die geplante therapeutische Technik ist, wie z. B. bei der Rezeptur von Heildrogen.

Für die Therapie mit Akupunktur im Sinne einer lokalen und regionalen Therapie ist die Zungendiagnostik nicht zwingend. Sie sollte jedoch orientierend eingesetzt werden, um grobe Fehleinschätzungen der aktuellen Kondition und Reizlage des Patienten zu vermeiden und so z. B. eine adäquate Reizstärke der Nadelung zu wählen und vor allem eine äußere *(biao)* von einer inneren *(li)* Störung im Sinne der Chinesischen Medizin abzugrenzen *(bagang)*.

Grundsätzlich unterscheidet man dabei den Zungenkörper und den Zungenbelag. Man beurteilt Farbe, Konsistenz, Form der Zunge und schließt daraus auf den aktuellen Krankheitszustand. Es existieren topographische Einteilungen, in denen bestimmte Regionen der Zungenoberfläche verschiedenen Einzel- und Organfunktionen zugeordnet werden bzw. diese repräsentieren.

Der Zungenkörper steht grundsätzlich für den inneren *(li)* Aspekt, der Belag für die äußeren Faktoren *(biao)*. Die Farbe des Zungenkörpers erlaubt z. B. die Differenzierung von innerer Hitze *(re)* und Kälte *(han)*. Formveränderungen und Risse lassen auf eine innere, chronische Störung schließen, die je nach betroffener Zone, wie oben erwähnt, einzelnen Funktionskreisen zugeordnet werden. Aus orthopädischer Sicht interessant ist vor allem der Belag, da er äußere, also eher das Bewegungssystem betreffende Störungen repräsentiert. Die Farbe des Belages erlaubt die Differenzierung zwischen Hitze- und Kälteeinwirkung von außen. Gelber Belag steht zum Beispiel für äußere Hitze, weißer Belag für Kälte. Die Konsistenzbeurteilung verweist auf Feuchtigkeit *(shi)* bei feuchtem, Hitze *(re)* bei trockenem Belag. Bei dickem Belag liegt eher eine tiefer eingedrungene äußere Krankheit vor als bei dünnem Belag.

Weiterführend ergeben sich aus der Zungendiagnostik der Traditionellen Chinesischen Medizin Informationen für mehrere Theoreme und differenzialdiagnostische Methoden: Für die Organfunktionskreise *(zangfu)*, die acht Leitkriterien *(bagang)*, die sechs schädigenden Einflüsse *(liu xie)* und teilweise auch Qi und Blut *(xue)* sind typische Symptome vermerkt. Einführungen in die Zungendiagnostik finden sich in Werken, die sich spezifisch der Diagnostik in der Traditionellen Chinesischen Medizin widmen (Maciocia 1997, Porkert 1992).

Die Schau: Körper, Haltung und Bewegung

Zweites Beispiel aus dem Repertoire der visuellen Diagnostik ist die Betrachtung von Körperhaltung, Gang und Habitus. Diese ist aus orthopädischer Sicht dann von besonderer Wichtigkeit, wenn das Interesse an einem ganzheitlichen Ansatz zugrunde liegt. Möglicherweise wäre dies ein Baustein einer psychosomatisch funktionellen orthopädischen Diagnostik. Der Anspruch der Ganzheitlichkeit wird von der TCM auch immer wieder erhoben.

Vorrangig erscheint, dass durch eine aufmerksame Inspektion von Haltung und Bewegung die Fragestellungen für eine gezielte funktionelle Untersuchung und Palpation auf die wesentlichen Punkte fokussiert werden können und damit diese aufwändigeren Schritte rationeller eingesetzt werden können.

> Zehn Sekunden Inspektion
> sparen
> zehn Minuten Palpation.

Tatsächlich spielt das diagnostische Verfahren der Inspektion im klinischen Alltag allzu oft keine angemessene Rolle. Zumindest sollte sie Teil des Vorgangs sein, der zu einem klinischen Gesamteindruck führt, und zur Frage der Fülle *(shi)* und Leere *(xu)* Stellung nimmt. Hierzu sind folgende Beobachtungen und Schlussfolgerungen wesentlich:

Ein kräftiger Körperbau, kräftige Muskulatur, verspannte Muskulatur, aufrechte Haltung, gut durchblutete Körperoberfläche mit leicht einsetzender Schweißbildung, agile Bewegungen oder heftig schmerzhafte Funktionsdefizite in der Arbeitsbewegung sind Zeichen einer Fülle *(shi)*.

Reduzierter Allgemeinzustand, eingeschränkte Durchblutung, zurückgenommenes Verhalten oder Haltungsschwäche, langsame und verhaltene Bewegungen mit reduziertem Umfang ohne Schmerz im spontanen aktiven Bewegungsraum sind auch bei endgradigem Schmerz in der passiven Prüfung Zeichen einer Leere-*(xu)*-Störung.

Wichtig für eine vereinfachte Diagnostik ist, dass die Stärke der Reiztherapie auch aus Sicht der Traditionellen Chinesischen Medizin von der Konstitution und der aktuellen Belastung durch die Krankheit abhängt:

- Einem Patienten im Zustand der Leere *(xu)* mutet man nur eine geringere Reizstärke zu, ihr wird eine auffüllende Wirkung zugeschrieben.
- Ein Patient im Zustand der Fülle *(shi)* wird dagegen mit starken Reizen therapiert, ihnen wird eine ableitende Qualität zugeschrieben.

2.3 Palpation

Die Besonderheiten der chinesischen orthopädisch traumatologische Diagnostik durch Betasten beinhalten neben der historisch tradierten Palpation von Frakturen und Dislokationen auch die der Traditionellen Chinesischen Medizin eigene Pulsdiagnose.

In der einfachsten Form der palpatorischen Diagnostik führt die Wahrnehmung der Beschaffenheit der Hautoberfläche zur Unterscheidung der außen gelegenen, Yang-qualifizierten und der innen gelegenen Yin-qualifizierten Seiten. Darüber hinaus erweist sich das dorsum mani als besonders sensibel für die Temperaturwahrnehmung. Relativ warme Areale sind Yang-qualifiziert, relativ kühle Yin-qualifiziert. Sie zeigen dementsprechend Zonen einer Funktionsstörung an. Auch bei der Prüfung der Kibler-Falte am Rücken erweisen sich solche Zonen häufig als Zonen einer Funktionsstörung.

Pulstastung der Traditionellen Chinesischen Medizin

Klassischerweise sind neun Pulsstellen beschrieben. Der Puls wird jedoch am häufigsten an der A. radialis proximal der Handgelenke ertastet. Er wird nach Kriterien wie Spannung, Breite, Geschwindigkeit und Frequenz beurteilt. Die daraus gewonnenen Pulsbilder bestimmen die Differenzialdiagnose insbesondere nach den *zangfu* und somit die Formulierung der Krankheitsbilder in Syndromen. Daneben können die Gegensatzpaare der Pulsbeschreibung wie z. B. tiefer und oberflächlicher Puls auch im Kontext der *bagang* interpretiert werden. Ebenso wie die Zungendiagnose ist die Pulsdiagnose Teil des Standardrepertoires der Traditionellen Chinesischen Medizin. Von chinesischen Patienten wird im Sinne einer vollständigen und gründlichen Untersuchung und Behandlung durch den Arzt der traditionellen chinesischen Medizin erwartet, dass eine Pulstastung erfolgt – mithin ist diese ein notwendiger Bestandteil des Arzt-Patientenkontaktes.

Palpation der Akupunkturpunkte

Die Palpation der Akupunkturpunkte ist mehr als nur ein technisches Detail in der Durchführung der Nadelung. Sie ist vielmehr zunächst ein diagnostischer Vorgang der sich rückkoppelnd im weiteren Verlauf prozesshaft wiederholt. Der Prozess umfasst die dreidimensionale Verortung des zu stechenden Punktes im Körpergewebe und integriert auch die Beurteilung der Qualität mehrerer Akupunkturpunkte zum Zeitpunkt der Behandlung unter den Aspekten der acht Leitkriterien *(bagang)*.

Gerade am Bewegungssystem ist die genaue dreidimensionale Verortung des aktuellen Reizpunktes von besonderer Bedeutung. Lehrbücher und Atlanten zur Akupunktur und Lage der Akupunkturpunkte bieten in diesem Zusammenhang nur das oberflächliche topographische Raster und die nomenklatorische Einordnung. Die Abstimmung auf die individuellen Gegebenheiten der Anatomie ist an eine Palpation der anatomischen Landmarken geknüpft. Der durch weitere, differenzierende Palpation genau zu bestimmende Akupunkturpunkt in seiner anatomischen Lagebeziehung ist häufig als Vertiefung, Verquellung oder druckschmerzhafte Zone tastbar. Bei der Palpation ist eine Verhärtung Zeichen für eine Stase oder Stagnation, eine Vertiefung eher Zeichen einer Leere.

Es gilt zwar lehrbuchmäßig grundsätzlich, dass eine lokale Druckdolenz, d. h. eine Verstärkung der Symptomatik durch den Druck des palpierenden Fingers, eine Füllesymptomatik darstellt, während Angaben des Patienten, dass sich unter dem Druck des Fingers am Akupunkturpunkt eine Besserung der Symptomatik einstellt oder der Druck mit einem „Wohl-Weh" verbunden ist, Hinweise auf einen Leerezustand sind. Festzuhalten ist allerdings, dass eine lokalisierte Druckdolenz zunächst auch nur lokal zu bewerten ist, d. h. auf eine fehlende Durchgängigkeit für Blut *(xue)* und Qi hinweist, also eine Blutstase *(xueyu)* oder eine Qi-Stagnation vorliegen. Erst auf der Grundlage multipler Tastbefunde, die in die gleiche Richtung weisen, entsteht die diagnostische Basis für generelle Einschätzungen von Fülle *(shi)* oder Leere *(xu)*.

Gleichzeitig entsteht bei diesem Prozess ein Eindruck, inwieweit eine starke oder schwache, eine oberflächliche oder tiefe Nadelsensation zu erwarten ist. Bei Fülle ist eine oberflächliche Auslösung des *deqi* zu erwarten und damit eine oberflächliche Nadelung notwendig. Eine starke Nadelung hat hier ableitenden Charakter. Bei Leere ist erst bei tieferem Stich das Qi zu erreichen und kann dann durch schwache wiederholte Reizung aktiviert und aufgefüllt werden.

Die Palpation des Akupunkturpunktes gibt somit wesentliche Hinweise auf die anzuwendende Nadeltechnik, die voraussichtliche Stichtiefe und, je nach palpatorischem Eindruck von Konsistenz und Beschaffenheit der Weichteilgewebe, über die zu verwendende Nadelstärke.

Wird aus dem Muster der so gewonnenen palpatorischen Erkenntnisse ersichtlich, ob ein durch Fülle oder Leere gekennzeichneter Krankheitszustand vorliegt, fließt diese Erkenntnis in die zeitliche Therapieplanung ein: häufigere Behandlungsfrequenz bei Fülle *(shi)*, längere Behandlungsintervalle bei Leere *(xu)*. Demgemäß wird auch das Muster der zu behandelnden Punkte erweitert oder eingeschränkt bzw. modifiziert werden.

Besonders hervorzuheben sind in diesem Zusammenhang die einzelnen Funktionskreise bzw. Organfunktionen zugeordneten Punkte auf der Blasen-Leitbahn zu beiden Seiten der Dornfortsatzreihe, die einen diagnostischen Zugriff auf den Yang-Aspekt, d. h. den funktionalen Aspekt des jeweiligen Funktionskreises ermöglichen. Dieser diagnostische Ansatz zeigt Ähnlichkeiten mit der Reflexzonendiagnostik auf der Grundlage der Headschen Zonen in der westlichen Medizin und wird z. B. im Rahmen der manuellen Diagnostik durch Prüfung der Hyperalgesie mit der Parästhesienadel und der Prüfung der Kiblerfalte eingesetzt. Auf der Yin-seitigen, ventralseitigen Oberfläche des Rumpfes befinden sich die ebenfalls einzelnen Organ-Funktionskreisen zugeordneten *mu*-Punkte (➤ Kap. 1.2.2), die in ihrer Reaktionslage für den Yin-Aspekt stehen. Die japanische Ausprägung der Chinesischen Medizin hat sich die reflektorischen Zusammenhänge im Bereich des Ramus ventralis der segmentalen Nervenwurzeln in besonders differenzierter Weise in der so genannten Bauchdeckendiagnostik zunutze gemacht.

Inwieweit das chinesische Modell der Funktionskreise und das westliche Modell der oberflächlichen Repräsentanz innerer Organe nach Head oder McKenzie widerspruchslos ineinander überführt werden können, soll an dieser Stelle nicht erörtert werden. Für die Zwecke der orthopädischen Untersuchung ist relevant, dass sich die segmentale Ordnung des autonomen Nervensystems im Vergleich zum sensomotorischen System aufgrund der vielfältigen Querverbindungen häufig in segmentübergreifenden Befunden, z. B. der Kibler-Falte, darstellt, und zudem gegenüber den zugeordneten knöchernen und tiefen muskulären segmentalen Strukturen nach kaudal verschoben ist. So liegt das Dermatom L 1 z. B. über den unteren Lendenwirbelsegmenten. Bei rezidivierenden Funktionsstörungen ist darüber hinaus auch immer an eine primär viszerale Afferenz in die segmentale Störung zu denken, die sowohl aus westlicher wie chinesischer Sicht eine weitergehende Diagnostik erfordert.

In der Peripherie liegt eine geringere Weichteildicke vor, die Palpation auf Druckdolenz ist technisch schwieriger und die Arbeitshypothese von Heine, dass es sich bei Akupunkturpunkten um Fasziendurchtrittsstellen von Gefäß-Nerven-Bündeln handele bekommt größeres Gewicht. Als Methode zur Punktlokalisation kann ergänzend die very-point-Methode nach Gleditsch eingesetzt werden, bei der eine oberflächliche Hautreizung mit der Nadelspitze zur Auffindung des empfindlichsten Punktes eingesetzt wird.

2.4 Indikationsstellung und Therapiehindernisse

Die Indikationsstellung zur Akupunktur am Bewegungssystem basiert auf den üblichen medizinischen Untersuchungsverfahren Anamnese und Befund, hier insbesondere Inspektion, Palpation und funktionelle Untersuchung. Schon der rationelle Resourceneinsatz gebietet dabei, diejenigen Patienten herauszufiltern, bei denen keine Indikation bzw. Therapiehindernisse oder sogar eine Kontraindikation zur Behandlung mit Akupunktur vorliegen.

Anamnese

Im Rahmen der anamnestischen Erhebung gilt es nicht nur das Krankheitsbild zu erfassen, sondern auch folgende Aspekte sind in diesem Zusammenhang typischer Weise zu prüfen:

Kompetenz und Fachgebietsbezug

Wie im Rahmen der Therapie chronischer Schmerzen allgemein üblich, ist zunächst zu prüfen, ob das vorgetragene Problem die Kompetenz des Behandlers und den Indikationsbereich der Akupunktur überschreitet. Es ist zu klären, inwieweit gerade im Bereich der Schmerztherapie eine interdisziplinäre Kooperation initiiert werden muss.

Diagnostische Basis

Die Indikation zur Akupunktur im Kontext westlicher Medizin besteht grundsätzlich nur, wenn aus westlicher Sicht die Diagnose abgeklärt ist. Es ist abzuklären, welche diagnostischen Maßnahmen bereits erfolgt und welche ggf. noch erforderlich sind.

Sekundärer Krankheitsgewinn

Eine Konstellation, in der ein sekundärer Krankheitsgewinn im Vordergrund steht, stellt eine generelle Kontraindikation zur Akupunkturbehandlung dar. Diese kann relativiert werden, wenn z. B. auf dem Boden einer starken patientenseitigen Motivation zur Akupunkturtherapie wesentliche Verbesserungen dieser Konstellation erreicht werden können. So gelingt es nicht selten, die Indikation zur Akupunktur sinnvoll mit der Indikation zur muskulären Rekonditionierung zu verbinden.

Aufgabenstellung

In Situationen, in denen trotz Zu- oder Überweisung keine klare Aufgabenstellung für die Akupunktur formuliert werden kann, müssen sich weitere Bemühungen zunächst dieser Klärung widmen. Eine Akupunktur als ultima Ratio bei bisher erfolgloser Therapie steht unter ungünstigen Voraussetzungen. Das Versagen der bisherigen Therapie ist keine Grundlage für eine Akupunkturindikation.

Wenn ärztliche Diagnosen aus Sicht der Traditionellen Chinesischen Medizin gestellt und Aufgabenstelllungen für die Akupunktur formuliert werden, muss diese Krankheitsdefinition vom Patienten zumindest akzeptiert, besser aber verstanden werden. Akupunktur ist wie jede therapeutische Maßnahme nur statthaft, wenn ein vom Betroffenen mitgetragener Auftrag vorliegt.

Medikamenteninteraktionen

Hinsichtlich der Wirksamkeit der Akupunktur bestehen Einschränkungen, wenn eine medikamentöse Begleittherapie mit Opiaten bzw. deren Rezeptorantagonisten erfolgt. Diese Einschränkungen ergeben sich einerseits auf Grundlage empirischer klinischer Beobachtung, andererseits steht sie mit dem neurohumoralen Wirkmodell in Einklang, das der Funktionsfähigkeit des endogenen Neurotransmittersystems auf der Basis von morphinähnlichen Substanzen eine zentrale Rolle zuweist.

Ebenfalls aus empirischer Sicht erscheinen Akupunkturbehandlungen weniger aussichtsreich, wenn gleichzeitig eine Medikation mit Steroiden oder sedierenden Präparaten durchgeführt wird. Dies ist theoretisch nachvollziehbar, da diese Medikamente die körperlichen Reaktionen auf äußere und damit auch therapeutische Reize deutlich einschränken, was eine Hemmung der reflextherapeutischen Wirkung der Akupunktur bedeutet.

Interaktion mit Lokalanästhetika

Die Anwendung von Lokalanästhetika an Akupunkturpunkten und eine effektive Akupunktur in gleicher Sitzung schließen sich oft aus. Auf lokaler Ebene wäre eine Akupunktur an betäubte Stellen ohne Reizeffekt. Unter Leitungsanästhesie kommt es gleichfalls zu keiner relevanten reflektorischen Antwort, da die Fortleitung des Nadelreizes unterbrochen ist.

Wenn weder lokal noch regional Lokalanästhetika eingesetzt wurden, zielt die Neuraltherapie auf übergeordnete Wirkungen, für die eigene theoretische Modelle formuliert worden sind. Bei Wahl von Akupunkturpunkten außerhalb anästhesierter Regionen, stehen generelle Wirkungen auf vegetativer Ebene, auf der Ebene der neurohumoralen Modulation oder zentralnervöser Mechanismen im Vordergrund. Somit ist beim kombinierten Einsatz neuraltherapeutischer Maßnahmen mit der Akupunkturtherapie anzumerken, dass zwar Wirkungen erzielt werden können, die Steuerung der reflektorischen Antworten unter den genannten Umständen aber schwieriger wird. Die Indikation für die Anwendung beider Verfahren unter Ausnutzung vegetativer Effekte und der Wirkungen auf zentraler Ebene bleibt daher komplexen Schmerzbildern und Funktionsstörungen vorbehalten und muss in einen übergreifenden Therapieplan eingeordnet werden.

Inspektion

Die Körperschau gibt wichtige Hinweise zur Abgrenzung struktureller und funktioneller Aspekte des Beschwerdebildes, wobei sich lediglich Letztere einer effektiven Anwendung von Akupunktur erschließen.

Die Zungeninspektion ergibt Hinweise dafür, inwieweit es sich im chinesischen Sinne um eine äußere oder innere Störung handelt. Erstere lassen sich leichter und schneller behandeln, mit entsprechenden Konsequenzen für die Prognose und Therapieplanung (s. u.). Innere Störungen erfordern häufig nach der Behandlung des akuten oder vordergründig funktionellen Beschwerdebildes eine weitergehende Therapie, die sich auf der Grundlage der Chinesischen Medizin nur längerfristig und mittels einer vertieften Diagnose erschließt.

Damit werden die Verfahren der Inspektion neben der Anamnese (s. o.) zum Schlüssel für die Einordnung der Wertigkeit der Akupunktur in einem übergreifenden Therapieplan.

Palpation

Die Palpation des Akupunkturpunktes gibt auf der Grundlage der Konsistenz und Beschaffenheit der Weichteilgewebe wesentliche Hinweise auf die Fülle oder Leere in den äußeren Körperschichten, also dem Bewegungssystem und insbesondere der symptomatischen Region. Dieser lokale Befund kann durchaus von der Gesamtschau abweichen, d. h. im häufigsten Fall kann auf dem Boden einer generalisierten Leere *(xu)* eine lokale Stase oder Stagnation vorliegen, die eine initial ableitende Therapie erfordert. Eine Ableitung gelingt in der Regel einfacher und schneller. Insbesondere bei einer Leere-Erkrankung ist allerdings kritisch zu prüfen, wie die anschließende übergreifende therapeutische Strategie aussehen kann, und welchen Stellenwert in diesem Kontext der Akupunktur zukommt.

2.5 Arbeitsdiagnosen – algogenetische Struktur und Funktionsstörung

Die westliche und die funktionell-orthopädische Diagnose sind wesentliche Kriterien für die Beurteilung, inwieweit eine Akupunkturbehandlung aussichtsreich ist. Auf der Grundlage der im nachfolgenden Kapitel skizzierten Akupunkturwirkungen und unter Berücksichtigung der funktionellen Diagnose lässt sich häufig schon abschätzen, ob eine Akupunkturbehandlung Wirkung zeigen wird.

Hierzu bedarf es der Festlegung, wo im Falle von Schmerzen die wesentliche algogenetische Struktur lokalisiert ist bzw. welche Funktionsstörung therapiert werden soll.

Ein Schmerz aus dem Knochengerüst wird einer Akupunkturbehandlung vor allem im Sinne einer Modulation der Schmerzwahrnehmung zugänglich sein. Im Bereich der Gelenkkapseln ist wegen der dichten Versorgung mit freien Nervenendigungen und Propriozeptoren eine Behandlung deutlich aussichtsreicher.

Der Nozizeptorschmerz stellt die Domäne der Akupunkturbehandlung dar. Liegt aber eine Nervenkompression vor, reduziert sich die Rolle der Akupunktur auf die Modulation der Schmerzwahrnehmung, auf die Entspannung und Reduktion eventueller durch chronische Schmerzeinwirkung eingetretener psychischer Folgewirkungen und auf die verbesserte lokale Mikrozirkulation. Durch die damit verbundene Rückbildung von Ödemen kann z. B. der Nervenverlauf in einer relativen spinalen oder neuroforaminalen Stenose eventuell funktionell wieder befreit werden.

Liegt die algogenetische Struktur im Bereich des Muskels, so lässt sich eine eventuell ursächliche überhöhte Muskelspannung aussichtsreich therapieren. Besteht die wesentliche Funktionsstörung in einer muskulär bedingten Einschränkung des Bewegungsumfangs, bestehen bessere Aussichten, als wenn die hauptsächliche Funktionsstörung durch eine Kontraktur mit fibrotischen Veränderungen der Gelenkkapsel oder strukturellen Muskel- oder Sehnenverkürzungen bedingt ist. Im Letzteren Fall wäre die Rolle der Akupunktur die einer Hebung der Schmerzschwelle und einer Analgesie, um dann in

Kombination mit manualtherapeutischen und krankengymnastischen Verfahren eine Aufdehnung der Fibrosen zu erreichen.

Zusammenfassend ist erst vor dem Hintergrund der funktionellen Analyse und der klinisch und empirisch fassbaren Akupunkturwirkungen eine seriöse Einschätzung hinsichtlich der Aussichten einer Akupunkturbehandlung möglich. Das Verstehen des Krankheitsbildes und die Analyse unter orthopädisch funktionellen Gesichtspunkten sind wesentliche Voraussetzungen, um zu einer Einordnung der Akupunktur in den Therapieplan und einer wirkungsvollen therapeutischen Strategie zu gelangen.

2.6 Modellskizze eines integrierten Anamnese- und Untersuchungsgangs

Ein typischer Untersuchungsgang verläuft im Allgemeinen in den folgenden beschriebenen Schritten. In den Kapiteln zu den einzelnen Krankheitsregionen finden sich vertiefende Angaben zu spezifischen Erwägungen, der rationellen Erarbeitung der lokoregionalen Akupunkturpunkte und weiterer Besonderheiten bei der Untersuchung.

2.6.1 Spezielle Anamnese

Die anamnestische Vertiefung ist die erste und entscheidende Informationsquelle zur diagnostischen Eingrenzung. Zunächst sollen wesentliche generelle Aspekte der Beziehung zwischen Beschwerdeangaben und Arbeitsdiagnose dargestellt werden. In den Einzelkapiteln 5 ff. werden diese nötigenfalls um typische und häufige Angaben zu speziellen Beschwerdeangaben ergänzt.

Notabene: Für jede Körperregion lassen sich häufigere und seltenere Beschwerdekomplexe unterscheiden. Es erscheint mir hilfreich, wenn einige typische und häufige regionale Beschwerden aufgezeigt werden. Voreilig allerdings ist die Annahme, es gehe immer um das, was nur häufig ist! Die Vermeidung eines Vorurteils stellt eine der anspruchsvollsten Anforderungen an den Arzt dar.

Art der Beschwerden – Was?

Patienten geben nicht selten an, „Beschwerden" zu haben. Diese Aussage scheint aus subjektiver Sicht des Patienten zunächst hinreichend, für die diagnostische Einordnung insbesondere aus Sicht der traditionellen chinesischen Orthopädie ist sie jedoch unzureichend. Hilfreich erscheint in diesem Zusammenhang die Gegenfrage, z. B. „Wenn Sie von Beschwerden sprechen, meinen Sie Schmerzen?"

Die Art der Beschwerden muss in jedem Falle näher eingegrenzt und möglichst genau bestimmt werden. Nicht immer liegt eine der folgenden vier typischen Beschwerden vor.

Schmerzen

Grundsätzlich gilt: Akute Schmerzen gehen mit einer Aktivierung von Aspekten einher, die yang-qualifiziert werden, so ist z. B. zu erwarten, dass der Puls in der Schmerzphase gespannt ist. Ist dies nicht der Fall, ist eine genauere Abklärung erforderlich.

Schwellungsgefühl

Grundsätzlich gilt: Schwellungsgefühl und Schwellung sind in der traditionellen chinesischen Medizin und Orthopädie gleichermaßen Hinweise auf eine Feuchtigkeitsstörung *(shi).*

Missempfindung

Grundsätzlich gilt: Bei Angabe von Missempfindungen sind zur Differenzialdiagnose nervaler Schädigungen in der Regel Folgefragen bezüglich der Qualität zu stellen. Brennende Missempfindungen sind ein Hinweis auf eine Hitzestörung *(re).*

Bewegungseinschränkung

Grundsätzlich gilt: Die Funktionsstörung der Minderbeweglichkeit verweist aus Sicht der traditionellen chinesischen Medizin auf den gestörten Fluss von Qi und Blut-*xue*. Eine Differenzierung zwischen einer strukturellen (z. B. Gelenkschädigungen) und funktionalen Ursache kann allein damit nicht getroffen werden.

Ort der Beschwerden – Wo?

Grundsätzlich gilt: Eine punktuelle Beschwerde weist eher auf eine Blutstase, eine flächige Verteilung eher auf eine Qi-Stagnation hin.

Dauer der Beschwerden – Wie lange?

Grundsätzlich gilt: Je länger die Beschwerden bestehen, umso stärker kann von einem Leere-Zustand *(xu)*, je kürzer und akuter der Verlauf, desto mehr von einer Füllesymptomatik *(shi)* ausgegangen werden.

Zeitliche Verteilung – Wann?

Grundsätzlich gilt: Intermittierende Störungen mit wechselndem Charakter weisen auf ein Störungsmuster Wind *(feng)*.

Einflussfaktoren – Wodurch?

Auslöser

Grundsätzlich gilt: Gibt es spontane und klare Angaben zu einer Beschwerdeauslösung, so kommt diesen zunächst eine diagnostische Wertigkeit zu. Geht die Beschreibung weit über zeitliche Zusammenhänge hinaus, erhellen lässt dies eher Rückschlüsse auf die Deutung der Krankheit durch den Betroffenen zu.

Verschlimmernde Faktoren

Grundsätzlich gilt: Faktoren, die zu einer Verschlechterung der Beschwerden führen, lassen nach der traditionellen chinesischen Medizin Rückschlüsse auf die pathogenen Faktoren zu.

Sozialmedizinisch orientierende Fragen sind in diesem Kontext sinnvoll, da sich so Hinweise auf einen sekundären Krankheitsgewinn oder die soziale Funktion der Beschwerden finden und damit die Therapieziele relativieren lassen.

Verbessernde Faktoren

Grundsätzlich gilt: Faktoren, die Beschwerden lindern, lassen ähnlich den verschlimmernden Faktoren nach der traditionellen chinesischen Medizin Rückschlüsse im Sinne der so genannten pathogenen Faktoren zu. So führt Wärme häufig zu einer Besserung und der Schlussfolgerung, dass ein Kälteangriff vorliegt.

Begleitsymptome, Vorbefunde und Diagnosen – Womit?

Für den Betroffenen ist eine Berücksichtigung der bereits vorliegenden diagnostischen Erkenntnisse in der Regel ein Signal dafür, dass sein Problem ernst genommen wird. Auch wenn z. B. bildgebende Verfahren für die Wahl der einzelnen Akupunkturpunkte nicht hilfreich sind, so verdienen die bereits vorliegenden diagnostischen Erkenntnisse gewürdigt zu werden, da strukturelle Läsionen oder gesicherte Begleiterkrankung den Therapieplan sehr wohl modifizieren können.

2.6.2 Ausschlussdiagnostik

Es gilt sicher zu stellen, dass keine Hinweise auf weitergehende Krankheitsbilder und pathologische Veränderungen vernachlässigt werden. Folgende typische Konstellationen weisen auf Erkrankungen, die einer Akupunkturbehandlung nicht ohne weiteres zugänglich sind und andere medizinische Maßnahmen erfordern:

Entzündungszeichen

Z. B. lokale Schwellungen mit Überwärmung, fluktuierende Schwellungen oder Ergüsse, ausgeprägte Allgemeinsymptome wie Fieber oder Schüttelfrost.

Erschütterungs- und Klopfschmerz

Erschütterungs- und Klopfschmerz weisen auf eine strukturelle Läsion insbesondere skelettaler Strukturen hin und treten u. a. bei Entzündungen der Knochen und Gelenke auf. Ein solcher Befund erfordert die weitere strukturelle Abklärung, z. B. durch Bildgebung, Laborbefunde. Eine Muskelverspannung ist in der Regel nicht klopfschmerzhaft, es sei denn, es handelte sich um eine so stark ausgeprägte Schmerzchronifizierung, dass die Erniedrigung der Schmerzschwelle den Betroffenen auch leichte Reize als Schmerz wahrnehmen lässt.

Nervenausfallsbefunde

Die meisten Nozizeptorschmerzen führen im chronischen Verlauf zu einer Schmerzschwellensenkung und relativen Hyperalgesie. Daher erfordern Befunde wie Hypästhesiezonen, Reflexausfälle, verminderte Muskelinnervation oder gar inspektorisch sichtbare Paresen eine weitere Abklärung, falls diese nicht bereits anderweitig erfolgt ist.

Bildgebung

Bei akuten Schmerzen insbesondere im Zusammenhang mit Verletzungen, aber auch bei chronischen Schmerzen und vor einer Manualtherapie, sollte eine adäquate bildgebende Diagnostik unter Beachtung der Relation von Kosten, Nutzen, Risiken und Nebenwirkungen erfolgen. Für den Bereich des muskuloskelettalen Systems steht dabei derzeit immer noch die native Röntgenaufnahme im Vordergrund. Sonographische Untersuchungen haben demgegenüber Stärken in der Darstellung von Weichteilen wie Ergussbildungen und sind strahlenhygienisch unbedenklich. Die Computertomographie (CT) ist strahlenhygienisch bedenklich und erfordert wie auch die Kernspintomographie (MRT) schon aus Kostengründen eine gezielte Fragestellung und Indikation. Sie werden für eine allgemeine Ausschlussdiagnostik daher üblicherweise nicht eingesetzt.

2.6.3 Klinische Untersuchung

Die Untersuchung erfolgt grundsätzlich nach Entkleiden bis auf die Unterwäsche und erfasst zunächst orientierend alle Abschnitte des Bewegungssystems. Dieser Grundsatz erfährt allerdings nicht selten Beschränkungen, z. B. aus Gründen kulturell verwurzelter Überzeugungen. Die Rahmenbedingungen sind so zu gestalten, dass der Grundsatz möglichst leicht umgesetzt werden kann (Untersuchungszimmern mit ausreichender Beheizung, hygienisch sauber, Fenster nicht einsehbar, Untersuchungsliege zumindest mit verstellbarem Kopfteil und Nasenloch, besser auch höhenverstellbar und mit verstellbarem Fußteil).

Das folgende Untersuchungsmuster gilt im Prinzip **für die Erstuntersuchung aller Patienten mit chronischen Beschwerden des Bewegungssystems.**

Fakultative Anteile, die nur bei pathologischen Befunden in vorangegangen Untersuchungsschritten oder auf Grundlage anamnestischer Hinweise notwendig sind, werden *kursiv* dargestellt.

Die speziellen Untersuchungsschritte, die aus Sicht der Akupunktur in den einzelnen Beschwerderegionen erforderlich sind, werden hier **nicht** erwähnt und in den entsprechenden Kapiteln dargestellt.

Inspektion

Es gilt die oben genannte Faustregel:
10 Sekunden Inspektion spart 10 Minuten Palpation!
Es bewährt sich der Hinweis:
Die Inspektion beginnt schon vor der eigentlichen Untersuchung!
Vorteile hat es, nicht zum Patienten ins Zimmer zu gehen, sondern ihn und seine „Körpersprache" beim Eintreten zu sehen. Diese Gesamtschau gibt wesentliche Hinweise zur Beantwortung der Frage, ob ein Zustand der Fülle *(shi)* oder einer der Leere *(xu)* vorliegt.

Spezifischere orthopädische Fragen ergeben sich aus Schwierigkeiten beim Halten oder beim Wechsel von Körperpositionen und Schonbewegungen bei Entkleiden oder Ankleiden.

Die Übergänge zwischen Inspektion, Funktionsprüfung und Palpation sind im Ablauf der Untersuchung allerdings teils fließend, und können unter dem Gesichtspunkt der rationellen Vorgehensweise natürlich modifiziert werden, z. B. um diejenigen

Untersuchungsschritte zusammenzufassen, die in einer bestimmten Untersuchungsstellung erfolgen.

Bewährt hat sich dabei die folgende Reihenfolge:

Gehen

- Inspektion des Gangbildes
- Zehengang
- Hackengang
- Kniebeugeversuch

Stehen

- Fersenfallversuch
- Beidseitiger Stand und Inspektion
- Haut, Weichteile und Formgebung der Beine, Rumpf und Gesicht von ventral
- Orientierende, geführte aktive Bewegungsprüfung der Gelenke der oberen Extremität
- Haut, Weichteile und Formgebung der Beine, Lendenwirbelsäule, Brustwirbelsäule und Halswirbelsäule von lateral
- Haut, Weichteile und Formgebung der Beine, Lendenwirbelsäule, Brustwirbelsäule und Halswirbelsäule von dorsal
- Klopfschmerzprüfung über der Brustwirbelsäule und Lendenwirbelsäule, Rippen und Schulterblätter
- Einbeinstand beidseits
- Einbeinzehenstand beidseits
- Seitneigung der Brustwirbelsäule und Lendenwirbelsäule
- Rückneigung der Brustwirbelsäule und Lendenwirbelsäule
- Vorneigung der Brustwirbelsäule und Lendenwirbelsäule
- Finger-Boden-Abstand
- Ottsches Maß
- Schobersches Maß
- Vorlauftest

Sitzen

- Vorlauftest, falls im Stehen pathologisch
- Orientierende Bewegungsprüfung der Halswirbelsäule für alle Ebenen
- Rotationsprüfung der BWS und LWS (fixiertes Becken im Sitzen)
- Orientierende, geführte oder aktive Bewegungsprüfung der Gelenke der oberen Extremität

Rückenlage

- Vergleich der Beinlängen
- Beinlänge variabel beim Übergang zum Sitzen
- Fußsenkung, Fuß- und Großzehenhebung gegen Widerstand
- Orientierende geführte Bewegungsprüfung der Hüftgelenke mit Thomashandgriff
- Orientierende geführte Bewegungsprüfung der Kniegelenke
- Laseguesches Zeichen
- Bragardsches Zeichen
- Kernig Zeichen
- Bänderprovokationstests Lenden-Beckenbereich

Bauchlage

- Hebe-Rüttel-Test der ISG
- Umgekehrtes Laseguesches Zeichen
- Orientierende Bewegungsprüfung der Hüftgelenke für Innenrotation
- Federtest der Dornfortsätze der Lendenwirbelsäule
- Druckdolenzprüfung der paralumbalen Muskulatur und kleinen Lendenwirbelgelenke (Facetten)
- Druckdolenzprüfung über Außenrand der paravertebralen Muskulatur

Funktionsprüfung

Die aktive Funktionsprüfung zielt nicht vorrangig auf die Hauptbeschwerderegion oder die Nachbarregionen. Sie hat vielmehr vorrangig orientierenden Charakter und dient auch der Vergewisserung, dass keine wesentlichen Störungen bestehen, die vom Betroffenen nicht als Beschwerden empfunden werden oder bei der Anamnese nicht zur Sprache kamen.

Finden sich Einschränkungen bei der aktiven Funktionsprüfung, so ist eine passive Funktionsprüfung anzuschließen.

Die passive Funktionsprüfung zielt vorrangig auf die Hauptbeschwerderegion und die Nachbarregion und wird an geeigneter Stelle des o. g. Untersuchungsganges eingefügt. Oder sie folgt auf eine aktive Funktionsprüfung, die wider Erwarten pathologische Befunde erbracht hat.

Dabei ist aus Sicht der Akupunktur auch die Feststellung von Dehnbarkeitsdefiziten der gelenkführenden Muskeln von Interesse, da die Akupunktur eine gute und recht verlässliche, detonisierende Wirkung auf die Muskeln entfaltet. Die hierfür dann einzusetzenden Akupunkturpunkte werden palpatorisch ermittelt (s. u.).

Nachbarregionen und segmentale Ordnung

Grundsätzlich sollten die Nachbarregionen von Bereichen mit Hauptbeschwerden zumindest orientierend untersucht werden, z. B. bei Ellbogenschmerzen das gleichseitige Schulter- und Handgelenk.

Bei chronischen Verläufen ist darüber hinaus auch die Untersuchung der nach segmentaler Ordnung zugehörigen Abschnitte der Wirbelsäule sinnvoll.

Bei Beschwerden des Kopfes sollte zusätzlich die Halswirbelsäule, bei Beschwerden der oberen Extremität sollten die Hals- und obere Brustwirbelsäule und bei Beschwerden der unteren Extremität die Lendenwirbelsäule und das Becken mit untersucht werden.

Palpation

Die Palpation ist nicht nur zur diagnostischen Einordnung wichtig, sie zielt daneben auch auf die Identifizierung von empfindlichen und schmerzhaften Zonen, die als aktive Akupunkturpunkte für eine Nadelung in Betracht kommen. Da eine differenzierte und feinfühlige Palpation oft recht aufwendig ist, wird dieser Untersuchungsschritt zweckmäßigerweise auf der Grundlage der erhobenen Anamnese und Befunde auf gezielte Fragestellungen eingegrenzt.

Haut und Unterhaut

Die Palpation zielt auf Zonen eines vermehrten Turgors oder Stellen verminderter Resistenz, auf schmerzhafte Knötchen der Unterhaut und die Verschieblichkeit der Haut und Unterhaut über den zugeordneten Segmenten, z. B. durch Prüfung der sog. Kibler-Falte.

Muskeln und Sehnen

Im Bereich der Sehnen liegen in der Regel keine Akupunkturpunkte, daher erfolgt die Palpation hier primär unter orthopädischen Gesichtspunkten. In den muskulären Regionen liegen häufig empfindliche und verhärtete Zonen, die bei palpatorischer Provokation lokale oder übertragene Schmerzen auslösen können und dann zu den therapeutisch relevanten Akupunkturpunkten zählen.

Gelenkkapsel und Bänder

Bei gelenkbezogenen Schmerzen sind die Gelenkkapseln und Bänder oft nozireaktiv verändert und werden damit zu therapeutisch relevanten Akupunkturpunkten.

Gelenkspieluntersuchung

Die Untersuchung des Gelenkspiels gehört zu den spezifischen diagnostischen Verfahren im Konzept der manuellen Medizin. Störungen des Gelenksspiels führen demnach auch zu Störungen der Beweglichkeit im Sinne der Arbeitsbewegung.

Akupunktur wirkt nach meiner Erfahrung bei Störungen des Gelenkspiels nicht so effizient wie manuelle Verfahren, so dass im Rahmen der Akupunktur am Bewegungssystem dieser Untersuchungsschritt als wesentliches Kriterium der Differenzialtherapie erscheint.

Probebehandlung

Gerade bei chronischen Gesundheitsstörungen am Bewegungssystem ist das Gesamtbild der Störungen oft sehr komplex, da sie sich wechselseitig beeinflussen und sekundäre Veränderungen oder Beschwerden eine eigenständige Bedeutung erlangen und behalten können, auch wenn die primäre Störung behoben werden konnte.

Diese wechselseitigen Beeinflussungen können sich aus den verschiedensten Relationen ergeben

Tab. 2.1 Wechselwirkungen bei chronischem Verlauf – beispielhafte Elemente für Gesundheitsstörungen am Bewegungssystem

Segmentale Ordnung	Lendenwirbelsäule – Bein
	Halswirbelsäule – Arm
	Halswirbelsäule – Kopf
Muskelketten allgemein	Absteigende Kette
	Aufsteigende Kette
Verkettungen aus Fehlstatik	Aufsteigende Kette bei Beinverkürzung
	Aufsteigende Kette bei Achsfehlern der Beine
Verkettungen aus Fehlbeanspruchung	Absteigende Kette bei vorderer Arbeitshaltung
Gelenkstörung – Muskelfunktionsstörung	Kraniomandibuläre Störungen – Halswirbelsäulenmuskeln
	Iliosakralgelenksstörungen – Lendenwirbelsäulenmuskeln
	Iliosakralgelenksstörungen – Hüftgelenksmuskeln
	Iliosakralgelenksstörungen – Kniegelenksmuskeln
Gelenksstörung – übertragener Schmerz	Iliosakralgelenksstörungen – Fersenschmerz
	Facettengelenksstörungen der Lendenwirbelsäule – Oberschenkelschmerz
Organstörung – Muskelfunktionstörung	Aufsteigende Kette bei Beinverkürzung
Muskelfunktionstörung – Gelenkstörung	Ansatztendinose bei chronischer Muskelverkürzung

(➤Tab. 2.1). Aus einer gegebenen Situation ist dann nicht ohne weiteres ersichtlich, welches die zugrundeliegende Störung ist oder welche Störung einem therapeutischen Zugriff am ehesten und aussichtsreichsten zugänglich ist.

Oft verbleibt dann als einziger Weg zur Klärung eine schrittweise Annäherung an die Problemlösung durch die Formulierung einer Arbeitsdiagnose mit daraus abgeleiteter Probebehandlung.

Damit werden die Behandlung selbst bzw. der ihr zuzurechnende erwartete, tatsächliche ggf. aber auch nicht eintretende Effekt zum diagnostischen Werkzeug.

KAPITEL

3

Jürgen Bachmann

Therapeutische Strategien am Bewegungssystem

Strategien zur Therapie am Bewegungssystem werden häufig auf der Grundlage unterschiedlicher Ausgangsebenen entwickelt. In der Folge sollen drei Ebenen der Betrachtungs- und Herangehensweise dargestellt werden, quasi eine Trilogie der Therapie am Bewegungssystem, deren Verknüpfung ein grundsätzliches Therapiekonzept ermöglicht.

Zunächst werden drei wesentliche Grundbegriffe, mit denen sich die Regulation des Bewegungssystems erfassen lässt, erläutert. Von diesen Grundbegriffen – der Materie, der Energie und der Steuerung – ausgehend wird dann ein Bogen über ihre Bedeutung für das Bewegungssystem zu den therapeutischen Modalitäten der Akupunktur, Manuellen Medizin und Neuraltherapie gespannt, die als wichtigste komplementäre Therapieverfahren am Bewegungssystem gelten können.

Zweitens werden drei wesentliche Therapiestrategien für die Körperakupunktur beschrieben: Die Strategie anhand von klinischen Akupunkturwirkungen, die einfache Strategie nach Lokalpunkt, Fernpunkt und ergänzenden Punkten sowie die Strategie, die sich aus der Einordnung der Körperakupunktur in den Kontext der Mikrosysteme und ergänzender Therapieverfahren ergeben.

Im dritten Abschnitt werden Möglichkeiten der Erweiterung zu einem integrativen Therapieplan benannt. Als ergänzende therapeutische Modalitäten treten dabei sowohl weitere Verfahren der Chinesischen Medizin und Orthopädie als auch solche der hiesigen Medizin in den Gesichtskreis. Die wesentlichen technischen Voraussetzungen und Details der Körperakupunktur werden erläutert, die Rolle der Mikrosystemakupunktur aufgezeigt und ihre Relation und Differenzialindikation zu weiteren Therapieverfahren entfaltet. Die detaillierte Darstellung der wichtigsten Verfahren ist dann dem Folgekapitel vorbehalten.

3.1 Materie, Energie und Steuerung – eine Trias am Bewegungssystem

3.1.1 Die Trias des Lebendigen – Materie, Energie, Steuerung

Lebende Systeme sind u. a. dadurch gekennzeichnet, dass sie einer Steuerung unterliegen. Diese lässt sich systemtheoretisch als Regelkreis darstellen. Solche Regelkreise lassen sich für übergeordnete ebenso wie untergeordnete Strukturen beschreiben. Auf einer hohen Ebene, z. B. bezüglich der Regelung des Zusammenlebens mehrerer Lebewesen, sind damit Fragestellungen der Ökologie angesprochen. Bei Einzelorganismen sind physiologische oder biochemische Vorgänge relevant, aber auch Subsysteme von Organismen lassen sich in diesem Modell adäquat beschreiben. Die entsprechenden Regelmechanismen bei der Schmerzentstehung und Schmerzwahrnehmung sind im einleitenden Kapitel dieses Buches aufgezeigt worden. Zum Verständnis der Akupunktur und ergänzender Verfahren wie z. B. der manuellen Medizin ist es darüber hinaus sinnvoll, sowohl das Bewegungssystem als Ganzes als auch die Funktionseinheiten des Bewegungssystems zum Gegenstand der Betrachtung zu machen. Eine solche Funktionseinheit ist die des Gelenkes, auch als Arthron bezeichnet. Die Funktionseinheit der Wirbelsäule wird Vertebron genannt.

Eine solche Einheit lässt sich mit H.D. Wolff (persönliche Mitteilung) als eine Trias aus Materie, Energie und Steuerung beschreiben, entsprechend ihren notwendigen Bestandteilen:

1. die passiv beweglichen Strukturen der Gelenke und Bänder,
2. die aktive Bewegung leistenden muskulären Strukturen und schließlich
3. die steuernde nervale Versorgung.

Dies schließt ein, dass Störungen einzelner Funktionseinheiten, wie oben angedeutet, zu Störungen weiterer Funktionseinheiten führen können, wenn die grundsätzlich möglichen, kompensatorischen Leistungen der benachbarten Funktionseinheiten überfordert bzw. überbeansprucht werden. Die Kompensationsfähigkeit biologischer Systeme ist begrenzt. Dies gilt sowohl für das Bewegungssystem, wie auch für die Systeme der Schmerzentstehung und Wahrnehmung. Während im einem Falle individuelle Muster der Motorik in unterschiedlicher Weise zum begrenzenden Faktor der Kompensationsfähigkeit des Bewegungssystem werden, so sind es im anderen Falle Einflussfaktoren auf die individuelle Schmerzschwelle, z. B. die psychische Verfassung, die im Falle einer depressiven Verstimmung zu einer erniedrigten Schmerzschwelle und damit verstärkten Schmerzempfindung beitragen.

3.1.2 Die Trias des Bewegungssystems – Biomechanik, Muskelphysiologie, Neurophysiologie

Die zuvor dargestellte Trias des Lebendigen zeigt die wesentlichen Grundbegriffe auf, mit denen sich die Regulation des Bewegungssystems erfassen lässt. In diesem Abschnitt werden analog drei Regulationsebenen beschrieben, wobei die Regulation auf spinaler Ebene einen besonderen Stellenwert hat. Eine vollständige Darstellung der theoretischen Grundlagen ist nicht beabsichtigt und würde den Rahmen und den Anspruch dieses Buches deutlich überschreiten. So sind z. B. die zentralen Verarbeitungsmechanismen, die vegetative Grundstimmung, neurohumorale und neuroendokrine Aspekte im vorliegenden Konzept nicht weiter entfaltet.

Materie: Biomechanische Grundlagenaspekte

Die Biomechanik hat die Struktur und Funktion der Gelenke, Kapseln und Bänder zum Gegenstand und kann somit als Aspekt der Materie für die Funktionseinheit betrachtet werden. In der manuellen Medizin stehen biomechanische Grundlagen im Vordergrund. Ein Gelenk steht im Spannungsfeld der funktionellen Anforderungen an Stabilität einerseits und Mobilität andererseits. Nur bei ausreichender Stabilität eines Gelenkes ist eine hinreichende Gelenkfunktion zu erwarten. Ziel der manuellen Diagnostik ist es, eine pathologisch vermehrte oder verminderte Beweglichkeit durch angeborene, konstitutionelle, erworbene strukturelle oder funktionelle Abweichungen festzustellen. Darüber hinaus ist der Frage nachzugehen, inwieweit es sich um einen lokalen, regionalen oder generalisierten Befund handelt. Die Indikation zur manuellen Intervention wird insbesondere dann gegeben sein, wenn es sich um eine hypomobile Funktionsstörung handelt. Eine Hypermobilität oder gar Instabilität ist durch die manuelle Intervention nicht behandelbar.

In der Terminologie der manuellen Medizin wird die hypomobile Funktionsstörung eines Gelenkes, die sich unter manueller Therapie als reversibel erweist, als Blockierung bezeichnet. Die Modelle, die das morphologische Substrat der Blockierung beschreiben, umfassen mehrere Aspekte.

Nach der Subluxationstheorie gingen die Chiropraktoren davon aus, dass es sich um eine Gelenkarretierung in einer Extremstellung des physiologischen Bewegungsraumes handelt. Dem steht entgegen, dass nach erfolgreicher manueller Behandlung eine Veränderung der Gelenkstellung nicht mit Regelmäßigkeit zu beobachten ist.

Andere Ansätze gehen davon aus, dass es sich im Bereich der Wirbelsäule um eine Repositionsbehandlung von Bandscheibenstrukturen handelt. Dem steht entgegen, dass die Zeichen einer Nervenwurzelkompression nicht notwendigerweise mit einem Blockierungsbefund im Vertebron verknüpft sind, und dass die erfolgreiche Behandlung einer Blockierung umgekehrt nicht zwangsläufig eine diskogene Nervenwurzelkompression beseitigt.

Nach Zukschwerdt und Emminger ist das morphologische Substrat der Blockierung in einer Einklemmung von Meniskoiden der kleinen Wirbelgelenke zu suchen. Koh konnte Meniskoide in fast allen Wirbelbogen- und auch Extremitätengelenken nachweisen. P. Wolff konnte zeigen, dass sich der Gelenkknorpel unter der Einwirkung mechanischen Druckes plastisch verhält, wobei diese plastische Verformung reversibel ist. Unter dieser Vorstellung wäre der Erfolg einer manipulativen Behandlung dadurch zu erklären, dass das eingeklemmte Meniskoid durch die Handgriffbehandlung befreit wird und der Gelenkknorpel anschließend eine Restitution durch Rückführung der plastischen Verformung erfährt.

Schließlich wird diskutiert, inwieweit die ungestörte Gelenkfunktion darauf beruht, dass zwischen den Knorpeloberflächen ein ununterbrochener Film von synovialer Gleitflüssigkeit besteht, die den grundsätzlichen tribologischen Widerspruch aus Abstand und Haftung vermittelt.

Mit Mennell ist schließlich davon auszugehen, dass das Gelenkspiel – Synonym: joint play – die entscheidende Grundlage für eine regelrechte Gelenkfunktion darstellt. Hierbei wird zugrunde gelegt, dass neben der für das einzelne Gelenk typischen physiologischen und durch die Muskulatur aktiv durchzuführenden, so genannten Arbeitsbewegung, ein gewisses Maß von darüber hinausgehender Gelenkbeweglichkeit notwendig ist. Diese paraphysiologische Beweglichkeit ist nicht nur in der Richtung und um die Achse der Arbeitsbewegung möglich, sondern auch in den übrigen rotatorischen und translatorischen Bewegungsrichtungen. So ist z. B. das obere Sprunggelenk in seiner Arbeitsbewegung als Scharniergelenk zwischen dem proximalen, konkaven tibiofibularen Gelenkpartner einerseits und dem konvexen distalen Gelenkpartner, dem Talus, zu beschreiben. Daneben sind aber, limitiert durch die kapsulären und ligamentären Strukturen, passive Gleitbewegungen in dorsoventraler Richtung und Kippbewegungen des Talus in der Malleolengabel möglich. Es besteht also ein Gelenkspiel, das seinerseits die Voraussetzung für eine normale Gelenkfunktion darstellt. Ist dieses joint play eingeschränkt, kommt es zu einer Bewegungshemmung, die auch die Arbeitsbewegung erfasst. Die manuelle Intervention besteht darin, unter geringer Distraktion und Lösung der Gelenkpartner sowie passiver Führung in die verschiedenen Bewegungsrichtungen diese Bewegungshemmung aufzuheben.

Als analoges Modell lässt sich ein Küchentisch alter Bauart vorstellen, dessen Schublade nur dann ausreichend funktioniert, wenn in ihrer Führung ein ausreichender Abstand, ein ausreichendes Spiel gegeben ist und zudem keine Verkantung bezogen auf die normale Bewegungsrichtung vorliegt. Durch eine minimale Korrektur der Position kann eine Verklemmung gelöst werden, so dass die Schublade in ihrer Führung ausreichendes Spiel erhält und sie wieder mühelos geöffnet und geschlossen werden kann.

Die Einschränkung oder Abwesenheit von Gelenkspiel wird in dieser Vorstellung zum entscheidenden Kriterium für die Diagnose einer Blockierung als Bezeichnung für die reversible hypomobile artikuläre Dysfunktion.

Eine artikuläre Bewegungshemmung kann durch eine veränderte Gelenkanatomie, d. h. der Materie, bedingt sein. Häufig ist sie jedoch Ausdruck einer muskulären oder neuralen Dysfunktion und somit unter den Aspekten der Energie und Steuerung zu betrachten. Beide Modelle erklären die mit den Methoden der manuellen Diagnostik erfassbaren Phänomene jedoch nicht erschöpfend: Auch unter Ausschaltung muskulärer und neuraler Einflussgrößen auf die Gelenksdysfunktion sind keineswegs alle hypomobilen Bewegungsstörungen eines Arthron oder Vertebron reversibel.

Zusammenfassend bleibt festzustellen, dass der auf das Gelenkspiel bezogene, materielle Aspekt artikulärer Dysfunktionen einen wesentlichen, nicht wegzudenkenden Beitrag zur Beschreibung der Physiologie und Pathophysiologie des Bewegungssystems leistet.

Energie: Muskelphysiologische Grundlagenaspekte

Durch muskuläre Anspannung kann ein Gelenk in seinem Bewegungsmaß begrenzt werden. Dies kann zum einen darauf beruhen, dass, bezogen auf eine Muskelkette oder auch generalisiert aufgrund zentraler Steuerungsmechanismen, ein erhöhter Muskeltonus vorliegt. Unter algesiologischem Gesichtspunkt kommt der Muskulatur hierbei eine **nozifensive** Funktion zu. Sie wirkt als Schutzmechanismus, der eine Beanspruchung in den schmerzhaft eingeschränkten Bewegungsraum verhindert. Auf der Grundlage einer vorangegangenen Traumatisierung kommt damit dem Schmerz eine Warnfunktion und der Muskulatur eine Schutzfunktion vor weiterer Traumatisierung zu.

Zum anderen kann eine arthrogene Störung zu einer sekundären, reflektorischen Veränderung des Muskeltonus führen. Damit ist der Weg für weitere, sekundäre Gelenksdysfunktionen vorgegeben, da sich die muskuläre Verspannung in der Regel nicht auf ein einzelnes Gelenk oder eine einzelne Funktionseinheit auswirkt. Es kommt, vermittelt über die Muskulatur, unter der Schonung des primär betroffenen Arthron zu einer kompensatorischen Mehrbelastung der benachbarten vor- und nachgeschalteten Funktionseinheiten der Gliederkette.

Wenn diese vermehrte Beanspruchung das Maß der in diesen Abschnitten bestehenden Belastbarkeit überschreitet, wenn also eine Überlastung eintritt, können pathologische Funktionszustände resultieren, so z. B. sekundär weitere Blockierungen. Die entsprechende Chronizität der Dysfunktion vorausgesetzt kann dies auch zu reaktiven, sogar strukturell manifesten, regressiven Veränderungen der Gelenke führen.

Diese klinische Dekompensation kann sich auch als lokale, schmerzhafte Entzündung manifestieren. Aufgrund der durch die muskuläre Anspannung bedingten Minderperfusion muskulärer und bradytropher sehniger bzw. ligamentärer Strukturen kann es zur Aktivierung entzündlicher Prozesse oder des Versagens der strukturellen Integrität (z. B. Diskusprolaps) kommen.

Aus muskelphysiologischer Sicht ist neben der agonistischen muskulären Verkettung auch die Aktivierung beziehungsweise die Hemmung antagonistischer Muskelgruppen zu berücksichtigen. Die entsprechenden reflektorischen Mechanismen befinden sich auf spinaler Ebene mit Afferenzen aus muskulären Strukturen, sehnigen Strukturen und kapsulären Strukturen. Auch die Nozizeption kann bereits auf spinaler Ebene neben der zentralen Reaktion zu einer vegetativen und motorischen Antwort führen.

Schließlich ist davon auszugehen, dass fortdauernde Dysfunktionen der motorischen Muster auf zentraler Ebene mit Phänomenen des Lernens und somit Veränderung von muskulären Bewegungsmustern verbunden sind. Hieraus folgt, dass ein Teil der therapeutischen Strategie gerade unter sportmedizinischen Aspekten neben der Behandlung der primär algogenetischen Struktur auch auf die Reorganisation der sekundären, hinsichtlich der Bewegungsfunktion suboptimalen Muster motorischer und koordinativer Steuerung abgestellt werden muss.

Im Rahmen der muskulären Steuerungs- und Anpassungsprozesse ist darüber hinaus zu berücksichtigen, dass bei persistierendem pathologischem Bewegungsmuster weitere sekundäre muskuläre Phänomene verursacht werden. Hierzu zählen einerseits die Verkürzung, andererseits die Abschwächung muskulärer Funktionseinheiten, wobei allgemein davon ausgegangen wird, dass diese insbesondere die phasischen, jene vor allem die tonischen Muskelgruppen betrifft.

Die Ausbildung lokaler Muskelhärten ist eine weitere der möglichen Sekundärfolgen. Subjektiv schmerzfreie muskuläre Verhärtungen zeigen bei klinischer Untersuchung palpatorisch häufig druckdolente Zonen. Muskelhärten können aber auch spontan schmerzhaft sein.

Wenn darüber hinaus unter Druckschmerzpalpation fortgeleitete Schmerzsensationen provoziert werden können, spricht man von Triggerpunkten bzw. vom übertragenen Schmerz (referred pain), dessen typisches Ausbreitungsmuster auf die betroffene Muskelgruppe verweist. Umgekehrt können spontane Schmerzempfindungen in einer solchen Region Anlass geben, in den zugeordneten Muskelgruppen nach entsprechenden Triggerpunkten zu fahnden. Aus therapeutischer Sicht können solche muskulären Verhärtungszonen auch mit Methoden der manuellen Therapie angegangen werden.

Schließlich sei erwähnt, dass chronifizierte Störungen von Bewegungsmustern sich auch auf die grobe Kraft und insbesondere Kraftausdauer der Muskulatur auswirken. Dies ist insofern bedeutsam, als damit im Rahmen der Schmerztherapie und Rehabilitation eine auf Kraft und Kraftausdauer abzielende muskuläre Rekonditionierung erforderlich wird.

Steuerung: Neurophysiologische Grundlagenaspekte

Die segmentale Verschaltung von viszeralen, sensiblen und motorischen sowie nozizeptiven Afferenzen einerseits und den motorischen und vegetativen Efferenzen andererseits ist unsere Thematik betreffend von erheblicher neurophysiologischer Relevanz und wird folgend unter Verweise auf neuere Erkenntnisse der Physiologie und Pathophysiologie des Schmerzes erläutert.

Vermittelt über so genannte WDR- (wide dynamic range) Neurone kommt es zu einer Weiterleitung und Verarbeitung von Reizen, im weiteren Verlauf auch zu einer Veränderung der neurophysiologischen Steuerungslage. Bei wiederholt erhöhter Afferenz im nozizeptiven System erfolgt (z. B. auch durch Genexpression) auf spinaler Ebene im Bereich des Hinterhorns eine Alteration der Schmerzschwelle, Schmerzleitung und Schmerzwahrnehmung. Diese führt dann wiederum zu Veränderungen im Bereich der motorischen und viszeralen Efferenzen.

Konvergente Afferenzen können somit schon frühzeitig, d. h. nach wenigen Stunden und Tagen, Änderungen der Reizverarbeitung und der Regelungsprozesse auf spinaler Ebene verursachen.

Die folgende Affektion der efferenten Funktion führt häufig, z. B. im Falle nozizeptiver Afferenzen, zu einer Veränderung der muskulären Regulation, in der Regel zu muskulären Spannungsänderungen mit weiteren Folgewirkungen, die im vorigen Abschnitt angesprochen worden sind.

Die vegetativen Afferenzen und Efferenzen sind aber ebenso in das System der spinalen Steuerung eingebunden. Bei chronischer Störung können sich daher auch Dysfunktionen viszeralen Ursprungs am Bewegungssystem manifestieren, da über die spinale Verschaltung eine motorische Antwort im Sinne einer muskulären Dysfunktion schließlich in eine Gelenksfunktionsstörung münden kann.

Ebenso wie arthrogene Störungen sind auch vegetativen Dysfunktionen oft der palpatorischen Diagnostik zugänglich. Im einen Fall werden diese als Veränderungen des joint play, Verkürzung, Verhärtung oder Druckdolenz der Muskulatur mit oder ohne aktivierte Triggerpunkte imponieren, im anderen Fall als Konsistenzänderung des Bindegewebes unter Berücksichtigung der segmentalen Zuordnung.

In therapeutischer Hinsicht ergibt sich daraus umgekehrt die Konsequenz, dass viszerale Funktionen über die Schichten der Haut, des Bindegewebes, der Muskulatur und schließlich auch der Gelenke reflektorisch beeinflusst werden können.

Typischerweise sind primär viszerale Funktionsstörungen der manuellen Therapie nur im Sinne eines vorübergehenden Symptomverlustes zugänglich. Wenn sich bei chronifizierten Prozessen im Sinne eines Schmerzgedächtnisses ein sekundäres Dysfunktionsmuster auch auf viszeraler Ebene verselbständigt hat, welches auch nach der Beseitigung der primären viszeralen Störung persistiert, kann dieses zielführend über sensomotorische Afferenzen therapiert werden.

Aufgrund der Weiterleitung nach zentral nehmen pathologische Afferenzen auch auf die Ebenen des Stammhirns, der Basalganglien und des Kortex Einfluss. Dabei wirken sich die dortige Reizverarbeitung und die vegetative Grundstimmung auf das absteigende nozifensive System aus, das wiederum im Sinne einer absteigenden Hemmung Einfluss auf die Reizverarbeitung auf spinaler Ebene nimmt.

In diesem Zusammenhang entscheidend ist aber, dass es im Rahmen der veränderten Reizverarbeitung zu einer Erniedrigung der Schmerzschwelle und Hyperalgesie kommen kann. Je nachdem, ob die Nozizeption in der Region der Schmerzempfindung gesteigert ist oder die Veränderung der Schmerzverarbeitung zu einer gesteigerten Schmerzempfindung, z. B. durch übertragenen Schmerz, führt, spricht man von primärer oder sekundärer Hyperalgesie. Diese Unterscheidung ist für den weiteren therapeutischen Plan von Bedeutung. Bei einer bestehenden Hyperalgesie kommt es häufig dazu, dass zusätzliche Reize im betroffenen Segment oder der betroffenen Region zu einer weiteren noziafferenten Belastung führen. Insofern werden therapeutische Ansätze, die in der Lage sind, diese nozizeptive Afferenz zu vermindern, wie z. B. der Einsatz von Lokalanästhetika, bevorzugt.

3.1.3 Die Trias der Reflextherapie – Manualtherapie, Akupunktur, Neuraltherapie

In diesem Abschnitt werden Leitkriterien für den Einsatz therapeutischer Modalitäten der Reflextherapie entwickelt. Die hier vorgestellte Trias der Reflextherapie umfasst die manuelle Therapie, die Akupunktur und die Neuraltherapie, die sich mit ihren Wirkspektren hervorragend ergänzen. Diese Herangehensweise folgt einem Modell, das sich in der täglichen therapeutischen Praxis als hilfreich erwiesen hat. Unter Berücksichtigung der oben entfalteten Aspekte der Materie, Energie und Steuerung lassen sich dabei die Rollen der Verfahren im therapeutischen Gefüge näher bestimmen. (➤ Tab. 3.1)

Manuelle Therapie

Die manuelle Therapie kann auf muskulärer Ebene z. B. durch Längs- oder Querdehnung, auf Gelenkebene durch Mobilisation oder Manipulation oder

Tab. 3.1 Trias des Lebendigen, des Bewegungssystems und der reflextherapeutischen Verfahren

Materie	Knochen, Knorpel und Gelenke	manuelle Medizin
Energie	Muskeln, Sehnen und Gefäße	Akupunktur
Steuerung	Nerven, Sinne und Vegetativum	Neuraltherapie

vegetativ reflektorisch vermittelt über Afferenzen der Haut, des Bindegewebes oder der Viszera in das pathophysiologische Gefüge eingreifen. In Abgrenzung zu den beiden anderen Verfahren kommt der manuellen Therapie eine besondere Bedeutung für die Gelenkmobilisation zu, die nur manuell wirkungsvoll angegangen werden kann. Demnach ergibt sich bei Befunden eines verminderten Gelenkspiels oder einer Blockierung mit verändertem Endgefühl eine Indikation für manualtherapeutische Ansätze. Der empirische Leitsatz lautet daher:
Die effizienteste Behandlung von Gelenkblockierungen ist eine Manipulation oder Mobilisierung.

Akupunktur

Für die Akupunktur ergeben sich durch die Einleitung von lokalen segmentalen Stimuli Zugriffsmöglichkeiten in die steuernde Verschaltung auf spinaler Ebene.

Es gibt Hinweise dafür, dass sie über die spinalen Wirkungen hinaus auch objektivierbare Effekte auf übergeordneter zentraler und vegetativer Ebene entfalten kann. In der Neuraltherapie wird dies nicht vordergründig diskutiert. So sind bei der Akupunktur im funktionellen MRT Aktivierungen von kortikalen und älteren Regionen des Gehirns, in der Thermografie Veränderung der Hauttemperatur, im EKG Veränderung der Herzfrequenzvariabilität, usw. darstellbar.

Am zuverlässigsten und schnellsten aber ist die Wirkung auf muskuläre Verspannungen im Sinne der Detonisierung und die Deaktivierung von Triggerpunkten. Der empirische Leitsatz lautet daher:
Die effizienteste Behandlung von muskulären Verspannungen und Triggerpunkten ist die Akupunktur.

Neuraltherapie

Neuraltherapeutisch steht in Abgrenzung zur Akupunktur ein afferenzminderndes Verfahren zur Verfügung. Die Injektion an vegetativen Ganglien ermöglicht die vorübergehende Blockierung von wesentlichen Schaltstellen der vegetativen Steuerung und damit auch ihrer dysfunktionalen Aspekte. Der empirische Leitsatz lautet daher:
Die effizienteste Behandlung von Hyperalgesien ist die Neuraltherapie.

3.2 Wirkung, Strategie und Weiterung – eine Trias in der Akupunkturtherapie

3.2.1 Klinische Akupunkturwirkungen – Elemente eines Zielkatalogs

Die Nadelung von Akupunkturpunkten vermag je nach Lokalisation des Einstiches, der Tiefe der Nadelung, und damit verbunden, dem unterschiedlichen Zielgewebe, der Reizart und der Reizstärke eine Reihe unterschiedlicher Wirkungen auszulösen. Die Schmerzwahrnehmung und Modulation dieser Wahrnehmung durch Nadelung standen dabei lange im Vordergrund des Interesses, insbesondere im Kontext der – (angeblich für eine Operation ausreichenden) Analgesie.

In den letzten beiden Jahrzehnten erbrachte eine Fülle von wissenschaftlichen Untersuchungen im Zusammenhang mit der Akupunktur einen erheblichen Erkenntnisgewinn über die Grundlagen des Schmerzes und seiner Behandlung. Als besonders fruchtbar erwiesen sich dabei die Irrtümer und Überraschungen. Zwei Beispiele können hierzu angeführt werden:

Es war eine Überraschung, dass der Morphinantagonist Naloxon offensichtlich nicht in der Lage ist, sämtlichen analgetischen Wirkungen der Akupunkturpunktstimulation aufzuheben, obwohl gerade die Untersuchung der Akupunkturwirkung ein wesentlicher Stimulus war, die Relevanz endogener Opioide zu erforschen.

Es erweist sich als irreführend, unter dem Begriff der Akupunktur alles zutreffend beschreiben zu wollen, was mit der Platzierung von Nadeln im menschlichen Körper zu tun hat. Vielmehr ergeben sich wesentliche Differenzierungen aus dem Therapiekonzept, der Art der Nadelstimulation und dem Ort des Einstichs. Insofern ist die Nadelstimulation von Triggerpunkten zwar der Akupunktur ähnlich, jedoch bei weitem nicht deckungsgleich. Die Akupunkturwirkungen gehen über die Relaxation einzelner Muskeln hinaus. Empirisch vertraute Triggerpunkte stimmen nicht zwangsläufig mit Akupunkturpunkten überein, wie z. B. die Gruppe von Triggerpunkten in den distalen Anteilen der ischiokruralen Muskulatur.

In neuerer Zeit erfährt die alte Technik einer Triggerpunktstimulation zwar eine Renaissance im Kontext so genannter sanfter und auf Weichteilstrukturen zielender reflextherapeutischer Verfahren. Je nach Stichtiefe werden hier aber verschiedene Effekte über unterschiedliche Wirkmechanismen erzielt, so dass die übergeordnete und gleichförmige Bezeichnung „Akupunktur“ ungenau, wenig erhellend und eher verwirrend ist.

In der vorliegenden Betrachtung wird davon Abstand genommen, die Wirkmechanismen der Akupunktur mit allen ihren, teils noch recht widersprüchlichen neurophysiologischen, neuroendokrinologischen und immunologischen Details darzustellen. Vielmehr soll die qualitative Beschreibung ihrer klinischen Wirkungen und der vermutlich zugrunde liegenden Mechanismen im Vordergrund stehen.

Analgetische Wirkung

Klinisch eindrucksvoll ist die schnelle Linderung von Schmerzen. In der Regel gelingt dies eher bei akuten Schmerzen, und solchen, die sich als nozizeptiv beschreiben lassen. Für diese Schmerzhemmung kann eine flache Nadelung ausreichend sein, sie ist es aber nicht immer. Gegebenenfalls wäre also eine periphere Stimulation das Wirkprinzip. Hier hat der Verweis auf die hinlänglich bekannten Theorien der „gate-control“ und ihren modernen Nachfolgetheorien seinen Platz, d. h. einer Hemmung der Schmerzwahrnehmung schon auf spinaler Ebene, die sowohl durch lokale konkurrierende Reizung als auch konkurrierende Reizung im Segment erreicht werden kann.

Bei segmentübergreifenden, oder gar zwischen der oberen und unteren Extremität vermittelnden analgetischen Effekten müssen weitere Mechanismen, zum Beispiel die Aktivierung schmerzhemmender Bahnen, oder zentralnervöse Mechanismen der Schmerzverarbeitung eine Rolle spielen, wobei die Rolle endogener Opioide einen interessanten, aber keinen umfassenden Erklärungsansatz liefert. Als weitere Neurotransmitter sind hier zumindest γ-Aminobuttersäure (GABA) und Serotonin zu nennen.

In neuerer Zeit spielt darüber hinaus die Diskussion um die Steuerung der Genexpression von Substanzen des nozifensiven Systems eine wichtige Rolle. Dies kommt klinisch vor allem auch bei der Behandlung chronischer Schmerzen zum Tragen, da hier sekundäre Veränderungen der Schmerzverarbeitung im Vordergrund stehen.

Die Analgesie bei neurogenem Schmerz scheint demgegenüber klinisch deutlich weniger ausgeprägt, langsamer wirkend und eher an die lokalen, trophischen und sympathikotropen Wirkungen gekoppelt, die langfristig eine positive Veränderung der geschädigten Nerven und oder gestörten nervalen Funktion verursachen mögen.

Myotonolytische und myotonisierende Wirkungen

Die Deaktivierung von Triggerpunkten erfordert eine gezielte palpatorische Diagnostik und den Stich in die verhärtete Zone des Muskels („dry needling“), dem dann in der Regel eine Muskelzuckung („local twitch response“) und schnelle muskuläre Entspannung folgt.

Eine muskuläre Hemmung auf spinaler Ebene ist durch die Reizung der sensorischen Afferenzen aus Muskelspindeln und Sehnenansatzzonen herzuleiten und klinisch häufig zu beobachten. Sie erfordert aber meist den gezielten und über die oberflächlichen Strukturen hinausreichenden Stich bis an den Muskel.

Diskussionswürdig ist darüber hinaus eine Detonisierung der Muskeln als ein psychisches oder zentralnervös vermitteltes Phänomen, da häufig eine generalisierte Muskelentspannung zu beobachten ist. Diese ist dann auch nicht selten mit Müdigkeit und reduzierter Vigilanz verknüpft, eine Nebenwirkung, die in der Aufklärung hinsichtlich der Verkehrstüchtigkeit berücksichtigt werden sollte.

Antiinflammatorische Wirkung

Weniger eindrucksvoll, da nur über einen längeren Zeitraum und subjektiv nicht so klar wie die Schmerzhemmung zu empfinden, stellen sich die entzündungshemmenden Wirkungen der Nadelstichbehandlung dar. Diskutiert werden neuroendokrinologische und neuroimmunologische Mechanismen sowie eine regulatorische Beeinflussung der Nebennierenrinde, entweder durch direkte nervale Ansteuerung oder indirekt über die hypothalamisch-hypophysär-glanduläre Achse. Mehrere Arbeiten konnten einen Serumanstieg von 17-Keto-Steroiden nach Akupunktur feststellen. Auch Auswirkungen auf das retikulohistiozytäre System und seine immunkompetenten Zellen werden diskutiert, da sich eine Antikörperformation und eine Steigerung der Gammaglobuline nachweisen lassen. Klinisch auffallend sind natürlich die schnellen abschwellenden Wirkungen im Bereich der Schleimhäute.

Regulation von Bewegungsmustern

Aufgrund klinischer Erfahrungen in der Rehabilitation gibt es Hinweise darauf, dass nach Akupunkturstimulation die neuromuskuläre Rekonditionierung begünstigt wird. Es scheint leichter zu gelingen, Bewegungsmuster abzutrainieren, die sich als Schonbewegungen wegen Schmerzen, als Ausgleichsbewegungen bei Defiziten in Kraft oder Beweglichkeit oder als dysfunktionale suboptimale Muster etabliert haben. Dies ist umso erfolgreicher, je besser eine primäre Störung, zum Beispiel der Schmerz oder eine Weichteilkontraktur, im Kontext einer komplexen Therapie ebenfalls beeinflusst werden konnte.

Psychisch entspannende Wirkung

Bei chronischem Schmerz wird auch von Schmerzkrankheit gesprochen, um die sekundären und generalisierten Folgewirkungen zu kennzeichnen. Hierzu zählen die generalisierte Hypertonie der Muskeln, die Bahnung der Schmerzleitung, die Aktivierung von bis dahin inaktiven Nozizeptoren im Sinne eines Schmerzgedächtnisses und veränderter Schmerzverarbeitung, sowie vegetative Dysregulationen, wie z. B. die Störung des Schlafes. Neurohumorale Faktoren, endogene Opioide, serotonerge Regulationsmechanismen scheinen eine Rolle zu spielen, wenn man die klinische Beobachtung zu erklären versucht, dass sich in der jeweiligen Akupunktursitzung, aber auch über mehrere Sitzungen zunehmend, eine psychische Stabilisierung verbunden mit einer Erhöhung der Schmerzschwelle und Schmerztoleranz einstellt.

Vasodilatatorische und sympathikolytische Wirkung

Man beobachtet häufig kurz nach dem Nadelstich einen geröteten Hof als Ausdruck einer lokalen Vasodilatation und Durchblutungssteigerung. Dieses umschriebene Phänomen beruht auf der Ausschüttung lokaler Gewebshormone. Es kann zur Durchblutungsförderung bei so genannten degenerativen Veränderungen genutzt werden, wobei sowohl indirekte reflektorische Wirkungen durch einen oberflächlichen Stich, ähnlich den Reiztherapien z. B. mit Plenosol (Misteltherapie) oder Capsaicin, als auch die lokale Wirkung bei tiefem, lokalem Stich, z. B. bis an die Gelenkkapsel, denkbar sind.

Zu beachten ist, dass bei vorbestehender akuter Entzündungsreaktion oder z. B. aktivierter Arthrose eine Durchblutungssteigerung lokal unerwünscht sein kann.

Eine übergeordnete sympathikolytische Wirkung und Durchblutungssteigerung ist von der lokalen Freisetzung von Gewebshormonen abzugrenzen. Sie äußert sich klinisch in einer vegetativen Stabilisierung und kann zum Beispiel auch telethermografisch sichtbar gemacht werden.

3.2.2 Einfache Akupunkturstrategien – Wege zum Erfolg

Die Komplexität der Chinesischen Medizin ist oft nur eine scheinbare. Die heutige Traditionelle Chinesische Medizin umfasst verschiedene Theoreme mit unterschiedlichen historischen Wurzeln. Die Theoreme stehen nebeneinander, haben die Wandlungen der Traditionellen Chinesischen Medizin überlebt, gelten jedoch auch für unterschiedliche Anwendungsbereiche.

Unter realistischer Einordnung des eigenen Standpunktes werden für jeden Patienten eigene und ihm angemessenen therapeutische Strategien zu entwerfen sein, mit denen dann auf der Grundlage von Anamnese und Befund zu einem individuellen Therapieplan gelangt werden kann.

Es erscheint als eine unnötig komplizierte und unsinnige intellektuelle Anstrengung, ein gegebenes klinisches Problem unter dem Blickwinkel möglichst vieler Theoreme zu diagnostizieren oder gar therapieren zu wollen. Die Ergebnisse werden nicht befriedigen. Vielmehr liegt die wesentliche Kunst darin, durch eine qualifizierte Entscheidung festzulegen, welches der Theoreme sinnstiftend und damit therapieleitend wirkt. Darüber hinaus macht es unter Aspekten der therapeutischen Rationalität keinen Sinn, Zeit auf komplexe Theoreme zu verwenden, wenn auch weniger komplexe erfolgversprechend sind.

Für die Orthopädie mit ihren häufig topografisch zu gliedernden Fragestellungen haben zwei relativ klare und einfache Theoreme Priorität: das Theorem der Akupunkturpunkte und das Theorem der Leitbahnen. Da mit der Akupunktur ein therapeutischer Zugang gegeben ist, der sich reflextherapeutisch verstehen lässt, macht es in jedem Falle Sinn, zunächst die Reaktionslage des Patienten zu bedenken, wie sie im grundlegenden Theorem der acht Leitkriterien (*bagang*, ➤ Kap. 1.1.2) angesprochen ist. Bei lokaler Stase oder Stagnation ist zwar in den meisten Fällen eine ableitende Nadelung mit starker Stimulation sinnvoll, diese wird aber bei allgemeiner Leere *(xu)* weniger häufige Behandlungen erfordern und mit geringerer Reizstärke anzugehen sein, da ein hohes Reizniveau per se einen ableitenden Charakter hat. In der mittelfristigen und längeren Therapieplanung wird hier der tonisierende Ansatz alsbald im Vordergrund stehen, ob mit Akupunktur oder anderen Verfahren, z. B. physiotherapeutischer Behandlung oder medizinischer Trainingstherapie. Umgekehrt sind bei generalisierter Fülle *(shi)* ein höheres Reizniveau, kürzere Therapieintervalle und kürzere Stimulationszeiten erforderlich.

Bei extremer Stagnation oder Stase mit Chronifizierung und Hyperalgesie, die sich in einer starken Empfindlichkeit, z. B. schon auf Berührung, zeigt, sollte die zusätzliche lokale Reizung zugunsten der Anwendung entfernter regionaler Punkte, vor allem der Fernpunkte, und ergänzend der Mikrosysteme, unterbleiben.

Am Bewegungssystem ergibt sich somit ein Stufenschema steigender Komplexität.

Die erste Stufe beinhaltet auf der Grundlage der lokalen und regionalen Palpation druckdolenter Punkte die Akupunktur über lokale Punkte, Schmerz- und Triggerpunkte. Sie ist die einfachste Therapieform. Wesentliche Grundlage ihrer Anwendung ist einerseits die sorgfältige Palpation, andererseits die Kenntnis der Akupunkturpunkte. Sie entspricht damit einer lokalen und regional orientierten Betrachtungsweise orthopädischer Gesundheitsstörungen und nutzt bewusst die Stärken der orthopädischen und manuellen Untersuchungstechnik für eine qualifizierte lokale, pathoanatomisch fundierte Akupunkturtherapie.

Die nächst komplexere, zweite Stufe führt dann zur Akupunktur über segmentale Punkte. Dabei sind neben Kenntnissen der neurophysiologische Zuordnungen, auch Kenntnisse der die Schmerzregion durchziehenden und somit zugeordneten Leitbahnen aus Sicht der Traditionellen Chinesischen Orthopädie erforderlich, da sie die besonders indizierten Fernpunkte vorgeben.

Die dritte Stufe, in der die Akupunktur nach den komplexeren Theoremen der Traditionellen Chinesischen Orthopädie vorgeht, kommt vor allem dann zum Tragen, wenn im Rahmen eines chronifizierten Schmerzgeschehens sekundäre Veränderungen der Schmerzverarbeitung vorliegen und sich relevante Begleitsymptome eingestellt haben.

Akupunktur über lokale Punkte, Schmerz- und Triggerpunkte

Die Tastuntersuchung der Weichteilstrukturen ist das wesentliche und bestimmende Element der Diagnose und damit entscheidende Voraussetzung der therapeutischen Intervention. Die Fertigkeit zur diagnostischen Palpation wird für entsprechend geschulte Therapeuten einen leichteren Zugang ermöglichen.

Grundsätzlich können alle benannten Akupunkturpunkte und funktionell zugeordneten Weichteilstrukturen in der Region auf ihre Reaktionslage hin palpiert und überprüft werden. In Analogie zur Triggerpunktinfiltration oder zur Neuraltherapie, bei der empfindliche Punkte ausgewählt und durch Injektion mit Lokalanästhetika ausgeschaltet werden, ergibt sich für den Akupunkteur aus der Druckdolenz oder der Auslösung eines Triggerphänomens, dass der betreffende Punkt in die Auswahl der zu nadelnden Punkte einbezogen wird. Sind mehrere oder gar viele solcher lokoregionaler „*ahshi*" (chinesisch für „ja, da ist es!")-Punkte vorhanden, sollte eine Auswahl der drei bis vier funktionell wichtigsten oder am stärksten druckdolenten erfolgen. Alternativ können übergeordnete Punkte eingesetzt werden. Die Auswahl der untersuchten Region orientiert sich in erster Linie nach dem Ort der Hauptbeschwerden, muss aber auch neurophyiologisch segmentale Bezüge zwischen peripheren Regionen und dem entsprechenden Vertebron mit einbeziehen. Wenn mehrere Beschwerderegionen gleichermaßen im Vordergrund stehen, ist eine Arbeitshypothese zum Ort der funktionell primären Störung zu formulieren, an dem dann therapeutisch angesetzt werden kann.

Die Qualitätssicherung in der Akupunktur wäre ein großes Stück weiter, wenn das einfache diagnostische Verfahren der Palpation konsequent eingesetzt würde. Zum einen ist zumindest am Bewegungssystem die palpatorisch geleitete korrekte Auswahl der besonders reagiblen Punkte verknüpft mit einer höheren therapeutischen Wirksamkeit, zum anderen bedarf die lehrbuchmäßige Beschreibung der Punktlokalisation regelmäßig der Korrektur bei der Anwendung im Einzelfall. Mit den klassischen Akupunkturpunkten sind außerdem keineswegs alle möglichen und effektiven Reizpunkte des Körpers beschrieben, sondern lediglich ein empirischer Kernbestand. Die normative Bezeichnung bzw. im Westen die Nummerierung dieser Punkte dient dem Erhalt und der Überlieferung dieser Empirie, ihrer Wiederholung und Vereinheitlichung, wobei nicht verschwiegen werden soll, dass sie damit auch dem Transport und der Sicherung ideologischer Inhalte, wie der angesprochenen Theoreme, dient.

Akupunktur über segmentale Punkte und Fernpunkte

Die Zuordnung von Reizpunkten, die entfernt vom Krankheitsgeschehen liegen, ist insbesondere in der Neuroorthopädie und physikalischen Medizin bekannt. Sie kann auf der afferenten und efferenten Beeinflussung der Schmerzverarbeitung durch Reize im gleichen Segment beruhen. In Analogie zu der segmentalen Gliederung in der Neurophysiologie ist das handlungsleitende Modell der Akupunktur der Verlauf der Leitbahnachsen. Die Akzeptanz der Theoreme der Traditionellen Chinesischen Medizin im Westen wurde durch den vergleichenden Rückgriff auf diese neurophysiologischen Modelle sicherlich gefördert.

Bei der Therapie über segmentale und Fernpunkte stellt die Stichtiefe eine entscheidende Modifikation dar, da die nervalen Segmentzuordnungen der einzelnen Schichten von Haut, Muskeln, Knochen und Gelenke sich an einem gegebenen Punkt keineswegs decken müssen. Dermatom, Myotom und Sklerotom sind gegeneinander nicht unwesentlich verschoben, so liegt zum Beispiel das Dermatom zu Th 11 in der unteren Lumbalregion, und somit über Muskeln, die aufgrund ihrer nahen segmentalen Innervation mit den unteren Lumbalsegmenten verknüpft sind. Je nach Stichtiefe werden also unterschiedliche neurophysiologische Verknüpfungsbahnen gereizt. Dies ist bedeutsam, da bei geringer Stichtiefe bis zum Erreichen des Qi das Dermatom gereizt und damit z. B. weiter kranial gelegene Funktionsstörungen angesprochen werden können. Ein tief gelegenes *deqi* (Qi), in der Regel Ausdruck einer Leere *(xu)*, bedeutet, dass beim Stich an die paravertebrale Muskulatur oder sogar kapsulären Strukturen der kleinen Wirbelgelenke eher lokal segmentale Wirkungen erzielt werden.

Die Reizstärke wird an die Kondition und Konstitution des Patienten angepasst, wobei neben der Stichtiefe und der Intensität der Nadelstimulation auch die Entfernung des Reizortes vom schmerzhaften Geschehen berücksichtigt werden muss. Bei lokal hoher Empfindlichkeit kann die Gegenseite genadelt werden, was vor dem Hintergrund der auf spinaler segmentaler Ebene bestehenden gekreuzten Nervenverschaltungen auch aus westlicher Sicht nachvollziehbar erscheint.

Zusammenfassend ergeben sich auf dieser zweiten Stufe der Akupunktur Analogien zur Physikalischen Therapie und Reflextherapie.

Das Konzept der Leitbahnachsen erlaubt aus Sicht der Traditionellen Chinesischen Medizin, spezifische Punkte auf der Leitbahn zu benennen, die für die Behandlung bevorzugt in Betracht kommen.

In erster Linie geht es dabei um Akupunkturpunkte auf den langen yang-qualifizierten Leitbahnen zum Fuß, die in kraniokaudaler Referenz zur Zielregion stehen. Es gilt die Regel, dass der Fernpunkt umso weiter kaudal der Beckenebene zu wählen ist, je weiter kranial die Funktionsstörung liegt.

Am Beispiel des Achsenorgans sei dies erläutert: Bei Problemen der Halswirbelsäule, der Brustwirbelsäule oder der Lendenwirbelsäule zieht in jedem Falle die Fuß-*taiyang*-Blase-Leitbahn durch die Beschwerderegion. Nach obiger Regel wäre ein zervikales Problem mit Bl 60 oder Bl 62, die im Sprunggelenksbereich liegen, besser ansprechbar, als mit Bl 40 in der Poplitealregion, der wiederum eher für lumbale Funktionsstörungen eingesetzt werden wird. Die am Unterschenkel liegenden Punkte Bl 57 oder Bl 58 kämen somit für eine Therapie der Brustwirbelsäulenregion in Betracht, die weit distal liegenden Bl 64 oder Bl 66 für die Kopfgelenksregion oder den Hinterkopf. Eine überzeugende neurophysiologische Erklärung für diesen empirischen Leitsatz steht bislang aus.

Es gilt aber auch die Regel: Druckdolente Akupunkturpunkte werden bevorzugt, d. h. nachdem die o. g. Erwägung topografischer Referenz einen ersten Anhalt gibt, wird die konkrete Punktwahl sich auch vom palpatorischen Vergleich der infrage kommenden Akupunkturpunkte leiten lassen.

Ergeben sich auf dieser Grundlage noch keine ausreichenden Hinweise zur Punktauswahl, bleibt der Hinweis auf eine therapeutische Faustregel: Bevorzuge auf einer Leitbahn Fernpunkte, die erfahrungsgemäß mit einem starken *deqi* reagieren, also stark wirksame Punkte, welche aus Sicht der verschiedenen Theoreme der Traditionellen Chinesischen Orthopädie häufig mit mehreren Funktionen ausgewiesen sind. Im genannten Beispiel handelt es sich dabei um Bl 40, Bl 60 und Bl 62.

Eine weitere Orientierungshilfe gibt die Formulierung von Referenzgelenken, wobei die Schulter mit dem Knie und die Sprunggelenksregion mit der Handgelenksregion verknüpft werden. Dies führt zum Beispiel zu der Überlegung in der Behandlung ventraler Schulterschmerzen (Dickdarm-Leitbahn) auf der zugeordneten Achse die untere Leitbahn (Magen-Leitbahn) aufzusuchen und hierauf einen knienahen Punkt, also Ma 36, zu wählen. Es handelt sich dabei um einen „starken" Punkt, dem aber zur Behandlung der Schulter Ma 38 empirisch mindestens ebenbürtig ist.

In anderen Darstellungen findet sich auch der Hinweis auf eine funktionelle Gliederung in die stammnahen Gelenke der Hüfte und Schulter, der mittleren Gelenke der Knie und Ellbogenregion und der Hand- und Sprunggelenke. Demzufolge können z. B. zur Behandlung einer Epikondylopathie – betroffen ist wiederum die Dickdarm-Leitbahn – ebenfalls knienahe Akupunkturpunkte auf der Magen-Leitbahn ausgewählt werden.

Aus den genannten Anwendungsregeln ergibt sich leider kein widerspruchsfreies Bild oder therapeutisches Konzept. Die hier angegebene Reihenfolge entspricht aber ihrer klinischen Wertigkeit.

Akupunktur ergänzender Punkte

Symptomatische Punkte

Symptomatische Punkte ergänzen die oben angeführten einfachen Akupunkturkonzepte und erfordern keine vertiefte Differenzialdiagnose. So kann z. B. bei einem Kopfschmerz, der symptomatisch mit Übelkeit verknüpft ist, ergänzend durch die Nadelung von Hh 6 behandelt werden. Bei chronischem Schmerz wird die häufig eintretende Schlafstörung mit He 7 therapiert. ➤ Tab. 1.31 (S. 29) listet eine Reihe symptomatischer Akupunkturpunkte.

Weiterungen durch Theoreme

Der größte Teil orthopädischer Beschwerden lässt sich zwar primär mittels des therapeutischen Denkmodells der ersten Stufe über lokale Punkte, Schmerz- und Triggerpunkte, und der zweiten Stufe über segmentale Punkte und Fernpunkte lösen. Chronische und komplexe Probleme legen aber häufig eine Vertiefung durch eine weitergehende Diagnose nach den Prinzipien der Traditionell Chinesischen Medizin nahe, da sich ihre Symptome und Beschwerden in den Begriffen eines somatischen biomedizinischen Modells nicht hinreichend beschreiben lassen. So kann z. B. eine vorliegende Schmerzqualität nach dem Theorem der pathogenen Faktoren als *bi*-Syndrom näher differenziert werden.

Die Ästhetik des Behandlungsmusters

Das Behandlungsmuster der schließlich gewählten Akupunkturpunkte sollte während der Nadelung im Auge behalten werden. Liegen alle Akupunkturpunkte in der oberen oder unteren Körperhälfte? Die Summation von Akupunkturpunktreizen führt zu einer Verstärkung von Reizen, die ggf. in der Schmerzregion unerwünscht sein kann. Auch bei unilateraler Symptomatik und Nadelung vornehmlich der homolateralen Seite erscheint es aus Gründen einer ausgewogenen Beeinflussung der Körperwahrnehmung geboten, zumindest einen Akupunkturpunkt auf der kontralateralen Seite zu wählen, wobei es sich z. B. um einen ebenfalls symptomatischen oder um einen aus funktionskreisbezogenen Erwägungen gewählten Punkt handeln kann.

Beliebte Kombinationen von Akupunkturpunkten sind außerdem:

- Nahpunkte und Fernpunkte
- Vorne und hinten liegenden Akupunkturpunkte wie Rücken-*shu*-Transport-Löcher *(shuxue)* und *mu*-Versammlungs-Löcher *(muxue)*
- Oben und unten liegende Akupunkturpunkte im Gesamtbild
- Oben und unten liegende Akupunkturpunkte an Korrespondenzgelenken bzw. -zonen, wie Handgelenk und Sprunggelenk
- Horizontale Korrespondenz von Akupunkturpunkten: rechts und links
- Segmentale Reizsummation durch Häufung von Akupunkturpunkten im Segment am Rumpf
- Reizsummation durch Akupunkturpunkte in einer Sequenz auf der betroffenen Leitbahn

3.2.3 Klassische Akupunktur – Weiterungen nach Theoremen der Traditionellen Chinesischen Orthopädie

Das komplexe Theoriegebäude der Traditionellen Chinesischen Medizin umfasst verschiedene Elemente, die im ➤ Kap. 1 in den Grundzügen dargestellt werden.

Die einzelnen Theoreme müssen auf die konkrete Anwendungssituation bezogen werden, und erfüllen dann ihre gemeinsame Funktion im Sinne einer nützlichen Koexistenz. Im klinischen Alltag können mehrere, jedoch meist nicht alle Theoreme gleichzeitig Verwendung finden. Da sie untereinander nicht in jeder Hinsicht kompatibel sind, ist es vielmehr Teil der medizinischen und diagnostischen Leistung, diejenigen auszuwählen, die für ein konkretes Krankheitsphänomen erklärend sind und sinnvoll zusammenwirken.

Dabei orientiert sich die Traditionelle Chinesische Medizin stark am Erleben des Patienten und bedient sich in der Beschreibung von Symptomen, Befunden und pathologischen Prozessen häufig anschaulicher, der erfahrbaren Wirklichkeit entnommener Begriffe, so z. B. unter Bezug auf klimatische Erscheinungen. Abgesehen von einigen weniger gut verständlichen Konzepten, wie z. B. dem des Qi, kommt dies dem Erklärungsbedürfnis vieler Patienten bezüglich ihrer Krankheit entgegen. In die Wahl des Theorems gehen Zeitpunkt des Auftretens erster Symptome, mögliche Ursachen, Verlauf und Verteilung der Beschwerden im Körper aber auch die fachgebietsbezogenen Sichtweisen und therapeutischen Schwerpunkte ein.

Hierzu werden im Folgenden die fachgebietsrelevanten Theoreme der Traditionellen Chinesischen Orthopädie differenzierter erläutert.

In der Traditionellen Chinesischen Orthopädie sind als theoretische Konzepte die acht Leitkriterien *(bagang)*, Qi und Blut *(xue)*, sechs schädigende Einflüsse *(liu xie)* und letztlich auch die Organ-Funktionskreise *(zangfu)* von Bedeutung (vgl. die entsprechenden einführenden Kapitel, s. o.).

Auf der Grundlage eines oder im Einzelfall auch mehrerer dieser Konzepte erfolgt die Ausarbeitung der Differenzialdiagnose zur therapieleitenden Bezeichnung des Problems.

Dem Konzept der acht Leitkriterien kommt dabei eine Sonderstellung zu, da hier in übergeordneter Weise die Gesamtschau des Kranken angesprochen ist. Mit der Akupunktur ist ein reflextherapeutischer Zugang gegeben und die aktuelle Reaktionslage des Patienten ist damit von besonderer Bedeutung. Sie ist außerdem die Basis jeder Therapie, die den ganzen Menschen und Patienten anspricht und soll daher an den Anfang der Betrachtung gestellt werden.

Bagang – Acht Leitkriterien

Bagang ist zu übersetzen als „acht Leitkriterien" und steht als Begriff für vier Gegensatzpaare, denen eine übergeordnete und zwischen den anderen Theoremen vermittelnde Funktion zukommt. Die vier Begriffspaare lauten Leere und Fülle, Kälte und Wärme, Innen und Außen sowie Yin und Yang.

Der Doppelbegriff des Yin und Yang ist in emblematischer allgemeiner Form gefasst ein spezifisches Begriffspaar der chinesischen Naturphilosophie und des Daoismus. Es kann auch als das übergeordnete der vier Begriffspaare verstanden werden, da die anderen drei Begriffspaare jeweils analog diesem Gegensatzpaar in einem dialektischen Verhältnis stehen.

Leere und Fülle, Innen und Außen, Kälte und Wärme sind in diesem Zusammenhang drei qualitative Attribute. Sie lassen sich im modernen Sinne auf die drei Einzelkategorien des physiologischen Funktionsniveaus, der Tiefe der Erkrankung, und schließlich des Temperaturcharakters des Krankheitszustandes beziehen. (➤ Tab. 3.2)

Tab. 3.2 *Bagang* – acht Leitkriterien

Yin	Yang
Leere	Fülle
Kälte	Wärme
Innen	Außen

Leere und Fülle entsprächen einer Hypofunktion bzw. Hyperfunktion. Innen und Außen bezeichnen die Einteilung der Ätiopathogenese einer Erkrankung nach inneren, konstitutionellen oder stoffwechselbedingten und äußeren, klimatischen, traumatischen oder auch infektiösen Einflüssen. Der Temperaturcharakter des Krankheitszustandes kann sich sowohl aus dem subjektiven Empfinden, wie beispielsweise Wärmeempfindlichkeit, als auch aus objektivierbaren Phänomenen, z. B. Fieber, ergeben.

Durch die grundlegenden vier Kategorien lassen sich Verbindungen zu praktisch allen anderen Theoremen der Chinesischen Medizin herstellen. So ergibt sich aus der Kategorie der Tiefe einer Krankheit und der qualitativen Zuordnung zu Innen und Außen ein Verweis auf das Theorem der schädigenden Einflüsse *(liu xie)*, die z. B. von außen in den menschlichen Körper eindringen und Krankheitssymptome verursachen

Da es sich aber mehr um eine Angabe formaler Kriterien und Kategorien, als um eine Vorgabe spezifischer Regeln handelt, ist verständlich, dass sich medizinhistorisch Streitigkeiten verschiedener medizinischer Schulen in China nachzeichnen lassen, die sich zum Beispiel um das Verhältnis und die Bedeutung „warmer" und „kalter" Erkrankungen und ihrer Ursachen drehen.

Diese Konzepte sollen an dieser Stelle nicht vertieft werden. Aber der Hinweis ist wichtig, dass mit diesen vier Kategorien eine grundsätzliche Einordnung der Konstitution, Kondition und Reaktionslage des Patienten möglich wird, die für jede Therapie sinnvoll und jede Reiztherapie letztlich unabdingbar ist.

Qi und Blut *(xue)*

Die freie Zirkulation von Qi und Blut *(xue)* in den Leitbahnen und Körperregionen ist nach chinesischer Vorstellung Voraussetzung für ihre regelrechte Funktion. Kommt es zu einer Stauung, Blockade oder Unterbrechung dieses Flusses, treten Krankheitssymptome auf. Dies wird aus Sicht der Traditionellen Chinesischen Orthopädie am häufigsten zur Diagnose einer Qi- und Blut-*(xue)*-Stagnation führen. Hierbei sind grundsätzlich zwei Situationen zu unterscheiden: Zum einen die traumatische Genese der Stagnation, zum anderen die Einwirkung von äußeren schädigenden Einflüssen, den sechs Übeln.

Das grundsätzliche Behandlungsprinzip, das sich aus dieser Betrachtungsweise ergibt, besteht in der Beseitigung der Stauung durch lokale Punkte und Fernpunkte, gemäß den eingangs angeführten Stufen I und II der therapeutischen Prinzipien. Ist eine chronische oder nicht lokalisierbare Situation entstanden, kommen darüber hinaus Punkte in Betracht, die in besonderer Weise auf die Verteilung und Stimulation des Qi zielen, z. B. Dü 3, Bl 62, Ren 6, Hh 6, Ma 36, Bl 17. Bei begleitenden sensomotorischen Defiziten eignen sich zusätzlich Di 4 und Le 3. Wenn sich eine dabei zugrunde liegende Windsymptomatik chronisch verfestigt hat, kann das struktive Konzept Blut *(xue)* stabilisierend durch Mi 10 und Bl 17 unterstützt werden.

Sechs Übel, schädigende Einflüsse *(liu xie)*

Das Konzept der schädigenden Einflüßen ist mit dem Begriff des Qi und Blut *(xue)* bzw. der Blockade oder Stagnation eng verknüpft. Die Berücksichtigung der unterschiedlichen schädigenden Einflüsse ergänzt die Behandlungsprinzipien der Nah- und Fernpunkte insofern, als für die einzelnen Einflüsse jeweils spezielle Punkte oder Reizarten indiziert sind. Für den schädigenden Einfluss Wind *(feng)* bedeutsame Punkte tragen häufig die Silbe *„feng"* im chinesischen Namen. Darüber hinaus ergibt sich aus der Diagnose Wind, dass durch die Wandlungsphase Holz qualifizierte Punkte oder grundsätzlich Punkte auf Leitbahnen, die der Wandlungsphase Holz zugeordnet sind, namentlich Gallenblase *(dan)* und Leber *(gan)*, berücksichtigt werden. Dementsprechend sind bei Erkrankungen durch Feuchtigkeit *(shi)* besonders Punkte in Betracht zu ziehen, die der Wandlungsphase Erde zugeordnet sind bzw. deren Leitbahnbezug auf diese Wandlungsphase verweisen. Bei den Wärme- und Kälteaffektionen ergibt sich insofern eine Modifikation, als hier neben der Punktwahl über die Reizart eine gegenläufige Richtung des Behandlungsprinzips gewählt werden kann. So wird z. B. Kälte *(han)* durch die Reizart der Moxibustion, d. h. durch das Abbrennen von Beifußkraut, angegangen. Umgekehrt gilt für Beschwerden mit der Charakteristik von Hitze *(re)*, dass eine ableitende Nadelung durch Blutung aus Leitbahnendpunkten erfolgen soll.

Die besondere Bedeutung dieses Theorem äußert sich darin, dass „rheumatische" Beschwerden, Schmerzen und Funktionsstörungen des Bewegungssystem mit einer übergreifenden Diagnose bezeichnet werden, die unter dem Begriff des *bi*-Syndrom, welches verschiedene Kombinationen schädigender Einflüsse, z. B. das Wind-*(feng)*-Kälte-*(han)*-Feuchtigkeit-*(shi)*-*bi*-Syndrom oder das Hitze-*(re)*-Feuchtigkeit-*(shi)*-*bi*-Syndrom, umfasst. Somit existiert in der Traditionellen Chinesischen Orthopädie ein übergreifendes Theorem für rheumatische Schmerzen und Funktionsdefizite.

Organ-Funktionskreise *(zangfu)*

Gewebe oder Körperschichten sind neben anderen Kategorien wie Sinnesorgane oder Funktionen der Assimilation im Theorem der Organ-Funktionskreise *(zangfu)* repräsentiert. Einzelne Körpergewebe sind einzelnen Funktionskreisen zugeordnet. Anatomisch ist das Bewegungsorgan im Wesentlichen aufgebaut aus Knochen, Sehnen, Muskeln und Bindegewebe.

Für die Traditionelle Chinesische Orthopädie und damit für das Bewegungssystem kommen am häufigsten die folgenden drei Wandlungsphasen mit den zugeordneten Funktionskreisen in Betracht:

Wasser *(shui)*: Die Niere *(shen)* regiert Knochen *(gu)*, das sind Knochen und Gelenke. Damit ist z. B. eine dystrophe Knochenstruktur nach der Traditionellen Chinesischen Medizin Ausdruck einer schlechten Konstitution der Niere und kann durch Behandlungen positiv beeinflusst werden, die den Funktionskreis der Niere stärken.

Holz *(mu)*: Die Leber *(gan)* regiert die Sehnen *(jin)*, mit diesem Begriff ist der Spannungszustand der Muskulatur gemeint.

Erde *(tu)*: Die Milz *(pi)* schließlich ist Ausdruck der Quantität und Qualität des Muskelgewebes *(rou)*, umfasst also allgemeine Körperfülle, Regenerationsfähigkeit und potentielle Kraft des Muskelgewebes.

In therapeutischer Hinsicht gibt es verschiedene Möglichkeiten, die einzelnen Gewebe zu beeinflussen. Eine erste Möglichkeit besteht in der Nadelung des dem Gewebe zugeordneten „Meisterpunktes",

z. B. des „Meisterpunktes" der Knochen (Bl 11) oder der Sehnen und Muskeln (Gb 34).

Eine zweite Möglichkeit besteht in der Nadelung des einem bestimmten Funktionskreis zugeordneten *yuan*-Ursprungs-Qi-Loches *(yuanxue)*, also beispielsweise Le 3 und Gb 40 für Leber *(gan)* bzw. Gallenblase *(dan)*.

3.3 Körperakupunktur, Mikrosysteme und komplementäre Verfahren – eine Trias der komplexen Therapie am Bewegungssystem

3.3.1 Körperakupunktur

Voraussetzungen

Aufklärung

Die Patienteninformation gewinnt in allen Bereichen der Medizin eine zunehmende Bedeutung sowohl in juristischer wie auch inhaltlicher Hinsicht, da der mündige und informierte Patient zunehmend das Leitbild therapeutischer Beziehungen prägt. Akupunktur macht hier keine Ausnahme. Und gerade mit der aktuellen Vereinnahmung der Akupunktur in den Kontext des Vergütungssystems der gesetzlichen Krankenversicherung hat sich das Spektrum der Themen hier nochmals erweitert.

Aus diesseitiger Sicht ist grundsätzlich zu kommunizieren, dass Akupunktur nicht gleich Akupunktur ist, sondern eine nähere und v. a. individuelle Ausprägung erfährt.

Die Vereinbarungen mit dem Patienten einerseits, und die notwendigen Informationen für eine solche Vereinbarung andererseits bestimmen die Aufklärung.

Die Vereinbarung mit dem Patienten umfasst als zentrales Element die Formulierung eines realistischen und überprüfbaren Therapieziels. Die Informationen für eine solche Vereinbarung umfasst eine ganzen Reihe von Aspekten auch der klassische Risikoaufklärung, aber auch z. B. grundsätzliche Informationen, da es sich immer noch um ein kulturell fremdes Verfahren handelt und Vieles nicht selbstverständlich ist, z. B. welcher Traditionsstrang der Akupunktur, gelebt werden soll.

Eine Liste der Themen und Punkte einer bewährten Aufklärung umfasst:

Informationen zu grundsätzlichen Fragen

Hilfreich ist es, den Hintergrund der Akupunktur und ihrer Ursprünge als Teil der traditionellen Medizin Chinas zu kennzeichnen, die dort parallel zur modernen Medizin eingesetzt und gelehrt wird.

Bei uns angewandt dient Akupunktur vor allem zur Therapie schmerzhafter Zustände wie Migräne, Kopfschmerzen, Schmerzen des Bewegungsorgans, Erkrankungen des rheumatischen Formenkreises, Neuralgien, Gesichtsschmerzen sowie vegetativen/funktionellen Störungen und Suchtbehandlungen.

Die Behandlung mit Akupunktur setzt in jedem Falle eine medizinische Diagnose voraus, um zu vermeiden, dass wichtige Symptome einfach überdeckt oder nicht ausreichend gewürdigt werden.

Es wird auf der Grundlage einer aktuellen Untersuchung ein Akupunkturkonzept entwickelt, bei chronischen, funktionellen und vegetativen Störungen kann es darüber hinaus notwendig sein, eine Diagnose im Sinne der Traditionellen Chinesischen Medizin zu stellen, um die Therapie auf die individuellen Besonderheiten der vegetativen Lage genau abzustimmen.

Informationen zum Behandler

Vorstellung der in der Praxis tätigen Behandler, Informationen über deren Erfahrung in der Akupunktur, Weiterbildungsgang und erworbenen Qualifikationen.

Informationen zur Behandlung

- Welche Nadeln werden verwendet?
- Die Anwendung erfolgt an bestimmten Punkten im Körper, oder aber auch am Ohr.
- Der Nadelreiz ist manchmal mit einem geringen Schmerz verbunden.
- Das Nadelgefühl gibt aber auch Hinweise auf den korrekten Sitz der Nadel.
- Der geschulte Akupunkteur wird sich nicht nur auf seine anatomischen Kenntnisse der Punktlage verlassen, sondern auch nach dem Akupunkturpunktgefühl, dem *deqi*, fragen.

- Der Nadelreiz wird eventuell noch manuell, elektrisch oder über Schröpfköpfe verstärkt
- Die Nadeln bleiben etwa 20–30 min liegen.
- Manche Nadeln, z. B. am Ohr, werden bis zur nächsten Sitzung belassen um einen andauernden Effekt zu erreichen.
- Eine längere Behandlungsserie sollte in gewissen Zeitabständen durch eine Behandlungspause unterbrochen werden.
- Wiederholungen der Behandlungsserien sind möglich.

Informationen zu Wechselwirkungen

- Die Erfahrungen mit der chinesischen Medizin haben gezeigt, dass am Bewegungsorgan Kombinationen aus Ohrakupunktur, Schädelakupunktur, Tuina (chin. Manualtherapie) und Physiotherapie sehr wirkungsvoll sind.
- Besonders effizient ist es, wenn sich im Rahmen eines individuellen Gesamtkonzeptes ein zeitlich gesteuertes Zusammenwirken verschiedener Therapiemittel realisieren lässt, da sich die Wirkungen dann gegenseitig positiv verstärken.
- Sinnvoll kann bei körperlichen und psychischen Verspannungs- und Erschöpfungszuständen auch die Kombination mit chinesischer Atem-Meditation – dem Qigong – sein.
- Generell besteht eine gute Verträglichkeit zwischen der Anwendung von Akupunktur und Verfahren der modernen Medizin.
- Akupunktur arbeitet als Reiztherapie mit den Selbstregulationskräften des Körpers.
- Hinsichtlich der Kombination mit manchen Medikamenten, die diese Selbstheilungskräfte unterdrücken (Steroide, Opiate), besteht eine Einschränkung der Wirksamkeit der Akupunktur.

Informationen zu Nebenwirkungen und Komplikationen

- Die Akupunktur ist in geübten Händen ein nebenwirkungsarmes, sicheres Verfahren.
- Restrisiken der Akupunkturbehandlung sollen nicht verschwiegen werden.
- Manchmal kann die Nadel ein Blutgefäß verletzen, so dass es zu einer, in der Regel harmlosen, Blutung kommt.
- Die anatomischen Kenntnisse eines Arztes sind Voraussetzung, eine Verletzung von inneren Organen durch die Nadel zu vermeiden, dies kann jedoch nicht mit letzter Sicherheit ausgeschlossen werden.
- Es kommt vor, dass besonders bei der ersten Behandlung kreislauflabile Patienten ein Schwindelgefühl entwickeln, daher wird die Behandlung in der Regel im Liegen erfolgen.
- Jede Verletzung der Haut ist grundsätzlich geeignet, eine Infektion zu verursachen, durch die Verwendung von sterilen Nadeln wird dieses Risiko minimiert.
- Bei Dauer(ohr)nadeln ist vom Patienten besonders auf Symptome einer Entzündung zu achten, die Nadeln sind gegebenenfalls sofort zu entfernen und der behandelnde Arzt aufzusuchen.

Informationen zu Verhaltensregeln

- Vor der Behandlung sollten Änderungen des Symptombildes oder interkurrente Erkrankungen mitgeteilt werden.
- Während der Behandlung ist es erwünscht, dass der Patient ruhig liegen bleibt, sich aber bei Missempfindungen oder Schmerzen meldet.
- Nach der Behandlung soll er sich vergewissern, dass er für den Heimweg ausreichend wach und vegetativ stabil ist, ggf. noch eine Nachruhe in der Praxis wahrnehmen und im Vorfeld dafür sorgen, dass kein Termindruck entsteht.

Informationen zu Kosten

Die Akupunkturbehandlung muss grundsätzlich privat in Rechnung gestellt werden.

Die Krankenkassen dürfen seit Januar 2007 die Kosten für die Akupunktur grundsätzlich nicht mehr übernehmen, außer es liegt eine der beiden Indikationen vor, die im Rahmen der Umsetzung der Ergebnisse der Modellversuche Akupunktur ausgewählt wurden, seitens der gesetzlichen Krankenversicherung eine Erstattung zu begründen (Schmerzen bei Gonarthrose einerseits und bei Lendenwirbelsäulendegeneration andererseits, soweit sie sich auf lokale und „pseudoradikuläre" oberhalb des und bis zum Knie beschränken).

Für privat versicherte Patienten entstehen in der Regel keine Probleme, wenn die Akupunktur zur Schmerzbehandlung eingesetzt und nach GOÄ 269 bzw. 269A abgerechnet wird. Die Akupunktur ist für diese Indikation seit 1996 normaler Teil der gesetzlichen Gebührenordnung für Ärzte (GOÄ). Diese ist für den Arzt die gesetzlich verpflichtende Grundlage der Rechnungslegung.

Daher errechnen sich die Kosten für die Akupunktur nach den Ziffern bzw. Analogziffern der GOÄ mit einem dem Schwierigkeitsgrad des Falles und dem Aufwand der Behandlung angemessenen Bewertungsfaktor. In Fällen, in denen die Akupunktur nicht der Behandlung von Schmerzen dient, sondern Leiden wie Schlafstörungen, oder Allergien, ist eine analoge Abrechnung korrekt.

Eine aktuelle Gebührenaufstellung sollte Patienten vor der Behandlung in allen Fällen, in denen sich die Abrechnung außerhalb des Rahmens des EBM oder der GOÄ bewegt, zur Kenntnis und schriftlichen Einwilligung ggf. zusammen mit einer allgemeinen Aufklärung vorgelegt werden.

Umgebung

Die Behandlungsumgebung ist für die Akupunktur von besonderer Bedeutung, weil der Patient dort in der Regel mindestens 20 min verweilt. Diese Zeit sollte möglichst stressfrei zu verbringen sein. Dies bedeutet, dass der Ort angemessen ruhig und separiert ist, aber auch die Möglichkeit bietet, mit dem Behandler oder seinen Mitarbeitern Kontakt aufzunehmen.

Der Patient ist meist fast vollständig entkleidet: Der Behandlungsraum musst daher ausreichend temperiert sein. Bewährt haben sich außerdem Möglichkeiten der zusätzlichen Wärmezufuhr (Heißluft, Packungen) und die Abdeckung von Körperteilen.

Lagerung

Die Lagerung muss Bedürfnissen des Patienten und des Akupunkteurs Rechnung tragen. Der Patient soll sich fast vollständig entkleidet bequem hinlegen können. Der Akupunkteur soll die Punkte unter symmetrischer Muskeltonisierung auf niedrigem Niveau im Seitenvergleich tasten und nadeln können.

Die bevorzugte Lagerung ist daher die Bauch- oder Rückenlage.

Eine sitzende Haltung beinhaltet das Risiko eines Sturzes oder Abgleitens bei Nadelkollaps und erfordert immer eine Tonisierung der Haltemuskulatur.

Die Seitenlage ist zwar für unilaterale Behandlungssituationen wie bei Schulterbeschwerden vorteilhaft und kann auch Zeit sparen, wenn sowohl bauch- wie rückenseitig genadelt werden soll, stellt aber besondere Anforderungen an die Bequemlichkeit und Abstützung der Lagerung und insbesondere auch an die Punktlokalisation, da sich eine orthograde und rotationsfreie Lagerung nur schwer einstellen lässt und sich die Punktlokalisationen teils erheblich verschieben.

Die Liege soll als Mindestanforderung ein verstellbares Kopfteil und einen Nasenausschnitt besitzen, außerdem sollten zusätzliche Lagerungshilfen verfügbar sein.

Für eine angemessene Rückenlagerung sind oft ein verstellbares Kopfteil und eine Lagerungshilfe wie eine Knierolle erforderlich.

Eine Bauchlagerung wird schnell unbequem, wenn der Kopf zum Atmen verdreht gelagert werden musst und sich die Unterschenkel in Kniestreckung und Plantarflexion befinden. Diese Position ist durch eine Lagerungsrolle prätibial einfach und effizient aufzulösen.

Bewährt hat es sich, dass Patienten schon im Rahmen der Aufklärung gebeten werden, ein eigenes großes Badetuch als Unterlage mitzubringen.

Zielregionen – der Punkt als Persönlichkeit

Der aktuell richtige Akupunkturpunkt lässt sich als Ergebnis eines Prozesses auffassen, der von der Kenntnis der allgemeinen anatomischen Landmarken über die palpatorische Eingrenzung nach den individuellen Landmarken und aktuellen Gewebsveränderungen zur Nadelung und oft der Auslösung eines *deqi*-Gefühls führt.

Bei regelmäßiger Verwendung gewinnt der Akupunkturpunkt im Laufe der Zeit Konturen einer „Persönlichkeit", die die Erfahrungen über die verschiedenen individuellen Verortungen und die regelhaften Nadelungssensationen zusammenführt.

Anatomie und Topografie

Die Kenntnis der Anatomie umfasst für die Akupunkturpunkte an erster Stelle die Lage in Relation zu möglichst allgemein auffindbaren anatomischen Landmarken. Dabei hat es sich nach diesseitiger Überzeugung bewährt, von wenig veränderlichen Landmarken auszugehen, d. h. zunächst die Relation zu Strukturen des knöchernen Skeletts zu suchen. Dies wertet beispielsweise die Tastung des Gelenkspalts im Vergleich zu der Inspektion von Hautfalten im Bereich der Gelenke auf.

Zweitens hat sich der Akupunkteur über die topografische Lage in Relation zu empfindlichen oder verletzlichen Strukturen klar zu sein, um Komplikationen der Nadelung zu minimieren.

Drittens liegen verschiedene Akupunkturpunkte nicht alle in gleichartigen anatomischen Zielregionen. Die aus der Literatur bekannten Versuche alle Akupunkturpunkte als myofaszial zu deuten oder grundsätzlich als Gefäß-Nerven-Durchtrittspunkte zu deuten gehen nach diesseitiger Auffassung fehl.

Zielstruktur und *deqi*

Das anatomische Substrat eines bestimmten Akupunkturpunktes lässt sich auch und gerade unter Berücksichtigung des Ortes und der Qualität der in der Regel ausgelösten Nadelungsempfindung näher beschreiben.

So liefern myofaszial gelegene Akupunkturpunkte in der Regel eine kräftigere aber dumpfe Sensation als solche im Bereich der Gelenkkapseln und ihrer Insertion, die meist umschriebener und spitzer empfunden werden. Dies führt dazu, dass abweichend angegebene Nadelungssensationen, die korrekte Lage der Nadel infrage stellen.

Palpatorisch-anatomische Propädeutik: eine Rundfahrt um den Ellenbogen

Am Beispiel einer palpatorischen Rundfahrt um den Ellenbogen können die Verortung von Akupunkturpunkten und die mit dem Gewebetyp der anatomischen Zielregion verknüpften Nadelungssensationen aufgezeigt werden.

Diese palpatorisch-anatomische Propädeutik verknüpft die Akupunkturpunkte aller Leitbahnachsen, die im Bereich des Ellbogengelenks liegen und beginnt – wie propädeutisch in der Akupunktur üblich – mit dem ersten Umlauf, allerdings auf den äußeren also Yang-Seite, um sich dann durch die Fossa cubiti und die mediale und dorsale Seite wieder an den Ausgangspunkt zu begeben.

Myofasziale Akupunkturpunkte

Der Punkt Di 11 liegt ventral bzw. kubital des Epicondylus humeroradialis proximal des Randes der Streckergruppe in der Tiefe als Prototyp eines myofaszialen Akupunkturpunktes mit zuverlässig auslösbarem, kräftigem und dumpfem *deqi*.

Arthroligamentäre Akupunkturpunkte

Der Punkt Lu 5 liegt weiter kubital aber noch radial der Bizepssehne in der Tiefe als Prototyp eines arthroligamentären Akupunkturpunktes mit zuverlässig auslösbarem, kräftigem, aber im Vergleich zu Di 11 geringerem und weniger dumpfem denn spitzeren *deqi*.

Perivaskuläre Akupunkturpunkte

Der Punkt Hh 3 liegt ulnar der Bizepssehne in der Nähe der Arteria brachialis als Prototyp eines perivaskulären Akupunkturpunktes mit nicht immer zuverlässig auslösbarem, weniger kräftigem, und oft schwer lokalisierbarem *deqi*. Alternativ zur Nadelung kommt zur Vermeidung von Gefäßschädigungen an solchen Punkten eine kurzzeitige und vorübergehende manuelle Gefäßkompression als Stimulation in Betracht.

Tendomyofasziale Akupunkturpunkte

Der Punkt He 3 liegt distal und kubital des Epicondylus humeroulnaris im Bereich des Übergangs der Ursprungssehne und des Muskelbauches der Beugergruppe in der Tiefe als Prototyp eines tendomyofasziale Akupunkturpunktes mit zuverlässig auslösbarem, kräftigem und nach distal fortgeleitetem *deqi*.

Perineurale Akupunkturpunkte

Der Punkt Dü 8 liegt zwischen den knöchernen Begrenzungen des Sulcus ulnaris, d. h. dorsal des Epicondylus humeroulnaris als Prototyp eines perineuralen Akupunkturpunktes mit schwachem bis mäßigem *deqi*, das schlagartig zunimmt, wenn sich die selbstredend unerwünschte Komplikation einer Nervenverletzung einstellt. Die Technik der Nadelung kann dieser Gefahr Rechnung tragen und durch schräges Einstechen, das Vordringen der Nadel in die Tiefe und Richtung Nerv in Relation zum Vorschub mindern. Auch kann die Nadel mit einem willkürlichen Tremor geführt werden, so dass die mechanische Irritation der mechanischen Verletzung vorauseilt und die Nähe der perineuralen Zielregion spürbar wird noch bevor eine strukturelle Beeinträchtigung des Nerven stattgefunden hat.

Periostale Akupunkturpunkte

Der Punkt Sj 10 liegt im Bereich der Ansatzzone der Trizepsehne als Prototyp eines periostale Akupunkturpunktes mit oft nicht auslösbarem *deqi* das jedoch bei pathologischen Zuständen wie Ansatztendinosen recht deutlich zunimmt und dann bei zu starker Berührung eine kräftige und unerwünschte Nozireaktion mit spitzer lokaler Schmerzempfindung auslöst. Daher wird im Bereich der Ansatzzonen oft eine kurze heftige Nadelung gegenüber einer protrahierten Stimulation bevorzugt.

Zielstruktur und Technik der Nadelung

Für einige der o. g. Akupunkturpunkte wurden neben dem *deqi* auch Schmerzempfindungen und Möglichkeiten der Verletzung beschrieben. Wenn der Schmerz stark und spitz ist oder schlagartig zunimmt, handelt es sich in der Regel um eine unerwünschte Komplikation, z. B. die einer Organ-, Gefäß oder Nervenverletzung.

Die Technik der Nadelung muss solchen Gefahren Rechnung tragen.

Am wichtigsten ist die Kenntnis und Berücksichtigung der anatomischen Verhältnisse. Durch oberflächliches oder schräges Einstechen kann das Vordringen der Nadel in die Tiefe und Richtung der empfindlichen Region gemindert werden. Allerdings entsteht hierdurch das Problem, dass die Nadel die Zielregion möglicherweise gar nicht mehr erreicht.

Daher ist es bei nervalen Zielregionen eine bewährte Alternative, die Nadel mit einem willkürlichen Tremor zu führen, so dass die mechanische Irritation der mechanischen Verletzung vorauseilt.

Die manuelle Stimulation ist eine grundsätzliche Alternative, die eine ganze Reihe von Komplikationsmöglichkeiten vermeidet, so auch im Bereich der gefäßnahen Akupunkturpunkte.

Bei pathologisch aktivierten Akupunkturpunkte im Bereich der Ansatzzonen: kurz und scharf, d. h. ableitend nadeln.

Komplikationen sind nicht grundsätzlich auszuschließen, sind diese eingetreten, bewährt sich die offene Umgang mit dem Patienten um unter Bezug auf die erfolgte Aufklärung, den in der Regel harmlosen Charakter durch Untersuchung und vertrauensvolle Verlaufskontrollen zu verifizieren.

Technik der Nadelung

Die Nadelungstechnik wird bestimmt durch das halten der Nadel, die Punktlokalisation, die Insertionstechnik und eine Reihe weiterer Aspekte. Die palpatorische Punktlokalisation führt zur Entscheidung, welche Nadelstimulationstechnik, z. B. Heben und Senken oder Drehen und Bewegungen an oder um die Nadel, erfolgen soll. Das Nadelgefühl *(deqi)* ist das entscheidende Kriterium für die korrekte Platzierung der Nadel, daher sind auch Techniken bedeutsam, die dieses Phänomen unterstützend ansprechen und die im weiteren Verlauf der Sitzung eine Qi-Führung erlauben.

Schließlich können in Form verschiedener klassischer komplexer Stimulationsmethoden beispielhaft eine Tonisierung des Yang- oder Yin-Aspektes, sowie differenzierter Aspekte des Qi und seiner Führung benannt werden.

Nadelhaltung

Die Nadel wird in einer Hand, der Nadelungshand gehalten ohne die Spitze der Nadel zu berühren und damit die Sterilität zu gefährden. Die Nadel kann je nach Länge mit zwei, drei oder gar vier Fingern zu halten sein, im letzteren Fall stützt der Ringfinger den Schaft der Nadel und stabilisiert diesen gegen Verbiegung bei der nachfolgenden Insertion. Unterstützend kann zur Führung der Nadel ein steriler Tupfer eingesetzt werden.

Punktlokalisation

Die korrekte Punktlokalisation stützt sich maßgeblich auf das Tasten. Dabei gilt das Prinzip des ruhenden Fingers bei Bewegung des Tastobjektes und der

Bewegung des Fingers bei fixierter Stellung der untersuchten Region.

Ausgehend von der lehrbuchhaften Lokalisation des Akupunkturpunktes auf der Hautoberfläche anhand anatomischer Landmarken, ist die Lokalisation im konkreten Fall zu ertasten und dabei auch die Lagebestimmung in der dritten Dimension, d. h. der Tiefe des Akupunkturpunktes unter der Haut, anzustreben.

Darüber hinaus gilt es, die Qualität der lokalen Strukturen unter dem Gesichtspunkt der Fülle *(shi)* und Leere *(xu)* zu beurteilen, um die erforderliche Nadelungstiefe und Stimulationsstärke festzulegen.

Die in der Peripherie geringere Weichteildicke macht die Palpation auf Druckdolenz technisch schwieriger, so dass als Methode zur Punktlokalisation ergänzend die very-point-Methode nach Gleditsch eingesetzt werden kann, bei der eine oberflächliche Hautreizung mit der Nadelspitze eingesetzt wird, um den empfindlichsten Punkte zu identifizieren.

Insertion

Der Einhandstich ist das Routineverfahren, insbesondere wenn die lokalen Verhältnisse kein beidhändiges Arbeiten erlauben. Die Ausübung von Druck neben der Einstichstelle durch die freie Hand kann die Insertion schmerzloser gestalten. Diese Aufsichtshand kann auch durch Hautstraffung oder trennendes Verschieben der tieferen Weichteilstrukturen, z. B. von Sehnen, assistieren. Die Insertion erfolgt schnell, mit einer kurzen Bewegung aus der abgestützten Nadelungshand und damit in der Regel schmerzarm.

Erreichen des Qi *(deqi)*

Nach dem schnellen Stich durch die Haut erfolgt ein langsames Vorschieben der Nadel in Richtung auf die erwartete Zielzone unter Beachtung der anatomischen Verhältnisse und Gefahrenpunkte. Die Stichtiefe und Lokalisation der Nadel ist korrekt, wenn ein Gefühl des Ziehens, dumpfen Schmerzes oder der Schwere eintritt. Dies wird als Erreichen des Qi *(deqi)* bezeichnet und ist ein Kriterium für die technisch korrekte Platzierung der Nadel. Bei lokaler Fülle *(shi)* wird das *deqi* in geringerer, bei lokaler Leere *(xu)* in größerer Stichtiefe zu erreichen sein. Wird das Qi nicht erreicht, kann eine Fehleinschätzung der Reaktionslage hierfür verantwortlich sein, im häufigsten Fall hat man aufgrund der konstitutionellen Leere *(xu)* die lokale Fülle *(shi)* unterschätzt und die Nadel schon am Reaktionspunkt vorbei in die Tiefe vorgeschoben.

Nadelstimulation

Die Nadelstimulation erfolgt durch Bewegen der Nadel, wobei Drehen, Heben und Senken im Vordergrund stehen. Wichtig ist dabei die Anpassung der Stärke der Stimulation an die subjektiven und objektiven lokalen Empfindungen und in zweiter Linie auch an den Ausgangsstatus hinsichtlich von Fülle und Leere.

Darüber hinaus kann eine Intention mit der Bewegung verknüpft sein, die in Richtung auf das Tonisieren und Ableiten gerichtet ist. Eine intentionale Betonung des Hebens hat ableitenden, des Senkens hat auffüllenden Charakter. Ebenso kann die Nadel durch Drehen und Kratzen am Griff der Nadel stimuliert werden, wobei nach klassischer Vorstellung die Bewegungsrichtung nach abwärts auffüllt, während dem Kratzen nach aufwärts ableitender Charakter zugeschrieben wird.

Ein Anschnippen der Nadel mit dem Zeigefinger oder Daumen unter Fixation des liegenden Nadelschaftes mit den Fingern der gegenseitigen Hand ergibt eine sanfte Stimulation mit auffüllendem Charakter.

Qi-Führung *(daoqi)*

Die Qi-Führung in Richtung der Leitbahn oder gegen ihre Verlaufsrichtung ist grundsätzlich möglich, kann aber je nach funktionellem Zustand der Leitbahn unterschiedlich leicht gelingen. Auch wird die Führung im Leitbahnverlauf leichter gelingen.

Drücken der Weichteile um die Nadel in Form einer Spirale oder Bewegen der Nadel in Form einer Spirale erweitert die stimulierte Region und damit den Bereich, in dem der Stich das Qi erreicht und beeinflusst.

Das Beklopfen der Leitbahn, das Biegen und Vorschieben der Nadel sind weitere Formen der Qi-Führung.

Klassische komplexe Stimulationsmethoden

Klassische komplexe Stimulationsmethoden fassen mehrere Aspekte der Nadelstimulation zu Behandlungsmustern zusammen. Dabei finden auch Aspekte Berücksichtigung, die für die moderne Naturwissenschaft einer Grundlage entbehren und nur vor dem kulturellen Hintergrund z. B. der Numerologie verständlich werden, indem beispielsweise ungeraden Zahlen die Qualität Yang und damit Auffüllen, geraden Zahlen die Qualität Yin und damit Ableiten zugesprochen wird. Einige Beispiele:

Die Auffüllung des Yang nach der „Bergfeuermethode" erfolgt nach der Insertion in drei Niveaus der Gewebeschichten, die in Begriffen der chinesischen Naturphilosophie als Himmel, Mensch und Erde bezeichnet werden. Auf jedem der drei Niveaus erfolgt eine neunfache Nadelstimulation mit auffüllender Technik. Dieser Zyklus wird insgesamt dreimal durchgeführt

Die Auffüllung des Yin erfolgt mit sechsfacher Stimulation in den drei Schichten (Himmel, Mensch und Erde) und geht von innen nach außen, also in ableitender Richtung vor. Diese Methode wird in freier Übersetzung als die „Kühle des klaren Nachthimmels" bezeichnet.

Eine oberflächliche Führung des Qi wird durch die „Schwanzschwenkung des grünen Drachen" erreicht, bei der in der oberen Schicht (Himmel) die Nadel in verschiedene Richtungen geschwenkt und dabei gehoben und gesenkt wird.

Eine tiefe Führung des Qi wird durch das „Kopfschütteln des weißen Tigers" in der untersten Schicht (Erde) erreicht, wobei die Nadel hin und her geschwenkt wird.

Nadelentfernung

Die Nadelentfernung gelingt meist leicht und wird daher oft an Mitarbeiter delegiert. Die Gewebskonsistenz gerade myofaszialer Punkte am Ende der Akupunktursitzung ist allerdings eine verwertbare Information und daher für den Akupunkteur möglicherweise interessant. Selten kann die Nadel im Gewebe so gefangen sein, z. B. durch Bewegung des Patienten während der Sitzung, dass es zwingend erforderlich wird, dass die Nadel durch den Arzt entfernt wird, der z. B. durch Setzen von Akupunkturnadeln neben die betroffene Stelle zu einer Lösung kommt.

Die Mitarbeiter sollen in der Entfernung Nadeln unterwiesen und organisatorisch in Lage versetzt sein, diese zeitgerecht und vollständig, schonend und hygienisch zu leisten.

Es bewährt sich, die Liegezeit und die Anzahl der Nadeln zu dokumentieren. Weckuhren erleichtern das Zeitmanagement, sollten aber leise sein und auch kein Signal geben, das alle Anwesenden in Aufruhr versetzt.

Die Nadeln werden einzeln mit einer Hand entfernt, wobei die andere Hand gegebenenfalls das Gewebe straffen oder gegenhalten kann, wenn die Entfernung nicht ganz reibungslos ist. Die Nadel wird umgehend in einen Behälter in der Nähe gegeben, der durch die Spitze der Nadel nicht zu durchdringen ist.

Das Einsammeln der Nadeln in eine Hand ist komplikationsträchtig.

Bei Nachblutungen kann ein steriler Tupfer zur kurzzeitigen Kompression eingesetzt werden.

Nadelmaterialien

Wie bei vielen Künsten ist auch bei der Akupunktur das Material wesentlich für ein gutes Gelingen. Dabei geht es um diverse Aspekte und nicht zuletzt den Preis. Folgende Themen erscheinen mir diskussionswürdig.

Gold, Silber oder Edelstahl?

Die Diskussion um das Metall oder die Metalllegierung des Nadelmaterials ist aus der Mode gekommen. Heutzutage ist die Nadel aus Stahl der Standard, früher war es diskussionswürdig von verschiedenen Wirkrichtungen im Sinne von Yin und Yang für Silber bzw. Gold auszugehen. Auch die Diskussion um Legierungen, deren feinstoffliche Aspekte oder magnetischen Eigenschaften z. B. in Verbindung mit Magnetfeldapplikationen ist abgeebbt.

Einmalnadeln

Einmalnadeln sind ein Kostenfaktor und daher oft auf das Ziel optimiert, möglichst billig zu sein. Dies ist dann in der Handhabung auch oft spürbar, wenn z. B. dünne Griffe aus brüchigen Kunststoffmaterialien oder geringe Biegefestigkeiten stören.

Hier können qualitativ hochwertige und aufwändig produzierte Nadeln oft eher überzeugen. Teils werden diese noch als wiederverwendbare und resterilisierbare Instrumente angeboten.

Wenn das Aufbereitungsverfahren zuverlässig ist, dürften die Risiken sehr gering sein.

Die Publikationen zur Übertragung von viralen Erkrankungen wie Hepatitis stammen überwiegend aus den 80er Jahren, als in der authentischen Anwendung an der amerikanischen Westküste auch noch die Reinigung wiederverwendbarer Nadeln in 70% Alkohol praktiziert worden sein soll.

Andererseits werden die Risiken eine Übertragung von Infektionen durch Einmalmaterial möglicherweise minimiert. Dass dieses Risiko dadurch grundsätzlich und völlig ausgeschlossen werden könnte, hieße die Fehlerfreiheit von Produktionsprozessen behaupten.

Silikondiskussion

Ein Teil der Hersteller bieten Nadeln an, die aufgrund der Beschichtung mit Silikon bessere Gleiteigenschaften haben sollen. Die Gegner dieses Verfahrens verweisen v. a. auf die Möglichkeit, dass durch Abrieb Silikonteilchen in den Körper verbracht werden könnten.

Meines Erachtens ist die Beschichtung aber auch nachteilig, wenn das Gefühl für das *deqi* eine wichtige Rolle spielt, eine allzu glatte Nadel vermittelt weniger Nadelgefühl an den Behandler. Bei guter Stichtechnik und scharfen Nadelspitzen erscheint mir eine Beschichtung in jedem Fall entbehrlich.

Dick und dünn

Nadeln müssen nicht allein hochwertig sein, sondern auch eine breite Palette von Längen und Dicken umfassen, um eine der Weichteilsituation in den Behandlungsregionen angemessene Nadel einsetzen zu können. Dickere Nadeln sind für anatomisch gröbere Regionen geeignet, d. h. für größere Stichtiefen insbesondere in muskulär geprägten Zielregionen. Sie helfen Verbiegungen oder gar Brüche des Schaftes zu vermeiden. Feine Nadeln sind für kurze Längen und geringe Stichtiefen ausreichend und in empfindlichen Regionen etwas schmerzärmer zu handhaben, wobei der Hauptfaktor einer schmerzarmen Akupunktur in der Geschwindigkeit des Hautdurchstichs zu suchen ist.

Lang und breit

Der Griff muss ausreichend lang und breit sein, wenn eine Nadel manuell komplex geführt werden soll. Die meisten einfachen Standardnadeln erfüllen diese Anforderung nicht zur vollsten Zufriedenheit. Wenn also die Grifftechnik und Stimulationstechnik zentrale Rolle spielen, wie z. B. bei der Triggerpunkt-Akupunktur, ist ein Griff zu empfehlen, der ausreichend lang und durch Drahtwendeln griffig zwischen den Fingern liegt.

Metallgriffe erleichtern die Applikation von Elektrostimulationsgeräten erheblich, und einfache Metallgriffe sind für die Anwendung von Moxa auf der so genannten warmen Nadel wesentlich besser geeignet, da das damit verbundene Abbrennen von Moxakraut auf einem Kunststoffhandgriff nicht nur wegen der Geruchs- und Rauchentwicklung Nachteile hat.

Taktik

Im Grundsatz gilt, dass starke Reize ableitend und schwache Reize stärkend wirken. Analog sind die starken Reize bei akuten Störungen indiziert und häufiger zu applizieren, während Leere-Erkrankungen in mehreren Sitzungen mit schwachen Reizen in längeren Abständen behandelt werden. Während akute Erkrankungen also auch mehrmals am Tag behandelt werden könnten, ist die zeitliche Ordnung der Behandlung einer chronischen Erkrankung von Behandlungsabständen von bis zu zwei Wochen geprägt. Die Behandlungstaktik für eine rezidivierende chronische Erkrankung mit aktuellem Rezidiv wird in der Regel in eine Terminierung von ein bis zwei Behandlungen in der Woche münden.

Die Anzahl der Nadeln im Rahmen einer Sitzung ist gerade aktuell sehr in der Diskussion, da die Autoren der Abrechnungsziffern der Akupunktur im Einheitlichen Bewertungsmaßstab, d. h. der Abrechnung über die KV bzw. zu Lasten der GKV (Gesetzlichen Krankenversicherung) auf Grundlage der Nadelzahlen im Studiendesign der Modellversuche hier Mindest- und Höchstzahlen festgeschrieben haben, die im Einzelfall nach den Regeln der Akupunktur keine Anwendung finden dürften. Der Behandler gerät in nur durch Änderung dieser Regeln vermeidbare Konflikte, wenn eine klare und einfache Therapie, d. h. eine nach althergebrachten Qualitätskriterien besonders fundierte Behandlung durchgeführt wird.

Die Anzahl der Sitzungen wird bei chronischen und Leere-Erkrankungen aber auch komplexen Krankheitsbildern länger sein. Der Rahmen ist hier auch insgesamt deutlich weiter gespannt, als das die jetzige Abrechnungsregelung das vorsieht.

3.3.2 Akupunktur und Mikrosysteme

In den letzten Jahrzehnten haben sich eine Reihe so genannter Mikrosysteme als Sonderformen der Akupunktur im Wesentlichen außerhalb Chinas entwickelt. Sie alle fußen auf der Vorstellung einer topografischen Lokalisation von Reizpunkten in einzelnen Körperabschnitten, über die dann durch entsprechende Reize, im Falle der Akupunktur durch Nadelstimulation, spezifisch Wirkungen ausgelöst werden sollen.

Ohrakupunktur

Die Ohrakupunktur ist die bekannteste und verbreitetste Methode unter den Mikrosystemen. Dabei wird davon ausgegangen, dass sich im Bereich der Ohrmuschel eine Repräsentation der verschiedenen Körperabschnitte befindet.

Es existieren mehrere Schulen zur Ohrakupunktur, darunter europäische und chinesische, wobei historisch sicherlich den europäischen Schulen das Verdienst gebührt, hier zu einer systematischen und differenzierten Ausarbeitung gelangt zu sein. Im Falle einer Dysfunktion oder einer Reizung in einer bestimmten Körperregion lässt sich demnach eine Reaktion an den entsprechenden Ohrpunkten nachweisen, wenn die nervalen Strukturen intakt und regulationsfähig sind. Ist diese Regulationsfähigkeit jedoch gestört, ist auch keine Punktreaktion zu erwarten. Die Nadelung von Ohrakupunkturpunkten ergibt also nur dann Sinn, wenn sie eine positive Reaktion im Sinne von erhöhter Schmerzempfindlichkeit zeigen. Dann kann dabei überraschend schnell ein Effekt im Sinne einer Reduktion oder Auslösung von Schmerzen erreicht werden. In der Tendenz sind diese Effekte allerdings weniger lang anhaltend als bei der Körperakupunktur.

Die Stärke scheint in einer kräftigen Hemmung der Schmerzwahrnehmung zu liegen. Somit ist die Ohrakupunktur bei starken Schmerzen hilfreich. Darüber hinaus stellen eine Indikation die Schmerzsyndromen, die durch einen dysfunktionalen, verselbständigten Schmerz gekennzeichnet sind. Bei komplexeren dysfunktionalen Verkettungssyndromen jedoch ist der Körperakupunktur der Vorzug zu geben, da sie einen direkteren Zugang zu der jeweiligen Funktionsstörung hat und auch eine engere Beziehung zur neuromuskulären Funktion aus orthopädischer Sicht.

Schädelakupunktur

Ähnlich der Ohrakupunktur werden bei der Schädelakupunktur ebenfalls verschiedene Systeme der topografischen Zuordnung formuliert. Diese differieren in ihren Zuordnungen teilweise ganz erheblich. So postuliert z. B. eine chinesische Form der Schädelakupunktur offensichtlich, dass die Projektionen im Bereich des Kortex als Grundlage für Reaktionszonen im Bereich der Kopfhaut gelten können, so dass spezifische Wirkungen z. B. auf das sensorische oder motorische System möglich werden.

Demgegenüber ist die von Yamamoto inaugurierte Form der Schädelakupunktur durch kleine, druckdolente und verhärtete Reaktionszonen im Bereich der frontalen und parietalen Randregionen der behaarten Kopfhaut gekennzeichnet. Auch hier können sich analog zur Ohrakupunktur eindrucksvolle Soforteffekte der Schmerzauslöschung einstellen, wenn die sorgfältig ertasteten druckdolenten Zonen einer gezielten Nadelung unterzogen werden.

Andere Mikrosysteme

Während die Mikrosysteme im Bereich des Ohres und des Schädels den praktischen Vorteil aufweisen, dass sie unter den Bedingungen der häufig stark frequentierten ambulanten ärztlichen Versorgung einen schnellen, pragmatischen Therapieversuch bei akuten Schmerzen ermöglichen, so sind hier für weitere Mikrosysteme teilweise erhebliche Einschränkungen zu machen.

Hand-, Fuß-, Augen-, Zungen- und Vaginalakupunktur sind nur einige der Formen, die für bestimmte Körperregionen eine topografische Repräsentation postulieren. Die Fülle der genannten Systeme wirft, ohne den empirischen Gehalt oder die Seriosität ihrer einzelnen Urheber in Frage stellen zu wollen, die grundsätzliche Problematik auf, inwieweit in biologischen Systemen eine quasi kartografische eindeutige Verortung und Repräsentation oder Projektion denkbar, wahrscheinlich oder auch lediglich pragmatisch nutzbar ist. Insbesondere stellt sich die Frage, inwieweit unter dieser Maßgabe noch von einer spezifischen Punktwirkung ausgegangen werden kann.

Schließlich stellt sich ein Definitionsproblem: wer legt fest, welcher Körperabschnitt den kartografischen Rahmen für eine jeweilige Projektion abgibt. Ist es der gesamte Arm, der Unterarm, oder die Hand, im Bereich der Hand Abschnitte proximal oder zwischen den Phalangen, an der ulnaren oder radialen Seite? Der alleinige Verweis auf die Gestaltwahrnehmung genügt in diesem Zusammenhang nicht.

3.3.3 Akupunktur und komplementäre Verfahren

Die Trias der Therapiemöglichkeiten am Bewegungssystem werden nach den Darstellungen zur Akupunktur bzw. Ohrakupunktur erst mit den komplementären Verfahren vervollständigt. Die nachfolgenden Kapitel bieten eine orientierende Einschätzung des Stellenwertes, den im vorliegenden Gesamtkonzept eine Kombination verschiedener Verfahren mit der Akupunktur hat. Die Verfahren können eigenständig oder komplementär zur Akupunktur Anwendung finden, hier sollen die Aspekte der Vorteile einer kombinierten Behandlung, ihrer Ergänzungs- und Synergieeffekte, aber auch deren Nachteile, Einschränkungen und sich aufhebenden Wirkungen im Vordergrund stehen.

Eine vertiefende Einführung in die einzelnen Verfahren ist an dieser Stelle nicht beabsichtigt. Diese sind in Kapitel 4 gegeben, dessen Beiträge von verschiedenen Autoren stammen, die als ausgewiesene Akupunkturärzte seit langem mit der ergänzenden Methode erfahren sind.

Akupunktur und Manuelle Therapie

Akupunktur ist schon unter reflextherapeutischen Gesichtspunkten eine wertvolle komplementäre Therapieform zur manuellen Therapie. Gleiches gilt umgekehrt aber auch: Manuelle Therapie kann in ihren Effekten ergänzend zur Akupunktur beitragen. In der gemeinsamen Anwendung können sich – je nach Anwendung – überproportionale Effizienzgewinne und komplexe Interaktionen ergeben. Daher ist eine differenzierte Betrachtung sinnvoll.

Akupunktur vor Manueller Therapie

Akupunktur zeichnet sich dadurch aus, dass es insbesondere in der Frühphase der Behandlung möglich ist, ohne manualtherapetische Intervention zu einer Schmerzhemmung zu gelangen, wobei hierfür sowohl spinale als auch zentrale Mechanismen in Betracht kommen. Darüber hinaus entfaltet sie eine muskeldetonisierende Wirkung.

Die Akupunktur kann daher vor manueller Therapie eingesetzt werden, wenn eine Muskelrelaxation und Schmerzreduktion als Vorbereitung manualtherapeutischer Techniken dienen. Dies gilt insbesondere dann, wenn Techniken mit Impuls angewandt werden sollen und die Notwendigkeit besteht, einen sicheren, exakten Tiefenkontakt herzustellen, dieser aber aufgrund der lokalen Empfindlichkeit oder Muskelverspannung verwehrt ist.

Manuelle Therapie vor Akupunktur

Manuelle Therapie kann vor einer Akupunkturbehandlung sinnvoll sein, wenn die Behebung des arthrogenen Anteils des Schmerzes gewünscht ist. Dies beschleunigt die Wirkung der Akupunktur, wobei die Tendenz und Potenz zur Eigenwirksamkeit der Manualtherapie zu beachten ist.

Nach einer Manipulation entsteht initial manchmal eine Verstärkung des Schmerzes. So ergeben sich unter schmerztherapeutischen Gesichtspunkten sinnvolle Einsatzmöglichkeiten für die Akupunktur. Auch wenn nach der Lösung von Blockierungen und der Aktualisierung psychischer Konflikte emotionale Aufwallungen zu beobachten sind, kann die psychisch ausgleichende, eutonisierende Wirkung der Akupunktur erwünscht sein.

Manuelle Therapie am Akupunkturpunkt

Umgekehrt sind Techniken der manuellen Therapie im Kontext der Akupunktur sinnvoll einzusetzen: In der manuellen Stimulation von Akupunktur-, Maximal- und Triggerpunkten liegt eine wesentliche Erweiterung des therapeutischen Arsenals vor allem, wenn eine muskuläre Schmerzgenese einen wesentlichen Anteil der Nozireaktion ausmacht.

Die beiden Methoden weisen eine unterschiedliche Reiztechnik, aber auch Unterschiede in der Beziehung zwischen Behandler und Behandeltem auf. Die Manualtherapie stellt dabei eine größere Nähe her, es fehlt das zwischen Therapeuten und Patienten vermittelnde Agens der Nadel. Über den Therapiezeitraum besteht eine konstante Präsenz der beiden Subjekte, die manuelle Therapie erlaubt keine gleichzeitige Behandlung mehrerer Patienten.

In jedem Fall resultiert aus der Beschäftigung mit der chinesischen manuellen Medizin ein Gewinn durch die Schulung der palpatorischen Befunderhebung. Diese ist relevant für die Punktlokalisation, die Indikationsstellung zur Akupunktur am jeweiligen Punkt und Festlegung der Stichtechnik, Stichtiefe und Stimulationsart. Sie steht damit im Zentrum einer individuellen und am aktuellen Befinden orientierten Therapieplanung.

Darüber hinaus kann die manuelle Stimulation einzelner Akupunkturpunkte je nach ihrer anatomischen Lage auch als funktionell äquivalent angesehen werden.

Tuina und Anmo – Chinesische Manuelle Therapie und Massage

Die o. g. Bezeichnungen für die chinesische Manualtherapie leiten sich aus den Begriffen für einzelne Grifftechniken her.

- *Tui* Schieben
- *Na* Ziehen und Nehmen
- *An* Drücken
- *Mo* Reiben

In vieler Hinsicht bestehen analoge Behandlungstechniken in der chinesischen und der westlichen Manuellen Medizin. In der Weichteilbehandlung liegt die Stärke der chinesischen Manualtherapie, dies entspricht einem aktuellen Trend in der Chirotherapie. Sie verfügt über Techniken, die auf die Funktion muskulärer, kapsulär-ligamentärer und artikulärer Strukturen zielen. Die als *dianxue* bezeichnete manuelle Stimulation einzelner Akupunkturpunkte ist eine ihrer spezifischen Techniken.

Einschränkend und unter dem Aspekt der Risikominimierung bedenklich ist, dass chinesische Techniken mit Impuls nicht immer sicher sind.

Versatile Techniken wie *gun* – rollen lassen sich schnell im Anschluss an eine Triggerakupunktur myofaszialer Punkte zur Nivellierung des Reizniveaus und auch zur Dehnung verkürzter Muskeln effektiv und effizient in die Therapie integrieren.

Chinesische Manualtherapie erfordert Zeit für das Lernen, aber auch in der therapeutischen Ausübung. Es ist daher für eine adäquate Anwendung notwendig, die chinesische Manualtherapie auch den hiesigen Fachberufen im Gesundheitswesen zu erschließen und die professionelle Arbeitsteilung näher zu definieren.

Akupunktur und Neuraltherapie

Die Akupunktur eines anästhesierten Punktes gilt als ineffektiv. Dennoch kann bei einem gegebenen Patienten die Kombination einer Behandlung mit Akupunktur und Neuraltherapie sinnvoll sein, wenn mehrere Schmerzorte vorliegen.

Aber auch in Bezug auf ein einziges Krankheitsbild des Patienten ergeben sich komplementäre Aspekte. Die Neuraltherapie kommt dabei als therapeutische Lokalanästhesie v. a. in Schmerzregionen zum Tragen, indem die Aktivierung der Nozireaktion soweit fortgeschritten ist, dass jede weitere Reizung zu einer weiteren Verstärkung des Schmerzes und Absinken der Schmerzschwelle führt. Da therapeutische Lokalanästhesie in der Regel zu einer Minderung der nozireaktiven Afferenz führt, leistet sie hier einen wertvollen Beitrag, der die muskelentspannenden Wirkungen der Akupunktur in der Region und im Verlauf der Muskelkette ergänzt.

Darüber hinaus kann eine erweiterte Neuraltherapie im Sinne der therapeutischen Lokalanästhesie unter Ergänzung um weitere Medikamente dann sinnvoll sein, wenn es bei Reizungen und Schwellungen nervaler Strukturen z. B. der Nervenwurzeln, darauf ankommt, schnell zu einer Abschwellung zu kommen.

Chronische Erkrankungen, die sich als therapieresistent gegenüber Reflextherapien wie auch der Akupunktur erweisen, sind unter neuraltherapeutischen Gesichtspunkten störfeldverdächtig. Zu den störfeldverdächtigen Arealen im Bereich von Narben treten v. a. Orte chronischer Entzündung. Störfelder liegen somit nicht unbedingt in der Beschwerderegion und zeichnen sich dadurch aus, dass nach Injektion von Lokalanästhetika schon bald eine Beschwerdelinderung oder wieder ein positives Ansprechen auf Reize eintritt.

Nicht immer ist ein einzelnes Störfeld zu identifizieren: Ist die Reaktion des Organismus durch Reiztherapien nicht mehr stimulierbar, ist eine Regulationsstarre eingetreten. Aus naturheilkundlicher Sicht kommen dann Verfahren zur einer Wiederherstellung der Regulationsfähigkeit zum Einsatz, hierzu zählen v. a. die Ausleitungsverfahren und Heilfasten.

Akupunktur und physikalische Therapie

Krankengymnastik und Akupunktur

Akupunktur ist eine wertvolle komplementäre Therapieform zur Krankengymnastik. Dabei kommen unterschiedliche Wirkaspekte zum Tragen, die sich auch in der therapeutischen Taktik und Therapieplanung niederschlagen.

Die Akupunktur vor einer Krankengymnastik schafft durch die Hypalgesie einen Zeitvorteil und führt zur Erleichterung der Krankengymnastik durch Detonisierung der Muskulatur. Unter der Maßgabe, dass die einzelne krankengymnastische Behandlung zeitlich begrenzt ist, kann davon ausgegangen werden, dass sich die vorbereitenden Maßnahmen des Physiotherapeuten verkürzen lassen und damit ein größerer Anteil der Behandlungszeit für spezifische Techniken bleibt. Die Schmerzgrenze und Schmerzschwelle als limitierende Faktoren und Kriterium z. B. einer Mobilisationsbehandlung können modifiziert werden.

Daneben erscheint aus eigener Erfahrung der letzten Jahre durch eine enge Verzahnung von Akupunktur sowie krankengymnastischer Therapie und Rehabilitation eine Hemmung von Bewegungsmustern einzutreten. Das kann einen positiven Therapieeffekt erzielen, da sich im Rahmen einer schmerzhaften Funktionsstörung oder eines Trauma Schonbewegungsmuster etablieren Diese Muster werden im weiteren Verlauf der Erkrankung oder Störung häufig dysfunktional, persistieren jedoch und behindern die Rehabilitation der Haltung und Bewegung zu ergonomisch und biomechanisch günstiger Ausprägung. Die Hemmung dieser Muster fördert in diesen Fällen die Rehabilitation.

Die Akupunktur nach einer Krankengymnastik dient dem Abfangen einer möglichen Nozireaktion. Bei überschwelligem Training kann die Akupunktur zur „Entmüdung" beitragen.

Elektrotherapie und Akupunktur

Grundsätzlich besteht die Möglichkeit, bei liegender Akupunkturnadel auch einen elektrischen Reiz am Akupunkturpunkt zu platzieren. Dabei scheint ein wesentliches Moment die Frequenz zu sein, wobei für den chronischen rezidivierenden muskuloskelettalen Schmerz die niedrige Frequenz zwischen 2–4 Hz als besonders vorteilhaft genannt wird.

Andere Anwendungen greifen auf die Stimulationsfrequenzen zurück, die in der Behandlung durch die transkutane Elektronervenstimulation (TENS, ➤ Kap. 4.5.3), d. h. ohne Nadelung, eingeführt worden sind.

Insgesamt erlaubt die Einführung der elektrischen Reizung eine weitaus größere Bandbreite der therapeutischen Parameter. Damit ist allerdings die Möglichkeit zur Entwicklung empirisch begründeter Konzepte erschwert und erfordert längere Zeit. Gleiches gilt prinzipiell übrigens auch für die Anwendung von LASER-Stimulation.

Vorteile ergeben sich daraus, dass die elektrische Stimulation – anders als die manuelle Stimulation –

eine Erhöhung der Reizintensität erlaubt, ohne dabei eine größere mechanische Irritation zu entfalten. Dies ist besonders in Regionen hilfreich, die empfindliche oder verletzliche Strukturen beinhalten, sei es wegen geringer Weichteildecke, dichten Verhältnissen und hoher Innervationsdichte wie im Gesichtsbereich oder wegen der Verletzungsgefahr für innere Organe wie z. B. im Bereich des Thorax.

Elektrostimulation des Akupunkturpunktes im Muskel wird in der chinesischen neurologischen Rehabilitation auch zur Behandlung von Paresen eingesetzt. Eine klare Überlegenheit der Effektivität im Vergleich zu transkutanten Verfahren ist hierbei allerdings nicht ersichtlich. Allerdings kann der Stimulationsort hinsichtlich der Oberflächenanatomie etwas geringere Einschränkungen aufweisen, so z. B. bei der Behandlung von Paresen im Gesichtsbereich.

Schröpfen und Akupunktur

Versteht man Schmerzsyndrome im Sinne einer muskulären, funktionellen, kinetischen Einheit, so ist das konzeptionelle Analogon der Chinesischen Medizin durch die tendinomuskulären Leitbahnen gegeben. Insbesondere bei ausstrahlenden und übertragenen Schmerzsyndromen, sprich wenn der Schmerz größere Regionen betrifft, kann es sinnvoll sein, dementsprechend auch eine auf größere Regionen zielende Reizform zu wählen. Diese ist mit den Schröpfgläsern gegeben, wobei in der chinesischen Form durch eine Flamme das Innere eines Schröpfglases kurz erhitzt wird, dann das Glas schnell auf die entsprechende Region gebracht wird. Dabei ist darauf zu achten, dass der Durchmesser des Randes der entsprechenden anatomischen Region angepasst ist und dass die Ränder des Glases durch die Flamme nicht in einer Weise erhitzt werden, dass das Aufsetzen des Schröpfglases zu einer Verbrennung führt. Die kurzzeitige Erhitzung des mit Luft gefüllten Inneren und die schnelle Platzierung sind von entscheidender Bedeutung, da die Abkühlung der eingeschlossenen Luft einen Unterdruck und so eine Saugwirkung auf die Muskelregion erreicht. Falls die Haut vorher mit einem Gleitmittel, z. B. Massagecreme behandelt worden ist, kann darüber hinaus eine Bewegung des Schröpfglases auf der Hautoberfläche durch manuelles Verschieben erfolgen, was die Reizstärke deutlich erhöht und das Reizareal deutlich erweitert.

Aus Sicht der Traditionellen Chinesischen Medizin ist der Verweis auf das Theorem der tendinomuskulären Leitbahnen von Bedeutung, das häufig zur Begründung der Therapie mit Schröpfbehandlung herangezogen wird. Hierin werden ebenfalls breite Leitbahnverläufe und nicht die linienförmigen Hauptleitbahnen beschrieben. Der Schröpfbehandlung wird dabei eine ausleitende Funktion zugeschrieben. Diese kann dadurch unterstützt werden, dass an den entsprechenden Akupunkturpunkten vorher genadelt und damit die Öffnung nach außen hergestellt wird. Schröpfen und Akupunktur gehören damit auf konzeptioneller Ebene zusammen und können kombiniert angewandt werden.

Thermotherapie und Akupunktur

Im Gegensatz zur klassischen westlichen physikalischen Therapie durch Warm- bzw. Kaltreize, allgemein als Thermotherapie bezeichnet, ist in der Traditionellen Chinesischen Medizin nur der Wärmereiz üblich. Die spezifische Form der Behandlung durch Wärmereize in der Traditionellen Chinesischen Medizin ist dadurch gekennzeichnet, dass der Reiz gezielt an einem bestimmten Punkt appliziert werden soll, regionale Anwendungen kommen allerdings auch vor. Zur Erzeugung der Wärme werden Pflanzenteile verbrannt. Hierbei bedient man sich klassischer Weise des Moxakrautes, Artemisia vulgaris. Dieses wird in einer getrockneten, pulverisierten Form oder in Form von Zigarren, gepressten Kegeln und Kugeln geliefert. Die Substanz kann entweder direkt auf der Haut oder, jedoch vorteilhaft, mit Abstandshaltern von der Haut entfernt abgebrannt werden. Dieser Abstand wird z. B. durch Unterlegen von Scheiben oder durch Aufstecken auf die Akupunktur-Nadel realisiert. Ist das Brennmaterial appliziert, kann es anschließend entzündet werden. Letztgenannte Methode, die Methode der warmen Nadel, hat darüber hinaus den Vorteil, dass durch die Wärmeleitung der Stahlnadel der Hitzereiz in die Tiefe getragen wird. Die entsprechenden Vorsichtsmaßnahmen zur Verhütung von Verletzungen durch Glut oder Asche sowie die Auslösung von Bränden sind selbstverständlich zu treffen. Aus chinesisch medizinischer Sicht besteht vor allem dann eine Indikation zur Behandlung mit Moxa, wenn eine so genannte Kältesymptomatik vorliegt. Daneben werden der Moxibustion auffüllende *(bu)* Eigenschaften zugeschrieben. Bei Erkrankungen der Qualität Feuchtigkeit kommt die genannte kombinierte Behandlung aus Nadelung und Moxa in Betracht. Die Behandlung mit Moxibustion nimmt eine zentrale Rolle in der Traditionellen Chinesischen Medizin ein, die in dem chinesischen Doppelbegriff *zhenjiu* zum Ausdruck kommt, der die Akupunktur *(zhen)* und Moxibustion *(jiu)* zusammenfasst und für das gesamte therapeutische Gebiet nicht nur regelmäßig, sondern gegenüber seinen beiden Wortstämmen vorrangig gebraucht wird. Aufgrund des gemeinsamen Überbaus ist eine komplementäre und integrierte Nutzung häufig und gut möglich. Moxibustion wird teils lediglich als alternative Reizart im Rahmen der Akupunktur und nicht als eigenständige Therapie angesehen.

Im Rahmen der Akupunktur ist aber auch die Anwendung westlicher Thermotherapie z. B. durch sog. Heißluft, d. h. Infrarotlampen, zu erwägen. Es kommt zu einer Durchwärmung, Aktivierung und Entspannung, verbesserter Hautdurchblutung. Die Patienten empfinden dies häufig als wohltuend und angenehm – zumindest wenn es nicht um eine Behandlung während einer Sommerhitzewelle geht. Die Kombination dient somit zumindest der Optimierung der unspezifischen Behandlungseffekte. Es hat sich bewährt, die Infrarotlampe erst in Betrieb zu setzen, wenn die Akupunkturnadeln gesetzt worden sind, da sonst der Behandler einen heißen Kopf bekommen kann. Die meisten Therapielampen haben darüber hinaus eine Zeitschaltuhr, die es dann leicht erlaubt, das Ende der Stimulationszeit kenntlich zu machen.

Akupunktur und Chinesische Arzneitherapie

Akupunktur und Chinesische Arzneitherapie ergänzen einander und verfügen in wesentlichen Anteilen über einen gemeinsamen Überbau. Die Akupunkturwirkung findet ihre Stärken v. a. in der Behandlung der so genannten Außen-*biao*-Erkrankungen, die Chinesische Arzneitherapie ist v. a. für die Behandlung der Innen-Links-Erkrankungen angemessen.

Der gemeinsame Überbau der Akupunktur und der Chinesischen Arzneitherapie, sorgt dafür, dass sie in der Feinabstimmung der therapeutischen Zielsetzungen Vorteile gegenüber einer Kombination aus westlicher Pharmazie und Akupunktur haben. Demgemäß gibt es Bestrebungen, auch die besser verfügbare westliche Medizin einer qualifizierten Einordnung in die Kategorien der Traditionellen Chinesischen Medizin zu unterziehen. Diese sind allerdings noch nicht zu einem handhabbaren Erfolg gelangt.

Begrenzend wirkt, dass die diagnostische Basis für die Anwendung der Chinesischen Arzneitherapie oft höheren Aufwand erfordert, und sich im Gegensatz zu der Akupunktur nicht ohne weiteres auf Grundlage der orthopädischen Untersuchung in wesentlichen Zügen schon vorzeichnen lässt.

Akupunktur, Bewegungstherapie, Qigong und Taijiquan

Taijiquan und Qigong umfassen ein weites Spektrum chinesischer Übungen zur Beeinflussung von Atem, Geist und Körper im Sinne einer umfassenden Lebenspflege. Einige davon werden im Kontext der Prävention und Therapie auch im westlichen Setting eingesetzt.

Die Ausbildung von Ärzten fokussiert dabei in Deutschland auf einige wenige Formen, z. B. des Qigong *yangsheng*. Die breite Anwendung im Rahmen einer Therapie scheitert v. a. daran, dass die klassischen Übungen nicht leicht oder in kurzer Zeit zu erlernen sind. So bietet es sich an, das Übungsprogramm auf einzelne ergänzende Übungen zu reduzieren, die auch im Behandlungskontext durch den Akupunkturbehandler vermittelt werden können.

Andererseits erfahren Schüler auf den längeren Strecken des Weges der Übungen viel über ihren Körper: Dies ist sowohl dem Therapeuten nützlich – z. B. ist Körpergefühl und Koordination ein wesentliches Moment schonender manueller Therapie – als auch für Patienten hilfreich, die koordinative Defizite aufzuarbeiten haben. Die Ansätze weisen auch einen hohen Grad von Differenziertheit auf und können auf die Leistungsfähigkeit der Übenden gut angepasst werden.

Das Körpergefühl, die Eigenwahrnehmung und Selbsterfahrung zu schulen, eine Verbesserung der Kraft, Ausdauer zu erreichen und auch die Energie in den Bereichen der Emotion und der Seele zu verbessern sind häufig Ziele, die im Anschluss an die eher kurativ geprägte initiale Therapie als wesentliche Ziele ins Blickfeld rücken.

Insofern kann dann das Erlernen in Form von Kursen oder auch die Integration von Elementen des Taiji oder Qigong im präventiv ausgerichteten Angebot im Gesundheitssport einen Weg darstellen, Menschen mit den positiven Aspekten östlicher Gesundheitsübungen in Kontakt zu bringen.

So bleibt es derzeit in der Regel bei der Fortführung der Therapie in einer sequentiellen Abfolge: zunächst in der Akutphase Akupunktur, Manuelle Therapie und Neuraltherapie, in der subakuten Phase Akupunktur und Manuelle Therapie und Krankengymnastik, in der Phase der Rehabilitation Akupunktur und Bewegungstherapie und Training. Dabei kommt in den einzelnen Phasen dem Beitrag der Akupunktur jeweils ein unterschiedlicher Stellenwert zu.

Jürgen Bachmann, Dominik Irnich, Jürgen Mücher, Hans P. Ogal, Thomas Ots, Raymund Pothmann

KAPITEL

4 Komplementäre Therapieverfahren zur Akupunktur

Die nachfolgenden Kapitel bieten eine vertiefende Einführung in wesentliche Verfahren, die komplementär zur Akupunktur Anwendung finden und von Akupunkturärzten oft ergänzend eingesetzt werden. Dementsprechend stammen die Beiträge von verschiedenen Autoren, die ausgewiesene Akupunkturärzte und seit langem mit der ergänzenden Methode oder der Kombination mit der Akupunktur erfahren sind.

Eine orientierende Einschätzung des Stellenwertes im vorliegenden Gesamtkonzept gibt auch das vorige Kapitel.

4.1 Manuelle Medizin

Jürgen Bachmann

4.1.1 Tuina – Chinesische Manualtherapie

Grundlagen

Die Chinesische Manualtherapie hat sich zu einem eigenständigen medizinischen Therapiesystem entwickelt. Es gibt verschiedene Schulen und Familientraditionen der Manuellen Therapie. Die manuellen Grifftechniken in jeder einzelnen dieser Schulen und Traditionen sind zwar nicht gleich, aber grundsätzlich sind sie alle bestrebt, ohne Verletzung der körperlichen Integrität und in der Regel ohne Verwendung von Pharmaka in einfacher Weise auf natürliche, die körpereigene Regulation und Reflexe nutzende Art, einen Behandlungserfolg zu erreichen. Sie benutzen die Hände des Arztes oder Therapeuten, um mit verschiedenen Bewegungen Energie zu übertragen und mechanische Einwirkung zu erzeugen.

Definition

Die gebräuchlichsten chinesischen Begriffe für die Chinesische Manualtherapie sind Tuina und Anmo. Die Grundbedeutungen der bezeichneten Grifftechniken: *tui* steht für Schieben, *na* für Ziehen und Nehmen, *an* für Drücken, *mo* für Reiben. Die zusammengesetzten Worte Tuina und Anmo bezeichnen die Chinesische Manualtherapie. Die Bezeichnungen Tuina und Anmo werden regional unterschiedlich häufig eingesetzt.

Als spezifisch für die chinesische Tradition der in verschiedenen Kulturen nachweisbaren manuellen Therapieformen kann gelten, dass die Griffe auch auf besondere Punkte – als Akupunkturpunkte geläufig – im Körper des Menschen zielen, um auf die physiologischen und pathophysiologischen Prozesse einzuwirken. Hierin liegt die Nähe zu den Verfahren der Akupunktur. Auch die wesentlichen Theoreme der Chinesischen Medizin, beispielsweise die Lehre von den Leitbahnen, die Lehre von Qi und Blut, oder die Lehre der *zangfu* (Innere Organe) sind gemeinsamer Bestand ihres theoretischen Gebäudes.

Methodik

Die Chinesische Manualtherapie und die Akupunktur haben gemein, dass das methodische Prinzip der Therapie die Beeinflussung innerer Vorgänge des Körpers über äußere Strukturen der Haut und Weichteile darstellt. Die Methoden der Akupunktur und der Manualtherapie weisen neben dem eingangs genannten, phänomenologischen Unterschied wesentliche, innere Unterschiede der Beziehung zwischen Behandler und Behandeltem auf: größere Nähe, fehlendes vermittelndes Agens, konstante Präsenz (➤ Kap. 3.3.3, Manuelle Therapie am Akupunkturpunkt).

Anwendungsbereiche

Die Chinesische Manualtherapie umfasst wie jede Manuelle Therapie ein breites Anwendungsspektrum, das sich anhand einer Liste der häufigsten verschiedenen Formen ermessen lässt.

- Gesunderhaltungsmassage *(bao jian an mo):* Eine der ältesten Arten der Massage, welche die Lebenskräfte stärken und den Körper aufbauen soll *(yang sheng jian shen).* Sie benutzt Bewegungsübungen *(dao yin),* Akupunkturpunkte *(xue wei)* als Treffpunkte leichter Schläge, Massage (Tuina), gezieltes Aus- und Einatmen sowie Eigenmassage im Kopf-, Thorax-, Bauch- und Lendenbereich.

- Massage der inneren Organe *(zang fu an mo):* Diese Massage bezieht sich vor allem auf chronische und innere Erkrankungen.
- Leitbahnmassage *(jing luo an mo):* Die Basis dieser Massage ist das Theorem von den Leitbahnen und Netzgefäßen. Hierbei wird die Nadel der Akupunktur ersetzt durch den Finger des Therapeuten, der an bestimmten Akupunkturpunkten die Manipulation durchführt. Diese grundlegenden Einzeltechniken sind mit den Konzepten der Akupunktur verwandt und bieten sich daher in besonderer Weise für eine kombinierte Therapie an.
  - *An*: Drücken an einem Punkt mit größerer Kraft
  - *Dian*: Drücken mit einem Finger an Akupunkturpunkten
  - *Qia*: Drücken zwischen zwei Fingern oder mit einer Fingerspitze
  - *Rou*: kreiselndes Streichen
- Qigong-Massage *(qi gong an mo):* Hier werden Anmo, daoyin und Qigong als komplexes System zusammengefasst, in dem die somatischen Wirkungen auf den Patienten auch auf psychischem Weg ereicht werden sollen.
- Traumatologisches Tuina *(zhenggu):* Dies umfasst die manuelle Reposition verletzter Gewebe, Zhenggu, der Weichteile und Knochen, die in der traumatologischen und unfallchirurgischen Behandlung als ein eigenes System der Traditionellen Chinesischen Orthopädie mit verschiedenen Manipulationen entwickelt worden ist.
- Kinder-Tuina, Kinder-Anmo: Diese Form bezieht sich auf die Pädiatrie als eine eigene Fachrichtung innerhalb der Chinesischen Medizin, in der wiederum die Tuina eine besondere methodische Spezialität darstellt. Es werden vorrangig Griffe im Bereich der Hand und des Rückens angewandt, die bei kleinen Kindern einen besonders guten Effekt zeigen.
- Sportmassage *(yun dong an mo):* Diese Massageform steht in der Tradition des chinesischen Kampfsports. Sie wird vor und nach sportlicher Betätigung oder zur Behandlung von Sportverletzungen angewandt.
- Entspannungsmassage *(fang song an mo):* In früherer Zeit wurde diese zur Behandlung privilegierter Patienten aber auch in der Welt des Kampfsports durchgeführt. So wurde zum Beispiel die Grifftechnik *na yun fang shui,* eine leichte Massage im Bereich beider unterer Karotiden, angewandt mit dem Ziel, das Einschlafen zu fördern und zu einer generalisierten Entspannung zu gelangen.

Behandlungsprinzipien

Theoreme der Traditionellen Chinesischen Medizin (➤ Kap. 1.1)

Auch die Tuina beruht auf den in ➤ Kap. 1 dargestellten Theoremen der Traditionellen Chinesischen Medizin. Aus den verschiedenen Theoremen ergeben sich besondere Behandlungsprinzipien und Leitsätze:

- Leitbahnen *(jingluo):*

Theorem: Der Körper ist von Leitbahnen durchzogen, die das Qi zirkulieren lassen. Dieses muss frei fließen können, damit die physiologischen Funktionen erhalten werden. Kommt es hingegen zu Stauungen dieses Flusses, treten Störungen der Funktionen, insbesondere Schmerzen auf. Durch Verletzungen kann der freie Fluss des Qi behindert werden, aber auch durch Narbenbildungen im Verlauf der Leitbahnen.

Behandlungsprinzipien und therapeutische Leitsätze:

- *Bu tong ze tong* nicht durchgängig bewirkt Schmerz
- *Tong ze bu tong* Durchgängigkeit bewirkt Nicht-Schmerz

- Qi und Blut *(qixue):*

Theorem: Alle physiologischen Funktionen beruhen auf dem Vorhandensein und der Versorgung mit Qi und *xue*. Qi steht für Atem, Dampf, Funktion, Lebenskraft, Vitalenergie, Übersetzungen mit zunehmender westlicher Kulturbindung. *Xue* ist in der Grundbedeutung Blut und repräsentiert den strukturellen, materialen Aspekt des Paares Qi-*xue*, wobei Qi den funktionalen repräsentiert. Dies entspricht der dialektischen Naturphilosophie unter den Begriffen Yin und Yang. Der Fluss der Struktur Blut *(xue)* ist gebunden an eine ausreichende Funktion des Qi; kommt es zur Verletzung und zum Austreten von Blut *(xue)* und zur Stase, treten mehrere Stadien der Konkretisierung ein:

- *Zhong* Schwellung
- *Yu* Einblutung
- *Ji* Verhärtung
- *Jie* Knötchen

Therapeutische Leitsätze:

- *Tiaohe qixue* Qi und Blut anpassen
- *Xiaoji pojie* Verhärtung vertreiben, Knötchen zerstören
- *Huoxue huayu* Blut bewegen, Einblutung wandeln

- Tendinomuskuläre Leitbahnen (jinluo):

Theorem: Der Körper ist auch in der Ebene der Sehnen und Muskeln von Leitbahnen durchzogen. Diese decken sich mit der subjektiv erfahrenen Schmerzausstrahlung entlang von Muskelketten und Verläufen, sowie therapeutisch den tastbaren Strukturen des Muskel- und Sehnengewebes *(jin)*.

Therapeutische Leitsätze:

- *Shusong jingluo* Leitbahn lockern
- *Jiechu nianlian* Verklebung lösen
- *Songcouli* Gewebestruktur lockern

- Sechs pathogene Faktoren (liu xie):

Theorem: Krankheiten entstehen durch das Eindringen pathogener, vor allem klimatischer Faktoren, wie Kälte, Hitze, Nässe oder auch Wind. Diesem Eindringen steht der Widerstand der orthostatischen körpereigenen Abwehr gegenüber. Kommt es zu einer übermäßigen Exposition oder einer Schwächung der Abwehr und dringen solche schrägen *(xie)* Faktoren in den Körper ein, kommt es zu Störungen der Abläufe, z. B. auch des Flusses von Qi und Blut. Das Modell der pathogenen Faktoren kann sich auf das Modell der Leitbahnen beziehen und es ergänzen, aber auch unter Bezug auf die verschiedenen Schichten des Körpers formuliert werden.

Therapeutische Leitsätze:

- *Wenjing sanhan* Leitbahn wärmen, Kälte zerstreuen
- *Qufeng sanhan* Wind vertreiben, Kälte zerstreuen

Wirkrichtungen am Bewegungssystem

Die Handgriffe von Anmo und Tuina sollen je nach lokalem Angriffspunkt unter Beachtung der Ernährungsenergie, Abwehrenergie zur Herstellung eines guten Flusses des Qi und des Blutes angewandt werden. Sie umfasst verschiedene grundsätzliche Wirkrichtungen, um die zugrundeliegende Pathologie und somit den Schmerz anzugehen.

Die fünf wichtigsten zugrundeliegenden konzeptionellen Formulierungen der Chinesischen Medizin, ihre Rohübersetzung und einige klinische Beispiele mögen dies erläutern.

- *Shujinhuoluojiechuluantong* (Muskeln entspannen, Leitbahnen aktivieren, Krampf und Schmerz lösen): z. B. die harten, krampfartig verspannten Muskelstränge im Bereich der Extensoren beim Tennisellbogen. Hier zielt die Behandlung nicht nur auf die Lockerung, sondern auf die Wiederanordnung der „durcheinander" verlaufenden Sehnenstränge, um damit den Schmerz zu vertreiben und die Leitbahnen durchgängig zu machen.
- *Huoxuehuayuxiaozhongzhitong* (Blut bewegen und Stase wandeln, Schwellung mindern, Schmerz stillen): z. B. eine posttraumatische Schwellung im Bereich des Sprunggelenks beim Fußballspieler. Ziel der Massagebehandlung ist, durch Ausstreichen, vorsichtige Bewegung, die Zirkulation und damit den Abtransport der Schwellung zu befördern, die Blut-Stase (xueyu) aufzulösen, die Durchblutung zu steigern und somit den Schmerz zu bekämpfen.
- *Lishunjinluozhengfucuofeng* (Muskel und Sehnenverläufe ordnen, Dislokation reponieren). Die Sehnen und Leitbahnen zu ordnen bedeutet in diesem Fall ein Wiederanordnen von „falschen Nähten", also nach traditioneller Vorstellung subluxierten oder zumindest in ihrer Stellung beeinträchtigten Nahtlinien, sprich Gelenken.
- *Shuntongjingluoxuantongqixue* (Leitbahnen und Netzgefäße durchgängig machen, den Fluss des Qi und Blut anregen): Dies geht von der pathogenetischen Vorstellung aus, dass Qi und Blut sich entlang größerer Areale nicht ungehindert fortbewegen können, so dass es darauf ankommt, auf größeren Flächen die Durchgängigkeit von Leitbahnen und Netzgefäßen wiederherzustellen, um den ungehinderten Fluss von Qi und Blut sicherzustellen.
- *Wenjingsanhanqufengdingtong* (Leitbahnen erwärmen, Kälte zerstreuen, Wind vertreiben, Schmerz festsetzen): z. B. Krankheitsbilder mit Abneigung gegenüber den entsprechenden pathogenetischen Faktoren. Dies bezieht sich vor

allem auf die pathogenetischen Faktoren der Kälte, des Windes, die durch Wärmen der Leitbahnen, Vertreiben der Kälte und Austreiben des Windes als Behandlungsprinzip angegangen werden.

Wirkrichtungen auf *zangfu*

Die Manualtherapie steht hier unter der Prämisse: „Tausend (alle) Dinge bewegen sich immer im Rahmen der fünf Wandlungsphasen, die Therapie von Krankheiten bewegt sich immer im Rahmen der fünf Organe *(wanwubuliwuxing, zhibingbuliwuzang)*". Die genannten Verfahren gründen in ihrer Erklärung und Indikation auf die Theorie der *zangfu* und die daraus folgende Differenzialdiagnose *(bianzheng)* (➤ Kap. 3.2.3).

Beispiele für Konzepte des *zangfu-anmo*:

- *shuganliqi* die Leber dämpfen, das Qi ordnen
- *qingfeikuanxiong* die Lunge erleichtern und den Thorax weiten
- *qingweijianpi* den Magen erleichtern, die Milz aufbauen
- *qiangxinhuoxue* das Herz stärken, das Blut bewegen
- *anshendingzhi* die Seele beruhigen, den Geist festigen

Wirkrichtungen auf Leitbahnen

Neben dem Konzept der punktuell besonderen Reizwirkung kommt auch das der Leitbahnen und ihrem Verlauf an Körperstamm und Extremitäten zum Tragen, wobei analog der Stichrichtung der Akupunkturnadel die Strichrichtung der therapierenden Hand über ableitende und stimulierende Wirkrichtung der Manuellen Therapie entscheidet.

- *xunjingluo* Fortbewegen der massierenden Hand entlang von Leitbahnen
- *xunzebu* Strich entlang der Leitbahnen als stimulierende Methode
- *nizexie* Strich gegen den Leitbahnverlauf als ableitende Methode

Einfache Grifftechniken

Je nach Schule werden einige Dutzend Grundtechniken unterschieden. Zu den wichtigsten Grundtechniken zählen:

- *an* Drücken
- *mo* Reiben
- *cuo* Gegenläufig Reiben
- *rou* Kreiseln
- *na* Greifen
- *dianxue* Drücken am Akupunkturpunkt
- *tui* Schieben
- *gun* Rollen
- *san* Verteilen
- *yao* Drehen
- *dou* Schütteln
- *qia* Tiefdrücken
- *ban* Manipulieren

An (Drücken)

Ausführung: an einer Stelle drücken, wobei die Palma, der Finger oder der Ellbogen benutzt werden können. Eine Bewegung findet nicht statt (➤ Abb. 4.1, ➤ Abb. 4.2 und ➤ Abb. 4.3).

Funktion:

- *tongjing huoxue* Leitbahn durchgängig machen, Blut bewegen
- *sanfeng zhitong* Wind zerstreuen, Schmerz stoppen

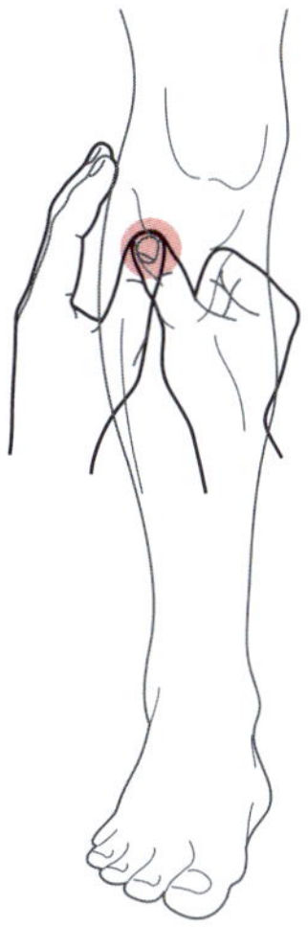

Abb. 4.1 *An* – Drücken mit dem Finger (aus Han Chaling, 2005)

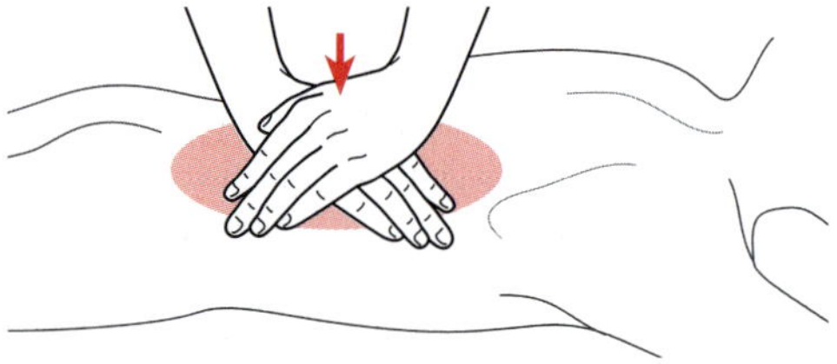

Abb. 4.2 *An* – Drücken mit der Palma (aus Han Chaling, 2005)

Mo (Reiben)
Ausführung: Auflegen der Hände in einer Region und reiben, oberflächlich oder tief, leichte kreisende Bewegungen oder in einer Richtung zielend. Stets Anpassung von Druck, Geschwindigkeit und Dauer an die Konstitution, die Kondition des Patienten und den Ablauf der Behandlung, häufig als einleitende oder verabschiedende Griffform. Die Entwicklung eines Wärmegefühls auf der Haut oder in den tieferen Gewebsschichten ist erwünscht. Verschiedene Varianten und weitere Grundgriffe sind hieraus entwickelt worden (➤ Abb. 4.4).

Funktion:

- *shengresanhan* Wärme erzeugen, Kälte zerstreuen
- *jiechujingluan* Krampf lösen
- *xiaojizhitong* die Spitze wegnehmen, Schmerz stoppen

Cuo (gegenläufig Reiben)
Ausführung: Auflegen der Hände um eine Extremität mit gegenläufigem Reiben (➤ Abb. 4.5).

Funktion:

- *shusong jingluo* Leitbahn lockern
- *tiaohe qixue* Qi und Blut anpassen

Rou (Kreiseln)
Ausführung: Auflegen der Hände oder Finger oberflächlich konstante Position; kreisende Bewegungen in der Tiefe unter Anpassung von Druck, Geschwindigkeit und Dauer; häufigster Griff (➤ Abb. 4.6 und ➤ Abb. 4.7).

Funktion:

- *wenjingsanhan* Leitbahn wärmen, Kälte zerstreuen
- *huoxuehuayu* Blut bewegen, Stase wandeln
- *xiaozhongzhitong* Schwellung mindern, Schmerz stoppen

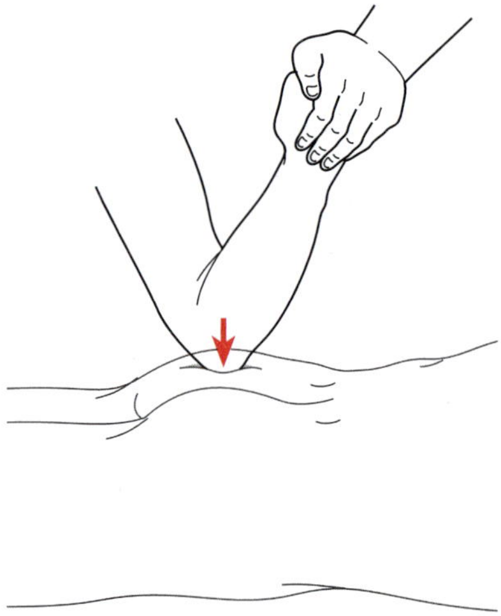

Abb. 4.3 *An* – Drücken mit dem Ellbogen (aus Han Chaling, 2005)

Na (Greifen)
Ausführung: Greifen zwischen Daumen und den übrigen Fingern, Anheben und Pressen, Anpassung von Druck und Dauer (➤ Abb. 4.8).

Funktion:

- *tongjinghuolu* Leitbahn durchgängig machen, Kollateralen bewegen
- *jiejingzhitong* Krampf lösen, Schmerz stoppen
- *sanhanqutong* Kälte verteilen, Schmerz vertreiben

Dianxue (Drücken am Akupunkturpunkt)
Ausführung: Pressen von Akupunkturpunkten mit der Fingerspitze, der Spitze des Ellbogens o. Ä., als eine lokal eingegrenzte und angepasste Stimulationsform, in Ersatz der Nadelstimulation (➤ Abb. 4.9).

Funktion:

- *tongjingluo* Leitbahn und Kollateralen durchgängig machen
- *xiaojipojie* die Spitze wegnehmen, Knötchen zerstören
- *xaozhongzhitong* die Schwellung verkleinern, Schmerz stoppen

Tui (Schieben)
Ausführung: Schieben des Gewebes in einer Richtung, gerade, quer oder schräg zum Verlauf der Extremität oder der Muskelstränge am Rücken unter Verwendung des Fingers, des Daumen, des Thenars

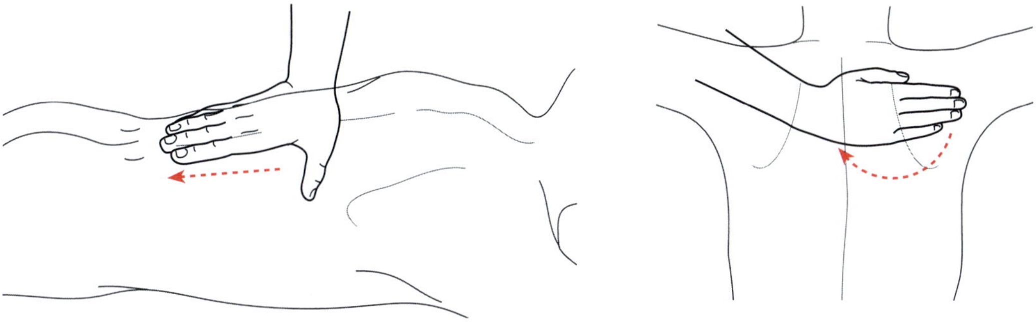

Abb. 4.4 *Mo* – Reiben (aus Han Chaling, 2005)

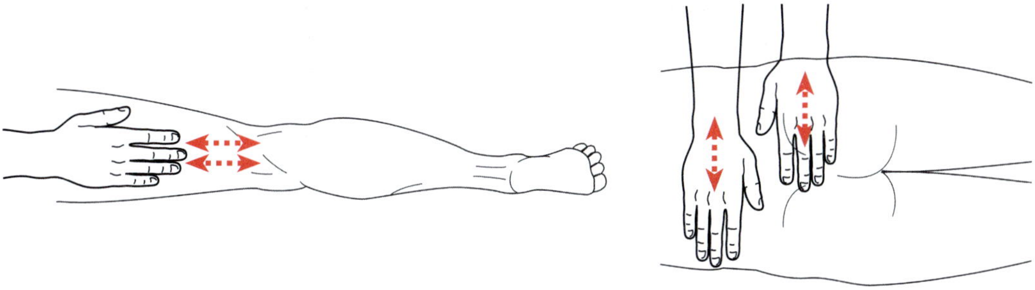

Abb. 4.5 *Cuo* – Gegenläufiges Reiben (aus Han Chaling 2005)

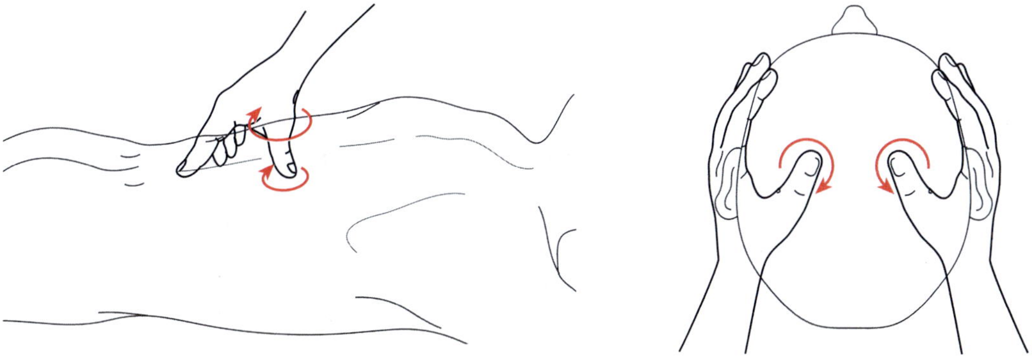

Abb. 4.6 *Rou* – Kreiseln mit dem Finger (aus Han Chaling, 2005)

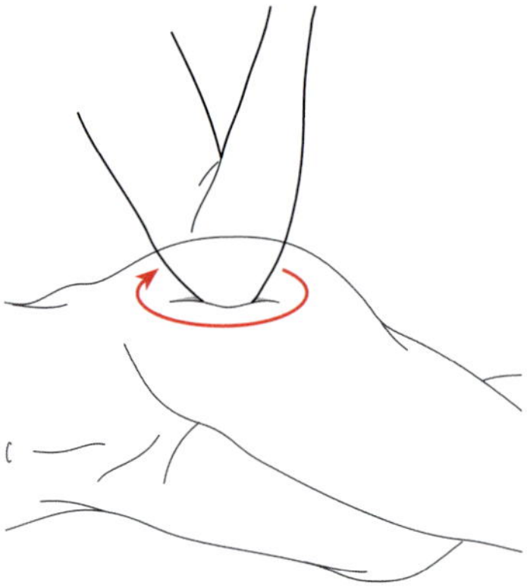

Abb. 4.7 *Rou* – Kreiseln mit dem Ellbogen (aus Han Chaling, 2005)

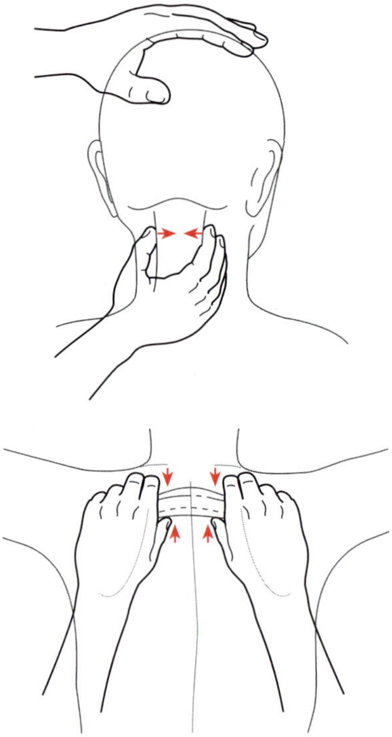

Abb. 4.8 *Na* – Greifen (aus Han Chaling, 2005)

oder der Palma; v. a. im Bereich des Dorsum häufig eingesetzt (➤ Abb. 4.10).

Funktion:

- *tongjinghuoluo* Leitbahn durchgängig machen, Kollateralen bewegen
- *huoxuejiejing* Blut bewegen, Krampf lösen

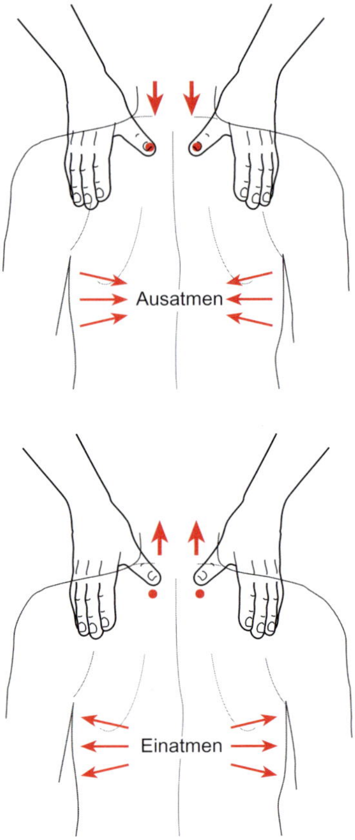

Abb. 4.9 *Dianxue* – Drücken am Akupunkturpunkt (aus Han Chaling, 2005)

Gun (Rollen)

Ausführung: Auflegen der Handrückfläche auf eine Region und Rollen über den ulnaren Anteil mit einer Supinationsbewegung, beim Zurückholen der Hand mit Pronation (➤ Abb. 4.11).

Funktion:

- *tongjinghuoluo* Leitbahn durchgängig machen, Kollateralen bewegen
- *xingqihuoxue* Qi befördern, Blut bewegen
- *huanjietengtong* Schmerz auflösen
- *tongliguanjie* Gelenke gängig machen

San (Verteilen)

Ausführung: Die Handwurzel auflegen und mit einer schnellen ulnoradialen Bewegung der Hände über eine Region fortbewegen (➤ Abb. 4.12).

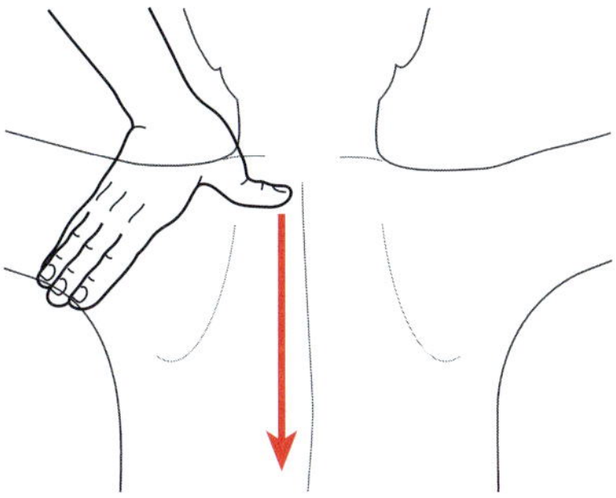

Abb. 4.10 *Tui* – Schieben (aus Han Chaling, 2005)

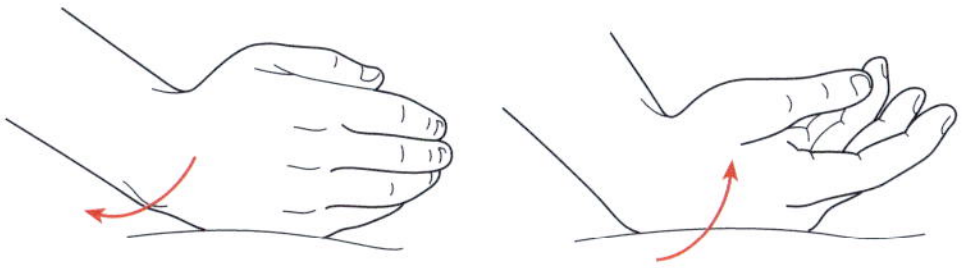

Abb. 4.11 *Gun* – Rollen (aus Han Chaling, 2005)

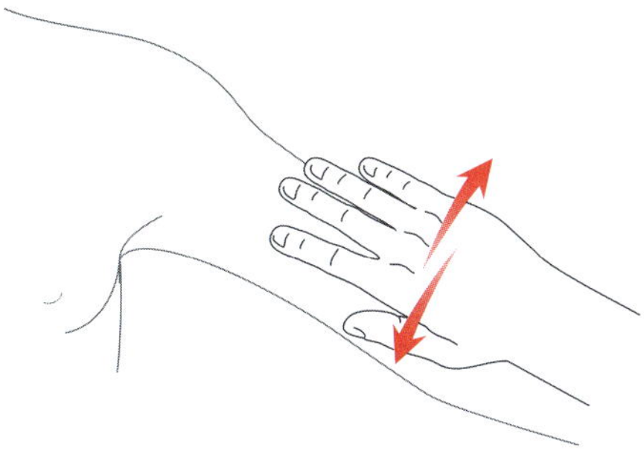

Abb. 4.12 *San* – Verteilen

Funktion:

- *shujinhuoxue* Sehnen ordnen, Blut bewegen
- *sanyuxiaozhong* Stase verteilen, Schwellung verkleinern
- *jiejingzhitong* Krampf lösen, Schmerz stoppen

Yao (Drehen)
Ausführung: Drehen einer Extremität um die Achse des zu behandelnden Gelenkes, z. B. der Schulter, wobei die Bewegung passiv erfolgt; die behandelten Gelenke umfassen Handgelenk, Schulter, Hüfte, Knie und Sprunggelenk (➤ Abb. 4.13).

Funktion:

- *shujinhuoxue* Sehnen ordnen, Blut bewegen
- *jiechunianlian* Verklebungen lösen
- *hualiguanjie* Gelenke mobilisieren

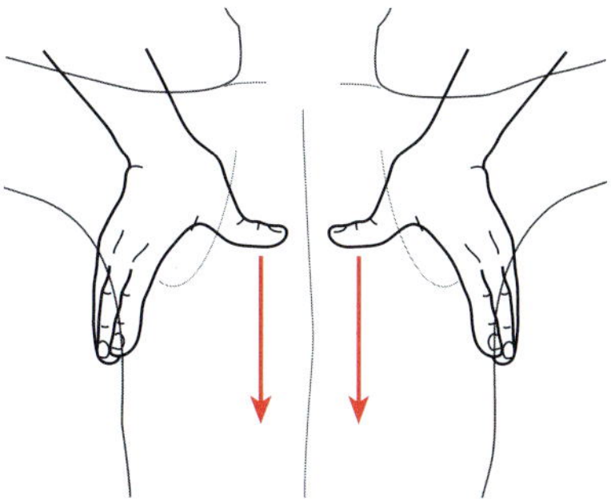

Dou (Schütteln)
Ausführung: Umfassen des körperfernen Endes einer Extremität mit beiden Händen und schüttelnde Bewegung der Extremität mit Anpassung der Geschwindigkeit, so dass sich die Bewegung nach zentral sich fortleitet (➤ Abb. 4.14).

Funktion:

- *shutongjingluo* Leitbahnen und Kollateralen ordnen und durchgängig machen
- *hualiguanjie* Gelenke mobilisieren

Qia (Tiefdrücken)
Ausführung: Tiefes Drücken des Daumen- oder Zeigefingernagels in einer Region, ggf. mit Ausstreichen, tief, in eine Richtung zielend (➤ Abb. 4.15).

Funktion:

- *kaiqiaoxingshen* Körperlöcher öffnen, Geist klären
- *tongjinghuoxue* Leitbahn durchgängig machen, Blut bewegen
- *xiaozhongquyu* Schwellung verkleinern, Stase vertreiben
- *sanfengquhan* Wind verteilen, Kälte vertreiben

Ban (Manipulieren)
Ausführung: Gelenkmobilisation mit schnellem Impuls über das Ende des physiologischen Bewegungsraumes hinaus, analog der chirotherapeutischen Manipulation (➤ Abb. 4.16).

Funktion:

- *fuweicuowei* Fehlstellung reponieren

Komplexe Techniken

Beispielhaft seien nachfolgend Sequenzen der Behandlung an der Halswirbelsäule und in der Knieregion beschrieben.

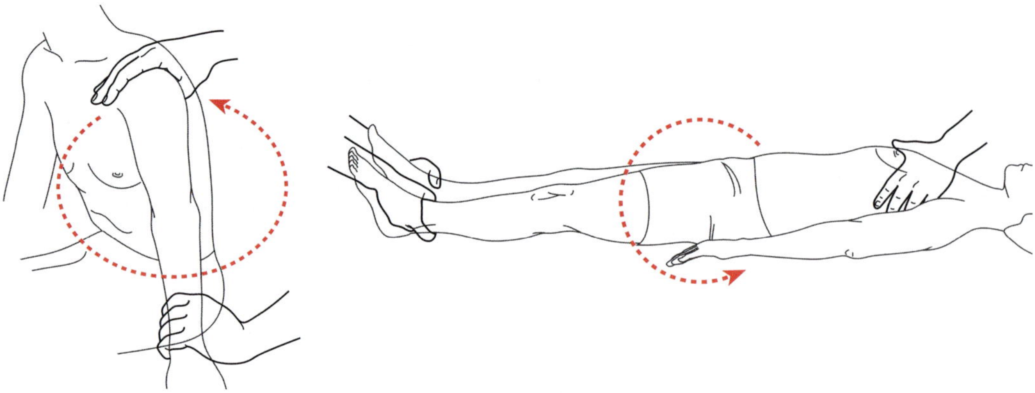

Abb. 4.13 *Yao* – Drehen (aus Han Chaling, 2005)

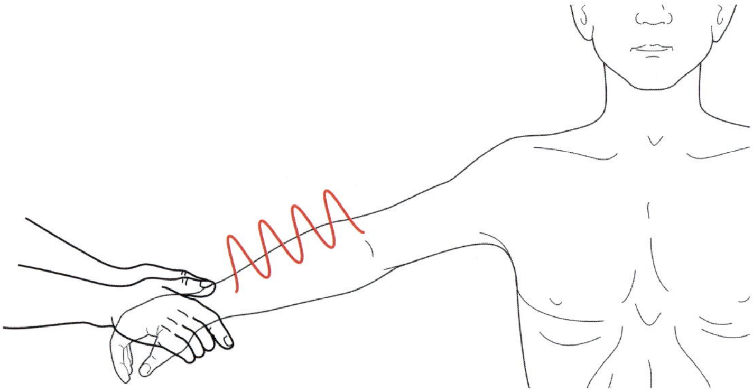

Abb. 4.14 *Dou* – Schütteln (aus Han Chaling, 2005)

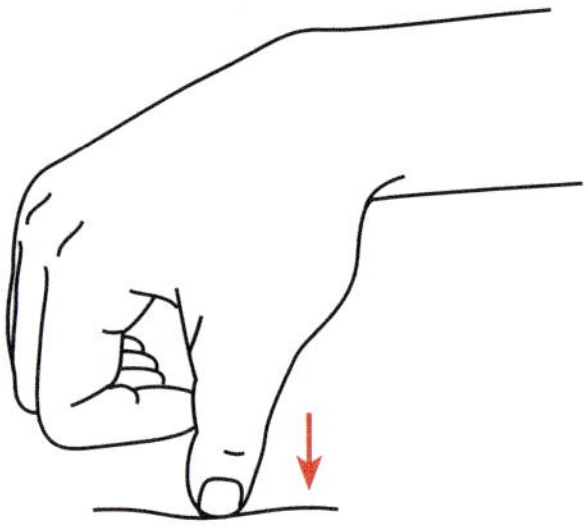

Abb. 4.15 *Qia* – Kreiseln mit dem Finger (aus Han Chaling, 2005)

Halswirbelsäule

Der erste von drei Behandlungsabschnitten umfasst die Griffe *rou* und *na*, dann folgt *duan* und schließlich *qian*.

Rou: In oben genannter Weise mit beiden Fingern an der paravertebralen Muskulatur unter Unterstützung des Kopfes, damit der Patient die Kopfhaltemuskulatur nicht aktiv anspannt. Bei beidseitigem Umfassen spricht man von *na*.

In einem zweiten Schritt Unterstützen des Kopfes mit beiden Ringfingern jeweils unter der Mandibel und dem Daumen im Occipitalbereich, abschließend auf der Schulter des Patienten und Traktion nach kranial mit gleichzeitiger Akupressurstimulation von *fengchi* (Gb 20). Unter leichter Vor- und Rückneigung des Kopfes entsteht ein zusätzlicher Lockerungseffekt. Entsprechend schließt sich die Seitneigung in leichter Rotation an. Die Bewegungsausschläge überschreiten nicht 10°.

Die dritte Bewegung besteht ebenfalls in Traktion über die Mandibel, wobei hier jedoch der Kopf in die

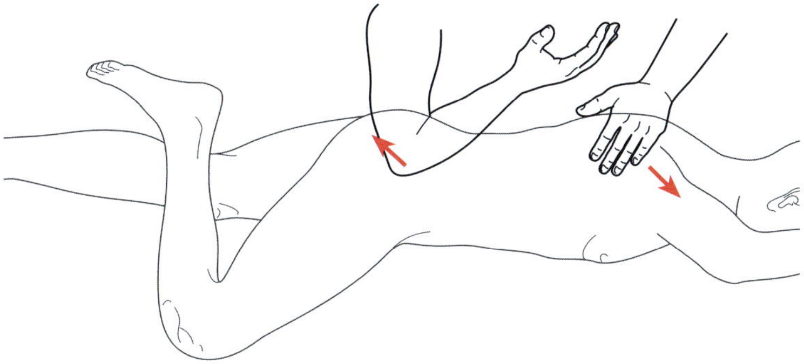

Abb. 4.16 *Ban* – Manipulieren (aus Han Chaling, 2005)

Ellenbeuge des Therapeuten eingelegt wird und gleichzeitig auf der Dorsalseite wiederum an *fengchi* (Gb 20), Zeigefinger und Daumen im Sinne von *na* bzw. *duan* eine Akupunkturpunktstimulation und -traktion gleichzeitig ausführen. Auch diese lässt sich mit Seitneigungs- und insbesondere Rotationsbewegungen kombinieren, Letztere auch mit Übergang zu einer Rotationsmanipulation.

Knieregion (*xiguanjiesanyaoliangqufa*)

Das Behandlungsschema nennt sich „Die drei Drehungen und zwei Beugungen des Kniegelenks". Bei retropatellarer Symptomatik wird zuvor eine vorbereitende Grifftechnik eingesetzt *(gua)*: Tiefe Friktion der parapatellaren Kapselstrukturen. Nach den vorbereitenden entspannenden Verfahren folgen die einzelnen Drehbewegungen *(yao)* und Beugebewegungen *(qu)*:

Erstes *yao*: Unter 90°-Hüftbeugung, Kniebeugung und *rou* im Bereich der parapatellaren Strukturen Drehen des Unterschenkels in kegelförmiger Richtung und Gegenrichtung.

Erstes *qu*: Unter etwas verminderter Beugung und Gegenhalt mit dem körpernahen Arm unter dem Kniegelenk zunächst leichte Traktion zur Entspannung der Strukturen und dann Heranführen unter verstärkter Beugung, wobei der körpernahe Arm des Therapeuten als Hypomochlion in der Poplitea wirkt.

Zweites *yao*: Bei gestrecktem Bein in leichter Hüftbeugung und Abspreizung leichte Traktion über das Sprunggelenk, das zwischen dem Bein des Therapeuten eingeklemmt ist. Nach Vortraktion dann kreisförmige Bewegung des Kniegelenkes unter leichter Anbeugung und simultanem Drücken *(an)* bzw. Drücken am Akupunkturpunkt *(dian)* im Bereich der Knieaugen bzw. den Triggerpunkten in den parapatellaren Strukturen.

Zweites *qu*: Das betroffene Sprunggelenk wird auf das gegenseitige Kniegelenk unter 90°-Kniebeugung und Außenrotation der Hüfte gelegt, im Sinne des Viererzeichens. Gleichzeitig wird der mediale Kniegelenkspalt bzw. die medialen Strukturen durch *rou* der Therapeutenhand therapiert.

Drittes *yao*: In nunmehr sitzender Position bei herabhängenden Knien in 90°-Kniebeugung und 90°-Hüftbeugung wird unter Traktion nach kaudal eine kreisförmige Bewegung des Unterschenkels unter Griff auf Fußrücken und hinter die Achillessehne geführt.

Abschluss der Behandlung mit großflächigen schnellen Bewegungen zur Entspannung *(sanpaida)*.

Indikationen

Bewegungssystem

Das Indikationsspektrum der Chinesischen Manualtherapie am Bewegungssystem ist sehr breit. Im Vordergrund stehen dabei Funktionsstörungen und Schmerzen, sowohl auf der Ebene von Gelenken und Stützgeweben als auch der muskulären und nervalen Steuerung. Strukturläsionen sind keine Indikation per se. Die mit Verletzungen, Verletzungsfolgen oder Degeneration verbundenen Funktionsstörungen lassen sich aber über die Tuina ebenfalls beeinflussen.

Indikation:
- Distorsionen und Prellungen an den vier Extremitäten und in verschiedenen Abschnitten der Wirbelsäule
- Jede „Subluxation“, nach westlicher Diktion funktionelle Blockierung, der kleinen Wirbelgelenke
- Folgesymptome nach Verletzungen und Operationen wie Bewegungseinschränkungen der Extremitäten, Atrophie, Adhäsionen
- Chronische Schmerzsymptome im Bereich von Schulter, Ellbogen, Wirbelsäule und Knie, die als chronische Verletzungen *(laosunxingbing)* bezeichnet werden
- Mit Funktionseinschränkungen verbundene degenerative Veränderungen an den vier Extremitäten

Innere Medizin und Gynäkologie

Unter der Prämisse einer Einwirkung auf den Fluss von Qi und Blut können Handgrifftechniken auch im Kontext der Inneren Medizin und Gynäkologie sinnvoll sein. Hier gelangen manuelle Stimulationen an Akupunkturpunkten mit besonderer Wirkung auf den betroffenen Funktionskreis, auf der entsprechenden Leitbahn und auch die *mu*-Punkte und *shu*-Punkte des Funktionskreises zur Anwendung. Symptomatische Punkte treten nach den üblichen Regeln der Akupunktur hinzu. Daneben können auch manuelle Techniken im Bereich des Oberen, Unteren oder Mittleren Erwärmers, also regionale Behandlungen am Rumpf eingesetzt werden.

Indikation:
- Erkältungskrankheiten
- Kopfschmerzen
- Schwindel
- Störungen im Bereich der Sinnesorgane und des Kopfes, wie z. B. Tinnitus, Ohrenschmerzen, Kurzsichtigkeit, Augentränen, Rachenschmerzen, Stimmbildungsstörungen, Nasenbluten
- Krampfleiden
- Thoraxschmerzen
- Bauchschmerzen
- Schlaganfallfolgen
- Hypertonie
- Gastrointestinale Störungen, wie z. B. Erbrechen, Durchfall, Verstopfung

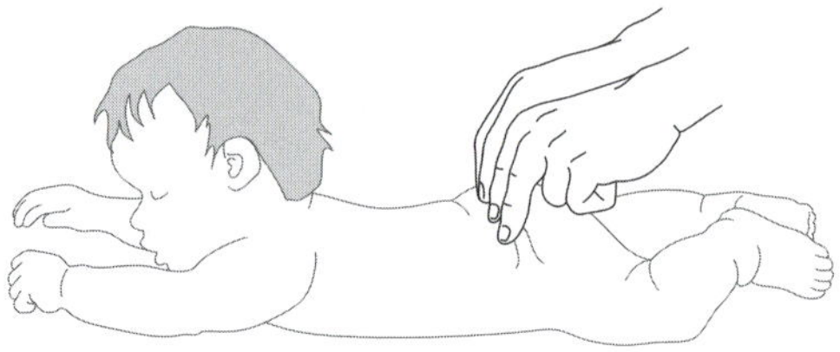

Abb. 4.17 Kinder-Tuina

- Urologische Störungen
- Störungen der Menstruation
- Störungen im Kontext von Schwangerschaft und Geburt

Kinderheilkunde

Die Kinderheilkunde ist in der Entwicklung der Traditionellen Chinesischen Medizin zu einem frühen Zeitpunkt ein eigenes Fachgebiet geworden. Aufgrund der noch nicht abgeschlossenen Reifung und Entwicklung ergeben sich auch für die Anwendung der Tuina Besonderheiten, es gelten z. B. besondere Körperregionen als Behandlungsbereiche, da auch die Leitbahnen und Akupunkturpunkte noch nicht ausgereift sind. Die Stimulationsstärke ist, angepasst an die Konstitution der kleinen Patienten, in der Regel nur gering zu bemessen, abgesehen von den Bereichen der Palma und der Fußsohle. Das Krankheitsspektrum erfasst vornehmlich unkomplizierte Funktionsstörungen, häufig auf dem Boden einer Außen-Erkrankung mit Fülle *(shi)* durch Eindringen pathogener Faktoren. (➤ Abb. 4.17)

Indikation:
- Fieber
- Husten
- Erbrechen
- Bauchschmerzen
- Verdauungsstörungen
- Obstipation
- Krampfleiden
- Enuresis
- Schlafstörungen
- Muskulärer Schiefhals
- Fußdeformitäten
- Zahnungsbeschwerden

Kontraindikationen

Die Kontraindikationen der Chinesischen Manualtherapie werden folgendermaßen angegeben:

- Bei Knochenbrüchen im frühen Stadium
- Bei eingeschränkter Gerinnungsfunktion und Blutungen
- Bei geröteten Schwellungen, also akuten Entzündungen, und auch Schwellungen unklarer Genese
- Bei Hauterkrankungen, die mit Hautverletzungen oder Defekten, Eiterbildung oder ansteckenden Hautkrankheiten einhergehen
- Bei malignen Tumoren, Osteomyelitis, Osteotuberkulose oder schweren Skelettsystemerkrankungen wie bei schwerer Osteoporose
- Bei Einschränkungen der Herz-Kreislauf-Funktion
- Bei psychiatrischen Erkrankungen
- Bei Schwangeren mit bekannter Neigung zum Spontanabort
- Bei ausgeprägten Schwächezuständen

Nebenwirkungen

- Müdigkeit
- Wärmegefühl
- Muskelkater
- Symptomverstärkung
- Vegetative Reaktionen: Veränderung der Miktion, Veränderung des Stuhlgangs, Veränderung der Menstruation
- Hautreizung

Praktische Aspekte

Professionelle Voraussetzungen

Aus professioneller Sicht ist zu erwähnen, dass die therapeutischen Techniken der Akupunktur wie der Tuina so umfassende Inhalte haben, dass im chinesischen Kontext hieraus eigene, paramedizinische Professionen mit einer Ausbildungsdauer von in der Regel drei Jahren entstanden sind – Akupunkteure und Manualtherapeuten. Ähnlich der Situation in westlichen Ländern erlaubt diese methodisch definierte Professionalisierung die Delegation einzelner therapeutischer Leistungen eines umfassenden Therapieplanes, z. B. durch einen Traditionellen Chinesischen Orthopäden an entsprechend qualifizierte Mitarbeiter, Akupunkteure oder Tuina-Therapeuten.

Medizinische Voraussetzungen

Gerade für die Anwendung der Tuina als komplementäres Verfahren im Kontext moderner Medizin muss eine schulmedizinische diagnostische Abklärung erfolgt sein. Diese dient einerseits dazu, zu einer Diagnose zu gelangen und vorrangig notwendige diagnostische und therapeutische Schritte der modernen Medizin rechtzeitig zu erkennen und nicht einer zeitlichen Verzögerung auszusetzen. Andererseits sind die Wesentlichen der o. g. Kontraindikationen auszuschließen. Auch wenn die so genannte schulmedizinische Diagnose keine, über funktionelle Störungen hinausgehende Erkenntnisse liefert, beruht die Indikation und vor allem die Festlegung der Behandlungsprinzipien dann auf einer vertieften Diagnostik auf dem Gebiet der Traditionellen Chinesischen Medizin.

Räumliche Voraussetzungen

Als räumliche Voraussetzungen für die Behandlung mit Tuina müssen gegeben sein:

- Wohltemperierte Umgebung, da im hiesigen Kontext auch Behandlung am teilentkleideten Patienten üblich ist
- Ruhige Behandlungsatmosphäre, da auch längere Behandlungssequenzen entspannt absolviert werden
- Ausreichend großer Raum, um dem Therapeuten von allen Seiten den Zugang zur Behandlungsliege zu ermöglichen
- Eine Behandlung im Sitzen sollte möglich sein
- Die Behandlungsliege in der Höhe verstellbar
- Die Behandlungsliege muss mit Nasenloch versehen sein, um hinsichtlich der Halswirbelsäule rotationsfreie Bauchlage zu ermöglichen
- Behandlungsliege soll möglichst so verstellbar sein, dass angepasste Lagerungen z. B. in Dehn- und Entlastungsstellungen möglich sind

Ausbildungsvoraussetzungen

Der Tuina-Therapeut muss die Krankheitslehre und die Indikationen und Kontraindikationen beherrschen, die rechtlichen Voraussetzungen der Manuellen Therapie kennen und neben den manuellen Techniken und Fertigkeiten auch die Basis für die eigene körperliche Fitness, Ausdauer, Kraft und Koordination schaffen. Tuina-Therapie ist anstrengend, dies gilt gerade auch für den Anfänger. Daher gehören neben den o. g. Ausbildungsinhalten auch immer Übungen zur körperlichen Schulung dieser Aspekte zum Ausbildungsprogramm. Lehrbücher der Tuina beinhalten häufig Abschnitte, in denen solche Eigenübungen des Therapeuten aufgezeigt werden. Diese Übungen stehen oft in der Tradition der klassischen Kampfkünste.

4.1.2 Westliche Manuelle Medizin

Manuelle Medizin ist eine ubiquitäre Medizinform. Sie ist gekennzeichnet dadurch, dass sie die Hand als Medium der diagnostischen und therapeutischen Fähigkeiten in den Mittelpunkt stellt. Aus historischer und ethnomedizinischer Sicht lassen sich solche Formen von Diagnostik und Therapie für viele verschiedene Medizinsysteme, gesellschaftliche und historische Kontexte nachweisen. Je nach Grad der professionellen Ausdifferenzierung und Professionalisierung der Medizin können in diesem Kontext ärztliche und nichtärztliche Berufsgruppen tätig sein, medizinische oder paramedizinische Subspezialisierungen vorliegen. Im Kontext der ärztlichen Berufsordnung in Deutschland wird Manuelle Medizin vorrangig von Ärzten vertreten, die über die 1976 eingeführte Zusatzbezeichnung „Chirotherapie" verfügen. Auch im Tätigkeitsbereich der Physiotherapeuten, früher Krankengymnasten bzw. Masseure, stellt Manuelle Medizin einen eigenständigen Weiterbildungsgang dar.

Die Manuelle Medizin umfasst die Aspekte Manueller Diagnostik – mit dem Synonym Chirodiagnostik – und Manueller Therapie – mit dem Synonym Chirotherapie.

Ziel der Manuellen Diagnostik ist die Funktionsanalyse von Strukturen des Bewegungssystems. Sie sucht nach dem Ort und der Art der Funktionsstörung. Diese Zieldefinition bringt sie in die Nähe der sportmedizinischen Diagnostik: beide zielen ganz wesentlich auf die funktionellen Aspekte des menschlichen Organismus im Allgemeinen und des Bewegungssystem im Besonderen.

Hierbei kommt dem Symptom und Phänomen Schmerz eine zentrale Rolle im Rahmen der komplexen Funktionsstörung des Bewegungssystems zu. Schmerz kann sowohl Ausdruck dieser Funktionsstörung sein, als auch Anlass dafür, dass der Sportler bestimmte Funktions- und Bewegungsabläufe aus Gründen der Schmerzreduktion modifiziert. Nicht immer führt diese Modifikation zu verbesserter sportlicher Leistungsfähigkeit. Im Gegenteil: Häufig sind die Muster von Schonbewegungen und Ausgleichsbewegungen hinsichtlich der sportlichen Leistungsfähigkeit suboptimale Anpassungsreaktionen.

Die chirodiagnostische Analyse der gestörten Bewegungsform und die darauf folgende, nicht selten auch wiederum auf dem Einsatz des Medium Hand beruhende Therapie, Chirotherapie, ist somit häufig direkt verknüpft mit der Restitution sportlicher Leistungsfähigkeit.

Die neueren Erkenntnisse der Schmerzforschung hinsichtlich Schmerzentstehung, -verarbeitung und -projektion konnten gerade unter den Gesichtspunkten der Neurophysiologie eine ganze Reihe bisher rein empirischer Erkenntnisse der Manuellen Medizin untermauern.

Die Techniken der Manuellen Medizin sind naturgemäß lediglich durch direkte Unterweisung, Kontrolle und Korrektur angemessen vermittelbar. Daher kann es hier im Folgenden nur darum gehen, die verschiedenen Aspekte der Konzepte sowie der diagnostischen und therapeutischen Strategien zu umreißen.

Definitionen

Manuelle Medizin befasst sich grundsätzlich mit reversiblen Funktionsstörungen am Stütz- und Bewegungssystem. Sie zielt vorrangig auf funktionelle Veränderungen oder funktionelle Folgewirkungen, nicht jedoch die Behandlung primär morphologischer Veränderungen und Störungen. Die Techniken der Manuellen Diagnostik können jedoch sehr wohl einen wesentlichen Beitrag dazu leisten, Funktionsstörungen am Stütz- und Bewegungssystem zu diagnostizieren und morphologisch strukturelle Veränderungen von ihren direkten und indirekten funktionellen Auswirkungen abzugrenzen. Dies gilt insbesondere für so genannte Verkettungssyndrome, bei denen auf biomechanischer, muskelphysiologischer oder neurophysiologischer Grundlage primär lokalisierte Störungen im Rahmen der funktionellen Anpassungsreaktionen des Bewegungssystems sekundäre, fortgeleitete oder übergeordnete Funktionsstörungen nach sich ziehen. Die damit angesprochenen drei Ebenen der Betrachtung sollen im Einzelnen näher differenziert werden.

Diagnostik

Mit der manuellen, insbesondere palpatorischen Untersuchung ergibt sich ein feines Instrumentarium Manueller Diagnostik. Unter sportmedizinischen Aspekten ist diese aus den o. g. Gründen zwar insbesondere für das Bewegungssystem relevant, kann jedoch auch indirekte Hinweise auf Störungen innerer Organe vermitteln (➤ Tab. 4.3).

Sie dient insbesondere zur Differenzierung der algogenetischen Struktur am Bewegungssystem, zur Unterscheidung, inwieweit es sich um einen arthrogenen, myogenen, neurogenen oder viszerogenen Schmerz handelt. Sie erlaubt darüber hinaus die Erfassung des komplexen Musters der Funktionsstörung.

Insbesondere bei chronischen Schmerzsyndromen muss man die erhobenen Befunde und die Schlüsse daraus im Sinne einer Arbeitsdiagnose deuten und im Verlauf der Therapie fortlaufend überprüfen. Persistieren oder rezidivieren die Befunde trotz Therapie, stellt sich die Frage, inwieweit die primäre bzw. zugrunde liegende Störung richtig identifiziert worden ist. Diagnostische Fallstricke liegen darin, dass Störungen innerer Organe verkannt werden, insbesondere wenn sie ohne subjektive Beschwerdesymptomatik bleiben und darin, dass bei komplexen Störungsmustern die Schlüsselstelle der Funktionsstörung oft nicht eindeutig festzulegen ist.

Dies gilt in besonderer Weise beim Sportler, da hier häufig wiederholte Mikrotraumen an unterschiedlichen Stellen des Bewegungssystems häufig sind.

Anamnese

Auf eine gezielte Anamnese unter Berücksichtigung sportartspezifischer Belastungen und somit Überlastungsmöglichkeiten ist daher besonderer Wert zu legen. Hieraus können Rückschlüsse gewonnen werden, die auf einseitige Beanspruchungen, wiederholte Mikrotraumen und fortdauernde Fehlbelastungen Hinweis geben.

Bei ausstrahlenden Schmerzsymptomatiken ist darauf hinzuweisen, dass aufgrund der segmentalen Ordnung die Beschwerdeschilderung für primär nozireaktive Schmerzen denen einer Wurzelkompressionssymptomatik häufig ähnelt. Dies hat zu der Benennung als pseudoradikuläre und radikuläre Schmerzausstrahlung geführt. Während jene in der Mehrzahl der Fälle vorliegt, bedarf diese wegen der erheblichen therapeutischen Konsequenzen einer entsprechenden Ausschlussdiagnostik. Die Beschreibung pseudoradikulärer Schmerzen ist in der Regel eher diffus, keinem Nervenverlauf bzw. Wurzelversorgungsgebiet zuzuordnen. Nervale Ausfallserscheinungen sind in der Regel nicht zu erheben. Demgegenüber ist bei radikulärer Symptomatik häufig eine Schmerzangabe über den gesamten Nervenwurzelverlauf gegeben, darüber hinaus finden sich die Zeichen einer Nervenwurzelkompression eventuell verbunden mit nervalen Ausfällen der Oberflächen- oder Tiefensensibilität und Abschwächung der Kraft der zugeordneten Kennmuskeln bzw. entsprechenden Ausfällen der Muskeleigenreflexe.

Untersuchung

Die besonderen Untersuchungstechniken der Manuellen Diagnostik ersetzen nicht die üblichen Verfahren der klinischen Untersuchung und differenzialdiagnostischen Abklärung.

Inspektion

So stehen am Anfang der Untersuchung die Inspektion des unbekleideten Patienten im Stehen unter statischen Gesichtspunkten sowie die dynamische Inspektion des Gangbildes. Erstere geben Hinweise auf Zonen möglicher Überlastungssyndrome, wobei den Übergangszonen der Wirbelsäule, d. h. zervikookzipitaler Übergang, zervikothorakaler Übergang, thorakolumbaler Übergang und lumbosakraler Übergang ein besonderer Stellenwert zukommt. Aber auch die unteren Extremitäten sind hinsichtlich der Statik und Symmetrie zu prüfen, wenn in diesem Bereich positive Befunde bestehen, ist besonderes Augenmerk auf eventuelle sekundäre Ausgleichshaltungen der Wirbelsäule zu lenken, eventuell auf eine Fehl- bzw. Ausgleichsrotation. Der Vergleich der Beinachsen, des Niveaus der medialen Malleoli, der Kniegelenksfalte, der Glutealfalte, der Michaelisraute, des Beckenkammes, der Taillendreiecke, des Niveaus der Skapulaspitzen und der Schulterhöhe beim stehenden Patienten erlaubt eine Zuordnung der Höhe der Störung. Bei bestehendem Beckenschiefstand ist im weiteren Verlauf auch auf Bewegungsminderung bzw. Kontrakturen der Hüftgelenke in der Frontalebene zu achten.

An die Inspektion von dorsal schließt sich die seitliche Inspektion an, um Veränderung der Kyphosierungs- und Lordosierungsschwünge zu erfassen.

In der Regel folgt dann die dynamische Inspektion der Komplexbewegungen der Wirbelsäule für Vor- und Seitneigung, ggf. unter passiver Führung sowie ggf. der aktiven Komplexbewegung der peripheren Schmerzregion. Diese wird vorteilshafterweise für die obere Extremität aktiv und symmetrisch geprüft. Unter Umständen kann es sinnvoll sein, den Patienten aufzufordern, die entsprechenden Bewegungsmuster aktiv nachzuahmen, die der Untersucher vorführt. Wo dies unzweckmäßig erscheint, kann ersatzweise eine geführte aktive Bewegungsprüfung durchgeführt werden.

Palpation

Grundsätzlich gilt, dass die gezielte Untersuchung oder Funktionsprüfung der Beschwerderegion am Ende des Untersuchungsganges durchgeführt wird, um einerseits die Untersuchungsergebnisse nicht durch Schmerzauslösung negativ zu beeinflussen, andererseits die Grundlage für eine vertrauensvolle Arzt-Patienten-Beziehung mit zuverlässigem Rapport zu legen.

Neben der dynamischen Inspektion ist es die Inspektion und Palpation der einzelnen Dermatome und Kennzonen, die am schnellsten einen Überblick über das Muster der vorliegenden Funktionsstörungen verschafft. Hier kommt der qualitativen Wertung der Temperatur und Schweißsekretion bei ganz oberflächlicher Palpation eine besondere Rolle zu, da Störungszonen sich hier sehr schnell im Überblick eingrenzen lassen. Diese Zonen sind nicht selten mit sichtbaren Phänomenen wie Rötungen, Verfärbungen, Schwellungen oder Folgen trophischer Veränderungen wie Haarverlust verknüpft. Erst nach der Palpation der Haut auf Verschieblichkeit und Turgor sollte im Sinne eines schrittweisen und systematischen Vorgehens eine Palpation tieferer Strukturen, Muskelverläufe, Insertionszonen und Gelenkkapselareale erfolgen. Dabei ist je nach Untersuchungsregion auf eine für eine weitgehend Entspannung der regionalen Muskulatur optimale Lagerung zu achten (➤ Tab. 4.4).

Auch die Position des Untersuchers ist von entscheidender Bedeutung. Er muss in der Lage sein, den Patienten ggf. zu stützen und die betroffene Region mühelos zu erreichen, um

- einerseits der führenden bzw. stützenden Hand Vorgaben für Haltung und Bewegung zu geben,
- andererseits mit der palpierenden Hand in den einzelnen Regionen und Gewebsschichten zu untersuchen, ohne dass ein Großteil seiner eigenen Aufmerksamkeit auf Kosten der propriozeptiven Sensibilität auf die Stabilisierung der eigenen Position vergeudet würde. (➤ Tab. 4.1)

Die klinische Funktionsprüfung orientiert sich zunächst an der Prüfung des Bewegungsmaßes im Sinne der Arbeitsbewegung, wobei die aktive, die aktiv geführte, die passive und schließlich die Bewegung gegen Widerstand unterschieden werden können.

Die passive Bewegungsprüfung muss insbesondere in der Beschwerderegion bzw. in den Regionen, die durch die orientierenden Eingangsuntersuchungen auffällig geworden sind, eine Beurteilung des

Tab. 4.1 Anforderungsprofil zur Ausgangsstellung

Patient	Therapeut
Sicher	Sicher
Stabil	Stabil
Entspannt, schmerzarm	Ergonomisch
Nah am Therapeuten	Nah am Patienten

Endgefühls sowie der translatorischen Gleitbewegungsmöglichkeiten beinhalten. Am Ende der aktiven Bewegungsbahn lässt sich in der Regel bei passiver Bewegungsprüfung zusätzlicher Weg erzielen, bis die Dehnung bzw. Kornpression der Weichteile bzw. der knöchernen Strukturen das Bewegungsmaß begrenzt. Das dabei auftretende Endgefühl, zu differenzieren als harter, weicher bzw. fest elastischer Widerstand gibt Auskunft darüber, welche Strukturen hinsichtlich des Bewegungsmaßes begrenzend wirken. Schmerzen, die lediglich bei der sich anschließenden Bewegung gegen Widerstand auftreten, sind richtungweisend für Störungen aus den aktiven Strukturen bzw. der Insertionszonen der Sehnen. Da diese Prüfung in isometrischer Form durchgeführt wird, ist ein bewegungsbedingter arthrogener Schmerz hierbei nicht zu erwarten. Gleichzeitig kann in diesem Zusammenhang eine Muskelfunktionsprüfung zur Feststellung etwaiger Kraftminderungen durchgeführt werden, die nach dem allgemein üblichen Schema von 0 bis 5/5 klassifiziert werden, wobei 5/5 einer normalen Muskelfunktion entspricht (➤ Tab. 4.2).

Spezifisch für die Manuelle Diagnostik ist die Prüfung des Gelenkspiels (joint play). Ziel der Untersuchung ist jeweils nur ein Gelenk, niemals zwei Gelenke. Voraussetzung ist gelenknahes Fassen bei peripheren Gelenken, wobei in der Regel der proximale Gelenkpartner fixiert und der distale Gelenkpartner in translatorischer Weise geprüft wird. Voraussetzung hierzu ist, dass sich das Gelenk in einer Nullstellung, d. h. möglichst weitgehender kapsulärer Entspannung befindet. Bei translatorischen handelt es sich um Bewegungen, die aktiv nicht durchgeführt werden können, sondern der passiven Prüfung vorbehalten sind. Der Prüfung geht eine leichte Traktion der Gelenkpartner voraus, um die Gelenkflächen voneinander zu lösen. Wird diese Traktion zu stark durchgeführt, kommt es zu einer Straffung der kapsulären und ligamentären Strukturen, die eine Prüfung des joint play verhindern.

Im Bereich der Wirbelsäule ist zwar ein gelenknahes Palpieren möglich, ein Fixieren der Gelenkpartner aufgrund der anatomischen Verhältnisse naturgemäß schwierig. Daher kommt im Bereich der segmentalen Bewegungsprüfung im Bereich der Wirbelsäule der Ausgangsstellung eine besondere Bedeutung zu. Diese zielt darauf ab, durch eine so

Tab. 4.2 Muskelfunktionsprüfung

Kraftgrad	Klinischer Befund
0	Komplette Lähmung, keine Kontraktion
1	Sichtbare / tastbare Aktivität
2	Voller Bewegungsraum ohne Schwerkrafteinwirkung
3	Voller Bewegungsraum gegen Schwerkrafteinwirkung
4	Voller Bewegungsraum gegen verminderte Widerstandskraft
5	Voller Bewegungsraum gegen starke Widerstandskraft

genannte Verriegelungstechnik die Bewegung der angrenzenden Segmente zu verhindern, wobei dies grundsätzlich durch Schluss der entsprechenden kleinen Wirbelgelenke einerseits oder andererseits durch Anspannung der Kapsel- und Ligamentstrukturen erreicht werden kann.

Das Vollbild eines relevanten Befundes besteht in der Trias eines verminderten joint play, eines umschriebenen Druckschmerzes und den Befunden einer segmental zugeordneten neuronalen Dysfunktion im Sinne von verändertem Hauttonus, veränderter Sudomotorik oder einer Hyperalgesie. Letztere kann durch wiederholte (!), reproduzierbare Prüfung mit der Parästhesienadel erhoben werden. (➤ Tab. 4.3 und ➤ Tab. 4.4)

Anwendungsbereiche

Trauma und Rehabilitation von Sportverletzungen: akuter Schmerz

Nach Traumata besteht für die Manuelle Medizin eine eingeschränkte Indikation, da eine Überbelastung von Strukturen vermieden werden muss, die die Stabilität des Gelenkes gewährleisten. Der Stellenwert der Manuellen Diagnostik ist hoch aufgrund der Identifizierung der verletzten Struktur durch die spezifische differenzierte Untersuchung. Manuelle Diagnostik eignet sich, die schmerzfreien und hin-

Tab. 4.3 Abfolge diagnostischer Schritte

Anamnese	
Inspektion	
Bewegungsprüfung	Aktiv
	Passiv
Palpation	in Ruhe
	in Bewegung
Translatorische Gelenkteste	
Neurologische Basisuntersuchung	
Muskelwiderstandsteste	
Untersuchung verknüpfter Funktionseinheiten	

Tab. 4.4 Befunde der Manuellen Medizin an der Muskulatur

Vermehrte Ruhespannung	Lokal	Triggerpunkt
		Muskulärer Maximalpunkt
		Irritationspunkt
	Regional	Verspannung eines Muskels
		Verspannung einer Muskelgruppe
	Generell	z. B. bei „Fibromyalgie"
		z. B. als Ausdruck psychischer Belastung
Muskelverkürzung	Reflektorisch	
	Strukturell	Reversibel
		Irreversibel
Verminderte Ruhespannung	Reflektorisch	
	Parese	Peripher
Dysfunktion	Gestörtes Bewegungsmuster	
	Parese	Zentral
		Peripher
Kraftminderung	Reflektorisch	
	Nach Überdehnung	
	Gestörtes Bewegungsmuster	
	Strukturell	Neurogen
		Myogen

sichtlich der Traumatisierung unproblematischen Bewegungsrichtungen zu erfassen. So kann das vertretbare Ausmaß einer manuellen und physiotherapeutischen Behandlung ermittelt werden. Dies stellt gegenüber einer herkömmlichen absoluten Ruhigstellung einen wesentlichen Fortschritt dar. Eine frühfunktionelle Behandlung in diesem Sinne ist gerade hinsichtlich der Trophik der Weichteilgewebe als eine sinnvolle, schmerzpräventive Maßnahme zu sehen, die von einer entsprechenden funktionellen Ruhigstellung begleitet wird.

Mikrotrauma und Überlastung: chronischer Schmerz

Mikrotraumata treten in der Regel wiederholt auf, insbesondere beim Sportler sind sie eng verknüpft mit den sportartspezifischen Belastungsmustern, den äußeren Verhältnissen, der Rhythmisierung des Trainingsplanes und nicht zuletzt der jeweiligen individuellen Technik in der sportlichen Durchführung.

Der Stellenwert der Manuellen Diagnostik liegt hier darin, dass sie erstens einen wesentlichen Beitrag zur Entschlüsselung der Muster pathologischer funktioneller Befunde im symptomatischen Körperabschnitt und auch seinen Nachbarregionen zu leisten vermag. Darüber hinaus ist sie zweitens geeignet, zu einer Differenzierung der mikrotraumatisierten Strukturen zu gelangen. Wenn hierbei Blockierungen eines Arthron oder Vertebron gefunden werden, führt dies zur Indikation einer Manuellen Therapie, Mobilisation oder Manipulation des Gelenkes. Dies ist zunächst unabhängig davon, ob es sich um primär arthrogene Störungen handelt, oder diese nur ein Teilaspekt einer komplexeren Funktionsstörung sind.

Da die Funktionsstörung das Ausmaß der strukturellen Verletzung meist überwiegt, werden Richtung und Größe der manuellen Intervention eher durch die Ausgangs- und Reaktionslage des Patienten begrenzt. Der therapeutische Reiz soll nicht zu einer Schmerzverstärkung führen.

Die Manuelle Therapie ist in diesem Indikationsbereich nur ein Element von mehreren. Initial steht die Vermeidung weiterer Traumatisierung im Vordergrund, notfalls ist dies durch eine Sportpause zu erreichen. Selbstverständlich sind flankierende Therapieansätze, medikamentöse antiinflammatorische bzw. eine analgetische Therapie, physikalische Reize, funktionelle Ruhigstellung oder Bewegungsbegrenzung, abgestimmt auf den Einzelfall, einzusetzen.

Hypermobilität

Zentrales Anliegen der Manuellen Diagnostik ist es, insbesondere zwischen einer hypomobilen und hypermobilen Funktionsstörung zu differenzieren. Während hypomobile Funktionsstörungen primäres Behandlungssubstrat Manueller Therapie darstellen, steht bei hypermobilen Funktionsstörungen die Manuelle Diagnostik im Vordergrund. Die Manuelle Therapie kann im Einzelfall die Funktion haben, Therapiehindernisse zu beseitigen, und die Grundlage für eine stabilisierende muskuläre Rehabilitation zu schaffen. In Kombination mit anderen Verfahren wie Sporttherapie und Physiotherapie kann sie hinsichtlich der bradytrophen Stütz- und Bindegewebe protrahierte Trainingsreize setzen, und durch entsprechende Anleitung zu einer Automobilisation und Autostabilisation der Gelenke beitragen.

Behandlungsprinzipien

Weiche und harte Techniken der Manuellen Medizin

Im weiteren Sinne ist jede Handgriffbehandlung dem Spektrum der Manuellen Medizin zuzuordnen. Im engeren Sinne und spezifisch für die Manuelle Therapie ist jedoch die Behandlung reversibler Dysfunktionen von Gelenken. Im Rahmen der Diagnostik war abzuklären, inwieweit die algogenetische Grundlage der Symptomatik in einer hypermobilen oder aber hypomobilen Funktionsstörung besteht. Für die hypomobilen Funktionsstörungen hält die Manuelle Therapie ihre spezifischen Techniken bereit, die sämtlich auf eine Mobilisation des Gelenkes und damit Restitution der Gelenkfunktion zielen.

Hierbei wird vorausgesetzt, dass die artikuläre Funktionsstörung ein wesentliches Moment der insgesamt vorliegenden Störung ist.

Daneben kommen auch manuelle Techniken an den Muskeln, Sehnen, Stütz- und Gleitgeweben in Betracht. Die Indikationsstellung für Verfahren, die auf diese Anteile des Bewegungssystems zielen, beruht darauf, welche der genannten Komponenten im Rahmen der funktionellen Strukturanalyse der Manuellen Diagnostik pathologische Befunde aufgewiesen haben.

Gerade in den letzten Jahren hat sich eine Diskussion darüber entsponnen, ob in diesem Kontext so genannte weiche Techniken im Gegensatz zu so genannten Techniken der Manipulation zu bevorzugen sind. Der technische Unterschied besteht darin, dass bei der Manipulation in passiver Form Gelenkbewegungen in den paraphysiologischen Bewegungsraum durchgeführt werden, wobei dieser mit einem kurzen, schnellen, jedoch in seiner Kraft begrenzten Impuls erreicht wird. Gerade im Bereich der Wirbelsäule kommt es hierbei häufig zu einem Knacklaut, der nach überwiegender Meinung als die plötzliche Lösung der Gelenkflächen voneinander interpretiert wird. Dabei liegt die Vorstellung zugrunde, dass die adhäsiven Kräfte zwischen den Gelenkflächen plötzlich zusammenbrechen und sich durch die dergestalt plötzliche Volumenänderung des Gelenkbinnenraums ein Schallphänomen auslösen lässt. Neben den biomechanischen direkten Folgen für die Gelenkfunktion stellt dies unter neurophysiologischen Gesichtspunkten darüber hinaus einen erheblichen Reiz für die Afferenzen aus den passiven Gelenkstrukturen dar.

Mobilisationen

Eine Mobilisation der genannten passiven Strukturen ist auch ohne Impuls möglich, erscheint prima vista als sicherer im Sinne der Minimierung von Komplikationsrisiken (s. u.), erfordert jedoch häufig repetitive Behandlungszyklen und somit längere Behandlungszeiten.

Erweitert man den Begriff der weichen manuellen Techniken auf die Gleitgewebe oder gar die Muskulatur, wird eine Abgrenzung zu anderen Behandlungssystemen insbesondere der Physiotherapie fließend. Dies schmälert in keiner Weise die Indikation zur Durchführung solcher Verfahren, insbesondere, wenn im Rahmen der funktionellen Strukturanalyse erhebliche Befunde der Muskulatur zu erheben waren. In diesem Fall kann man neben der direkten manuellen Einflussnahme auf den Spannungszustand eines Muskels durch manuelle Behandlung auch indirekt einwirken und durch manuelle Stimulation an Trigger- und Maximalpunkten reflektorisch zu einer Muskelentspannung gelangen.

Durch Berücksichtigung der neuromuskulären Verknüpfungen sind darüber hinaus Aspekte der Lagerung, der Ausgangsstellung und vor allem fazilitierender, übergeordneter Techniken bedeutsam. Hierzu zählen z. B. Aspekte der Atmung und der Augenbewegung. Der Zyklus der inspiratorischen und expiratorischen Atembewegung geht mit einer Änderung des Funktionszustandes und der Stellung der Gelenke in Regionen einher, die primär nicht mit der Atmungsfunktion betraut sind. So lässt sich z. B. im lumbosakralen Übergangsbereich eine atemsynchrone Bewegung der Sacrumbasis in Nutations-/Gegennutationsrichtung palpieren. Besonders bei Funktionsstörungen der Lenden-Becken-Hüft-Region kann diese Verknüpfung therapeutische Relevanz erlangen und die Effektivität der Behandlung steigern. Darüber hinaus ist auch für die so genannten harten Techniken grundsätzlich zu berücksichtigen, dass sich im Verlauf des Atemzyklus eine generalisierte inspiratorische Erhöhung und exspiratorische Erniedrigung des Muskeltonus ergibt. Bei schmerzhaft verspannter Muskulatur kann daher die expiratorische Detonisierung genutzt werden, um sich in repetitiven Schritten der gewünschten Behandlungsstellung anzunähern.

Am kranialen Ende des Achsenorgans ist die funktionelle Verknüpfung des Muskeltonus mit den Augen- und Blickrichtungsbewegungen besonders eindrücklich. Diese Tatsache macht man sich sowohl im Rahmen mobilisierender, neuromuskulärer Techniken als auch bei manipulierenden Techniken zunutze.

Bei komplexem Funktionsstörungsmuster mit erheblicher muskulärer Fehlsteuerung, wie sie gerade beim chronischen Schmerzpatienten typisch ist, rücken die Aspekte der Weichteilbehandlung stärker in den Vordergrund. Dies erfordert in der Regel auch weiche Techniken, bis hin zu solchen, die nurmehr über sanfte Berührung, führende Unterstützung einer aktiven Bewegung oder gar Fokussierung einer Bewegungsimagination durch den Patienten gekennzeichnet sind. Dementsprechend haben sich eigenständige Behandlungssysteme formiert, die weiche Techniken bzw. die Ausnutzung übergeordneter reflektorischer Zusammenhänge zum Ausgangspunkt ihres therapeutischen Ansatzes machen (beispielsweise Osteopathie, konzentrative Bewegungstherapie, Feldenkrais).

Manipulation

Die Manipulation durch gezielten manuellen Impuls hat technische Voraussetzungen und folgende Schritte (➤ Tab. 4.5):

Tab. 4.5 Vorgehensweise bei Manipulation
Korrekte Lagerung
Tiefenkontakt
Vorspannung
Mobilisierender Probezug
Gezielter manueller Impuls

Korrekte Lagerung: Vor jeder Hangriffbehandlung ist eine korrekte Lagerung in schmerzfreier, möglichst entspannter und sicherer Position des Patienten und rationeller und sicherer Position des Therapeuten einzunehmen.

Tiefenkontakt: Ein sicherer gelenknaher Tiefenkontakt ist Voraussetzung für einen gezielten, auf das einzelne Gelenk wirkenden Impuls.

Vorspannung: Auf der Grundlage der Handanlage, der Einstellung der Gelenkposition und der Verriegelung der Nachbargelenke erreicht man eine Vorspannung in Richtung des Vektors des Manipulationsimpulses. Dieser Vektor kann dann entsprechend gering werden.

Mobilisierender Probezug: Ein mobilisierender Probezug in die vorgesehene Behandlungsrichtung zeigt mechanische und nozireaktive Hindernisse für die Behandlung auf.

Gezielter manueller Impuls: Aus gehaltener Vorspannung erfolgt schließlich mit minimaler Kraft und minimalem Weg, aber maximaler Geschwindigkeit, der manuelle Impuls, vorzugsweise in der Exspirationsphase unter Ausnutzung der damit verbundenen relativen Detonisierung der Muskulatur.

Therapeutisches Vorgehen

Die Manuelle Diagnostik bietet ein hervorragendes Instrumentarium zur genaueren Differenzierung der vorliegenden Dysfunktion und zur Einordnung der betroffenen Strukturen. Sie eignet sich in besonderer Weise, die algogenetische Struktur festzulegen, bietet darüber hinaus aber auch das Werkzeug, um die weiteren funktionellen Zusammenhänge zu erfassen, die sich um das Symptom Schmerz ranken. Dies gilt in besonderer Weise für sportmedizinische Problemstellungen, bei denen Schmerz und Funktion in typischer Weise verknüpft sind.

Aus den Erläuterungen zu den therapeutischen Strategien ergibt sich, dass – ausgehend von dieser Analyse – sich die Techniken der Manuellen Therapie im engeren Sinne in einem größeren Kontext der Therapieplanung einzuordnen haben.

Nur in den seltenen Fällen einer primär arthrogenen Störung im Sinne einer einfachen Blockierung wird eine einmalige Handgriffbehandlung ausreichen, um die schmerzhafte Funktionsstörung zu beheben. Spätestens beim Rezidiv oder einer Symptomverschiebung erhebt sich die Notwendigkeit, eine längerfristige Therapieplanung einzuleiten und den Stellenwert der Manuellen Therapie auch unter zeitlichen Aspekten in diese einzuordnen.

Probebehandlung

Gerade bei komplexen Funktionsstörungen unter Beteiligung artikulärer, passiver und aktiver Strukturen ist es häufig aufgrund einer einmaligen Behandlung nicht möglich, den Stellenwert einer festgestellten Gelenkblockierung festzulegen. Hierbei geht es besonders darum, abzuklären, inwieweit diese Blockierung lediglich aufgrund reflektorischer Verknüpfungsphänomene bzw. als Ausdruck anderer Funktionsstörungen aufgetreten ist. Daher kommt der Manuellen Therapie der Gelenkblockierung häufig der Stellenwert einer Probebehandlung zu, wobei deren Erfolg und die Dauerhaftigkeit dessen zu Kriterien für die weitere Therapieplanung werden.

Initialbehandlung

Störungen der arthromuskulären Funktion, fehlerhafte Bewegungsstereotype in der Ausübung sportartspezifischer Abläufe verlaufen initial häufig symptomlos. Auch Gelenkblockierungen als solche können subjektiv symptomfrei sein. Erst die aus der wiederholten Fehlbelastung resultierende schmerzhafte Funktionsstörung wird zum Anlass einer Konsultation. Sie steht somit nach entsprechender Diagnostik initial im Mittelpunkt der therapeutischen Intervention, da diese vorrangig die akute Schmerzsymptomatik angehen muss.

Sie ist selbst dann gefordert, wenn die zugrunde liegende Ursache mit Techniken der Manuellen Medizin nicht direkt angegangen werden kann. Gerade im Bereich der Breitensportmedizin tritt sie im Rahmen von reduzierter sportlicher Aktivität auf. Mit der Verminderung der muskulären Stabilisierungsfunktion, wenn die sportartspezifische Belastung unterbrochen, reduziert oder ausgesetzt worden ist, kann eine Dekompensation des bis dahin muskulär kompensierten Dysfunktionsmusters eintreten.

Eine schmerzhafte Gelenkblockierung steht jedoch einer muskulären Rehabilitation zunächst entgegen. Erst wenn die Nozireaktion und Gelenkblockierung hinreichend behandelt sind, kann eine effiziente Therapie der muskulären Dysfunktion und muskuläre Rehabilitation greifen.

Begleitbehandlung

Der Manuellen Medizin kommt im Rahmen der Rehabilitation von Sportlern und sportmedizinischen Schmerztherapie häufig eine begleitende Funktion zu.

Die Manuelle Therapie ist zunächst eine Initialbehandlung (s. o.) und schafft die Voraussetzung zur fortgeführten krankengymnastisch bzw. trainingstherapeutischen Rehabilitation. In diesem Prozess ist die Wiederkehr von Blockierungen an dem symptomatisch gewordenen locus minoris resistentiae jedoch sehr wohl möglich und wird häufig beobachtet. Hierbei kommt der Manuellen Therapie die Rolle zu, jeweils durch erfolgreiche Behandlung der Gelenkblockierungen die Voraussetzung für die weitere Therapie zu schaffen. Dann erst ist die rehabilitativen Behandlung der muskulären Dysfunktion bzw. ein muskuläres Aufbautraining zur Stabilisation von hypermobilen Funktionseinheiten erfolgversprechend.

Darüber hinaus können aufgrund der eingangs angesprochenen muskulären Verkettungen im Rahmen der Rehabilitation auch primär symptomfreie Gelenkblockierungen symptomatisch werden. Durch die Belastungen der muskulären Rehabilitation können Überlastungsreaktionen auftreten und schließlich können anfangs als sekundär eingestufte artikuläre Dysfunktionen symptomatisch werden und somit zum Gegenstand Manueller Diagnostik und Therapie avancieren.

Daher ist im Rehabilitationsprozess immer wieder eine gezielte und differenzierte Manuelle Diagnostik indiziert. Die Techniken der Chirodiagnostik bilden daher ein unverzichtbares Rüstzeug im Rahmen einer verantwortlich geführten muskulären Rehabilitation.

Rezidivbehandlung

Idealerweise ist nach erfolgreicher sportmedizinischer und schmerztherapeutischer Rehabilitation eine Rezidivbehandlung nicht nötig. Diese Vorstellung erfährt jedoch durch die tägliche Empirie eine deutliche Einschränkung.

Sowohl Therapie als auch Rehabilitation stehen unter den begrenzenden Bedingungen unseres Gesundheitssystems. So findet jeder therapeutische und rehabilitative Prozess in der Regel sein Ende, wenn die wesentlichen schmerzhaften oder funktionsmindernden Symptome erfolgreich behandelt sind.

Dies ist nicht notwendigerweise kongruent mit dem Wiedererlangen einer vollen Belastbarkeit oder dem Erlernen eines sportartspezifisch angemessenen Bewegungsmusters.

Unter den Bedingungen einer leistungsorientierten sportmedizinischen Behandlung wird darüber hinaus zum therapiebegrenzenden Faktor, dass der Sportler möglichst bald seine sportliche Aktivität wieder aufnehmen will. Dies gilt selbstverständlich insbesondere im Leistungs- und Hochleistungssportbereich und unter professionellen Bedingungen. Aber auch beim Freizeit- und Breitensportler können Rezidive insbesondere dann auftreten, wenn die Überlastung, die zur schmerzhaften Funktionsstörung geführt hat, in der Interaktion körperlicher Fehlbelastung im Beruf und Alltag einerseits und der sportlichen Aktivität andererseits liegt.

Besonders kritisch sind aus sportmedizinischer Sicht solche Phasen zu bewerten, in denen ein Wechsel des Aktivitätsniveaus und entsprechende Anpassungsreaktionen im Trainingszustand zu erwarten sind. Dies gilt in besonderer Weise für saisonale Sportarten. Aber auch die Einschränkung der sportlichen Aktivität aufgrund wechselnden biographischer und sozialer Situationen ist in dieser Hinsicht als vulnerable Phase bedeutsam. Während der sportlichen Aktivität ist der muskuläre Zustand hinsichtlich Kraft, Ausdauer und Koordination häufig überdurchschnittlich gut, so dass bestehende statische oder dynamische Defizite, insbesondere Hvpermobilitäten, gut kompensiert werden können und daher symptomfrei bleiben. Erst bei reduzierter Sportaktivität, z. B. aufgrund veränderter Lebenssituationen, treten diese Defizite dann in Erscheinung, die trainingsbedingten Kompensationspotenziale stehen nicht mehr in gleicher Weise zur Verfügung.

Präventivbehandlung

In der Betreuung symptomfreier Sportler kommt der Manuellen Medizin ebenfalls ein Stellenwert zu. Dieser liegt hier eher im präventiven Bereich, da aus muskulärer Dysfunktion resultierende Fehlbelastungen und Gelenkblockierungen subjektiv symptomfrei sein können, sich jedoch der gezielten und qualifizierten Manuellen Diagnostik erschließen. Hieraus können Hinweise auf solche Fehlbelastungen gewonnen werden, aus denen dann entsprechende Modifikationen der sportartspezifischen Technik, der Belastungsform und Trainingsintensität empfohlen werden können. Somit kommt der Manuellen Diagnostik in diesem Kontext eine präventive Rolle zu. In therapeutischer Hinsicht kann die manuelle Beseitigung einer Gelenkblockierung wichtig sein, wenn sie Grundlage für eine subjektiv eventuell gar nicht wahrgenommene Störung des Bewegungsmusters war. Hierdurch sind Fehlbelastungen und weitergehende Strukturschädigungen zu vermeiden, aber auch hinsichtlich der sportlichen Leistungsfähigkeit eine Optimierung der körperlichen Voraussetzungen zu erwarten.

Nebenwirkungen

Manuelle Therapie stellt einen relevanten Eingriff in Mechanismen der neurophysiologischen und besonders der muskuloskelettalen Steuerung dar. Hier ergibt sich die Grundsatzfrage nach den unerwünschten Wirkungen einer solchen Therapie. Geht man davon aus, dass es sich um eine Störgröße im Rahmen der jeweiligen physiologischen Regelkreise handelt, so ist theoretisch ein vorübergehendes Funktionsdefizit zu postulieren, zumindest bis die regulatorischen Folgeprozesse abgeklungen sind. Diese theoretische Annahme ist für die verschiedenen Anwendungsformen Manueller Medizin, für Mobilisations- und Manipulationstechniken an peripheren und wirbelsäulennahen Angriffspunkten differenziert zu betrachten.

Besonders für Manuelle Medizin in Form der Manipulation von Gelenken ist davon auszugehen, dass der Impuls auf ein Gelenk die propriozeptiven Afferenzen aus dem Gelenk wesentlich verändert. Abgesehen von biomechanischen Aspekten ist unter dem Vorzeichen des propriozeptiven Input somit der neurophysiologische Aspekt der Muskeldetonisierung wesentliches Moment der Therapie.

Die Ausschaltung der Kompetenz der propriozeptiven Steuerungsmechanismen kann ein erwünschtes Moment der Therapie sein. Die nach der Manipulation zu beobachtenden Phänomene der muskulären Detonisierung sind sowohl lokal tastbar, können aber auch übergeordnete Reaktionen umfassen. Insbesondere dann, wenn Gelenke manipuliert werden, denen im Rahmen der muskuloskelettalen Steuerung eine Schlüsselrolle zukommt, stehen diese generalisierten Auswirkungen des therapeutischen Eingriffs im Vordergrund.

Dies gilt z. B. für die Kopfgelenke, deren propriozeptive Afferenzen zentral zusammen mit weiteren Afferenzen, z. B. des Gleichgewichtsorgans oder des visuellen Organs, die Grundlage für zentrale Steuerungsprozesse der Bewegung im Raum bilden.

Darüber hinaus bestehen im Bereich der oberen Halswirbelsäule enge Verknüpfungen zu den vegetativen Zentren, so dass klinisch nicht selten nach Manipulationen im Bereich der Halswirbelsäule hypotone Kreislaufreaktionen beobachtet werden können, ohne dass dies Ausdruck einer strukturellen Schädigung der Arteria vertebralis und somit einer Komplikation (s. u.) wäre.

Im Rumpfbereich ist die segmentale Verschaltung sensomotorischer und vegetativer Funktionen Grundlage für mögliche organotrope Wirkungen und damit auch Nebenwirkungen.

Im Bereich peripherer Gelenke und der Extremitätenmuskulatur stehen die lokalen Wirkungen im Vordergrund. Diese können allerdings ebenfalls relevante Funktionsdefizite bedingen. An der unteren Extremität können z. B. wegen der statischen und dynamischen Haltefunktion unter sporttraumatologisch präventiven Aspekten Folgerisiken entstehen.

Für Manuelle Medizin in Form der Mobilisation von Gelenken und Muskeln ohne Impuls ist zwar auch davon auszugehen, dass die propriozeptiven Afferenzen einer Veränderung unterliegen, diese erfolgen aber über einen längeren Zeitraum, und der angepasste Eingriff unter Erhaltung der Kompetenz der propriozeptiven Steuerungsmechnismen ist ein wesentliches Moment der Therapie. Daher ist die Einschränkung der Gelenkkontrolle hier weniger ausgeprägt und im Gegensatz zur Manipulation keinesfalls erwünscht. Zusammenfassend sind als sportmedizinisch relevante Nebenwirkungen vor allem solche auf die Steuerungsfunktionen zu beachten (➤ Tab. 4.6).

Unter sportmedizinischen Aspekten ergibt sich als Folgerung, dass zur Minimierung der Nebenwir-

Tab. 4.6 Nebenwirkungen Manueller Therapie auf Steuerungsfunktionen

Dysfunktion der gelenknahen propriozeptiven Steuerung
Dysfunktion der segmentalen propriozeptiven Steuerung
Dysfunktion der zentralen propriozeptiven Steuerung
Dysfunktion der segmentalen vegetativen Steuerung
Dysfunktion der zentralen vegetativen Steuerung

4

kungsrisiken Manueller Medizin je nach Art des manuellen Eingriffs anschließend eine Pause einzuhalten ist, bevor sportliche Belastungen abgefordert werden, die eine der genannten Steuerungsfunktionen zur Voraussetzung haben.

Direkt nach manueller Behandlung sollten keine Übungsformen durchgeführt werden, bei denen eine Sturzgefahr besteht. Dies gilt insbesondere nach Eingriffen im Kopfgelenksbereich.

Komplikationen

Komplikationen sind bei Manueller Therapie glücklicherweise selten. Dennoch ist insbesondere die Manipulation an einige Bedingungen geknüpft, die den Ausschluss arthritischer, neoplastischer, lokal instabiler Verhältnisse sowie algodystropher Fehlregulation oder progredienter neurologischer Ausfälle erfordern.

Verletzungen

Frakturen sind bei korrekter manualmedizinischer Technik selten. Dennoch ist bei reduzierter Belastbarkeit der knöchernen Strukturen eine grundsätzliche Verletzungsgefahr gegeben, daher sind Tumore, Fehlbildungen und Osteoporose vor einer Manipulation auszuschließen.

Schädigung der Arteria vertebralis

Die schwersten Komplikationen im Rahmen der Manuellen Medizin sind mit der Manipulationsbehandlung der Halswirbelsäule verknüpft und bestehen in einer Verletzung der Arteria vertebralis. Dabei kann es durch Anlagerungen auch zur Ausbildung von Thromben kommen, mit der konsekutiven Schädigung zentralnervöser Strukturen bis hin zum Todesfall. Dies unterstreicht die Notwendigkeit korrekter technischer Durchführung und vor allem Indikationsstellung. Hypermobilität, jugendliches Alter und weibliche Patienten scheinen in diesem Kontext Risikofaktoren darzustellen.

Vegetative Synkope

Entsprechend der Ausführungen zu Nebenwirkungen ist eine vorübergehende Dysregulation jedoch nicht selten. Diese kann auch tiefere vegetative Funktionen umfassen, die ggf. eine entsprechende symptomatische Behandlung und Überwachung notwendig machen.

4.1.3 Stellenwert Manueller Medizin in Kombination mit anderen Verfahren

Sport und Manuelle Medizin sind eng miteinander verbunden. Sportliche Leistungsfähigkeit fußt auf regelrechter Funktion der einzelnen Organsysteme und insbesondere des Bewegungssystems. Manuelle Medizin zielt in besonders differenzierter Weise auf die Erkennung und Behandlung motorischer Dysfunktionen.

Kombination mit anderen Verfahren

Physiotherapie

Die professionelle Gliederung im Rahmen der Manuellen Medizin umfasst im Wesentlichen Ärzte und Physiotherapeuten. Während die Diagnosestellung und in der Regel auch Manipulationsbehandlung dem entsprechend ausgebildeten Arzt vorbehalten ist, können Physiotherapeuten sowohl mit Techniken der Manuellen Medizin als auch mit anderen Behandlungsverfahren wesentliche Beiträge im weiteren Verlauf des sportmedizinischen Therapieplanes leisten. Diese umfassen sowohl reflextherapeutische Techniken, als auch Muskelbehandlung, im Sinne der Dehnung, Entspannung, Koordination, Ausbildung von Kraft und Ausdauer. Massagetechniken können sowohl im Sinne der Muskulatur detonisierend, als auch hinsichtlich der bradytrophen Stütz- und Bindegewebe als durchblutungssteigernd und stoffwechselaktivierend sinnvoll kombiniert werden.

In einem späteren Abschnitt des Behandlungsplans ist es Aufgabe des Physiotherapeuten, durch entsprechende Anleitung im Rahmen der medizinischen Trainingstherapie zu einer Automobilisation und Autostabilisation der Gelenke beizutragen.

Im Rahmen des Trainingsplans werden immer wieder Phasen der Entmüdung, eventuell unter Einsatz physikalischen Reize (Kälte, Wärme, elektrischer Strom) und gezielte komplementäre Übungsformen zu fordern sein.

Im Rahmen der sportartspezifischen Rehabilitation kommen darüber hinaus Formen des sensomotorischen Koordinationstrainings unter Berücksichtigung der sportartspezifischen Erfordernisse einerseits und der individuell konstitutionellen Voraussetzungen andererseits in Betracht.

Akupunktur

Die Akupunktur stellt unter reflextherapeutischen Gesichtspunkten eine wertvolle komplementäre Therapieform zur Manuellen Therapie dar. Sie zeichnet sich dadurch aus, dass es insbesondere in der Frühphase der Behandlung möglich ist, ohne manuelle Intervention zu einer Schmerzhemmung zu gelangen, wobei hierfür sowohl spinale als auch zentrale Mechanismen in Betracht kommen. Darüber hinaus entfaltet sie eine muskeldetonisierende Wirkung, die auf der Grundlage eines differenzierten manualtherapeutischen Befundes gezielt eingesetzt werden kann. Schließlich ergeben sich gerade unter schmerztherapeutischen Gesichtspunkten sinnvolle Einsatzmöglichkeiten dort, wo die psychisch ausgleichende, eutonisierende Wirkung der Akupunktur vermutlich vermittelt durch zentrale Endorphinfreisetzung, gewünscht ist. Im sportmedizinischen Kontext verweist dies neben der primär schmerztherapeutischen Komponente auch auf die psychische Führung und Stabilisierung des Sportlers insbesondere in Wettkampfsituationen.

Neuraltherapie

Während sich die ärztlichen Techniken der Manuellen Medizin im wesentlichen um das Gelenk als Teil eines gestörten Funktionszusammenhanges drehen, zielen neuraltherapeutische Interventionen darüber hinaus auch auf die umliegenden Weichteilstrukturen. Damit gelingt es, weitere dysfunktionale Afferenzen im Rahmen des gestörten Funktionskreises über eine gewisse Zeit, je nach Wirkdauer der verwendeten Injektionssubstanz, auszuschalten.

Im Sinne einer Risikominimierung ist aber darauf hinzuweisen, dass neuraltherapeutische Interventionen grundsätzlich erst nach Manueller Therapie durchgeführt werden sollten, um die Schutzfunktion von Schmerz und entsprechenden muskulären Reflexe ggü. einer unphysiologischen, oder die Grenzen der strukturellen Belastbarkeit überschreitenden, manualtherapeutischen Intervention zu erhalten.

Entspannungsverfahren

Insbesondere bei komplexen Schmerzmustern, die mit einer generalisierten Erhöhung des Muskeltonus einhergehen, ergeben sich sinnvolle Kompensationsmöglichkeiten mit Entspannungsverfahren. Diese können dazu beitragen, zu einer generalisierten Reduktion des muskulären Tonus zu gelangen. Davon unbenommen bleibt, dass Schlüsselstellen der arthromuskulären Dysfunktion primär manualtherapeutisch anzugehen sind.

Das reduzierte Niveau des Muskeltonus im Verbund mit der Beseitigung des arthrogenen Faktors in der Schmerzgenese lassen jedoch eine reduzierte Rezidivhäufigkeit erwarten.

Darüber hinaus wird durch die gezielte Schulung des Körperbewusstseins und der Körperwahrnehmung für muskuläre Anspannung, Entspannung und Fehlhaltung eine wesentliche Voraussetzung dafür geschaffen, zu einer effektiven Korrektur der Haltungs- und Bewegungsmuster zu gelangen.

Orthesen und Verbände

Insbesondere unter sporttraumatologischen Gesichtspunkten ist die Verwendung von Orthesen und Verbänden notwendig, um die Defizite des Stützsystems bis zu ihrer Restitution zu überbrücken. Die Bewegung kann durch entsprechende funktionelle Orthesen bzw. Tapeverbände in ihrem Ausmaß begrenzt werden, um Überlastungen zu vermeiden. Daneben können durch Orthesen und Verbände aktivierte Nozireaktionen auch nichttraumatischer Genese durch die Funktionsentlastung zum Abklingen gebracht werden.

Die Manuelle Diagnostik erlaubt hierbei eine differenzierte Erfassung der algogenetischen Struktur und bildet somit die Grundlage für die Indikationsstellung und Konstruktion der Orthese bzw. des Verbandes. So ist z. B. zu unterscheiden, inwieweit primär eine stützende Funktion, eine Kompression oder eine das Bewegungsmaß begrenzende Funktion im Vordergrund stehen sollen.

Bei einer aktivierten Nozireaktion im Bereich tragender Strukturen, z. B. der Halswirbelsäule, wird die stützende und bewegungsbegrenzende Funktion einer Orthese im Vordergrund stehen.

Ist aufgrund der Manuellen Diagnostik jedoch z. B. eine ligamentäre Insuffizienz und aktivierte Nozireaktion im Bereich der Ligamente gegeben, hat die Orthese insbesondere unter den Gesichtspunkten einer Stabilisierung unter Ausschaltung unphysiologischer Bewegungen und einer Begrenzung der Extremstellungen physiologischer Bewegungen zu erfolgen.

Kann aufgrund der Manuellen Diagnostik festgestellt werden, dass Strukturen des aktiven Bewegungssystems, Muskeln oder Sehnen bzw. ihre Insertionszonen betroffen sind, muss die Orthese auf eine Ausschaltung der entsprechenden Bewegungsfunktion zielen.

Während in den genannten Beispielen die Manuelle Diagnostik die Grundlage für eine angemessene Versorgung mit Orthesen und Verbänden bildet, kann im Einzelfall auch die Orthese bzw. der Stützverband erst die Grundlage für eine manualtherapeutische Intervention schaffen. So ist z. B. bei einem akuten Torticollis die muskuläre Verspannung so ausgeprägt, dass sich eine manualtherapeutische Intervention nicht mit hinreichender Exaktheit durchführen lässt. Jedoch klingt nach orthetisch stützender Vorbehandlung die muskuläre Nozireaktion im Regelfall innerhalb weniger Tage so weit ab, dass durch Tiefenpalpation nunmehr auch eine exakte Lokalisation der Segmentstörung erfolgt und eine manualtherapeutische Intervention sicher durchgeführt werden kann.

4.2 Neuraltherapie

Jürgen Bachmann

Definition

Das Wort Neuraltherapie verweist auf die therapeutische Nutzung neuraler Zusammenhänge. Damit befindet sich die Neuraltherapie in Übereinstimmung mit einer ganzen Reihe von weiteren therapeutischen Verfahren.

Im engeren Sinne bedient sie sich dabei allerdings immer nur eines Medikamententyps, um Effekte auf dieser Ebene zu erreichen: Neuraltherapie ist die Injektion von Lokalanästhetika zu therapeutischen Zwecken.

Dabei haben im Laufe ihrer Entwicklung verschiedene Weiterungen, Vertiefungen und Schwerpunktsetzungen dazu geführt, dass sich das Bild der Neuraltherapie heute als ausdifferenziertes Spannungsfeld mit konträren Standpunkten darstellt. Die beiden wesentlichen Gegensätze der Sichtweisen betreffen: erstens den Stellenwert der pharmakologischen versus der regulatorischen Wirkung, zweitens Zielsetzung Schmerzausschaltung versus eine umfassende oder kausale Therapie. Das erste Spannungsfeld ergibt sich aus der Beobachtung, dass die lokalanästhetische Wirkung unter pharmakologischen Gesichtspunkten eine zwar je nach verwendeter Substanz unterschiedliche, aber doch finite Wirkdauer aufweist, die beobachteten therapeutischen Wirkungen jedoch oft deutlich über diesen Zeitraum hinausreichen.

Das zweite Spannungsfeld lässt sich teilweise analog hierzu entfalten: ein Teil der Neuraltherapeuten stellt die direkte lokalanästhetische Wirkung der Schmerzausschaltung in den Mittelpunkt und betrachte die daraus folgenden körperlichen und psychischen Veränderungen als Sekundärphänomene. Ein anderer Teil vertritt einen gegensätzlichen Standpunkt mit dem Anspruch einer therapeutisch kausalen Wirkung per se. Er stützt sich dabei auf die Beobachtung, dass sich auch Schmerzen und Funktionsstörungen zurückbilden, die außerhalb des unmittelbar lokalen oder nerval versorgten Wirkungsgebiets der Injektion liegen.

Spannungsfeld der Neuraltherapie

- Pharmakologische vs. regulatorische Wirkung
- Schmerzausschaltung vs. kausale Therapie

Weitere kontroverse Diskussionspunkte innerhalb der Neuraltherapie betreffen die Rolle von pharmakologisch wirksamen Zusatzstoffen und Hilfsstoffen in der Injektionslösung und die Frage der Auslösung von allergischen Reaktion und Überempfindlichkeitsreaktionen durch diese Stoffe oder einzelne Lokalanästhetikatypen selbst.

Lokalanästhetika

Historisch gehen die Lokalanästhetika auf den, natürlich aus der Coca-Pflanze gewonnen Wirkstoff Kokain zurück. (➤ Abb. 4.18)

Gemeinsames chemisch strukturelles Merkmal der bekannten wirksamen Lokalanästhetika ist ein Brückenglied A, das als Ester oder Amid konfiguriert ist, und eine sekundäre oder tertiäre Aminogruppe die einen substituierten aromatischen Rest trägt. (➤ Abb. 4.19 und ➤ Abb. 4.20)

Gemeinsame chemische Merkmale der Lokalanästhetika

- Brückenglied A
  - Ester-Typ
  - Amid-Typ
- Sekundäre oder tertiäre Aminogruppe

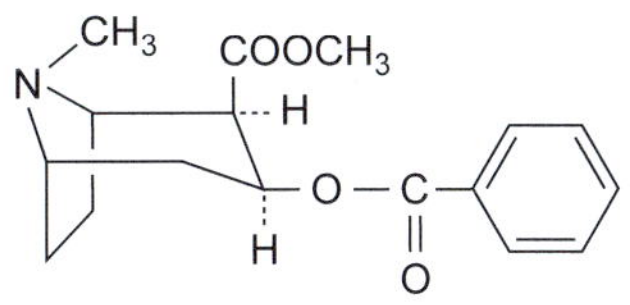

Abb. 4.18 Strukturformel Kokain

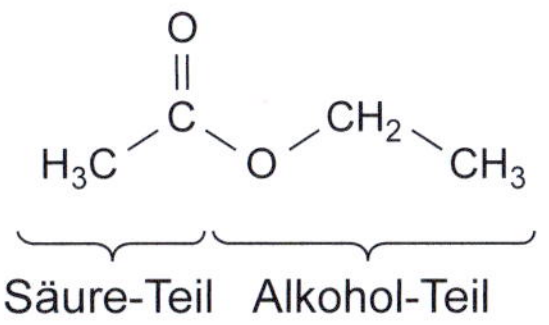

Abb. 4.19 Struktureller Aufbau einer Esterbindung

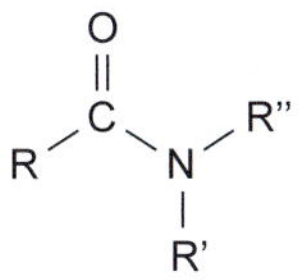

Abb. 4.20 Struktureller Aufbau einer Amidbindung

Als typischer Vertreter der Lokalanästhetika vom Ester-Typ gilt Procain, das im Körper einen schnelleren Abbau und damit eine kürzere Wirkzeit zeigt; seine Toxizität wird als geringer eingeschätzt.

Lokalanästhetika vom Amid-Typ sind z. B. Lidocain, Mepivacain, Bupivacain, die eine längere Wirkzeit, aber auch eine bessere Penetration zeigen, und durch Abbau in der Leber eliminiert werden.

Voraussetzungen und Wirkmechanismen

Lokalanästhetika haben zunächst entsprechend ihrer Benennung die Wirkung, die Nervenzellmembran und damit die Nervenleitung zu blockieren. Entscheidend für die pharmakologische Wirkung ist die Konzentration an der Nervenzellmembran.

Weitere lokale Wirkungen werden aus neuraltherapeutischer Sicht beschrieben, so hat z. B. Procain neben dem schmerzstillenden Effekt auch eine entzündungshemmende, antihistamine, lymphagoge und kapillarabdichtende Wirkung. Dieses Lokalanästhetikum ist somit schon auf der Ebene lokaler Regulation wirksam.

Darüber hinaus ist über die spinale Reflexebene eine Wirkungsvermittlung in alle Bereiche des Segmentes denkbar, unabhängig davon, ob ein Nerv ausgeschaltet oder durch direkte Gewebsinfiltration ein afferenter Reiz gesetzt wird.

Lokalanästhetikawirkungen am Beispiel des (Procain)

- Schmerzstillend
- Entzündungshemmend
- Antihistaminisch
- Lymphagog
- Kapillarabdichtend

Für das Verständnis des Wirkmechanismus ist die Frage des Applikationsorts dennoch wesentlich, da mit der lokalanästhetischen Wirkung eine Verminderung der nozizeptiven Afferenz auf lokaler oder nervaler Ebene verbunden ist, die sich von einer als Reiztherapie verstandenen Infiltration wesentlich unterscheidet. Hier kommt dann auch die Frage der Reizqualität ins Spiel, die durch das Injektionsmittel oder dessen Abbauprodukte vermittelt wird – im Falle des Procain sind dies Paraaminobenzoesäure mit der Wirkung einer Kapillarabdichtung und Diäthylaminoäthanol mit dem Effekt der Gefäßdilatation.

Die Verminderung der Afferenz dürfte der wesentliche Mechanismus im Sinne einer Segmenttherapie sein Segmenttherapie, bei einer Reiztherapie ergeben sich weitere Gesichtspunkte.

Wirkungsvoraussetzungen einer Reiztherapie

- Applikationsort
- Quantität der Applikationsorte
- Reizqualität des Injektionsmittel
- Reizqualität der Abbauprodukte
- Reaktionslage des Applikationsortes

Eine wesentliche Voraussetzung für alle Therapieformen, die sich auf der Grundlage von Reiz und Reaktion definieren, ist die Berücksichtigung der Reaktionslage. Nach klassisch neuraltherapeutischer Vorstellung ist diese oft durch eine Verminderung der Reaktionsfähigkeit oder gar Reaktionsstarre eingeschränkt. In diesem Fall ist die Behebung dieser Einschränkung ebenfalls ein wesentliches Ziel, das unter Berücksichtigung weiterer naturheilkundlicher Verfahren oft mit den ausleitenden Verfahren verbunden wird.

Die Kombination der therapeutischen Ansätze – Reiztherapie, Segmenttherapie, Umstimmungstherapie – ist nicht nur möglich, sondern wird häufig und mit Gewinn in pragmatischer Weise eingesetzt. In der Regel bewährt sich ein gestuftes Vorgehen, vom lokalen zum übergreifenden, da die übergreifenden Ansätze oft mit deutlich höherem Aufwand verbunden sind.

Geschichte

Eckpunkte der Entwicklung der Neuraltherapie:

- 1883 Kokain: Staroperation in Lokalanästhesie
- 1905 Procain: erstes synthetisches Lokalanästhetikum vom Ester-Typ
- Heilanästhesie (z. B. Leriche)
- Segmenttherapie
- Neuraltherapie (W. und F. Huneke)
- 1940 Sekundenphänomen (F. Huneke) und Störfeldtheorie
- 1943 erstes synthetisches Lokalanästhetikum vom Amid-Typ
- Therapeutische Lokalanästhesie (Gross)

Neuraltherapeutisches Vorgehen

Ausgehend von den Ausführungen soll nachfolgend das neuraltherapeutische Vorgehen nur kurz und prinzipiell skizziert werden. Die unterschiedlichen Ansatzpunkte der therapeutischen Lokalanästhesie (TLA) einerseits und der klassischen Neuraltherapie andererseits schlagen sich im wesentlichen darin nieder, dass Erstere eher unter Gesichtspunkten der Segmenttherapie arbeitet und sich damit die Grundlage für ein wesentliches Element moderner Schmerztherapie gelegt hat. Letztere geht über die Verfahren der TLA hinaus, postuliert eine breitere Konzeption der Wirkzusammenhänge und Indikationen und muss dadurch häufig die notwendigen Schritte im praktischen Vorgehen erweitern.

Lokale Behandlung

Die einfachste und damit häufig zuerst einzusetzende Form des neuraltherapeutischen Vorgehens orientiert sich an der primär schmerzhaften und in der Funktion gestörten Struktur. Dies beinhaltet damit prinzipiell praktisch alle Strukturen, es sei denn, dass von ihnen keine Schmerzen ausgehen können, und auch in regulatorische Prozesse einbezogene Organe wie Drüsen, Lymphgewebe und Ganglien.

- Haut, Unterhaut
- Muskeln, Faszien
- Sehnen, Sehnenansätze
- Gelenkkapsel, Gelenke
- Nerven, Nervenwurzeln
- Gefäße z. B. Arteria femoralis
- Drüsen (z. B. Schilddrüse)
- Lymphatische Gewebe (z. B. Tonsillen)

Zeigt sich durch die erste Behandlung einer Besserung, die nicht anhält, wird in der Regel durch wiederholte Behandlung eine Verstärkung und Verlängerung des therapeutischen Effektes angestrebt. Bei unzureichendem Effekt sollte die lokale Behandlung um die Segmenttherapie ergänzt werden.

Segmentale Behandlung

Die Segmentbehandlung bietet sich v. a. dann primär an, wenn das schmerzhafte Substrat nicht ohne weiteres zugänglich ist. Dies bezieht sich nicht lediglich auf eine tiefe anatomische Lage, sondern auch auf Situationen, in denen das schmerzhafte Organ nicht vorhanden oder zugänglich ist, wie z. B. beim Phantomschmerz oder bei liegenden Verbänden, da im Rahmen der Segmenttherapie auch über die kontralaterale Seite behandelt werden kann. Daneben kann es auch bei erheblich aktivierter Nozireaktion und starker lokaler Reizung sinnvoll sein, über die Gegenseite zu behandeln.

In der Regel wird aber gerade bei chronisch rezidivierenden Beschwerden die ipsilaterale Behandlung im Vordergrund stehen. Dabei kommt es zu einer Reizsummation mit den lokalen Infiltrationsverfahren.

Führt auch die Segmenttherapie nicht zum Erfolg, sind Weiterungen im Sinne der NT im Bereich der Störfeldsuche, der Reiztherapie und evtl. auch weitergehende Verfahren, wie umstimmende und ausleitende Therapie und die Verwendung von Systemen anderer Herkunft wie Akupunktur, Mikrosysteme und Somatotopien oder der Hormonregulation angezeigt.

Störfelder

Chronische Erkrankungen, die sich als therapieresistent erweisen, sind unter neuraltherapeutischen Gesichtspunkten störfeldverdächtig. Störfelder zeichnen sich dadurch aus, dass nach Injektion von Lokalanästhetika schon bald die Beschwerden abklingen. Neben störfeldverdächtigen Hautarealen im Bereich von Narben, Reflexpunkten innerer Organe sind dies v. a. Orte chronischer Entzündung wie Zähne und Tonsillen.

Behandlung nach übergeordneten Systemen

Andere Therapieverfahren wie die Akupunktur fußen auf übergeordneten Systemen. Die Akupunktur kennt neben ihrer klassischen Form auch Sonderformen, die mit der Injektion von Substanzen an Akupunkturpunkte arbeiten, oder Nadelakupunktur an Punkten, die über Somatotopien und Mikrosysteme definiert sind. Bekanntestes Beispiel ist die Ohrakupunktur. Umgekehrt bedient sich die Neuraltherapie für die Wahl der Punkte einer Quaddeltherapie oft der lokoregionalen Akupunkturpunkte.

Als ein der Segmenttherapie übergeordnetes System kann auch das endokrine gelten. Die Indikation zur Neuraltherapie über die hormonelle Regulation ergibt sich v. a. bei vegetativen Symptomkonstellationen.

Reiztherapien

Reiztherapien erfolgen mit dem Ziel, die Reaktionslage anzuregen, so dass andere Therapieformen wieder besser ansprechen. Zu diesem Zweck werden Reizstoffe, wie z. B. Plenosol®, injiziert, wobei hierbei ebenfalls oberflächliche Störfelder gewählt werden. Allerdings wird im Gegensatz zur oberflächlichen subepidermalen Quaddelung eine tief intrakutane Infiltration gesetzt. (➤ Abb. 4.21)

Andere Naturheilverfahren

Ist die Reaktion des Organismus durch Reiztherapien nicht mehr stimulierbar, ist eine Regulationsstarre eingetreten. Aus naturheilkundlicher Sicht kommen dann Verfahren in Betracht, die zu einer Wiederherstellung der Regulationsfähigkeit beitragen sollen, indem belastende Substanzen ausgeschieden werden. Hierzu zählen v. a. die Ausleitungsverfahren, die auch lokoregional verstanden werden können, und das Heilfasten als Verfahren, das den Organismus als Gesamtsystem betrifft.

Auch bei Erkrankungszuständen, die keine wesentliche Einschränkung der Regulationsbreite aufweisen, kann die Kombination der Neuraltherapie mit weiteren Verfahren sinnvoll sein. Dies gilt v. a. für die reflektorische Behandlung am Bewegungssystem. Die so genannten drei Säulen der Reflextherapie sind in diesem Zusammenhang die Manuelle Medizin, die Akupunktur und die Neuraltherapie.

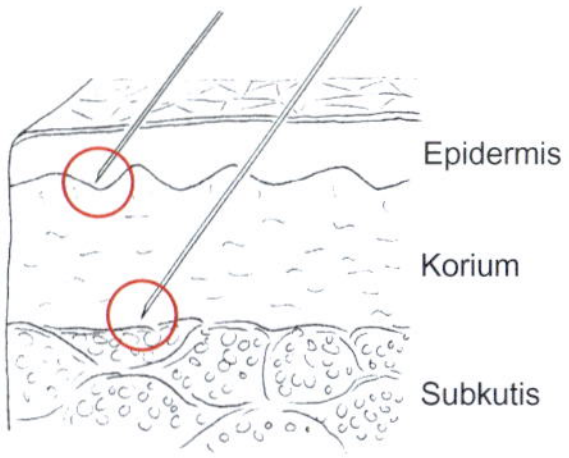

Abb. 4.21 Reiztherapie (aus Beer, 2005)

4.2.1 Segmenttherapie

Wie oben ausgeführt, kommt die Segmenttherapie v. a. zur Behandlung von Funktionsstörungen und Schmerzen zur Anwendung, die örtlich eingegrenzt werden können und bei denen die Regulationsfähigkeit erhalten ist. Sie ist damit in der Regel der primäre Behandlungsansat, auf dessen Basis bei unzureichendem Ansprechen die Neuraltherapie zu den Weiterungen der Störfeldtherapie und ihren einzelnen Schritten übergeht.

Wirkung und Anwendungsprinzipien

Therapeutische Lokalanästhesie

Aus den neueren Erkenntnissen der Schmerzforschung ist evident geworden, dass die Empfindung von Schmerz mehrere Verarbeitungsschritte von der peripheren Aktivierung der Nozizeptoren über die spinale Verarbeitung zur Weiterleitung ins Stammhirn und dem Kortex durchläuft. Auf jeder Ebene bestehen Möglichkeiten der Steuerung dieser Verarbeitung, sei es peripher durch Aktivierung bis dahin latenter Nozizeptoren, spinal durch Veränderungen der neuronalen Übergänge, z. B. durch Genexpression und Änderungen des Rezeptorenprofils, oder zentral durch Änderungen der Regulation des nozifensiven Systems. In der Summe kommt es unter wiederholter schmerzhafter Reizung zur Ausbildung eines „Schmerzgedächtnisses“, d. h. auch primär unterschwellige Reize werden durch eine Erniedrigung der Schwelle im Sinne eines „Wind-up“ des Schmerz-verarbeitenden Systems zu schmerzhaft empfundenen Reizen.

Dieses Modell bietet eine Grundlage, die klinische Wirksamkeit der therapeutischen Lokalanästhesie zu erklären. Die mit der Lokalanästhetikawirkung verknüpfte Ausschaltung von Schmerzen verändert die Reaktionslage des Systems im Sinne eines „Wind-down“, das „Schmerzgedächtnis“ kann vergessen oder überschrieben und die Schmerzschwelle erhöht sich wieder. Somit kann ein therapeutischer Effekt beobachtet werden, der über die pharmakologische Wirkzeit hinausgeht.

Im Rahmen der Schmerzverarbeitung kommt es zu einer Aktivierung von sensorischen aber auch weiterer Anteile der nervalen Versorgung. Hierzu zählen z. B. motorische Efferenzen (klinisch sichtbar an der Verspannung von Muskeln) und auch Afferenzen aus der Muskulatur, die auf segmentaler spinaler Ebene in die Schmerzverarbeitung einfließen. Die TLA nutzt diese Verbindungen, indem sie muskuläre Triggerpunkte deaktiviert und in muskuläre Spannungszonen und Myogelosen injiziert. Aufgrund der geschilderten Verschaltungen kann die Infiltration von anderen als der primär schmerzhaften Strukturen des gleichen spinalen Segmentes in die Schmerzverarbeitung eingreifen.

Vegetatives Nervensystem

Auch Anteile des vegetativen Nervensystems unterliegen einer segmentalen Ordnung. Sie fließen klinisch bei chronischen Funktionsstörungen mit den sensomotorischen Verbindungen zusammen und werden auch als segmental reflektorischer Komplex bezeichnet. Das vegetative Nervensystem zeigt darüber hinaus aber auch Merkmale, die über die segmentale Ordnung hinausgehen und daher eine neurophysiologische Basis zur Erklärung der Fernwirkungen neuraltherapeutischen Vorgehens liefern. So ist der Sympathikus in seinen afferenten Anteilen nicht gebunden an bestimmte Fasertypen der Nerven. Er ist in seiner Efferenz ubiquitär und divergent gefäßbegleitend organisiert. Er kann peripher mit dem somatischen Nerv ziehen, zeigt abdominal über prävertebrale Ganglien einen Austausch über mehrere Segmente hinweg und kann allein durch interganglionäre Divergenz segmentübergreifend und auch kontralateral wirksam werden.

Auch freie Endigungen sind beschrieben und verweisen auf das Grundsystem Pischingers, das als weiteres Modell zur Erklärung klinischer Phänomene der Neuraltherapie herangezogen wird (➤ Kap. 4.2.2).

Der vegetative Gegenspieler Parasympathikus ist in wesentlichen Anteilen der Afferenz wie Efferenz auch ohne eigene Nerven organisiert, und gelangt per anatomischer Leitschienen dann frei oder gefäßbegleitend in die Versorgungsregion, wobei ganglionäre Verschaltungen sich im Gegensatz zu den Grenzstrangstrukturen des Sympathikus nahe der

Brustwirbelsäule und Lendenwirbelsäule v. a. kranial und sakral finden.

Einzelne Nervenverläufe sind ebenfalls dadurch gekennzeichnet, dass das Versorgungsgebiet anatomisch fern von dem segmentalen Ursprung liegt. Sie müssen daher klinisch und diagnostisch für Fernwirkungen in Betracht gezogen werden. So ist z. B. der N. phrenicus aus dem Zervikalsegment C 4 eng mit der Funktion der thorakalen Organe und Oberbauchorgane verknüpft und stellt damit den Funktionszusammenhang mit dem vegetativen Nervensystem her.

Verteilungsmuster des Sympathikus und Parasympathikus

- Peripher mit Gefäßen
- Peripher mit somatischem Nerv
- Zervikal und sakral über prävertebrale Ganglien (Parasympathikus)
- Thorakal und abdominal über prävertebrale Ganglien (Sympathikus)
- Interganglionäre segmentale Divergenz
- Interganglionäre segmental kontralaterale Divergenz

Indikationen

Die Indikationsfelder zur lokalen und segmentalen Therapie sind auf verschiedenen Ebenen gegeben und umfassen therapeutische, prophylaktische und diagnostische Einsatzmöglichkeiten.

Therapeutische Indikationen

- Akute Schmerzzustände
- Chronische Schmerzen, funktionelle Störungen
- Adjuvante Schmerztherapie bei Tumorleiden

Prophylaktische Indikationen

- Herpes Zoster
- Algodystrophie
- Phantomschmerz

Diagnostische Indikationen

- Lokalisation der algogenetischen Struktur
- Abklärung der Reizschwelle und Reaktionslage
- Differenzialdiagnose viszeraler Funktionsstörung versus segmental nervaler Pathologie

Kontraindikationen und Risiken

Kontraindikationen

- Lokal:
  - Bakterielle Entzündungen
- Generell:
  - Allergie (selten!)
  - Spritzenangst
- Bei Gerinnungsstörung und -hemmung keine tiefen Injektionen

Risiken

- Gering bei guter Kenntnis der Anatomie
- Nachblutung bei unbekannter Gerinnungsstörung
- Intravasale Injektion v. a. im Kopfbereich mit Auslösung von zentralen Krampfanfällen
- Nervales Defizit mit vorübergehender Parese
- Vorübergehend verminderte vegetative Regulationsfähigkeit (art. Hypotonie)

Vor tiefen und vor allem vor nerven- und rückenmarksnahen Injektionen von Lokalanästhetika ist eine Aufklärung auch über passagere Paresen und eingeschränkte Verkehrstüchtigkeit erforderlich!

Praktische Durchführung

Anamnese

Die Anamnese erfolgt nach den üblichen klinischen Standards unter Beachtung der vegetativen Situation und Schmerzanamese hinsichtlich des Orts, der Zeit, der auslösenden und modulierenden Faktoren.

Befund

Orientierende internistische und detaillierte funktionell-orthopädische und manualdiagnostisch segmentale Untersuchung einschließlich der neuroorthopädischen Untersuchung.

Besondere Beachtung verdienen:

- Lokale Entzündungszeichen
- Segmentale Veränderungen in der Schicht der Haut:
  - Sensibilitätsdefizite

  - Hyperalgesie
  - Turgor
  - Temperatur
  - Schweiß
- Segmentale Veränderungen in der Schicht der Muskeln und Faszien:
  - Fasziale Adhäsionen
  - Myogelosen
  - Triggerpunkte
- Segmentale Veränderungen in der Schicht der Knochen und Gelenke:
  - Periostale Verquellung
  - Periostaler Druckschmerz
  - Druckdolenz von Sehnen und Gelenkkapselinsertionen
  - Druckdolenz, Schwellung, Erguss der Gelenke

(➤ Abb. 4.22)

Eine segmentale Verschiebung ist zu beobachten!

Aufklärung

Eine Aufklärung des Patienten über Art, Ablauf und Zielsetzung, mögliche Nebenwirkungen und Komplikationen der geplanten Injektion ist nicht nur aus

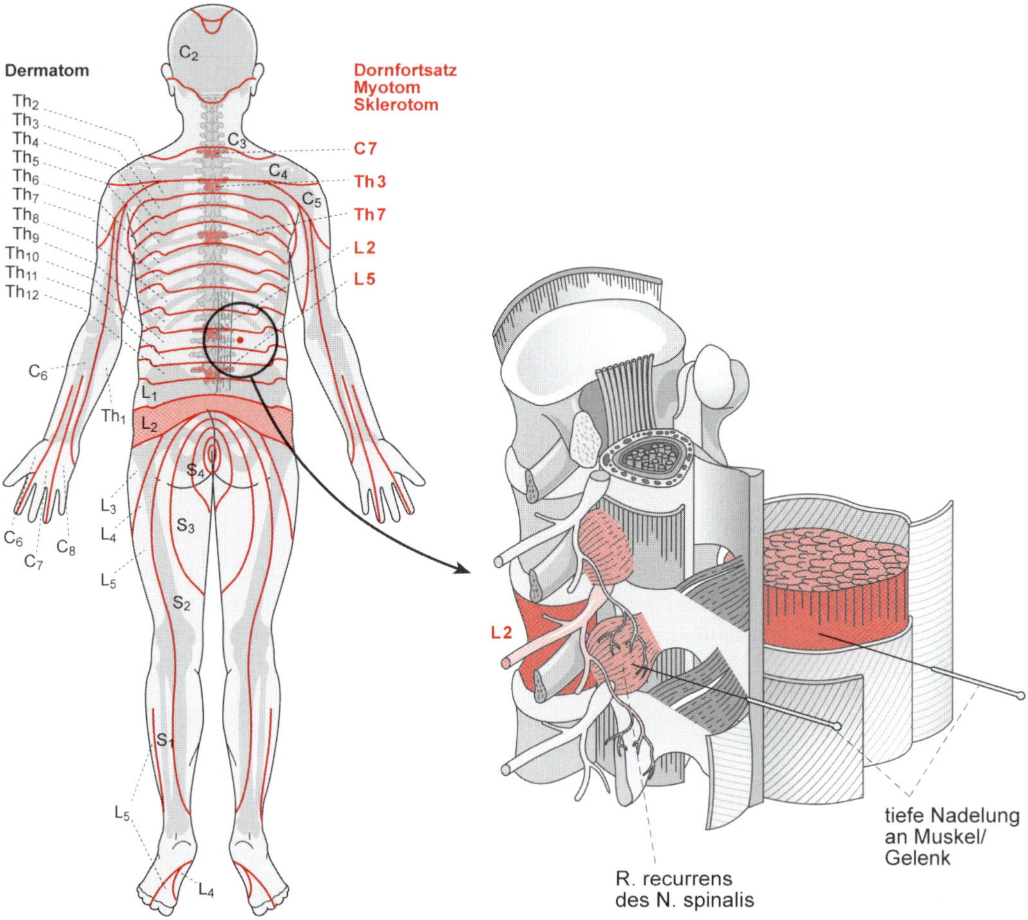

Abb. 4.22 Die segmentale autochthone Muskulatur (Myotom) sowie die Facettengelenke und periostalen Strukturen der Wirbelbögen (Sklerotom) werden direkt aus dem nahegelegenen Nervenwurzelabgängen über den R. dorsalis des Spinalnerven innerviert, während die sensible Innervation der Hautschicht (Dermatom) nach kaudal verlagert ist. Während so das Dermatom L 2 noch gerade eben am Rumpf liegt, versorgen die Wurzeln aus den Segmenten L 4 und L 5 – über denen das Dermatom Th 12 zu liegen kommt – Hautareale am Bein.

forensischer Sicht notwendig, sondern auch sinnvoll, da besonders bei der diagnostischen Lokalanästhesie, aber auch zur zuverlässigen Beurteilung der eingetretenen Wirkung im neuraltherapeutischen Kontext, eine motivierte und informierte Kooperation zwischen Arzt und Patient Voraussetzung ist.

Lagerung

Eine entspannte und sichere Lagerung des Patienten, für einzelne Indikationen auch eine Markierung der anatomischen Orientierungspunkte, ist eine wesentliche Voraussetzung für eine gezielte und sichere Injektion gerade tiefer Strukturen. Hierzu dienen angemessene Behandlungsliegen und Lagerungshilfen.

Arbeitsmaterialien

Lokalanästhetika: In der Praxis hat es sich bewährt, mit wenigen Substanzen Erfahrung zu sammeln. Dabei reicht in der Regel die Verwendung einer kurz bis mittellang und einer länger wirkenden Substanz in einer Konzentration, die für eine sensible Nervenblockade ausreicht, also z. B. Lidocain 0,5–1% und Bupivacain 0,25%. Ist v. a. eine Blockade sympathischer Fasern gewünscht, ist diese Konzentration durch Zugabe isotoner Kochsalzlösung zu halbieren.

Reizstoffe: Bekanntestes Beispiel ist das Plenosol®, das häufig bei wiederholter Gabe in ansteigender Dosierung eingesetzt wird.

Kanülen: Der Durchmesser der Kanülen sollte mit dem Ziel einer minimierten Traumatisierung möglichst gering gewählt werden. Diese Anforderung lässt sich in Abhängigkeit von der anatomischen Zielregion nicht immer erreichen, da einerseits feste und kontraktile Strukturen eine weniger flexible und damit die dickere Kanüle erfordern, andererseits bei tiefen Injektionstechniken längere Kanülen Verwendung finden, die tendenziell auch einen größeren Durchmesser erfordern. Hieraus ergibt sich auch, dass die Kanülenlänge nicht länger sein sollte, als es die anatomischen Verhältnisse erfordern.

Daneben werden für Blockaden im Bereich der Plexus und Nerven auch elektrisch bis auf die Nadelspitze isolierte Nadeln verwendet, die es ermöglichen, durch schwache Stromreize aus einem Nervenstimulator anhand der motorischen Antwort des versorgten Muskels die korrekte Nadellage zu verifizieren.

Spritzen: Die Volumina der verwendeten Spritzen richten sich nach dem geplanten Verfahren und werden bei Quaddelungen eher nur 2–5 ml, bei rückenmarksnahen Techniken auch 10 ml oder gar 20 ml fassen. Zu bedenken ist dabei, dass der Stempeldruck bei kleineren Spritzenvolumina geringer und damit eine differenzierte Wahrnehmung von Widerständen schwieriger wird, wie z. B. bei epiduralen Infiltrationen, andererseits bei infiltrativen Techniken wie intrakutanen Quaddeln der Gewebswiderstand so hoch sein kann, dass sich kleinere Volumina anbieten.

Desinfektionsmittel: Grundsätzlich erfolgt bei Injektionen eine Hautdesinfektion, bei tiefen, intraartikulären und rückenmarksnahen Injektionen, z. B. im Bereich der Lendenwirbelsäule, und bei Injektionstechniken mit Diskonnektion sind die Kautelen aseptischen Vorgehens ggf. unter Verwendung von Abdeckungstüchern zu beachten.

Injektionstechniken im Überblick

Die Bandbreite der Injektionstechniken ist groß.

- Quaddeln
- Triggerpunkte und Myogelosen
- Narben, Gelenke, Gefäße
- Drüsen
- Nerven:
  - Nervenaustrittspunkte
  - Spinalwurzeln
  - Ganglien
  - Rückenmarksnahe Injektionen

Die einzelnen Techniken sind in einschlägigen Lehrbüchern der Neuraltherapie, Orthopädie sowie Schmerztherapie eingehend beschrieben. Für die primär naturheilkundlich ausgerichtete Versorgung stehen die einfacheren und oberflächlicheren Techniken im Vordergrund.

Quaddeln: Quaddelung erfolgt mit Lokalanästhetika oberflächlich und intradermal unter Ausbildung einer Papel, mit Reizstoffen an die Subkutis an mehreren Stellen im Krankheitsgebiet. Wichtige Indikationen und Schemata unter Bezug auf die Systematik der Akupunktur:

4

- Kopfschmerz: Dornenkranz nach Hopfer (➤ Abb. 4.23)
- Sinusitis: wichtige Indikation, nach Akupunkturpunkten Bl 1, Bl 2, Yintang, Gb 14, Di 19, Di 20, Ma 2 (➤ Abb. 4.24)
- Erkrankungen im Bereich des Thorax: ventral im Bereich des Konzeptionsgefäßes und des Nierenmeridian, dorsal innerer Blasenmeridian (➤ Abb. 4.25)
- Erkrankungen im Bereich des Abdomens: im Bereich des Konzeptionsgefäß und der Meridiane von Leber, Magen, Milz und Niere (➤ Abb. 4.26)

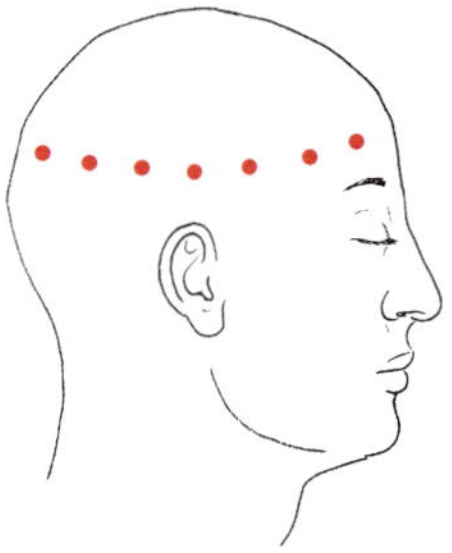

Abb. 4.23 Dornenkranz nach Hopfer (aus Beer, 2005)

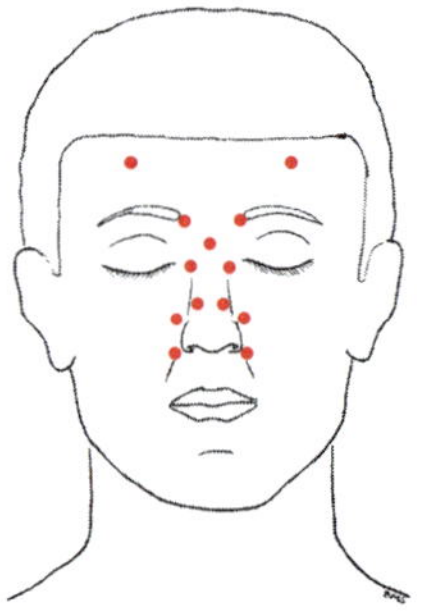

Abb. 4.24 Behandlung der Nasennebenhöhlen (aus Beer, 2005)

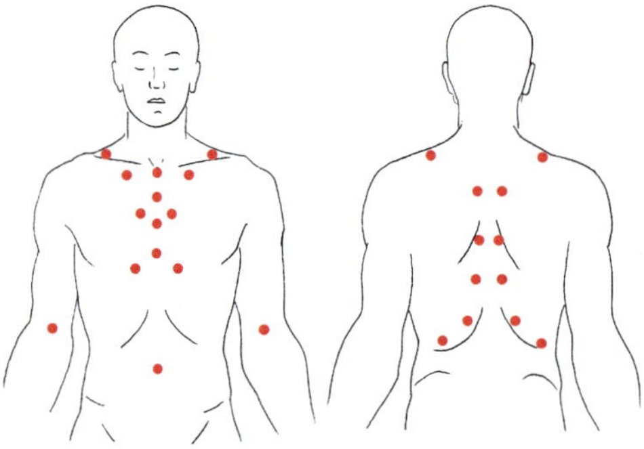

Abb. 4.25 Quaddelung Thorax (aus Beer, 2005)

- Erkrankungen im Bereich der Blase und des kleinen Beckens (➤ Abb. 4.27)

Triggerpunkte und Myogelosen: Infiltration an die Verhärtungszone, die knoten- oder bandförmig meist im Muskel tastbar wird, in Zweifingertechnik lateral davon (➤ Abb. 4.28), bei greifbaren Muskeln, wie z. B. M. trapezius, durch Abheben (➤ Abb. 4.29)

Narben: Die Infiltration in die Narbe mit Lokalanästhetika erfordert oft hohen Druck. Bei längeren Narben werden mehrfache Einstiche erforderlich, der Therapeut muss sich aus dem infiltrierten Gebiet vorarbeiten. Auch eine Störfeldsuche ist möglich, bei Verklebungen und Adhäsionen erfolgt anschließend evtl. Narbenmobilisation.

Gelenke: Injektionen müssen aseptisch durchgeführt werden, da zwar Kapselansätze im Vordergrund stehen, eine intrartikuläre Injektion nicht ausgeschlossen werden kann.

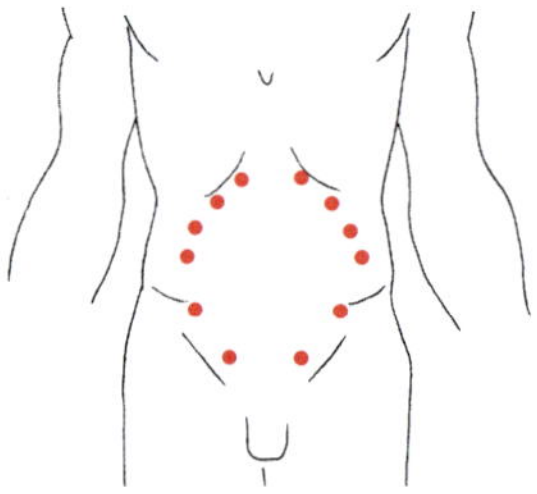

Abb. 4.26 Quaddelung Abdomen (aus Beer, 2005)

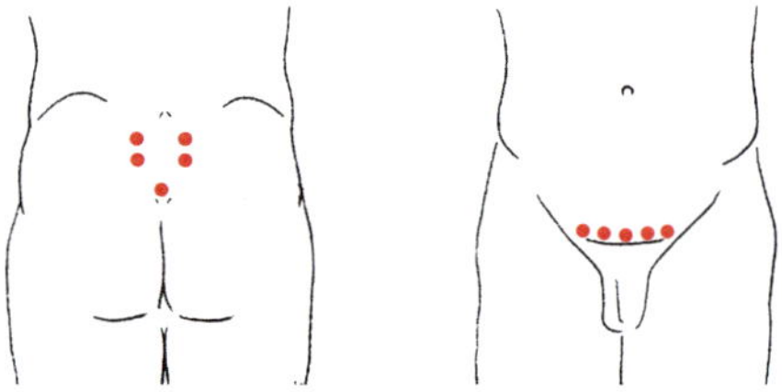

Abb. 4.27 Quaddelung für Becken/Blase (aus Beer, 2005)

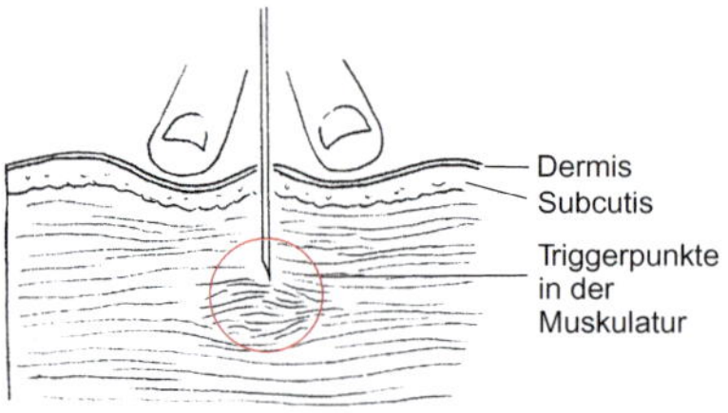

Abb. 4.28 Zweifingertechnik für Gelosen und Triggerpunkte (aus Beer, 2005)

Drüsen: Wichtigste Indikationen liegen im Bereich der Schilddrüse und der Tonsillen (➤ Abb. 4.30 und ➤ Abb. 4.31).

Nerven: Nervennahe Injektionen (nicht in den Nerv!) erfordern an Nervenaustrittspunkten feine Kanülen und nur geringe Mengen Lokalanästhetikum, und sind bei Neuralgien im Versorgungsgebiet indiziert. Reizstoffe sollten nicht eingesetzt werden!

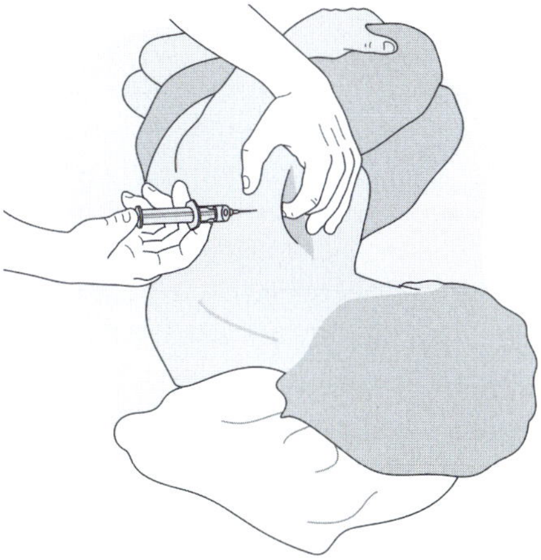

Abb. 4.29 Infiltration an Triggerpunkte in abhebbaren Muskeln (nach Travell, 2002)

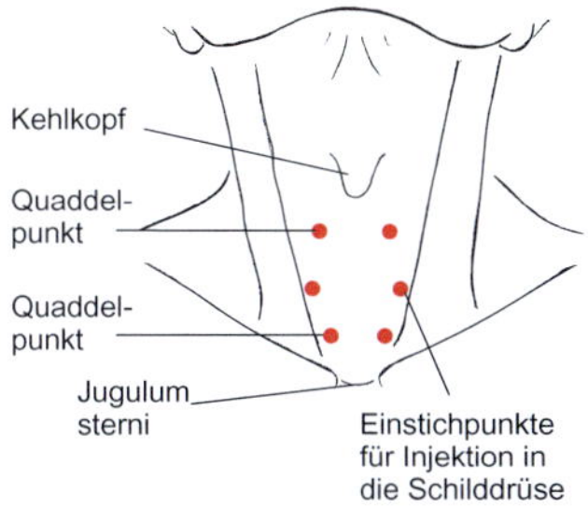

Abb. 4.30 Neuraltherapie der Schilddrüse (aus Beer, 2005)

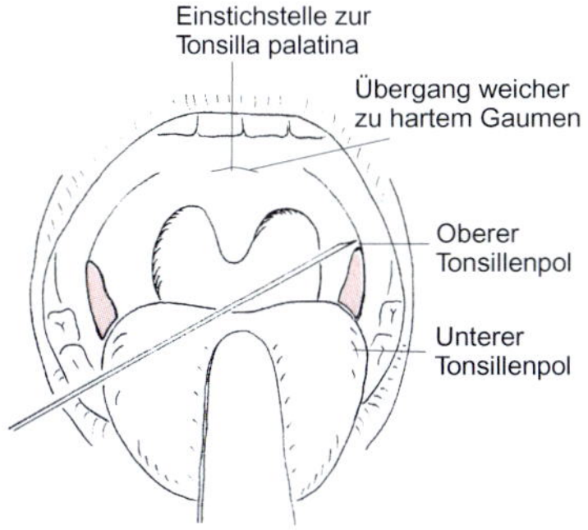

Abb. 4.31 Neuraltherapie der Tonsillen (aus Beer, 2005)

Injektionen an Spinalwurzeln, Ganglien und rückenmarksnahe Injektionen erfordern eingehende Fertigkeiten und haben besondere organisatorisch-strukturelle Voraussetzungen.

Überwachung und Notfallbehandlung

Alle Injektionstechniken, besonders aber Blockaden im Bereich der Nervenwurzeln, des Spinalkanals, an Ganglien und im Bereich der Halswirbelsäule erfordern, dass eine Notfallbehandlung erfolgen kann. Der Effekt der Blockade ist in einem Protokoll zu dokumentieren, das neben den Blockadeeffekten auch die Vitalparamater verzeichnet.

Strukturvoraussetzungen für invasive Blockadetechniken:

- Monitoring von EKG, Oximeter
- Infusionslösung, Infusionsbesteck, venöser Zugang
- Ambu-Beutel, O2, Güdel-Tubus
- Adrenalin, Atropin, Kortikosteroide

4.2.2 Störfeldtherapie

Die Störfeldtherapie ist das Konzept, mit dem die Gebrüder Huneke über den Bereich der Therapeutischen Lokalanästhesie und Segmenttherapie hinaus die klassische Neuraltherapie begründeten.

Wirkung und Anwendungsprinzipien

Störfelder führen in der Regel nicht zu lokalen Symptomen, sondern entfalten Fernwirkungen in topografischer und auch in zeitlicher Hinsicht. Die Behandlungsfelder der Störfeldtherapie liegen v. a. bei chronischen Beschwerden und solchen, die sich im Verlauf einer Segmenttherapie als therapierefraktär erweisen. Neben der Berücksichtigung empirisch häufiger Störfelder ergeben sich im Einzelfall die Hinweise auf ein Störfeldgeschehen v. a. aus einer genauen Anamnese.

Die Definition eines **Störfelds** (nach Huneke) ergibt sich quasi operational daraus, dass nach Infiltration der störfeldverdächtigen Region Krankheitssymptome verschwinden. Grundregeln dabei sind.

- Jede chronische Erkrankung kann störfeldbedingt sein.

- Jede Erkrankung oder Verletzung kann ein Störfeld hinterlassen.
- Jede Störfelderkrankung ist nur durch „Ausschaltung“ des Störfeldes heilbar.

Die bekanntesten Erklärungsansätze für die beobachtete Wirkung sind das System der Grundregulation nach Pischinger und die Relationspathologie nach Rickers.

Grundregulationssystem nach Pischinger

In Abgrenzung zur Zellularpathologie Virchows stellt Pischinger das Lebensmilieu der Zelle in den Vordergrund und macht die Zellleistung zum Ausgangspunkt seiner Betrachtung (➤ Abb. 4.32). Biologisch gesehen sei der Zellbegriff nur eine morphologische Abstraktion, er könne nicht ohne das Lebensmilieu der Zelle betrachtet werden. Dem Bindegewebe, das den Körper in allen Anteilen durchzieht, kommt dabei nicht nur eine mechanische Funktion zu, sondern es bildet die Transitstrecke zwischen Gefäßsystem und Zelle und damit eine Matrix für Information und Regulation im gesamten Organismus. In der Peripherie bilden diese Grundsubstanz und die Endigungen des kapillären und nervalen Systems sowie die freien zellulären Anteile eine funktionelle Einheit.

Die vielfältigen Strukturelemente der Grundregulation erfüllen umfassende Funktionen, die von der energetischen Versorgung über die Lieferung und den Abtransport von Bausteinen bzw. Zellprodukten, zur Verarbeitung immunologischer Reize und Reparatur- und Regenerationsvorgängen reichen. Die Informationsweitergabe findet dabei in verschiedenen Subsystemen statt, die sich in unterschiedlichen zeitlichen Dimensionen bewegt. Während der Informationtransfer im nervalen Anteil schnell und über Neurotransmitter vermittelt verläuft, ist die Re-

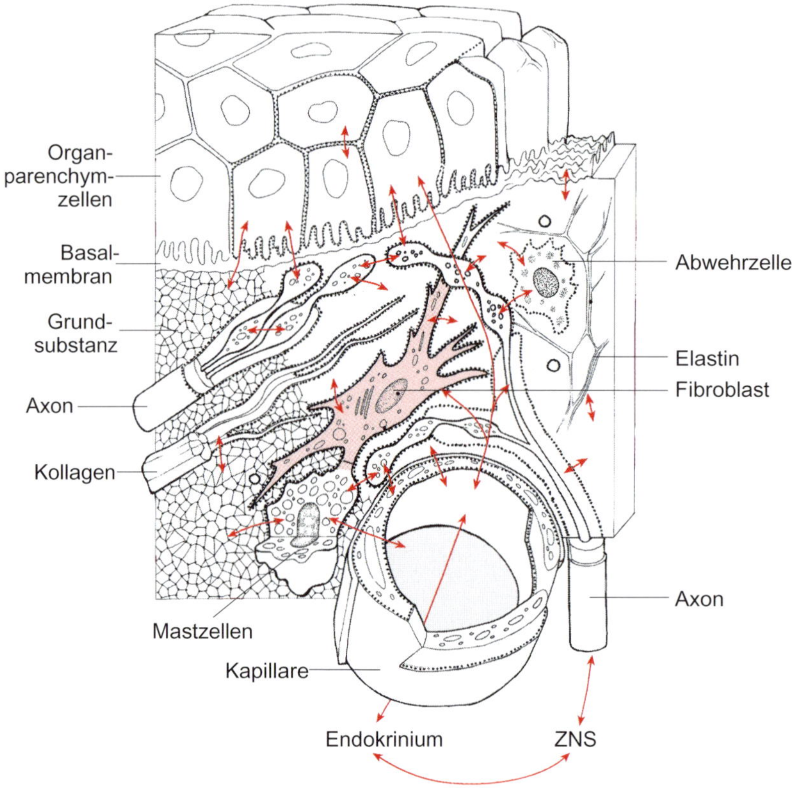

Abb. 4.32 Funktionelle Einheit in der Endformation des Systems der Grundregulation nach Pischinger (aus Beer, 2005)

gulation im humoralen und vaskulären Anteil langsamer und schließlich die der Grundsubstanz eigene Regelung über Fibrozyten am langsamsten.

Insgesamt besteht ein physiologischer Zustand darin, dass regulatorische Schwankungen und Schwingungen in den einzelnen Subsystemen für eine adäquate Reizverarbeitung sorgen. Pathologische Zustände lassen diese Regulationsfähigkeit vermissen.

Bei der Anwendung der Neuraltherapie kommt es neben der Unterbrechung der Afferenzen und Efferenzen in der vegetativen Endformation zu einer Abdichtung der Kapillaren und Membranstabilisierung der übrigen Zellen.

Die Gabe von Lokalanästhetika greift auf dieser Grundlage nicht nur segmental neurophysiologisch, sondern aufgrund der ubiquitären Verteilung des Bindegewebes regulatorisch in den Gesamtorganismus ein.

Relationspathologie nach Ricker

Die Relationspathologie nach Ricker fußt auf einer dialektischen Erklärung der mikroskopisch beobachtbaren vasalen Reaktionen im kapillären Gefäßsystem und den Veränderungen des Interstitiums. Die Kernpunkte des Modells sind:

- Diverse Reize führen zu einer vermehrten Impulsleistung des Sympathikus.
- Physiologischerweise folgt ein Reizabbau.
- Pathologisch resultiert eine chronische Reizantwort.

Im Gegensatz zur landläufigen Ansicht verfügt der Sympathikus über die Möglichkeit zu aktiver Regulation sowohl in Richtung auf die Vasokonstriktion als auch Vasodilatation. Dies ist abhängig von der Reizstärke:

- aktive Vasokonstriktion (Adrenalin) bei starkem Reiz
- aktive Vasodilatation (ACh) bei schwachem Reiz

Bei wiederholter Reizung lassen sich Lernvorgänge der Reizantwort beobachten, an gleicher Stelle greift die medikamentöse Unterbrechung der Reizung ein, wie sie z. B. durch die Gabe von Lokalanästhetika erfolgt.

Die Reaktionen erstrecken sich im Weiteren neben dem Gefäßsystem auch auf das Fließverhalten des Blutes und seiner Bestandteile, z. B. der weißen Blutkörperchen mit ihrer Fähigkeit zur Leukodiapedese und des fibrinogenen Systems, und auf das Interstitium unter Ausbildung neuer Kapillaren und nur teilreversibler Ausbildung von Kollagenfasern. Diese Vorgänge zeigen die Charakteristika einer Entzündung und münden auch auf zellulärer Ebene in Zustände, wie z. B. der Involution über die Degeneration zur Nekrose, oder der Hyper- und Hypoplasie bei vermehrter bzw. verminderter Durchblutung.

Die Reaktionsfolgen im Verlauf der Ausbildung und Rückbildung der genannten Veränderungen werden von Ricker durch Stufengesetze je nach Reizstärke für schwache, mittlere und starke Reize differenziert.

Indikationen

Chronische Erkrankungen und Schmerzzustände mit Verdacht auf Störfeldgeschehen

Praktische Durchführung

Anamnese

Für die Abklärung eines Verdachtes auf ein Störfeldgeschehen ist die umfassende Anamnese Voraussetzung, da potentiell alle Erkrankungen ein Störfeld verursachen können. Die Anamnese umfasst also neben der Schmerzanamnese insbesondere auch die Erhebung aller Kinderkrankheiten, Erkrankungen der Organsysteme, Operationen, Verletzungen, chronischen Erkrankungen und ihres zeitlichen Verlaufs in der Ausheilung im Zusammenhang mit der Ausbildung der aktuell fortbestehenden Symptome.

Befund

Die Befunderhebung geht über die unter Segmenttherapie beschriebene Vorgehensweise hinaus. Die Störfelddiagnostik kennt keine grundsätzliche Systematik, sondern stützt sich auf die Anamnese im Einzelfall und Erfahrungswerte über häufige Störfelder, v. a. im Bereich chronisch verlaufender Entzündungsreaktionen (Tonsillen, Nasennebenhöhlen, Zähne, Narben, Darm, gynäkologischer Raum, Prostata).

Probebehandlung

Auf Grundlage der vermuteten oder verdächtigten Störfelder werden Lokalanästhetika an das Störfeld injiziert. Nach Huneke ist für die Anerkennung eines Störfelds zu fordern, dass die von ihm ausgelösten Fernwirkungen sofort verschwinden.

Die Wirkung muss bei Störfeldern im Bereich der Zähne für 8, im Bereich der übrigen Körperstellen für 20 Stunden anhalten.

Bei wiederholter Injektion soll sich das beschwerdefreie Intervall verlängern.

4.3 Triggerpunktbehandlung

Dominik Irnich

Definitionen

Die moderne Triggerpunktakupunktur (Dry Needling) ist eine funktionell-anatomisch orientierte lokoregionale Akupunkturtechnik zur Behandlung myofaszialer Beschwerden.

Ziel der Nadelung ist das exakte Treffen der myofaszialen Triggerpunkte und damit das Auslösen einer lokalen Muskelzuckungsreaktion (Travell und Simons 2000).

Eine besondere Form des Dry Needling ist das oberflächliche Dry Needling („superficial dry needling"). Hierbei werden die Akupunkturnadeln nur oberflächlich (4–5 mm) über Triggerpunkten gesetzt (Baldry 1997).

Der myofasziale Triggerpunkt ist eine im Vergleich zur Umgebung besonders empfindliche, übererregbare Stelle innerhalb eines strangartig verkürzten Muskelfaserbündels (taut band) (Travell und Simons 2000).

Abzugrenzen sind myofasziale Triggerpunkte von:

- Kutanen Triggerpunkten (z. B. bei der Trigeminusneuralgie)
- Ligamentären Triggerpunkten (z. B. Tenderpoints der Fibromyalgie)
- Ossären Triggerpunkten

Myofasziale Triggerpunkte können latent vorhanden sein oder aktiv imponieren. Krankheitswert besitzen die aktiven Triggerpunkte, latente Triggerpunkte können auf Druck schmerzempfindlich sein und sind als Vorstufe aktiver Triggerpunkte anzusehen.

Triggerpunkte können die Ursache verschiedener primärer myofaszialer Schmerz-Syndrome des Bewegungssystems sein, welche häufig aufgrund mangelnder Differenzierung mit Oberbegriffen wie „Lumbago", „HWS-Syndrom", „Schulter-Arm-Syndrom" bezeichnet werden.

Ein weiteres Kennzeichen der myofaszialen Triggerpunkte ist der Übertragungsschmerz (referred pain). Jeder Muskel bildet ein eigenes Übertragungsmuster aus.

Die Schmerzausstrahlung ist häufig nicht-segmental, d. h. nicht im Myotom des entsprechenden Muskels, und entspricht auch nicht einem Nervenversorgungsgebiet. Nach aktueller Kenntnis erklärt sich der Übertragungsschmerz des Muskels durch neuroplastische Veränderungen auf spinaler Ebene mit Ausbreitung des Einflussbereiches afferenter Nervenfasern (Mense 1999).

Sekundäre myofasziale Schmerz-Syndrome können im Rahmen verschiedener Erkrankungen visceraler Organe und nicht-muskulärer Anteile des Bewegungssystems entstehen. Beteiligt sind reflektorische, spinal-vermittelte Mechanismen bei Eingeweideschmerzen oder Schon- und Fehlhaltungen bei nicht muskulär-bedingten Erkrankungen des Bewegungssystems, z. B. bei Arthrosen oder nach Trauma.

Beim sekundären myofaszialen Syndrom können myofasziale Triggerpunkte zur Schmerzverstärkung beitragen, in anderen Fällen wiederum können durch Triggerpunkte vermittelte Schmerzen die eigentliche Schmerzerkrankung überlagern.

Muskuläre Dysfunktionen können auch Ursache für verschiedene Kompressions-Syndrome von Nerven und Gefäßen (entrapment) sein, z. B. Thoracic-outlet-Syndrom, Supinatorlogen-Syndrom (Travell und Simons 2000).

Behandlungsprinzipien

Die Anwendung der Triggerpunktakupunktur erfordert Erfahrung in der Diagnostik des myofaszialen Schmerz-Syndroms und in der Lokalisation myofaszialer Triggerpunkte. Für die Nadeltechnik sind Kenntnisse und Erfahrungen in der klassischen Akupunktur vorteilhaft.

Die Wirkung der Triggerpunktakupunktur kann durch ergänzende Nadelung nach den Kriterien der Traditionellen Chinesischen Akupunktur und durch Nadelung von Mikrosystem-Punkten (z. B. Ohrpunkte) optimiert werden.

In diesem Fall sollten Fernpunkte, ausgewählt nach Leitbahntheorie, zuerst genadelt werden. Hiermit kann der lokale Schmerz während der folgenden Triggerpunkt-Nadelung gelindert werden. Diese Wirkung kann auch durch vorangehende Nadelung von Mikrosystem-Punkten erreicht werden. Unter günstigen Bedingungen kann bereits die Fernpunktnadelung zu einem Verschwinden des Triggerpunktes führen und eine lokale Behandlung überflüssig machen.

Bei ängstlichen Patienten oder zu starker lokaler Empfindlichkeit, kann zunächst über die kontralaterale Nadelung Linderung erreicht werden.

Bei der Anwendung der Triggerpunktakupunktur ist zu beachten: Die Muskulatur ist ein sensibles Organ, ein erhöhter Muskeltonus kann aus psychosomatischer Sicht Ausdruck innerer Konflikte, unzureichend verarbeiteter Emotionen oder Ausdruck einer körperlichen, seelischen oder emotionalen Überlastung sein. Hierbei kann der Muskel ein Abwehrschild gegenüber der Umwelt sein (Muskelpanzer). In diesen Fällen sollte vorsichtig und sensibel bei der Nadelung vorgegangen werden. Dabei kann die Akupunktur auch zur Verbesserung der Körperwahrnehmung genutzt werden.

Praktische Durchführung

Anamnese

- Differenzierung der Schmerzen nach:
  - Qualität: meist dumpf-drückend
  - Intensität: von leichten bis stärksten Schmerzen, Messung mittels VAS
  - Modulierenden Faktoren: Z. B. Zunahme bei Belastung (Dehnung oder Kontraktion des/der betroffenen Muskeln)
- Genaue Befragung nach schmerzhaften Bewegungen oder eingeschränkten Funktionen

Untersuchung

- Instruktion an den Patienten, jede Schmerzprovokation bei der Beweglichkeitsuntersuchung zu melden
- Detaillierte funktionell-anatomische bzw. manualtherapeutische Untersuchung zur Identifikation der betroffenen Muskeln
- Sorgfältige Palpation der schmerzhaften oder bewegungseingeschränkten Muskeln zur Lokalisation von aktiven myofaszialen Triggerpunkten:
  - Zunächst Querpalpation zur Lokalisation des Hartspannstranges
  - Wenn ein Hartspannstrang lokalisiert wurde, Palpation entlang des Stranges bis ein Triggerpunkt identifiziert werden kann
  - Prüfung auf Druck, Dehn- und Kontraktionsschmerz
  - Kompression des Triggerpunktes für 10 Sek. um Schmerzsymptomatik (referred pain) auszulösen

Durchführung

- Für eine entspannte Behandlungsatmosphäre sorgen
- Patient und Muskulatur in entspannter Position lagern
- Vor lokaler Behandlung Fernpunkte nadeln, da die lokale Behandlung dann weniger schmerzhaft ist
- Auswahl steriler Akupunkturnadeln mit einer Länge entsprechend der Tiefe des Triggerpunktes
- Fixierung des Triggerpunktes im Gewebe (Zangengriff mit Daumen und Zeigefinger oder mit 2 Fingern Triggerpunkt eingrenzen)
- Schneller Einstich wie bei der klassischen Nadelung
- Sondierung des Triggerpunktes und Auslösung lokaler Muskelzuckungsreaktionen (local twitch response) bei exaktem Treffen des Triggerpunktes; **Cave**: Muskelzucken kann schmerzhaft sein und zu einem muskelkaterartigen Schmerz führen, der über Stunden anhält, deshalb an die Patientenreaktion angepasster, intermittierender Einsatz
- Abbruch bei Brennschmerz
- Nach Behandlung Dehnung der entsprechenden Muskeln z. B. mit postisometrischer Relaxation (Anspannen, Entspannen, Dehnung)

Bei chronischen myofaszialen Beschwerden ist es notwendig, die Triggerpunktakupunktur mit Physiotherapie (Krankengymnastik, Manuelle Therapie, spezifische Triggerpunkt-Techniken der Massagetherapie), physikalischen Verfahren (z. B. Wärme,

Kühle, Güsse), medikamentöser Schmerztherapie (z. B. NSAID für 2 Wochen), therapeutischer Lokalanästhesie, Naturheilverfahren (z. B. Phytotherapie, Heusack als Auflage, Ordnungstherapie), Entspannungsverfahren, psychologischer Schmerztherapie und Körper- und Verhaltensorientierten Verfahren zur Selbstaktivierung zu kombinieren.

Die Zusammenstellung erfolgt jeweils individuell.

Wesentliches Ziel ist die Selbstaktivierung des Patienten. Ein großer Teil der Therapie kann der Patient nach Anleitung selbst ausführen (Dehnung, Entspannung, Haltungsschulung, Selbstbehandlung der Triggerpunkte).

Bei hohem Leidensdruck und Chronizität erfolgt die Überweisung an spezialisierte, interdisziplinäre Behandlungseinrichtungen.

Indikationen

Schmerzen und Funktionseinschränkungen des Bewegungssystems, die durch myofasziale Triggerpunkte ausgelöst oder unterhalten werden; myofasziale Triggerpunkte finden sich häufig bei den folgenden Erkrankungen:

- Migräne
- Spannungskopfschmerzen
- Temporo-mandibuläres Schmerz-Syndrom
- Epicondylitis lateralis und medialis
- Periarthropathien (Schulter, Hüfte)
- Tendinosen
- Insertionstendinopathien
- Arthrosen
- Degenerative Wirbelsäulen-Syndrome (HWS, BWS, LWS)
- Wirbelsäulen-Syndrome mit segmentalen Funktionsstörung
- Viszerale Schmerz-Syndrome

Kontraindikationen

- Manifeste Gerinnungsstörung
- Epilepsie

Nebenwirkungen

- Wie bei der klassischen Akupunktur
- Muskelkaterartiger Nachschmerz

Auswahl der wichtigsten Muskeln

M. masseter

Innervation

N. massetericus (N. mandibularis, V3)

Funktion

Schließt den Mund im Kiefergelenk

Triggerpunkte (➤ Tab. 4.7 und ➤ Abb. 4.33)

Beschwerdebild des Patienten

- Schmerzen im Bereich der Ohren und Wangen
- Periorbitaler Gesichtsschmerz
- Stirnkopfschmerz (komplexes Bild)
- Mögliche Vordiagnosen: Atypischer Gesichtsschmerz, Temporomandibuläres Syndrom, Costen-Syndrom, unklare chronische Zahnschmerzen

Befragung

- Schmerzqualität und Lokalisation
- Zahnbehandlung? Einseitiger Zahnschmerz mit einseitigem Kauen?
- Nächtliches Zähneknirschen (Bruxismus)? Lebenspartner befragen!
- Häufige Masseteranspannung (Kauen), z. B. beim Nachdenken?
- Knirschen im Kiefergelenk? (nicht unbedingt pathologisch)

Inspektion

- Gelegentlich Muskelhypertrophie
- Asymmetrische Mundbewegungen beim Sprechen

Tab. 4.7 Triggerpunkte M. masseter

Triggerpunkt	Lokalisation	Ausstrahlung	Referenzpunkt
TP 1	Pars superficialis	Wange, Oberkiefer, Prämolaren	Ma 6 (auch kranial und kaudal)
TP 2	Pars profundus	Ohr, periaurikulär, Wange	Ma 7

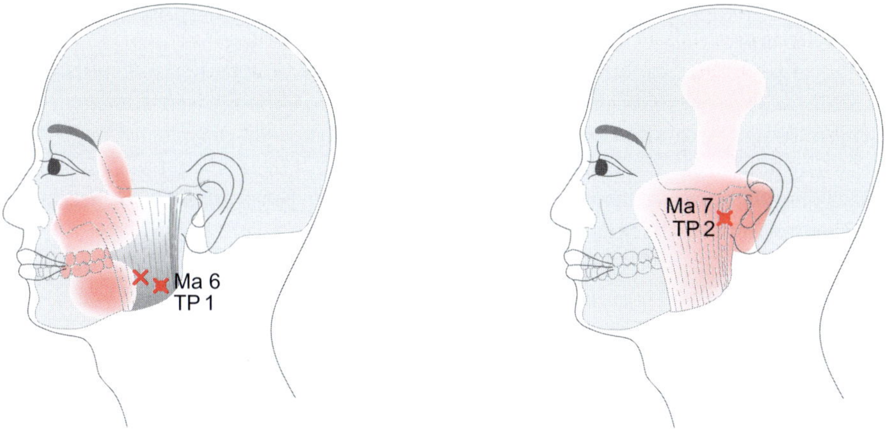

Abb. 4.33 Triggerpukte M. masseter (modifiziert nach Irnich)

Untersuchungsbefunde
- Untersuchung im Sitzen auf einer Liege oder in Rückenlage
- Mundöffnung < 3 QF ist in der Regel pathologisch
- Asymmetrischer Mundschluss
- Flache Palpation für die Pars superficialis
- Zeigefinger enoral und Daumen exoral für die Pars profunda

Besondere Aspekte
- Bei chronischen Beschwerden häufig gemeinsam mit Kiefergelenk betroffen
- Äußerst kräftiger Muskel
- Psychosomatik: Zukunftssorgen, Verdauen im physiologischen und im übertragenen Sinne (Probleme bewältigen), Ängstlichkeit

Durchführung
- Rückenlage oder im Sitzen auf der Liege
- Mund leicht geöffnet (evtl. Mundkeil)
- Senkrechter Einstich
- Fingerschutztechnik oder Zeigefinger enoral als Widerlager
- Pars profunda ca. 4 cm tief
- Mehrfache Stimulationen, da viele kleine TP, teilweise hartnäckig

Cave: Ganglion pterygopalatinum (Parästhesien!)

Akupunktur
- Lokale Punkte: Ma 5, Ma 6, Ma 7, Dü 18
- Fernpunkte: Mi 6, Ma 36, Dü 3, Sj 5, Gb 20
- Mikrosystem-Akupunktur: Ohr: Kiefergelenk, Oberkiefer, Unterkiefer, Jérome; YNSA: A-Zone

Dehnung

Mund öffnen:
- Ventralzug an der Mandibula: Untere Zahnreihe und Unterkiefer in der Mitte (Schneidezähne) mit den Fingern umgreifen (Daumen am Mundboden, Zeige- und Mittelfinger enoral), Zug nach vorn
- Kaudalzug: Wie Ventralzug, nur Unterkiefer vorsichtig ein wenig nach vorn und dann vorsichtig nach unten ziehen

Selbstbehandlung und flankierende Maßnahmen
- Aufbissschiene
- Selbstdehnung (s. o.)
- Unterkiefer für 60 sec entspannen bzw. hängen lassen, dann kurze Anspannung (5-mal wiederholen, 3-mal täglich)
- Vermeidung von einseitigem Kauen
- Stressbewältigung, Kommunikationstraining
- Themen: „Grübeln“, Problemverarbeitung

M. trapezius

Innervation
- N. accessorius (XI)
- Kleinere Äste des Plexus cervicalis (C 3–C 4)

Funktion
- Hebt das Schulterblatt
- Dreht die Facies glenoidalis scapulae nach kranial
- Hebt das Schlüsselbein während der Inspiration (Einatmungshilfsmuskel, pars descendens)
- Zieht bei der Exspiration die Scapula nach kaudal (Ausatemhilfsmuskel, Pars ascendens)
- Einseitige Kontraktion rotiert Kopf und HWS zur Gegenseite
- Beidseitige Kontraktion streckt die HWS und rekliniert den Kopf
- Adduktion des Schulterblattes

Triggerpunkte (> Tab. 4.8 und > Abb. 4.34)

Beschwerdebild des Patienten
- HWS-Beschwerden mit lateralem Schmerz
- Einschränkung der gegenseitigen Seitneigung und/oder Rotation
- Häufig beide Seiten betroffen, auch bei einseitigen Beschwerden
- Okzipitaler und parietaler Kopfschmerz
- Mögliche Vordiagnosen: akutes oder chronisches HWS-Syndrom, Okzipitalneuralgie Zervikobrachialgie, „Migraine cervicale", Schulter-Arm-Syndrom, Spannungskopfschmerz

Befragung
- Schmerzqualität dumpf-drückend?
- Verschlimmerung bei Wind und Kälte?
- Abrupte Kombinationsbewegung aus Armstreckung und gegenseitiger HWS-Neigung?
- Arbeitshaltung, z. B. Arbeitsplatz mit PC?
- Inspektion
- Einseitiger oder beidseitiger Schulterhochstand

Tab. 4.8 Triggerpunkte M. trapezius

Triggerpunkt	Lokalisation	Ausstrahlung	Referenzpunkt
TP 1	Pars ascendens, Mitte des Schulterdaches	HWS, Mastoid, Schläfe	Gb 21
TP 2	Pars horizontalis, lateral über M. supraspinatus	Okzipital ipsilateral	Sj 14
TP 3	Pars ascendens, zwischen Schulterblatt und BWK 8 und BWK 9	Vorwiegend lokoregional, selten okzipital, Schulterregion	Bl 46, Bl 47
TP 4	Pars horizontalis, zwischen Schulterblatt und HWK 7/BWK 2	Lokoregional	Bl 43

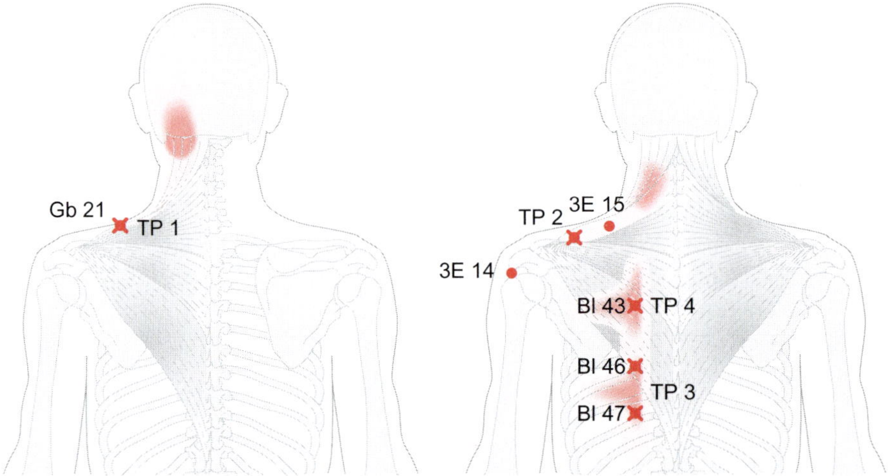

Abb. 4.34 Triggerpunkte M. trapezius

Untersuchungsbefunde

Pars descendens: Rotation und Rotation in Anteflexion (ipsilateral) ↓, Seitneigung (kontralateral) ↓, Anteflexion (ipsi- und kontralateral) ↓

Pars horizontalis:

- Skapula hypomobil mit Einschränkung des humeroglenoidalen Gleitens, nicht fixierte, habituelle Schulterelevation
- Traktion der HWS wird als unangenehm empfunden
- Bei passivem Anheben der Schulter (= Entlastung der Mm. trapezius und levator scapulae) Abnahme des Rotationsschmerzes (ipsilateral) und Zunahme der Seitneigung (kontralateral)
- Taut bands und TPs, insbesondere in der Pars ascendens
- Sensibilität (C 2–Th 2), Motorik (M. deltoideus, C 5), Kraft

Besondere Aspekte

- Häufigster Triggerpunkt bei Erwachsenen
- Bei Patienten mit „Stiernacken" (kurzer Hals, viel hypertone Muskulatur) zunächst intensive Physiotherapie
- Psychosomatik: Der „Lastenträger" (Last auf den Schultern tragen, auch für andere); Angst; „Zieht den Kopf ein wie ein geprügelter Hund."

Durchführung

- Patient sitzt auf der Liege oder liegt auf der kontralateralen Seite, Zangengriff von dorsal
- Senkrechter Einstich
- Bei TP 2–4 zusätzlich 2-Finger-Schutztechnik und tangenzialer Einstich (Cave: Pneumothorax!)
- Stichtiefe max. 2 cm (tangenzial max. 3 cm)
- Gutes Auslösen der lokalen Zuckungsantwort, v. a. bei Gb 21 und Sj 14
- Bei untypischer Ausstrahlung an darunter liegenden Muskel denken!

Akupunktur

- Lokale Punkte: Gb 21, Sj 14, Sj 15, Bl 10, Bl 11, Bl 15, Bl 43, Bl 46, Bl 47, *ahshi*-Punkte
- Fernpunkte: Dü 3, Sj 5, Bl 60, Bl 62, kontralateral Gb 21, Sj 14, auch an ventrale Punkte in der HWS-Schulter-Region denken, z. B. Lu 1, Lu 2, Ren 22, Lymph-Belt nach Gleditsch
- Steuerungspunkte und symptomatische Punkte: Le 3, Gb 34
- Bei Schwindel: Sj 17
- Mikrosystem-Akupunktur: Ohr: HWS- und BWS-Areal (v. a. muskulär), Jérome, Schulterareal; YNSA: B-Zone; Mund: Trigonum retromolare (Infiltration mit LA)

Dehnung

- Patient liegt auf dem Rücken, Therapeut steht/sitzt kopfwärts
- Mit der kontralateralen Hand hält er den überhängenden Kopf okzipital
- Seine ipsilaterale Hand liegt auf Akromion (Daumen) und Spina scapulae (Handinnenfläche)
- Einstellung durch maximale Seitneigung (kontralateral), leichte Flexion und Rotation (ipsilateral) und Traktion
- Dehnung durch Skapula-Kaudalschub, Seitneigung (kontralateral) und sanfter HWS-Traktion, z. B. postisometrisch
- Anspannung durch aktive Seitneigung (ipsilateral)

Selbstbehandlung und flankierende Maßnahmen

- Liegen und Rollen auf einem Tennisball (TP in der Pars horizontalis und ascendens) führt zu ischämischer Kompression
- Dickes Buch zwischen Ellbogen und Rumpf für 5 min mehrmals täglich einklemmen führt zur Schultersenkung
- Schwimmen, Seilspringen, kein Jogging
- Am Arbeitsplatz Stuhl mit verstellbarer Armlehne oder bei fixierter Armlehne entsprechende Einstellung über Sitzkissen o. ä. mit dem Ziel: Schulter absenken, Oberarm parallel zum Rumpf, Unterarm liegt im rechten Winkel auf

M. levator scapulae

Innervation

- N. dorsalis scapulae
- Plexus cervicalis (Fasern aus C 3 und C 4)

Funktion

Hebt und dreht leicht das Schulterblatt, streckt die HWS

Tab. 4.9 Triggerpunkte M. levator scapulae

Triggerpunkt	Lokalisation	Ausstrahlung	Referenzpunkt
TP 1	Am Muskelansatz am oberen Schulterblattwinkel	Vorwiegend lokal am oberen Schulterblattwinkel und laterale HWS	Dü 14
TP 2	In Höhe HWK 6	Laterale HWS	Kaudal Dü 16

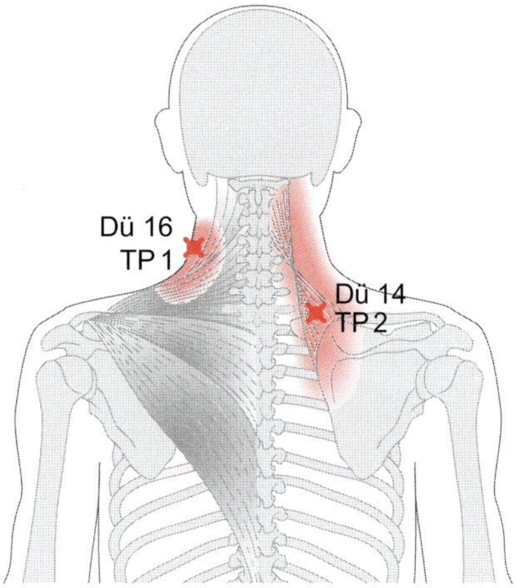

Abb. 4.35 Triggerpunkte M. levator scapulae

Triggerpunkte (➤ Tab. 4.9 und ➤ Abb. 4.35)

Beschwerdebild des Patienten
- Schmerzen im Nacken
- Steifer Hals

Befragung
- HWS-Trauma mit rotiertem Kopf?
- Gehhilfe z. B. zu langer Spazierstock oder Gehstützen?
- Schreibtischarbeit mit zu hohem Tisch und/oder rotiertem Kopf?

Inspektion
- Schulterhochstand
- Hals leicht geneigt zur betroffenen Seite

Körperliche Untersuchung
- Untersuchung im Sitzen oder in Seitenlage (nicht betroffene Seite)
- Rotation ipsilateral ↓, Rotation in Flexion ↓
- Abduktion im Schultergelenk leicht schmerzhaft
- Schulterblattbeweglichkeit ↓

Besondere Aspekte
- Sehr häufig bei HWS-Syndrom betroffen
- Psychosomatik: Angsthaltung mit hochgezogenen Schultern

Durchführung
- Behandlung im Sitzen oder in Seitenlage (nicht betroffene Seite), dabei Kopf in Neutralstellung
- TP 1: Muskelwulst am oberen Schulterblattwinkel mit Zangengriff mobilisieren und fixieren; Nadelung in dem mobilisierten und fixierten Muskelwulst von kaudal nach kranial und lateral (Richtung Gb 21), möglichst parallel zur Hautschicht = Treffen des TP von lateral und streng tangential. Cave: Keine senkrechte Nadelung wegen Pneumothoraxgefahr!
- TP 2: Nadelung im Schulter-Nackenwinkel von lateral in Richtung HWK 6 ventral des M. trapezius

Akupunktur
- Lokale Punkte: Dü 14, Dü 15, Dü 16
- Fernpunkte: Dü 3, Dü 6, Sj 5, Bl 60, Bl 62
- Mikrosystem-Akupunktur: Ohr: HWS und BWS-Zone, Schulter, Jerome; YNSA: B-Zone

Dehnung

Flexion, Rotation und Seitneigung kontralateral, dazu Kaudalschub des Schulterblattes mit dem Daumenballen in der Fossa supraspinata

Selbstbehandlung und flankierende Maßnahmen
- In Rückenlage mit dem Triggerpunkt (TP 1) auf einen Tennisball legen und über den Triggerpunkt rollen bzw. diesen „ausdrücken“
- Regelmäßiges Dehnen nach Anleitung durch Therapeuten
- Alle Übungen die ein Absenken der Schulter trainieren

- Dickes Buch zwischen Ellbogen und Rumpf für 5 min mehrmals täglich einklemmen, führt zur Schultersenkung
- Am Arbeitsplatz Stuhl mit verstellbarer Armlehne oder bei fixierter Armlehne entsprechende Einstellung über Sitzkissen o. Ä. mit dem Ziel Schulter absenken, Oberarm parallel zum Rumpf, Unterarm liegt im rechten Winkel auf

M. supraspinatus

Innervation

N. suprascapularis

Funktion

- Abduktion
- Hält den Humeruskopf in der Gelenkkapsel
- Wichtige Funktion bei Aufrechterhaltung der skapulo-humeralen Balance

Triggerpunkte (> Tab. 4.10 und > Abb. 4.36)

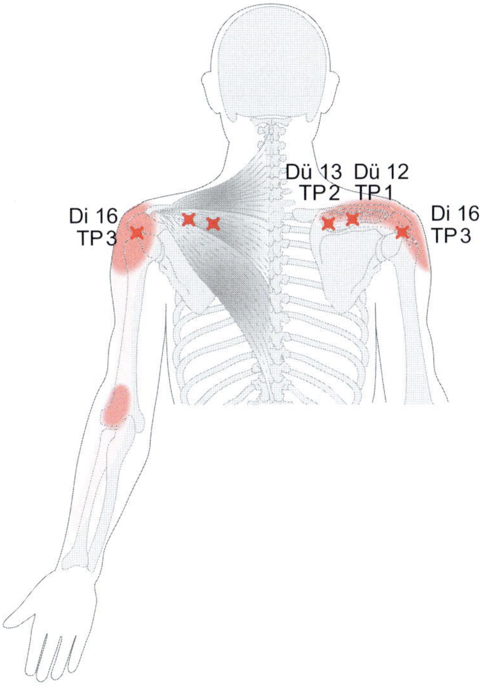

Abb. 4.36 Triggerpunkte M. supraspinatus

Beschwerdebild des Patienten

- Schmerzen tief im Schultergelenk und der seitlichen Schulter
- Wenig Schmerz im Bereich des Muskelbauches
- Kämmen, Rasieren und Zähneputzen schmerzhaft
- Mögliche Vordiagnosen: Impingement-Syndrom, chronische Bursitis subdeltoidea, Periarthropathie humeroscapularis, Schulter-Arm-Syndrom

Befragung

- Tragen schwerer Gegenstände am herabhängenden Arm?
- Häufig großer Hund an der Leine?
- Längere Arbeiten mit eleviertem Arm?

Untersuchungsbefunde

- Gesamte Abduktion schmerzhaft eingeschränkt
- Schmerzprovokation durch Schürzengriff
- Schmerzhafte Palpation der Ansatzsehne am Humerus unter dem Acromion bei Innenrotation (z. B. Hand des untersuchten Armes auf lumbale Wirbelsäule)
- Jobe-Test positiv: Abduktion beider Arme bis 90°, Anteversion um 30°, Arm gestreckt, Daumen zeigt nach unten; bei Widerstandstest durch Druck auf beide Handgelenke nach unten Schmerzprovokation

Tab. 4.10 Triggerpunkte M. supraspinatus

Triggerpunkt	Lokalisation	Ausstrahlung	Referenzpunkt
TP 1	In der Mitte der Fossa supraspinata	Tiefer Schultergelenksschmerz, laterale Schulter	Dü 12
TP 2	Am medialen Ende der Fossa supraspinata	Tiefer Schultergelenksschmerz, laterale Schulter	Dü 13
TP 3	Am lateralen Ende der Fossa supraspinata	Tiefer Schultergelenksschmerz, laterale Schulter, Epicondylus lateralis	Di 16

Besondere Aspekte
- Häufig in Verbindung mit M. infraspinatus betroffen
- Bei längerem Bestehen häufig Ansatztendinose
- Psychosomatik: latent unterdrückte Aggression?

Durchführung
- Behandlung im Sitzen auf der Liege
- Arm angelegt
- Lokalisation der Spina scapula
- Senkrechter Einstich kranial der Spina in Richtung Fossa supraspinata, dann Sondierung
- Vorsicht bei sehr lateralen TPs: Gefahr des Pneumothorax

Akupunktur
- Lokale Punkte: Dü 10, Dü 12, Dü 13, Di 16
- Fernpunkte: Gb 34, Dü 3, Dü 6, Sj 5

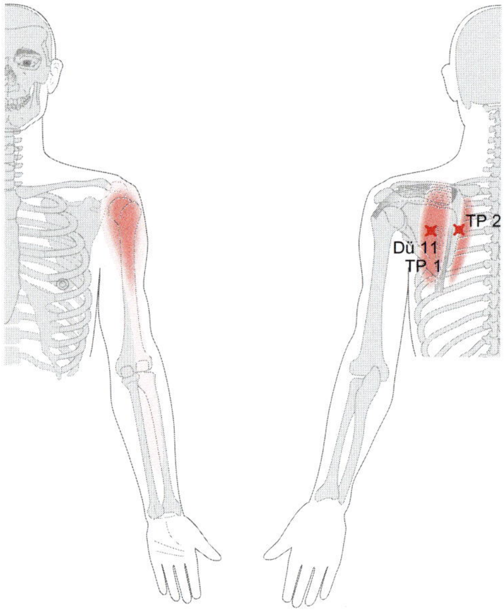

Abb. 4.37 Triggerpunkte M. infraspinatus

- Mikrosystem-Akupunktur: Ohr: Schulterregion; YNSA: B-Zone

Dehnung
Schürzengriff (innenrotierten Arm hinter den Rücken führen)

M. infraspinatus

Innervation
N. suprascapularis

Funktion
- Außenrotation
- Beteiligung bei der Anteversion
- Hält den Humeruskopf in der Gelenkkapsel

Triggerpunkte (➤ Tab. 4.11 und ➤ Abb. 4.37)
Häufig finden sich weitere Triggerpunkte unregelmäßig verteilt über dem gesamten Muskel.

Beschwerdebild des Patienten
- Schmerzen im Bereich der ventralen Schulter
- Kämmen, Zähneputzen eingeschränkt (Anteversion)
- In die dorsalen Hosentaschen fassen oder BH öffnen schmerzhaft und eingeschränkt (Innenrotation)
- Mögliche Vordiagnosen: Chronische Tendinitis der Bizepssehne, Schulter-Arm-Syndrom, Periarthropathia humeroscapularis

Befragung
Schmerzen beim Schlafen auf der betroffenen Seite?

Körperliche Untersuchung
- Innenrotation und Außenrotation schmerzhaft eingeschränkt (v. a. bei gleichzeitiger Adduktionsbewegung)
- Anteversion schmerzhaft

Tab. 4.11 Triggerpunkte M. infraspinatus

Triggerpunkt	Lokalisation	Ausstrahlung	Referenzpunkt
TP 1	Kranialer Anteil des Muskels unterhalb der Spina	Schultergelenk, ventrale Schulter, ventraler Oberarm bis in den Unterarm	Dü 11
TP 2	Am Rand der Margo medialis im unteren Drittel	Zwischen Wirbelsäule und Margo medialis scapulae	

Besondere Aspekte

- Häufige Ursache von Schulterschmerzen
- Häufig M. infraspinatus mitbetroffen

Vorgehen

- Behandlung im Sitzen, in Bauchlage und in Seitenlage auf der gesunden Seite
- Nadelung senkrecht
- Sichere Nadelung, da Scapula vor Pneumothorax schützt, jedoch am Rand der Scapula aufpassen

Akupunktur

- Lokaler Punkt: Dü 11
- Fernpunkte: Dü 3, Dü 6, Bl 40
- Mikrosystem-Akupunktur: Ohr: Schulter, BWS; YNSA: B-Zone

Dehnung

Innenrotierten Arm vor die Brust heben (90° Abduktion, Ellenbogen gebeugt) und dann Richtung gegenüberliegender Schulter dehnen.

Heimübung

In Rückenlage mit dem Muskel auf einen Tennisball legen und über den Triggerpunkt rollen bzw. diesen „ausdrücken".

Extensoren der Hand

- M. extensor carpi radialis longus
- M. extensor carpi radialis brevis
- M. extensor digitorum
- M. extensor carpi ulnaris

Innervation

N. radialis

Funktion

- Die Extensoren strecken im Handgelenk und verhindern bei Aktivität der Fingerflexoren die gleichzeitige Flexion im Handgelenk (Greiffunktion)
- M. extensor carpi radialis longus → zusätzlich Radialabduktion
- M. extensor carpi radialis brevis → zusätzlich Radialabduktion
- M. extensor digitorum → streckt die Finger
- M. extensor carpi ulnaris → zusätzlich Ulnarabduktion

Triggerpunkte (➤ Tab. 4.12 und ➤ Abb. 4.38)

Beschwerdebild des Patienten

- Lateraler Ellbogenschmerz
- Kraftloser Griff
- Mögliche Vordiagnosen: Epicondylitis humeri lateralis

Befragung

Repetitive Überlastung der Greiffunktion bei fixiertem Handgelenk, z. B. Fließbandarbeit, Tennis spielen?

Körperliche Untersuchung

- M. extensor carpi radialis longus und brevis:
  - Schmerzhafte Bewegungseinschränkung bei gestrecktem Ellenbogen und flektiertem Handgelenk
  - Schmerzhafte Bewegungseinschränkung bei gestrecktem Ellenbogen und Ulnarabduktion im Handgelenk
- M. extensor digitorum:
  - Schmerzhafte Bewegungseinschränkung bei gestrecktem Ellenbogen, flektiertem Handgelenk und flektierten Fingern

Tab. 4.12 Triggerpunkte Extensoren der Hand

Triggerpunkt	Lokalisation	Ausstrahlung	Referenzpunkt
TP 1	Im M. extensor carpi radialis longus	Lateraler Epicondylus, Handrücken, Daumen	Ulnarseits von Di 10
TP 2	Im M. extensor carpi radialis brevis	Lateraler Epicondylus, Handrücken, Daumen	Di 9
TP 3	Im M. extensor digitorum longus	Lateraler Epicondylus, Handrücken	NP 67
TP 4 (selten)	Im M. extensor carpi ulnaris	Ellbogen, ulnarer Handrücken	

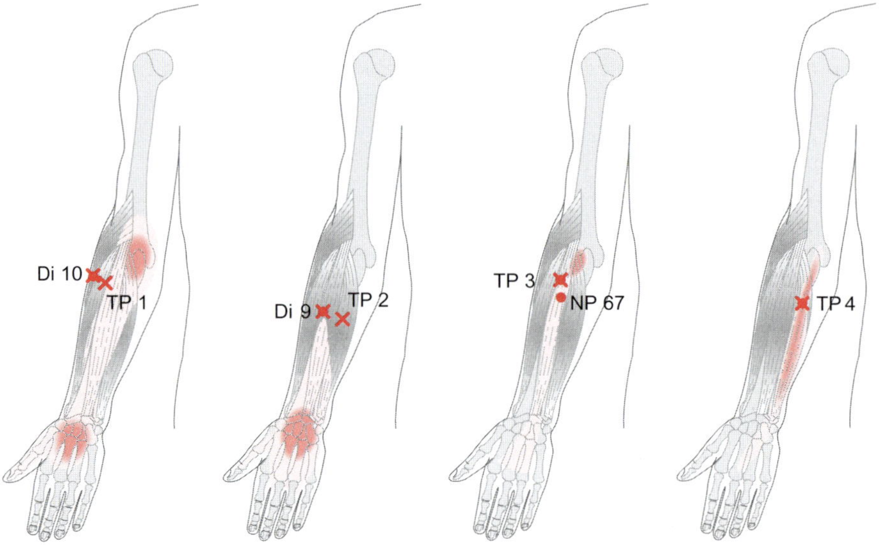

Abb. 4.38 Triggerpunkte Extensoren der Hand

- M. extensor carpi ulnaris:
  - Schmerzhafte Bewegungseinschränkung bei gestrecktem Ellenbogen und flektiertem Handgelenk
  - Schmerzhafte Bewegungseinschränkung bei gestrecktem Ellenbogen und Radialabduktion im Handgelenk
  - Sorgfältige Palpation der Muskelbäuche bei leicht gebeugtem Ellenbogen

Besondere Aspekte

- Triggerpunkte vorwiegend im oberen Drittel des Unterarmes
- Bei der Epicondylitis sehr häufig M. supinator und M. brachioradialis mitbetroffen
- Psychosomatik: Schwierigkeiten beim Loslassen im übertragenen Sinne

Durchführung

Nadelung bei leicht gebeugtem Ellenbogen und aufgestütztem Arm

Akupunktur

- Lokale Punkte: Di 4, Di 9, Di 10, Sj 5, NP 67
- Fernpunkte: Ma 35, Ma 36, Ma 40
- Mikrosystem-Akupunktur: Ohr: Ellenbogen, Polster
- YNSA: C-Zone

Dehnung

- M. extensor carpi radialis longus und brevis: Nicht betroffene Hand auf den Handrücken der betroffenen Seite und mit leichtem Druck bis zur endgradigen Beugung im Handgelenk bei gebeugtem Ellenbogen, dann Streckung im Ellenbogen mit beibehaltenem Druck auf das gebeugte Handgelenk
- M. extensor digitorum: wie oben, nur zusätzliche Fingerbeugung
- M. extensor carpi ulnaris: wie oben, evtl. zusätzlich Radialabduktion im Handgelenk

Selbstbehandlung und flankierende Maßnahmen

- Selbstdehnung
- Ergotherapie bei hoher Therapieresistenz

Autochthone Rückenmuskulatur

- M. erector spinae: oberflächlicher, lateraler Trakt mit gerade verlaufenden Muskelsträngen (M. iliocostalis, M. longissimus) und den schräg verlaufenden M. splenii
- Tiefer, medialer Trakt mit den gerade verlaufenden Muskelsträngen der Mm. interspinalis und spinalis, sowie den schräg nach kranial ziehenden, tief liegenden Mm. rotatores, Mm. multifidi und Mm. semispinalis

Innervation

Rami dorsalis der Spinalnerven

Funktion

- M. erector spinae: einseitig Seitneigung, beidseitig Streckung der Wirbelsäule
- M. interspinalis: segmentale Streckung
- M. spinalis: einseitig Seitneigung, beidseitig Streckung der Wirbelsäule
- M. rotatores und multifidi: einseitig Rotation und Seitneigung, beidseitig Streckung
- M. semispinalis: einseitig Rotation, beidseitig Streckung

Triggerpunkte (➤ Tab. 4.13 und ➤ Abb. 4.39)

Eine genaue Zuordnung der Triggerpunkte zu einem einzelnen Muskel ist aufgrund der komplexen anatomischen und funktionellen Situation häufig nicht möglich.

Beschwerdebild des Patienten

- Lumbago
- Unspezifische Vordiagnosen: Degenerative WS-Syndrome, segmentale Funktionsstörung (Blockierung), „Hexenschuss“, „Bandscheibe“ im Volksmund

4

Tab. 4.13 Triggerpunkte autochthone Rückenmuskulatur

Triggerpunkt	Lokalisation	Ausstrahlung	Referenzpunkt
TP im M. longissimus und iliocostalis	Wirbelsäulennah	Segmental, nach kranial und nach kaudal	Punkte des inneren und äußeren Blasen-Meridians Bl 11–Bl 30, Bl 41–Bl 52
TP im tiefen medialen Anteil	Wirbelsäulennah	Vorwiegend segmental	Extra R1 *(huatuojiaji)* und innerer Blasenmeridian Bl 11–Bl 30

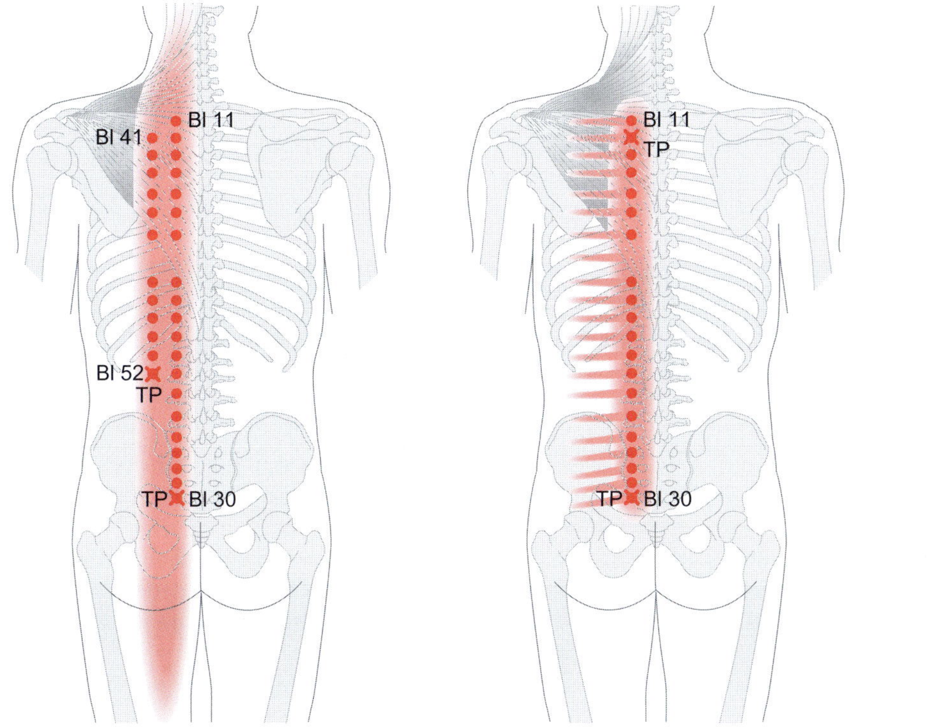

Abb. 4.39 Triggerpunkte autochthone Rückenmuskulatur

Befragung

- Akute oder repetitive Überlastung?
- Trauma?
- Kälte, Windzug?
- Bei chronischen Rückenschmerzen behutsame psychologische Evaluation bei vorwiegend somatischem Krankheitsverständnis (Beruf, Beziehungen, Sexualität)

Inspektion

- Schonhaltung
- Haltungsinsuffizienzen und Asymmetrien
- Skoliose

Körperliche Untersuchung

- Schmerzhafte Bewegungseinschränkung, v. a. bei Flexion und/oder Rotation
- Segmentale Funktionsuntersuchung
- Kibler-Falte
- Kräftige Palpation (Druck)

Besondere Aspekte

- Viele „unspezifische" Rückenschmerzen sind durch myofasziale Triggerpunkte verursacht
- Psychosomatik: Angst, Angst-Vermeidungsverhalten, berufliche und/oder soziale Überlastung, Mobbing, Probleme im Bereich der Sexualität bei lumbaler Symptomatik → hinweisend ist oftmals die kategorische Verneinung der Möglichkeit psychosomatischer Ursachen (Verleugnung)
- Wesentlich sind Aufklärung und Aktivierung des Patienten
- Bei chronischen Rückenschmerzen Physiotherapie und psychologische Begleitung
- Bei hohem Leidensdruck und Chronizität Überweisung an spezialisierte, interdisziplinäre Behandlungseinheiten

Vorgehen

- Behandlung in Bauchlage
- Bei starker Verspannung erst kontralaterale, oberflächliche Nadelung
- Je nach Lokalisation und Konstitution lange Nadeln notwendig (bis 8 cm)
- Im thorakalen Bereich keine tiefe Nadelung lateral des inneren Blasenmeridians (**Cave**: Pneumothorax!)
- Sanfte segmentale Mobilisation nach Nadelung

Akupunktur

- Lokale Punkte: Extra-R 1 *(huatuojiaji),* Bl 11–Bl 30, Bl 41–Bl 52, Du 3–14 (jeweils Auswahl nach betroffenen Segmenten); *ahshi*-Punkte oberflächlich im Segment (gürtelförmig, very-point-Technik nach Gleditsch)
- Fernpunkte: Bl 40, Bl 60, Bl 62, Dü 3, Dü 6, Gb 41, Ni 3, Extra-AH 7 *(yaotongdian),* Du 26
- Mikrosystem-Akupunktur: Ohr: Wirbelsäule, Sympathische Ganglien, shenmen, Jérome; YNSA: D-Zone

Dehnung

In Abhängigkeit von der eingeschränkten Bewegung

Selbstbehandlung und flankierende Maßnahmen

- Aktivierung des Patienten zur Bewegung
- Ausdrücken der Triggerpunkte durch Legen auf Tennisball
- Aufstellung eines Heimübungsprogramms im Rahmen der physiotherapeutischen Behandlung. Cave: Bei der klassischen Rückenschule besteht die Gefahr der Aneignung stereotyper Verhaltensmuster oder der Verstärkung des Angstvermeidungsverhaltens
- Erlernen von Schmerzbewältigungsstrategien
- Erlernen von Entspannungsverfahren (individuell aussuchen!)

Glutäalmuskulatur

Innervation

- M. glutaeus maximus: N. glutaeus inferior
- M. glutaeus medius: N. glutaeus superior
- M. glutaeus minimus: N. glutaeus superior

Funktion

- M. glutaeus maximus: Extension, Außenrotation und Abduktion (unterer Anteil Adduktion) im Hüftgelenk
- M. glutaeus medius: Kräftige Abduktion, Flexion und Innenrotation (vorderer Anteil Extension und Außenrotation) im Hüftgelenk, Beckenstabilisierung
- M. glutaeus minimus: wie M. glutaeus medius

Triggerpunkte (➤ Tab. 4.14 und ➤ Abb. 4.40)

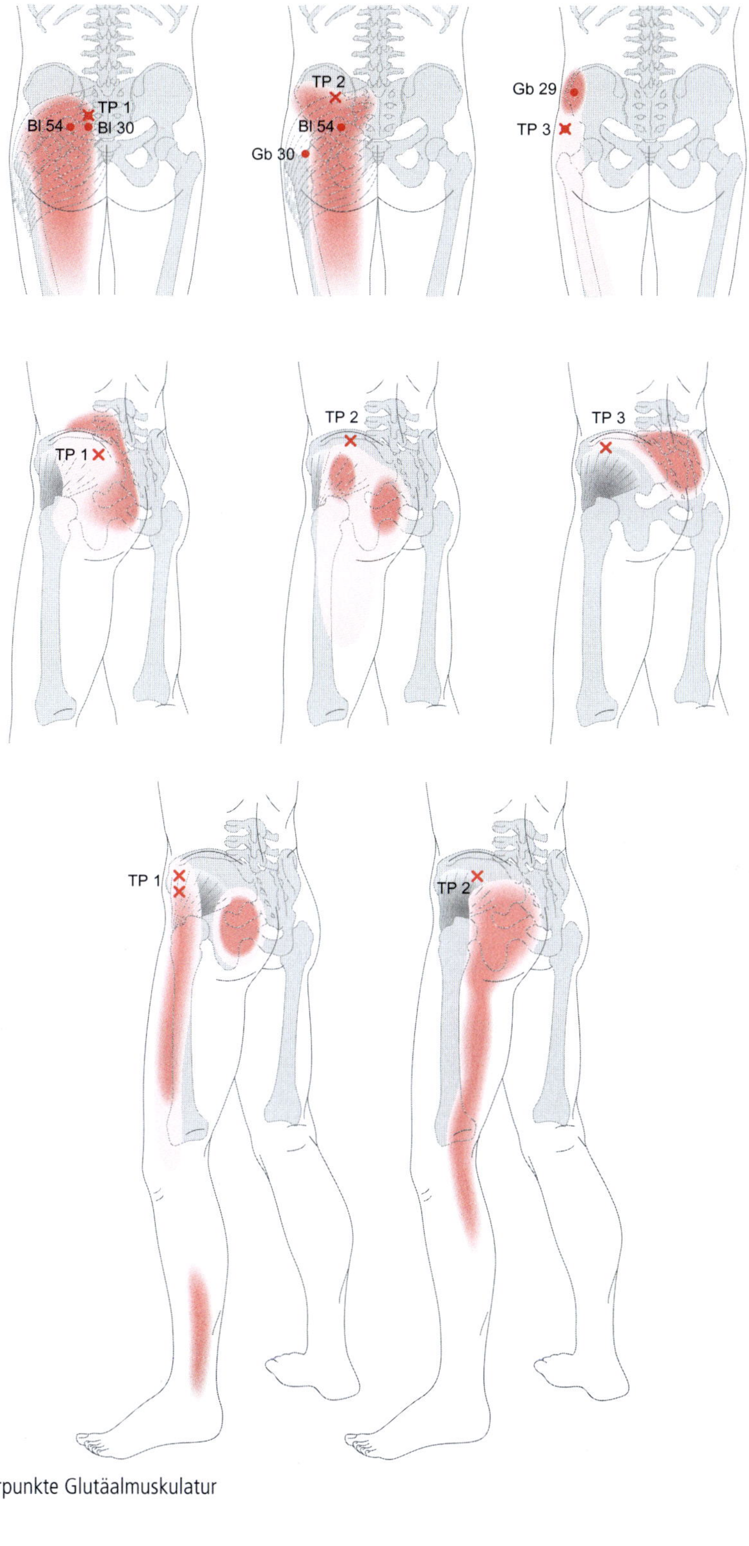

Abb. 4.40 Triggerpunkte Glutäalmuskulatur

Tab. 4.14 Triggerpunkte Glutäalmuskulatur

Triggerpunkt	Lokalisation	Ausstrahlung	Referenzpunkt
TP 1 (variabel)	Im M. glutaeus maximus, wirbelsäulennah	Vorwiegend im Bereich des Muskels, Hiatus sacralis	Lateral Bl 29 und Bl 30, Bl 54
TP 2 (variabel)	Im M. glutaeus medius, unterhalb des Beckenkammes	Gesamte lumbale Wirbelsäule, selten in den lateralen Oberschenkel	Bl 54, Gb 30
TP 3 (variabel)	Im M. glutaeus minimus, unterhalb des Beckenkammes	Lokal, dorsaler und lateraler Oberschenkel	Kaudal Gb 29

4

Beschwerdebild des Patienten

- M. glutaeus maximus: Schmerzen beim Gehen auf ansteigenden Strecken und beim Sitzen
- M. glutaeus medius: Schmerzen beim Gehen, beim Sitzen und in Seitenlage
- M. glutaeus minimus: Schmerzen beim Aufstehen nach längerem Sitzen und beim Liegen auf der betroffenen Seite
- Mögliche Vordiagnosen: Lumbago, Periarthropathia coxae, Ischialgie (Mm. glutaeus minimus), chronische Bursitis subtrochanterica (Mm. glutaeus minimus)

Befragung

- Intramuskuläre Injektion?
- Sturz, Trauma?
- Z. n. Hüft-Op?
- Regelmäßiges Schwimmen? Betrifft den M. glutaeus maximus
- Schmerzen beim Gehen und beim Schlafen auf der betroffenen Seite, betrifft den M. glutaeus medius

Inspektion: Gangbild mit außenrotiertem und abduziertem Bein (Hinken)

Körperliche Untersuchung

- Schmerzhafte Bewegungseinschränkung entsprechend der jeweiligen Funktion
- Einfache Palpation
- TPs im M. glutaeus minimus häufig gemeinsam mit Funktionsstörung im Iliosacralgelenk

Besondere Aspekte

- Einfache Lokalisation der Triggerpunkte, jedoch Abgrenzung zwischen den einzelnen Muskeln gelegentlich schwierig
- Häufig begleitend bei Coxarthrose (Schonhaltung)

Vorgehen

- Behandlung in Seitenlage auf der nicht betroffenen Seite und bei mittelgradig flektiertem Hüftgelenk
- Lange Nadeln notwendig (bis 10 cm)

Cave: N. ischiadicus (sofortiges Zurückziehen bei Auslösen von Parästhesien)

Akupunktur

- Lokale Punkte: Bl 54, Gb 30, *ahshi*
- Fernpunkte: Bl 40, Gb 34, Gb 39
- Mikrosystem-Akupunktur: Ohr: Hüfte, Jérome; YNSA: D-Zone

Dehnung

- Rückenlage, Umfassen des Oberschenkels der betroffenen Seite bei flektiertem Hüft- und Kniegelenk mit beiden Händen, Zug zuerst nach oben, dann zum Körper
- Oder in Rückenlage Hüftbeugung durch beidseitigen Zug am Unterschenkel
- Gemeinsam mit dem Patienten die optimale Position suchen, die zur Dehnung der betroffenen Muskelanteile führt

Selbstbehandlung und flankierende Maßnahmen

- Selbstdehnung mit postisometrischer Relaxation (s. o.)
- Ausdrücken des TP durch Lage auf Tennisball

M. piriformis

Innervation

- N. ischiadicus
- Fasern aus dem Plexus sacralis

Funktion

Außenrotation, Extension und Adduktion im Hüftgelenk

Triggerpunkte (> Tab. 4.15 und > Abb. 4.41)

Beschwerdebild des Patienten

- Lumbo-ischialgiforme Schmerzen
- Mögliche Vordiagnosen: Lumbago, Ischialgie, ISG-Blockade, Kokzygodynie

Befragung

- Lange Autofahrten (v. a. rechtes Bein betroffen)?
- Akute Überlastung?
- Trauma bei innenrotiertem Bein?

Inspektion

- Unruhiges Sitzen
- In entspannter Rückenlage ist das betroffene Bein außenrotiert

Körperliche Untersuchung

- Schmerzhafte Innenrotation der Hüfte
- Palpation in Seitenlage auf der nicht betroffenen Seite mit flektiertem Hüftgelenk auf der betroffenen Seite
- Indirekte Palpation durch Glutaealmuskulatur führt zu Schmerz mit Ausstrahlung bei kräftigem Druck
- Sorgfältige neurologische Untersuchung bei Parästhesien, Dysästhesien oder anderen neurologischen Symptomen

Besondere Aspekte

Beschwerden durch Nervenengpässe (N. ischiadicus, N. glutaeus superior) und durch Übertragungsschmerz

Vorgehen

- Nadelung in Seitenlage auf der nicht betroffenen Seite mit leicht flektiertem Hüftgelenk auf der betroffenen Seite

Tab. 4.15 Triggerpunkte M. piriformis

Triggerpunkt	Lokalisation	Ausstrahlung	Referenzpunkt
TP 1	Auf einer Linie zwischen Hiatus sacralis und Trochanter major, wirbelsäulennah	Iliosacralbereich, dorsaler Oberschenkel	Kaudal Bl 54
TP 2	Auf einer Linie zwischen Hiatus sacralis und Trochanter major, hüftnah	Hüfte, dorsaler Oberschenkel	Gb 30

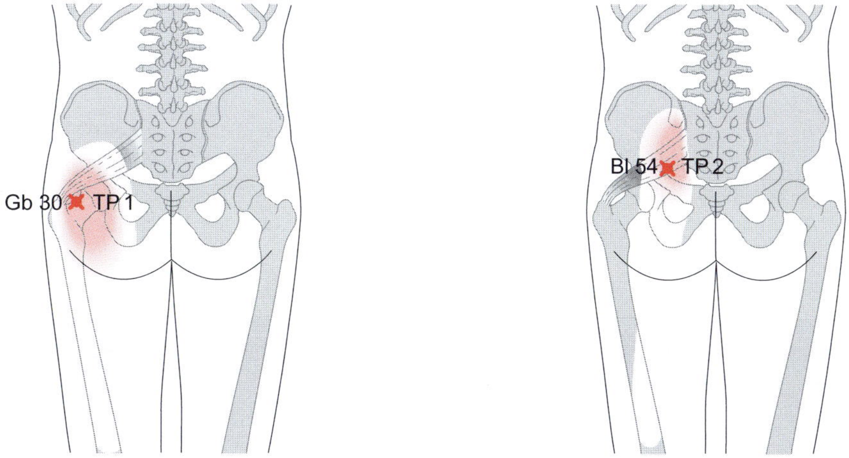

Abb. 4.41 Triggerpunkte M. piriformis

- Lange Nadeln notwendig (bis 10 cm bei kräftiger Konstitution)
- Fixierung des Triggerpunktes mit der Zweifinger-Technik

Cave: N. ischiadicus (sofortiges Zurückziehen bei Auslösen von Parästhesien)

Akupunktur
- Lokale Punkte: Bl 54, Gb 30
- Fernpunkte: Bl 40, Bl 58, Gb 31, Gb 34, Gb 39
- Mikrosystem-Akupunktur: Ohr: Hüftregion; YNSA: D-Zone

Dehnung

In Seitenlage auf nicht betroffener Seite, das betroffene Bein wird in der Hüfte um 90° flektiert und über das unten liegende Bein über die Liege hinaus nach unten gedrückt (unterstützender, leichter Druck auf Kniegelenk), dabei wird darauf geachtet, dass der Patient mit dem Becken seitlich bleibt.

Selbstbehandlung und flankierende Maßnahmen
- Selbstdehnung
- Selbstbehandlung mit Tennisball
- Pausen und Dehnung bei längeren Autofahrten

Wissenschaftliche Daten

Ein spezifischer Wirksamkeitsnachweis (efficacy) für die Triggerpunktakupunktur nach den Kriterien der EBM liegt nicht vor. Methodisches Problem ist dabei allerdings das Fehlen einer echten Placebokontrolle. Verschiedene klinische Untersuchungen geben hier Hinweise auf eine Wirksamkeit des Dry Needling beim myofaszialen Schmerz. Dazu gehören:
- Myofasziale Schmerzen (Lewit 1979)
- HWS-Syndrom (Irnich et al. 2001 und 2002)
- Myofaszialer Schulterschmerz (Ceccherelli et al. 2001)
- Lumbaler myofaszialer Schmerz (Ceccherelli et al. 2002)

In einer kontrollierten Studie zur Migräneprophylaxe war die Triggerpunktbehandlung so effektiv wie Metoprolol (Hesse et al. 1994). In einer systematischen Übersichtsarbeit konnte kein Unterschied zwischen der Injektion von Substanzen und der direkten Nadelung bei myofaszialen Schmerzen gefunden werden (Cummings and White 2001).

4.4 Mikrosysteme

Hans P. Ogal

4.4.1 Ohrakupunktur

Definition und Grundlagen

Die Ohrakupunktur ist aus einem umfassenden Konzept der Schmerzakupunktur kaum mehr weg zu denken. Das Ohr ist dank seiner anatomischen Lage gut zugänglich. Die Akupunktur am Ohr wird von den Patienten gut toleriert und ermöglicht einen raschen Wirkungseintritt, besonders bei Beschwerden im Bereich des Bewegungssystems.

Schon seit Jahrhunderten wurden in China einzelne Punkte auf der Ohrmuschel akupunktiert. Auch in der traditionellen ägyptischen und persischen Medizin wurde der therapeutische Zugang über die Ohrmuschel genutzt. Im Europa des 17. und 18. Jahrhunderts finden sich Hinweise auf Ischialgie-Behandlungen mittels Kauterisation an der Ohrmuschel. Die Ohrakupunktur in ihrer Komplexität geht jedoch auf den französischen Arzt Dr. Paul Nogier zurück. Mitte des 20. Jahrhunderts fielen ihm an einigen seiner Patienten Kauterisationsnarben an einer bestimmten Stelle des Ohres auf. Diese Patienten wurden von indochinesischen Laientherapeuten wegen Lumboischialgie behandelt. Nogier versuchte bei Schmerzrezidiven die drucksensiblen Areale mit Akupunktur zu behandeln, was ihm gelang. Von diesen Punkten der LWS ausgehend konnte er weitere Punkte im Bereich der Wirbelsäule darstellen und letztendlich fand er auf der Ohrmuschel modellhaft einen auf dem Kopf stehenden Embryo (➤ Abb. 4.42).

Nogier entdeckte, dass sich die Punkte auf der Ohrmuschel sowohl therapeutisch als auch diagnostisch nutzen ließen und definierte den Begriff „Aurikulomedizin". Denn anders als in der Körperakupunktur handelt es sich in der Ohrakupunktur um Reaktionspunkte, die nur bei Störungen der korrespondierenden Körperregion nachweisbar werden.

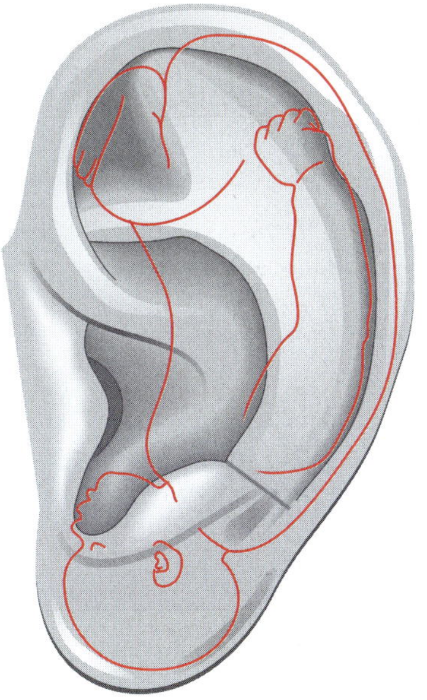

Abb. 4.42 Embryo-Modell (modifiziert nach Focks, 2003)

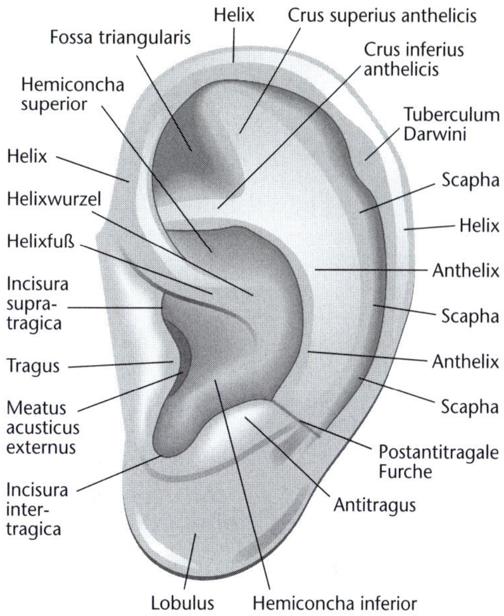

Abb. 4.43 Topografische Anatomie der Ohrmuschel (modifiziert nach Focks, 2006)

Die Punkte werden „aktiv“, d. h. sie werden druckempfindlich, manchmal sogar trophisch verändert und ihr Hautwiderstand ist erniedrigt.

Die Kenntnis der Ohrakupunktur verbreitete sich rasch in Europa und gelangte auch nach China, wo die nun komplexe Anordnung der Punkte in Form eines Somatotops bzw. Mikrosystems in die Traditionelle Chinesische Medizin integriert wurde.

Weiterentwicklungen der von Nogier geprägten französischen und der parallel sich entwickelnden chinesischen Schule zeigten viele Kongruenzen hinsichtlich der Punktlokalisationen und Indikationen. Die Nomenklatur ging jedoch ihren eigenen Weg. Während die französische Schule viele Punkte nach dem repräsentierten Organ benennt (z. B. Magen) oder auch nach spezifischen Einsatzgebieten (Interferonpunkt) oder Eigennamen (P. Jérome), verwendet man in China zur Bezeichnung der Punkte Ziffern (z. B. *shenmen* 55). Teilweise werden die Ziffern zur Identifikation eines Punktes, manchmal aber auch eines Areals (z. B. 101 = Areal der Lunge) eingesetzt. Empfehlenswert ist die Zusammenführung der französischen (Namen) und chinesischen (Ziffern) Nomenklatur.

Zur Orientierung auf der Ohrmuschel ist es unausweichlich, sich für die anatomischen Gegebenheiten zu interessieren. Dankenswerter Weise weist die Ohrmuschel einige sehr typische und markante anatomische Strukturen auf, an denen sich der Therapeut orientieren kann (➤ Abb. 4.43).

Für die Innervation der Ohrmuschel sind besonders zu nennen:

- Der R. auricularis des N. vagus (Innervation der Concha, Lage der inneren Organe)
- Der N. auriculotemporalis des N. trigeminus
- Der N. auricularis magnus des Plexus cervicalis

Methodik

Bei der Ohrakupunktur sollten nur eine begrenzte Anzahl an Punkten behandelt werden. Eine Beschränkung auf 5–7 Nadeln pro Ohr ist empfehlenswert.

Inspektion

Vor der Behandlung sollte die Ohrmuschel bei guten Lichtverhältnissen auf lokale Veränderungen, Rötungen, Schuppungen, Ödeme oder oberflächige Venen inspiziert werden. Diese können dem Behandler schon wertvolle Hinweise auf Störungen der zugehörigen Körperstrukturen geben.

Punktsuche

Irritierte Ohrpunkte zeigen eine erhöhte Sensibilität sowie einen erniedrigten Hautwiderstand.

Mechanische Drucktastung: Die Untersuchung und Behandlung sollte am entspannt liegenden Patienten stattfinden. Der Behandler untersucht mit einem feinen Tastinstrument, wie z. B. Knopfsonde oder Kugelstopfer aus dem zahnmedizinischen Bereich die Umgebung des zu erwartenden Ohrpunktes. Die Detektion sollte bei abgestützter Hand und gleichmäßigem Druck sowie Gegenhalt hinter dem Ohr durchgeführt werden. Bei Reagibilität des Punktes zeigt der Patient eine erhöhte Schmerzempfindlichkeit und meist bleibt an der Taststelle eine leichte Eindellung oder ein Ödem zurück.

Hautwiderstandsmessung: Bei gleicher Haltung (s. o.) wird von peripher auf dem erwarteten Ohrpunkt ein Hautwiderstandsmessgerät geführt. Bei Lokalisation eines „aktiven" Ohrpunktes kommt die Bestätigung durch ein optisches oder akustisches Signal. Vor der Untersuchung mit dem Hautwiderstandmessgerät muss dieses auf den individuellen Hautwiderstand geeicht werden.

Very-Point-Technik: Dr. Jochen M. Gleditsch zeigte, ursprünglich von der Mundakupunktur herkommend, dass mit einer feinen Nadelspitze in der Umgebung eines Akupunkturpunktes das exakte Behandlungszentrum mit dem besten Behandlungseffekt detektiert werden kann. Bei abgestützter Hand wird mit leicht tastenden, tupfenden oder wischenden Bewegungen das Areal des Akupunkturpunktes nach Empfindlichkeiten abgesucht. Die Nadel wird im 45° Winkel zur Hautoberfläche gehalten. Bei Kontakt des Maximal-Punktes, des „very point", zeigt der Patient eine deutliche Reaktion (Zusammenzucken, Grimassenphänomen) und der Therapeut fühlt häufig eine Veränderung des Hautturgors. Die Nadel scheint in das Gewebe zu fallen.

RAC/VAS: Nogier entdeckte bei Palpation der besonders empfindlichen Ohrpunkte eine feine Pulswellenverschiebung der A. radialis. Er nannte dieses Phänomen „reflexe auriculo-cardiaque" (RAC), Nogier-Reflex. Heute wird es auch als vaso-autonomes Signal (VAS) bezeichnet. Hierbei wird während der Palpation des zu untersuchenden Ohrpunktes vom Behandler mit seinem Daumen die Pulswelle der A. radialis kontrolliert und auf Verschiebungen geachtet. Der Nogier-Reflex führt zum Auffinden indizierter Punkte und kann therapeutische Entscheidungen erleichtern.

Punktion

Bei der Ohrakupunktur werden sehr dünne, gering traumatisierende und steril verpackte Einmalnadeln aus Stahl verwendet. Der Durchmesser beträgt 0,2–0,3 mm und die Länge 10–15 mm. Früher gebräuchliche, wieder verwendbare Nadeln aus Gold und Silber bringen keinen zusätzlichen therapeutischen Nutzen. Ausschlaggebend für die therapeutische Wirkung ist der Reiz am exakt getroffen Ohrakupunkturpunkt.

Der Einstich sollte möglichst senkrecht zur Haut und zügig erfolgen. Die Akupunkturnadel sollte in einer geringen Stichtiefe, möglichst gerade in der Subcutis oder im Perichondrium Halt finden. Eine vorherige Desinfektion lege artis ist zu empfehlen, da die Ohrmuschel aus bradytrophem Gewebe (u. a. Knorpel) besteht, welches per diffusionem ernährt wird. Aus diesem Grund sind stärkere Traumatisierungen oder auch therapeutische Verletzungen der Ohrmuschel zu vermeiden.

Gern wurden früher Dauerapplikationsformen wie Dauernadeln oder Kugelpflaster auf die Ohrpunkte appliziert. Bei Nutzen-Risiko-Abwägung (wichtig ist der Reiz der exakt platzierten Nadel, nicht eine um Stunden verlängerte Reizwirkung) sollte hier die Wahl lieber auf die sterilen Einmalnadeln fallen.

Eine atraumatische Behandlung bieten die Akupressur, die Soft-Laser-Therapie oder die Reizung mittels PuTENS. Als Reizverstärkung bei akuten Schmerzen oder Allergien und konstitutioneller Fülle kann vorsichtig auch ein Mikroaderlass am Ohrpunkt durchgeführt werden.

Praktische Durchführung

Nach Aufklärung über die vorgesehene Ohrakupunktur, das mögliche Infektionsrisiko, eventuelle vegetative Reaktionen und mögliche Beeinträchtigung der Verkehrstüchtigkeit sollte der Patient entspannt auf einer Behandlungsliege Platz nehmen.

Die Behandlungsdauer wird mit kurzen Zeitintervallen 15–25 min begonnen. Diese können bei geschwächten Patienten nach unten angepasst werden (5 min zu Beginn). Akute Erkrankungen werden 2- bis 4-mal pro Woche, chronische Erkrankungen einmal wöchentlich bis alle zwei Wochen behandelt.

Prinzipiell können aktive Punkte beider Ohren akupunktiert werden. Bei Reduktion auf ein Ohr wird bei akuten Störungen das ipsilaterale Ohr der Störung oder bei Störungen der Körpermitte das dominante Ohr (Rechtshänder rechts, Linkshänder links) genadelt. Bei chronischen Störungen sollte kontralateral der Störungen oder bei Beschwerden ohne Seitenzuordnung das kontralaterale Ohr der Dominanzseite akupunktiert werden.

Punktauswahl, Therapiekonzept

Aus der möglichen Anzahl aktiver Ohrpunkte sollte das Therapiekonzept wie folgt gestaltet werden:

Organ- oder Korrespondenzpunkte

(➤ Abb. 4.44 und ➤ Abb. 4.45)

Es werden die Punkte untersucht und behandelt, die der erkrankten Körperregion entsprechen, z. B. bei Hüftschmerzen: Hüftgelenk (57); bei Ischialgie: Ischiaszone (52).

Punkte im gestörten Segment (Segmenttherapie)

Nogier entdeckte über die vertikale Anordnung der Wirbelsäulenabschnitte hinaus eine lineare/horizontale Anordnung verschiedener Strukturen (knöchern, muskulär, spinal u. a.) im segmentalen Sinn (➤ Abb. 4.46).

Behandlungsstrahl

Daraus gedachte vektorielle Linien können sowohl therapeutisch als auch diagnostisch von Nutzen sein. Therapeutisch wird eine gedachte Linie von einem aktiven Punkt in der Vegetativen Rinne (dort findet man zuerst empfindliche Punkte, da das Vegetativum sehr früh reagiert) zum Nullpunkt (82) auf dem aufsteigenden Schenkel der Helix in der Conchamit-

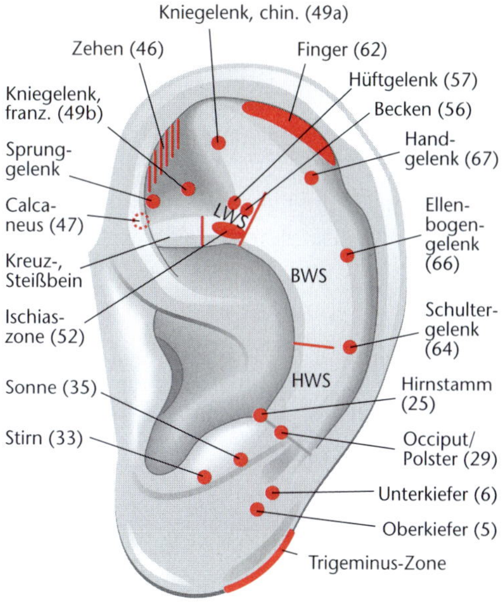

Abb. 4.44 Organ- oder Korrespondenzpunkte – Bewegungssystem und Kopf (modifiziert nach Focks, 2006)

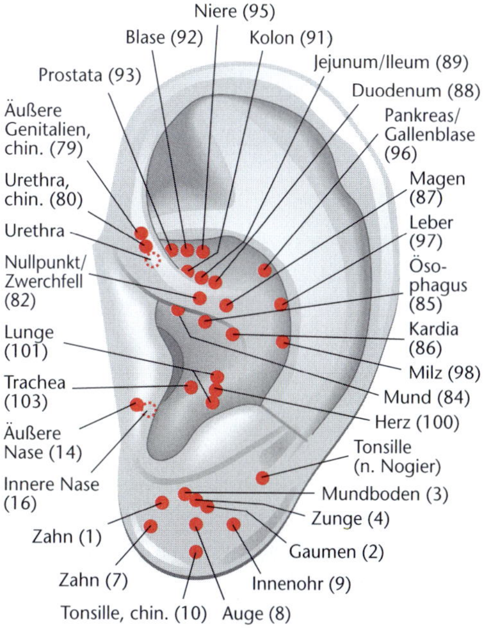

Abb. 4.45 Organ- oder Korrespondenzpunkte – Innere Organe und Sinnesorgane (modifiziert nach Focks, 2006)

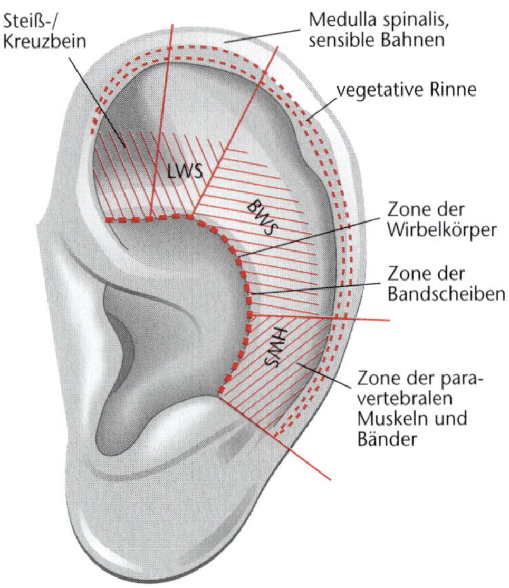

Abb. 4.46 Segmentale Gliederung der Wirbelsäule (modifiziert nach Focks, 2006)

te gezogen. Diese Linie kann in Richtung Peripherie als ein „Behandlungsstrahl" nach oben/unten erweitert werden. Besonders bei segmentalen Störungen (z. B. Postzosterneuralgie) finden sich bei genauer Detektion weitere aktive Ohrpunkte (➤ Abb. 4.47).

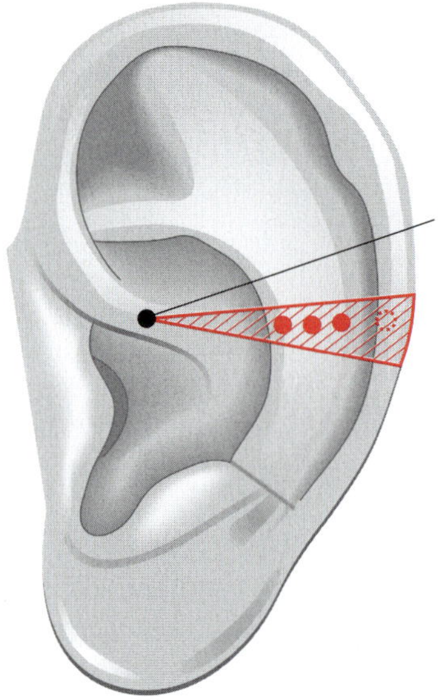

Abb. 4.47 Behandlungsstrahl (modifiziert nach Focks, 2006)

Über den Behandlungsstrahl können verschiedene Körperstrukturen erreicht werden, die sich linear bzw. segmental an der Ohrmuschel darstellen lassen. Von peripher nach zentral finden sich im Bereich der Helix Projektionen der Medulla spinalis, in der Helixrinne die so genannte Vegetative Rinne, in der Scapha paravertebrale Muskeln und Bänder, auf der Kuppe der Anthelix die Wirbelkörper und in der Wand der Anthelix zur Concha hinunter die Zonen der Bandscheiben, nervalen Steuerungspunkte endokriner Drüsen und die paravertebrale sympathische Ganglienkette bzw. der Grenzstrang (➤ Abb. 4.48).

So können über einen sehr einfachen therapeutischen Zugang verschiedene behandlungsbedürftige Strukturen erreicht werden. Darüber hinaus ist erwähnenswert, dass z. B. die Repräsentationszone für das Schultergelenk in der Zone der paravertebralen Muskeln und Bänder der unteren HWS und die Ischiaszone in der Zone der paravertebralen Muskeln und Bänder der LWS liegt.

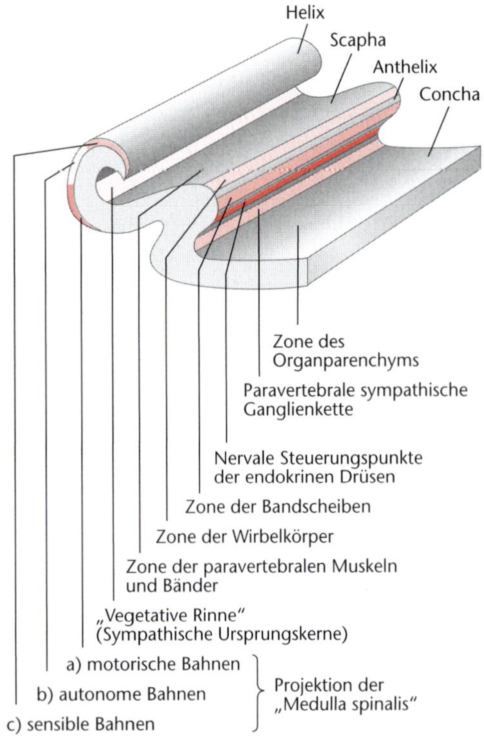

Abb. 4.48 Ohrrelief im Querschnitt (modifiziert nach Lange 1987/Rubach, 2000)

Analgetische und antiphlogistische Punkte

Aktive analgetisch oder antiphlogistisch wirksame Punkte sollten nach Ausprägung des Beschwerdebildes besonders bei akuten Schmerzen hinzugenommen werden. Infrage kommen hierbei vorwiegend analgetisch wirksame Punkte wie *shenmen* (55), Thalamus (26a) (auf der Antitragusinnenseite), Polster (29) oder Analgesie am Ohrläppchenvorderrand. Antiphlogistisch wirksam sind z. B. ACTH (13) und der Plexus der Nebenniere (➤ Abb. 4.49).

Vegetativ ausgleichende Punkte

Bei chronifizierten Erkrankungen und Schmerzzuständen treten immer mehr vegetativ oder psychisch geprägte Störungen in den Vordergrund. In diesem Fall können vegetativ wirksame Punkte, z. B. Vegetativum I (51) und II (34), Jérome (29b), Herz (100) oder psychotrop ausgleichende Punkte wie Anti-Aggression (PT1), Frustrationspunkt und Omegapunkte an Bedeutung gewinnen (➤ Abb. 4.50).

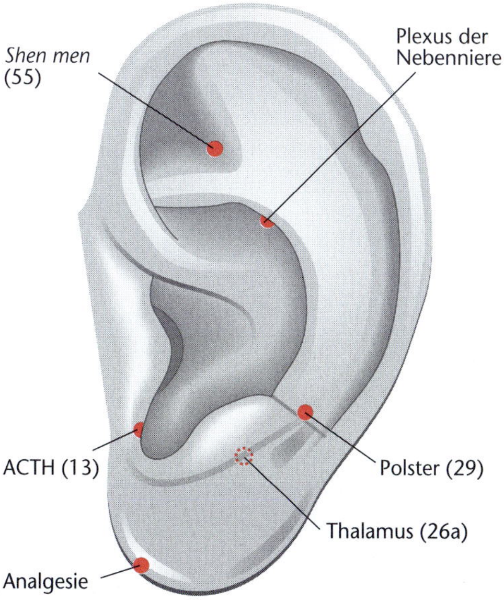

Abb. 4.49 Analgetisch bzw. antiphlogistisch wirkende Punkte (modifiziert nach Focks, 2006)

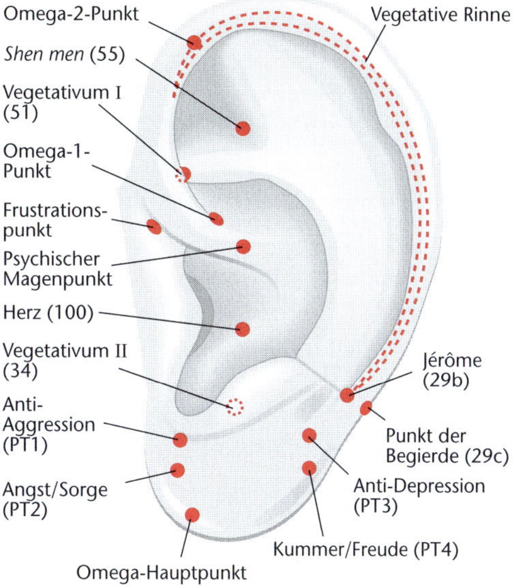

Abb. 4.50 Vegetativ ausgleichende Punkte (modifiziert nach Focks, 2006)

Modalitätsspezifische oder ergänzende Punkte

Eingehend auf die auslösenden Faktoren der Schmerzsymptomatik (z. B. Wetterwechsel, Kälteeinfluss, hormonelle Abhängigkeit, Durchblutungsstörungen) oder auch im Hinblick auf die Kriterien der Traditionellen Chinesischen Medizin können modalitätsspezifische oder ergänzende Punkte das Behandlungskonzept gerade bei chronischen Erkrankungen abrunden (➤ Abb. 4.51).

Aus den dargestellten Punktkategorien sollte entsprechend der Akuität der Schmerzsymptomatik ein Punktkonzept erstellt werden.

> Akute Schmerzen brauchen eher Organ- oder Korrespondenzpunkte und Schmerzpunkte. Bei chronischen Beschwerden treten eher vegetativ ausgleichende und modalitätsspezifische Punkte in den Vordergrund.

Trotz der hier dargestellten Möglichkeiten sollte die Anzahl von 5–7 gesetzten Nadeln nicht überschritten werden.

Zusätzlich kann die Ohrakupunktur durchaus mit weiteren Akupunkturformen oder anderen regulativen Therapien kombiniert werden.

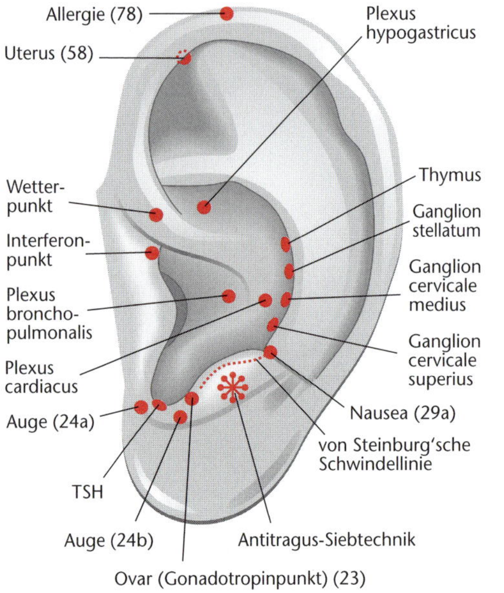

Abb. 4.51 Modalitätsspezifische oder ergänzende Punkte (modifiziert nach Focks, 2006)

Indikationen

Dank der punktuellen Repräsentation des gesamten Organismus auf der Ohrmuschel lassen sich mit der Ohrakupunktur viele funktionelle Störungen günstig beeinflussen. Prinzipiell gilt jedoch der Leitsatz von Herget: „Akupunktur heilt was gestört ist, Akupunktur heilt nicht, was zerstört ist".

Bewährte Indikationen

- Akute und chronische Schmerzen und Bewegungseinschränkungen des muskulo-skelettalen Systems (HWS-Syndrom, Lumbalgie, Ischialgie, Myalgien, Gelenkschmerzen, posttraumatische Schmerzen, u. Ä.)
- Kopfschmerzen, Migräne, Neuralgien
- Funktionelle Störungen innerer Organe
- Allergien
- Psychovegetative Befindlichkeitsstörungen
- Schwindel
- Schlafstörungen
- Suchttherapie

Kontraindikationen

- Lebensbedrohliche Krankheitsbilder
- Akute Schmerzzustände und Erkrankungen, bei denen eine Operationsindikation besteht
- Gravierende Infektionserkrankungen
- Schwere neurologische Erkrankungen
- Tumorerkrankungen (außer als adjuvante Therapie)
- Erbkrankheiten
- Lokale Entzündungen am Ohr
- Lokale Defekte oder Verletzungen
- Gerinnungsstörungen
- Endokrin wirksame Punkte in der Gravidität

Nebenwirkungen

Aufgrund der intensiven Vagusinnervation sollte die Akupunktur im Bereich des äußeren Gehörgangs vermieden werden, da vagovasale Kreislaufreaktionen ausgelöst werden können.

Ohrschmuck oder Verletzungen an der Ohrmuschel (Piercing) können über verletzte Ohrakupunkturpunkte Dauerreize, z. B. Kopfschmerzen, verursachen.

Vorsicht bei hochsensiblen Punkten und hochempfindlichen Patienten!

Komplikationen

Kollaps: Da das Hautareal um den äußeren Gehörgang vom N. vagus innerviert ist, kann die Nadelung eine vagovasale Kreislaufreaktion auslösen. Um dieser unerwünschten Reaktion vorzubeugen, sollte die Ohrakupunktur am liegenden Patienten ausgeführt werden.

Infektion: Bei unsauberer und unsachgemäßer Durchführung besteht das Risiko einer Infektion. Daraus resultierend könnte eine Perichondritis mit Einschmelzung des Knorpelgewebes einhergehen. Besonders bei Dauerapplikationsformen ist das Infektionsrisiko erhöht.

Erstverschlimmerung: Bei allen regulativen Therapien kann bei Schwächezuständen des Patienten, zu starker Reizwahl und bei Vorliegen von Störfeldern eine Erstverschlimmerung auftreten. Diese klingt nach kurzer Zeit wieder ab.

Therapiehindernisse

Auch bei korrekter Indikationsstellung und sorgfältig durchgeführter Behandlung kann ein gewünschter Therapieerfolg ausbleiben. Gründe hierfür können sein:

- Vorliegen von Störfeldern nach Huneke (chronische Entzündungen, Narben)
- Hochdosierte Einnahme von Medikamenten (Neuroleptika, Barbiturate, Tranquilizer)
- Drogenabusus (z. B. Alkohol, Kokain, Heroin)
- Zustand nach neurochirurgischen Eingriffen am ZNS
- Zustand nach operativen Eingriffen an der Ohrmuschel (Ohrmuschelplastik, Piercing)
- Psychische und physische Erschöpfungszustände

4.4.2 Chinesische Schädelakupunktur

Definition und Grundlagen

Die chinesische Schädelakupunktur wurde in den 60er Jahren in der Volksrepublik China entwickelt. Als Grundlage wird die enge anatomische Nachbarschaft zwischen Hirnrindenarealen und darüber liegenden Zonen der Kopfhaut gesehen. Eine direkte Reizung der Schädelakupunkturzonen der Kopfhaut soll auf die darunter liegenden pathologischen Hirnareale positiven Einfluss haben. Somit unterscheidet sich die chinesische Schädelakupunktur in ihrer Herleitung und ihrer Wirkungsweise gänzlich von der klassischen Körperakupunktur und der Mikrosystemakupunktur der YNSA (➤ Abb. 4.52).

Die **Gefäßzone** liegt im temporoparietalen Bereich des Schädels und wird bei Hypertonus und zerebral verursachten Paresen mit Ödembildung verwendet. Die kraniale Hälfte der Zone bezieht sich auf Ödeme im Bereich der unteren Extremität, die kaudale Hälfte auf Ödeme der oberen Extremität.

Die **Tremor-Kontrollzone** liegt 1,5 cm okzipital der Gefäßzone und findet ihren Einsatz bei M. Parkinson und bei kindlicher Chorea minor.

Die **Motorikzone** liegt okzipital der Tremor-Kontrollzone und wird in drei Abschnitte unterteilt:

- Kraniale Zone bei Lähmungen der unteren Extremität und des Rumpfes

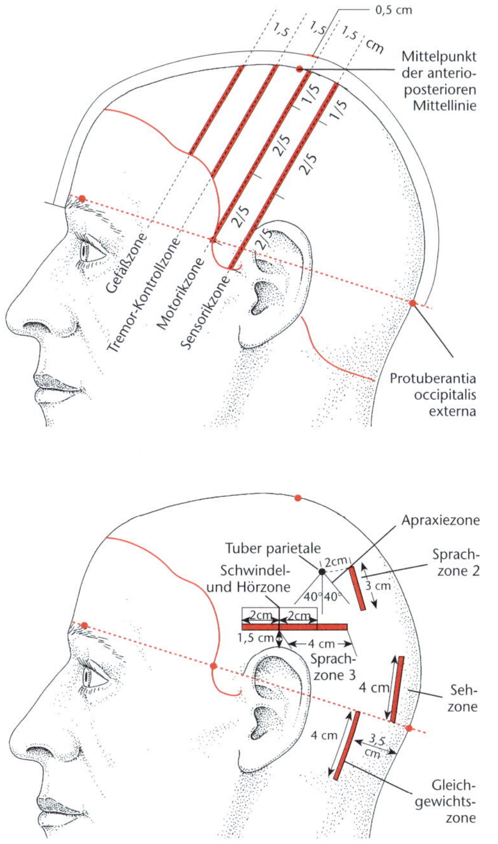

Abb 4.52 Schädelakupunkturzonen (aus Focks, 2006)

- Mittlere Zone bei Lähmungen der oberen Extremität
- Kaudale Zone bei Störungen der Gesichtsmotorik und der Sprache.

Die **Sensorikzone** liegt okzipital der Motorikzone und wird unterteilt in

- Kraniale Zone: Sensibilitätsstörungen und Schmerzen der unteren Extremität/ LWS, Schwindel, Tinnitus, okzipitaler Kopf- und Nackenschmerz
- Mittlere Zone: Sensibilitätsstörungen und Schmerzen der oberen Extremtität
- Kaudale Zone: Sensibilitätsstörungen und Schmerzen im Gesichtsbereich.

Folgende Zonen liegen temporal bis okzipital über und hinter dem Ohr und sind entsprechend ihren Indikationen benannt:

- Schwindel- und Hörzone

- Apraxie-Zone
- Sprach-Zonen 1–3
- Seh-Zone
- Gleichgewichts-Zone (➤ Abb. 4.53)

Darüber hinaus werden Zonen angegeben, die bei schmerzhaften Erkrankungen von Thorax, Magen, Leber/Gallenblase, Genitalbereich und Intestinalbereich im frontalen Haaransatz ihre Verwendung finden (➤ Abb. 4.54).

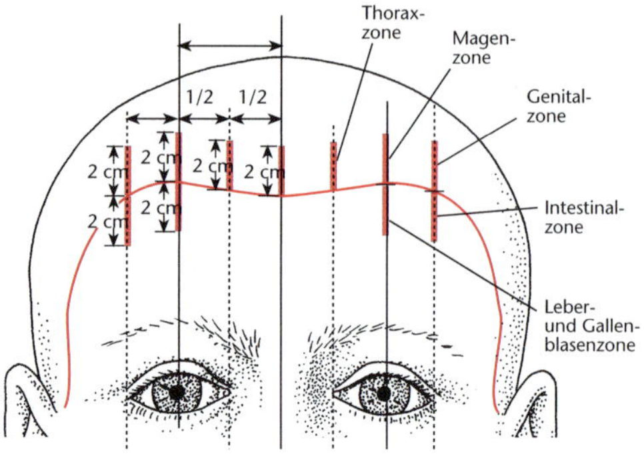

Abb. 4.54 Frontale Zonen der Schädelakupunktur (aus Focks, 2006)

Methodik

Die Akupunktur dieser Zonen erfolgt bei zerebral bedingten Störungen kontralateral der betroffenen Körperseite. Bei systemischen Erkrankungen oder bei Störungen beider Körperseiten wird beidseits genadelt.

Bei der Punktion werden Nadeln (40–60 mm) entsprechend der Länge der zu akupunktierenden Zone verwendet. Es können auch mehrere Nadeln zur Anwendung kommen, um die Zonen der ganzen Länge nach aufzufädeln.

Die Nadeln werden nach Durchstich der Cutis subcutan vorgeschoben, ggf. unter Rotation der Nadel zur Stabilisierung. Eine manuelle (200 Drehungen/min) oder elektrische (20–100 Hz steigernd) Stimulation kann sich der Nadelinsertion anschließen. Diese wird oft mehrmals pro Sitzung wiederholt. Die Nadeln werden nach ca. 20 min entfernt oder ggf. bei Lähmungen noch während folgender Mobilisierungen belassen. Nach Entfernung der Nadel wird der Stichkanal mit einem Tupfer verschlossen, um eine Blutung zu vermeiden.

Behandelt wird bei akuten Beschwerden einmal täglich oder alle 2 Tage, in chronischen Fällen 1- bis 2-mal pro Woche. Es werden pro Behandlungszyklus 10–15 Sitzungen geplant.

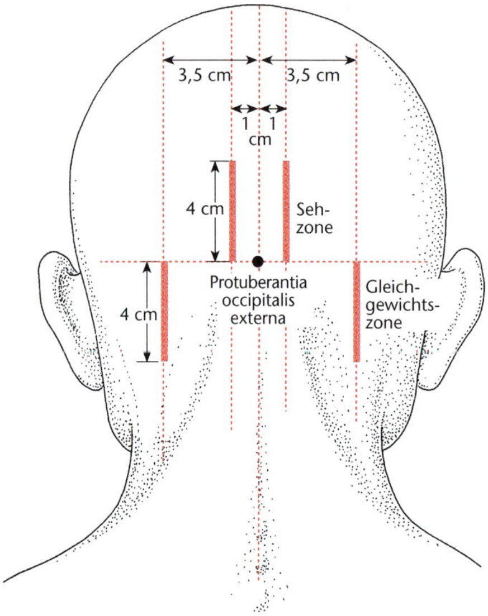

Abb. 4.53 Okzipitale Zonen der Schädelakupunktur (aus Focks, 2006)

Indikationen

Die chinesische Schädelakupunktur wird meist in Kombination mit Körperakupunktur angewandt. Ihre wichtigsten Indikationen erklären sich durch ihre reflektorische Wirkung auf die Hirnrindenareale. Es werden vorwiegend neurologische Erkrankungen behandelt, deren Ursache sich auf Störungen des Groß- und Kleinhirns begründen, z. B. zerebral bedingte Paresen nach Schädel-Hirn-Trauma (Behandlungsbeginn ca. 2 Monate postoperativ) und nach zerebralen Blutungen, Meningitis/Enzephalitis, zerebraler Thrombose besonders zur Hemiplegiebehandlung.

Kontraindikationen

- Herzerkrankungen
- Arterielle Hypertonie (relative Kontraindikation; keine zusätzliche Stimulation)

- Bekannte stärkere Kreislaufstörungen
- Verletzungen im Punktionsgebiet
- Bekannte Kontraindikationen der Körperakupunktur

Nebenwirkungen

- Kreislaufstörungen bei stärkerer Stimulation und bei sensiblen Patienten
- Blutungen nach tiefer Stichtechnik
- Blutdruckschwankungen bei arterieller Hypertonie und zusätzlicher Nadelstimulation

4.4.3 Neue Schädelakupunktur nach Yamamoto (YNSA)

Definition und Grundlagen

Die Neue Schädelakupunktur nach Yamamoto (Yamamoto New Scalp Acupuncture, YNSA) wurde in den 60er Jahren von Dr. med. Toshikatsu Yamamoto (Ph.D.) begründet. Er fand bei der Behandlung von Schmerz- und Lähmungspatienten mit klassischer Akupunktur und chinesischer Schädelakupunktur weitere schmerzhafte Punkte am Schädel, die somatotope Zuordnungen des gesamten Körpers zeigten. Diese neue Akupunkturform hatte er in den letzten 30 Jahren systematisiert und vervollständigt.

Neben der Entdeckung eines neuen Mikrosystems am Schädel hat Yamamoto als diagnostische Weiterentwicklung die orientalische Bauchdecken-Diagnostik modifiziert und die auf ihr beruhenden Reflexzonen den Schädelakupunkturpunkten zugeordnet. Darüber hinaus fand er kongruent zur Bauchdeckendiagnostik und übereinstimmend mit den indizierten Punkten am Schädel eine weitere somatoforme Anordnung im Bereich des lateralen Halsdreiecks, das zur Diagnostik indizierter YNSA-Punkte genutzt werden kann.

Die YNSA ist geeignet zur schnellen und effizienten Behandlung von Schmerz-Syndromen des Bewegungssystems, funktionellen Störungen innerer Organe und Lähmungen unterschiedlicher Genese. Der Behandlungserfolg bei der Schmerztherapie ist unmittelbar nach der korrekt applizierten Nadel zu erwarten.

Methodik

Die zu behandelnden Punkte liegen an der Stirn-Haar-bzw. Schläfen-Haar-Grenze. Die YNSA stellt im eigentlichen Sinn zwei Somatotope dar:
- Basis-Punkte
- Ypsilon-Punkte

Die Basis-Punkte zeigen eine Unterteilung des Körpers im westlich-anatomischen Sinn. Die Repräsentationszonen werden dem Bewegungssystem, den Sinnesorganen und dem zentralen Nervensystem zugeordnet.

Die Ypsilon-Punkte stellen ein Somatotop im östlichen Sinne dar. Hierüber können Störungen des Meridiansystems, der „inneren Organe" im Sinne der TCM und der zugehörigen Analogien der Funktionskreise behandelt werden.

Basis-Punkte

Die Basis-Punkte befinden sich frontal bilateral und noch einmal in spiegelbildlicher Darstellung okzipital. Die frontalen Basis-Punkte sind in der Behandlung von Schmerzerkrankungen häufig den okzipitalen überlegen und sollen hier vorrangig behandelt werden. Bei entsprechenden Erkrankungen oder Störungen werden die Basis-Punkte empfindlich und können gezielt akupunktiert werden. Besonders bei akuten Beschwerden zeigt die Akupunktur der Basis-Punkte eine rasche oder sofortige Beschwerdelinderung. Je öfter behandelt wird, desto länger hält die Beschwerdereduktion an. Bei sehr lange bestehenden Beschwerden können die okzipitalen Basis-Punkte ergänzend mit hinzugenommen werden.

Prinzipiell werden die YNSA-Punkte ipsilateral der Beschwerdesymptomatik eingesetzt, bei zentral bedingten Lähmungen kontralateral. (➤ Abb. 4.55)

Die meisten okzipitalen Basis-Punkte befinden sich im Bereich der Lambda-Naht, gegenüber den frontalen Basis-Punkten etwas nach kaudal versetzt.

Praxis Basis-Punkte: Die YNSA-Punkte werden als Mikrosystem-Punkte bei Störungen der korrespondierenden Körperregion empfindlich und können somit einfach aufgesucht werden. Detektiert wird mit der Fingerkuppe oder dem Fingernagel. Nach Palpation der lokalen Druckdolenz, die manchmal auch als Verhärtung oder trophische Störung

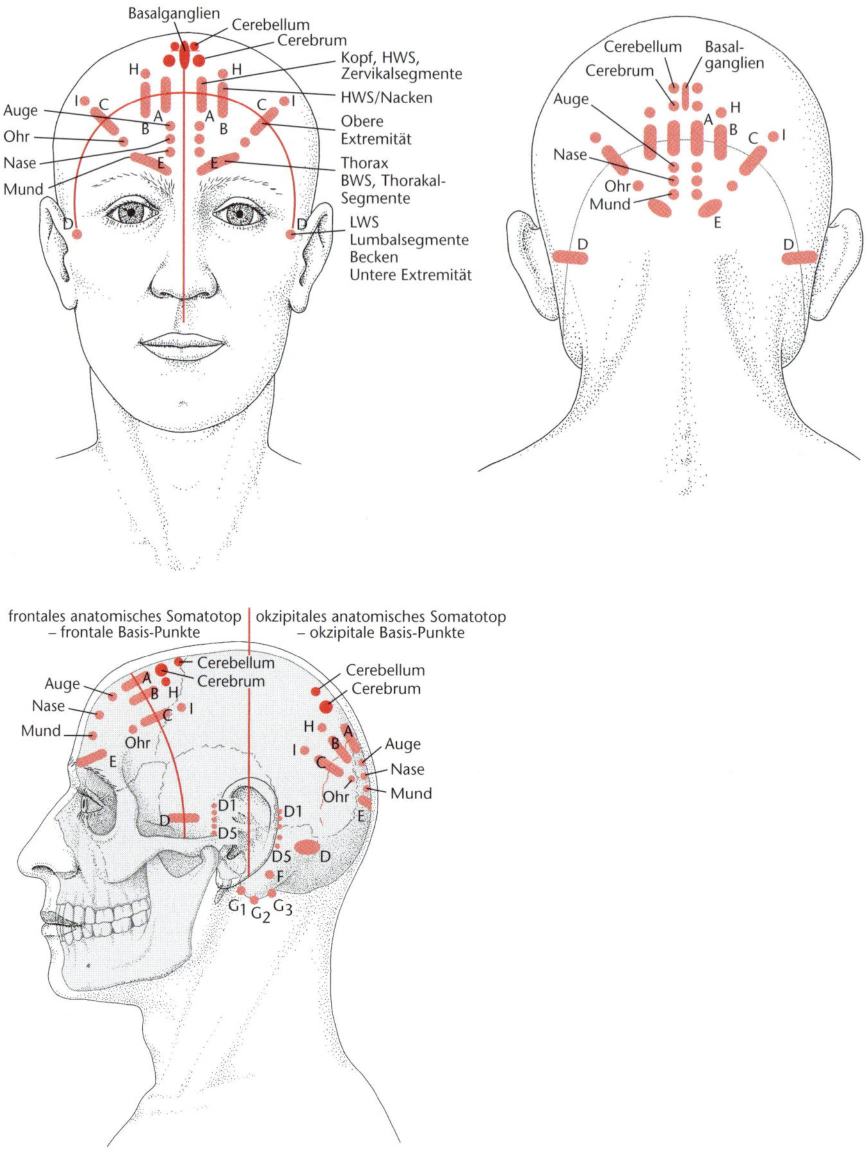

Abb. 4.55 Basis-Punkte der YNSA (modifiziert nach Maric-Oehler in Focks, Hillenbrand, 2003)

getastet werden kann, wird die Akupunkturnadel unter fixierendem Finger in die druckdolente Stelle eingestochen. Das schmerzhafte Areal kann direkt unter der Hautoberfläche, dem Periost aufgelagert oder auch im Bereich des M. temporalis in einer Tiefe von ca. 0,5–1 cm liegen. Nach Akupunktur des YNSA-Punktes kann die Nadel bis zum Periost weiter geführt werden, muss aber nicht. Wichtig ist die exakte Nadellage im YNSA-Punkt, da bei Verfehlen des Punktes keine Beschwerdelinderung erreicht werden kann. Bei unzureichendem therapeutischem Effekt kann die Nadelspitze korrigiert werden. Danach sollte die Nadel ca. 20 min in situ belassen werden und der Patient sollte sich entspannen.

Wegen der einfachen Lokalisierbarkeit der Basis-Punkte bei vorliegender Schmerzsymptomatik sind diese Punkte besonders für den Einstieg in die Schädelakupunktur nach Yamamoto geeignet.

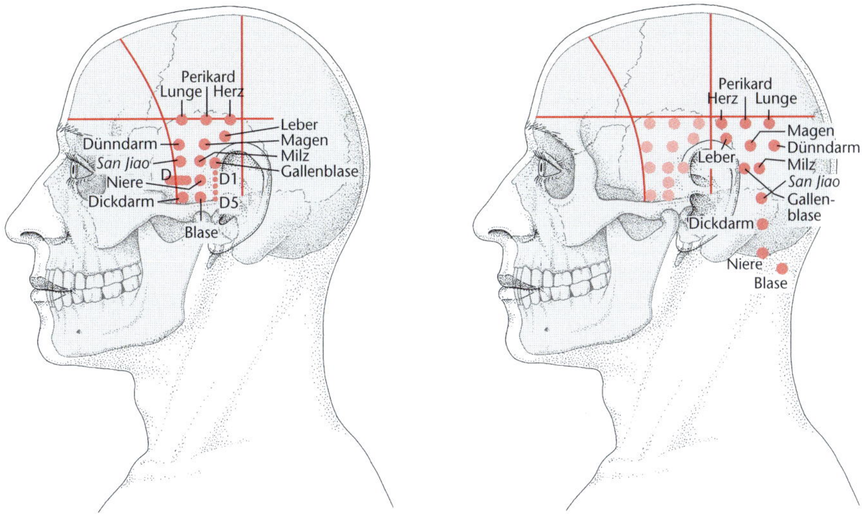

Abb. 4.56 Frontale und okzipitale Ypsilon-Punkte (modifiziert nach Maric-Oehler in Focks, Hillenbrand, 2006)

Ypsilon-Punkte

Die frontalen Ypsilon-Punkte befinden sich beidseits im Bereich der Schläfe. Sie liegen in einem Areal, das frontal von der idealen Schläfen-Haar-Grenze, kranial von einer gedachten horizontalen Begrenzung 2 cm kranial der Ohrspitze, okzipital vom vorderen Ohrmuschelansatz und einer Vertikalen durch die Ohrspitze und kaudal vom Jochbogenoberrand begrenzt wird. Auch hier steht dem wichtigeren frontalen Somatototop ein okzipitales Somatotop gegenüber, welches spiegelbildlich und leicht nach kaudal versetzt liegt. Der Effektivität halber sollte beginnend mit den frontalen Ypsilon-Punkten behandelt werden.

Bei Erkrankungen oder Störungen der „inneren Organe" und ihrer Entsprechungen, vor allem auch bei Schmerzsymptomatik im Meridianverlauf, werden die korrespondierenden Ypsilon-Punkte empfindlich und können gezielt akupunktiert werden. Somit ergeben sich die möglichen Indikationen der Ypsilon-Punkte aus den Meridianverläufen und den Verbindungen der „inneren Organe der TCM" mit ihren analogen Zuordnungen (➤ Abb. 4.56).

Praxis Ypsilon-Punkte: Die Auswahl des Ypsilon-Punktes kann aufgrund seiner Schmerzempfindlichkeit bei der Palpation festgelegt werden. Es besteht aber weiterhin die Möglichkeit, anhand der Bauchdecken- bzw. Halsdiagnostik die Auswahl der indizierten Punkte zu treffen. Auch die diagnostischen Zonen der Bauchdecke und am Hals werden bei Schmerzsymptomatiken druckdolent und weisen den Weg zu den indizierten Ypsilon-Punkten. Besonders aber bei mehreren druckdolenten Ypsilon-Punkten erweist sich die Auswahl der zu akupunktierenden Ypsilon-Punkte über die diagnostischen Zonen als vorteilhafter. Die korrekte Akupunktur der Ypsilon-Punkte lässt sich durch Kontrolle der Bauchdecken- und Halsdiagnostik überprüfen (➤ Abb. 4.57 und ➤ Abb. 4.58).

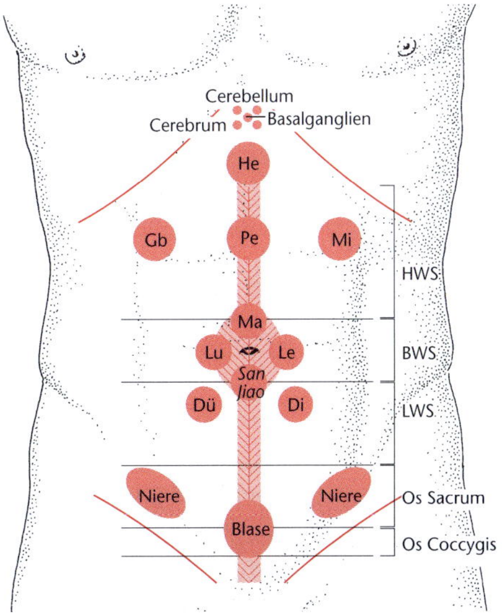

Abb. 4.57 Bauchdiagnostik der YSNA (modifiziert nach Maric-Oehler in Focks, Hillenbrand, 2006)

Tab. 4.16 Basis-Punkte der YNSA

Punkt	Repräsentiert	Lokalisation / Durchmesser	Indikationsbeispiele
A-Punkt	Kopf, HWS	• Ca. 0,5 cm lateral der Medianlinie in der idealen Stirn-Haar-Grenze/Länge ca. 2 cm vertikal, Breite ca. 2–4 mm • Unterteilung von kranial nach kaudal in die 8 Zervikalsegmente	• Kopfschmerz • HWS-Syndrom • Schwindel
B-Punkt	HWS, Nacken, Schulter	• Ca. 0,5 cm lateral der A-Zone in der idealen Stirn-Haar-Grenze/Länge ca. 2 cm vertikal, Breite ca. 2–4 mm	Cervicobrachialgie
C-Punkt	Schulter, obere Extremität	• In der „Geheimratsecke" in der idealen Stirn-Haar-Grenze/Länge ca. 2 cm schräg, Breite ca. 2–4 mm • Unterteilung von kranial nach kaudal in Schultergelenk, Ellenbogengelenk, Fingergelenke	• Schulter-Arm-Syndrom • postoperative Bewegungseinschränkungen • Epikondylitis • Tendovaginitis • Hemiplegie • Parästhesien
D-Punkt	LWS, Becken, untere Extremität	• 1–1,5 cm kranial des Jochbeins horizontal in der Schläfen-Haar-Grenze/Höhe ca. 0,5–1 cm, Breite ca. 2 cm	• Postoperative und posttraumatische Schmerzen • Lumbago • Lumboischialgie, Bandscheibenvorfälle (ohne Operationsindikation) • Coxalgie • Gonalgie • Achillodynie • Hemiplegie • Paraplegie
D1–D5-Punkte	Lumbalsegmente L1–L5	• Vertikale Anordnung vor dem Ohrmuschelansatz/Durchmesser ca. 3–4 mm jeweils • D5 liegt kranial des Jochbeins	• Postoperative und posttraumatische Schmerzen • Lumbago • Lumboischialgie • Bandscheibenvorfälle (ohne Operationsindikation) • Auch ergänzend zum D-Punkt
E-Punkt	Thorax, BWS, Abdomen	• Schräg verlaufend von Gb 14 zu Bl 2/Länge ca. 2 cm, Breite ca. 2–4 mm • Unterteilung von kranial nach kaudal in die 12 Thorakalsegmente	• Postoperative und posttraumatische Schmerzen • Interkostalneuralgie • Postzosterneuralgie • Asthma bronchiale
F-Punkt	N. ischiadicus	• Prominenteste Stelle des Proc. mastoideus (1,5–2 cm kranial des Unterrands)/Länge ca. 0,5–1 cm, Breite ca. 3–5 mm	• Ischialgie • Auch ergänzend zum D-Punkt
G1–G3-Punkte	Kniegelenksregion	• Ventral (G1), Kaudal (G2) • Dorsal (G3), des kaudalen Mastoidrandes/Durchmesser ca. 3 mm	• Schmerzsymptomatiken im Kniegelenksbereich
H-Punkt	LWS	• Kranial der B-Zone/Durchmesser ca. 5 mm	• LWS-Syndrom • Zusätzlich zum D-Punkt
I-Punkt	LWS; Versorgungsbereich des N. ischiadicus	• Kranial in Verlängerung der C-Zone • Durchmesser ca. 5 mm	• Lumboischialgie • Zusätzlich zum D-Punkt

Tab. 4.16 Basis-Punkte der YNSA *(Fortsetzung)*

Punkt	Repräsentiert	Lokalisation / Durchmesser	Indikationsbeispiele
Augen-Punkt		• Ca. 0,5 cm lateral der Medianlinie • kaudal des A-Punktes • Durchmesser ca. 3 mm	• Augenerkrankungen, z. B. Konjunktivitis • Schmerzen
Nasen-Punkt		• Ca. 0,5 cm lateral der Medianlinie, kaudal des Augen-Punktes/Durchmesser ca. 3 mm	• Erkrankungen der Nase und Nasennebenhöhlen • Geruchsstörungen • Schmerzen
Mund-Punkt		• Ca. 0,5 cm lateral der Medianlinie, kaudal des Nasen-Punktes/Durchmesser ca. 3 mm	• Erkrankungen der Lippen, der Mundhöhle und des Zahnfleisches • Schmerzen
Ohr-Punkt		• Mediokaudal der C-Zone/Durchmesser ca. 3 mm	• Erkrankungen des Ohres, inkl. Hör- und Gleichgewichtsstörungen
Cerebrum-Punkt	Großhirn	• Ca. 0,5 cm lateral der Medianlinie, kranial des A-Punktes/Durchmesser ca. 3–4 mm	• Motorische Störungen • Hemiplegie, Paraplegie • Migräne • M. Parkinson • Vertigo • Sehstörungen • Tinnitus • Aphasie • Demenz • Insomnie • M. Alzheimer • Depressionen
Cerebellum-Punkt	Kleinhirn	• Ca. 0,5 cm lateral der Medianlinie, kranial des Cerebrum-Punktes/Durchmesser ca. 3–4 mm	• Motorische Störungen • Hemiplegie, Paraplegie • Migräne • M. Parkinson • Vertigo • Sehstörungen • Tinnitus • Aphasie • Demenz • Insomnie • M. Alzheimer • Depressionen
Basalganglien-Punkt	Stammhirnregion (Basalganglien)	• Auf der Medianlinie, in Höhe der frontalen Cerebrum- und Cerebellum-Punkte/Länge ca. 1–2 cm, Breite ca. 0,5 cm	• Motorische Störungen • Hemiplegie, Paraplegie • Migräne • M. Parkinson • Vertigo • Sehstörungen • Tinnitus • Aphasie • Demenz • Insomnie • M. Alzheimer • Depressionen

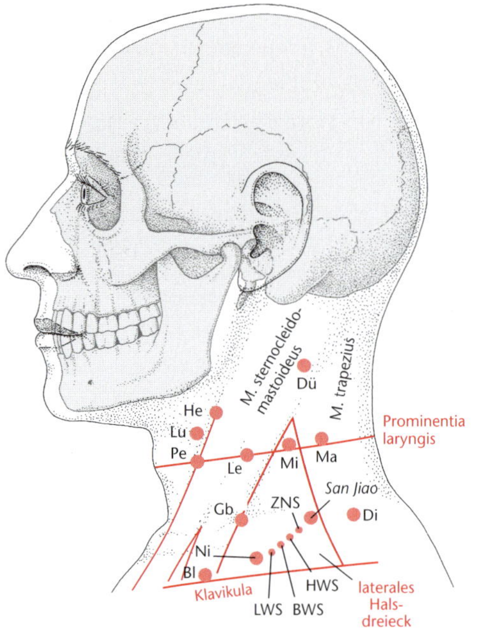

Abb. 4.58 Halsdiagnostik (modifiziert nach Maric-Oehler in Focks, Hillenbrand, 2006)

Die Testzonen sollten nach der Akupunktur eine deutlich verminderte Schmerzempfindlichkeit aufweisen. Ist dies nicht der Fall, sollte der Sitz der Nadel überprüft und ggf. korrigiert werden. Die Verweildauer in situ ist wie bei den Basis-Punkten ca. 15–35 min. Eine Kombination von Basis- und Ypsilon-Punkten kann sich durchaus positiv ergänzen.

Darüber hinaus kann die YNSA mit klassischer Akupunktur, aber auch mit allen anderen regulativen Verfahren kombiniert werden.

Indikationen

- Alle funktionellen und prinzipiell reversiblen Störungen sowie Schmerzzustände des Bewegungssystems
- Zur Schmerztherapie und verbesserten Mobilisation nach Verletzungen und Operationen
- Zur Rehabilitation und Behandlung von zentralen und peripheren Lähmungen

Kontraindikation

Relative Kontraindikationen

- Unklare Schmerzzustände, fehlende Diagnose
- Extreme Erschöpfungs- und Schwächezustände
- **Cave** bei Schwangerschaft wegen Kollapsneigung
- Extreme Schmerzhaftigkeit einzelner Punkte, wegen Kollapsgefahr und/oder Verschlimmerungsmöglichkeit

Kontraindikationen

- Lebensbedrohliche Krankheitsbilder
- Akute Schmerzen mit Operationsindikation
- Schwere Infektionserkrankungen
- Entzündungen im Punktionsgebiet
- Akute Trigeminusneuralgie – ipsilaterale Akupunktur

Mögliche Therapiehindernisse

- Falsche Punktauswahl, nicht korrekt ausgeführte Akupunktur
- Vorliegen von Störfeldern nach Huneke (chronische Entzündungen, Narben)
- Zustand nach chirurgischen Eingriffen am ZNS
- Psychische und physische Erschöpfungszustände

Komplikationen

Bei empfindlichen Patienten kann bei der Nadelung eine vagovasale Kreislaufreaktion eintreten. Aus diesem Grund sollte die Schädelakupunktur bevorzugt am liegenden Patienten durchgeführt werden.

4.5 Physikalische Stimulationsverfahren

Raymund Pothmann

4.5.1 Elektroakupunktur

Nach Ausschöpfung klassischer Stimulationsmöglichkeiten in der Behandlung chronischer Schmerzkrankheiten bzw. auch primär bei akuten Schmerzen des Bewegungsapparates bietet sich die Reizverstärkung durch elektrischen Strom an.

Geeignete Geräte arbeiten mit biphasischem (Wechsel-)Strom. Hierdurch werden galvanische Auswirkungen, die zu einem Nadelbruch führen könnten, vermieden.

Unter Berücksichtigung der spezifischen Belange stellt die Elektrostimulation an Akupunkturpunkten heute – nach Verlassen früherer Indikationen im Rahmen von „Akupunkturanästhesien" – weiterhin eine wichtige Ergänzung in der klinischen und praktischen Akupunkturanwendung dar.

Praktische Durchführung

Es werden Akupunkturpunkte, die nur durch ein Gelenk voneinander getrennt liegen, elektrisch verbunden (➤ Abb. 4.59).

Die elektrische Stimulationsfrequenz richtet sich nach der Akuität der Symptomatik:

- Akuter Schmerz: relativ hohe Frequenzen von 20–100 Hz
- Chronische Schmerzen: 2–7 Hz

Die Stromstärke richtet sich nach subjektiven Gesichtspunkten und liegt immer unterhalb der Schmerztoleranzschwelle. Bei akuten Schmerzen ist naturgemäß die Stimulationstoleranz besser. Damit kann eine höhere Intensität genutzt werden als bei chronischen Schmerzen. Die Stimulationsdauer beträgt im Akutfall 10–20 min, bei chronischen Schmerzen ca. 20–30 min.

Wirksamkeit: Zu den therapeutischen Wirkungen liegen kaum verlässliche empirische Daten vor. Aus diesem Grund ist ein genaues strategisches Vorgehen Ausschlag gebend.

Indikationen

Die Elektroakupunktur ist geeignet für:

- Chronische neurogene Schmerzen, z. B. diabetische Polyneuropathie
- Postherpetische Neuralgie
- Regionales sympathisches Schmerzsyndrom (RSD)
- Gelenkschmerzen
- Zentralnervös verursachte Paresen, z. B. nach zerebralem Insult, so weit die „native" Nadelung sich über einen Therapiezyklus hinweg nicht als ausreichend wirksam erwiesen hat.

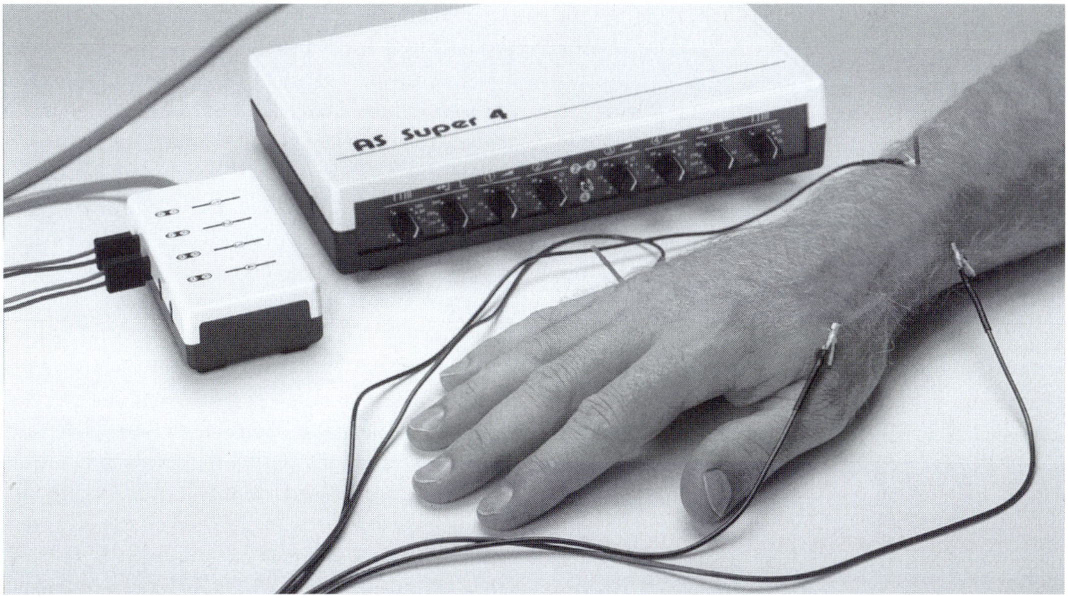

Abb. 4.59 Beispiel für die Anwendung der Elektroakupunktur (aus Bäcker, 2005)

Kontraindikationen

- Demand-Herzschrittmacher
- Achtung: Bei tachykarden Herzrhythmusstörungen muss eine Überbrückung der Körpermittellinie durch den Stimulationsstrom vermieden werden!

4.5.2 Lasertherapie

Laser ist ein Akronym für „Light Amplification by Stimulated Emission of Radiation". Seit 1974 stehen niederenergetische Geräte für die Reiztherapie zur Verfügung (➤ Abb. 4.60). Laser-Licht hat drei wesentliche Eigenschaften: Monochromasie, Kohärenz und Richtungsbündelung. Grundsätzlich wird bei Soft-Laser-Geräten zwischen Rotlicht- (Helium-Neon; ≤10 mWs) und Infrarot-(Dioden)-Lasern (5–150 mWs) unterschieden.

Praktische Durchführung

- In der Akupunkturtherapie sind Soft-Laser mit einer Ausgangsleistung von 5–10 mWs für den HeNe-Laser bzw. 10–50 mWs (mJoule) für den Infrarot-Laser als wichtige Ergänzung zur Nadel anzusehen. Bei Bestrahlung von Akupunkturpunkten ist eine Intensität von ca. 100 Ws/Stelle erforderlich. Wird ein schmerzhafter Triggerpunkt oder eine akut schmerzhafte Verletzung bestrahlt, müssen 1–3 Ws (Joule) pro Stelle appliziert werden. Flächenhafte Laserbestrahlungen erfolgen je nach Ausgangsleistung und Größe des Areals über 2–10 min (max. 3 Joule pro Areal von 10 cm^2).
- Lasertherapie sollte bei chronischen Erkrankungen ca. 2-mal pro Woche erfolgen. Insgesamt ist die Therapie auf max. 20 Punkte innerhalb einer Sitzung zu beschränken, um eine Gesamtkörperdosis von 3–5 Joule nicht zu überschreiten, die sich als sedierend auswirken könnte.
- Punktsuche und Behandlung sind z. T. über ein Handstück möglich.
- Die Investitionskosten stehen bei therapeutischer Ausnutzung in vertretbarer Relation zur therapeutischen Effizienz, wenn die Indikation sorgfältig ausgewählt wird.

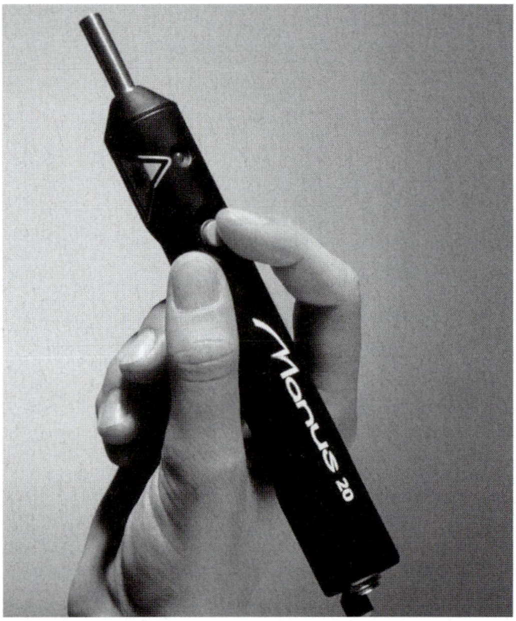

Abb. 4.60 Lasergerät (aus Bäcker, 2005)

Wirksamkeit

Gut belegt ist die Hypalgesie bei Triggerpunkt-Bestrahlung mit 1–3 Joule. Hierbei kommt es zu einer signifikanten druckalgesimetrischen Anhebung der Schmerzschwelle. Bei akutem Verletzungsschmerz hat sich insbesondere der Infrarot-Laser aufgrund seiner Tiefenwirkung als Schmerz lindernd erwiesen. Vorteilhaft ist der Laser besonders in der Behandlung von Allodynie im betroffenen Areal. Hervorzuheben ist darüber hinaus die Zeiteinsparung und Schmerzfreiheit beim akupunkturbezogenen Laser-Einsatz. Die Wirkung des Soft-Lasers bei akuten starken Schmerzen erfolgt in der Regel jedoch nicht so schnell wie bei der (Elektro-)Akupunktur.

Sicherheitsaspekte: Soft-Laser sind biologisch weitgehend inert, die Retina muss jedoch geschont werden (Schwellenwert: 40 mW!). Aus Sicherheitsgründen werden die vom TÜV zugelassenen Laser-Geräte deshalb mit einem aufgedehnten Strahl versehen (Klasse 3b). Der Soft-Laser hat ansonsten keine traumatischen Nebenwirkungen. Gefährliche

Punkte der Akupunktur haben keine Geltung (z. B. thorakal). Die Behandlung ist aseptisch, insofern besteht kein Risiko der Übertragung von Infektionen wie Hepatitis oder der Provokation einer lokalen Infektion (z. B. Ohr).

Indikationen

Klinische Erfahrungen bei Einsatz im Akupunktursystem liegen für verschiedene Schmerzindikationen vor:

- Neuralgische und myalgische Beschwerden
- Dermatologische Erkrankungen, vor allem chronische schmerzhafte Unterschenkelgeschwüre z. B. im Zusammenhang mit einer diabetischen Polyneuropathie

Gerade im Kindesalter ist der Soft-Laser besonders gut als Alternative bzw. zum Einstieg in eine Nadeltherapie geeignet.

4.5.3 TENS

Im Vergleich zur Elektrostimulation von Akupunkturnadeln kommt die „Transkutane Elektrische Nervenstimulation" (TENS) mit oberflächlichen Gummielektroden aus. Das Verfahren wurde auf der Basis der Gate-Control-Theorie erstmals 1967 eingesetzt und stellt eine Weiterentwicklung der Elektroakupunktur dar.

Die materiellen Voraussetzungen umfassen: Ministimulator, Elektrodenkabel, Gummiplättchen, Kontaktgel und Pflaster, bzw. Selbstklebeelektroden. Das Stimulationsgerät produziert mono- oder biphasischen Batteriestrom mit 1–120 Hz und einer Impulsbreite von 0,1–0,2 msec sowie Burst-Stimulation, d. h. niederfrequente Impulsfolge von 1–4 Hz mit überlagerter hoher Frequenz: so genannte akupunkturähnliche Stimulation bzw. verschiedene Stimulationsprogramme.

TENS ist vor allem dann indiziert, wenn Akupunktur nicht zur Heilung führt. In diesem Fall sollte die Behandlung in Form von TENS in die Hand des Patienten gelegt werden. TENS kann aber auch die Zeit zwischen den Akupunkturbehandlungen bei stark schmerzhaften Indikationen überbrücken. Hierdurch kann aufgrund des aktivierenden Ansatzes des Verfahrens in Folge der eigenhändigen Anwendung durch den Patienten ein verbesserter Therapieerfolg erwartet werden (locus of control n. Rotter).

Praktische Durchführung

Die Lage der Elektroden richtet sich nach Schmerzlokalisation, segmentaler Schmerzausstrahlung, Verlauf betroffener Nerven und der Lage von Akupunktur- bzw. Triggerpunkten (➤ Abb. 4.61). Die Stimulation beträgt 1- bis 4-mal ½–1 h/Tag. Die Stimulationsstärke liegt individuell unterhalb der Schmerztoleranzschwelle, meistens zwischen 2 und 20 mA. Akute Schmerzen sprechen am besten auf eine hohe Frequenz (30–100 Hz) an, chronische Schmerzen werden mit 2–7 (–20) Hz stimuliert.

Rezeptur und Verlaufskontrollen: Sie erfolgt zunächst probeweise für einen Monat, im Erfolgsfall weitere 3 Monate auf Mietbasis und dann endgültig. Die Abrechnung ist 5-mal im Behandlungsfall möglich, EBM-Ziffer 30712: 190 Punkte. Kontrollen zur Überprüfung von Therapieerfolg, Compliance sowie technischen Problemen sind nach 2 bzw. 4 Wochen einzuplanen. Eine Dokumentation wichtiger Schmerzparameter, wie Schmerzdauer, -frequenz und -intensität ist für die Beurteilung der Behandlung, und manchmal auch in der Argumentation gegenüber der Krankenkasse angezeigt.

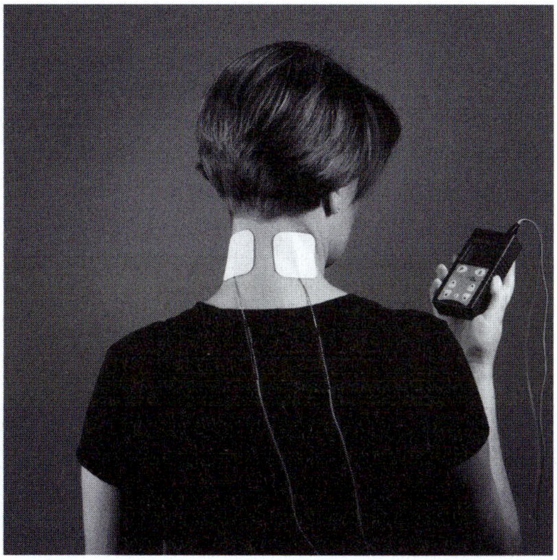

Abb. 4.61 Beispiel für die Anwendung der TENS-Stimulation

Wirksamkeit

Das Ansprechen auf TENS hängt von Dauer und Schwere der zugrunde liegenden Erkrankung ab. Während des ersten Therapiemonats stellt sich meistens heraus, dass ⅓ der Patienten die Methode nicht erfolgreich einschätzt. Nach 3–6 Monaten kann mit einer positiven Ansprechrate von 50–60% der weiter stimulierenden Patienten gerechnet werden, wenn die verschiedenen Reizparameter (v. a. Hoch- und Niederfrequenz) ausgenutzt werden. Ca. 40–50% der Patienten verwenden TENS auch noch nach 1–2 Jahren nutzbringend, wenn sie gut betreut werden.

Indikationen

- Schmerzen des Bewegungsapparates
- neuronal und vaskulär bedingte Schmerzen

Im Einzelnen sind es vor allem Kopfschmerzen vom Spannungstyp, atypische Gesichtsschmerzen, vertebragene Schmerzen, Gelenkschmerzen und Ansatztendopathien wie z. B. Epicondylitis sowie polyneuropathische und regionale sympathische Syndrome (RSD).

Kontraindikationen

- Demand-Herzschrittmacher (absolut)
- Große Metallimplantate (relativ)
- Psychogene Schmerzen
- Unklare Schmerzen
- Herzrhythmusstörungen (relativ)

Nebenwirkungen

Bei seltener Schmerzverstärkung muss die Stimulationsstärke im Einzelfall deutlich unterhalb der Schmerztoleranzschwelle eingestellt oder die Methode sogar verlassen werden. Hautreizungen lassen sich in der Regel durch konsequente Beachtung folgender Schritte beherrschen:

- Entfernen der Hautelektroden über Nacht
- Wechsel von Gel, Pflaster und Elektrodenmaterial bei vermuteten allergischen Hauterscheinungen

4.6 Chinesische Arzneitherapie

Jürgen Mücher

Definition und Grundlagen

Anwendung der Chinesischen Arzneitherapie im Ursprungsland und im Westen

Der Einsatz von pflanzlichen, tierischen und mineralischen Substanzen zur Krankenbehandlung auf der Grundlage einer rationalen Naturerkenntnis ist in China seit ca. 300 v. Chr. überliefert. Damit ist die Chinesische Arzneitherapie etwa genauso alt wie die Akupunktur. Bereits in der Arzneimittellehre des „Göttlichen Landmanns" (*shen nong ben cao*, 1. od. 2. Jh. n. Chr.) wurden 365 Arzneimittel mit Angaben zu Geschmack, Temperaturverhalten und Toxizität aufgeführt.

221 n. Chr. erschien das erste klinische Werk der TCM, die Abhandlung über schädigende Kälte (*shang han lun*) von Zhang Zhong-Jing, der außeninduzierte Erkrankungen nach Stadien und Erscheinungsformen weiter differenzierte und damit die Grundlagen für die seither in der Chinesischen Arzneitherapie übliche Diagnostik und Therapie von Syndrommustern legte. Eine große Anzahl der von Zhang entwickelten Rezepturen, darunter auch einige wichtige zur Behandlung von orthopädischen Erkrankungen, gehört nach wie vor zum Basisrepertoire Chinesischer Arzneitherapeuten.

Heutzutage werden in China die weitaus meisten TCM-Behandlungen mit traditionellen und modernen Arzneimittelrezepturen durchgeführt. Demgegenüber ist diese Art der Therapie im Westen und insbesondere in Deutschland bei weitem noch nicht so verbreitet wie die Akupunktur. Gründe dafür sind neben dem Umfang der erforderlichen Weiterbildung auch die nach westlichen pharmakologischen Standards noch unvollständige Monografierung der Chinesischen Arzneimittel und damit verbunden Unklarheiten über das Ausmaß eventueller unerwünschter Arzneimittelwirkungen. Dennoch gewinnt die Methode mittlerweile eine zunehmend große Anhängerschaft, insbesondere unter den fortgeschrittenen Akupunkturtherapeuten. Die Gründe dafür sind, bezogen auf die Therapie orthopädischer Erkrankungen, vor allem:

- Die mögliche Aktivierung zusätzlicher Heilungs-Ressourcen durch die innerliche Verabreichung von Arzneimitteln
- Die oft unzureichende Wirksamkeit der Akupunktur als Monotherapie bei orthopädischen Erkrankungen in Verbindung mit Mangel- und Erschöpfungszuständen oder chronischen Systemerkrankungen
- Die Möglichkeit einer innerlichen Behandlung ohne Wechsel des diagnostischen Bezugssystems, da die Ableitung einer Chinesischen Arzneirezeptur unmittelbar aus der evtl. bereits für die Akupunkturtherapie erstellten Syndromdiagnose möglich ist

Die therapeutischen Eigenschaften chinesischer Arzneimittel

Die Chinesische Medizin beschreibt die therapeutische Wirkung ihrer Arzneimittel mit Hilfe von deren Temperaturverhalten, Geschmack, Wirkrichtung sowie Leitbahnaffinität. Diese Qualifikationen werden ihnen entweder aufgrund sinnlicher Wahrnehmung bei der Einnahme oder im Rückschluss entsprechend ihrer Wirkung auf bestimmte Krankheitssymptome zugeschrieben. Das heißt:

- Das Temperaturverhalten (heiß, warm, neutral, kühl oder kalt) beschreibt entweder die Empfindungen von Erwärmung oder Abkühlung, die der Patient nach der Einnahme eines Arzneimittels wahrnimmt oder dessen kühlende bzw. wärmende Wirkung auf die Hitze- bzw. Kältesymptomatik einer Krankheit. In der Orthopädie sind daher die Patientenangaben bezüglich einer Beeinflussung ihrer Symptome durch Kälte oder Wärme von großer Bedeutung für die Arzneiauswahl.
- Der Geschmack beschreibt entweder die gustatorische Empfindung bei der Einnahme eines Arzneimittels oder er wird ihm aufgrund spezifischer therapeutischer Wirkungen zugeschrieben. Genau wie in der chinesischen Diätetik wirkt:
  - Scharfes: zerstreuend und/oder bewegend
  - Saures: zusammenziehend und/oder adstringierend
  - Süßes: auffüllend und/oder entspannend
  - Bitteres: ableitend und/oder trocknend
  - Salziges: aufweichend und/oder abführend
  - Blandes: diuretisch und/oder antiödematös.
- Dementsprechend wirken insbesondere scharfe Arzneimittel häufig analgetisch, während bestimmte süße Arzneimittel einen spasmolytischen detonisierenden Effekt auf die Muskulatur haben.
- Die Wirkrichtung (aufwärts, oberflächlich, abwärts, tief) beschreibt die Art und Dynamik der organischen Prozesse, die durch ein Arzneimittel ausgelöst werden und den Ort, an dem sich diese entfalten.
- Die Leitbahnaffinität bezieht sich auf die *zang* und *fu* (Organ-Funktionskreise) bzw. die Leitbahnen, die im Sinne der TCM durch das jeweilige Arzneimittel besonders beeinflusst werden. Arzneimittel, deren Affinität zu bestimmten Leitbahnen besonders ausgeprägt ist, können als „Führerarzneien" ganze Rezepturen auf diese Leitbahnen oder Körperteile ausrichten. Die wichtigsten sind im Folgenden aufgeführt:
  - *Taiyang*: Rhiz. seu/et Rad. Notopterygii, (Rad. et) Rhiz. Ligustici
  - *Yangming*: Rhiz. Cimicifugae, Rad. Angelicae dahuricae, Gypsum
  - *Shaoyang*: Rad. Bupleuri
  - *Taiyin*: Rhiz. Cimicifugae
  - *Shaoyin*: Herb./Rad. Asari
  - *Jueyin*: Fruct. Evodiae, Rad. (Ligustici) Chuanxiong
  - Oberer Erwärmer: Cort. Lycii
  - Mittlerer Erwärmer: Pericarp. Citri reticulatae viride
  - Unterer Erwärmer: Rad. lateralis Aconiti praep.
  - Knochen und Mark: Rhiz. Drynariae
  - Untere Extremitäten: Rad. Cyathulae

Methodik

Die lege artis durchgeführte Chinesische Arzneitherapie erfolgt auf der Grundlage sowohl einer **Krankheitsdiagnose** als auch einer **Syndrommusterdiagnose**, welche unter Berücksichtigung der festgestellten Krankheitsursachen und der jeweiligen Krankheitsdynamik erstellt wird. Dies ist in der Akupunktur nicht unbedingt erforderlich, da diese auch traditionell durchaus rein krankheits- und symptomorientiert erfolgen kann und dementsprechend die Punktauswahl dann auch direkt aus der Krankheitsdiagnose abgeleitet werden kann.

Im Unterschied dazu ist es für den chinesischen Arzneitherapeuten von entscheidender Wichtigkeit, sich vor der Rezepturauswahl erst über die therapeutischen Strategien klar zu werden, mit denen das gestörte organische Gleichgewicht des Patienten wiederhergestellt werden soll. Diese so genannten **Behandlungsprinzipien** werden weiter unten näher erläutert.

Mit entscheidend für den Behandlungserfolg ist aber auch die Berücksichtigung der konkreten Krankheit, als die sich das Syndrommuster manifestiert. So macht es therapeutisch sehr wohl einen Unterschied, ob z. B. eine Nieren-Yang-Leere als Kopfschmerz, Rückenschmerz, generalisierter Gelenkschmerz oder etwa als Knieschmerz in Erscheinung tritt.

Die zur Umsetzung der Behandlungsprinzipien benötigten Arzneimittel werden in einer **Rezeptur** zusammengefasst, die zugrunde liegende Diagnose mit Hilfe einer gut abgestimmten Kombination verschiedener Arzneimittelwirkungen widerspiegelt. Im Unterschied zu anderen Therapiemethoden, die der Vielfalt möglicher Krankheiten durch die Auswahl einer Monosubstanz aus einem besonders großen Arsenal von Heilmitteln gerecht werden, handelt es sich bei der Chinesischen Arzneitherapie also um eine **Polypharmakotherapie**.

Die bei klinischer Anwendung der Chinesischen Arzneitherapie verwendeten Rezepturen werden in der Regel nicht ad hoc – quasi „freihändig" – aus Einzelsubstanzen zusammengesetzt. Die chinesischen Ärzte greifen vielmehr meist auf bewährte Rezepturen zurück, die in klinischen Handbüchern oder Rezeptursammlungen zu finden sind und modifizieren sie entsprechend den individuellen Gegebenheiten des Patienten. Diese Rezepturen stammen in der Regel aus klassischen Quellen und haben sich derart oft in der Praxis bewährt, dass sie zu therapeutischen Standards geworden sind. Sie zeichnen sich meist durch eine komplexe, oft dialektische Komposition aus, bei der das harmonische Zusammenwirken der verschiedenen Arzneien deren Wirkungen verstärkt bzw. ergänzt und gleichzeitig das Auftreten von unerwünschten Wirkungen minimiert.

Der im Laufe der Zeit auftretenden Veränderung des Krankheitsspektrums wird durch eine ständige Ergänzung dieses gemeinsamen Fundus an Rezepturen Rechnung getragen. Ob eine neu entwickelte Rezeptur in diesen Fundus aufgenommen wird, ergibt sich aufgrund ihrer Bewährung in der klinischen Praxis. Klassische Rezepturen enthalten meist zwischen 5 und 15, zeitgenössische bis zu 25 Arzneimittel.

Die Auswahl der jeweiligen Basisrezeptur in einer bestimmten klinischen Situation wird meist durch das ursächlich zugrunde liegende Syndrommuster bestimmt. Sekundär am Krankheitsgeschehen beteiligten Syndromen wird, falls erforderlich, durch Ergänzung (und ggf. Weglassung) geeigneter Arzneimittel Rechnung getragen.

Behandlungsprinzipien

Krankheit wird in der Chinesischen Medizin als ein Prozess verstanden, in dem eine Vielzahl von Einflussfaktoren zum Tragen kommen. Verschiedenste organische Funktionen können geschwächt oder aus dem Gleichgewicht geraten sein. Gleichzeitig können unterschiedliche pathogene Faktoren aufgrund dieser Fehlfunktionen entstehen oder von außen in den Organismus eindringen. Diesem komplexen Geschehen begegnet die Chinesische Arzneitherapie mit ebenso komplexen therapeutischen Strategien. Dabei werden für jedes zu behandelnde Syndrommuster ein oder mehrere Behandlungsprinzipien formuliert, die dann auch durch eine entsprechende, bei Bedarf modifizierte Rezeptur möglichst in ihrer Gesamtheit abgedeckt werden sollten.

Die in der Orthopädie besonders gebräuchlichen Behandlungsprinzipien lassen sich wie folgt charakterisieren:

Wind verteilen und Kälte zerstreuen *(shu feng san han)*: behandelt Schmerzen aufgrund von Wind-Kälte, z. B. akute bzw. anfallsartige Kopf- und Gesichtsschmerzen sowie wandernde bzw. zugluftbedingte, oft generalisierte Muskel- oder Gelenkschmerzen.

Verwendet werden scharfe, warme Arzneimittel wie Herb. Ephedrae, Ram. Cinnamomi, Rad. Saposhnikoviae und Rhiz. seu Rad. Notopterygii.

Repräsentative Rezeptur: *ma huang tang* (Ephedra-Abkochung, Chinesische Arzneirezepturen und Behandlungsstrategien, CAB S. 29) oder evtl. *chuan xiong cha tiao san* (Teevermischtes Chuanxiong-Pulver, CAB S. 49)

Wind verteilen und Hitze klären *(shu feng qing re)*: behandelt Symptome aufgrund von Wind-Hitze, z. B. akute bzw. anfallartige Kopf- und Kiefergelenksschmerzen oder akute Arthritiden.

Verwendet werden scharfe, kühle Arzneimittel wie Herb. Menthae (haplocalycis), Flos Chrysanthemi (morifolii), Fruct. Viticis und Rad. Puerariae.

Repräsentative Rezeptur: *sang ju yin* (Morus-Chrysanthemum-Brühe, CAB S. 42)

Hitze klären und Feuer ableiten *(qing re xie huo)*: behandelt Symptome aufgrund von Innerer Hitze bzw. Feuer, z. B. Kopfschmerzen oder akute Arthritiden.

Verwendet werden meist bittere, kalte Arzneimittel wie Fruct. Gardeniae, Spica Prunellae, Rad. Scutellariae, Rhiz. Coptidis, Cort. Phellodendri und Rad. Gentianae.

Repräsentative Rezeptur: *long dan xie gan tang* (Gentiana-Leber-Ableitungs-Abkochung, CAB S. 102), *bai hu tang* (Weißer-Tiger-Abkochung, CAB S. 72)

Kälte zerstreuen und Feuchtigkeit austreiben *(san han qu shi)*: behandelt Symptome auf Grund von Kälte-Feuchtigkeit, z. B. Kopfschmerzen, Lumbalgien oder bestimmte Formen der rheumatoiden Arthritis.

Verwendet werden scharfe, bittere, warme und/oder aromatische und/oder blande Arzneimittel wie Rhiz. Atractylodis, Cort. Magnoliae, Herb. Agastaches seu Pogostemi, Fruct. Amomi, Poria und Sem. Coicis.

Repräsentative Rezeptur: *wu ling san* (Poria-Fünf-Pulver, CAB S. 188) oder *huo xiang zheng qi san* (Agastache-Aufrechtes-Qi-Pulver, CAB S. 198)

Hitze klären und Feuchtigkeit austreiben *(qing re qu shi)*: behandelt Symptome auf Grund von Feuchtigkeit-Hitze, z. B. Lumbalgien bzw. Lumbo-Ischialgien.

Verwendet werden bittere, kalte (in Kombination mit aromatischen oder blanden) Arzneimittel wie Rad. Scutellariae, Fruct. Gardeniae, Herb. Artemisiae scopariae, Cort. Phellodendri, Rhiz. Coptidis und Caulis Clematidis armandii.

Repräsentative Rezeptur: *long dan xie gan tang* (Gentiana-Leber-Ableitungs-Abkochung, CAB S. 102) oder *er miao san* (Zwei-Wunderbare-Pulver, CAB S. 213)

Wind-Feuchtigkeit verteilen, Kälte zerstreuen und (schmerzhafte) Blockade bewegen *(qu feng san han xing bi)*: behandelt Schmerzen aufgrund von (schmerzhafter) Blockade *(bi)* durch Wind-Kälte-Feuchtigkeit, z. B. rheumatoide oder andere witterungsbeeinflusste Muskel-, Sehnen- oder Gelenkschmerzen, Gicht, oder Lumbalgien bzw. Lumbo-Ischialgien.

Verwendet werden aromatische, scharfe und warme Arzneimittel wie Rad. Angelicae pubescentis, Rad. Clematidis und Fruct. Chaenomelis.

Repräsentative Rezeptur: für akute Fälle *juan bi tang* (Blockade-Befreiungs-Abkochung, CAB S. 222), für chronische Fälle *du huo ji sheng tang* (Angelica pubescens-Taxillus-Abkochung)

Wind-Feuchtigkeit verteilen, Hitze klären und schmerzhafte Blockade bewegen *(qu feng shi qing re xing bi)*: behandelt Schmerzen aufgrund von (schmerzhafter) Hitze-Blockade *(re bi)*, z. B. akut entzündliche oder aktivierte rheumatoide oder andere Muskel-, Sehnen- oder Gelenkschmerzen sowie Kollagenosen, akute Gichtanfälle oder rheumatisches Fieber.

Verwendet werden scharfe oder bittere, kühle Arzneimittel wie Rad. Gentianae macrophyllae, Ram. Mori und Herb. Siegesbeckiae.

Repräsentative Rezeptur: *gui zhi shao yao zhi mu tang* (Cinnamomum-Paeonia-Anemarrhena-Abkochung, CAB S. 226)

Die Leitbahnen wärmen und Kälte zerstreuen *(wen jing san han)*: behandelt Schmerzen durch einen Kälte-Angriff auf die Leitbahnen z. B. bei M. Raynaud oder Thrombangiitis obliterans.

Verwendet werden scharfe, warme bzw. heiße Arzneimittel wie Rad. lateralis Aconiti praep., Ram. Cinnamomi und Herb./Rad. Asari.

Repräsentative Rezeptur: *dang gui si ni tang* (Angelica-Vier-Gegenläufigkeiten-Abkochung, CAB S. 236)

Den von der Leber ausgehenden freien Fluss fördern und das Qi ordnen *(shu gan li qi)*: behandelt Symptome auf Grund von Obstruktion und Verknotung (bzw. Stagnation) des Leber-Qi, z. B. Fibromyalgie, Intercostalneuralgie oder Muskelverspannungen auf Grund von psychoemotionalen Störungen.

Verwendet werden scharfe (oft auch aromatische), meist warme Arzneimittel wie Rhiz. Cyperi, Rad. Bupleuri, Pericarp. Citri reticulatae viride, Rad. Aucklandiae, Rad. Linderae und Fruct. Toosendan.

Repräsentative Rezeptur: *chai hu shu gan san* (Bupleurum-Leber-Fluss-Förder-Pulver, CAB S. 160) oder *xiao yao san* (Freie-Ungezwungenheit-Pulver, CAB S. 161)

Stase austreiben und das Blut beleben *(qu yu huo xue)*: behandelt Schmerzen durch Blut-Stase, die – oft posttraumatisch – überall im Körper auftreten können, einen stechenden, umschriebenen, ortsfesten Charakter haben und oft mit tastbaren Verhärtungen und/oder Blutungen einhergehen.

Verwendet werden meist scharfe und/oder bittere Arzneimittel wie Rad. Chuanxiong, Rad. Salviae miltiorrhizae, Rad. Curcumae, Herb. Leonuri, Sem. Persicae, Flos Carthami und Rad. Paeoniae rubrae.

Repräsentative Rezeptur: *tao hong si wu tang* (Persica-Carthamus-Vier-Substanzen-Abkochung, CAB S. 276)

Feuchtigkeit trocknen und Schleim umwandeln *(zao shi hua tan)*: behandelt Symptome auf Grund von Schleim-Feuchtigkeit bzw. Schleim-Trübung z. B. Kopfschmerzen. (Das Syndrommuster kann auch als Komplikation bei therapieresistenten chronifizierten Wirbelsäulen- und Gelenkerkrankungen auftreten.)

Verwendet werden bittere, meist warme Arzneimittel wie Rhiz. Pinelliae, Rhiz. Arisaematis, Flos Inulae, Sem. Sinapis und Exocarp. rubrum Citri reticulatae.

Repräsentative Rezeptur: *er chen tang* (Zwei-Abgelagerte-Abkochung, CAB S. 472) oder *qing shi hua tan tang* (Feuchtigkeit-Klärungs-Schleim-Umwandlungs-Abkochung, CAB S. 474)

Den Geist sedieren und beruhigen *(zhen an shen)*: behandelt Symptome auf Grund von Unruhe des Geistes, d. h. solche, die durch psychische Übererregbarkeit entstanden sind oder verschlimmert werden. Auch falls dies nicht der Fall ist, kann die Beruhigung des Geistes ein wichtiger Aspekt einer Schmerzbehandlung sein, da nach dem Inneren Klassiker des Gelben Kaisers ein friedliches Herz (und damit ein friedlicher Geist) Schmerzen unbedeutend erscheinen lässt.

Verwendet werden entweder salzige, kalte oder süße, neutrale Arzneimittel wie Os Draconis, Margarita, Sem. Zizyphi spinosae, Cort. Albiziae und Caulis Polygoni multiflori.

Repräsentative Rezeptur: *chai hu jia long gu mu li tang* (Bupleureum-Drachenknochen-Austernschalen-Akochung, CAB S. 427) oder *gan mai da zao tang* (Glycyrrhiza-Triticum-Jujuba-Abkochung, CAB S. 422)

Inneren Wind besänftigen und auslöschen *(ping xi nei feng)*: behandelt Schmerzen und andere neurologische Symptome durch sich im Inneren bewegenden Leber-Wind wie z. B. anfallsartige Kopfschmerzen.

Verwendet werden meist salzige oder süße, eher kühle/kalte Arzneimittel wie Rhiz. Gastrodiae, Ram. cum Uncis Uncariae, Concha Haliotidis und Scorpio.

Repräsentative Rezeptur: *zhen gan xi feng tang* (Leber-Sedierungs-Wind-Auslöschungs-Abkochung, CAB S. 441) oder *tian ma gou teng yin* (Gastrodia-Uncaria-Brühe, CAB S. 444)

Das Qi auffüllen *(bu qi)*: behandelt (i. d. R. chronische) Symptome auf Grund von Qi-Leere, d. h. die, die mit Müdigkeit und Funktionsschwäche einhergehen, z. B. Kopfschmerzen oder rheumatoide Schmerzen.

Verwendet werden süße, warme Arzneimittel wie Rad. Ginseng, Rad Codonopsis, Rad. Astragali, Rad. Atractylodis macrocephalae und Rad. Glycyrrhizae praep.

Repräsentative Rezeptur: *bu zhong yi qi tang* (Mitten-Auffüllungs-Qi-Mehrungs-Abkochung, CAB S. 266)

Das Blut auffüllen *(bu xue)*: behandelt (in der Regel chronische) Symptome auf Grund von Blut-Leere, z. B. Kopfschmerzen, Lumbalgien oder chronische muskuläre Verspannungen.

Verwendet werden süße und warme Arzneimittel wie Rad. Angelicae sinensis, Rad. Paeoniae albae und Rad. Rehmanniae praep.

Repräsentative Rezeptur: *si wu tang* (Vier-Substanzen-Abkochung, CAB 274)

Das Yang auffüllen *(bu yang)*: behandelt (in der Regel chronische) Symptome auf Grund von Yang-Leere mit daraus entstehender Leere-Kälte, z. B. Kopfschmerzen, Lumbalgien oder Arthrosen.

Verwendet werden süße, z. T. auch scharfe, warme Arzneimittel wie Cornu Cervi, Rad. Morindae, Rad. Eucommiae und Herb. Epimedii.

Repräsentative Rezeptur: *you gui wan* (Rechts-Wiederherstellungs-Pille, CAB S. 310)

Das Yin auffüllen *(bu yin)*: behandelt (in der Regel chronische) Symptome auf Grund von Yin-Leere evtl. mit daraus entstehendem Leere-Feuer, z. B. Kopfschmerzen oder Lumbalgie.

Verwendet werden: süße, evtl. auch salzige, kühle Arzneimittel wie Rad. Glehniae, Rad. Ophiopogonis, Fruct. Lycii und Carapax Trionycis.

Repräsentative Rezeptur: *liu wei di huang wan.* (Rehmannia-Sechs-Geschmäcker-Pille, CAB S. 291) bzw. *zhi bai di huang wan* (Anemarrhena-Phellodendron-Rehmannia-Pille, CAB S. 293).

Indikationen

Belegte Indikationen

Die Chinesische Arzneitherapie ist das Kernstück eines Heilkundesystems, das bis vor 200 Jahren das gesamte Krankheitsspektrum einer kulturell hoch stehenden Nation abdeckte. Dementsprechend existieren arzneitherapeutische Behandlungsansätze für jede denkbare Gesundheitsstörung. Dies trifft auch heutzutage noch zu, weil die Flexibilität der chinesischen Syndrommusterdiagnostik und Krankheitslehre auch die Entwicklung therapeutischer Strategien für im klassischen China unbekannte Gesundheitsstörungen ermöglicht.

Diese Tatsache erlaubt allerdings keinen Rückschluss auf die konkrete Wirksamkeit einer so konzipierten Behandlung, da die Syndrommusterdiagnostik – anders als die Krankheitsdiagnostik – nur sehr eingeschränkte Aussagen über die Prognose einer bestimmten Gesundheitsstörung unter eben dieser Behandlung ermöglicht. So kann ein als Blut-Stase differenzierter Rückenschmerz rein funktionellen Ursprungs und damit einer Behandlung mit Chinesischer Arzneitherapie gut zugänglich sein. Er kann aber auch – bei mehr oder weniger identischer Symptomatik – auf ein Krebsgeschehen im Bereich der Wirbelsäule hindeuten.

Klinische Studien zur Wirkung der Chinesischen Arzneitherapie bei definierten westlichen Krankheitsbildern gibt es in China vereinzelt seit etwa 1960, in größerem Umfang aber erst seit etwa 1980. Diese Studien sind meist nicht randomisiert oder verblindet und sind auch aufgrund untypisch hoher Effektivitätsraten nur sehr begrenzt als Grundlage für eine Auflistung gesicherter Indikationen geeignet. Leider steckt die westliche Forschung zu diesem Thema – anders als zur Akupunktur – noch in ihren Anfängen, insbesondere was die Schmerztherapie betrifft. Immerhin dokumentieren eine Reihe von Studien (s. u.) positive Effekte der Chinesischen Arzneitherapie:

- Kopf- und Gesichtsschmerzen
- Arthroseschmerzen
- Schmerzen bei rheumatoider Arthritis
- Krebsschmerzen

Bei einigen Arzneimitteln (z. B. Rhiz. Corydalis, Myrrha, Olibanum, Rad. Angelicae pubescentis, Rad. Gentianae macrophyllae) ist eine direkte analgetische Wirksamkeit in Bezug auf den Bewegungsapparat nachgewiesen. Dennoch liegt die Hauptwirkung der Chinesischen Arzneitherapie bei orthopädischen Erkrankungen wohl eher in einer Normalisierung gestörter Funktionen. Ihre am besten abgesicherten Indikationen sind daher zum gegenwärtigen Zeitpunkt sicherlich Schmerzen funktioneller Genese. Objektivierbare Funktionsverbesserungen lassen sich – neben positiven Veränderungen des klinischen Bildes – insbesondere bei rheumatoider Arthritis in Form von Verringerung diverser Entzündungsmarker im Blut nachweisen.

Darüber hinaus gibt es aber auch Hinweise, dass manifeste Gewebe- bzw. Organveränderungen zumindest in begrenztem Ausmaß einer Therapie mit Chinesischen Arzneimitteln zugänglich sind, insbesondere, wenn es dabei im Sinne der TCM um die Umwandlung von Blut- bzw. Schleim-Stasen geht. Derartiges Erkenntnismaterial existiert auch für eine Reihe orthopädischer Erkrankungen, vor allem für Traumata, wo eine Beschleunigung der Knochenheilung nachgewiesen werden konnte.

Recht gut dokumentiert sind die positiven Effekte der Chinesischen Arzneitherapie als Begleitmedikation in der Krebstherapie zur Verbesserung der Lebensqualität und der Immunfunktion. Außerdem kann sie unerwünschte Wirkungen von Chemotherapie und Radiatio sowohl auf das Verdauungs- als auch auf das hämatopoetische System reduzieren (Pan, Mingji 1992).

Nicht zuletzt verfügt die Chinesische Arzneitherapie auch über eine Reihe von sehr wirksamen psychisch ausgleichenden Behandlungskonzepten, die sich bei fast allen orthopädischen Erkrankungen mit psychosomatischen Anteilen als therapeutisch hilfreich erweisen (Flaws und Lake 2001).

Wirkungs- und Anwendungsvergleich mit der Akupunktur

Aus der Analyse der Literatur und der Praxis in chinesischen Akupunktur- und TCM-Abteilungen wird deutlich, dass die Bedeutung der Chinesischen Arzneitherapie bei der Behandlung skeletomuskulärer Erkrankungen, sowie nicht vaskulär bedingter Kopfschmerzen, weit geringer ist als die der Akupunktur, deren schnelle und gezielte analgetische Wirksamkeit bei diesen Indikationen besonders gut zum Tragen kommt. Chinesische Arzneimittel kommen in solchen Fällen dann als Ergänzung (oder evtl. als Ersatz) in Betracht, wenn die Schmerzen multilokulär und/oder aufgrund der Unheilbarkeit des Grundleidens chronisch sind.

Bei der Behandlung von Schmerzen durch innere Funktionsstörungen steht die Chinesische Arzneitherapie meist gleichwertig neben der Akupunktur und wird in einigen Fällen, z. B. bei bestimmten Systemerkrankungen, auch als primäre TCM-Therapiemethode eingesetzt. Im Sinne der Syndrommusterdifferenzierung empfiehlt sich dieses Vorgehen vor allem bei Leeremustern (insbesondere von Blut und Yin) sowie bei Vorliegen von Feuchtigkeit, Schleim und/oder Blut-Stase. In vielen, vor allem chronischen Fällen ist es sinnvoll, Chinesische Arzneitherapie und Akupunktur in Kombination oder alternierend einzusetzen.

Kontraindikationen

Kontraindiziert ist die Chinesische Arzneitherapie als Methode dann, wenn ihr Einsatz die Anwendung einer aufgrund der vorliegenden Evidenz besser geeigneten Therapie verzögern, behindern oder sogar unmöglich machen würde. Eine relative Kontraindikation besteht auch dann, wenn

- Der Patient aufgrund von Organstörungen oder bekannter Idiosynkrasie die Wirkstoffe der verabreichten Drogen nicht oder nur unzureichend metabolisieren kann, so dass toxische Reaktionen zu befürchten sind (s. folgender Abschnitt)
- Aufgrund von multiplen Allergien oder Überempfindlichkeiten die Gefahr einer allergischen oder sonstigen Überempfindlichkeitsreaktion auf das komplexe Wirkstoffgemisch einer Chinesischen Arzneirezeptur zu befürchten ist
- Aufgrund der Behandlung mit chemisch definierten Arzneimitteln von hoher Wirksamkeit und geringer therapeutischer Breite die Gefahr von negativen Interaktionseffekten besteht. Dies gilt nicht für Kombinationen, deren klinische Wirksamkeit und Unbedenklichkeit sich in der praktischen Anwendung erwiesen hat (z. B. in der Krebsbehandlung)
- Eine chinesische Arzneimittelverschreibung ohne Kenntnis der Krankheitsdynamik und der beteiligten pathogenen Faktoren im Sinne der TCM erfolgt. Während viele Akupunkteure von einer (durchaus nicht unumstrittenen, gegenteilige Befunde finden sich z. B. bei: Bäcker M. et al. 2004) per se homöostatischen, auf das normale Funktionsgleichgewicht gerichteten Wirkung einer moderaten Akupunkturbehandlung ausgehen, kann dies von der Chinesischen Arzneitherapie grundsätzlich nicht angenommen werden. Eine Behandlung mit chinesischen Arzneimitteln wird vielmehr mit ziemlicher Sicherheit funktionelle Entgleisungen verschlimmern, wenn sie im Sinne der TCM grundlegend falsch konzipiert ist.

Darüber hinaus ist der Einsatz bestimmter Arzneimittel oder Arzneimittelgruppen dann kontraindiziert, wenn

- Spezifische Allergien oder Kreuzreaktionen bekannt sind
- Bei bestehender Antikoagulation bestimmte blutbelebende oder blutstillende Arzneimittel den Gerinnungsstatus verändern könnten
- Mögliche unerwünschte Wirkungen eines chinesischen Arzneimittels auf belastete oder vorgeschädigte Zielorgane treffen würden
- Sie eine abwärtsgerichtete bzw. muskelrelaxierende oder wehenfördernde Wirkung haben und dadurch eine bestehende Schwangerschaft gefährden könnten
- Sie bei schwangeren Frauen oder stillenden Müttern angewendet werden, ohne dass ihre Unbedenklichkeit für das Kind gesichert ist
- Sie mit bestimmten anderen, im Sinne der TCM inkompatiblen Arzneimitteln kombiniert werden, ohne dass dies aufgrund der speziellen Krankheitsdynamik begründbar wäre

Aus diesen Gründen ist die genaue Kenntnis der spezifischen Kontraindikationen und Inkompatibilitäten – entsprechend den Angaben einer guten Arzneimittellehre – für jedes verwendete chinesische Arzneimittel unerlässlich. Dies gilt sowohl in Bezug auf die naturwissenschaftliche Medizin als auch auf die TCM.

Nebenwirkungen

Erfassung und Prävalenz von unerwünschten Arzneimittelwirkungen

Die chinesische Materia Medica enthält neben milden und nebenwirkungsarmen Mitteln (Mite-Phytotherapeutica nach R. F. Weiß 1980) auch rasch, intensiv und zum Teil drastisch wirksame Arzneisubstanzen (Forte-Phytotherapeutika nach R. F. Weiß), die, genau wie westliche Arzneimittel, vorhersehbare und unvorhersehbare unerwünschte Reaktionen auslösen und je nach Dosierung auch toxische Effekte hervorrufen können. Soweit diese mit Hilfe der sinnlichen, nicht apparativen chinesischen Diagnostik erkannt werden können, sind sie auch Teil des über 2000 Jahre angesammelten Erfahrungswissens der TCM. Dies hat unter anderem dazu geführt, dass sehr effektive pharmazeutische Verarbeitungsmethoden zur Verringerung oder Beseitigung dieser Nebenwirkungen entwickelt worden sind.

Nach westlichen pharmakotherapeutischen Standards ist die Monografierung von chinesischen Einzeldrogen und ihren Kombinationen allerdings noch unvollständig, vor allem auch bezüglich der systematischen Erfassung unerwünschter Arzneimittelwirkungen. Dementsprechend kann in diesem Zusammenhang momentan auch noch nicht das gleiche Ausmaß an Arzneimittelsicherheit garantiert werden, wie es für westliche Phytotherapeutika üblich ist. Immerhin gibt es mittlerweile in England eine zentrale Stelle zur Erfassung von Nebenwirkungen der Chinesischen Arzneitherapie und auch in Deutschland werden entsprechende Ansätze unter Verwendung eines standardisierten Fragebogens entwickelt (Korrespondenzadresse: Centrum für Therapiesicherheit in der Traditionellen Chinesischen Arzneitherapie, c/o Dr. med Axel Wiebrecht, Bundesallee 141, D-12161 Berlin).

Die Prävalenz unerwünschter Wirkungen bei der Anwendung der Chinesischen Arzneitherapie beträgt nach einer australischen Untersuchung (Bensoussan und Myers 1996) etwa 4,2 Ereignisse pro 1000 Konsultationen, wobei ein signifikanter Unterschied gefunden wurde zwischen Praktikern, die eine lange und solchen, die nur eine kurze Ausbildung in TCM abgeschlossen hatten.

Als häufigste unerwünschte Wirkungen werden gastrointestinale Symptome wie Völlegefühl, Übelkeit, Erbrechen, Durchfall und abdominelle Schmerzen genannt. Diese sind gerade bei der erstmaligen Gabe einer Arzneimittelrezeptur oft vorübergehender Natur und verschwinden dann nach wenigen Tagen. Ein durchfälliger Stuhlgang kann in bestimmten Fällen als Ausleitungsphänomen für eine begrenzte Zeit toleriert werden.

Wie andere Arzneimittel können auch die in der TCM gebräuchlichen Drogen allergische, insbesondere urtikarielle Reaktionen hervorrufen. Dies ist insbesondere von Cort. Cinnamomi und Artemisia spp. bekannt.

Das Problem der Hepato- und Nephrotoxizität

Ein ernstzunehmendes Problem sind toxische Leberschäden vorwiegend metabolisch idiosynkratischer Genese, wie sie auch bei der Einnahme zahlreicher anderer Substanzen chemischen oder pflanzlichen Ursprungs beschrieben werden. Da diese ohne apparative Hilfsmittel in der Regel nicht adäquat diagnostiziert werden können, sind sie auch in den traditionellen chinesischen Drogenmonographien nicht erwähnt. Aktuelle Untersuchungen (Al-Khafaji 2000, Melchart et al. 1999) deuten darauf hin, dass die Gabe relativ hoher Dosen chinesischer Arzneimittel bei ca. 1% der Patienten klinisch relevante Erhöhungen der Transaminasen zur Folge hat. Diese normalisieren sich aber in der Regel nach Absetzen der Therapie oder zum Teil sogar während der Weiterbehandlung. In beiden Untersuchungen entwickelte jeweils einer von 1265 bzw. 1507 Patienten eine klinisch manifeste Leberfunktionsstörung, die sich aber nach Absetzen der Therapie wieder vollständig zurückbildete. In Großbritannien sind allerdings auch zwei Todesfälle aufgrund von Leberversagen beschrieben worden, die mit der Einnahme chinesischer Arzneimittel in Verbindung gebracht worden sind. Zurzeit empfehlen sich daher bei längerer und hochdosierter Gabe chinesischer Arzneimittel jeder Art – vor allem bei bekannter Lebervorschädigung des Patienten – die gleichen Vorsichtsmaßnahmen wie bei der Behandlung mit anderen potentiell hepatotoxischen Medikamenten, d. h. die regelmäßige Kontrolle der Transaminasen und die

Vermeidung zusätzlicher, die Leber belastender medikamentöser und nicht medikamentöser (Alkohol, Umweltgifte) Einflüsse.

Das Gros der in den letzten Jahren in westlichen Ländern gemeldeten ernsthaften Schäden durch chinesische Arzneimittel beruht auf der Nephrotoxizität von Drogen, die Aristolochiasäure enthalten, insbesondere wenn sie in Kombination mit bestimmten chemisch definierten Medikamenten eingenommen wurden (Wiebrecht 2000). Diese Drogen sind dementsprechend mittlerweile in den meisten westlichen Ländern verboten. Bei einer Reihe anderer Drogen, von denen allerdings die Mehrzahl in Deutschland nicht gebräuchlich ist, wird vor einer Gabe bei nierenvorgeschädigten Patienten gewarnt. In einigen Fällen sind die nephrotoxischen Bestandteile nach der Abkochung nicht mehr nachweisbar. Dies gilt allerdings nicht für Herb./Rad. Asari, bei dessen Anwendung besondere Vorsicht geboten ist.

Die ärztliche Pflicht zur Vermeidung unerwünschter Arzneimittelwirkungen und eventueller toxischer Effekte bei der Anwendung der Chinesischen Arzneitherapie erfordert unbedingt die genaue Kenntnis der Monografien aller verwendeten Drogen. Diese finden sich in den einschlägigen Arzneimittellehren, auf die hier zur Vertiefung des Themas ausdrücklich hingewiesen werden soll.

Die Möglichkeit von Arzneimittelinteraktionen

Eine Reihe chinesischer Arzneimittel haben ein signifikantes Potenzial zur Interaktion mit chemisch definierten Substanzen. So können verschiedene Angelica-Arten durch Enzyminhibition in der Leber den Metabolismus bestimmter Medikamente verlangsamen und dadurch deren Wirkung verstärken bzw. verlängern. Eine Reihe, der in der Schmerztherapie ausgesprochen wichtigen blutbelebenden Arzneimittel wirken synergistisch mit Antikoagulanzien, so dass eine gemeinsame Gabe vermieden werden oder eine Dosierungsanpassung erfolgen sollte. Aufgrund der genannten Tatsachen sollten chinesische Arzneimittel nicht mit westlichen Medikamenten kombiniert werden, die eine geringe therapeutische Breite und ein hohes Nebenwirkungsrisiko haben, es sei denn, zu dieser Kombination existieren bereits klinische Erfahrungen.

Praktische Aspekte

Die Aufklärung des Patienten

Der Arzt unterliegt bei der Anwendung von nicht allgemein anerkannten Behandlungsmethoden einer besonderen Sorgfaltspflicht. Dazu gehört auch die Pflicht zu einer, über das normale Maß hinausgehenden Aufklärung des Patienten. Diese umfasst neben der Erörterung der Diagnose und des Krankheitsverlaufs in behandelter und unbehandelter Form auch eine Abschätzung der zu erwartenden Kosten.

Unerlässlich ist in diesem Zusammenhang auch die Aufklärung über die Risiken, die sich eventuell durch die Unterlassung einer adäquaten schulmedizinischen Behandlung oder durch die alternative Behandlungsmethode selbst für den Patienten ergeben können. Im Falle der Chinesischen Arzneitherapie sind dabei insbesondere zu nennen:

- Die im Vergleich zu westlichen pflanzlichen Arzneimitteln noch unvollständige Monografierung von Einzeldrogen und ihren Kombinationen, insbesondere auch bezüglich der systematischen Erfassung unerwünschter Arzneimittelwirkungen
- Die Tatsache, dass chinesische Arzneimittel, genau wie westliche Medikamente, vorhersehbare und unvorhersehbare unerwünschte Wirkungen hervorrufen und je nach Dosierung auch toxische Effekte auslösen können
- Die Tatsache, dass chinesische Arzneimittel ein signifikantes Potenzial zur Interaktion mit westlichen Arzneimitteln haben und zu diesem Problem erst in begrenztem Ausmaß klinische Erfahrungen vorhanden sind; in diesem Zusammenhang sollte der Patient auf die Folgen evtl. unvollständiger Angaben zur Vormedikation hingewiesen werden.
- Die Prävalenz unerwünschter Wirkungen bei der Anwendung der Chinesischen Arzneitherapie, die nach der oben zitierten australischen Untersuchung etwa 4,2 Ereignisse pro 1000 Konsultationen beträgt
- Eine mögliche Leberschädigung als die zum gegenwärtigen Zeitpunkt am häufigsten genannte ernsthafte Unverträglichkeitsreaktion auf die Einnahme chinesischer Arzneimittel
- Der ungewohnte, z. T. unangenehme Geschmack chinesischer Arzneizubereitungen, der in be-

stimmten Fällen auch zu gastrointestinalen Unverträglichkeitsreaktionen führen kann
- Das mögliche Auftreten bestimmter unangenehmer Symptome, die (je nach Art der vorliegenden Störung) als Folge von Ausleitungsprozessen gedeutet werden können. Insbesondere ist gegebenenfalls auf das vorübergehende Auftreten von durchfälligem Stuhlgang hinzuweisen.

Die Zubereitungsformen chinesischer Arzneimittelrezepturen

Die Art der Darreichung einer Rezeptur bestimmt maßgeblich deren Wirkungsintensität und deren Kosten. Auch der Zeitaufwand zur Vorbereitung der Einnahme wird dadurch beeinflusst. Folgende Möglichkeiten kommen in Frage:
- Die **Abkochung** (Dekoktierung) wird mit einer Mischung von Rohdrogen durchgeführt. Diese wird in einem individuell angepassten Zeitraum von bis zu 60 min. in einer ausreichenden Menge Wasser auf kleiner Flamme geköchelt. Die resultierende Flüssigkeit wird über einen Zeitraum von einem bis mehreren Tagen portionsweise getrunken und ist sehr stark und schnell wirksam. Rezepturen zur Abkochung können beliebig variiert und kurzfristig veränderten Bedingungen angepasst werden.
- Fein zermahlen Rohdrogen, insbesondere auch wasserunlösliche Arzneien, können auch als **Pulver** individuell rezeptiert und mit einer kleinen Menge Wasser ohne Kochaufwand eingenommen werden.
- Kleinere Mengen pulverisierter Arzneien werden oft unter Zugabe eines Bindemittels zu **Pillen** verarbeitet. Diese sind dann aber in ihrer Zusammensetzung festgelegt und eignen sich daher am besten für längerfristige auffüllende Behandlungen oder als milde wirksame Begleitmedikation, z. B. zu einer Akupunkturbehandlung. Sie können auch für akut rezidivierende Erkrankungen bereitgehalten werden.
- **Granulate** werden industriell aus eingedickten Arzneiabkochungen hergestellt, die mit einem Stabilisator verfestigt und dann pulverisiert werden. Sie sind lange haltbar, stärker wirksam als Pillen, schwächer als Abkochungen, aber einfacher einzunehmen. Aufgrund des Herstellungsaufwandes sind sie relativ teuer.
- Bei der Herstellung von **hydrophilen Konzentraten** werden die Wirkstoffe der Arzneimittel durch Lagerung in Alkohol extrahiert. Dieser wird anschließend herausdestilliert und durch Glycerin ersetzt. Diese Zubereitungsform ist gut geeignet zur Anwendung bei Kindern, aber vergleichsweise sehr teuer.

Arzneimittelrechtliche Erwägungen

Abkochungen (und wohl auch aus Einzelsubstanzen nach Rezeptur zusammengestellte Granulatmischungen) sind zulassungsfreie, von Apotheken individuell hergestellte Arznei-mittel im Sinne des § 21 Abs. 2 Arzneimittelgesetz.

Pillen und Granulatmischungen (sofern sie industriell in einer festen Zusammensetzung hergestellt werden) sind, wenn sie mit Angaben zu ihrer therapeutischen Wirkung in Verkehr gebracht werden, nach dem Arzneimittelgesetz zulassungspflichtig. Da eine derartige Zulassung bisher in keinem Fall erteilt worden ist, werden diese Darreichungsformen in der Regel ohne Angaben zu einer etwaigen Heilwirkung als „Nahrungsergänzungsmittel" in den Verkehr gebracht. Ob diese Vorgehensweise mit dem Arzneimittelrecht vereinbar ist, wurde bisher noch nicht seitens der Rechtsprechung überprüft. Die Verschreibung derartiger Fertigpräparate ist mit Sicherheit nicht unproblematisch, vor allem, wenn die genaue Zusammensetzung einschließlich der Mengenverhältnisse nicht absolut zuverlässig deklariert ist und eine etwaige Kontamination mit bedenklichen Stoffen nicht mit Sicherheit ausgeschlossen werden kann. Außerdem bestehen rechtliche Zweifel daran, ob ein Arzt sich auf die Zulassungsfreiheit eines „Nahrungsergänzungsmittels" berufen kann, wenn er selbst es dem Patienten explizit zur Behandlung eines konkreten Krankheitsbildes verschreibt. Immerhin bestehen Bestrebungen für eine EU-weite Zulassung von Kombinationen aus chinesischen Arzneimitteln unter vereinfachten Bedingungen im Rahmen ihrer traditionell etablierten Anwendung („traditional use").

Die Qualität chinesischer Arzneimittel

Zurzeit ist der arzneimittelrechtliche Status vieler chinesischer Rohdrogen noch so unklar, dass sie auch außerhalb von Apotheken wie Bestandteile von Genusstees vertrieben werden. Dabei handelt es sich dann oft um Drogen von zumindest zweifelhafter Qualität, die für den Verbraucher durch ihren relativ niedrigen Preis attraktiv werden. Es sollte deshalb unbedingt darauf hingewirkt werden, dass Patienten ihre chinesischen Arzneimittel nur über eine Apotheke beziehen, die für deren Vertrieb qualifiziert ist. Nach dem Arzneimittelgesetz darf der Apotheker nämlich nur solche Arzneimittel abgeben, deren Identität und Qualität er selbst überprüfen kann. Die entsprechenden Hinweise dazu findet er in der deutschen Übersetzung des offiziellen chinesischen Arzneibuchs (Literaturliste). Mittlerweile sind für Apotheken chinesische Rohdrogen verfügbar, deren einzelne Chargen auf Veranlassung des Importeurs von entsprechenden Instituten nach modernsten chromatographischen und spektrometrischen Methoden auf Identität, Konzentration etwaiger toxischer Bestandteile und Einhaltung der offiziellen Schadstoffobergrenzen hin überprüft worden sind. Damit sind in Deutschland die von Apotheken abgegebenen chinesischen Rohdrogen von gleicher Qualität wie die Teedrogen der heimischen Phytotherapie.

Pressemeldungen über die Kontamination von chinesischen Arzneimitteln mit Schwermetallen oder chemisch definierten Arzneisubstanzen betreffen fast ausschließlich in China hergestellte Fertigpräparate, deren Hersteller nicht die international gültigen pharmazeutischen Standards einhalten und die über zweifelhafte Vertriebswege an den Verbraucher gelangen. Vor der Einnahme derartiger Präparate sollten die Patienten unbedingt gewarnt werden.

Benutzungshinweise für den nachfolgenden Teil des Buches

Warnung vor unqualifizierter Anwendung chinesischer Arzneirezepturen

Die Hinweise zur Chinesischen Arzneitherapie der in den folgenden Kapiteln behandelten speziellen Krankheitsbilder sind ausschließlich für hinreichend weitergebildete Therapeuten gedacht. Das Abschreiben einer Rezeptur aus einem klinischen Handbuch ohne genaue Kenntnisse über ihre einzelnen Bestandteile ist mit Sicherheit ein Kunstfehler. Ohne Weiterbildung problematisch ist ebenfalls die Verschreibung von Fertigpräparaten in Tablettenform unter Zuhilfenahme spezieller, vom Hersteller gelieferter Anwendungsrichtlinien, auch in Buchform. Diese Präparate sind zwar in der Regel von westlichen Firmen gefertigt und daher bezüglich ihrer Inhaltsstoffe unbedenklich, enthalten aber oft Wirkstoffe in sehr hohen Konzentrationen, die durchaus mit denen in Abkochungen vergleichbar sind.

Wie oben erwähnt ist die Chinesische Arzneitherapie mit einem nicht zu unterschätzenden Nebenwirkungsrisiko behaftet, das nur durch deren lege-artis-Anwendung minimiert werden kann. Diese Einschätzung wird auch durch die oben zitierte Studie von Bensoussan bestätigt.

Nomenklatur und Zusammensetzung der angegebenen Rezepturen

Auf Angaben zur Zusammensetzung allgemein gebräuchlicher Rezepturen wurde in diesem Buch aus Platzgründen verzichtet. Stattdessen sind sie mit einem Verweis auf die im Literaturverzeichnis als Standardwerk angegebene Rezepturlehre von Bensky (Chinesische Arzneirezepturen und Behandlungsstrategien, CAB) und der entsprechenden Seitenzahl versehen. Dort nicht erwähnte Rezepturen sind im Anhang aufgeführt.

Da in Bezug auf die Übersetzung der chinesischen Rezepturnamen zurzeit keinerlei Vereinheitlichung in Sicht ist, sind sie mit ihren Originalnamen in der chinesischen Pinyin-Umschrift angegeben. Nur so lassen sie sich in jedem beliebigen deutschen oder englischen Text auffinden. In den tabellarischen Angaben zur Syndrommustertherapie wurde aus Platzgründen auf eine deutsche Übersetzung verzichtet. Ansonsten wurde das (zugegebenermaßen diskussionsbedürftige) Prinzip angewendet, dass Kürze und leichte Aussprache vor Korrektheit geht. Wenn sich im Laufe der Zeit eine deutsche Nomenklatur für chinesische Rezepturen herausbilden sollte, so muss sich diese sicherlich auch für die sprachliche Kommunikation eignen. Das ist bei Namen wie „Sclerotium Poriae Cocos Ramulus Cinnamomi Cassiae Rhizoma Atractylodis Macrocephalae und in Honig gebratene Radix Glycyrrhizae Uralensis Dekokt" (Zitat aus Bensky: Chinesische Arzneirezepturen und Behandlungsstrategien, 1996), so korrekt die Übersetzung auch ist, sicherlich nicht der Fall. Die im vorliegenden Buch gewählten Übersetzungen sind als Vorschlag für eine alternative Lösung des Nomenklaturproblems gedacht.

Die Bezeichnungen der chinesischen Arzneimittel orientieren sich an der Übersetzung des Arzneibuches der Chinesischen Medizin von Stöger (Stöger 1991).

4.7 Qigong

Thomas Ots

Definition und Grundlagen

Qigong ist ein moderner Sammelbegriff für ein weites Areal chinesischer Atem-, Meditations- und Körperübungen. Obwohl diese Techniken auf eine ca. 2000 Jahre alte Geschichte zurückblicken können, ist der Begriff Qigong sehr jung und wurde erst in der Mitte des 19. Jahrhunderts populär (Landmann 1989; Engelhardt 1987). Frühere Begriffe waren:

- Yangsheng (Techniken zur Pflege des Lebens, Engelhardt 1987)
- Daoyin (Leiten und Dehnen; Despeux 1989)
- Tuna (Ausstoßen und Aufnehmen)

Gerade der letzte Begriff verweist auf eine grundlegende Polarität des Lebens, wie wir sie schon von Yin und Yang kennen.

Durch den wichtigen Grabfund von Mawangtui sind wir heute im Besitz der frühesten, knapp 2200 Jahre alten, bildlichen Darstellung solcher Übungen. Eine der Grabbeilagen war ein Seidentuch, das *daoyintu*, auf dem Menschen in verschiedenen Bewegungsformen und Positionen abgebildet sind. Ganz offensichtlich handelt es sich hier um Darstellungen gesundheitserhaltender bzw. lebensverlängernder Techniken (Engelhardt 2003).

In der chinesischen Geschichte wurden viele dieser Übungspraktiken entwickelt, die sowohl gymnastische Übungen, Atemtechniken, spezielle Diätetiken, gar sexuelle Praktiken sowie die Einnahme bestimmter natürlicher oder alchimistischer Drogen umfassten. Es wäre zu kurzgefasst, diese Techniken im heutigen eingeschränkten Gesundheitsverständnis zu interpretieren, denn sie standen zumeist im Kontext eines, den Menschen insgesamt philosophisch bzw. religiös prägendem Weges der Lebensführung.

Qigong war in China über die Jahrhunderte hinweg keine sehr verbreitete Methode. So fand es z. B. nur während einiger kurzer Epochen Eingang in die Lehrpläne der kaiserlichen Medizinakademien, anders als die Drogentherapie oder die Akupunktur. Die Pflege des Lebens wurde vor allem in buddhistischen und daoistischen Klöstern oder als Familientradition ausgeübt und dort von Generation zu Generation oder vom Meister an seinen Schüler weitergegeben. In der VR China entstanden Mitte der 1950er-Jahre in den Städten Tangshan, Beidaihe und Shanghai die ersten Qigong-Heilstätten. Nachdem Qigong während der Kulturrevolution wegen seiner angeblichen Nähe zur Mystik und zu feudalem Denken praktisch verboten war, entwickelte sich erst in den 80er Jahren des letzten Jahrhunderts die uns bekannte Laien- und Massenheilbewegung des Qigong (Ots 1991).

Definition

Wörtlich kann Qigong mit „Arbeit am Qi" oder „Beschäftigung mit Qi" (Engelhardt 1987, Landmann 1989, Ots 2000) übersetzt werden. Bei Qi handelt es sich um das chinesische Konzept von Luft, Atem, Lebenskraft bzw. der Erfahrung des Lebendigseins insgesamt. Hier bestehen transkulturelle Ähnlichkeiten zu dem griechischen Konzept pneuma und dem indischen Konzept prana: Die Luft, die wir einatmen (Einfluss; Unschuld 1980), ist die Kraft, die uns belebt und uns damit auch beleibt (Eigenwahrnehmung; Ots 1991). Aus der Bedeutung Qi = Luft leitet sich auch die häufig vorzufindende Übersetzung des Qigong als „Atemtherapie" ab. Dieser Begriff ist jedoch nicht umfassend genug. Qi bedeutet nicht nur Atemluft, sondern auch:

- Gefühl; Eigenwahrnehmung, Selbsterfahrung
- Kraft, Energie
- Emotion
- Geist

So existieren Formen des Qigong, bei denen der Regulierung der Atmung wenig Bedeutung zukommt und die eher als Formen der Meditation bzw. der Zentrierung der Aufmerksamkeit verstanden werden können, dem Autogenen Training nicht unähnlich.

Methodik

Formen des Qigong

Die für die Schmerztherapie interessanten Formen des Qigong können allgemein als gesundheitsbezogene Übungspraktiken umschrieben werden, die ihre Gemeinsamkeiten darin haben, dass sie auf drei Säulen aufgebaut sind:

- Atmung *(xi)*
- Gestalt *(xing)*
- Lenkung des Geistes *(shen).*

Die Unterschiede liegen darin, dass diesen drei kardinalen Bestandteilen jeweils unterschiedliche Bedeutung zukommt. So können grundsätzlich folgende Formen des Qigong unterschieden werden:

- Stilles oder inneres Qigong mit einem Übergewicht an innerer Lenkung *(jinggong, neigong)*
- Bewegtes oder äußeres Qigong, bei dem die innere Lenkung und Wahrnehmung mit einem bestimmten Ablauf äußerer Bewegungen koordiniert wird (*donggong, waigong,* Qigong zazhi 1984)
- Formen des Selbstübens stehen Formen gegenüber, in denen ein Qigong-Meister sein Qi auf eine Person emittiert (*faqi,* Ots 1991). Hierbei handelt es sich um besondere Fähigkeiten, die nur schwer erlernbar sind.

Funktionsweise und Wirkung des Qigong

Die gesundheitliche Bedeutung erhält das Qigong aus der klassischen chinesischen Vorstellung von Krankheit als einer Blockade bzw. Behinderung des freien Flusses von Qi. Wenn Qi nicht mehr ungehindert fließt, entwickelt sich eine Funktionsstörung des betreffenden Organs bzw. vor- und nachgeschalteter oder komplementärer Organe. Gesundheit ist dann wiederhergestellt, wenn die Blockade aufgehoben werden kann und das Qi wieder ungehindert fließt. Die Blockade selbst kann sich durch Schmerzen bemerkbar machen. Hierauf weist der bekannte Spruch hin: „*tong bu tong, bu tong tong*" (durchgängig = kein Schmerz, nicht durchgängig = Schmerz).

Qigong beginnt mit einer inneren Gewahrwerdung der eigenen Leiblichkeit. Durch eine initiale Fokussierung der Vorstellungskraft *(yi)* auf einen bestimmten Ort, z. B. das untere *Dantian* (entspricht dem Punkt *qihai* = Ren 6 der Akupunktur), erfährt der Übende ein Gefühl der Spannung und Wärme. Diese Wahrnehmung wird als Qi-Gefühl definiert. Im weiteren Verlauf lernt der Übende, dieses Qi-Gefühl durch seinen Körper zu lenken, zunächst auf vorgezeichneten Bahnen (z. B. Kleiner Himmelskreislauf), bei gewisser Fertigkeit dann hin zu einem Ort der Spannung, der Blockade, des Schmerzes. An diesen Orten tritt wahrscheinlich eine gewisse Erwärmung und damit Entkrampfung auf, so dass durch die Methode Einfluss auf Schmerzen und Spannungen genommen werden kann.

Die äußeren Bewegungen dienen – im Einklang mit der Atmung – darüber hinaus dazu, sich als Person im Raum wahrzunehmen: z. B. im Sinne von Engung und Weitung (Schmitz 1989). Bestimmte Bewegungsformen und Abläufe transportieren weiterhin symbolische Bedeutungen: die Verankerung in der Erde, die Kommunikation mit dem Himmel, das Durchflutet werden von Qi etc.

Das Ergebnis des Übens von Qigong kann primäre Entspannung und Selbstfindung sein, vor allem durch Formen des stillen Qigong. Bei manchen Störungen wird diese Entspannung jedoch erst sekundär durch kathartisches Ausleben gehemmter oder unterdrückter Emotionen möglich. Hier entwickelten sich in den 1980er-Jahren in China Formen des Qigong, die die Übenden bis in ein Trance-artiges Stadium mit teils sehr wilden und unkontrollierten Bewegungen und Lauten *(fagong)* versetzten. Vor allem solche Patienten schließen sich spontan einer Form des kathartischen Qigong an, die seitens der Chinesischen Medizin die Diagnose *gan qi yujie* (Leber-Qi-Stagnation) erhalten haben (Landmann 1989, Ots 2000). Generell gilt: Je nach Diagnose sollten unterschiedliche Formen des Qigong mit unterschiedlichem Anteil der drei Säulen zum Einsatz kommen.

Einsatzmöglichkeiten des Qigong in der Schmerztherapie

Die direkte Beeinflussung von Schmerzen

Schmerzen, die mit Verspannungen und Blockaden einhergehen, können gelindert oder aufgelöst werden. Beispiele:

- Schulter-Nackenverspannungen
- Blockaden der Wirbelsäule (Lumbago, ISG-Blockade, HWS-Blockaden)

- Gonalgie
- Dysmenorrhöen, spastische Pelvicopathie
- Verletzungen, Gichtanfall

Methode: Lenkung des Qi in die betroffenen Areale; vor allem Formen des inneren Qigong.

Der indirekte Schmerzansatz bei chronischen, psychosomatischen Störungen

Viele Menschen mit chronischen Schmerzformen zeichnen sich durch einen weitgehenden Verlust ihrer Leibwahrnehmung aus: Leibliches Erleben wird zur Bestandsaufnahme des lästigen, weil erkrankten Körper(-teil)s reduziert. Qigong mit seiner Fähigkeit, das innere Spüren und Wahrnehmen zu erhöhen, dient hier der „Wiederbeleibung“ und damit zu einem bewussteren Umgang mit dem „Selbst“ in der lebensweltlichen Situation.

Methode: Formen des inneren und äußeren Qigong.

Viele Menschen mit chronischen, psychosomatischen Kopfschmerzformen (Migräne, Spannungskopfschmerzen) weisen eine emotionelle Struktur der Konfliktvermeidung bzw. Aggressionshemmung auf. Die TCM kennt hier die Begriffe Leber-Qi-Stagnation oder aufsteigendes Leber-Yang. Auch diese Patienten zeichnen sich durch einen weitgehenden Verlust ihrer Leibwahrnehmung aus: Somatische Äquivalente gehemmter aggressiver Impulse werden nicht wahrgenommen, bis unterdrückte Wut = „heruntergeschluckter Ärger“ in Form von Kopfschmerzen, thorakalem Füllegefühl, Globusgefühl, massiven Schulter-Nackenverspannungen etc. aufsteigen.

Methode: Bestimmte Formen des Qigong, die kathartische Elemente enthalten, stellen hier ein probates Mittel zur Abfuhr der emotionellen Blockade dar. Diese „Leber“-Patienten reagieren am besten auf eine Mischung von Akupunktur, Qigong und begleitender Psychotherapie mit dem Ziel einer emotionellen Umstimmung: Weg von der Blockade, hin zu einem offensiven Selbstbewusstsein.

Behandlungsprinzipien

Die meisten der heute im Westen praktizierten Qigong-Formen müssen relativ langwierig erlernt werden. Diese Vermittlung gelingt nicht nebenbei in der Praxis. Meist werden Kurse empfohlen. Da die meisten Formen auch – von Anfang bis Ende ausgeführt – ca. 20 min oder länger bedürfen, zeigt sich immer wieder, dass Patienten diesen Aufwand scheuen oder nicht die Zeit zum Üben finden, es ihnen nicht gelingt, „die Übungen zu einem festen Bestandteil des Alltagslebens zu machen“ (Ritter, Aldridge 2002: 107). Eigene Erfahrungen der letzten Jahre zeigen, dass es häufig nicht wichtig ist, Formen vollständig üben zu lassen, sondern dass bereits durch bestimmte Teilübungen definierte Ziele erreicht werden können. Ich habe das bekannte Kranich-Qigong von ca. 25 min auf eine Fünf-Minuten-Form heruntergekürzt, die die Patienten in einigen wenigen halbstündigen Sitzungen erlernen (Ots 2000). Der Vorteil solcher Kurzformen ist auch, dass sie nicht nur in der Abgeschiedenheit der eigenen vier Wände, sondern auch in Arbeitspausen geübt werden können.

Was die Ausdauer und Kontinuität des Übens betrifft, so zeigt sich dennoch, dass das Üben dann leichter fortgesetzt wird, wenn ein Zusammenhalt in einer Gruppe Gleichgesinnter existiert.

Wichtig ist auch, dass den Übenden das Maß an Stille und Bewegung oder gar Katharsis nicht vorgeschrieben wird. Die Übung sollte Passagen enthalten, die diesbezügliche Anstöße ermöglichen. Meine zehn Jahre dauernden Studien in China zeigten, dass Patienten intuitiv die für sie wichtigen Elemente des Qigong aufnehmen und verstärken (Ots 1991). Der Anleitende sollte diese Tendenzen nur unterstützen.

Die Affinität unserer Patienten zum Qigong variiert beträchtlich. Bei Patienten mit einem ausgeprägten „TÜV-Bewusstsein“ („Herr Doktor, ich möchte mich mal wieder durchchecken lassen.“) wird der Vorschlag, Qigong zu üben, auf Ablehnung stoßen. In solchen Situationen ist es ratsam, primär nicht von Qigong zu reden, sondern schlicht von Atemübungen. Mancher Patient hat dann bei der Zwerchfellatmung in wundersamer Weise sein Qi erfahren.

So sehr die moderne integrative Medizin von der Kooperation und der Interdisziplinarität lebt, wäre es doch erstrebenswert, wenn der Schmerztherapeut selbst eine einfache Form des Qigong beherrscht, in der er seine Patienten anleitet. Dieses „In-einer-Hand“ ist ein probates Antidot gegen die dissoziativen Zersplitterungen des Selbst der chronischen Schmerzpatienten.

Kontraindikationen

Kontraindikationen zum Qigong existieren bei den stillen, leisen, weichen Formen nicht. Wie sollten sie auch, handelt es sich im Kern doch um eine Erfahrung bzw. Wiedergewinnung der Eigenleiblichkeit. Bei kathartischen Formen muss der Anleitende wissen, worauf er sich einlässt. Er muss bereit sein, aufgedeckte und nach oben gespülte Emotionalität aufzufangen und mit dem Patienten zu bearbeiten. Hier ist Kenntnis über die kardiale Situation des Patienten wichtig. Auch muss Katharsis bei psychotischen und Borderline-Patienten gut abgewogen werden.

II Akupunktur des Bewegungssystems nach Regionen

KAPITEL

5

Jürgen Bachmann, Michael Hammes, Marcus Bäcker,
Jürgen Mücher (chin. Arzneitherapie)

Kopf

Für das Bewegungssystem erscheint es angemessen, die Topographie als vorrangiges Prinzip zur Ordnung der Krankheitsbilder und der Akupunkturpunkte zu wählen. Abgesehen von Systemerkrankungen erweist sich dieses Gliederungsprinzip als pragmatisch, denn die Frage nach den symptombezogenen Akupunkturpunkten führt zumindest für alle chronischen und chronisch rezidivierenden Beschwerden des Bewegungssystems zu den lokalen und regionalen Akupunkturpunkten. Jede Region ist in einem eigenen Abschnitt dargestellt.

In jedem Abschnitt werden für die Region zunächst die relevanten Leitbahnen und die wesentlichen Akupunkturpunkte dargestellt, dann die lokoregionalen aber auch die Fernpunkte, deren genaue anatomische Beschreibung in den entsprechenden regionalen Kapiteln nachzuschlagen ist.

Ein zweiter Abschnitt ist mit einer an den anatomischen Leitstrukturen orientierten Beschreibung und Illustration der Akupunkturpunkte mit internationaler, deutscher und chinesischer *(pinyin)* Beschreibung gewidmet. Die Angaben zur Stichtiefe sind in cun angegeben, d. h. es handelt sich um ein Relativmaß, in das die konstitutionellen Differenzen der Körpergröße einfließen. Aspekte der Adipositas oder eines asthenischen Habitus sind zusätzlich zu berücksichtigen. In der Angabe der Stichtiefe als Bereich kommt zum Ausdruck, dass die korrekte Nadellage sich im konkreten Einzelfall dann an der Auslösung des *deqi* bemisst.

Der dritte Abschnitt stellt wichtige und typische Schritte einer funktionell orientierten orthopädischen Untersuchung und klinischen Ausschlussdiagnostik dar.

Der vierte Part erläutert die grundlegenden Behandlungsprinzipien für einzelne Krankheitsbilder der jeweiligen Region. Dabei sollen besonders gute, lehrreiche oder wichtige Indikationen als Top-Beispiel an erster Stelle stehen und auch die wesentlichen Aspekte und Erwägungen für einen integrativen Ansatz benennen. So weit hilfreich, werden dabei auch Erwägungen zur Differenzialdiagnose aus Sicht der Traditionellen Chinesischen Medizin einbezogen.

Zur Vermeidung von Längen und Wiederholungen werden einige Krankheitsbilder nur hinsichtlich der wichtigsten Hinweise und Tipps aufgearbeitet.

5.1 Leitbahnen, lokoregionale Punkte und Fernpunkte

Leitbahnen

Der Kopf wird von allen sechs Yang-qualifizierten Leitbahnen erreicht. In der Gesichtsregion dominiert die *yangming*-Leitbahnachse, d. h. die Magen- und die Dickdarm-Leitbahn. In den Parietalregionen verlaufen beidseits die *shaoyang*-Leitbahnachsen mit der Gallenblase- und Sanjiao-Leitbahn. Okzipital liegen die Blasen-Leitbahnen, die der *taiyang*-Leitbahnachse zugeordnet sind, deren zweiter Anteil, die Dünndarm-Leitbahn, von der dorsolateralen Halsseite nach vorne in Richtung Jochbein zieht, um dann präaurikulär zu enden. In erster Näherung sind also frontale Beschwerden der *yangming*-Leitbahnachse, okzipitale der *taiyang*-Leitbahnachse und parietotemporale der *shaoyang*-Leitbahnachse zuzuordnen.

Akupunkturpunkte

Folgende Akupunkturpunkte sind klinisch besonders bedeutsam, häufig druckdolent und daher einer palpatorischen Untersuchung auf Reizbarkeit zu unterziehen:

- Okzipital: Bl 10, Gb 20, Du 20
- Frontal: Ma 2, Ma 6, Ma 8, Bl 2, Gb 14, Ex 1 und Ex 3
- Temporal: Ma 6, Ma 7, Ma 8, Sj 17, Gb 2, Gb 8, Gb 20, Ex 2

Wesentliche Akupunkturpunkte befinden sich in Muskeln (Gb 20: tiefe segmentale Muskulatur des okzipitozervikalen Überganges; Ma 6: M. masseter), in Gelenknähe (Ma 7: Temporomandibulargelenk, Bl 10: Wirbelgelenk C2/3), an den Insertionszonen der Muskulatur (Gb 8 und Ma 8: M. temporalis, Sj 17: Querfortsatz des Atlas), andere an Nervenaustrittspunkten (z. B. Ma 2, Bl 2: I. bzw. II. Ast des Hirnnerven V).

Die Punkte im Kopfbereich können bezüglich der betroffenen Yang-qualifizierten Leitbahnachsen auch im Sinne der Kopplung von vorne und hinten betrachtet werden. Sie werden dann gleichsam als Fernpunkte eingesetzt, wobei z. B. in der Frontalregion Ma 8 (*yangming*-Leitbahnachse), Bl 2 (*taiyang*-Leitbahnachse) und schließlich Gb 14 (*shaoyang*-Leitbahnachse) für die Behandlung zervikookzipitaler Funktionsstörungen Bedeutung haben. Umgekehrt können die hinten gelegenen Bl 10 und Gb 20 für die für die Behandlung frontoparietaler Funktionsstörungen eingesetzt werden.

Schließlich sei gerade für die Kopfregion auf die Bedeutung der „Extrapunkte" hingewiesen. Unter der Maßgabe, dass es sich bei Akupunkturpunkten um Verdichtungszonen freier Nervenendigungen handelt, sind seitens der einer Arbeitsgruppe an der Beijing Medical University eine ganze Reihe solcher Punkte im Kopfbereich beschrieben worden.

Fernpunkte

Entsprechend der Schmerztopographie sind als Leitbahnfernpunkte für den ventralen, lateralen und dorsalen Bereich auf der zugeordneten Leitbahnachse zu suchen:

- Okzipital auf der *taiyang*-Leitbahnachse Dü 3 und Bl 67 oder Bl 65
- Frontal auf der *yangming*-Leitbahnachse Di 4 und Ma 44
- Temporal auf der *shaoyang*-Leitbahnachse Sj 5 und Gb 41

Eine Sonderstellung nimmt der hochparietale Kopfschmerz ein, der dem *Du*-Gefäß und über einen inneren Verlauf, der Leber zugeordnet wird, so dass Dü 3 als Schlüsselpunkt *(maijiao huixue)* des *dumai* bzw. Le 3 als *yuan*-Ursprungs-Qi-Loch *(yuanxue)* einzusetzen sind.

5.2 Akupunkturpunkte und ihre anatomische Lagebeziehungen

5.2.1 Dorsale Kopfregion

Die Aufzählung der Akupunkturpunkte folgt der Reihenfolge der Leitbahnabläufe, Punkte ohne klassische Akupunkturpunktbezeichnung werden ggf. am Ende eingeordnet. (➤ Abb. 5.1 und ➤ Tab. 5.1)

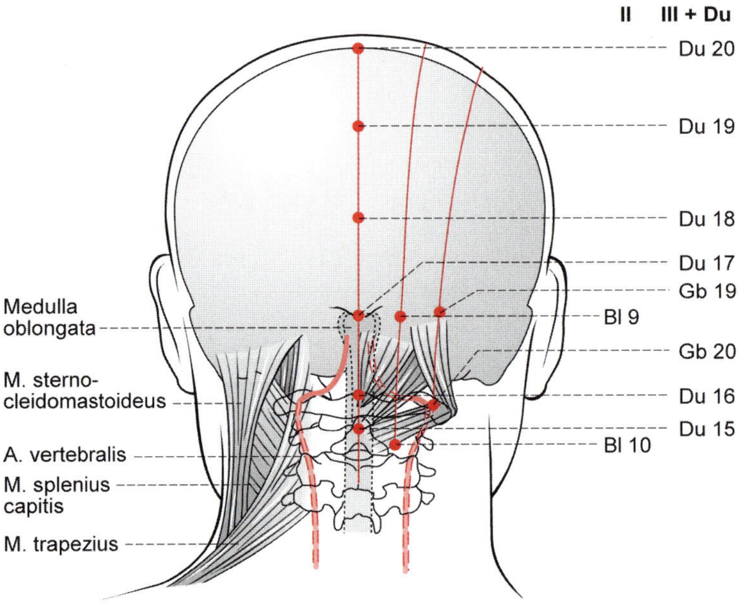

Abb. 5.1 Kopf, dorsale Ansicht: Akupunkturpunkte und ihre anatomischen Lagebeziehungen

Tab. 5.1 Kopf (dorsal): Akupunkturpunkte und ihre anatomischen Lagebeziehungen

Akupunkturpunkt	Lokalisation	Stichrichtung/-tiefe
Bl 9 *yuzhen*	An der Außenseite der oberen Grenze der Protuberantia occipitalis externa, oberhalb Bl 10	Schräg, subkutan; 0,3–0,5 cun
Bl 10 *tianzhu*	1,3 cun lateral Du 15	Senkrecht, 0,5–0,7 cun
Gb 19 *naokong*	Lateral der Protuberantia occipitalis externa direkt oberhalb von Gb 20	Schräg, subkutan; 0,3–0,5 cun
Gb 20 *fengchi*	Zwischen den Ansätzen von M. trapezius und M. sternocleidomastoideus in Höhe von Du 16	In Richtung auf gegenseitiges Auge, 0,7–1,0 cun. Cave: Gefäßverletzung, Arteria vertebralis, Medulla oblongata!
Du 15 *yamen*	0,5 cun kranial der hinteren Haarlinie in der Vertiefung unter dem Processus spinosus C 1	Senkrecht, keinesfalls kranialwärts!; 0,5–0,7 cun. Cave: Rückenmarkshäute,-kanal, Medulla oblongata!
Du 16 *fengfu*	1 cun kranial der hinteren Haarlinie direkt kaudal der Protuberantia occipitalis externa in der Vertiefung zwischen den bilateralen Anteilen des M. trapezius	Senkrecht, keinesfalls kranialwärts!; 0,5–0,7 cun. Cave: Rückenmarkshäute, -kanal, Medulla oblongata!
Du 17 *naohu*	In der Medianlinie des Kopfes, 1,5 cun kranial von Du 16 oberhalb der Protuberantia occipitalis externa	Schräg, subkutan; 0,3–0,5 cun
Du 18 *qiaojian*	In der Medianlinie auf dem Hinterkopf, 1,5 cun kranial von Du 17, halber Weg zwischen Du 16 und Du 20	Schräg, subkutan; 0,3–0,5 cun
Du 19 *houding*	In der Medianlinie auf dem Kopf, 1,5 cun kranial von Du 18	Schräg, subkutan; 0,3–0,5 cun
Du 20 *baihui*	In der Medianlinie des Kopfes, 7 cun kranial der hinteren Haarlinie, im Kreuzungspunkt der Linie, die die Ohrläppchen über die beiden Spitzen der Ohrmuscheln verbindet	Schräg, subkutan; 0,3–0,5 cun
Du 21 *qianding*	In der Medianlinie des Kopfes, 1,5 cun anterior von Du 20	Schräg, subkutan; 0,3–0,5 cun

5.2.2 Ventrale Kopfregion

Die Aufzählung der Akupunkturpunkte folgt der Reihenfolge der Leitbahnabläufe, Punkte ohne klassische Akupunkturpunktbezeichnung werden ggf. am Ende eingeordnet. (➤ Abb. 5.2 und ➤ Tab. 5.2)

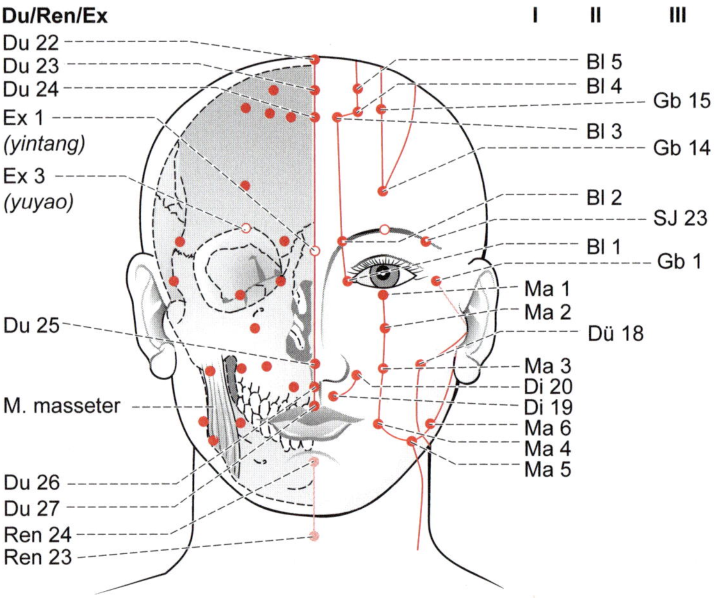

Abb. 5.2 Kopf, ventrale Ansicht: Akupunkturpunkte und ihre anatomischen Lagebeziehungen

Tab. 5.2 Kopf (ventral): Akupunkturpunkte und ihre anatomischen Lagebeziehungen

Akupunkturpunkt	Lokalisation	Stichrichtung/-tiefe
Di 19 *kouheliao*	Kaudal der lateralen Begrenzung der Nasenflügel, in Höhe von Du 26	Schräg, nach median/kranial; 0,3–0,5 cun
Di 20 *yingxiang*	In der Mitte der Nasolabialfalte	Senkrecht 0,3–0,5 cun
Ma 1 *chengqi*	Zwischen der kaudalen Orbita und Bulbus bei Geradeausblick kaudal der Pupille	Senkrecht 0,7–1,0 cun. Cave: komplikationsträchtig, Blick nach oben!
Ma 2 *sibai*	1 cun kaudal der Pupille bei Geradeausblick	Senkrecht oder transversal auf Ma 6; 0,2–0,3 cun
Ma 3 *juliao*	Auf Niveau des Unterrandes der Nasenflügel, kaudal der Pupille bei Geradeausblick	Senkrecht 0,3–0,5 cun
Ma 4 *dicang*	0,4 cun lateral des lateralen Mundwinkels	Senkrecht oder transversal auf Ma 6; 0,3–0,5 cun
Ma 5 *daying*	0,5 cun kaudal Ma 6	Senkrecht oder schräg; 0,3–0,5 cun
Ma 6 *jiache*	Ein Finger anterior superior des Mandibularwinkels, auf der höchsten Erhebung des M. masseter in Anspannung	Senkrecht oder transversal auf Ma 4; 0,3–0,5 cun
Ma 8 *touwei*	0,5 cun dorsal des Schnittpunktes zwischen lateraler und frontaler Haupthaarbegrenzung	Horizontal nach ventral oder dorsal, 0,7–1,0 cun
Dü 18 *quanliao*	Unterhalb des Arcus zygomaticus kaudal des lateralen Kanthus, Niveau Di 20	Senkrecht, 0,5-0,7 cun

Tab. 5.2 Kopf (ventral): Akupunkturpunkte und ihre anatomischen Lagebeziehungen *(Fortsetzung)*

Akupunkturpunkt	Lokalisation	Stichrichtung/-tiefe
Bl 1 *jingming*	In der Vertiefung medial und kranial des medialen Kanthus	Senkrecht, Wegschieben des Bulbus; 0,3–0,5 cun. Cave: Gefäßverletzung, nach Entfernen Kompression!
Bl 2 *cuanzhu*	Am medialen Ende der Augenbraue oberhalb des medialen Kanthus	Senkrecht, dann vorschieben subkutan; 0,3–0,5 cun
Bl 3 *meichong*	0,5 cun innerhalb der Haarlinie zwischen Du 24 und Bl 4	Schräg, subkutan; 0,3–0,5 cun
Bl 4 *qucha*	0,5 cun innerhalb der Haarlinie an der Grenze zwischen dem lateralen 2/3 und dem medialen 1/3 einer Linie zwischen Du 24 und Ma 8	Schräg, subkutan; 0,3–0,5 cun
Bl 5 *wuchu*	1 cun innerhalb der Haarlinie dorsal Bl 4	Schräg, subkutan; 0,3–0,5 cun
Sj 23 *sizhukong*	In der Vertiefung lateral der äußeren Augenbrauenkante	Schräg, subkutan; 0,3–0,5 cun
Gb 1 *tongziliao*	0,5 cun lateral des äußeren Augenwinkels	Sagital, subkutan; 0,5–0,7 cun
Gb 13 *benshen*	An der äußeren Haarlinie der Frontalregion im Übergang zwischen lateralem und medialem Drittel einer Linie zwischen Du 24 und Ma 8	Schräg subkutan, 0,3–0,5 cun
Gb 14 *yangbai*	1 cun oberhalb des Mittelpunkts der Augenbraue	Schräg, subkutan; 0,3–0,5 cun
Gb 15 *toulinqi*	0,5 cun kranial der vorderen Haarlinie zwischen Du 14 und Ma 8	Schräg, subkutan; 0,3–0,5 cun
Du 22 *xinhui*	In der Medianlinie des Kopfes, 2 cun posterior der vorderen Haarlinie, 3 cun anterior Du 20	Schräg, subkutan; 0,3–0,5 cun. Cave: bei Säuglingen offene Fontanelle!
Du 23 *shangxing*	In der Medianlinie des Kopfes, 1 cun kranial der vorderen Haarlinie	Schräg, subkutan; 0,3–0,5 cun. Cave: bei Säuglingen offene Fontanelle!
Du 24 *shenting*	In der Medianlinie des Kopfes, 0,5 cun kranial der vorderen Haarlinie	Schräg, subkutan; 0,3–0,5 cun
Du 25 *suliao*	An der Nasenspitze	Senkrecht, 0,2–0,3 cun
Du 26 *shuigou*	Etwas kranial der Mitte des Philtrum	Schräg, kranialwärts; 0,3–0,5 cun
Du 27 *duiduan*	Am Tuberculum medianus der Oberlippe an der Grenze zwischen Schleimhaut und Gesichtshaut	Schräg, kranialwärts; 0,2–0,3 cun
Du 28 *yinjiao*	An der Grenze zwischen Gaumen und Frenulum der Oberlippe, ohne Abb.	Schräg, kranialwärts; 0,1–0,2 cun
Ren 23 *lianquan*	Medianlinie anterior, kranial des Adamsapfel in der Vertiefung über der Obergrenze des Hyoids	Schräg, kranialwärts in Zungengrund; 0,5–0,7 cun
Ren 24 *chengjiang*	In der Vertiefung in der Mitte der Fossa mentolabialis	Schräg, kranialwärts; 0,2–0,3 cun
Extrapunkt (Ex1) Kopf/Hals *yintang*	In der Mitte der Glabella	Senkrecht, 0,3–0,5 cun
Extrapunkt (Ex3) Kopf/Hals *yuyao*	In der Mitte der Augenbraue, knöcherne Vertiefung	Senkrecht, 0,3–0,5 cun

5

5.2.3 Laterale Kopfregion

Die Aufzählung der Akupunkturpunkte folgt der Reihenfolge der Leitbahnabläufe, Punkte ohne klassische Akupunkturpunktbezeichnung werden ggf. am Ende eingeordnet. (➤ Abb. 5.3 und ➤ Tab. 5.3)

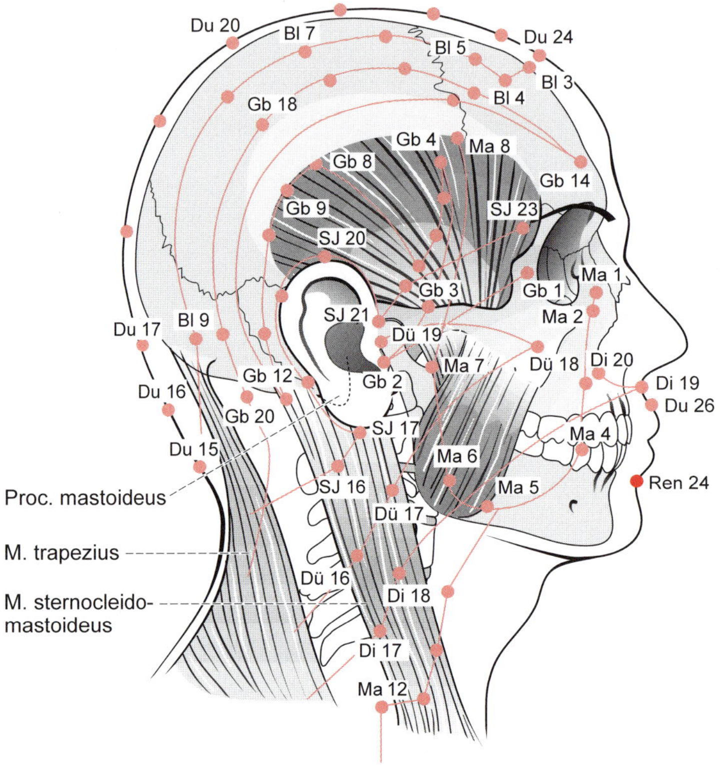

Abb. 5.3 Kopf, laterale Ansicht: Akupunkturpunkte und ihre anatomischen Lagebeziehungen

Tab. 5.3 Kopf (lateral): Akupunkturpunkte und ihre anatomischen Lagebeziehungen

Akupunkturpunkt	Lokalisation	Stichrichtung/-tiefe
Ma 6 *jiache*	Ein Finger anterior superior des Mandibularwinkel, auf der Höhe des M. masseter in Anspannung	Senkrecht oder transversal auf Ma 4; 0,3–0,5 cun
Ma 7 *xiaguan*	In der Vertiefung zwischen Arcus zygomaticus und der Incisura mandibulae	Senkrecht, 0,5–0,7 cun
Ma 8 *touwei*	0,5 cun dorsal des Schnittpunktes zwischen lateraler und frontaler Haupthaarbegrenzung am Rand des M. temporalis	Schräg, 0,7–1,0 cun
Dü 19 *tinggong*	Anterior der Helix in der Vertiefung hinter der Articulatio temporomandibularis bei geöffnetem Mund (zwischen Sj 21 und Gb 2)	Senkrecht, 0,5–0,7 cun. Cave: Gefäßverletzung, A. temporalis superficialis!
Bl 3 *meichong*	0,5 cun innerhalb der Haarlinie zwischen Du 24 und Bl 4	Schräg subkutan, 0,3–0,5 cun
Bl 4 *qucha*	0,5 cun innerhalb der Haarlinie an der Grenze zwischen dem lateralen $^{2}/_{3}$ und dem medialen $^{1}/_{3}$ einer Linie zwischen Du 24 und Ma 8	Schräg subkutan, 0,3–0,5 cun

Tab. 5.3 Kopf (lateral): Akupunkturpunkte und ihre anatomischen Lagebeziehungen *(Fortsetzung)*

Akupunkturpunkt	Lokalisation	Stichrichtung/-tiefe
Bl 5 *wuchu*	1 cun innerhalb der Haarlinie dorsal Bl 4	Schräg subkutan, 0,3–0,5 cun
Bl 6 *chengguang*	1,5 cun dorsal Bl 5	Schräg subkutan, 0,3–0,5 cun
Bl 7 *tongtian*	1,5 cun dorsal Bl 6	Schräg subkutan, 0,3–0,5 cun
Bl 8 *luoque*	1,5 cun dorsal Bl 7	Schräg subkutan, 0,3–0,5 cun
Bl 9 *yuzhen*	An der Außenseite der oberen Grenze der Protuberantia occipitalis externa, oberhalb Bl 10	Schräg, subkutan; 0,3–0,5 cun
Bl 10 *tianzhu*	1,3 cun lateral Du 15, über Wirbelgelenk C2/3	Senkrecht, 0,5–0,7 cun
Sj 17 *yifeng*	Dorsokaudal der Begrenzung des Lobulus auriculae in der Vertiefung ventrokaudal des Processus mastoideus	Senkrecht, 0,5–0,7 cun
Sj 18 *qimai*	In der Mitte des Processus mastoideus	Schräg, subkutan; 0,3–0,5 cun
Sj 19 *luxi*	In der Mitte zwischen Sj 18 und Sj 20	Schräg, subkutan; 0,3–0,5 cun
Sj 20 *jiaosun*	In der Kopfhaut oberhalb der Spitze der Ohrmuschel	Schräg, subkutan; 0,3–0,5 cun
Sj 21 *ermen*	Kranial von Dü 19 anterior der Helix in der Vertiefung bei leicht geöffnetem Mund	Senkrecht, 0,3–0,5 cun
Sj 22 *erheliao*	Ventral der vorderen Begrenzung der Ohrmuschel, dorsal der A. temporalis superficialis	Schräg, 0,2–0,3 cun. Cave: Gefäßverletzung, A. temporalis superficialis!
Gb 1 *tongziliao*	0,5 cun lateral des äußeren Augenwinkels	Sagittal, subkutan; 0,5–0,7 cun
Gb 2 *tinghui*	Anterior der Incisura intertragica, kaudal von Dü 19 in der Vertiefung über dem Temporomandibulargelenk	Senkrecht, bei geöffnetem Mund; 0,5–0,7 cun
Gb 3 *shangguan*	Oberhalb von Ma 7 am Oberrand des Arcus zygomaticus	Senkrecht, 0,3–0,5 cun. Cave: Gefäßverletzung!
Gb 4 *hanyan*	An der Haargrenze zwischen Ma 8 und Gb 5	Schräg, subkutan; 0,3–0,5 cun
Gb 5 *xuanlu*	In der Mitte zwischen Ma 8 und Gb 7	Schräg, subkutan; 0,3–0,5 cun
Gb 6 *xuanli*	An der Haarlinie temporal zwischen Gb 5 und Gb 7	Schräg, subkutan; 0,3–0,5 cun
Gb 7 *qubin*	An der Haarlinie vor dem Ohr, ein Finger breit ventral von Sj 20	Schräg, subkutan; 0,3–0,5 cun
Gb 8 *shuaigu*	Kranial der Ohrspitze, 1,5 cun kranial der Haarlinie	Schräg, subkutan; 0,3–0,5 cun
Gb 9 *tianchong*	Kranial-dorsal der Ohrmuschel, 0,5 cun dorsal von Gb 8	Schräg, subkutan; 0,3–0,5 cun

Tab. 5.3 Kopf (lateral): Akupunkturpunkte und ihre anatomischen Lagebeziehungen *(Fortsetzung)*

Akupunkturpunkt	Lokalisation	Stichrichtung/-tiefe
Gb 10 *fubai*	Kranial-dorsal des Processus mastoideus zwischen Gb 9 und Gb 11	Schräg, subkutan; 0,3–0,5 cun
Gb 11 *touqiaoyin*	Dorsal des Processus mastoideus zwischen Gb 10 und Gb 12	Schräg, subkutan; 0,3-0,5 cun
Gb 12 *wangu*	In der Vertiefung dorsal inferior des Processus mastoideus	Schräg, subkutan; 0,3–0,5 cun
Gb 13 *benshen*	An der äußeren Haarlinie der Frontalregion im Übergang zwischen lateralem und medialem Drittel einer Linie zwischen Du 24 und Ma 8	Schräg, subkutan; 0,3–0,5 cun
Gb 14 *yangbai*	1 cun oberhalb des Mittelpunkts der Augenbraue	Schräg, subkutan; 0,3–0,5 cun
Gb 15 *toulinqi*	0,5 cun kranial der vorderen Haarlinie zwischen Du 14 und Ma 8	Schräg, subkutan; 0,3–0,5 cun
Gb 16 *muchuang*	1 cun dorsal von Gb 15	Schräg, subkutan; 0,3–0,5 cun
Gb 17 *zhengying*	1 cun dorsal von Gb 16	Schräg, subkutan; 0,3–0,5 cun
Gb 18 *chengling*	1 cun dorsal von Gb 17	Schräg, subkutan; 0,3–0,5 cun
Gb 19 *naokong*	Lateral der Protuberantia occipitalis externa direkt oberhalb von Gb 20	Schräg, subkutan; 0,3–0,5 cun
Gb 20 *fengchi*	Zwischen den Ansätzen von M. trapezius und M. sternocleidomastoideus in Höhe von Du 16	Schräg, in Richtung auf gegenseitiges Auge; 0,7–1,0 cun. Cave: Gefäßverletzung, Arteria vertebralis!
Du 15 *yamen*	0,5 cun kranial der hinteren Haarlinie in der Vertiefung unter dem Processus spinosus C1	Senkrecht, keinesfalls kranialwärts! 0,5–0,7 cun. Cave: Rückenmarkshäute, -kanal, Medulla oblongata!
Du 16 *fengfu*	1 cun kranial der hinteren Haarlinie direkt kaudal der Protuberantia occipitalis externa in der Vertiefung zwischen den bilateralen Anteilen des M. trapezius	Senkrecht, keinesfalls kranialwärts! 0,5–0,7 cun. Cave: Rückenmarkshäute, -kanal, Medulla oblongata!
Du 17 *naohu*	In der Medianlinie des Kopfes, 1,5 cun kranial von Du 16 oberhalb der Protuberantia occipitalis externa	Schräg, subkutan; 0,3–0,5 cun
Du 18 *qiaojian*	In der Medianlinie auf dem Hinterkopf, 1,5 cun kranial von Du 17, halber Weg zwischen Du 16 und Du 20	Schräg, subkutan; 0,3–0,5 cun
Du 19 *houding*	In der Medianlinie auf dem Kopf, 1,5 cun kranial von Du 18	Schräg, subkutan; 0,3-0,5 cun
Du 20 *baihui*	In der Medianlinie des Kopfes, 7 cun kranial der hinteren Haarlinie, im Kreuzungspunkt der Linie, die die Ohrläppchen über die beiden Spitzen der Ohrmuscheln verbindet	Schräg, subkutan; 0,3–0,5 cun
Du 21 *qianding*	In der Medianlinie des Kopfes, 1,5 cun anterior von Du 20	Schräg, subkutan; 0,3–0,5 cun
Extrapunkt (Ex 2) Kopf/Hals *taiyang*	knöcherne Vertiefung hinter dem lateralen Orbitarand	Senkrecht, 0,3–0,5 cun

5.3 Untersuchungstechniken

Die Abklärung von Störungen in der Kopfregion erfordert besonders stark ein interdisziplinär koordiniertes Vorgehen. In den Kapiteln zu den einzelnen Krankheitsregionen finden sich vertiefende Angaben zu den spezifischen Erwägungen und Besonderheiten aus allgemeinärztlicher und neurologischer Sicht. Vorab sollen einige orthopädische Aspekte des Untersuchungsganges angesprochen werden, ergänzend ist auch der analoge Abschnitt des Folgekapitels 6 zur Halswirbelsäule und Nackenregion heranzuziehen.

5.3.1 Spezielle Anamnese

Angaben zur Differenzierung spontaner und traumatischer Genese erheben; eine frühe und zeitlich differenzierte Dokumentation ist hilfreich in der späteren Differenzierung von Unfallfolgen von anderen Erkrankungen.

Auch bei Symptomen im Kopf- und Gesichtsbereich: Halswirbelsäulenbeschwerden explizit abfragen.

Bei längeren Verläufen auch Beschwerden im Bereich des Becken und der ISG erheben, bei Frauen auch Geburtsanamnese.

Beschwerden der Augen und des Sehens, des Hörens und des Gleichgewichtssinns schließen eine Beteiligung der Halswirbelsäule nicht aus.

Zahnärztliche und kieferorthopädische Behandlungen und Symptome des Kauapparates erfragen.

5.3.2 Ausschlussdiagnostik

Bei Symptomen im Kopfbereich kommt es oft auf Beiträge einer ganzen Reihe ärztlicher Fachgebiete und auch der zahnärztlichen Disziplin an. Nervenärzte, HNO- und Augenärzte, Internisten, und Radiologen können gefragt sein, zu einer diagnostischen Klärung beizutragen.

Insoweit nicht eine Schmerzchronifizierung die Führung durch einen Schmerztherapeuten nahelegt ist im klinischen Alltag sinnvollerweise eine Koordination durch den Hausarzt und Allgemeinmediziner die Regel.

Orthopädisch ist in der Regel abzuklären, welche strukturellen und funktionellen Veränderungen des Achsenorgans und insbesondere der oberen Halswirbelsäule vorliegen, d. h. neben der klinischen Untersuchung v. a. nativradiologische Darstellung der Halswirbelsäule.

5.3.3 Klinische Untersuchung

- Inspektion des Ganges; orientierende Inspektion von dorsal im beidseitigen Stand mit Beachtung der Formgebung der Beine, Lendenwirbelsäule, Brustwirbelsäule und Halswirbelsäule
- Im Sitzen von vorn Inspektion der Unterkieferbewegung und orientierende Bewegungsprüfung der Halswirbelsäule, Druckdolenzpalpation der Nervenaustrittspunkte z. B. des Trigeminus (z. B. Ma 2, Ma 4) oder am Orbitarand (Bl 2).
- Im Sitzen von hinten segmentale Untersuchung der Halswirbelsäule und der Kopfgelenke (Gb 20, Bl 10), Palpation der Kiefergelenke (Ma 7) und Kaumuskulatur (Ma 6 und Dü 18 M. masseter, Ma 8 und Gb 8 M.temporalis).
- Palpation der wichtigsten Muskeln der Halswirbelsäulenregion, deren typische Triggerpunkte übertragene Schmerzen im Bereich des Kopfes erzeugen: M. trapezius (Gb 21), M. levator scapulae (Dü 14, Dü 15), M. sternocleidomastoideus (Di 17 und v. a. Di 18). Näheres auch im Kapitel 4.3 Triggerpunktbehandlung.

5.4 Krankheitsbilder

Unter den Symptomen und Erkrankungen im Bereich des Kopfes nehmen Kopfschmerzen eine herausgehobene Stellung ein. Aber auch weitere Krankheiten, Symptome und Beschwerden sind einer Akupunktur zugänglich. Die Ursachen von Kopfschmerzen sind mannigfaltig, zu den schmerzempfindlichen Strukturen gehören sowohl die zervikalen Weichteile, die muskulären Strukturen, Ansatzzonen, als auch Gefäße, Hirnhäute, und die nervalen Strukturen, insbesondere des N. trigeminus, N. glossopharyngeus, N. vagus sowie der oberen Zervikalnerven. Dementsprechend sind neben Orthopäden je nach Schmerzanamnese, Topographie, Qualität und Verlauf auch Neurologen, HNO-Ärzte, Internisten, Angiologen und Gefäßchirurgen oder Radiologen gefragt, um eine diagnostische Abklärung herbeizuführen.

Bei persistierenden Kopfschmerzen ist vor jeder orthopädisch ausgerichteten Behandlung eine neurologische Ausschlussdiagnostik evtl. unter Einschluss von EEG und kraniellem Computertomogramm oder Kernspintomogramm zu fordern.

Dementsprechend kommen in diesem Kapitel verstärkt neurologisch und allgemeinärztlich qualifizierte Autoren zu Wort, während die Symptome im Kopfbereich, die aus der oberen Halswirbelsäulenregion rühren, im nachfolgenden Kapitel 6 unter orthopädischen Gesichtspunkten aufgearbeitet werden.

5.4.1 Kopf- und Gesichtsschmerz

Marcus Bäcker, Michael Hammes

Allgemeine Leitlinien

Die Behandlung chronischer Kopf- und Gesichtsschmerzsyndrome bedarf in der Regel eines multimodalen Therapieansatzes. Zumeist ist hier eine kombinierte Anwendung westlicher (auch pharmakologischer) und Traditionell Chinesischer Therapieansätze sinnvoll. Diese Meinung vertritt auch das offizielle Standardlehrbuch des Shanghai College of Traditional Medicine (1981): *„... other modes of Chinese and Western medicine may therefore be needed in addition to acupuncture, in order to treat the root cause“.*

Die Therapie der Migräne und des Spannungskopfschmerzes ist eines der Haupteinsatzgebiete der Akupunktur. Darüber hinaus ergeben sich einige hilfreiche Therapieansätze für den Analgetika-induzierten Kopfschmerz (Linderung der Entzugssymptome während des Analgetikaentzuges), die temporomandibuläre Dysfunktion sowie die Trigeminusneuralgie. Auch bei akuten, symptomatischen Kopf- und Gesichtsschmerzformen (wie u. a. Sinusitis, „Grippekopfschmerz“) hat die Akupunktur einen adjuvanten Stellenwert. Beim atypischen Gesichtsschmerz ist häufig ein Therapieversuch indiziert aufgrund der insgesamt sehr begrenzten Therapieoptionen. Beim Clusterkopfschmerz hingegen bietet die TCM aus Sicht der Autoren keinen adäquaten therapeutischen Zugang.

Die Sicht der westlichen Medizin

Man unterscheidet zwischen primären und sekundären Kopf- und Gesichtsschmerzen.

Bei den **primären Kopf- und Gesichtsschmerzerkrankungen** liegt eine funktionelle Störung intra- und/oder extracranieller nociceptiver Strukturen zugrunde. Zu dieser Gruppe zählen folgende Erkrankungen:

- Migräne
- Kopfschmerz vom Spannungstyp
- Clusterkopfschmerz
- Temporomandibuläre Dysfuktion
- Atypischer Gesichtsschmerz

Bei **sekundären Formen** lässt sich ein fassbarer Befund oder ein ursächliches Substrat als Ursache der Schmerzen sichern. Dies ist allerdings vermutlich bei weniger als 5% aller Patienten mit Kopfschmerzen (KS) der Fall (Egle et al., 1999). Im Rahmen der Ausschlussdiagnostik muss an folgende ätiologische Gruppen gedacht werden:

- Zerebrovaskuläre Erkrankungen: Arterielle Hypertonie, zerebrale Ischämie, intrakranielle Blutungen (Subarachnoidalblutung [SAB], epidurales/subdurales Hämatom), Gefäßmissbildungen, Arteriitis, A.-carotis-/vertebralis-Dissektion, Sinusvenenthrombose
- Nicht-vaskuläre intrakranielle Störungen: Meningitis/Enzephalitis, intrakranielle Raumforderung, Pseudotumor cerebri, Hydrocephalus, postpunktioneller KS
- Z.n. Schädelnhirntrauma (posttraumatischer Kopfschmerz)
- Parainfektiöser Kopfschmerz („Grippekopfschmerz“)
- Einnahme oder Entzug von Substanzen: Schmerzmittel-induzierter Kopfschmerz, Nitratkopfschmerz, Glutamatkopfschmerz („Chinarestaurantkopfschmerz“), Entzugskopfschmerz (Alkohol/„Hang-over“, Analgetika, Koffein)
- Stoffwechselstörungen: Hypoxie (Schlaf-Apnoe-Syndrom, Höhenkrankheit), Hyperkapnie, Hypoglykämie, Dialyse
- Kopf- oder Gesichtsschmerz bei Erkrankungen des Schädels sowie im Bereich von Hals, Augen, Ohren, Nase, Nasennebenhöhlen, Zähnen, Mund oder anderen Gesichts- oder Kopfstrukturen: Zervikogener Kopfschmerz, oromandibuläre

Dysfunktion (Costen-Syndrom), Sinusitis, Otitis, Glaukom, Fehlsichtigkeit, Zahnschmerz
- Kopf- und Gesichtsneuralgien: Trigeminusneuralgie („idiopathische" und symptomatische Formen), Affektionen von Hirnnerven verschiedener Genese (u. a. Optikusneuritis, Tolosa-Hunt-Syndrom, post-zosterische Neuralgie, diabetische Neuropathie)
- Somatoforme Störungen

Diagnostik

- Die Diagnosestellung primärer Kopf- und Gesichtsschmerzen erfolgt im Wesentlichen über eine ausführliche Anamnese: Wo? Wie? Wie stark? Wie oft? Wie lange? Begleitsymptomatik (z. B. Sehstörungen, Flimmerskotom, vegetative Symptome)? Auslösefaktoren, Trauma? Familiäre Belastung? Lebensalter bei Erstmanifestation? Analgetikaabusus?
- Bei V. a. sekundäre Kopf- und Gesichtsschmerzformen weitergehende Diagnostik
- Bei V. a. auf Erkrankung im zahn-, HNO- oder augenärztlichen Bereich entsprechendes Konsil
- Indikationen zur kranialen Computertomographie (Diener, 1997):
  - Heftigste, unerträgliche Kopfschmerzen nach körperlicher Anstrengung (V. a. SAB)
  - Fieber, Meningismus (V. a. Meningitis/Encephalitis)
  - Fokal-neurologische Symptome außerhalb einer Migräneaura (V. a. zerebrale Läsion)
  - Kontinuierliche Verschlechterung trotz adäquater Therapie (bei Ausschluss eines medikamentös-induzierten KS) (V. a. zerebrale Raumforderung)
  - Epileptische Anfälle (V. a. zerebrale Läsion)
  - Hirnorganisches Psychosyndrom
  - Änderung des Schmerzcharakters bei seit langem bestehenden primären KS
- Kraniale MRT (und MR-Angiographie) bei V. a. Sinusvenenthrombose
- (MR-)Angiographie und/oder Duplexsonographie der Halsgefäße bei V. a. Carotis- oder Vertebralis-Dissektion
- Liquorpunktion bei V. a. SAB und unauffälligem CT sowie bei V. a. Meninigits/Encephalitis

Besonderheiten der Therapieführung

Es gelten die allgemeinen Leitlinien zur Behandlung chronischer Schmerzen.

Die Sicht der TCM

Prinzipiell können Kopf- und Gesichtsschmerzen als Obstruktion oder Störung der Qi-Zirkulation in den Leitbahnen des Kopfes aufgefasst werden. Wesentlich ist damit die Identifikation der betroffenen Leitbahnachse *(taiyang, shaoyang, yangming),* mit der sich ein pragmatischer und häufig bereits erfolgreicher Therapieansatz über die lokalisationsbezogene Nadelung von Lokal- und Fernpunkten verbindet.

Aus pathophysiologischer Sicht besteht ein wesentliches Kriterium in der Dauer der Erkrankung. Während akute Kopf- und Gesichtsschmerzen primär durch das Vorliegen eines pathogenen Faktors bei intakter Abwehrkraft *(zhengqi)* erklärt werden (Außen-Erkrankung), geht die TCM bei chronisch rezidivierenden Kopf- und Gesichtsschmerzen primär von einer inneren Disharmonie aus, die mit oder ohne zusätzlichen pathogenen Faktor zu Störungen des Qi-Flusses führt. Eine Sonderform dieser Gruppe ist der „Kopf-Wind" mit chronischer Persistenz von Wind in den Leitbahnen aufgrund eines schwachen *weiqi.*

Grundsätzlich lassen sich also zwei Formenkreise differenzieren:
- Kopf- und Gesichtsschmerzen primär durch Auseinandersetzung eines intakten *weiqi* mit einem pathogenen Faktor
- Kopf- und Gesichtsschmerzen primär durch eine innere Disharmonie

Zur ersten Gruppe zählen vor allem die parainfektiösen Kopfschmerzen („Grippekopfschmerz") oder andere symptomatische Kopf- und Gesichtsschmerzen (Zahnschmerzen, Sinusitis etc.). Unter die zweite Gruppe fallen die meisten chronisch-rezidivierenden, primären Kopf- und Gesichtsschmerzsyndrome (v. a. Migräne, Spannungskopfschmerz).

Besonderheiten der Therapieführung

Für die Akupunkturtherapie bringt ein pragmatischer Therapieansatz mit Nadelung von Basispunkten und lokalisationsbezogenen sowie symptomorientierten Punkten in vielen Fällen bereits gute Resultate. Die Behandlung nach Syndromdiagnose bringt den Vorteil einer Individualisierung der Therapie. Über die Erstellung einer Syndromdiagnose kann vor allem auch der psychovegetative Zustand des Patienten differenzierter erfasst werden, andere Therapieansätze der TCM (v. a. Phytotherapie) können integriert werden. Ferner bietet die Syndromdiagnose Hinweise für die Entstehung und Aufrechterhaltung der Erkrankung. Siehe auch allgemeine Behandlungsprinzipien der Akupunkturtherapie bezüglich Punktauswahl, Auswahl von Reizart und -dauer.

5.4.2 Zervikogener Kopfschmerz

Marcus Bäcker, Michael Hammes

5

Unilateral vom Nacken und Occiput ausgehender, nach temporofrontal ausstrahlender Kopfschmerz, gemeinsames unspezifisches Reaktionsmuster verschiedener pathologischer Prozesse im Bereich der Halswirbelsäule.

Stellenwert der Akupunktur

- Aus Sicht der Autoren: Mäßig gute Indikation
- Einsatz: Vorwiegend als Lokaltherapie, adjuvant in Kombination mit physiotherapeutischen und pharmakologischen Maßnahmen, TENS anstatt Akupunktur gute Alternative
- Wirksamkeitsnachweis: Systematischer Review zu komplementären Therapien bei zervikogenem Kopfschmerz und Spannungskopfschmerz mit Analyse von 8 RCT (Vernon et al. 1999): Akupunktur in zwei von vier Studien besser als Sham-Akupunktur. Widersprüchliche Daten zum Vergleich mit Physiotherapie. Insgesamt zu wenig Studien für schlüssige Aussage.

Die Sicht der westliche Medizin

Eher seltene Erkrankung (häufig falsch-positive Diagnose), genaue Prävalenz bisher nicht bekannt, Frauen häufiger betroffen als Männer.

Klinik

- Fluktuierender, unilateraler Kopfschmerz, ohne Seitenwechsel, von ziehend bohrendem Charakter und leichter bis mäßiger Intensität
- Ausstrahlung nach oculofrontotemporal möglich, zuweilen Ausstrahlung zum Vertex, Nacken, Schulter oder Arm
- Vegetative Begleitsymptomatik im Hintergrund
- Häufig nach Schleudertrauma der HWS

Pathophysiologie

Idiopathische und symptomatische Formen:

- Symptomatische Formen: Vermutlich gemeinsame Endstrecke von pathologischen Prozessen verschiedener Ätiologie und anatomischer Lokalisation: U. a. Facettengelenksarthrose, Bandscheibenproblematik mit/ohne radikulärer Läsion (Hypästhesie), Kompression des N. occipitalis major beim Durchtritt durch Nackenmuskulatur, primär myofasziales Syndrom
- Modell zur Erklärung der Ausstrahlung in Trigeminus-versorgte Areale (vorwiegend N. opthalmicus): Nozizeptive Afferenzen aus C1–C3 versorgten Strukturen projizieren teilweise auf das spinale Kerngebiet des N. trigeminus (= übertragener Schmerz)
- Im Rahmen der Chronifizierung zunehmend zentrale Sensibilisierung, periphere Schmerzauslöser treten in den Hintergrund.

Möglicher Wirkmechanismus der Akupunktur

U. a. Auflösung myofaszialer Triggerpunkte, zentrale Desensitivierung über die Induktion adaptiver Effekte (➤ Kap. 4.3); Bäcker et al. 2004.

Diagnostik

- Diagnostische Kriterien:
  - Kopfschmerz evozierbar durch Druck, passive Bewegung oder statische Haltung des Nackens
  - Auffälligkeiten in Beweglichkeit, muskulärem Tonus, Haltung oder Druckschmerzhaftigkeit des Nackens
- Diagnostische Blockade des N. occipitalis major oder Facettengelenkblockade

- Röntgen: Übersichtsaufnahmen in 4 Ebenen zum Ausschluss symptomatischer Ursachen (evtl. CT/MRT): U. a. basiläre Impression, Übergangsanomalien, atlantoaxiale Subluxation bei rheumatoider Arthritis, ossäre Tumoren/Metastasen (Multiples Myelom), M. Bechterew der oberen HWS (pathologische radiologische Befunde nicht zwingend notwendig, aber auch nicht beweisend für die Diagnose [Sjaastad et al., 1990]; Cave: Hoher Prozentsatz vor allem älterer Patienten mit benignen osteochondrotischen oder spondylotischen Veränderungen der HWS ohne pathologische Implikation)
- DD: Spannungskopfschmerz (bilaterale Lokalisation und Fehlen mechanischer Triggerfaktoren an HWS), Migräne (attackenweises Auftreten, ausgeprägte vegetative Symptomatik), chronisch paroxysmale Hemicranie (Ansprechen ausschließlich auf Indometacin), seltene symptomatische Ursachen (u. a. Dissektion A. vertebralis)

Therapie

- Physikalisch-medizinische Maßnahmen: Massagen, Hydrotherapie, thermische Anwendungen, manuelle Therapie, Physiotherapie/Haltungsschule

Progressive Muskelentspannung nach Jacobson (Bezugsadressen für instruktive Tonträger MP3 Download: http://www.schmerzakademie.de/media_all/Progressive_Muskelrelaxation.mp3), andere Entspannungsverfahren, kognitv-verhaltenstherapeutische Ansätze

- Blockade N. occipitalis major
- Medikamentöse Therapie:
  - Akute Exazerbation: NSAR (z. B. Ibuprofen 400–800 mg, 1-0-1), Cox2-Hemmer bei Ulkusanamnese; Cave: Keine Langzeittherapie mit NSAR
  - Längerfristige Therapie: Einsatz von Opioiden erwägen (z. B. Tramadol 50 mg, 1-1-1, ➤ Kap. 2.4.1)
  - Bei neuropathischem Schmerzcharakter: Brennender Schmerz: Amitriptylin (z. B. 10–75 mg 0-0-1); elektrisierend-einschießender Schmerz: Carbamazepin (bis auf 2-mal 400–600 mg langsam aufdosieren [Blutspiegelkontrolle], z. B. 300 mg 1-1-1), alternativ Gabapentin
- Therapie insgesamt schwierig, häufig Therapieresistenz

Die Sicht der TCM

Pragmatische Therapie mit Akupunktur

Basispunkte:

Lokalpunkte	Gb 20, Bl 10, *huatuojiaji* C2–C4, *ahshi*-Punkte
Fernpunkte	Bl 60, Dü 3

Punkte nach Schmerzlokalisation:

Ausstrahlung des Schmerzes	Fernpunkte	Lokoregionale Punkte
Nach frontal	Di 4	Bl 2, Gb 14
Nach parietal	Le 3	Du 20 (oder Du 23), *sishencong* (1 cun vor, neben und hinter Du 20)
In Schulter und Arm	Sj 5	Gb 21, Di 14

Punkte nach Symptomen:

Symptome	Punkte
Verstärkt bei Stress/psychischer Anspannung	Le 2, Hh 6, Du 20, *sishencong* (1 cun vor, neben und hinter Du 20)
Bei Erschöpfung	Ma 36, Ren 6
Windempfindlichkeit	Ren 16, Lu 7, Sj 5, Du 14
Wetterfühligkeit	Di 4, Du 14

Punktauswahl und Methode:

- Punktauswahl nach Schmerzlokalisation: Basispunkte plus Punkte nach Ausstrahlung der Schmerzen, zusätzlich symptomatische Punkte
- Methode:
  - Bei akuten Fällen und Bewegungseinschränkung der HWS: zunächst Fernpunktstimulation mit simultaner Bewegung der HWS durch den Patienten, anschließend Lokaltherapie: *ahshi*-Punkte, Triggerpunkte (dry needling), lokoregionale Akupunkturpunkte

5

- Bei chronischen Fällen primär Lokaltherapie, evtl. gezielte Reizung des N. occipitalis major, Elektrostimulation erwägen

Differenzierung der Syndrommuster

Die Erkrankung findet in der chinesischen Literatur keinen Niederschlag. Lediglich das Thema „Nackenschmerz" wird behandelt. Aus theoretischen Überlegungen entspricht der zervikogene Kopfschmerz einem *bi*-Syndrom. Der Schmerz entsteht durch eine Obstruktion der Leitbahnen am Nacken und Hinterkopf (Blasen- und Gallenblasenleitbahn). Diese wird verursacht durch das Eindringen und Persistieren pathogener Faktoren und wird begünstigt durch innere Disharmonien (häufig Leber-Qi-Stagnation) und andere Faktoren wie Traumata.

Therapeutisches Prinzip ist es, die Leitbahnen durchgängig zu machen und das vorliegende Syndrommuster zu behandeln. Ein häufiges Muster ist Blut-Stase nach Schleudertraumen der HWS.

Syndrommuster	Symptome
Invasion von Wind-Kälte-Feuchtigkeit	Gefühl der Schwere im Nacken und im gesamten Körper, wetterabhängige Verstärkung der Beschwerden, Kälteaversion, Besserung durch Wärme **Zunge:** Dünner, weißer, evtl. klebriger Belag **Puls:** Oberflächlich und schlüpfrig
Blut-Stase	Stechender Schmerz mit fixer Lokalisation, Verstärkung bei Nacht, Abneigung gegen Bewegung der HWS und gegen Druck, häufig Z. n. Schleudertrauma **Zunge:** Evtl. livide, Stauung der Unterzungenvenen **Puls:** Saitenförmig
Leber-Qi-Stagnation	Schmerzen deutlich abhängig von Stimmungslage, weitere affektive Symptome, evtl. Depression, Frustration, Reizbarkeit, Stimmungslabilität, Globusgefühl, Engegefühl im Thorax **Zunge:** Normal bis livide, evtl. aufgerollte Ränder **Puls:** Saitenförmig
Aufsteigendes Leber-*Yang*	Brennender Schmerz, Krämpfe und Steifheit des Nackens, Schmerzen besonders abhängig von Stimmungslage, ähnliche affekive Symptome wie bei Leber-Qi-Stagnation **Zunge:** Rot, vor allem an den Rändern **Puls:** Saitenförmig

(mod. nach Sun Peilin, 2002)

Therapie nach Syndrommuster

Akupunkturpunkte nach Syndrommuster:

Syndrommuster	Punkte
Blut-Stase	Du 13 (-), Du 14 (-), Di 4 (-), Mi 6 (-), Dü 3 (-), Sj 5 (-), Gb 20 (-)
Invasion von Wind-Kälte-Feuchtigkeit	Bl 11 (-), Bl 12 (-), Bl 58 (-), Bl 62 (-), Dü 3 (-), Sj 5 (-), Gb 20 (-), Du 16 (-)
Leber-Qi-Stagnation	Le 3 (-), Gb 20 (-), Gb 21 (-), Gb 41 (-), Hh 6 (-), Sj 5 (-)
Aufsteigendes Leber-*Yang*	Gb 20 (-), Du 20 (n), Gb 21 (-), Le 3 (-), Le 8 (-)
Gemeinsame Leere von Leber und Nieren	Ma 36 (+), Mi 6 (+), Du 20, Ni 3 (+), Le 3 (+), Bl 18 (+), Bl 23 (+)

Chinesische Arzneitherapie:

- **Invasion von Wind-Kälte:** *ge gen tang* (CAB 51) + Rhiz. seu Rad. Notopterygii, Rhiz. Chuanxiong und evtl. Rad. Angelicae dahuricae
- **Invasion von Wind-Kälte-Feuchtigkeit:** *qiang huo sheng shi tang* (CAB 221) + Rad. Puerariae und Ram. Cinnamomi
  Bei Schmerzausstrahlung nach temporal auch Bombyx batryticatus
  Bei Vorherrschen von Kälte evtl. + Rad. lateralis Aconiti praep.
  Bei Vorherrschen von Feuchtigkeit evtl. + Rhiz. Atractylodis.
  Bei gleichzeitiger Qi-Leere (z. B. aufgrund von Chronifizierung): + Rad. Astragali
- **Blut-Stase:** *xue fu zhu yu tang* (CAB 350) – Rad. Rehmanniae, Rad. Cyathulae, Rad. Platycodi + Rhiz. Corydalis, Fruct. Liquidambaris, Rad. Angelicae dahuricae

Bei gleichzeitiger Qi-Leere (z. B. aufgrund von Chronifizierung) stattdessen: *bu yang huan wu tang* (CAB 357) + Rad. Paeoniae albae, Fruct. Chaenomelis, Rad. Aangelicae dahuricae
Bei zusätzlicher Einlagerung von Schleim in die Stase: *dao tan tang* (CAB 490) + *si wu tang* (CAB 274) – Rad. Rehmannniae praep., Rad. Paeoniae albae + Rad. Paeoniae rubrae, Sem. Sinapis, Rad. Curcumae, Fruct. Viticis
- **Leber-Qi-Stagnation:** *xiao yao san* (CAB 161) + Rad. Puerariae, Rhiz. seu Rad. Notopterygii, Rhiz. Chuanxiong sowie in hartnäckigen Fällen Rhiz. Corydalis
- **Aufsteigendes Leber-Yang:** *tian ma gou teng yin* (CAB 444) + Fruct. Viticis
  Zur längerfristigen Anwendung oder bei Patienten mit ausgeprägterer Yin-Leere: *zi yin qian yang fang jia jian* (Anhang)
- **Gemeinsame Leere von Leber und Nieren:** *zuo gui wan* (CAB 296) + *bu gan tang* (CAB 276) – Rhiz. Dioscoreae, Fruct. Lycii, Fruct. Corni, Sem. Zizyphi spinosae + Herb. Epimedii, Cort. Eucommiae, Rhiz. Drynariae, Rad. Puerariae, Rhiz. Alismatis

Durchführung der Behandlung:
- Wichtig ist die Einbeziehung der Schmerzlokalisation durch Arzneimittel mit entsprechendem Leitbahnbezug (s. Chinesische Arzneitherapie in ➤ Kap. 4.6).
- Daneben sind unbedingt Aspekte der Chronifizierung (Blut-Stase, Schleim, Qi-Leere, Leber- und Nieren-Leere) zu beachten.

5.4.3 Temporomandibuläre Dysfunktion

Marcus Bäcker, Michael Hammes

Episodischer oder chronischer Gesichtschmerz myofaszialer Genese im Bereich des Kiefergelenks und/oder der Kaumuskulatur, Syn.: Costen-Syndrom

Stellenwert der Akupunktur

- Aus Sicht der Autoren: Gute Indikation
- Einsatz: Adjuvant als symptomatische Lokaltherapie sowie als somatopsychischer Therapieansatz
- Wirksamkeitsnachweis: Systematischer Review mit Analyse von 6 RCT (Ernst und White, 1999): Bessere Wirksamkeit von Akupunktur im Vergleich zur Aufbissschiene oder keiner Behandlung in allen Studien mit Verminderung der Schmerzsymptomatik und Verbesserung der Kiefergelenksbeweglichkeit

Die Sicht der westliche Medizin

Etwa 10% aller Erwachsenen (Querschnittsuntersuchungen USA, Europa) leiden unter Beschwerden im Bereich des Kauapparates, Frauen häufiger als Männer.

Klinik

- Episodenhaft auftretender Schmerz von undulierender (teilweise stärkster) Intensität
- Zumeist eher diffuser, einseitiger (selten bilateraler) Schmerz mit Schwerpunkt im Bereich der Kaumuskulatur (Schläfe, Wange) oder des Kiefergelenks
- Muskelkaterartig in der Tiefe lokalisiert
- Zuweilen Vorkommen als orofaziale Manifestation eines polytopen myofaszialen Schmerzsyndroms oder Fibromyalgiesyndroms, aber auch als eigenständiges Schmerzsyndrom
- Häufig assoziiert: Bruxismus (nächtliches Zähneknirschen), affektive Störungen (u. a. depressives Syndrom) und/oder kognitive Symptome (u. a. Konzentrationsstörungen)

Pathophysiologie

- Genauer Mechanismus bisher nicht bekannt
- Modell: Allgemeine pathophysiologische Vorstellung zu myofaszialen Schmerzsyndromen mit Entwicklung einer sekundären Hyperalgesie
- Deutlicher Einfluss psychischer Faktoren (allerdings kein Zusammenhang mit spezifischer Störung oder Persönlichkeitsstruktur [Sharaw, 1999])
- Somatische Faktoren (sämtlich Faktoren umstritten): Bruxismus setzt muskulären Teufelskreis aus Schmerz und erhöhtem Tonus in Gang (umstritten), inadäquater Aufbiss, pathologische Ver-

änderungen des Kiefergelenks, Beteiligung des sympathischen Nervensystems

Diagnostik

- Diagnosestellung durch Anamnese und klinische Untersuchung des Patienten
- Verwendung von Ganzkörperschemata zum Einzeichnen aller vorhandenen Schmerzlokalisationen (Hinweis auf Fibromyalgie oder polytopes Schmerzsydrom)
- Erfassung affektiver und/oder kognitiver Störungen über Fragebogeninventarien sinnvoll (z. B. Beschwerdeliste nach Zerssen, Pain disablility index oder allgemeine Depressionsskala, ➤ Kap. 2.6.1)
- Körperliche Untersuchung:
  - Erhöhte Druckdolenz der Kaumuskulatur (M. masseter und M. temporalis) mit teilweise ausstrahlenden Schmerzen (referred pain) und myofaszialen Triggerpunkten
  - Verminderte maximale Öffnung des Mundes (Abstand zwischen den Schneidezähnen > 40 mm)
  - Druckdolenz und Auffälligkeiten des Kiefergelenks (ggf. kieferchirurgisches Konsil)
  - Intraorale Untersuchung: Zahnsystem, Schleimhäute und Zunge (ggf. zahnärztliches Konsil)
  - Restliche Muskulatur (besonders Nacken): Weitere myofasziale Beschwerden? Hinweis auf Fibromyalgie?
- Ausschlussdiagnostik pathologischer Prozesse im Bereich des Kiefergelenks und angrenzender Strukturen: Panoramaschichtaufnahme des Kausystems, evtl. CT/MRT Kiefergelenke (Cave: Häufig falsch-positive Befunde mit konsekutiven invasiven Eingriffen)
- DD: Überschneidungen mit Fibromyalgiesyndrom und Kopfschmerz vom Spannungstyp, symptomatische Schmerzen im Kauapparat (Mund, Kiefergelenk und Zähne) und HNO-Bereich, atypischer Gesichtsschmerz, Trigeminusneuropathie

Therapie (Sprotte und Türp 2001)

- Aufklärung des Patienten: Gutartiger Verlauf, keine Indikation für invasive Heilversuche zur Verbesserung der Occlusion (Einschleifen der Zähne, Zahnextraktionen, Kiefergelenksoperationen etc.)
- Intraorale Occlusionsschiene „Aufbissschiene" (wird nachts getragen, Besserung der Symptome meist nach Tagen bis Wochen)

Progressive Muskelrelaxation nach Jacobson (Bezugsadressen für instruktive Tonträger: MP3 Download: http://www.schmerzakademie.de/media_all/Progressive_Muskelrelaxation.mp3), andere Entspannungsverfahren, ggf. kognitiv-verhaltenstherapeutische Ansätze (u. a. Stressbewältigungstraining)

- Ganglionäre lokale Opioid-Analgesie (GLOA)
- Medikamentöse Therapie
  - Bei Schmerzspitzen: Flupirtin 100–200 mg 1-1-1, alternativ kurzfristiger Einsatz von NSAR (z. B. Ibuprofen 800 mg 1-0-1)
  - Amitriptylin 10–75 mg 0-0-1 (langsames Einschleichen, KI beachten)
  - Ggf. Einsatz von Opioiden (z. B. Tramadol oder Tilidin 50 mg 1-1-1)
- Muskuläre Übungen für Nacken und Kaumuskulatur (spezialisierte Krankengymnastik)

Prognose

Abklingen der Symptome zumeist innerhalb von Wochen bis Monaten (Sprotte und Türp 2001), Anteil chronifizierter Verläufe nicht bekannt

Möglicher Wirkmechanismus aus westlicher Sicht

Auflösung von muskulären Triggerpunkten, segmental reflektorische Wirkung

Die Sicht der TCM

Pragmatische Therapie mit Akupunktur

Basispunkte:

Lokalpunkte	Gb 21, Ma 6, Ma 7, *ahshi*- oder Triggerpunkte in Kaumuskulatur
Fernpunkte	Di 4, Le 3

Punkte nach Schmerzlokalisation (zusätzlich):

Schmerz-lokalisation	Lokoregionale Punkte	Fernpunkte
Ausstrahlung nach parietal	Gb 8, Du 20	
Ausstrahlung nach fronto-temporal	Ex 2 *(taiyang)*, Gb 14	Sj 5, Ma 44
Ausstrahlung nach okzipital	Gb 20	Bl 60
Myofasziale Beschwerden Schulter-Nacken-Region	*ahshi*-Punkte, dry needling, Gb 21, Dü 11, *hua tuo* C2–6	Sj 5, Dü 3 (je nach Schwerpunkt der Beschwerden)

Punkte nach Symptomen (zusätzlich):

Symptome	Punkte
Ärger, Frustration	Le 2 (anstatt Le 3), Le 5
Ängstlichkeit	He 7, Ren 14
Innere Unruhe, Schlafstörungen	He 7, Du 20, Ex 6 *(sishencong)*
Erschöpfung	Ma 36, Ren 6, Bl 20, Bl 23

Durchführung der Behandlung:

- Punktauswahl primär nach Schmerzlokalisation: Basispunkte plus Punkte nach Ausstrahlung der Schmerzen auf der betroffenen Seite, zusätzlich psychovegetative Punkte nach Symptomen
- Mitbehandlung von myofaszialen Beschwerden im Schulter-Nacken-Bereich
- Methode:
  - Zunächst Nadelung von Sj 21 bei leicht geöffnetem Mund
  - Nach Schließen des Mundes Nadelung von Ma 7 und Ma 6 (sowie weiterer *ahshi*-Punkte in der Kaumuskulatur, falls vorhanden)
  - Anschließend Nadelung von Fernpunkten
  - Bei akuten Schmerzen: überwiegend Fernpunkte, nur vorsichtige Nadelung im schmerzhaften Areal (dünne Nadeln, keine Nadelmanipulation)
  - Bei chronischer Symptomatik: überwiegend Lokalpunkte
- Bei generalisierten Schmerzen des Bewegungsapparates Behandlung entsprechend Fibromyalgie-Syndrom.

Differenzierung der Syndrommuster

In der Chinesischen Medizin wird die temporomandibuläre Dysfunktion (TMD) unter dem Begriff des Bruxismus thematisiert. Dieser wird ausführlich beschrieben und differenziert unter der Bezeichnung *Niechi* Zusammenbeißen der Zähne. Aus praktischer Erfahrung zeigt sich bei Patienten mit TMD häufig eine Leber-Qi-Stagnation (Ursache: psychoemotionale Faktoren). Andere Faktoren wie Traumata, operative Eingriffe oder strukturelle Anomalien im Mund-Kieferbereich führen zur lokalen Blut-Stase. Zu beachten ist, dass Blut-Stase und Qi-Stagnation auch in Kombination auftreten können. Häufig geht eine Blut-Stase (strukturelle Pathologie des Aufbisses oder des Kiefergelenks) auch aus einer (Leber-) Qi-Stagnation (mit funktioneller Überlastung des Kauapparates) hervor.

Therapie nach Syndrommuster

- **Invasion von Wind-Kälte, evtl. mit Feuchtigkeit:** Lokales Geschehen ohne Bezug zu inneren/emotionalen Disharmonien mit Zusammenbeißen der Zähne, z. T. anfallsweisen, krampfartigen, mitunter sehr starken Schmerzen, Verspannung der Schulter- und Nackenmuskulatur, oft besser durch Wärme, schlechter durch klimatische Einflüsse; bei Chronifizierung evtl. rheumatoide Schmerzen im Kiefergelenk
  Zunge: Normal bis livide, evtl. aufgerollte Ränder
  Puls: Meist straff oder saitenförmig
- **Leber-Qi-Stagnation:** Ziehende, diffuse Schmerzen, evtl. affektive Symptome, evtl. Depression, Frustration, Reizbarkeit, Stimmungslabilität, Globusgefühl, Engegefühl im Thorax
  Zunge: Normal bis livide, evtl. aufgerollte Ränder
  Puls: Saitenförmig
- **Blut-Stase:** Stechende, fixierte Schmerzen, Z. n. Trauma oder Operation, strukturelle Störungen des Kauapparates
  Zunge: Evtl. livide, Stauung der Unterzungenvenen
  Puls: Saitenförmig
- **Üppiges Herz- und Magen-Feuer:** Geräuschvoller Bruxismus, Unruhe, emotionale Überreaktionen (häufig als Stressreaktion), oft Zahnschmerzen, Zahnfleischbluten, evtl. Heißhunger, Mundgeruch
  Zunge: Rot, meist mit trockenem rotem Belag
  Puls: Schnell, schlüpfrig

5

- **Leber- und Nieren-Yin-Leere:** Chronische Schmerzen mit eingeschränkter, schwergängiger Mundöffnung und Allgemeinsymptomen einer anhaltenden Vitalitätsminderung, meist chronische Schwäche des (unteren) Rückens sowie auch des Zahnhalteapparats, oft auch Schwindel bzw. Ohrgeräusche
  Zunge: Rot, mit verdünntem Belag
  Puls: Schnell, fein

Akupunkturpunkte nach Syndrommuster:

Syndrommuster	Punkte
Invasion von Wind-Kälte (evtl. mit Feuchtigkeit)	Dü 19, Ma 6, Ma 7, *ahshi-* oder Triggerpunkte in Kaumuskulatur, Gb 20, Ren 6, Bl 23, Du 14, Moxa sinnvoll
Leber-Qi-Stagnation	Dü 19, Ma 6, Ma 7, *ahshi-* oder Triggerpunkte in Kaumuskulatur, Gb 20 (-), Le 3 (-), Di 4 (-), Hh 6 (-)
Blut-Stase	Dü 19, Ma 6, Ma 7, *ahshi-* oder Triggerpunkte in Kaumuskulatur, Gb 20 (-), Du 14 (-), Di 4 (-), Dü 3 (-), Sj 5 (-), Mi 6 (-)
Üppiges Herz- und Magen-Feuer	Dü 19, Ma 6, Ma 7, *ahshi-* oder Triggerpunkte in Kaumuskulatur, He 7, Hh 6, Ma 44 (-), Ren 12 (+)
Leber- und Nieren-Yin-Leere	Dü 19, Ma 6, Ma 7, *ahshi-* oder Triggerpunkte in Kaumuskulatur, Mi 6 (+), Ni 6 (+), Ren 4 (+), Bl 23 (+)

Chinesische Arzneitherapie:

- **Invasion von Wind-Kälte, evtl. mit Feuchtigkeit:** *ge gen tang* (CAB 51) evtl. – Herb. Ephedrae, + Rhiz. Chuanxiong, Rad. Saposhnikoviae/Ledebouriellae, Rad. Angelicae dahuricae, Herb. Lycopodii *(Shen jin cao)*, wenn verfügbar, wirkt spezifisch auf Muskelkontrakturen und Arthralgien), und evtl. Rhiz. seu Rad. Notopterygii.
  Bei Chronifizierung durch Blut-Stase: + Rad. Salviae miltiorrhizae und Rad. Angelicae sinensis
  Bei Chronifizierung durch Schleim-Verstopfung + Rhiz. Pinelliae und Rhiz. Typhonii
  Bei Chronifizierung durch Befall der Netzgefäße + Pheretima und Bombyx batryticatus
  Bei Chronifizierung mit Aspekten eines *bi*-Syndroms *juan bi tang* (CAB 222)
- **Leber-Qi-Stagnation:** *xiao yao san* (CAB 161) + Rhiz. Chuanxiong, Rad. Angelicae dahuricae, Herb. Lycopodii (s. o.) und Caulis Spatholobi sowie in hartnäckigen Fällen Rhiz. Corydalis
  Bei Hitzeentwicklung durch Stagnation außerdem + Cort. Moutan und Fruct. Gardeniae
  Bei deutlicher Blutleere (*Le*-Qi-Stagnation verbraucht Blut) mit muskulärem Hypertonus Erhöhung der Dosis von Rad. Paeoniae albae und Rad. Glycyrrhizae praep. und evtl. Reduzierung der Dosis von Rad. Bupleuri
  Bei Entwicklung von Innerem Wind aus der Blutleere mit anfallsweisen/spastischen Symptomen außerdem + Rad. Achyranthis bidentatae, Rhiz. Gastrodiae, Flos Chrysanthemi
- **Blut-Stase:** Bei Trauma: *huo luo xiao ling dan* (CAB 366) + Rhiz. seu Rad. Notopterygii, Rhiz. Chuanxiong, Rhiz. Curcumae longae, Herb. Lycopodii
  Bei Blut-Stase durch Qi-Leere: *bu yang huan wu tang* (CAB 357) mit deutlich reduzierter Dosis von Rad. Astragali + Caulis Spatholobi, Rhiz. Curcumae longae, bei Muskelspasmus auch + Rhiz. Gastrodiae
- **Üppiges Herz- und Magen-Feuer:** *qing wei san* (CAB 99) + Fruct. Gardeniae, Plumula Nelumbinis, evtl. auch + Gypsum
- **Leber- und Nieren-Yin-Leere:** *bu gan tang* (CAB 276) + Plastrum Testudinis, Rhiz. Anemarrhenae, bei stärkeren Schmerzen auch + Pheretima, bei Zahnlockerung auch + Rhiz. Drynariae
  Bei Entwicklung von aufsteigendem Leber-Yang und Innerem Wind aus der Yin-Leere mit anfallsweisen/spastischen Symptomen außerdem + Rad. Achyranthis bidentatae, Rhiz. Gastrodiae, Bombyx batryticatus.

Durchführung der Behandlung:

- Während in chinesischen Texten Bruxismus meist auf eine Hitze-Störung zurückgeführt wird, bietet sich im Westen wegen der kulturell vorherrschenden Leber-Qi-Stagnation zuerst eine Variation von *xiao yao san* (Freiheit-und-Ungezwungenheit-Pulver, CAB 161) zur Behandlung an.
- Bei stärkeren Schmerzen empfiehlt sich unabhängig vom Syndrommuster meist die Ergänzung durch Blut belebende Arzneimittel.

5.4.4 Tinnitus und Schwindel

Jürgen Bachmann

Tinnitus und Schwindel können aus Sicht der Chinesischen Medizin primär den Funktionskreisen Niere *(shen)*, Sanjiao und Blase *(pangguang)* zugeordnet werden und sind im Regelfall Ausdruck einer Leere-*(xu)*-Symptomatik. In diesem häufigeren Fall sind sie über eine auffüllende Behandlung der entsprechenden Funktionskreise gemäß den Theoremen der internistischen Traditionellen Chinesischen Medizin anzugehen. Treten die Symptome jedoch im Kontext einer oberen Halswirbelsäulen- oder Kopfschmerzproblematik oder gar akut in Erscheinung, so ist gemäß der Anamnese des Schmerzverlaufes und der Chronizität des Schmerzes zu differenzieren. Sind die Kopfschmerzen lediglich Sekundärsymptomatik auf dem Boden einer solchen Leere-Störung erfordern sie demgemäß eine langfristige, auffüllende Behandlung mit Ni 3, Ni 10 oder Ni 7. Aus der gleichen Überlegung kann auch Bl 23 als *shu*-Transportpunkt einbezogen werden. Bei Füllesymptomatik wird eine Ergänzung des Fernpunktkonzeptes um Punkte wie Sj 3 oder Sj 4 als Leitbahnfernpunkte mit Bezug auf das Ohr oder Ni 6 bzw. Ni 3 als Fernpunkte mit Bezug zum Funktionskreis Niere erforderlich.

KAPITEL

6

Jürgen Bachmann, Jürgen Mücher (chin. Arzneitherapie)

Nackenregion

6.1 Leitbahnen, lokoregionale Punkte und Fernpunkte

Leitbahnen

Zwischen dem zervikookzipitalen und zervikothorakalen Übergang liegen die Fuß-*taiyang*-Blase-Leitbahn und die Fuß-*shaoyang*-Gallenblase-Leitbahn. Klassische Akupunkturpunkte finden sich allerdings nur in den genannten Übergangsregionen.

In der gesamten Region existieren v. a. nach ventral hin mehrere Quervernetzungen zu weiteren Leitbahnen, die der Komplexität der klinischen Bilder v. a. im vorderen Halsdreieck Rechnung tragen.

Akupunkturpunkte

Abgesehen von der zervikookzipitalen und zervikothorakalen Übergangsregion ist der Bereich des Nackens, wie bereits zuvor erwähnt, gekennzeichnet durch das Fehlen klassischer, beschriebener und im Leitbahnverlauf integrierter Akupunkturpunkte. Es finden sich jedoch bei Störungen der Halswirbelsäule immer wieder deutliche Druckdolenzen, teils mit klarer segmentaler Zuordnung, teils mit Auslösung einer fortgeleiteten Triggerpunktsymptomatik (referred pain). Solche Punkte kommen für eine Akupunkturbehandlung unmittelbar in Betracht. Eine entsprechende lokale Therapie wird im Rahmen der Traditionellen Chinesischen Orthopädie regelhaft eingesetzt. Man mag darüber spekulieren, warum hier in der klassischen Darstellung keine Akupunkturpunkte beschrieben wurden. In jedem Falle ist eine besonders genaue Palpation der schmerzhaften und der umliegenden Strukturen notwendig, um zu einer gezielten Akupunkturtherapie der algogenetischen Struktur zu gelangen. Der anatomischen Nähe zu wichtigen nervalen und vaskulären Strukturen dieser Region, die natürlich von einer Verletzung durch die Nadel verschont werden sollten, ist Rechnung zu tragen. Hierzu zählen insbesondere die Tasche der zervikalen Wurzeln, bei Nadelung in der hinteren Medianlinie und paramedian das Rückenmark, in den kranialen Anteile sogar die Medulla oblongata und die A. vertrebralis. Daher sind bei einer Nadelung der Halswirbelsäulensegmente paramedian entsprechende Sicherheitsabstände einzuhalten und eine streng sagittale Nadelführung empfehlenswert. Im Bereich der lateralen Halsregion besteht darüber hinaus die Gefahr der Verletzung von großen Gefäßen, Trachea oder Ösophagus. Durch die freie Hand sind diese Strukturen zu palpieren und ggf. durch Beiseiteschieben vor einer Nadelung zu schützen.

Fernpunkte

Gemäß der Schmerztopografie kommen bei medialem Nackenschmerz die Akupunkturpunkte der Dünndarm-Leitbahn und der Blasen-Leitbahn als den beiden Komponenten der taiyang-Leitbahnachse, insbesondere aber die Punkte Dü 3, Dü 6, Dü 11 sowie Bl 60 in Betracht. Dü 3 ist als Kreuzungsloch mit dem Gefäß dumai, eines der Acht außerordentlichen Gefäße, ein Schlüsselpunkt für das Achsenorgan.

Bei lateralem Nackenschmerz ist entsprechend die shaoyang-Leitbahnachse, also die Sanjiao-Leitbahn mit Sj 5, bzw. die Fuß-shaoyang-Gallenblase-Leitbahn mit Gb 39, Gb 34 zu wählen.

Als genereller Fernpunkt für die Nackenregion gilt Lu 7.

6.2 Akupunkturpunkte und ihre anatomische Lagebeziehungen

6.2.1 Nackenregion

Die Aufzählung der Akupunkturpunkte folgt der Reihenfolge der Leitbahnabläufe. Punkte ohne klassische Akupunkturpunktbezeichnung werden ggf. am Ende eingeordnet. (➤ Abb. 6.1 und ➤ Tab. 6.1)

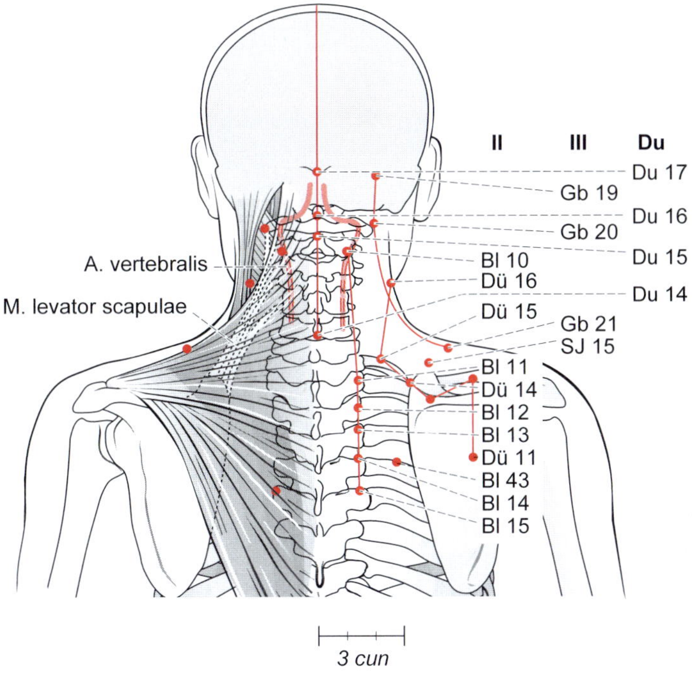

Abb. 6.1 Nacken: Akupunkturpunkte und ihre anatomischen Lagebeziehungen

Tab. 6.1 Nacken: Akupunkturpunkte und ihre anatomischen Lagebeziehungen

Akupunkturpunkt	Lokalisation	Stichrichtung/-tiefe	Funktion
Dü 14 *jianwaishu*	3 cun lateral der Unterkante Dornfortsatz BWK 1	Senkrecht, oder schräg im Muskelverlauf; 0,3–0,5 cun. Cave: Pneumothorax!	
Dü 15 *jianzhongshu*	2 cun lateral der Unterkante des Dornfortsatz HWK 7	Schräg, auf den Wirbelkörper zu; 0,5–0,7 cun. Cave: Pneumothorax!	
Dü 16 *tianchuang*	3,5 cun lateral des Schildknorpels an der Hinterkante des M. sternocleidomastoideus (0,5 cun hinter Di 18)	Senkrecht, 0,3–0,5 cun	

Tab. 6.1 Nacken: Akupunkturpunkte und ihre anatomischen Lagebeziehungen *(Forts.)*

Akupunkturpunkt	Lokalisation	Stichrichtung/-tiefe	Funktion
Bl 11 *dazhu*	1,5 cun lateral Du 13 auf Höhe des Dornfortsatz BWK 1	leicht schräg, auf den Wirbel zu; 0,5–0,7 cun. Cave: Pneumothorax!	Acht Zusammenkünfte *(ba huixue)*/ Knochen
Bl 43 *gaohuang*	3 cun lateral der Medianlinie (dumai), zwischen Dornfortsatz BWK 4 und Dornfortsatz BWK 5	Schräg nach außen auf den Scapularand zu, 0,3–0,5 cun. Cave: Pneumothorax!	
Gb 19 *naokong*	Lateral der Protuberantia occipitalis externa direkt oberhalb von Gb 20	Schräg, subkutan; 0,3–0,5 cun	
Gb 20 fengchi	Zwischen den Ansätzen von M. trapezius und M. sternocleidomastoideus in Höhe von Du 16	Schräg, in Richtung auf das gegenseitiges Auge; 0,7–1,0 cun. Cave: Gefäßverletzung, Arteria vertebralis!	
Gb 21 *jianjing*	In der Mitte zwischen Punkt Du 14 und dem Akromion an dem höchsten Punkt der Schulter	Sagittal horizontal, 0,3–0,5 cun	
Du 14 *dazhui*	Unterhalb des Dornfortsatzes C7	Senkrecht, 0,5–0,7 cun	
Du 15 *yamen*	0,5 cun kranial der hinteren Haarlinie in der Vertiefung unter dem Processus spinosus C1	Senkrecht, keinesfalls kranialwärts! 0,5–0,7 cun. Cave: Spinalkanal, Medulla oblongata!	
Du 16 *fengfu*	1 cun kranial der hinteren Haarlinie direkt kaudal der Protuberantia occipitalis externa in der Vertiefung zwischen den beiden Mm. trapezius	Senkrecht, keinesfalls kranialwärts! 0,5–0,7 cun. Cave: Spinalkanal, Medulla oblongata!	

6.2.2 Laterale Halsregion

Die Aufzählung der Akupunkturpunkte folgt der Reihenfolge der Leitbahnabläufe. Punkte ohne klassische Akupunkturpunktbezeichnung werden ggf. am Ende eingeordnet. (➤ Abb. 6.2 und ➤ Tab. 6.2)

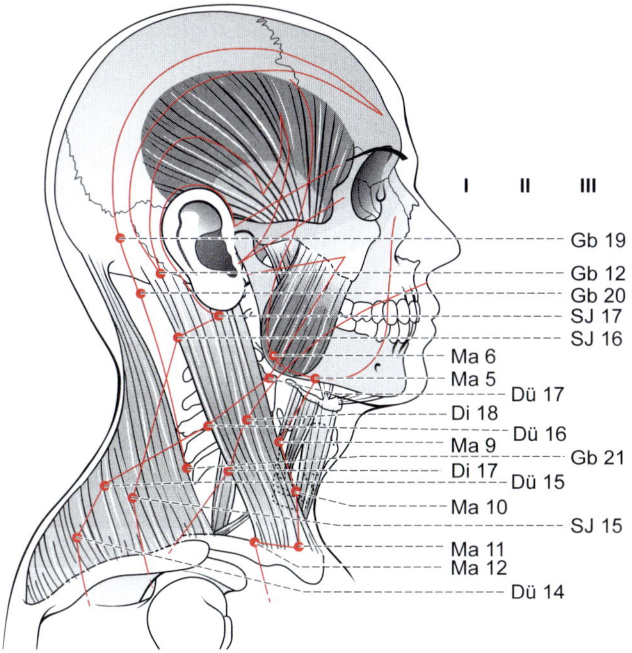

Abb. 6.2 Hals, laterale Ansicht: Akupunkturpunkte und ihre anatomischen Lagebeziehungen

Tab. 6.2 Hals (lateral): Akupunkturpunkte und ihre anatomischen Lagebeziehungen

Akupunkturpunkt	Lokalisation	Stichrichtung/-tiefe
Di 17 *tianding*	1 cun kaudal Di 18, an der Hinterkante des M. sternocleidomastoideus, kranial von Ma 12	Senkrecht, 0,3–0,5 cun
Di 18 *futu*	In Höhe des Schildknorpels, zwischen Pars sternalis und Pars clavicularis des M. sternocleidomastoideus	Senkrecht, 0,3–0,5 cun
Ma 5 *daying*	0,5 cun kaudal Ma 6	Senkrecht oder schräg; 0,3–0,5 cun
Ma 6 *jiache*	Eine Zeigefingerbreite anterior und superior des Mandibularwinkel, auf der Höhe des M. masseter in Anspannung	Senkrecht oder schräg auf Ma 4; 0,3–0,5 cun
Ma 9 *renying*	1,5 cun lateral der Spitze des Schildknorpels an der Vorderkante des M. sternocleidomastoideus	Senkrecht, 0,7–1,0 cun. Cave: Gefäßverletzung, A. carotis!
Ma 10 *shuitu*	An der Vorderkante des M. sternocleidomastoideus zwischen Ma 9 und Ma 11	Schräg, nach medial; 0,2–0,3 cun
Ma 11 *qishe*	An der Oberkante der medialen Klavikula zwischen dem sternalen und klavikulären Kopf des M. sternocleidomastoideus	Senkrecht, 0,3–0,5 cun

Tab. 6.2 Hals (lateral): Akupunkturpunkte und ihre anatomischen Lagebeziehungen *(Fortsetzung)*

Akupunktur-punkt	Lokalisation	Stichrichtung/-tiefe
Ma 12 *quepen*	In der Mitte der Fossa supraclavicularis, 4 cun lateral der Medianlinie (Punkt Ren 22)	Schräg, 0,3–0,5 cun; Cave: Gefäßverletzung, Pneumothorax!
Dü 16 *tianchuang*	3,5 cun lateral des Schildknorpels an der Hinterkante des M. sternocleidomastoideus (0,5 cun hinter Di 18)	Senkrecht, 0,3–0,5 cun
Dü 17 *tianrong*	Dorsokaudal des Angulus mandibularis, Vorderrand des M. sternocleidomastoideus	Senkrecht, 0,5–0,7 cun. Cave: Gefäßverletzung, V. jugularis, A. carotis externa!
Sj 15 *tianliao*	Kranial des Angulus superior scapulae zwischen Gb 21 und Dü 13	Senkrecht, 0,3–0,5 cun; Cave: Pneumothorax!
Sj 16 *tianyou*	Dorsokaudal des Processus mastoideus an der Hinterkante des M. sternocleidomastoideus in der Nähe der Haarlinie	Senkrecht, 0,3–0,5 cun
Sj 17 *yifeng*	Dorsokaudal der Begrenzung des Lobulus auriculae in der Vertiefung ventrokaudal des Processus mastoideus	Senkrecht, 0,5–0,7 cun
Gb 12 *wangu*	In der Vertiefung dorsal inferior des Processus mastoideus	Schräg, subkutan; 0,3–0,5 cun
Gb 19 *naokong*	Lateral der Protuberantia occipitalis externa direkt oberhalb von Gb 20	Schräg, subkutan; 0,3–0,5 cun
Gb 20 *fengchi*	Zwischen den Ansätzen von M. trapezius und M. sternocleidomastoideus in Höhe von Du 16	Schräg, in Richtung auf gegenseitiges Auge; 0,7–1,0 cun; Cave: Gefäßverletzung, Arteria vertebralis!

6.3 Untersuchungstechniken

Die Abklärung von Störungen der Halswirbelsäulenregion ist nicht nur bei lokalen Beschwerden erforderlich, sondern auch bei Beschwerden in den Nachbarregionen, d. h. der Kopfgelenke, an Kopf und Gesicht sowie kaudal in der Brust- und Lendenwirbelsäule. Aufgrund der segmentalen Verknüpfung können sie auch Ursache für Beschwerden der oberen Extremitäten sein, so dass zumindest bei chronischen oder chronisch rezidivierenden Verläufen immer die Halswirbelsäule und Nackenregion untersucht werden sollte.

6.3.1 Spezielle Anamnese

- Zusammenhang der Beschwerden mit Belastung, Bewegung explizit abfragen.
- Eine orientierende Arbeitsplatzananmnese ist sinnvoll. Wechselnde Belastungen sind eher günstig.
- Ungünstig und damit auch für die Beratung zur mittelfristigen Therapieplanung Prognose wesentlich sind statische Dauerbelastungen (z. B. Bildschirmarbeit) oder andauernde Fehlhaltungen bei ergonomisch ungünstiger Arbeitsplatzgestaltung sowie häufige Überkopfarbeiten.
- Differenzierung spontaner Beschwerden von traumatischen Ursachen; frühzeitige und genaue diesbezügliche Dokumentation zur späteren evtl. erforderlichen Stellungnahme bzw. Abgrenzung von Unfallfolgen und vorbestehenden Erkrankungen.
- Bei chronischen Beschwerden ergänzende Untersuchung der Beckenregion und Iliosakralgelenke.

6.3.2 Ausschlussdiagnostik

Neben der Funktionsuntersuchung in der Regel Abklärung struktureller Veränderungen der Halswirbelsäule, d. h. neben der klinischen Untersuchung v. a. nativradiologische Darstellung der Halswirbelsäule in mindestens 2 Ebenen. Unter funktionellen Erwägungen noch besser ap und als seitliche Funktionsaufnahmen in Inklination und Reklination.

Evtl. Dens-Zielaufnahme bei Verdacht auf strukturelle bzw. ossäre Läsionen z. B. bei entzündlich rheumatischer Erkrankung, ggf. ergänzendes CT bzw. MRT der Halswirbelsäule.

6.3.3 Klinische Untersuchung

- Im Stehen:
  - Inspektion von lateral und dorsal statisch
- Im Sitzen von vorn:
  - orientierende aktive Bewegungsprüfung der Halswirbelsäule
- Im Sitzen von hinten:
  - Orientierende Palpation des muskulären und vegetativen Grundtonus, z. B. im Bereich des M. trapezius
  - Prüfung der geführten aktiven Arbeitsbewegung (Rotation) mit Erfassung des Endgefühls und Beobachtung der Mitbewegung der oberen Brustwirbelsäule
  - Palpation subookzipital und der Kopfgelenke (Gb 20, Bl 10)
  - Rotatorische Gelenkspielprüfung Okziput/Atlas beidseits in Verriegelungsstellung der Halswirbelsäule (endgradiged Rotation) und Druckdolenzprüfung Atlasquerfortsatz (Sj 17) beidseits
  - Direkte Palpation der kleinen Wirbelgelenke auf Schwellung und Druckdolenz C2 bis Th5 von dorsolateral
  - Gelenkspielprüfung für die Seitneigung von dorsolateral C2 bis C7, orientierend von dorsal C7-Th5
  - Stellungs- und Beweglichkeitsprüfung der 1. Rippe
  - Tonus und Dehnbarkeitsprüfung der Mm. scaleni (Di 17, Dü 16, Nadelung wegen Nervenplexus komplikationsträchtig)
  - Palpation der regionalen Muskelgruppen und in Frage kommender Triggerpunkte, ggf. Dehnbarkeitsprüfung M. trapezius (Gb 21), M. levator scapulae (Dü 14, Dü 15), M. sternocleidomastoideus (Di 17 und v. a. Di 18) (➤ Kap. 4.3 Triggerpunktbehandlung).
  - Insbesondere bei Brachialgie und Dysästhesien im Arm: Spurling-Test auf radikuläre Reizung oder Kompression.

6

Spurling-Test auf radikuläre Reizung oder Kompression

Durchführung: Passive ipsilaterale Seitneigung und Rotation in Reklination bis an das Ende der segmentalen Beweglichkeit, leichter (!) Schub von kranial als Provokationstest für die Brachialgie bzw. Dysästhesie.

6.4 Krankheitsbilder

Entsprechend der Hauptschmerzsymptomatik und der Lokalisation und Ausdehnung können Nackenschmerzen vorbehaltlich einer weitergehenden diagnostischen Abklärung als oberes, lokales oder unteres Halswirbelsäulensyndrom beschrieben werden. Im Rahmen der orthopädischen Abklärung ist in jedem Falle eine Nervenkompressionssymptomatik von einer Nervenwurzelreizsymptomatik mit lokaler Symptomatik ohne neurale Ausfälle abzugrenzen. Darüber hinaus ist es sinnvoll, statische und dynamische Randbedingungen der darunter liegenden Wirbelsäulenabschnitte und die alltäglichen Anforderungen in Beruf, häuslicher Umgebung und Sport zu eruieren, um ggf. eine ursachenorientierte Therapie und Prävention einleiten zu können.

6.4.1 Zervikozephales Syndrom

Vom Nacken her in die Kopfregion ausstrahlende Schmerzen, zumeist in den Bereich des Hinterkopfs, aber auch in die parietale Region, die Stirn und die Augenregion. Symptomatik häufig verbunden mit Störungen der visuellen Wahrnehmung, des Gleichgewichts, der Koordination und weiterer zentralnervöser Leistungen, wie der Konzentration sowie Beeinträchtigung vegetativer Grundregulationen (Übelkeit, Erbrechen).

Stellenwert der Akupunktur

- Aus Sicht des Autors: Gute Indikation
- Anwendung: Vorwiegend im Rahmen der muskulären Entspannung, Deaktivierung von Triggerpunkten, vegetativen Stabilisierung. Regelhaft in Verbindung mit Manueller Therapie evtl. unter Einschluss osteopathischer Techniken
- Bei schweren Formen ist ein multimodaler Therapieansatz mit Einbeziehung von weiteren ordnungstherapeutischen Ansätzen (Bewegung, Entspannung, Qigong, Stress- und Krankheitsbewältigung), muskulärer und statischer Balancierung des Achsenorgans sowie zusätzlich pharmakologischen Maßnahmen indiziert
- Akute Symptomatik: Meist schnelle Detonisierung der Halswirbelsäulenmuskulatur erzielbar, auch als wesentliche Voraussetzung für eine ggf. erforderliche schonende manuelle Therapie
- Chronische Stadien: Häufig verzögerte Wirkung erst nach einigen Behandlungen

Die Sicht der westlichen Medizin

Klinik

- Druckdolenz vor allem in der zervikozephalen Übergangsregion, der dortigen tiefen segmentalen Muskeln, auch mit Ausbildung von Triggerpunkten in den auf diese Region einwirkenden – teils von Hirnnerven innervierten – oberflächlichen Muskeln wie M. trapezius, M. levator scapulae und M. splenius capitis
- Schmerz spontan vor allem zumeist hochzervikal, Ausstrahlung in die Kopfregion, wobei verschiedene Übertragungszonen Hinweise auf die beteiligten Muskeln geben können (referred pain).
- Häufig Verschlechterung unter statischer Belastung, z. B. gebeugte Arbeitshaltung bei Schreibtischtätigkeit, Bildschirmarbeit in suboptimaler Positionierung sowie nach längerem Stehen bei Fehlstatik oder Dysbalance der kaudalen Wirbelsäulenanteile mit aufsteigender muskulärer Störungskette
- Beschwerdeverstärkung gelegentlich bewegungsinduziert, dann aber im Sinn einer Verstärkung, die in erreichter Position wieder abklingt (Decrescendo-Symptomatik)
- Begleitsymptomatik häufig: Konzentrationsstörungen, Visusstörungen, Hörminderung, Tinnitus, Blutdruckregulationsstörungen, Bruxismus

Pathophysiologie

- Modell: Neuromuskulärer Mechanismus mit Störung der hochzervikalen propriozeptiven Wahrnehmungsfelder und Ihrer Steuerungsfunktion für o. g. zentralregulatorische Qualitäten durch Überlastung, häufig mit segmentaler, artikulärer Dysfunktion, v. a. Occiput/C1 und C2/C3
- Multifaktorielle Ätiologie mit somatisch-strukturellen Faktoren, beispielsweise ligamentäre Hypermobilität, degenerative Veränderungen in den kaudal liegenden Segmenten der Halswirbelsäule mit konsekutiver kompensatorischer Überlastung der oberen Halswirbelsäule, eher selten degenerative Veränderungen der oberen Segmente
- Traumata werden häufig als Initialereignis angegeben, insbesondere die Distorsion der Halswirbelsäule mit Beschleunigung von dorsal in Rotationsstellung des Kopfs (früher als „Schleudertrauma“ bezeichnet), morphologische Schädigung häufig nicht nachweisbar.

Möglicher Wirkmechanismus der Akupunktur

Die dichte propriozeptive Besetzung der zervikozephalen Übergangsregion bietet eine hochsensitive Zugriffszone für die Akupunkturstimulation in der tiefen autochthonen Muskulatur, mit Steuerungsfunktion für die Koordination posturaler Leistungen des Bewegungssystems; die segmentale Verschaltung führt auf die Anteile des Hirnstamms, in denen Hirnnervenkerngebiete liegen, insbesondere das des N. trigeminus. Dies könnte das weitreichende Wirkspektrum lokaler Akupunkturpunkte wie z. B. Gb 20 erklären.

Diagnostik

- Anamnese hinsichtlich des Schmerz- und Beschwerdebildes im zeitlichen Verlauf, verstärkende und verbessernde Faktoren, dynamische und/oder statische Beanspruchungen, Vorerkrankungen, Verletzungen und vorangegangene operative Interventionen
- Bei chronischem Verlauf und Zeichen der Schmerzchronifizierung Schmerzfragebogen sinnvoll, Schmerzkalender unter Einschluss der Begleitsymptome möglichst handschriftlich und selbstständig führen lassen
- Körperliche Untersuchung mit besonderem Blick auf Haltungsauffälligkeiten oder -asymmetrien, Prüfung der geführten aktiven Arbeitsbewegung mit Erfassung des Endgefühls, Gelenkspielprüfung insbesondere atlantookzipital bis C3, Palpation der regionalen Muskelgruppen und ggf. ihrer Triggerpunkte, Dehnbarkeitsprüfung (M. scalenus, M. sternocleidomastoideus, M. splenius, M. levator scapulae und v. a. M. trapezius) im Seitenvergleich rechts und links
- Bildgebende Diagnostik: Nativradiologische Untersuchung in mindestens 2 Ebenen zur Ausschlussdiagnostik und vor der Manualtherapie mit Impuls, evtl. CCT, MRT, bei Traumanamnese und zervikozephaler Symptomatik unter Verweis auf die hochzervikale Region

WICHTIG

An strukturelle Läsionen und Missbildungen der hochzervikalen Region denken!

Differenzialdiagnose

Die Differenzialdiagnose ist ebenso vielfältig wie das Krankheitsbild selbst. Einige wichtige Beispiele:

- Orthopädisch: Wirbelsäulenmiss- und -fehlbildungen, Os odontoideum, atlantodentale Instabilität, z. B. bei rheumatoider Arthritis, basiläre Impression
- Neurologisch: Hirntumoren, Meningeom, zerebrales Entzündungsgeschehen, Nervenkompressionsschmerzen der Nn. occipitales
- Psychiatrisch: Depression, psychovegetative Erschöpfung, posttraumatische Belastungsstörung
- HNO-ärztlich: Innenohrschädigung, Kehlkopferkrankungen
- Zahnärztlich und kieferorthopädisch: Bruxismus, Costen-Syndrom

Therapie

Aufklärung:

- Festlegung und Erläuterung der Behandlungsziele und Behandlungsstrategie
- Aufklärung über die spezifischen Risiken, insbesondere manualtherapeutischer Verfahren im hochzervikalen Bereich, aber auch von Injektionen und anderen Medikamentengaben

6

- Abgrenzung von Leistungen der GKV zu individuellen Gesundheitsleistungen, beispielsweise Kraniosakraltherapie, Osteopathie, Biofeedback-Training
- Frühzeitige Erläuterung der Behandlungsschritte, die eine aktive Mitarbeit erfordern

Infiltrationsverfahren: Therapeutische Lokalanästhesie mit 2–5 ml Lidocain 1% und/oder Bupivacain 0,25%

Physiotherapie:
- Mobilisation betroffener Gelenke
- Dehnung beteiligter verkürzter Muskelgruppen, s. o.
- Tonisierung beteiligter abgeschwächter Muskelgruppen, v. a. M. erector trunci im Bereich der Brustwirbelsäule und M. rectus abdominis zur Haltungskorrektur
- Erarbeitung physiologischer und ökonomischer Haltungs- und Bewegungsmuster, Arbeitsplatzoptimierung
- Erlernen von Eigenübungen zur Dehnung und Stabilisierung

Physikalische Therapie:
- Traktion zur Entlastung passiver Strukturen des Stützsystems
- Wärmetherapie zur Verbesserung der Durchblutung und Entspannung der Muskulatur
- Kältetherapie zur Dämpfung von Schmerzwahrnehmung und Entzündungsreizen
- TENS und Elektrotherapie zur Dämpfung der Schmerzwahrnehmung

Orthesen: Hilfsmittelversorgung zur äußeren Stabilisierung problematisch, da recht schnelle Inaktivitätshypotrophie der statisch-posturalen Muskulatur.

Medikamentöse Therapie:
- Akut: Antiphlogistisch-analgetische Therapie mit Paracetamol, evtl. NSAR
- Chronisch:
  - Bei starker Schmerzhaftigkeit antiphlogistische Therapie mit NSAR ergänzt um Muskelrelaxanzien, Opiatanalgetika in Verbindung mit Koanalgetika und ggf. Obstipationsprophylaxe
  - Zur Reduktion der Entzündungsaktivität Phytopharmaka
  - Zur Muskeldetonisierung mit vornehmlich peripherer Wirkung Tolperison, evtl. Flupirtin

Operative und interventionelle Therapie:
- In der Regel nur indiziert bei Differenzialdiagnosen mit strukturellem Defizit, z. B. Stabilisierung bei Os odontoideum oder Segmentinstabilität
- Bei Therapieresistenz ohne strukturelles Defizit evtl. Denervierungsoperation peripher im Bereich der Gelenkapsel C2/C3

Prognose

Die Prognose ist in der Regel nur mäßig gut, da oft protrahierter Verlauf. Strukturelle Schädigungen erfordern nach einer Operation ein intensives Rehabilitationsprogramm.

Die Sicht der TCM

Pragmatische Therapie mit Akupunktur

Basispunkte:

Lokalpunkte	Gb 20, Bl 10, Du 20, Ex 2 *(taiyang)*
Systemische Punkte	Le 3
Fernpunkte	Sj 5, Dü 3, Le 3, Bl 66

Punkte nach Schmerzlokalisation (zusätzlich):

Lokalisation des Hauptschmerzes (Leitbahnbezug)	**Lokoregionale Punkte**	**Fernpunkte**
Schläfenbereich *(shaoyang)*	Gb 8, Gb 12	Gb 41
Stirnbereich *(yangming)*	Du 23, Bl 2, Ex 1 *(yintang)*	Ma 44
Hinterkopf *(taiyang)*	Bl 10	Bl 60, Bl 62, Bl 66, Dü 3

Punkte nach Symptomen (zusätzlich):

Symptome	**Punkte**
Ausgeprägte Übelkeit, Erbrechen	Ren 12, Hh 6
Auslösung durch Stress	Le 2 (anstatt Le 3), Le 5
Erschöpfung	Ma 36, Ren 4
Muskuläre und statische Dysbalance	Gb 34

Durchführung der Behandlung:

- Punktauswahl:
  - Akuttherapie in der Frühphase bei heftigem Schmerz, starker Verspannung oder Schwindel: 2–3 Fernpunkte nach Schmerzlokalisation, evtl. Triggerpunkte der regionalen Muskulatur, ergänzend evtl. Punkte nach Symptomen
  - Akuttherapie in der Frühphase bei deutlichem Schmerz: Lokale *ahshi*-Punkte, Triggerpunkte der regionalen Muskulatur, 2–3 Fernpunkte nach Schmerzlokalisation, ergänzend evtl. Punkte nach Symptomen
  - Strategische Therapie nach der Akutphase: Lokale *ahshi*-Punkte, Triggerpunkte der regionalen Muskulatur, 2–3 Fernpunkte nach Schmerzlokalisation, ergänzend evtl. Punkte nach Symptomen
  - Bei Zeichen der Schmerzchronifizierung, polytoper Schmerzhaftigkeit und Funktionsstörung, dominanten vegetativen Begleitsymptomen oder Therapieresistenz: Einbeziehung der Syndromdiagnose (Punkte nach Syndrommuster, Phytotherapie und weitere Verfahren)
- Dauer der Nadelung: Ca. 20–30 min unter 1–3-maliger Stimulation
- Stimulationsart: Lokal ableitend und Durchgängigkeit herstellend, Fernpunkte ableitend je nach Konstitution des Patienten, ggf. syndromorientierte Punkte gemäß der Syndromdiagnose, in der Attacke stärker als im schmerzfreien Intervall
- Behandlungsfrequenz:
  - Behandlungsserie von 10–15 Sitzungen
  - Zu Beginn jeden 2.–4. Tag
  - Später 1-mal wöchentlich vorteilhaft mit begleitender Physiotherapie/Tuina
  - In der Konsolidierungsphase begleitend im Rahmen der Trainingstherapie eine Behandlung alle 1–4 Wochen möglich

Falls erforderlich, erneute Serie nach ½ Jahr Pause.

Differenzierung der Syndrommuster

In der traditionellen chinesischen Literatur wird zumeist nicht nach der strukturellen Diagnose oder den betroffenen Funktionen oder Muskeln differenziert, sondern nach dem Leitbahnkonzept eine topografische Zuordnung getroffen. Die zugrunde liegende Vorstellung ist die einer fehlenden Durchgängigkeit von Leitbahnen und Kollateralen Die primäre Aufgabe besteht darin, diese Durchgängigkeit wieder herzustellen.

Mit *bi*-**Syndrom** wird die fehlende Durchgängigkeit von Leitbahnen und Kollateralen angesprochen, die sich an einer oder mehreren Stellen des Körpers mit Schmerz und Funktionsstörung manifestiert. Gemäß den vorliegenden Schmerzqualitäten und pathogenen Faktoren erfolgt eine weitere Differenzierung nach den äußeren pathogenen Faktoren, so dass die Diagnose Kälte-*bi*-Syndrom *(han bi)* oder auch in Kombination Kälte-Wind-*bi*-Syndrom *(han feng bi)* oder Kälte-Feuchtigkeit-Wind-*bi*-Syndrom *(han shi feng bi)* lauten kann. Im Vordergrund steht oft Wind *(feng)*.

Zangfu:

- Schwindel verweist häufig auf Beteiligung des Funktionskreises (Fk) Leber, evtl. auch Fk Niere
- Visusdefizite verweisen auf den Fk Leber
- Hörverlust verweist auf Fk Niere
- Tinnitus verweist häufig auf den Fk Leber und auch den Fk Sanjiao
- Konzentrationsdefizite werden dem Fk Herz zugerechnet
- Übelkeit und Erbrechen verweisen auf den mittleren Sanjiao

Therapie nach Syndrommustern

Akupunkturpunkte nach Syndrommuster: Je nachdem, welches Syndrommuster als sinnstiftend erkannt worden ist, ergeben sich auf der Ebene der Punktwahl Möglichkeiten zur Ergänzung der Therapiemuster.

Syndrommuster	**Punkte**
***bi*-Syndrom**	
Wind *(feng)*	Gb 20, Gb 21, Sj 5, Gb 32
Zangfu	
Fk Leber, Schwindel	Le 3
Leere, insbesondere des Fk Niere	Ni 3, Ni 7, Bl 23
Visusdefizite	Le 3, Le 8 (+)
Hörverlust (Fk Niere)	Ni 3, Ni 7, Bl 23
Tinnitus (Fk Leber)	Le 3, Le 2, Sj 3 oder Sj 4
Konzentrationsdefizite (Fk Herz)	He 7, He 3
Übelkeit und Erbrechen (mittlerer Sanjiao)	Ren 12, Hh 6

6

Chinesische Arzneitherapie:

- **Invasion von Wind-Kälte-Feuchtigkeit:** *qiang huo sheng shi tang* (CAB 221) + Rad. Puerariae und Ram. Cinnamomi
- **Qi-Stagnation und Blut-Stase:** *shen tong zhu yu tang* (CAB 352) – Faeces Trogpteri seu Pteromi (wegen Complianceproblemen) + Rhiz. Corydalis, Rhiz. Ligustici, Rad. Angelicae dahuricae und evtl. Herb. Asari
- **Leber-Qi-Stagnation und -Blut-Leere:** *xiao yao san* (CAB 161) + Rad. Puerariae, Rhiz. seu Rad. Notopterygii, Rhiz. Chuanxiong, Fruct. Viticis, Flos Chrysanthemi und Fruct. Lycii
- **Gemeinsame Leere von Leber und Nieren:** *zuo gui wan* (CAB 296) + Flos Chrysanthemi und Rad. Puerariae

Durchführung der Behandlung:

- Wichtig ist die Einbeziehung der Schmerzlokalisation in die Arzneimittelwahl mit entsprechendem Leitbahnbezug (siehe Arzneitherapie von Spannungskopfschmerzen).
- Daneben sind unbedingt Aspekte der Chronifizierung (Blut-Stase, Schleim, Qi-Leere, Leber- und Nieren-Leere) zu beachten.

Weitere Therapiemöglichkeiten

TENS

Geeignet zur Selbstbehandlung bei Dauerschmerzen und in der Konsolidierungsphase der Behandlung. Elektrodenlokalisation je nach Schmerzlokalisation z. B. Gb 20 + Gb 21 oder Gb 20 + Sj 15 oder Gb 20 + Bl 43 bilateral.

Ohrakupunktur

(➤ Kap. 4.4.1)

6.4.2 Nackenschmerz

Schmerzen vornehmlich im Nacken mit Verspannung der Nackenmuskulatur verknüpft, fast immer mit oft asymmetrischer Bewegungseinschränkung verbunden, nur fakultativ mit Ausstrahlung der Schmerzen in die Kopfregion, den Schultergürtel oder die Arme.

Stellenwert der Akupunktur

- Aus Sicht des Autors: Gute Indikation
- Anwendung: Regelhaft in Verbindung mit Krankengymnastik, Manueller Therapie, vorwiegend im Rahmen der muskulären Entspannung, Deaktivierung von Triggerpunkten, Schmerzreduktion und Besserung der Bewegungseinschränkung
- Häufig chronischer Verlauf bei manifesten Arthrosen der Facetten- und Unkovertebralgelenke mit verzögerter Wirkung der Akupunktur erst nach einigen Behandlungen
- Akute Beschwerden: Detonisierung der Halswirbelsäulenmuskulatur gelingt meist, damit ist eine der wesentlichen Voraussetzungen für eine schonende manuelle Therapie gegeben
- Bei schweren Formen multimodaler Therapieansatz mit Einbeziehung von weiteren ordnungstherapeutischen Ansätzen (Bewegung, Entspannung, Qigong, Stress- und Krankheitsbewältigung), muskulärer und statischer Balancierung des Achsenorgans sowie zusätzlich pharmakologische Maßnahmen
- Möglicher Wirkmechanismus: Deaktivierung der lokoregionalen Triggerpunkte, Minderung der Verspannung der autochthonen Muskulatur, verbesserte Durchblutung der arthrotisch veränderten kleinen Wirbelgelenke bzw. ihrer Kapseln. Fernpunktwirkung vom Arm her am ehesten auf spinaler Ebene über segmentale Konvergenz zu erklären

Die Sicht der westlichen Medizin

Klinik

- Schmerz spontan im Nacken, fakultativ Übertragungszonen, die Hinweise auf die beteiligten Muskeln geben (reffered pain)
- Charakter eines Nozizeptorschmerzes
- Häufig asymmetrische Bewegungseinschränkung
- Häufig Befall der Segmente, die den radiologisch stärker veränderten und palpatorisch hypomobilen Segmenten benachbart liegen
- Häufig Verschlechterung unter statischer Belastung, z. B. gebeugte Arbeitshaltung bei Schreibtischtätigkeit, Bildschirmarbeit in suboptimaler

Positionierung, oder nach längerem Stehen bei aufsteigender Störungskette und Fehlstatik oder Dysbalance weiter kaudal
- Lokalisation der Druckdolenz vor allem in den Kapselregionen und zugehörigen tiefen autochthonen Muskeln, mögliche Ausbildung von Triggerpunkten in der auf diese Region einwirkenden – teils von Hirnnerven innervierten – oberflächlichen Muskeln wie M. trapezius, M. levator scapulae und auch M. splenius capitis
- Beschwerdeverstärkung nachts bei durch Schlafstellung bedingter zum Teil erheblicher Gelenkreizung, oft bei Bauchschläfern
- Vegetative Begleitsymptomatik als Zeichen einer fortgeschrittenn Chronifizierung

Pathophysiologie

- Multifaktorielle Ätiologie mit somatisch-strukturellen Faktoren, z. B. diskoligamentäre Schädigung oder Hypermobilität, degenerative Veränderungen in den Segmenten der Halswirbelsäule mit konsekutiver kompensatorischer Überlastung der Nachbarsegmente
- Traumata werden nicht selten als Initialereignis angegeben, insbesondere eine Distorsion der Halswirbelsäule bei Beschleunigung von dorsal in Rotationsstellung des Kopfes, morphologische Schäden sind häufig nicht nachweisbar.

Diagnostik

- Anamnese hinsichtlich des Schmerz- und Beschwerdebildes im zeitlichen Verlauf, verstärkende und verbessernde Faktoren, dynamische und/oder statische Beanspruchungen, Vorerkrankungen, Verletzungen und vorangegangene operative Interventionen
- Bei chronischem Verlauf und Zeichen der Schmerzchronifizierung Schmerzfragebogen sinnvoll, Schmerzkalender unter Einschluss der Begleitsymptome möglichst selbständig führen lassen
- Körperliche Untersuchung mit besonderem Blick auf Haltungsauffälligkeiten, Asymmetrien, Prüfung der geführten aktiven Arbeitsbewegung mit Erfassung des Endgefühls, Gelenkspielprüfung C2 bis Th5 und der 1. Rippe, Palpation der regionalen Muskelgruppen und ggf. ihrer Triggerpunkte, Dehnbarkeitsprüfung (M. scalenus, M. sternocleidomastoideus, M. splenius, M. levator scapulae und v. a. M. trapezius) im Seitenvergleich rechts und links
- Bildgebende Diagnostik: Nativradiologische Untersuchung in mindestens 2 Ebenen zur Ausschlussdiagnostik und vor der Manualtherapie mit Impuls, vorteilhaft mit seitlichen Funktionsaufnahmen, evtl. Dens-Zielaufnahme bei Verdacht auf strukturale ossäre Beteiligung; evtl. CT der Halswirbelsäule, MRT bei Traumaanamnese und therapieresistenter Symptomatik, Schnittbilddiagnostik unter Verweis auf die betroffene Region
- Differenzialdiagnose

Die Differenzialdiagnose ist vielfältig. Einige wichtige Beispiele:
- Orthopädisch: Wirbelsäulenmiss- und -fehlbildungen, segmentale Instabilität, Bandscheibenprolaps oder Bandscheibenprotrusion, zervikale Myelopathie
- Internistisch: Erkrankungen und Störungen im Bereich ober- oder unterhalb des Zwerchfells können in der Halswirbelsäule in Erscheinung treten, dieses wird über den N. phrenicus aus dem Segment C4 innerviert
- Neurologisch: Zerebrale Erkrankungen wie Hirntumoren, Meningeom oder zerebrales Entzündungsgeschehen, Nervenkompressionsschmerzen
- Psychiatrisch: Depression, psychovegetative Erschöpfung, posttraumatische Belastungsstörung, somatoforme Schmerzstörung
- HNO-ärztlich: Kehlkopferkrankungen

Therapie

Aufklärung:
- Festlegung und Erläuterung der Behandlungsziele und Behandlungsstrategie
- Aufklärung über die spezifischen Risiken, insbesondere manualtherapeutischer Verfahren im zervikalen Bereich, aber auch von Injektionen und anderer Medikamentengaben
- Abgrenzung von Leistungen der GKV zu individuellen Gesundheitsleistungen, z. B. Osteopathie, Biofeedback-Training

6

- Frühzeitige Erläuterung der Behandlungsschritte, die eine Mitarbeit des Patienten erfordern

Infiltrationsverfahren: Therapeutische Lokalanästhesie mit 2–5 ml Lidocain 1% und/oder Bupivacain 0,25%

Physiotherapie:
- Mobilisation betroffener Gelenke
- Dehnbarkeitsverbesserung beteiligter verkürzter Muskelgruppen
- Tonisierung beteiligter abgeschwächter Muskelgruppen, v. a. M. erector trunci im Bereich der Brustwirbelsäule und M. rectus abdominis zur Haltungskorrektur
- Erarbeitung physiologischer und ökonomischer Haltungs- und Bewegungsmuster, Arbeitsplatzoptimierung
- Erlernen von Eigenübungen zur Dehnung und Stabilisierung

Physikalische Therapie:
- Traktion zur Entlastung passiver Strukturen des Stützsystems
- Wärmetherapie zu Verbesserung der Durchblutung und Entspannung der Muskulatur
- Kältetherapie zur Dämpfung von Schmerzwahrnehmung und Entzündungsreizen
- TENS und Elektrotherapie zur Dämpfung der Schmerzwahrnehmung

Orthesen: Hilfsmittelversorgung zur äußeren Stabilisierung problematisch, da recht schnelle Inaktivitätshypotrophie der statisch-posturalen Muskulatur

Medikamentöse Therapie:
- Akut: Antiphlogistisch-analgetische Therapie mit Paracetamol, evtl. NSAR
- Chronisch:
  - Bei starker Schmerzhaftigkeit antiphlogistische Therapie mit NSAR ergänzt um Muskelrelaxanzien, Opiatanalgetika in Verbindung mit Koanalgetika und ggf. Obstipationsprophylaxe
  - Zur Reduktion der Entzündungsaktivität Phytopharmaka
  - Zur Muskeldetonisierung mit vornehmlich peripherer Wirkung Tolperison (evtl. Flupirtin)

CAVE

Zentral wirksame Muskelrelaxanzien bewirken Müdigkeit als Nebenwirkung und besitzen das Abhängigkeitspotenzial der Benzodiazepine.

Operative und interventionelle Therapie:
- In der Regel nur indiziert bei strukturellem Defizit, z. B. Nukleotomie und Spondylodese bei Bandscheibenprolaps oder Segmentinstabilität
- Bei Therapieresistenz evtl. Denervierungsoperation peripher im Bereich der segmentalen Gelenkkapseln

Prognose

Die Prognose hinsichtlich der Beweglichkeitsminderung ist in der Regel umso besser, je geringer die strukturelle Schädigung ist. Der Erfolg der Schmerzbehandlung ist hiervon eher unabhängig. Gute Prognose bei geringerem Entzündungsreiz.

Die Sicht der TCM

Pragmatische Therapie mit Akupunktur

Basispunkte:

Lokalpunkte	Gb 20, Bl 10, Du 14, Du 20, Bl 2
Systemische Punkte	Le 3
Fernpunkte	Sj 5, Dü 3, Le 3, Bl 62, Bl 60

Punkte nach Schmerzlokalisation (zusätzlich):

Lokalisation des Hauptschmerzes und der Bewegungseinschränkung (Leitbahnbezug)	Lokoregionale Punkte	Fernpunkte und systemische Punkte
Lateral und rotatorische Einschränkung *(shaoyang)*	Gb 20, Gb 14, Du 14, *hua-tuo*-Punkte	Sj 5
Dorsal und sagittale Einschränkung	Bl 10, Du 14, Bl 43, *hua-tuo*-Punkte	Dü 3, Bl 60, Bl 62
Ventral und lordotische Fehlhaltung *(yangming)*	Di 17, Di 18, Sj 17, Ex 1 *(yintang)*, Dü 14	Di 4, Ma 41, Ma 30, Ren 2

Punkte nach Symptomen (zusätzlich):

Symptome	Punkte
Übelkeit, Erbrechen, Oberbauchbeschwerden	Ren 12, Hh 6
Auslösung durch Stress	Le 2, evtl. Le 3
Erschöpfung	Ma 36, Ren 4
Muskuläre und statische Dysbalance	Gb 34

Durchführung der Behandlung:

- Punktauswahl:
  - Akuttherapie in der Frühphase bei deutlicher Bewegungseinschränkung, starker Verspannung und heftigem lokalem Schmerz: 1–3 Fernpunkte nach Schmerzlokalisation, evtl. Triggerpunkte der regionalen Muskulatur, ergänzend evtl. Punkte nach Symptomen
  - Akuttherapie in der Frühphase bei deutlicher Verspannung: Lokale *ahshi*-Punkte, Triggerpunkte der regionalen Muskulatur, 2–3 Fernpunkte nach Schmerzlokalisation, ergänzend evtl. Punkte nach Symptomen
  - Strategische Therapie nach der Akutphase: Lokale *ahshi*-Punkte, Triggerpunkte der regionalen Muskulatur, 2–3 Fernpunkte nach Schmerzlokalisation, ergänzend evtl. Punkte nach Symptomen
  - Bei Zeichen der Schmerzchronifizierung, polytoper Schmerzhaftigkeit und Funktionsstörung, dominanten vegetativen Begleitsymptomen oder Therapieresistenz: Einbeziehung der Syndromdiagnose (Punkte nach Syndrommuster, Phytotherapie und weitere Verfahren)
- Dauer der Nadelung: Ca. 20–30 min unter 1–3-maliger Stimulation
- Stimulationsart: Lokal ableitend und Durchgängigkeit herstellend, Fernpunkte ableitend je nach Konstitution des Patienten, ggf. syndromorientierte Punkte gemäß der Syndromdiagnose, in der Attacke stärker als im schmerzfreien Intervall
- Behandlungsfrequenz:
  - Behandlungsserie von 5–10 bei primär muskulären, 10–15 Sitzungen bei deutlichem Gelenkreiz
  - Zu Beginn jeden 2.–4. Tag
  - Später 1-mal wöchentlich vorteilhaft mit begleitender Physiotherapie/Tuina
  - In der Konsolidierungsphase begleitend im Rahmen der Trainingstherapie eine Behandlung alle 1–4 Wochen möglich oder
  - Falls erforderlich, erneute Serie nach ½ Jahr Pause

Differenzierung der Syndrommuster

In der traditionellen chinesischen Literatur wird zumeist nicht nach der strukturellen Diagnose oder den betroffenen Funktionen oder Muskeln differenziert, sondern nach dem Leitbahnkonzept eine topografische Zuordnung getroffen. Die zugrunde liegende Vorstellung ist die einer fehlenden Durchgängigkeit von Leitbahnen und Kollateralen. Die primäre Aufgabe besteht darin, diese Durchgängigkeit wieder herzustellen.

In den modernen Abhandlungen der Traditionellen Chinesischen Medizin werden oft obere, lokale und untere oder ausstrahlende Schmerzen und Funktionsstörungen der Halswirbelsäule nicht voneinander unterschieden, sondern differenziert nach zervikaler Spondylopathie (s. a. nächstes Kapitel) und Torticollis, Erstere geprägt von den Symptomen der nervalen und vaskulären Kompression durch Spondylophyten, Letzterer einer primär muskulären Symptomatik zugeordnet.

Die Differenzierung eines *bi*-**Syndroms** (fehlende Durchgängigkeit von Leitbahnen und Kollateralen) gemäß den vorliegenden Schmerzqualitäten und pathogenen Faktoren ist im vorigen Kapitel angesprochen worden. Im Vordergrund steht an der Halswirbelsäule oft Wind *(feng)*.

Die Differenzierung nach zangfu ist nur bei vegetativer Begleitsymptomatik sinnvoll. Die relativ häufigen Beschwerden im Bereich des Zwerchfells fallen dabei entweder in die Kategorien des oberen oder mittleren Sanjiao.

Bei Symptomen, die sich einzelnen Funktionskreisen wie Magen (z. B. Sodbrennen), Milz (z. B. Völlegefühl nach Mahlzeiten), Leber (z. B. Engegefühl bei Ärger) oder auch Herz (z. B. Palpitationen) zuordnen lassen, erfolgt die entsprechende Therapie nach diesen *zangfu*.

Therapie nach Syndrommustern

Akupunkturpunkte nach Syndrommuster: Je nachdem, welches Syndrommuster als sinnstiftend erkannt worden ist, ergeben sich auf der Ebene der Punktwahl Möglichkeiten zur Ergänzung der Therapiemuster. Steht eine muskuläre Regulationsstörung im Vordergrund kann Gb 34 gewählt werden, bei eher knöchernen Veränderungen Bl 11.

Syndrommuster	Punkte
bi-**Syndrom**	
Wind *(feng)*	Gb 20, Gb 21, Sj 5
Kälte *(han)*	Moxibustion
Feuchtigkeit *(shi)*	Punkte des Fk Milz *(pi)*
Zangfu	
Verspannungen	Le 3
Insuffizienz der Haltung (oft konstitutionelle Leere bes. des Fk Niere)	Ni 3, Ni 7, Bl 23
Oberbauchbeschwerden, Übelkeit und Erbrechen (mittlerer Sanjiao)	Ren 12, Hh 6
Herzbeschwerden	Hh 6, Ren 17

Chinesische Arzneitherapie:

- **Invasion von Wind-Kälte (und evtl. Feuchtigkeit):** *chai ge jie ji tang* (CAB 45) + Fruct. Chaenomelis
- **Qi-Stagnation und Blut-Stase:** *shen tong zhu yu tang* (CAB 352) – Faeces Trogpteri seu Pteromi (wegen Complianceproblemen) + Rhiz. Corydalis

Durchführung der Behandlung: Chinesische Arzneitherapie kann hier die schmerzstillende und muskelentspannende Wirkung einer Akupunkturbehandlung deutlich verbessern.

Weitere Therapiemöglichkeiten

TENS

Geeignet zur Selbstbehandlung bei Dauerschmerzen und in der Konsolidierungsphase der Behandlung. Elektrodenlokalisation je nach Schmerzlokalisation z. B. Gb 20 + Gb 21 oder Gb 20 + Sj 15 oder Gb 20 + Bl 43 bilateral.

Ohrakupunktur

(➤ Kap. 4.4.1)

6.4.3 Zervikobrachiales Syndrom

Schmerzen vom Nacken in den Schultergürtel oder Arm (auch beidseitig) ausstrahlend, überwiegend Nervenkompressionsschmerz, daher auch periphere Dysästhesie, evtl. zusätzliche motorisch-sensorische Defizite, oft mit Verspannung der Nackenmuskulatur verknüpft, sowie mit schmerzhafter lokaler und ausstrahlender Bewegungseinschränkung der HWS verbunden, meist asymmetrisch, nur fakultativ mit Ausstrahlung der Schmerzen in die Kopfregion.

Stellenwert der Akupunktur

- Aus Sicht des Autors: Gute Indikation bei myofaszialer Genese und posturaler Nervenkompression (TOS), dann regelhaft in Verbindung mit Krankengymnastik und Manueller Therapie, eingeschränkte Indikation bei Nervenkompression
- Anwendung: Vorwiegend im Rahmen der muskulären Entspannung, Deaktivierung von Triggerpunkten, Schmerzreduktion und Besserung der Bewegungseinschränkung; adjuvant in der neuromuskulären Rehabilitation zur Beschleunigung der nervalen Regeneration; Einsparung von Analgetika in allen Phasen der Behandlung
- Cave: Segmentale Detonisierung im akuten Stadium, es werden dann oft zunehmende Beschwerden bei manifester mechanischer Bedrängung der Nervenwurzel z. B. durch Bandscheibenverlagerungen beobachtet
- Häufig chronischer Verlauf bei manifesten Arthrosen der Facetten- und Unkovertebralgelenke mit spondylophytärer Einengung der Neuroforamina mit verzögerter Akupunkturwirkung erst nach einigen Behandlungen
- Bei schweren Formen ist ein multimodaler Therapieansatz unter Einbeziehung von weiteren kausalen und ordnungstherapeutischen Ansätzen (Nervendekompression, medikamentöse Therapie, TENS, Entspannung, Qigong, Stress- und Krankheitsbewältigung, muskuläre und statische Balancierung des Achsenorgans) indiziert
- Möglicher Wirkmechanismus: Deaktivierung der lokoregionalen Triggerpunkte, Minderung der Verspannung der autochthonen Muskulatur, Schmerzinhibition auf spinaler Ebene, evtl. verbes-

serte Durchblutung der arthrotisch veränderten kleinen Wirbelgelenke bzw. ihrer Kapseln. Fernpunktwirkung vom Arm her am ehesten auf spinaler Ebene über segmentale Konvergenz zu erklären

Die Sicht der westlichen Medizin

Klinik

- Schmerz spontan vom Nacken in den Arm strahlend, fakultativ auch nur Projektionszonenschmerz, nachrangig Schmerzübertragungszonen, die Hinweise auf die beteiligten Muskeln geben
- Charakter eines Nervenkompressionsschmerzes
- Manchmal Bewegungseinschränkung, Bewegungen oft schmerzhaft, da sie eine weitere Reduktion des Durchmessers der Neuroforamina zur Folge haben
- Der Befall der Segmente entspricht meist denen, die radiologisch stärker verändert und klinisch hypomobil sind.
- Häufig Verschlechterung unter statischer Belastung, z. B. gebeugte Arbeitshaltung bei Schreibtischtätigkeit, Bildschirmarbeit in suboptimaler Positionierung, oder gar Überkopfarbeit
- Druckdolenz vor allem in den Nervenwurzelaustrittszonen, geringer auch den Kapselregionen und zugehörigen tiefen autochthonen Muskeln, Ausbildung von Triggerpunkten sowohl in den Innervationszonen und lokalen Muskeln, als auch in den auf die Halswirbelsäule einwirkenden Muskeln wie M. trapezius, M. levator scapulae und auch M. splenius capitis, M. sternocleidomastoideus
- Beschwerdeverstärkung nachts v. a. bei Bauchschläfern
- Vegetative Begleitsymptomatik als Zeichen einer fortgeschrittenen Chronifizierung

Pathophysiologie

- Ätiologie dominiert von somatisch-strukturellen Faktoren, z. B. diskoligamentäre Schädigung oder Hypermobilität, degenerative Veränderungen in den Segmenten der Halswirbelsäule mit konsekutiver Neuroforamenenge
- Zervikaler Bandscheibenprolaps und zervikale Bandscheibenprotrusion
- Bei Haltungsschwäche und Fehlhaltung der Brustwirbelsäule und kompensatorischer Lordosierung der Halswirbelsäule sowie Protraktion des Schultergürtels mehrere Ebenen der nervalen Bedrängung (TOS = thoracic outlet syndrome)
- Traumatische Genese eher selten; Distorsion der Halswirbelsäule mögliches Initialereignis, bei hoher Beschleunigung von dorsal morphologische Schädigung häufig nachweisbar, aber in ihrer Bedeutung strittig

Diagnostik

- Anamnese hinsichtlich des Schmerz- und Beschwerdebildes im zeitlichen Verlauf, verstärkende und verbessernde Faktoren, dynamische und/oder statische Beanspruchungen, Vorerkrankungen, Verletzungen und vorangegangene operative Interventionen
- Bei chronischem Verlauf und Zeichen der Schmerzchronifizierung Schmerzfragebogen sinnvoll, Schmerzkalender unter Einschluss der Begleitsymptome möglichst handschriftlich selbständig führen lassen
- Körperliche Untersuchung mit besonderem Blick auf Haltungsauffälligkeiten, Asymmetrien, Prüfung der geführten aktiven Arbeitsbewegung mit Erfassung des Endgefühls, segmentale Untersuchung der peripheren sensomotorischen Funktionen und Reflexe am Arm, ergänzend Gelenkspielprüfung C2–Th5 und der 1. Rippe, Palpation der regionalen Muskelgruppen und in Frage kommender Triggerpunkte, (M. scalenus, M. sternocleidomastoideus, M. splenius, M. levator scapulae und v. a. M. trapezius) im Seitenvergleich rechts und links. Adson-Test (Prüfung der arteriellen Durchblutung in Abhängigkeit von der Stellung des Arms und Schultergürtel)
- Bildgebende Diagnostik: Nativradiologische Untersuchung in mindestens 2 Ebenen zur Ausschlussdiagnostik und vor einer Manualtherapie , evtl. Schrägaufnahmen zum Ausschluss einer ossären Neuroforamenenge, ggf. seitliche Funktionsaufnahme in maximaler Inklination und Reklination, bei Persistenz über Wochen und nervalen Ausfallserscheinungen CT der Halswirbelsäule und evtl. ergänzend MRT v. a. bei

Traumaanamnese, schnell progredienter Symptomatik und v. a. Myelopathie

Differenzialdiagnose

Die Differenzialdiagnose ist oft strukturell geprägt. Einige wichtige Beispiele:

- Orthopädisch: mit zunehmender Wichtigkeit Wirbelsäulenmiss- und fehlbildungen, Klippel-Feil-Syndrom, segmentale Instabilität, spondylophytäre Neuroforamenenge, Bandscheibenprolaps oder Bandscheibenprotrusion, zervikale Myelopathie.
- Orthopädisch: Fehlhaltungsstereotype führen nicht selten dazu, dass latente Engpässe im Verlauf des Plexus brachialis und der begleitenden Gefäßbündel klinisch auffallend werden oder übertragenen Schmerzen aus der Brustwirbelsäule in den Arm auftreten.
- Internistisch: Erkrankungen und Störungen im Bereich ober- oder unterhalb des Zwerchfells können in die Schulterregion projizieren, der Bezirk wird wie das Schultergelenk über den N. phrenicus aus dem Segment C4 innerviert, cardiogene Schmerzen können in den Thorax und den Arm ausstrahlen.

Therapie

Aufklärung:

- Festlegung und Erläuterung der Behandlungsziele und Behandlungsstrategie
- Aufklärung über die spezifischen Risiken, insbesondere manualtherapeutischer Verfahren im zervikalen Bereich, aber auch von Injektionen und anderen Medikamentengaben
- Abgrenzung von Leistungen der GKV zu individuellen Gesundheitsleistungen, z. B. Osteopathie, Biofeedback-Training
- Frühzeitige Erläuterung der Behandlungsschritte, die eine Mitarbeit des Patienten erfordern

Infiltrationsverfahren: Therapeutische Lokalanästhesie mit 2–5 ml Lidocain 1% und/oder Bupivacain 0,25%, oft ergänzt um Steroide

Physiotherapie:

- Abschwellung und Schmerzschwellenhebung
- Neuromobilisation unter Beachtung der Schmerzentwicklung
- Mobilisation regionaler, sekundär betroffener Gelenke
- Dehnbarkeitsverbesserung beteiligter verkürzter Muskelgruppen
- Tonisierung beteiligter abgeschwächter Muskelgruppen, v. a. M. erector trunci im Bereich der Brustwirbelsäule und M. rectus abdominis zur Haltungskorrektur
- Erarbeitung physiologischer und ökonomischer Haltungs- und Bewegungsmuster, Arbeitsplatzoptimierung
- Erlernen von Eigenübungen zur Dehnung und Stabilisierung, v. a. isometrisch

Physikalische Therapie:

- Traktion zur Entlastung passiver Strukturen des Stützsystems
- Wärmetherapie zu Verbesserung der Durchblutung und Entspannung der Muskulatur
- Kältetherapie zur Dämpfung von Schmerzwahrnehmung und Entzündungsreizen
- TENS und Elektrotherapie zur Dämpfung der Schmerzwahrnehmung

Orthesen: Hilfsmittelversorgung zur äußeren Stabilisierung sind initial zwar oft segensreich, mittelfristig aber problematisch, da recht schnell eine Inaktivitätshypotrophie der statisch-posturalen Muskulatur auftritt.

Medikamentöse Therapie:

- Akut: Antiphlogistisch-analgetische Therapie mit Paracetamol, NSAR, Steroiden
- Chronisch:
  - Bei starker Schmerzhaftigkeit antiphlogistische Therapie mit NSAR ergänzt um Muskelrelaxanzien, Opiatanalgetika in Verbindung mit Koanalgetika und ggf. Obstipationsprophylaxe
  - Zur Reduktion der Entzündungsaktivität Phytopharmaka
  - Zur Muskeldetonisierung mit vornehmlich peripherer Wirkung Tolperison (evtl. Flupirtin)
- Chronisch oder bei neuropathischer Schmerzgenese Antiepileptika, z. B. Gabapentin, Carbamazepin in einschleichender Dosierung

Operative und interventionelle Therapie:

- In der Regel nur indiziert bei nervalem progredientem oder funktionell relevantem Defizit, z. B. Nukleotomie und Spondylodese bei Bandscheibenprolaps oder Segmentinstabilität

- Bei Therapieresistenz evtl. bildgestützte Injektionstherapie im Bereich der segmentalen Foramina bei klarem Segmentbezug oder als diagnostische Blockade

Prognose

Die Prognose ist in der Regel langfristig gut und nicht zwangsläufig abhängig vom Ausmaß der bilddiagnostisch nachgewiesenen strukturellen Schädigung.

Die Sicht der TCM

Pragmatische Therapie mit Akupunktur

Basispunkte (Lokalauswahl nach Schmerzlokalisation treffen, Cave: Segmentpunkte im akuten Stadium):

Lokalpunkte	Gb 20, Bl 10, Di 17, Di 18, Sj 17, Sj 15, Du 14, Bl 43
Systemische Punkte	Lu 7, Du 20
Fernpunkte	Sj 5, Dü 3, Bl 62, Bl 60

Punkte nach Schmerzlokalisation (zusätzlich):

Lokalisation des Hauptschmerzes (Leitbahnbezug)	Lokoregionale Punkte	Fernpunkte
Ausstrahlung C6 *(yangming)*	Di 15, Lu 1, *hua-tuo*-Punkte	Di 4, Lu 9
Ausstrahlung C7 *(shaoyang)*	Gb 21, Du 14, *hua-tuo*-Punkte	Sj 5
Ausstrahlung C8 *(taiyang)*	Dü 8, He 3, Du 14, Bl 43, *hua-tuo*-Punkte	Dü 3, Bl 60, Bl 62

Punkte nach Symptomen (zusätzlich):

Symptome	Punkte
Übelkeit, Erbrechen, Oberbauchbeschwerden	Ren 12, Hh 6
Palpitation, Angina	Hh 6, He 7
Erschöpfung	Ma 36, Ren 4
Muskuläre und statische Dysbalance	Gb 34

Durchführung der Behandlung:

- Akuttherapie in der Frühphase bei deutlicher Bewegungseinschränkung, starker Verspannung und heftigem lokalem Schmerz: 1–3 Fernpunkte nach Schmerzlokalisation und Ausstrahlung gemäß Dermatom bzw. Leitbahn, evtl. Triggerpunkte der regionalen Muskulatur, ergänzend evtl. Punkte nach Symptomen, aber keine segmentalen Lokalpunkte, Gefahr der Durchbrechung des lokalen Bedarfshartspanns
- Strategische Therapie nach der Akutphase: Lokale *ahshi*-Punkte, Triggerpunkte der regionalen Muskulatur, 2–3 Fernpunkte nach Schmerzlokalisation und Ausstrahlung ins Dermatom bzw. Leitbahn, ergänzend evtl. Punkte nach Symptomen
- Bei Zeichen der Schmerzchronifizierung, polytoper Schmerzhaftigkeit und Funktionsstörung, dominanten vegetativen Begleitsymptomen oder Therapieresistenz Einbeziehung der Syndromdiagnose (Punkte nach Syndrommuster, Phytotherapie und weitere Verfahren)
- Dauer der Nadelung: Ca. 20–30 min unter 1–3-maliger Stimulation
- Stimulationsart: Lokal ableitend Durchgängigkeit herstellend, Fernpunkte ableitend je nach Konstitution des Patienten, ggf. syndromorientierte Punkte gemäß der Syndromdiagnose
- Behandlungsfrequenz:
  - Behandlungsserie von 10–15 bei primär muskulären Fehlfunktionen mit Engpasssyndrom, 10 Sitzungen und deutlich mehr bei deutlichem Wurzelreiz und protrahiertem Verlauf
  - Zu Beginn jeden 1.–3. Tag
  - Später 2-mal wöchentlich vorteilhaft mit begleitender Physiotherapie/Tuina
  - In der Konsolidierungsphase begleitend im Rahmen der Trainingstherapie eine Behandlung pro Woche möglich, im Verlauf auch seltener
  - Falls erforderlich, erneute Serie nach ½ Jahr Pause

Differenzierung der Syndrommuster

In der traditionellen chinesischen Literatur wird zumeist nicht nach der strukturellen Diagnose oder den betroffenen Funktionen oder Muskeln differenziert, sondern nach dem Leitbahnkonzept eine topografische Zuordnung getroffen. Die zugrunde liegende Vorstellung ist die einer fehlenden Durchgängigkeit von Leitbahnen und Kollateralen. Die primäre Aufgabe besteht darin, diese Durchgängigkeit wieder herzustellen.

In den modernen Abhandlungen der Traditionellen Chinesischen Medizin werden oft obere, lokale und untere oder ausstrahlende Schmerzen und Funktionsstörungen der Halswirbelsäule nicht voneinander unterschieden, sondern differenziert nach zervikaler Spondylopathie und Torticollis, also Symptomen der nervalen und vaskulären Kompression durch Spondylophyten und primär muskulärer Symptomatik.

Schmerzen und Funktionsstörungen werden aber in der Traditionellen Chinesischen Medizin grundsätzlich nach den Schmerzmodalitäten differenziert. Vergleiche die Theoreme des Konzepts von Blut *(xue)* bzw. Qi (➢ Kap. 3.2.3) und die Differenzierung nach äußeren pathogenen Faktoren *liu xie* (➢ Kap. 3.2.3, ➢ Kap. 4.1.1).

Die Differenzierung eines bi-Syndroms (fehlende Durchgängigkeit von Leitbahnen und Kollateralen) gemäß den vorliegenden Schmerzqualitäten und pathogenen Faktoren ist im vorigen Abschnitt (➢ Kap. 10.1) angesprochen worden. Im Vordergrund steht bei Nervenkompressionsschmerz oft der Wind- *(feng-)*Charakter.

6

Die Differenzierung nach *zangfu* gibt nur bei protrahiertem Verlauf Sinn und führt regelhaft zur Diagnose einer Form der Schwäche und/oder Leere *xu*.

Therapie nach Syndrommuster

Akupunkturpunkte nach Syndrommuster: Je nachdem, welches Syndrommuster als sinnstiftend erkannt worden ist, ergeben sich auf der Ebene der Punktwahl Möglichkeiten zur Ergänzung der Therapiemuster. Steht eine muskuläre Regulationsstörung im Vordergrund kann Gb 34 gewählt werden, bei eher knöchernen Veränderungen Bl 11.

Syndrommuster	**Punkte**
***bi*-Syndrom**	
Wind *(feng)*	Gb 20, Gb 21, Sj 5, Gb 31
Kälte *(han)*	Moxibustion
Feuchtigkeit *(shi)*	Punkte des Funktionskreis Milz *(pi)*
Zangfu	
Leere	Ma 36, Ren 4, Ren 6

Chinesische Arzneitherapie:

- ***bi*-Syndrom mit Vorherrschen von Wind:** *fang feng tang* (Anhang) – Rad. Scutellariae + Rad. Clematidis u. Rhiz. seu Rad. Notopterygii
- ***bi*-Syndrom mit Vorherrschen von Kälte:** *wu tou tang* (CAB 436) + Ram. Cinnamomi, Rad. Puerariae, Rad. et/seu Rhiz. Notopterygii und evtl. Herb. Asari (Aus Gründen der Arzneimittelsicherheit empfiehlt sich trotz eines gewissen Wirkungsverlustes der Ersatz von Rad. Aconiti praep. durch Rad. lateralis Aconiti praep.)
- ***bi*-Syndrom mit Vorherrschen von Feuchtigkeit:** *qiang huo sheng shi tang* (CAB 221) + Rad. Puerariae, Rad. Clematidis, Rhiz. Atractylodis u. Ram. Cinnamomi
- **Qi-Stagnation und Blut-Stase:** *hua yu tong bi tang* (Anhang)
  Bei zusätzlicher Verstopfung der Netzgefäße durch Schleim-Feuchtigkeit: + Sem. Sinapis, Rhiz. Pinelliae und Rhiz. Arisaematis
- **Qi- und Blut-Leere:** *huang qi gui zhi wu wu tang* (CAB 237) + Rad. Puerariae
  Zur Verstärkung der auffüllenden Wirkung evtl. + Rad. Angelicae sinensis und Rad. Codonopsis
  Zur Verstärkung der schmerzstillenden Wirkung + Rhiz. Curcumae longae und Rhiz. Corydalis
  Zur Verstärkung der Wirkung gegen Parästhesien + Rad. Clematidis, Fruct. Chaenomelis, Rhiz. seu Rad. Notopterygii, Sem. Vaccariae und evtl. Retinervus Fruct. Luffae
- **Gemeinsame Leere von Leber und Nieren:** *zuo gui wan* (CAB 296) + Rad. Angelicae sinensis, Rad. Puerariae, Herba Taxilli und Cort. Eucommiae, bei fortbestehendem *bi*-Syndrom auch + Rad. Clematidis und evtl. Fruct. Chaenomelis

Durchführung der Behandlung: In der zeitgenössischen Chinesischen Arzneitherapie hat sich bei knöchernen Veränderungen auch die Ergänzung von Herb. Pyrolae *(lu ti cao)* bewährt.

Weitere Therapiemöglichkeiten

Tuina

Indikation zu diesem Verfahren grundsätzlich sehr sinnvoll, allerdings unter zurückhaltender Reizdosierung im zervikalen Bereich, zervikale Manipulation relativ kontraindiziert, Maßnahmen bei diesem spezifischen Beschwerdebild eher im Bereich der peripheren und regionalen, nicht lokalen Stimulation

TENS

Geeignet zur Selbstbehandlung bei Dauerschmerzen und in der Konsolidierungsphase der Behandlung Elektrodenlokalisation je nach Schmerzlokalisation z. B. Gb 20 + Gb 21 oder Gb 20 + Sj 15 oder Gb 20 + Bl 43 bilateral

Ohrakupunktur

(➤ Kap. 4.4.1)

KAPITEL

7

Jürgen Bachmann, Jürgen Mücher (chin. Arzneitherapie)

Schulter und Oberarm

7.1 Leitbahnen, lokoregionale Punkte und Fernpunkte

Leitbahnen

Die Schulter ist eine in besonderer Weise exponierte Körperregion. Es dominieren Leitbahnen, die an der Außenseite verlaufen und somit einer Yang-Qualität zugeordnet sind (➤ Kap. 7.4.2). Im Gegensatz zur Kopfregion finden sich aber einzelne Yin-qualifizierte, also innen liegende Leitbahnen und Punkte, z. B. in der Achselhöhle. Im Unterschied zur Kopfregion liegen an der Schulter nur jeweils diejenigen Abschnitte der Leitbahnachsen, die der oberen Extremität zugeordnet sind und demgemäß mit der deutschen Vorsilbe „Hand“ bezeichnet werden: Hand-*yangming*-Dickdarm-Leitbahn, Hand-*taiyang*-Dünndarm-Leitbahn und Hand-*shaoyang*-Sanjiao-Leitbahn. Dies gilt in gleicher Weise für die anschließend abgehandelten Regionen von Ellbogen, Unterarm und Hand. Entsprechend der Leitbahntopografie (➤ Kap. 9.1), liegen die Punkte der Hand-*yangming*-Dickdarm-Leitbahn in der ventralen, die des Hand-*taiyang*-Dünndarm-Leitbahn in der dorsalen und die der Hand-*shaoyang*-Sanjiao-Leitbahn in der lateralen Schulterregion (➤ Kap. 9.1).

7

Akupunkturpunkte

Im Vordergrund stehen klinisch diese Akupunkturpunkte, die in jedem Falle einer Palpation auf Druckschmerzhaftigkeit zu unterziehen sind: Di 15, Di 16, Sj 14, Sj 15, Gb 21, Dü 9, Dü 11, Dü 13 und Dü 14.

Störungen in der Schulterregion weisen daneben den klassischen Akupunkturpunkten häufig weitere druckdolente Punkte auf, die in verschiedenen Publikationen zum Bestand der sog. Neupunkte der Neuen Chinesischen Medizin oder PaM (Punkte außerhalb der Meridiane) zählen. Der Schlüssel deren Verständnis liegt in ihrer Beziehung zu der funktionellen Anatomie der Muskeln, Sehnenverläufe, Ansatz- und Übergangszonen. Praktisch kann durch Palpation die individuelle Relevanz dieser Strukturen für die Beschwerden differenziert und die Lage der Akupunkturpunkte bestimmt werden.

Besonders hervorzuheben sind Punkte ohne klassische Akupunkturpunktbezeichnung im Bereich des Sulcus intertubercularis, ventral des Glenohumeralgelenks und lateral des Processus coracoideus.

Auch wenn die Schmerzsymptomatik subjektiv ventral angegeben wird, muss eine Triggerpunktpalpation (Irnich, 2008) darüber hinaus die dorsal, also im Bereich der Hand-*taiyang*-Dünndarm-Leitbahn gelegenen Muskeln beachten. Funktionsstörungen der dort gelegenen Mm. supraspinatus, infraspinatus und teres major führen häufig zu übertragenen Schmerzen im ventralen Schulterbereich und ihrer Ansatzzone, der so genannten Rotatorenmanschette.

Fernpunkte

Grundsätzlich kommen Fernpunkte auf der direkt betroffenen Leitbahn, Fernpunkte auf derselben Leitbahnachse und Punkte der Leitbahn, die nach dem Innen-Außen Prinzip mit der betroffenen Leitbahn gekoppelt sind, in Betracht. Für Störungen in der Schulterregion bedeutet dies:

Die Hand-*yangming*-Dickdarm-Leitbahn und Fuß-*yangming*-Magen-Leitbahn bieten sich für ventral betonte und oben gelegene Schmerzen an. Die ventrale Region ist der Hand-*taiyin*-Lunge-Leitbahn zugeordnet, die mit der Hand-*yangming*-Dickdarm-Leitbahn gekoppelt ist. Die entsprechenden Fernpunkte für den ventralen Schulterschmerz sind Lu 5, Di 4, Di 10, Ma 36, Ma 37, Ma 38, Ma 41.

Die Hand-*shaoyang*-Sanjiao-Leitbahn und Fuß-*shaoyang*-Gallenblase-Leitbahn helfen bei lateralen Schmerzen mit Sj 4, Sj 5 und Gb 34, Gb 38.

Eine dorsal betonte Symptomatik ergibt die Indikation für Punkte auf der Fuß-*taiyang*-Blase-Leitbahn und Hand-*taiyang*-Dünndarm-Leitbahn, Dü 3, Dü 6 und Bl 60, Bl 64, Bl 65.

Der Bereich des Kniegelenkes gilt als eine die Leitbahnen übergreifende Referenzregion für die Schulter und kann daher zur Wahl des Punktes Mi 9 führen. Ma 38 bewährt sich bei allen drei o. g. Schmerztopografien. Sj 8 erreicht als Gruppen-*luo*-Verbindungspunkt alle drei Yang-Leitbahnen der oberen Extremität.

Die betroffenen Muskelketten, muskulär funktionellen Zusammenhänge und nervalen Versorgungsgebiete verweisen auf weitere Punkte im Nacken- und Thoraxbereich, insbes. Bl 43, Du 14 und Du 13.

7.2 Akupunkturpunkte und ihre anatomische Lagebeziehungen

7.2.1 Dorsale Schulterregion

Die Aufzählung der Akupunkturpunkte folgt der Reihenfolge der Leitbahnabläufe. Punkte ohne klassische Akupunkturpunktbezeichnung werden ggf. am Ende eingeordnet. (➤ Abb. 7.1 und ➤ Tab. 7.1)

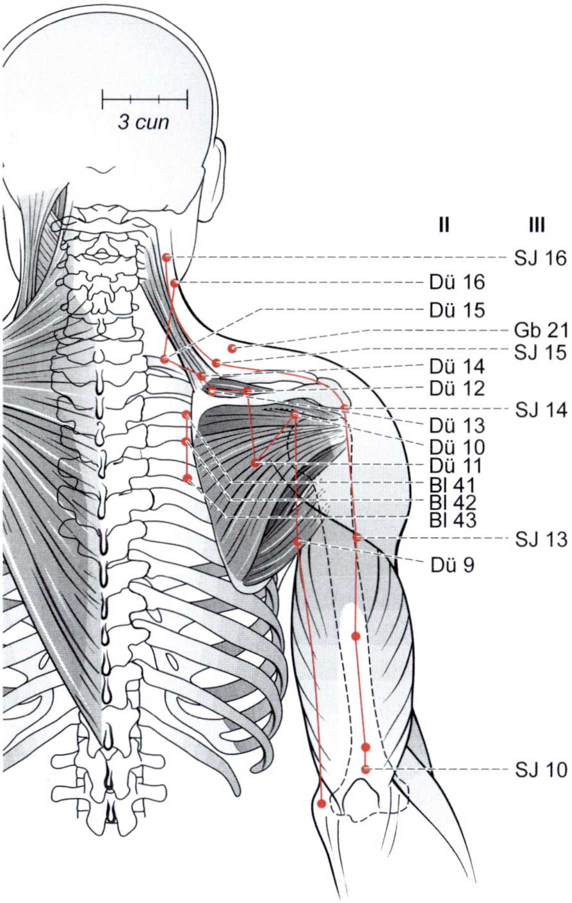

Abb. 7.1 Schulter, dorsale Ansicht: Akupunkturpunkte und ihre anatomischen Lagebeziehungen

Tab. 7.1 Schulter (dorsal): Akupunkturpunkte und ihre anatomischen Lagebeziehungen

Akupunkturpunkt	Lokalisation	Stichrichtung/-tiefe
Dü 9 *jianzhen*	Bei adduziertem Oberarm 1 cun proximal der Begrenzung der hinteren Axillarfalte	Senkrecht, 0,7–1,0 cun
Dü 10 *naoshu*	Kranial und etwas lateral Dü 9 an der unteren Begrenzung der Spina scapulae	Senkrecht, 0,7–1,0 cun
Dü 11 *tianzong*	In der Mitte der Fossa infraspinata scapulae	Senkrecht, 0,5–0,7 cun
Dü 12 *bingfeng*	Direkt oberhalb Dü 11 in der Vertiefung, die sich bei aktiver Abduktion des Oberarmes in der Fossa supraspinata ergibt	Senkrecht, 0,5–0,7 cun
Dü 13 *quyuan*	Am medialen Ende der Fossa supraspinata scapulae in Höhe des Unterrandes Dornfortsatz Th3, in der Ursprungszone des M. supraspinatus	Senkrecht, 0,5–0,7 cun
Dü 14 *jianwaishu*	3 cun lateral der Unterkante Dornfortsatz Th1, Ansatz des M. levator scapulae	Senkrecht, oder schräg im Muskelverlauf, 0,3–0,5 cun. Cave: Pneumothorax!
Dü 15 *jianzhongshu*	2 cun lateral der Unterkante des Dornfortsatz C7	Schräg auf den Wirbelkörper zu, 0,5–0,7 cun. Cave: Pneumothorax!
Dü 16 *tianchuang*	3,5 cun lateral des Schildknorpel an der Hinterkante des M. sternocleidomastoideus (0,5 cun hinter Di 18)	Senkrecht, 0,3–0,5 cun
Bl 41 *fufen*	3 cun lateral der Medianlinie *(dumai)*, zwischen Dornfortsatz Th2 und Th3	Schräg nach außen, 0,3–0,5 cun. Cave: Pneumothorax!
Bl 42 *pohu*	3 cun lateral der Medianlinie *(dumai)*, zwischen Dornfortsatz Th3 und Th4	Schräg nach außen, 0,3–0,5 cun. Cave: Pneumothorax!
Bl 43 *gaohuang*	3 cun lateral der Medianlinie *(dumai)*, zwischen Dornfortsatz Th4 und Th5	Schräg nach außen auf Scapularand zu, 0,3–0,5 cun. Cave: Pneumothorax!
Sj 13 *naohui*	An der Hinterkante des M. deltoideus auf der Linie zwischen Sj 14 und Olekranonspitze	Senkrecht, 0,5–0,7 cun
Sj 14 *jianliao*	Dorsokaudal der hinteren Ecke des Akromion in der Vertiefung zwischen Pars acromialis und Pars spinalis des M. deltoideus bei abduziertem Oberarm	
Sj 15 *tianliao*	Kranial des Angulus superior scapulae zwischen Gb 21 und Dü 14	Senkrecht, 0,3–0,5 cun. Cave: Pneumothorax!
Sj 16 *tianyou*	Dorsokaudal des Processus mastoideus an der Hinterkante des M. sternocleidomastoideus	Senkrecht, 0,3–0,5 cun
Gb 21 *jianjing*	In der Mitte zwischen Dornfortsatz C7 und dem Akromion am Rand des M. trapezius descendens	Sagittal horizontal, 0,3–0,5 cun

7.2.2 Ventrale Schulterregion

Die Aufzählung der Akupunkturpunkte folgt der Reihenfolge der Leitbahnabläufe. Punkte ohne klassische Akupunkturpunktbezeichnung werden ggf. am Ende eingeordnet. (➤ Abb. 7.2 und ➤ Tab. 7.2)

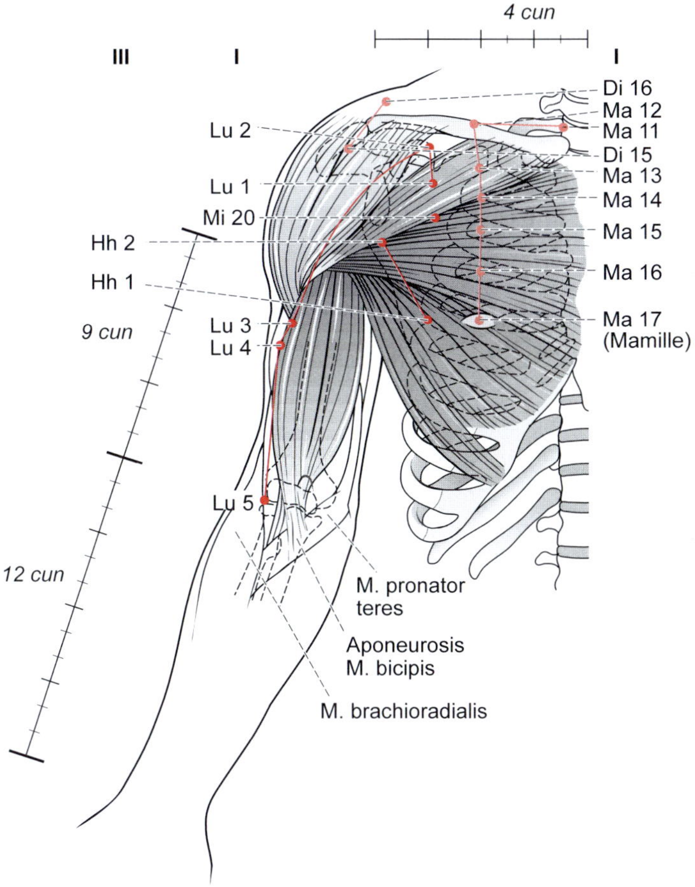

Abb. 7.2 Schulter, ventrale Ansicht: Akupunkturpunkte und ihre anatomischen Lagebeziehungen

Tab. 7.2 Schulter (ventral): Akupunkturpunkte und ihre anatomischen Lagebeziehungen

Akupunkturpunkt	Lokalisation	Stichrichtung/-tiefe	Funktion
Lu 1 *zhongfu*	1 cun unter Lu 2, Höhe des 1. Interkostalraums, 6 cun lateral der Medianlinie	Lateral-kranial, tangential zum Thorax, 0,3–0,5 cun	Versamm-lungs-Loch *(muxue)* / **Lunge** *(fei)*
Lu 2 *yunmen*	Fossa infraclavicularis, unter dem acromialen Ende der Klavikula, 6 cun lateral der Medianlinie	Etwas lateral, tangential zum Thorax, 0,5–0,7 cun	
Lu 3 *tianfu*	6 cun proximal von Lu 5, radialseitig des M. biceps brachii, 3 cun unter der vorderen Axillarfalte	Senkrecht, 0,3–0,5 cun	
Lu 4 *xiabai*	1 cun kaudal von Lu 3, radial des M. biceps brachii	Senkrecht, 0,3–0,5 cun	
Di 15 *jianyu*	Zwischen Pars clavicularis und acromialis des M. deltoideus unterhalb des acromioclavicularen Gelenkes	Schräg auf den Subacromialraum zu, 0,7–1,0 cun	
Di 16 *jugu*	Auf der Schulterhöhe, in der Grube zwischen acromialem Ende der Klavikula und der Spina scapulae	Senkrecht, 0,5–0,7 cun	
Ma 11 *qishe*	An der Oberkante des medialen Klavikularandes zwischen dem sternalen und klavikulären Kopf des M. sternocleidomastoideus	Senkrecht, 0,3–0,5 cun	
Ma 12 *quepen*	In der Mitte der Fossa supraclavicularis, 4 cun lateral der Medianlinie (Ren 22)	Schräg, 0,3–0,5 cun. Cave: Gefäßverletzung, Pneumothorax!	
Ma 13 *qihu*	4 cun lateral der Medianlinie (Ren 21) an der Unterkante der Klavikula	Schräg nach lateral, 0,5–0,7 cun. Cave: Pneumothorax!	
Ma 14 *kufang*	In der Medioclavicularlinie über dem 1. Interkostalraum	Schräg nach lateral, 0,5–0,7 cun. Cave: Pneumothorax!	
Ma 15 *wuyi*	2. Interkostalraum über dem Processus mamillaris	Schräg nach lateral, 0,5–0,7 cun. Cave: Pneumothorax!	
Mi 20 *zhourong*	6 cun lateral der Medianlinie, 2. Interkostalraum	Schräg im Verlauf des Interkostalraums, 0,3–0,5 cun. Cave: Pneumothorax!	
Hh 1 *tianchi*	1 cun lateral der Mamille, 4. Interkostalraum, bzw. bei Frauen 1 cun lateral der Medioklavikularlinie	Schräg, 0,2–0,3 cun. Cave: Pneumothorax!	
Hh 2 *tianquan*	2 cun kaudal der vorderen Axillarfalte zwischen den Köpfen des M. biceps brachii	Senkrecht, 0,5–0,7 cun	

7.2.3 Laterale Schulterregion

Die Aufzählung der Akupunkturpunkte folgt der Reihenfolge der Leitbahnabläufe. Punkte ohne klassische Akupunkturpunktbezeichnung werden ggf. am Ende eingeordnet. (➤ Abb. 7.3 und ➤ Tab. 7.3)

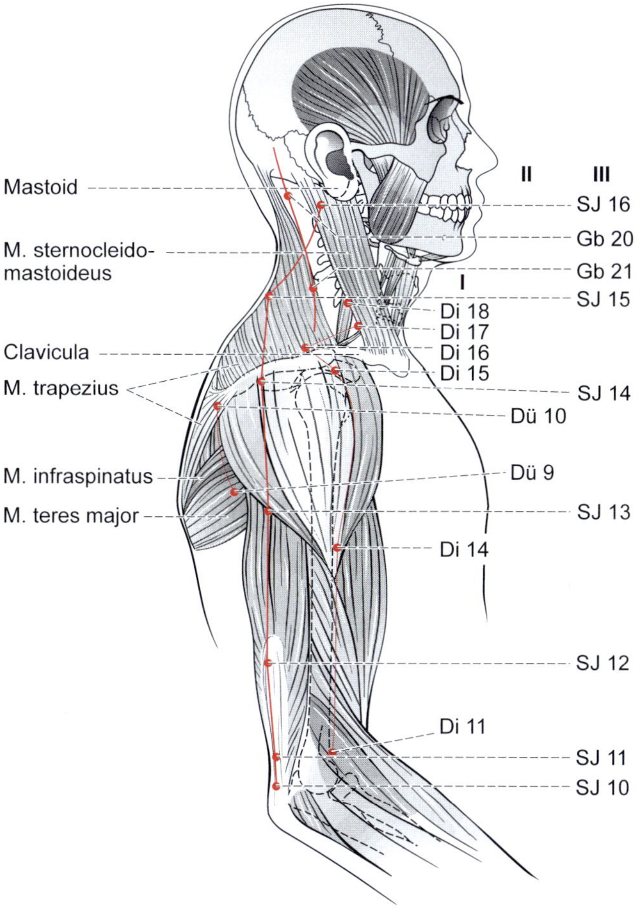

Abb. 7.3 Schulter, laterale Ansicht: Akupunkturpunkte und ihre anatomischen Lagebeziehungen

Tab. 7.3 Schulter (lateral): Akupunkturpunkte und ihre anatomischen Lagebeziehungen

Akupunkturpunkt	Lokalisation	Stichrichtung/-tiefe	Funktion
Di 14 *binao*	Proximal des Ansatzes des M. deltoideus auf der Linie zwischen Di 11 und Di 15	Senkrecht, 0,5–0,7 cun	
Di 15 *jianyu*	Zwischen Pars clavicularis und acromialis des M. deltoideus unterhalb des Acromioclaviculargelenkes	Schräg auf den Subacromialraum zu, 0,7–1,0 cun	
Di 16 *jugu*	Auf der Schulterhöhe, in der Grube zwischen acromialem Ende der Klavikula und der Spina scapulae	Senkrecht, 0,5–0,7 cun	
Di 17 *tianding*	1 cun kaudal Di 18 an der Hinterkante des M. sternocleidomastoideus, also kranial von Ma 12	Senkrecht, 0,3–0,5 cun	
Di 18 *futu*	In Höhe des Schildknorpels, an der Hinterkante des M. sternocleidomastoideus	Senkrecht, 0,3–0,5 cun	
Dü 9 *jianzhen*	Bei adduziertem Oberarm 1 cun proximal der Begrenzung der hinteren Axillarfalte	Senkrecht, 0,7–1,0 cun	
Dü 10 *naoshu*	Kranial und etwas lateral Dü 9 an der unteren Begrenzung der Spina scapulae	Senkrecht, 0,7–1,0 cun	
Sj 10 *tianjing*	Proximal des Olekranon in der Fossa olecrani bei gebeugtem Ellbogen	Senkrecht, 0,3–0,5 cun	Loch des im Meer zusammenfließenden Wassers *(heshu)* / **Erde**
Sj 11 *qinglengyuan*	1 cun proximal von Sj 10	Senkrecht, 0,3–0,5 cun	
Sj 12 *xiaoluo*	In der Mitte zwischen Sj 11 und Sj 13	Senkrecht, 0,5–0,7 cun	
Sj 13 *naohui*	An der Hinterkante des M. deltoideus auf der Linie zwischen Sj 14 und Olekranonspitze		
Sj 14 *jianliao*	Dorsokaudal der hinteren Ecke des Akromion in der Vertiefung zwischen Pars acromialis und Pars spinalis des M. deltoideus bei abduziertem Oberarm		
Sj 15 *tianliao*	Kranial des Angulus superior scapulae zwischen Gb 21 und Dü 13	Senkrecht, 0,3–0,5 cun. Cave: Pneumothorax!	
Sj 16 *tianyou*	Dorsokaudal des Processus mastoideus an der Hinterkante des M. sternocleidomastoideus	Senkrecht, 0,3–0,5 cun	
Gb 21 *jianjing*	In der Mitte zwischen Dornfortsatz C7 und dem Akromion am Rand des M. trapezius descendens	Sagittal horizontal, 0,3–0,5 cun	

7.2.4 Axilla

Die Aufzählung der Akupunkturpunkte folgt der Reihenfolge der Leitbahnabläufe. Punkte ohne klassische Akupunkturpunktbezeichnung werden ggf. am Ende eingeordnet. (➤ Abb. 7.4 und ➤ Tab. 7.4)

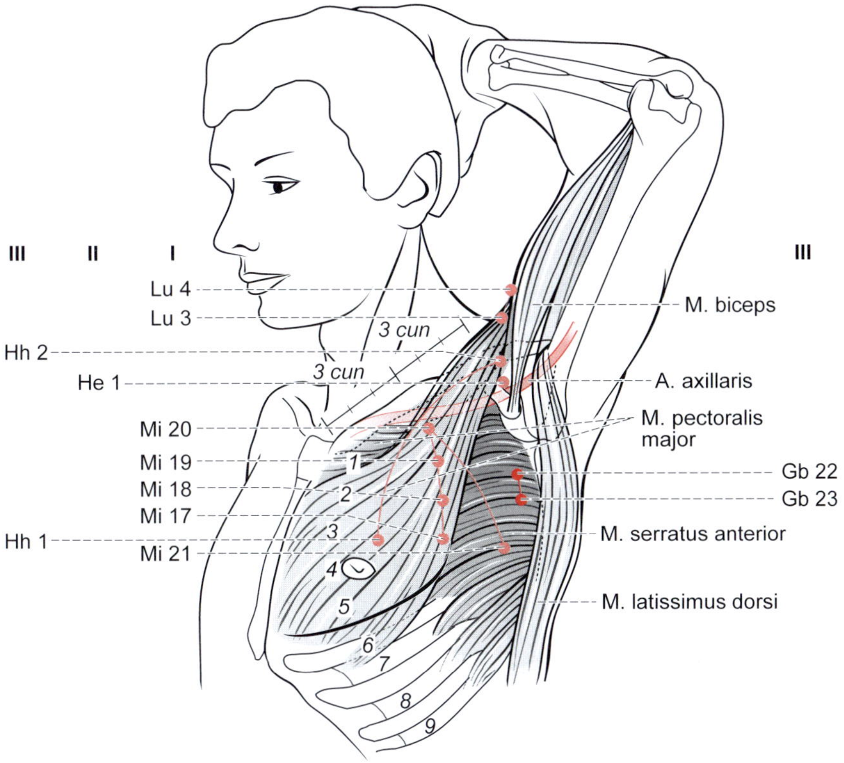

Abb. 7.4 Axilla: Akupunkturpunkte und ihre anatomischen Lagebeziehungen

Tab. 7.4 Axilla: Akupunkturpunkte und ihre anatomischen Lagebeziehungen

Akupunkturpunkt	Lokalisation	Stichrichtung/-tiefe	Funktion
Lu 3 *tianfu*	6 cun proximal von Lu 5, radialseitig des M. biceps brachii, 3 cun unter der vorderen Axillarfalte	Senkrecht, 0,3–0,5 cun	
Lu 4 *xiabai*	1 cun kaudal von Lu 3, radial des M. biceps brachii	Senkrecht, 0,3–0,5 cun	
Mi 17 *shidou*	6 cun lateral der Medianlinie, 5. Interkostalraum	Schräg im Verlauf des Interkostalraums, 0,3–0,5 cun. Cave: Pneumothorax!	
Mi 18 *tianxi*	6 cun lateral der Medianlinie, 4. Interkostalraum	Schräg im Verlauf des Interkostalraums, 0,3–0,5 cun. Cave: Pneumothorax!	
Mi 19 *xiongxiang*	6 cun lateral der Medianlinie, 3. Interkostalraum	Schräg im Verlauf des Interkostalraums, 0,3–0,5 cun. Cave: Pneumothorax!	
Mi 20 *zhourong*	6 cun lateral der Medianlinie, 2. Interkostalraum	Schräg im Verlauf des Interkostalraums, 0,3–0,5 cun. Cave: Pneumothorax!	
Mi 21 *dabao*	Mediale Axillarlinie, 6. Interkostalraum	Schräg im Verlauf des Interkostalraums, 0,3–0,5 cun. Cave: Pneumothorax!	Vernetzungs-Loch *(luoxue)* / alle Leitbahnen
He 1 *jiquan*	Mitte der Axillargrube medialseitig der A. axillaris bei abduziertem Arm	Senkrecht, 0,5–0,7 cun. Cave: Gefäßverletzung, A. axillaris!	
Hh 1 *tianchi*	1 cun lateral der Mamille, 4. Interkostalraum, bei Frauen 1 cun lateral der Medioklavikularlinie	Schräg, 0,2–0,3 cun. Cave: Pneumothorax!	
Hh 2 *tianquan*	2 cun kaudal der vorderen Axillarfalte zwischen den Köpfen des M. biceps brachii	Senkrecht, 0,5–0,7 cun	
Gb 22 *yuanye*	In der Medioaxillarlinie, über dem 4. Interkostalraum	Schräg nach außen, Verlauf des Interkostalraums, 0,3–0,5 cun. Cave: Pneumothorax!	
Gb 23 *zhejin*	1 cun kaudal von Gb 22	Schräg nach außen, Verlauf des Interkostalraums, 0,3–0,5 cun. Cave: Pneumothorax!	

7.3 Untersuchungstechniken

Die Diagnostik von Störungen der Schulterregion erfordert auch die orientierende Untersuchung der Nachbarregionen in der Gelenk- und Muskelkette. Alle Störungen der oberen Extremität sind durch die segmentalen Bezüge mit der Halswirbelsäule verknüpft, so dass zumindest bei chronischen und chronisch rezidivierenden Verläufen der Untersuchungsgang auch die Halswirbelsäule und Nackenregion umfasst.

7.3.1 Spezielle Anamnese

Schulterbeschwerden und deren Zusammenhang mit Belastung, Bewegung explizit abfragen, traumatische Schädigungen erfassen.

Eine orientierende Sport- und Arbeitsplatzanamnese ist sinnvoll: Ungünstig sind häufige Belastungen durch Arbeiten über Kopf oder in Armvorhalte, sowie in Verbindung mit Halswirbelsäulenbeschwerden statische Belastung beispielsweise durch Bildschirmarbeit und enge Einstellung des Schultergürtels bei der ständigen Arbeit an Tastaturen.

Angaben zur Besserung unter Wärme oder Kälte helfen in der Differenzierung ergänzender Moxibustion oder physikalischer Verfahren.

Die Frage nach Vorerkrankungen der Gallenwege zielt auf die Erfassung eines viszeralen Schmerzes in Projektion auf die Schulterregion rechts.

7.3.2 Ausschlussdiagnostik

Aus orthopädischer Sicht ist v. a. bei längeren und therapieresistenten Verläufen abzuklären, welche strukturellen Veränderungen im Schultereckgelenk und im Bereich des Labrum glenoidale vorliegen, da hier biomechanisch begründete Therapiehindernisse vorliegen, die eine nachhaltige Besserung durch Akupunktur regelhaft vereiteln.

Auch eine Verkalkung im Bereich der Rotatorenmanschette oder der Bursa subacromialis kann ein relevantes Therapiehindernis für die Akupunktur darstellen und sollte abgeklärt werden.

Funktionelle Therapiehindernisse liegen oft im Bereich des Achsenorgans d. h. v. a. der Halswirbelsäule.

7.3.3 Klinische Untersuchung

Die speziellen Untersuchungsschritte aus Sicht der Akupunktur sind:

- Im Stehen:
  - Inspektion von ventral auf Schulterstand, Stellung in anterior-posteriorer Richtung
  - Inspektion dynamisch in alle Bewegungsrichtungen beidseits („Django“)
  - orientierende aktive Bewegungsprüfung der Halswirbelsäule
- Im Sitzen von hinten:
  - Inspektion der Brustwirbelsäulenkonfiguration
  - Palpation des muskulären und vegetativen Grundtonus, beispielsweise im Bereich des M. trapezius
  - Prüfung der geführten Arbeitsbewegung der Rotation in der Halswirbelsäule mit Erfassung des Endgefühls und Beobachtung der Mitbewegung der oberen Brustwirbelsäule
  - Orientierende segmentale Untersuchung der Halswirbelsäule und der 1. Rippe (➤ Kap. 6.3.3 und ➤ Kap. 6.4)
  - Passive Prüfung der Beweglichkeit, v. a. Außenrotation, Abduktion und Innen/Außenrotation in Abduktion
  - Widerstandsteste in Abduktionsstellung für Abduktion mit Gegenhalt am Ellbogen, Außenrotation und Innenrotation mit Gegenhalt an der Hand
  - Provokationstests durch Hyperadduktion (AC-Gelenk Schmerzprovokation?) und Hyperaußenroation in Abduktion (vordere Instabilität?)
- Palpation der regionalen Muskelgruppen und in Frage kommender Triggerpunkte, ggf. Dehnbarkeitsprüfung:
  - M. trapezius (Gb 21)
  - M. levator scapulae (Dü 14, Dü 15)
  - M. rhomboideus (Bl 43)
  - M. supraspinatus (Dü 12 und Dü 13)
  - M. infraspinatus (Dü 11)
  - M. teres maior (Dü 9)

  - M. subscapularis in Hyperabduktion, kein benannter Akupunkturpunkt
  - M. pectoralis (Lu 1 und Lu 2)
- Palpation der regionalen Muskelansatzzonen, so weit positive Befunde bei Dehnbarkeitsprüfung oder Widerstandstesten zu verzeichnen waren.

Der Mangel an Bewegungsfähigkeit, wie z. B. bei der sog. „frozen shoulder", gilt aus Sicht der Traditionellen Chinesischen Orthopädie als ein Symptom der Kälte *(han)* und Schwäche, so dass durch die Wahl der Reizart, nämlich die Stimulation durch Moxibustion, eine Auffüllung und Vertreibung der Kälte erreicht werden kann.

7.4 Krankheitsbilder

In den Lehrbüchern der Akupunktur chinesischer Tradition, auch bei deutsch- oder englischsprachigen Autoren, wird eine Klassifizierung der Schultererkrankungen in ventrale, dorsale und laterale Schmerzsyndrome und gleich geartete Bewegungseinschränkungen postuliert. Dies entspricht weder der hiesigen, noch der chinesischen orthopädischen Erfahrung und Praxis. Eine solche Sichtweise ist zu schematisch und hat mit ihrem affirmativen Bezug zur Leitbahnsystematik bestenfalls didaktischen Wert. Auch aus Sicht der Traditionellen Chinesischen Orthopädie ist vielmehr gerade im Bereich der Schulter die Palpation der Weichteile und funktionelle Untersuchung entscheidend für die diagnostische Einordnung. Therapeutisch ist neben der Akupunktur auch die manuelle Mobilisationsbehandlung von Sehnen und Muskeln wesentlich.

Aus Sicht der Traditionellen Chinesischen Medizin sind Sehnen und Muskeln der Wandlungsphase Holz und somit dem Funktionskreise der Leber *(gan)* zugeordnet. Dementsprechend kommen als ergänzende Punkte eines Behandlungsplanes auch solche in Betracht, die eine Zuordnung zum Funktionskreis Leber *(gan)* aufweisen, also Bl 18, das *shu*-Transport-Loch der Leber *(gan)*, Le 14, das *mu*-Versammlungs-Loch, Le 3, das *yuan*-Ursprungs-Qi-Loch und Le 5 (*luo*-Vernetzungs-Loch).

Bei einem hochakuten Schmerz am Bewegungssystem, der durch eine lokale Hyperalgesie und Berührungsempfindlichkeit gekennzeichnet ist, gilt grundsätzlich, dass das Zentrum des Schmerzes selbst nicht genadelt wird. Eine Punktauswahl wird die Fernpunkte in den Vordergrund stellen, z. B. gemäß der Referenz von oben zu unten entlang der Leitbahnachse, oder die kontralaterale Entsprechung der Schmerzregion zum Ziel der Nadelung machen.

7.4.1 Supraspinatussehnen- und Impingementsyndrom

Das Krankheitsbild präsentiert sich meist als chronisch rezidivierender, oft nächtlich betonter Schmerz der Schulterregion, mit endgradiger Bewegungseinschränkung für Tätigkeiten über Kopf, auf dem Boden einer chronischen degenerativen Umbaureaktion im Verlauf der Sehnen und ihrer Ansatzzonen insbesondere der Rotatorenmanschette. Am häufigsten betroffen ist die Supraspinatussehne.

Bei degenerativen Arthropathien liegen neben der lokalen Weichteilentzündung häufig sekundär muskuläre Funktionsdefizite vor, die in eine schmerzhafte Bewegungseinschränkung der Schultergelenke münden. Stellvertretend hierfür steht der Begriff des Supraspinatussyndrom, auch wenn die anderen Muskeln der Rotatorenmanschette und auch weitere Schultermuskeln wie der M. subscapularis und die Bizepssehne samt ihren Gleitgeweben in den Krankheitsprozess einbezogen sein können. Die Notwendigkeit zur lokalen Palpation ist daher nochmals zu unterstreichen. Aus funktioneller Sicht hat Neer den Begriff des Impingement-Syndroms geprägt, bei dem es zu einer Einklemmung und Friktion insbesondere der Supraspinatussehne unterhalb der kranial gelegenen Strukturen des Akromion und Ligamentum coracoacromiale kommt, auch wenn dieser Gleitvorgang durch Schleimbeutel unterstützt wird. Diese Bursae können wiederum selbst in den lokalen Entzündungsprozess einbezogen sein.

Steht die lokale, akut schmerzhafte Weichteilentzündung im Vordergrund, ist vorrangig mit Fernpunkten zu therapieren. Die Remission der lokalen Entzündung stellt keine Stärke der Akupunkturpunktstimulation dar, ggf. ergibt sich eine eingeschränkte Indikation oder sogar Kontraindikation zur lokalen Akupunktur.

Sehr wohl lassen sich aber die sekundären, vornehmlich myogenen Funktionsdefizite mit der Akupunkturpunktstimulation angehen, und zwar auch dann, wenn über Fernpunkte therapiert wird.

Chronische Reizzustände des Ansatzes der Rotatorenmanschette und vorderen Gelenkkapsel, scheinen gut auf eine lokale Mikrotraumatisierung durch Akupunkturpunktstimulation anzusprechen. Bei der überwiegenden Zahl der Fälle mit einem chronischen Supraspinatus- oder Impingementsyndrom ist die Weichteilentzündungsreaktion im späteren Verlauf so schwach ausgeprägt, dass keine Kontraindiktion zur lokalen Nadelung mehr besteht.

Die Punktwahl erfolgt auf der Grundlage der lokalen und regionalen Schmerzpalpation und den Regeln der Fernpunktauswahl.

Stellenwert der Akupunktur

- Aus Sicht des Autors: Gute Indikation
- Anwendung: Vorwiegend im Rahmen der Rehabilitation

Die Sicht der westlichen Medizin

Klinik

- Lokalisation: Anterolaterale Schulterregion im Sehnenansatzbereich
- Schmerz vor allem bei Abduktion zwischen 70° und 120°, nächtlicher Schmerz v. a. beim Liegen auf der betroffenen Schulter
- Begleitsymptomatik: Dysbalance der Schultermuskulatur insbesondere bei Haltungsinsuffizienz mit verstärkter Kyphosierung der BWS und schmerzhafter Ausgleichshyperlordose der Halswirbelsäule.

Pathophysiologie

- Modell: Neuromuskulärer Mechanismus unter Ausbildung einer Verkürzung der schulterführenden Muskulatur mit Schulterprotraktion, Triggerpunkten v. a. der Mm. supraspinatus, infraspinatus und levator scapulae; oft verstärkender Einfluss durch Fehlhaltung und Haltungsschwäche
- Traumatische Läsionen der Rotatorenmanschette durch Sturz auf den Arm
- Multifaktorielle Ätiologie mit strukturellen Faktoren z. B. bei osteophytären Veränderungen der kaudalen Anteile des Akromioklavikular-Gelenks mit Einengung der Gleitwege der Supraspinatussehne, Schulterinstabilitäten bei Läsionen des Labrum glenoidale und Halswirbelsäulenveränderungen mit latentem Nervenwurzelreiz-Syndrom in den versorgenden Segmenten.

Möglicher Wirkmechanismus der Akupunktur

Detonisierung der häufig verkürzten Muskeln des Schultergürtels, Wiederherstellung der physiologischen Muskelbalance

Diagnostik

- Anamnestisch sind zu erheben:
  - Ort, Dauer, Stärke der Beschwerden, Schmerzen, Gefühlsstörungen und Muskelschwächen
  - Auslösung, Verstärkung oder Verbesserung durch Faktoren wie Ruhe oder Bewegung, dynamische und/oder statische Beanspruchung
  - Vorerkrankungen, Verletzungen im Bereich der Schulter und Halswirbelsäule
- Körperliche Untersuchung mit Blick auf:
  - Haltungsauffälligkeiten, Asymmetrien und muskuläre Hypotrophien
  - Prüfung der geführten Arbeitsbewegung
  - Erfassung des Endgefühls
  - Palpation der regionalen Muskelgruppen und in Frage kommender Triggerpunkte
  - isometrische Widerstandstests zur Provokation von Ansatztendinosen v. a. in die Abduktion und Außenrotation
  - Dehnbarkeitsprüfung der regionalen, insbesondere der zur Verkürzung neigenden Muskelgruppen, speziell des M. pectoralis, subscapularis, trapezius und levator scapulae
  - Untersuchung der zugeordneten Wirbelsäulensegmente C3–5
- Bildgebende Diagnostik:
  - Zur Klärung ossärer Veränderungen oder von Gelenkdegenerationen z. B. des Akromioklavikular-Gelenks
  - Sonografie zur Darstellung von Weichteilveränderungen

- Evtl. CT bei Verdacht auf strukturelle Gelenkschädigung, z. B. nach Schulterluxation
- Evtl. MRT bei persistierendem Schmerz zur Beurteilung bzw. Ausschluss pathologischer Veränderungen von Muskeln, Sehnen und Bursae, zum Ausschluss von Entzündungen oder Filiae
- Nativradiologische Untersuchung der Halswirbelsäule zumindest in 2 Ebenen zur Ausschlussdiagnostik und bei Manualtherapie mit Impuls im Bereich der Halswirbelsäule

Differenzialdiagnose

- Orthopädisch: Spondylogene Schmerzen der Halswirbelsäule, Instabilität der Schulter, Omarthrose und Akromioklavikular-Arthrose, Manifestation einer rheumatoiden Arthritis
- Neurologisch: Nervenkompressionsschmerzen z. B. des N. supraspinatus
- Psychologisch: Somatisierungsstörung
- Internistisch: Übertragener Schmerz aus der Zwerchfellregion (Segment C4), z. B. bei rechtsseitigem Schmerz aus dem Bereich der Galle
- Funktionsausfälle von Alltagsbewegungen und daraus resultierende Behinderungen sind zu erfassen und gehen in die Formulierung des Behandlungs- und Rehabilitationsplans ein.

Therapie

Aufklärung:
- Festlegung und Erläuterung der Behandlungsziele und Behandlungsstrategie
- Aufklärung über die Risiken einzusetzender Medikamente, die spezifischen Risiken von Injektionen, manualtherapeutischen Verfahren und anderer geplanter Maßnahmen
- Abgrenzung von Leistungen der GKV und individuellen Gesundheitsleistungen, ggf. Honorarvereinbarung
- Frühzeitige Erläuterung der Behandlungsschritte, die eine aktive Mitarbeit erfordern

Infiltrationsverfahren: Therapeutische Lokalanästhesie mit 2–5 ml Lidocain 1% und/oder Bupivacain 0,25% an die Sehnenansätze und Gleitwege, evtl. mit Zusatz von Komplexhomöopathika z. B. Zeel® oder Traumeel®, bei starker Reizung auch 10 mg Triamcinolon

Physiotherapie:
- Mobilisation betroffener Gelenke, der Brust- und Halswirbelsäule
- Dehnung beteiligter verkürzter Muskelgruppen
- Tonisierung beteiligter abgeschwächter Muskelgruppen
- Haltungskorrektur
- Erarbeitung physiologischer und ökonomischer Haltungs- und Bewegungsmuster
- Erlernen wesentlicher Eigenübungen zur Dehnung und Kräftigung

Physikalische Therapie:
- Traktion zur Entlastung passiver Strukturen des Stützsystems
- Wärmetherapie zu Verbesserung der Durchblutung und Entspannung der Muskulatur
- Ggf. Kältetherapie zur Dämpfung von Schmerzwahrnehmung und Entzündungsreizen
- TENS und Elektrotherapie zur Dämpfung der Schmerzwahrnehmung

Medikamentöse Therapie:
- Akut: Antiphlogistische Therapie mit NSAR (z. B. 3 × 50 mg Diclofenac oder 3–4 × 600 mg Ibuprofen), bei gegebener Anamnese und Risikofaktoren auch mit Coxiben
- Akut bei starker Schmerzhaftigkeit und erheblichem Funktionsdefizit: Infusionstherapie mit Steroiden, Muskelrelaxanzien, Opiatanalgetika
- Chronisch bei persistierender Entzündungsschmerzhaftigkeit: Antiphlogistische Therapie mit NSAR und schwach wirksame Opioiden
- Chronisch bei starker Schmerzhaftigkeit: Antiphlogistische Therapie mit NSAR ergänzt um Opiatanalgetika in Verbindung mit Koanalgetika und ggf. Obstipationsprophylaxe
- Chronisch zur Reduktion der Entzündungsaktivität: Phytopharmaka, z. B. Phytodolor Tinktur® und als Radikalfänger Vitamin E z. B. Spondyvit®

Operative und interventionelle Therapie:
Bei Therapieresistenz:
- Arthroskopie und je nach struktureller Schädigung Indikationsstellung zusätzlicher Verfahren, z. B.:
  - Durch Glättung der Gleitwege z. B. bei osteophytärem Umbau des Akromioklavikular-Gelenks durch kleine Inzision, bei schwerer Schädigung auch Resektion
  - Bei Impingement Akromioplastik
  - Lokale Denervierung durch Akromioplastik

- Bei Synovitis z. B. im Rahmen einer Arthritis Synovektomie
  - Bei Instabilität Kapselschrumpfung oder Kapselraffung
  - Bei Labrumläsion Refixation oder Resektionsarthroplastik
- Radiosynoviorthese bei rheumatoider Arthritis
- Stoßwellentherapie bei Nachweis von Kalkdepots in den Gleitwegen
- Röntgentiefenbestrahlung insbesondere bei Arthrose des Akromioklavikular-Gelenks mit Kontraindikationen zur operativen Intervention

Prognose

Meist längerfristiger Verlauf mit rezidivierenden Beschwerden.Erforderlich ist fast immer ein Rehabilitationsprogramm, dessen Erfolgsaussichten von Ort und Ausmaß der Schädigung, vom Alter und der Fähigkeit des Patienten abhängen, wesentliche Elemente dieses Programms zur Krankheitsbewältigung im Alltag umzusetzen.

Die Sicht der TCM

Pragmatische Therapie mit Akupunktur

Basispunkte:

Lokalpunkte	Di 15, Sj 14, Dü 12, Dü 11
Fern- und Erfahrungspunkte	Di 4, Sj 5, Ma 38

Punkte nach Schmerzlokalisation (zusätzlich):

Lokalisation des Hauptschmerzes (Leitbahnbezug)	Lokoregionale Punkte	Additive Punkte
Anterolateral	Di 14, Di 11, Lu 1, Lu 5	Lu 7, Ma 36
Lateral *(shaoyang)*	Sj 13, Sj 15	Gb 34
Dorsolateral *(taiyang)*	Dü 9, Dü 10	Bl 57, Dü 3
Bei Fehlhaltung der Brustwirbelsäule und Halswirbelsäule	Dü 14, Bl 43	Bl 60, Bl 62

Durchführung der Behandlung:

- Punktauswahl:
  - Akuttherapie in der Frühphase bei heftigem Schmerz und starker Verspannung: 2–3 Fernpunkte nach Schmerzlokalisation, evtl. Triggerpunkte der regionalen Muskulatur, ergänzend evtl. Punkte nach Symptomen
  - Akuttherapie in der Frühphase bei deutlichem Schmerz: Lokale *ahshi*-Punkte, Triggerpunkte der regionalen Muskulatur, 2–3 Fernpunkte nach Schmerzlokalisation, ergänzend evtl. Punkte nach Symptomen
  - Strategische Therapie nach der Akutphase: Lokale *ahshi*-Punkte, Triggerpunkte der regionalen Muskulatur, 2–3 Fernpunkte nach Schmerzlokalisation, ergänzend evtl. Punkte nach Symptomen
- Dauer der Nadelung: ca. 20–30 min unter 1–3-maliger Stimulation
- Stimulationsart: Lokal ableitend und Durchgängigkeit herstellend, Fernpunkte ableitend je nach Konstitution des Patienten, ggf. syndromorientierte Punkte gemäß der Syndromdiagnose, in der Akutphase stärker als im schmerzfreien Intervall
- Behandlungsfrequenz:
  - Behandlungsserie von 10–15 Sitzungen
  - Zu Beginn jeden 2.–4. Tag
  - Später 1-mal wöchentlich vorteilhaft mit begleitender Physiotherapie/Tuina
  - In der Konsolidierungsphase begleitend im Rahmen der Trainingstherapie eine Behandlung alle 1–4 Wochen möglich
  - Falls erforderlich, erneute Serie nach ½ Jahr Pause

Differenzierung der Syndrommuster

In der traditionellen chinesischen Literatur wird nicht nach der strukturellen Diagnose oder den betroffenen Funktionen oder Muskeln differenziert, sondern nach dem Leitbahnkonzept eine topografische Zuordnung getroffen.

Daher kommen die o. g. funktionell muskulären Befunde meist nur in vereinfachter Form zum Tragen. Danach sollen bestimmte Bewegungsrichtungen mit dem Befall bestimmter Leitbahnen und Kollateralen in Beziehung stehen, z. B. die Anteversion mit der *yangming*-Leitbahn. Diese Einteilung erweist sich aber als klinisch wenig hilfreich und auch nicht stimmig, da die Behinderung im genannten Beispiel aus einer Schwäche der Muskulatur resultieren kann, die in die Richtung der verknüpften Leitbahn agiert, oder aber auch – und dies ist häufiger – aus einer Dehnbarkeitsstörung der Antagonisten. Diese liegen aber eben nicht im Bereich der Schmerzhaftigkeit und werden nicht von der postulierten Leitbahn durchzogen.

Die Differenzierung der Schmerzmodalitäten nach den Theoremen von Blut *(xue)* bzw. Qi und der äußeren pathogenen Faktoren *liu xie* bleibt hiervon unbenommen und ergibt weitere Therapieansätze.

Chinesische Arzneitherapie:

- **Qi-Leere mit Invasion von Wind-Kälte in die Sehnen:** *huang qi gui zhi wu wu tang* (CAB 237) + Rad. Angelicae sinensis, Rad. Codonopsis, Rhiz. Curcumae longae, Fruct. Chaenomelis und Rhiz. seu Rad. Notopterygii.
  In Fällen mit gering ausgeprägter Qi-Leere, aber starker Kältesymptomatik + Rad. lateralis Aconiti praep. und evtl. Herb. Ephedrae
- **Qi-Leere mit Invasion von Kälte-Feuchtigkeit in die Sehnen:** *juan bi tang aus bai yi xuan fang* (CAB 223) mit Rad. Paeoniae albae statt Rad. Paeoniae rubrae + Ram. Cinnamomi, Rhiz. Chuanxiong, Fruct. Chaenomelis.
  In Fällen mit gering ausgeprägter Qi-Leere, aber starker Kältesymptomatik: + Rad. lateralis Aconiti praep.
- **Qi-Stagnation und Blut-Stase:** *shen tong zhu yu tang* (CAB 352) – Faeces Trogpteri seu Pteromi (wegen Complianceproblemen) + Rhiz. Corydalis, Rad. Codonopsis

Durchführung der Behandlung: Die Qi-auffüllenden Substanzen dienen vor allem der Beseitigung einer durch Überanstrengung bedingten Qi-Leere in der betroffenen Region.

Weitere Therapiemöglichkeiten

Tuina

Da muskuläre Dysbalancen und Verkürzungen und die Ausbildung von Triggerpunkten häufig sind, ist eine Ergänzung insbesondere durch die entspannenden und dehnenden Techniken der Tuina sinnvoll.

TENS

Geeignet zur Selbstbehandlung bei Dauerschmerzen und in der Konsolidierungsphase der Behandlung; Elektrodenlokalisation je nach Schmerzlokalisation z. B. Di 15 + Gb 21 oder Gb 21 + Sj 14 oder Di 15 + Bl 43 homolateral

Ohrakupunktur

(➤ Kap. 4.4.1)

7.4.2 Schultersteife (frozen shoulder)

Das Krankheitsbild präsentiert sich meist als chronisch und phasenhaft über mehrere Monate verlaufende Beweglichkeitseinschränkung der Schulter, anfangs verbunden mit Ruhe- und Bewegungsschmerz in der Schulterregion, manchmal ohne erkennbare Ursache, häufiger aber in Folge einer vorangegangenen Entzündung, Verletzung oder Immobilisation im Bereich der Schultergelenke oder ihrer Muskeln und Sehnen.

Im Vordergrund steht die erhebliche, anfangs schmerzhafte konzentrische Bewegungseinschränkung, wobei ursächlich vor allem kapsuläre Faktoren diskutiert werden.

Unter der Akupunktur lässt sich eine Hypalgesie erreichen, die Voraussetzung für eine gezielte Mobilisationsbehandlung ist. Die Kombination der Akupunktur mit manueller Therapie und Krankengymnastik wird in der Traditionellen Chinesischen Orthopädie Anmo oder Tuina genannt und hat seine Domäne nicht zuletzt in der Schulterbehandlung.

Stellenwert der Akupunktur

- Aus Sicht des Autors: Gute Indikation
- Anwendung: Vorwiegend im Rahmen der muskulären Detonisierung zur Gelenkmobilisierung; zur Schmerzhemmung in der Initialphase; zur Behandlung sekundärer Muskeldysbalancen
- Möglicher Wirkmechanismus: V. a. Detonisierung der häufig verkürzten Muskeln des Schultergürtels, insbesondere des M. subscapularis

Die Sicht der westlichen Medizin

Geschlechtsverteilung 60% weiblich, Alter meist 40.–60. Lebensjahr

Klinik

- Schmerz der gesamten Schulterregion, nächtlich und bewegungsinduziert
- Häufig phasenhafter Verlauf, teils abhängig von der Ursache
- Initial schmerzhaftes Bewegungsdefizit der Schulter vor allem der Abduktion und Außenrotation
- Im weiteren Verlauf über Monate zunächst Rückgang der Schmerzen und folgend langsame Zunahme der Beweglichkeit

Pathophysiologie

- Adhäsive Kapsulitis des glenohumeralen Gelenks
- Primär als idiopathische Erkrankung mit Zusammenhängen zu Diabetes, Schilddrüsenerkrankungen, Verletzungen, Hemiplegie, Halswirbelsäulensyndromen
- Sekundär als Folge von Arthrose des Schultergelenks, Verkalkungen, Degenerationen oder Rupturen der Rotatorenmanschette, nach Ruhigstellung, z. B. nach Traumata oder Operationen

Diagnostik

- Anamnestisch sind zu erheben:
  - Ort, Dauer, Stärke der Beschwerden, Schmerzen, Gefühlsstörungen und Muskelschwächen
  - Auslösung, Verstärkung oder Verbesserung durch Faktoren wie Ruhe oder Bewegung, dynamische und/oder statische Beanspruchung
  - Vorerkrankungen, Verletzungen und vorangegangene operative Interventionen im Bereich der Schulter
- Körperliche Untersuchung mit Blick auf:
  - Prüfung der geführten Arbeitsbewegung
  - Erfassung des Endgefühls
  - Palpation der regionalen Muskelgruppen und in Frage kommender Triggerpunkte
  - isometrische Widerstandstests zur Provokation von Ansatztendinosen v. a. in die Abduktion und Außenrotation und zur Abgrenzung sekundärer myofaszialer Syndrome
  - Dehnbarkeitsprüfung der regionalen, insbesondere der zur Verkürzung neigenden Muskelgruppen, speziell des M. pectoralis, subscapularis, trapezius und levator scapulae
  - Untersuchung der zugeordneten Wirbelsäulensegmente C3–5
- Bildgebende Diagnostik:
  - Zur Klärung ossärer Veränderungen, z. B. Entkalkung des Humeruskopfes
  - Sonografie zur Darstellung einer Adhäsion der Kapsel oder eines intraartikulären Ergusses

Differenzialdiagnose

- Orthopädisch: Schmerzen mit Bewegungsdefizit bei primär periartikulären Weichteilreizungen, Rotatorenmanschettenveränderungen, Manifestation einer rheumatoiden Arthritis
- Neurologisch: Nervenläsionen mit primär muskulärem Funktionsdefizit und sekundärer Einsteifung; Parkinson-Syndrom
- Psychologisch: Somatisierungsstörung

Therapie

Aufklärung:

- Festlegung und Erläuterung der Behandlungsziele und Behandlungsstrategie, d. h. vor allem Hinweis auf die zwar lange Verlaufsdauer, aber gute Prognose
- Aufklärung über die Risiken einzusetzender Medikamente, v. a. NSAR und Analgetika, die spezifischen Risiken von Injektionen, manualtherapeutischen Verfahren und anderer geplanter Verfahren, z. B. Schultermobilisation in Narkose
- Frühzeitige Erläuterung der Behandlungsschritte, die eine aktive Mitarbeit erfordern

Injektionsverfahren:

- Frühphase: Therapeutische Lokalanästhesie mit 10–20 ml Lidocain 1% und/oder Bupivacain 0,25% ins Gelenk, bei starker Reizung unter Zusatz von 20 mg Triamcinolon
- Infiltrative Anästhesie oder Leitungsanästhesie vor physiotherapeutischen Mobilisationen. Cave: Ausschaltung der Alarmfunktion des Schmerzes! Nur bei geschultem Personal unter enger ärztlich-physiotherapeutischer Abstimmung!
- Bei Therapieresistenz: Plexusblockaden

Physiotherapie:

- Mobilisation des Schultergelenks und evtl. weiterer, sekundär betroffener Gelenke, sowie der Brust- und Halswirbelsäule

- Dehnung beteiligter und sekundär verkürzter Muskelgruppen
- Haltungskorrektur
- Anleitung zu Eigenübungen, wichtig v. a. schon in der Frühphase

Ergotherapie:
- Initial Erarbeitung kompensatorischer, in der Spätphase physiologischer und ökonomischer Haltungs- und Bewegungsmuster
- Bei starker Funktionseinschränkung Hilfsmitteltraining

Physikalische Therapie:
- Initial evtl. Kältetherapie zur Dämpfung von Schmerzwahrnehmung und Entzündungsreizen
- In der Spätphase Wärmetherapie zu Verbesserung der Durchblutung und Entspannung der Muskulatur
- TENS und Elektrotherapie zur Dämpfung der Schmerzwahrnehmung

Medikamentöse Therapie:
- Frühphase: Analgetische und antiphlogistische Therapie mit NSAR (z. B. 3 × 50 mg Diclofenac oder 3–4 × 600 mg Ibuprofen), bei gegebener Anamnese und Risikofaktoren auch mit Coxiben
- Frühphase vor physiotherapeutischer Mobilisation: Zusätzlich starke Analgetika
- Akut: Bei starker Schmerzhaftigkeit und erheblichem Funktionsdefizit Infusionstherapie mit Steroiden, Muskelrelaxanzien, Opiatanalgetika
- Chronisch: Bei persistierender Entzündungsschmerzhaftigkeit antiphlogistische Therapie mit NSAR und ggf. schwach wirksame Opioide

Operative und interventionelle Therapie: Bei Therapieresistenz Narkosemobilisation bei völliger Relaxation, Cave: Humerusfraktur, v. a. bei Inaktivitätsosteoporose; neuerdings auch mikrointerventionelle und arthoskopisch gestützte Verfahren zur Adhäsiolyse, wie z. B. Jet-Lavage.

Prognose

Meist längerfristiger phasenhafter Verlauf zunächst mit Rückbildung der Schmerzen und nach Monaten Wiedererlangung der Beweglichkeit mit residueller sekundärer Fehlhaltung und Muskeldysbalancen

Die Sicht der TCM

Pragmatische Therapie mit Akupunktur

Basispunkte:

Lokalpunkte	Di 15, Sj 14, Lu 1
Fern-, Erfahrungs- und systemische Punkte	Di 11, Sj 5, Lu 5, Ma 38, Gb 34

Durchführung der Behandlung:
- Lokale *ahshi*-Punkte, Triggerpunkte der regionalen Muskulatur, v. a. M. pectoralis, M subscapularis (in maximal möglicher Abduktion von axillär nach dorsomedial!), 2–3 Fernpunkte je nach Schmerzlokalisation, ergänzend evtl. Punkte nach Symptomen
- Dauer der Nadelung: Ca. 20–30 min unter 1–3-maliger Stimulation, Triggerpunkte evtl. kürzer
- Stimulationsart: Lokal ableitend und Durchgängigkeit herstellend, Fernpunkte ableitend je nach Konstitution des Patienten
- Behandlungsfrequenz:
  - Mehrere Behandlungsserien von 10–15 Sitzungen, über Monate
  - Jeden 2.–4. Tag

Besonders vorteilhaft mit begleitender Physiotherapie/Tuina, da die Mobilisation erleichtert wird ohne Ausschaltung der Warnfunktion des Schmerzes.

Differenzierung der Syndrommuster

Nach dem Leitbahnkonzept besteht eine topografische Zuordnung zu Leitbahnen, die an der Außenseite verlaufen und somit einer *Yang*-Qualität zugeordnet sind, also Hand-*yangming*-Dickdarm-Leitbahn, Hand-*taiyang*-Dünndarm-Leitbahn und Hand-*shaoyang*-Sanjiao-Leitbahn. Die funktionell muskulären Befunde kommen in diesem Konzept nicht zum Tragen. Die häufig getroffene Aussage, wonach die Einschränkung bestimmter Bewegungsrichtungen mit bestimmten Leitbahnen und Kollateralen verknüpft werden kann, z. B. Anteversion mit dem Befall der *yangming*-Leitbahn, erweist sich, wie bereits oben dargestellt, als klinisch wenig hilfreich.

Die Differenzierung der Schmerzmodalitäten nach den Theoremen von Blut *(xue)* bzw. Qi und der äußeren pathogenen Faktoren *liu xie* kann im Einzelfall auf hilfreiche Zusatzpunkte und weitere Ansätze weisen.

Chinesische Arzneitherapie:

- **Invasion von Wind-Kälte-Feuchtigkeit bei Qi- und Blut-Leere:** *juan bi tang* (CAB 222) – Olibanum, Rad. Aucklandiae + Rad. Astragali, Caulis Trachelospermi und Rhiz. Curcumae longae
  Bei stärkeren Leeresymptomen auch + Rad. Codonopsis und Rad. Paeoniae albae
- **Invasion von Wind-Kälte-Feuchtigkeit bei Leber- und Nieren-Leere:** *du huo ji sheng tang* (CAB 226) – Herb. Asari + Ram. Cinnamomi und Caulis Trachelospermi
- **Qi-Stagnation und Blut-Stase:** *shen tong zhu yu tang* (CAB 352) – Faeces Trogpteri seu Pteromi + Rhiz. Curcumae longae.
  Bei begleitender Qi- und Blut-Leere (häufig) + Rad. Astragali und Rad. Codonopsis.
  Bei begleitender Leber- und Nieren-Leere – Rad. Cyathulae + Rad. Achyranthis bidentatae, Herba Taxilli und evtl. Rad. Rehmanniae praep.

Durchführung der Behandlung:

- Bei deutlicher Bewegungseinschränkung empfiehlt sich die Ergänzung mit Herb. Pyrolae und Herb. Lycopodii.
- Bei Symptomen von Verstopfung der Netzgefäße durch Schleim-Feuchtigkeit (sehr chronischer, schmerzhafter Verlauf, starke Bewegungseinschränkung, evtl. Bildung von Knötchen im periartikulären Gewebe) empfiehlt sich die Ergänzung mit Rhiz. Pinelliae, Poria und Sem. Sinapis unter evtl. Weglassung einiger Arzneimittel gegen Wind-Feuchtigkeit.

Weitere Therapiemöglichkeiten

Qigong

In der Spätphase der Erkrankung kann die Haltungs- und Bewegungsschulung zur Rehabilitation und Behandlung verbliebener muskulärer Dysbalancen sinnvoll eingesetzt werden.

Tuina

Die muskulären Verkürzungen und die Ausbildung von Triggerpunkten sind wesentliches und essentielles Moment der Behandlung in der Frühphase. Tuina kann analog der Physiotherapie zur Gelenkmobilisation und Muskeldehnung eingesetzt werden.

TENS

Geeignet zur Selbstbehandlung bei Dauerschmerzen und v. a. in der Früh- und frühen Konsolidierungsphase der Erkrankung; Elektrodenlokalisation je nach Schmerzlokalisation z. B. Di 15 + Gb 21 oder Gb 21 + Sj 14 oder Di 15 + Bl 43 homolateral

Ohrakupunktur

(➤ Kap. 4.4.1)

7.4.3 Triggerpunktsyndrome

Ist die schmerzhafte Funktionsstörung der Schulter vor allem durch eine muskuläre Fehlsteuerung verursacht, ergeben sich besonders gute therapeutische Ansätze für die Behandlung mit Akupunktur.

Die Behandlung über die Stimulation der Muskulatur ist eine Domäne, aber keineswegs eine exklusive Errungenschaft der Akupunktur.

Stellvertretend für andere therapeutische Systeme, die wesentlich auf eine Behandlung der Muskulatur zielen, seien die Behandlungsform des Dry Needling (Lewith, 2003), die myofasziale Behandlung (Gunn, 1999) oder – als Klassiker – die Triggerpunkttherapie genannt (Travell, 1993).

Triggerpunkte sind nach Travell Zonen der Muskulatur, an denen bei der Palpation eine ausstrahlende Schmerzsymptomatik in einer für den jeweiligen Muskel typischen Weise resultiert. Diese Phänomene gleichen denen der Akupunkturlehre und sind gerade im Bereich des Schultergürtels häufig finden. Neben den druckdolenten Punkten sind auch solche Triggerpunkte per definitionem Akupunkturpunkte! Einige Triggerpunkte liegen sogar auf klassischen Akupunkturpunkten.

Betroffen sind häufig folgende Muskeln:

- M. supraspinatus, der auch bei ventralen Schulterschmerzen auf reagible Punkte zu prüfen ist. Klassische Akupunkturpunkte sind hier Dü 12 und Dü 13.
- M. levator scapulae, dessen Ansatzzone dem Akupunkturpunkt Dü 14 entspricht. Die enge funktionelle Verbindung des Muskels mit seinem Ursprung an den Querfortsätzen der oberen und mittleren Halswirbelsäule ist das morphologische Korrelat zu Störungen dieser Region.

- M. pectoralis, der zur Verkürzung neigt, wobei die Dehnungsbehandlung durch Akupunktur vorbereitet und effektiver gestaltet werden (Lu 1 und Lu 2) kann.
- M. rhomboideus, der als Antagonist zum M. pectoralis die Skapula nach medial und oben zieht und häufig eine Überlastung mit Ausbildung schmerzhafter Muskelhärten zeigt; klassischer Akupunkturpunkt ist in diesem Bereich Bl 43.

Selbstverständlich wird der Behandlungsplan neben der genannten, durch Schmerz- und Triggerpunktpalpation geleiteten Punktwahl auch Gesichtspunkte der Leitbahnsystematik und den daraus abgeleiteten Fernpunkten umfassen.

KAPITEL

8

Jürgen Bachmann, Jürgen Mücher

Ellbogen und Unterarm

8.1 Leitbahnen, lokoregionale Punkte und Fernpunkte

Leitbahnen

Die Leitbahnen mit Yang-Qualität liegen außen, also dorsal und radial: Dickdarm-Leitbahn, Sanjiao-Leitbahn und Dünndarm-Leitbahn. Die Leitbahnen mit Yin-Qualität (Lunge-Leitbahn, Herzhülle-Leitbahn, Herz-Leitbahn) liegen innen, also palmar und ulnar.

Anatomische Orientierungspunkte umfassen knöchern den Epikondylus lateralis (radialis) und medialis (ulnaris), das Olekranon und den Sulcus nervi ulnaris. Die Landmarken der Weichteile sind die Bizepssehne und die muskulären Ansatzzonen der Handstrecker radialseitig und der Beuger ulnarseitig.

Akupunkturpunkte

Häufig verwendete Akupunkturpunkte sind in Nähe des radialen Ellenbogengelenks funktionell der Yang-Qualität zugeordnet Di 11, Dü 8 und Sj 10. Der Yin-Qualität entsprechen Lu 5, He 3 und Hh 3. Alle diese Akupunkturpunkte repräsentieren das fünfte der fünf *shu*-Transport-Löcher *(wu shuxue)*. Die Muskeln, die auf das Ellbogengelenk einwirken, umfassen radial den M. extensor carpi radialis, der bei Nadelung an Di 11 und Di 10 durchdrungen wird, wobei im ersten Fall dann in der Tiefe der M. brachialis, im zweiten Fall der M. supinator erreicht wird. Neben ihrer lokalen und regionalen Funktion haben die Punkte am Ellbogengelenk eine Bedeutung als Fernpunkte und Leitbahnfernpunkte, für das Kniegelenk.

Fernpunkte

Die Auswahl der Fernpunkte folgt der Regel, wonach die Schmerztopographie die Leitbahnachse und somit die möglichen Fernpunkte vorgibt. Die Kniegelenksregion ist mit der Ellenbogenregion im Sinne gegenseitiger Fernpunktzuordnung verknüpft, daher kommen auf dem kaudalen Partner der Leitbahnachse kniegelenksnahe Punkte vorrangig in Betracht. Bei radialem Schmerz, dem häufigsten Fall, ist die betroffene Dickdarm-Leitbahn über die *yangming*-Leitbahnachse mit der Magen-Leitbahn verknüpft und als Fernpunkte sind Ma 36, evtl. Ma 34 oder Ma 35 zu wählen. Bei ulnarem Schmerz im Bereich der Herz-Leitbahn sind Punkte der zugeordneten Niere-Leitbahn, also z. B. Ni 10, in Erwägung zu ziehen.

8.2 Akupunkturpunkte und ihre anatomischen Lagebeziehungen

8.2.1 Radiale Ellbogenregion

Die Aufzählung der Akupunkturpunkte folgt der Reihenfolge der Leitbahnabläufe. Punkte ohne klassische Akupunkturpunktbezeichnung werden ggf. am Ende eingeordnet. (➤ Abb. 8.1 und ➤ Tab. 8.1)

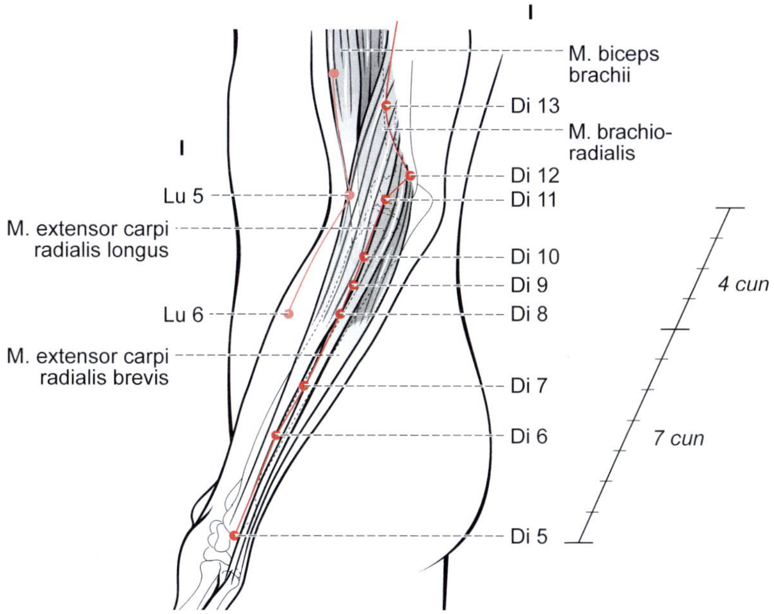

Abb. 8.1 Ellbogen, radiale Ansicht: Akupunkturpunkte und ihre anatomischen Lagebeziehungen

Tab. 8.1 Ellbogen (radial): Akupunkturpunkte und ihre anatomischen Lagebeziehungen

Akupunktur-punkt	Lokalisation	Stichrichtung/-tiefe	Funktion
Lu 5 *chize*	In der tiefsten Stelle der Ellenbeuge, bei leicht gebeugtem Ellbogen lateral der Bizepssehne	Senkrecht, 0,5–0,7 cun	Loch des im Meer zusammenfließenden Wassers *(heshu)* / **Wasser**
Lu 6 *kongzui*	7 cun proximal des radialen Handgelenkspalts, auf einer Linie zwischen Lu 5 und Lu 9, Gesamtdistanz 12 cun	Senkrecht, 0,5–0,7 cun	Spalten-Loch *(xixue)* / **Lunge** *(fei)*
Di 6 *pianli*	3 cun proximal Di 5, an der radialen Kante des Radius, auf der Linie Di 5 zu Di 11 (12 cun)	Senkrecht, 0,3–0,5 cun	Vernetzungs-Loch *(luoxue)* / **Lunge-Leitbahn**
Di 7 *wenliu*	5 cun proximal Di 5, an der radialen Kante des Radius, auf der Linie Di 5 zu Di 11 (12 cun)	Senkrecht, 0,3–0,5 cun	Spalten-Loch *(xixue)* / **Dickdarm**
Di 8 *xialian*	4 cun distal Di 11, an der radialen Kante des Radius, auf der Linie Di 5 zu Di 11 (12 cun)	Senkrecht, 0,5–0,7 cun	
Di 9 *shanglian*	3 cun distal Di 11, an der radialen Kante des Radius, auf der Linie Di 5 zu Di 11 (12 cun)	Senkrecht, 0,7–1,0 cun	
Di 10 *shousanli*	2 cun distal Di 11, an der radialen Kante des Radius, auf der Linie Di 5 zu Di 11 (12 cun)	Senkrecht, 0,7–1,0 cun	
Di 11 *quchi*	Über der Ellenbeuge, radial, bei leicht gebeugtem Ellbogen Mitte zwischen Lu 5 und radialem Epikondylus	Senkrecht, >1,0 cun	Loch des im Meer zusammenfließenden Wassers *(heshu)* / **Erde**
Di 12 *zhouliao*	1 cun proximal und lateral Di 11, ventral der Humeruskante	Senkrecht, 0,3–0,5 cun	
Di 13 *shouwuli*	3 cun proximal Di 11, ventral der Humeruskante, auf der Linie zu Di 15	Senkrecht, 0,3–0,5 cun. Cave: Gefäßverletzung!	

8.2.2 Ventroulnare Ellbogenregion

Die Aufzählung der Akupunkturpunkte folgt der Reihenfolge der Leitbahnabläufe. Punkte ohne klassische Akupunkturpunktbezeichnung werden ggf. am Ende eingeordnet. (➤ Abb. 8.2 und ➤ Tab. 8.2)

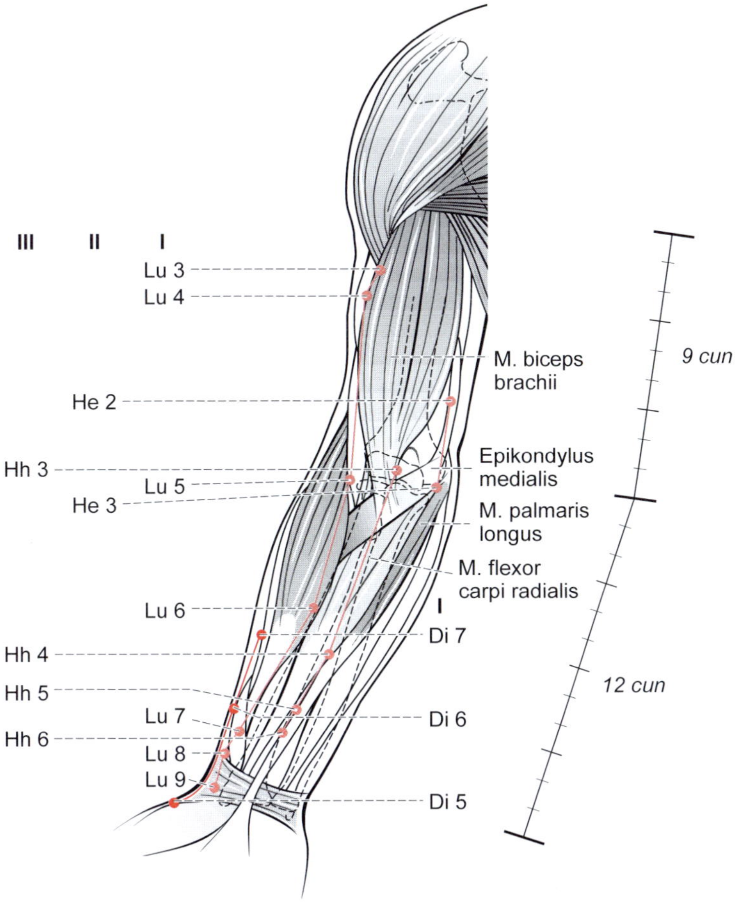

Abb. 8.2 Ellbogen, ventroulnare Ansicht: Akupunkturpunkte und ihre anatomischen Lagebeziehungen

Tab. 8.2 Ellbogen (ventroulnar): Akupunkturpunkte und ihre anatomischen Lagebeziehungen

Akupunktur-punkt	Lokalisation	Stichrichtung/-tiefe	Funktion
Lu 3 *tianfu*	6 cun proximal von Lu 5, radialseitig des M. biceps brachii, 3 cun unter der vorderen Axillarfalte	Senkrecht, 0,3–0,5 cun	
Lu 4 *xiabai*	1 cun kaudal von Lu 3, radial des M. biceps brachii	Senkrecht, 0,3–0,5 cun	
Lu 5 *chize*	In der tiefsten Stelle der Ellenbeuge, lateral der Bizepssehne bei leicht gebeugtem Ellbogen	Senkrecht, 0,5–0,7 cun	Loch des im Meer zusammenfließenden Wassers *(heshu)* / **Wasser**
Lu 6 *kongzui*	7 cun proximal des radialen Handgelenksspalts, auf einer Linie zwischen Lu 5 und Lu 9, Gesamtdistanz 12 cun	Senkrecht, 0,5–0,7 cun	Spalten-Loch *(xixue)* / **Lunge**
Lu 7 *lieque*	1,5 cun proximal des Handgelenksspalts, proximal des Processus styloideus radii, palmarseitig und proximal des Ansatzes des M. brachioradialis	schräg, nach distal; 0,3–0,5 cun	Vernetzungs-Loch *(luoxue)* / Dickdarm-Leitbahn Kreuzung mit den acht Außerordentlichen Gefäßen *(ba maijiao huixue)* / *renmai*
Lu 8 *jingqu*	1 cun proximal des radialen Handgelenksspalts (Lu 9), radial der A. radialis	Senkrecht, 0,2–0,3 cun	Loch des breit vorbeiströmenden Flusswassers *(jingshu)* / **Metall**
Lu 9 *taiyuan*	Auf Höhe der Handgelenksspalte, radial der A. radialis	Senkrecht, 0,2–0,3 cun	Ursprungs-Qi-Loch *(yuanxue)* / **Dickdarm-Leitbahn** acht Zusammenkünfte *(ba huixue)* / **Gefäße** Loch des in den Stromschnellen fließenden Wassers *(shushu)* / **Erde**
He 2 *qingling*	3 cun oberhalb He 3	Senkrecht, 0,3–0,5 cun	
He 3 *shaohai*	Zwischen dem Epikondylus medialis des Humerus und dem ulnaren Ende der Ellenbeugefalte im muskulären Ursprungsbereich der Flexorengruppe	Senkrecht, 0,5–0,7 cun	Loch des im Meer zusammenfließenden Wassers *(heshu)* / **Wasser**
Hh 3 *quze*	In der Ellenbeugenfalte an der Ulnarseite der Sehne des M. biceps brachii bei leichter Ellenbeugung	Senkrecht, 0,5–0,7 cun	Loch des im Meer zusammenfließenden Wassers *(heshu)* / **Wasser**
Hh 4 *ximen*	5 cun proximal des palmaren Handgelenksspalts zwischen den Sehnen des M. palmaris longus und M. flexor carpi radialis	Senkrecht, 0,7–1,0 cun	Spalten-Loch *(xixue)* / **Herzhülle**
Hh 5 *jianshi*	1 cun proximal Hh 6 zwischen den Sehnen des M. palmaris longus und M. flexor carpi radialis	Senkrecht, 0,7–1,0 cun	Loch des breit vorbeiströmenden Flusswassers *(jingshu)* / **Metall**
Hh 6 *neiguan*	2 cun proximal des palmaren Handgelenksspalts zwischen den Sehnen des M. palmaris longus und M. flexor carpi radialis	Senkrecht, 0,5–0,7 cun	Vernetzungs-Loch *(luoxue)* / **Sanjiao-Leitbahn** Kreuzung mit den acht Außerordentlichen Gefäßen *(ba maijiao huixue)* / *yinweimai*

8

8.2.3 Dorsale Ellbogenregion

Die Aufzählung der Akupunkturpunkte folgt der Reihenfolge der Leitbahnabläufe. Punkte ohne klassische Akupunkturpunktbezeichnung werden ggf. am Ende eingeordnet. (➤ Abb. 8.3 und ➤ Tab. 8.3)

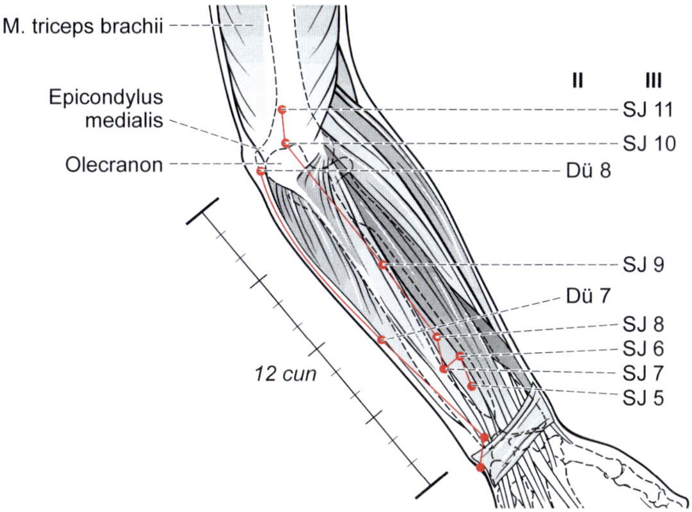

Abb. 8.3 Ellbogen, dorsale Ansicht: Akupunkturpunkte und ihre anatomischen Lagebeziehungen

Tab. 8.3 Ellbogen (dorsal): Akupunkturpunkte und ihre anatomischen Lagebeziehungen

Akupunkturpunkt	Lokalisation	Stichrichtung/-tiefe	Funktion
Dü 7 *zhizheng*	5 cun proximal des lateralen Handgelenksspalts in Richtung auf Dü 8	Senkrecht, 0,5–0,7 cun	Vernetzungs-Loch *(luoxue)* / **Herz-Leitbahn**
Dü 8 *xiaoha*	Im Sulcus nervus ulnaris zwischen Olekranon und Epikondylus medialis humeri bei gebeugtem Ellbogen	Senkrecht, 0,3–0,5 cun	Loch des im Meer zusammenfließenden Wassers *(heshu)* / **Erde**
Sj 5 *waiguan*	2 cun proximal des dorsalen Handgelenksspalts zwischen Radius und Ulna	Senkrecht, 0,5–0,7 cun	Vernetzungs-Loch *(luoxue)* / **Herzhülle-Leitbahn** Kreuzung mit den acht Außerordentlichen Gefäßen *(ba maijiao huixue) / yangweimai*
Sj 6 *zhigou*	1 cun proximal von Sj 5 zwischen Ulna und Radius	Senkrecht, 0,7–1,0 cun	Loch des breit vorbeiströmenden Flusswassers *(jingshu)* / **Feuer**
Sj 7 *huizong*	Ein Finger breit ulnar von Sj 6 an der Radialkante der Ulna	Senkrecht, 0,5–0,7 cun	Spalten-Loch *(xixue)* / **Sanjiao**
Sj 8 *sanyangluo*	1 cun proximal von Sj 7	Senkrecht, 0,5–0,7 cun	
Sj 9 *sidu*	5 cun proximal von Sj 5 zwischen Radius und Ulna	Senkrecht, 0,5–0,7 cun	
Sj 10 *tianjing*	Proximal des Olekranon in der Fossa olecrani bei gebeugtem Ellbogen, Ansatzzone des M. triceps brachii	Senkrecht, 0,3–0,5 cun	Loch des im Meer zusammenfließenden Wassers *(heshu)* / **Erde**
Sj 11 *qinglengyuan*	1 cun proximal von Sj 10	Senkrecht, 0,3–0,5 cun	

8.3 Untersuchungstechniken

Die Diagnostik von Störungen der Ellbogenregion erfordert auch die orientierende Untersuchung der proximalen und distalen Nachbarregionen in der Gelenk- und Muskelkette. Alle Störungen der oberen Extremität sind durch die segmentalen Bezüge mit der Halswirbelsäule verknüpft, so dass zumindest bei chronischen und chronisch rezidivierenden Verläufen der Untersuchungsgang auch die Halswirbelsäule und Nackenregion umfasst.

8.3.1 Spezielle Anamnese

Zusammenhang der Beschwerden mit Belastung, Bewegung explizit abfragen, traumatische Schädigungen erfassen.

Eine orientierende Sport- und Arbeitsplatzanamnese ist sinnvoll: Ungünstig sind z. B. Belastungen durch länger dauernde, ungewohnte und monotone Arbeiten mit fehlender Entspannung der Unterarmmuskulatur. Auch aufrechterhaltene Griffpositionen, gerade an kleinen oder dünnen Handgriffen, münden in eine Daueranspannung.

In Verbindung mit Stress, Zeitdruck resultieren auch psychovegetativ geprägte Verspannungen und in diesem Zusammenhang oft Halswirbelsäulenbeschwerden z. B. statische Belastung durch Bildschirmarbeit mit ständiger Arbeit an Tastaturen.

Die Frage nach Beschwerden auf der Rückseite des Ellbogens zielt auf den Ausschluss eines arthrogenen Schmerzes mit struktureller Ursache.

8.3.2 Ausschlussdiagnostik

Meist ist die Anamnese typisch und eine bildgebende Diagnostik primär entbehrlich. Aus orthopädischer Sicht ist bei untypischer Beschwerdeschilderung, längeren oder therapieresistenten Verläufen abzuklären, ob strukturelle Schädigungen des Gelenks vorliegen, d. h. zunächst nativradiologische und im Verlauf evtl. auch schnittbildgebende Diagnostik.

Funktionelle Therapiehindernisse liegen oft im Bereich des Achsenorgans d. h. v. a. der Halswirbelsäule, beidseitige Beschwerden weisen auch auf spondylogene Beschwerden und erfordern dann hier eine frühe nativradiologische Ausschlussdiagnostik.

Sind weitere Gelenke, insbesondere symmetrisch betroffen, sollten auch systemisch entzündliche Erkrankungen in Betracht gezogen werden, so dass eine serologische Untersuchung indiziert ist.

8.3.3 Klinische Untersuchung

Die speziellen Untersuchungsschritte aus Sicht der Akupunktur sind:

- Im Stehen:
  - Inspektion von ventral auf Schulterstand, Konfiguration der Halswirbelsäule und Brustwirbelsäule
  - orientierende aktive Bewegungsprüfung der Halswirbelsäule
- Im Sitzen von hinten:
  - Inspektion der Wirbelsäulenkonfiguration und Palpation des muskulären und vegetativen Grundtonus, z. B. im Bereich des M. trapezius
  - Prüfung der geführten Arbeitsbewegung der Rotation in der Halswirbelsäule mit Erfassung des Endgefühls und Beobachtung der Mitbewegung der oberen Brustwirbelsäule
  - Orientierende segmentale Untersuchung der Halswirbelsäule und der 1. Rippe (➤ Kap. 6.3.3)
- Im Sitzen von vorne:
  - Aktive und passive Prüfung der Arbeitsbewegung beidseits, d. h. Beugung/Streckung, Unterarmwendung
  - Passive Gelenkspielprüfung des Humeroradialgelenks, auf Überstreckbarkeit, Hypermobilität und Seitenbandstabilität
  - Provokationstests gegen den Widerstand des Untersuchers bei radialen Schmerzen mit Streckung der locker geschlossenen Faust im Handgelenk, bei ulnaren Schmerzen isometrische Handgelenksbeugung
- Palpation der regionalen Muskelgruppen und in Frage kommender Triggerpunkte, ggf. Dehnbarkeitsprüfung:
  - Flexorengruppe (He 3),
  - Extensorengruppe (Di 10, Di 11).
- Palpation der Muskelansatzzonen.

Einfache und alternative Untersuchungstechnik für den Tennisellbogen (Epikondylopathia humeroradialis):

- Leicht gebeugtes Ellbogengelenk des Patienten
- Einstellung einer Dehnstellung durch passive Handgelenksbeugung
- Streckung im Ellbogen durch Schub von dorsal mit der patientennahen Hand
- Auslösung eines Dehnungsschmerzes im Bereich der Muskeln oder der Ansatzzone am Epikondylus radialis

Einfache und alternative Untersuchungstechnik für den Golferellbogen (Epikondylopathia humeroulnaris):

- Leicht gebeugtes Ellbogengelenk des Patienten
- Einstellung einer Dehnstellung durch passive Handgelenksstreckung
- Streckung im Ellbogen durch Schub von dorsal mit der patientennahen Hand
- Auslösung eines Dehnungsschmerzes im Bereich der Muskeln oder der Ansatzzone am Epikondylus ulnaris

8.4 Krankheitsbilder

Die subjektive primäre Schmerzlokalisation liegt in der Mehrzahl der Fälle am radialen Epikondylus, seltener ulnar. Häufig wird angegeben, dass das Greifen und Halten mit der Hand bei muskulär stabilisiertem Handgelenk Schmerzen bereitet oder schmerzbedingt nicht ausgeführt werden kann.

Insbesondere diffuse Ellbogenschmerzen und deutliche Bewegungseinschränkung bedürfen des klinischen und radiologischen Ausschluss anderer, weit seltenerer Erkrankungen wie der Chondromatosis, ggf. mit freien Gelenkkörpern, wie z. B. auch bei Osteochondrosis dissecans oder Osteonekrosen (M. Panner).

8.4.1 Epicondylopathia humeroradialis und humeroulnaris

Nach Überlastungen der Hand- und Fingermuskulatur durch ungewohnte Tätigkeiten, sportliche Überanstrengung oder statische bzw. repetitiv dynamische Dauerbelastungen wie Maschinenschreiben treten häufig Schmerzen im Bereich der Muskelbäuche am proximalen Unterarm bzw. in den muskulotendinösen und tendinoperiostalen Übergangsregionen an den Epikondylen auf.

Die Epikondylopathie betrifft als so genannter Tennisellbogen zumeist die Extensoren mit ihrem Ursprung am Epikondylus radialis und ist als solche die häufigste Insertionstendopathie. Sie ist häufig verknüpft mit einem erhöhten Tonus der entsprechenden Muskelgruppen, dem Auftreten von Triggerpunkten und einem Anspannungsschmerz gegen Widerstand.

Neben einer lokalen Überlastungsreaktion sollte nach segmental verknüpften Störungen im Bereich der Halswirbelsäule und der Brustwirbelsäule gesucht werden, insbesondere in Fällen, in denen eine lokale Vorbehandlung mit den klassischen orthopädischen Methoden bereits ohne befriedigenden Erfolg war.

Stellenwert der Akupunktur

- Aus Sicht des Autors: Gute Indikation
- Anwendung: Vorwiegend im Rahmen der muskulären Detonisierung und damit Verringerung der der lokalen Reizung im Rahmen der Ansatztendinose
- Möglicher Wirkmechanismus: Deaktivierung von Triggerpunkten, Muskeldetonisierung, lokale Steigerung der Durchblutung

Die Sicht der westlichen Medizin

Klinik

- Lokalisation meist radialer Epikondylus, seltener ulnarseitig
- Schmerz vor allem im Bereich der proximalen Sehneninsertion der Extensoren bzw. Flexoren der Hand und Finger an ihrem knöchernen Ursprung, in zweiter Linie im Verlauf der betroffenen Muskelgruppe und/oder bei entsprechenden Triggerpunkten in den zugehörigen, distal in Richtung Hand gelegenen Übertragungsschmerzarealen.

8

- Begleitsymptomatik: Häufig wird angegeben, dass Greifen und Halten mit der Hand bei muskulär stabilisiertem Handgelenk Schmerzen bereitet oder schmerzbedingt nicht ausgeführt werden kann.

Pathophysiologie

- Modell: Ansatztendinose mit hypometaboler Reizung, neuromuskulärer Mechanismus mit Ausbildung eines erhöhten Muskeltonus als Reaktion auf die Überlastung und sekundären Triggerpunkten
- oder auch umgekehrt: muskuläre Dysbalance mit erhöhtem Tonus der posturalen Muskulatur (Extensoren), z. B. bei segmentaler Halswirbelsäulenproblematik
- Selten muskuläre Reaktion auf arthrogene Gelenkspielstörung, v. a. des Humeroradialgelenks
- Bei Therapieresistenz ist an eine multifaktorielle Ätiologie mit somatisch-strukturellen Faktoren im Bereich der Hals- oder oberen Brustwirbelsäule mit entsprechender Dysfunktion und Ausbildung eines segmentalen Schmerzgeschehens sowie muskulärer Dysfunktion als Ausdruck psychischer Daueranspannung oder Disstress zu denken.

Diagnostik

- Anamnestisch sind zu erheben:
  - Ort, Dauer, Stärke der Beschwerden, Schmerzen, Gefühlsstörungen und Muskelschwächen
  - Auslösung, Verstärkung oder Verbesserung durch Faktoren wie Ruhe oder Bewegung, dynamische und/oder statische Beanspruchung
  - Vorerkrankungen, Verletzungen im Bereich von Ellbogen, Schulter oder Halswirbelsäule
  - vorangegangene operative Interventionen
- Körperliche Untersuchung mit Blick auf:
  - Haltungsauffälligkeiten, Asymmetrien und muskuläre Hypotrophien
  - Prüfung der geführten Arbeitsbewegung mit Erfassung des Endgefühls
  - Palpation der regionalen Muskelgruppen und in Frage kommender Triggerpunkte
  - Isometrische Widerstandstests zur Provokation von Ansatztendinosen
  - Dehnbarkeitsprüfung der zur Verkürzung neigenden Muskelgruppe der Extensoren
  - Untersuchung der zugeordneten Wirbelsäulensegmente (C4–5 radial, C7–Th1 ulnar)
- Bildgebende Diagnostik:
  - Nativradiologische Untersuchung der Halswirbelsäule mindestens in zwei Ebenen zur Ausschlussdiagnostik und vor Manualtherapie mit Impuls an der HWS
  - Bei protrahiertem Verlauf oder Verdacht auf ossäre Strukturschädigung auch des Ellbogens
  - Bei Traumaanamnese mit Hinweisen auf knöcherne Beteiligung evtl. CT
  - Bei Verdacht auf strukturelle Weichteilschädigung oder Knorpelschäden evtl. MRT

Differenzialdiagnose

- Orthopädisch: Gelenkknorpeldegeneration, Arthrose, Radiusköpfchenblockierung, Manifestation einer rheumatoider Arthritis insbesondere bei beidseitigen Befall, spondylogener projizierter Schmerz und segmental unterhaltenes Schmerzgeschehen
- Neurologisch: Nervenkompressionsschmerz im Supinatorschlitz, Sulcus ulnaris, zentripetale Symptome bei Karpaltunnelsyndrom
- DD: Entzündungsgeschehen, ossärer Schmerz z. B. im Rahmen eines Tumorleidens
- Dorsaler und kubitaler Ellbogenschmerz sind abzugrenzen, wobei zunächst der Verdacht auf einen arthrogenen Schmerz oder strukturellen Schaden besteht, der weiterer Abklärung durch Bildgebung und Entzündungsserologie bedarf.

Therapie

Aufklärung:

- Festlegung und Erläuterung der Behandlungsziele und Behandlungsstrategie
- Aufklärung über die Risiken einzusetzender Medikamente, die spezifischen Risiken von Injektionen, manualtherapeutischen Verfahren und anderen geplanter Interventionen
- Abgrenzung von Leistungen der GKV und individuellen Gesundheitsleistungen, ggf. Honorarvereinbarung

- Frühzeitige Erläuterung der Behandlungsschritte, die eine aktive Mitarbeit erfordern

Infiltrationsverfahren: Therapeutische Lokalanästhesie mit 2–5 ml Lidocain 1% und/oder Bupivacain 0,25% an die Sehnenansätze, evtl. mit Zusatz von Komplexhomöopathika z. B. Zeel® oder Traumeel®, bei starker Reizung auch 10 mg Triamcinolon

Physiotherapie:

- Mobilisation betroffener Gelenke
- Dehnung beteiligter verkürzter Muskelgruppen
- Tonisierung beteiligter abgeschwächter Muskelgruppen
- Haltungskorrektur
- Erarbeitung physiologischer und ökonomischer Haltungs- und Bewegungsmuster
- Erlernen von Eigenübungen zur Dehnung und Kräftigung der betroffenen Muskulatur
- Ggf. ergotherapeutische Hilfestellung z. B. zur Arbeitsplatzanpassung

Physikalische Therapie:

- Wärmetherapie zu Verbesserung der Durchblutung und Entspannung der Muskulatur
- Kältetherapie zur Dämpfung von Schmerzwahrnehmung und Entzündungsreizen im Sehnenansatzbereich
- TENS und Elektrotherapie zur Dämpfung der Schmerzwahrnehmung

Orthesen:

- Hilfsmittelversorgung zur Steigerung der propriozeptiven Wahrnehmung und Verbesserung der muskulären Koordination sowie Entlastung der Ansatzzone durch sog. Epicondylitisspangen
- Initial relative Ruhigstellung im Tape- oder Zinkleimverband
- In Fällen mit starker Reizsymptomatik und Schmerz schon bei leichter Bewegung oder gar in Ruhe vorübergehende Immobilisation im Gipsverband, die aber wegen der schnell einsetzenden Inaktivitätshypotrophie und der Neigung zur Ausbildung von Gelenkkontrakturen so kurz als möglich gehalten werden soll

Medikamentöse Therapie:

- Akut: Antiphlogistische Therapie mit NSAR (z. B. 3 × 50 mg Diclofenac oder 3–4 × 600 mg Ibuprofen), bei gegebener Anamnese und Risikofaktoren auch von Coxiben; lokale und topische Gabe von NSAR in Verbindung mit stabilisierender Ruhigstellung
- Chronisch bei persistierender Entzündungsschmerzhaftigkeit: Antiphlogistische Therapie mit NSAR und schwach wirksame Opioiden
- Chronisch zur Muskeldetonisierung mit vornehmlich peripherer Wirkung: Tolperison 50 mg (Mydocalm® 3-mal tgl. 1–3 Filmtabletten) oder Methocarbamol (Ortoton®, anfangs 4-mal tgl. 2 Tabletten je 750 mg, dann 3-mal tgl. 2 Tabletten).

CAVE

Zentral wirksame Muskelrelaxanzien haben Müdigkeit als Nebenwirkung und besitzen das Abhängigkeitspotenzial der Benzodiazepine.

Operative und interventionelle Therapie:
In der Regel nicht primär indiziert.
Bei Therapieresistenz:

- Denervierungsoperation peripher im Bereich der Gelenkkapsel und Muskelansätze, hier auch in Verbindung mit bzw. Desinsertion der Sehnenansätze
- Stosswellentherapie

Bei Arthritis:

- Synovektomie
- Radiosynoviorthese

Prognose

Gut, aber oft hartnäckig chronischer Verlauf, insbesondere bei fortgesetzter Überlastung oder unzureichender Behandlung von Fehlhaltungen.

Die Sicht der TCM

Pragmatische Therapie mit Akupunktur

Die Behandlung mit der Akupunktur umfasst primär die lokalen druckdolenten Punkte, insbesondere radial unter Einschluss von Di 10 als muskulärem Punkt. Ulnar werden He 3 und Hh 3 als muskuläre Punkte, Dü 8 im Perineurium des N. ulnaris und die druckdolenten Akupunkturpunkte genadelt.

Neben einer lokalen Überlastungsreaktion sollte nach segmental verknüpften Störungen im Bereich der Halswirbelsäule bzw. Brustwirbelsäule (radial C4–C6, ulnar C7–Th2) gesucht werden, insbesondere in Fällen, in denen die lokale Behandlung bereits ohne befriedigenden Erfolg war. Dann ist die Punktwahl durch zervikale segmentale Punkte und Gb 20 oder Bl 10 zu ergänzen.

Liegen die druckdolenten Punkte periostal, kann die Nadelung schmerzhaft sein, ist jedoch indiziert, wenn von einer chronischen Reizung mit Leere-*(xu)*-Symptomatik ausgegangen werden muss. Die Nadelung erfolgt mit vorsichtiger Stimulation und zielt auf eine lokale Anregung des Stoffwechsels.

Bei starkem punktuellem Schmerz kann auch eine ausleitende Nadelung mit starker Stimulation in Betracht kommen, diese ist aber schmerzhaft.

Falls die reagiblen Akupunkturpunkte im Verlauf der betroffenen Leitbahn oder im Bereich einer vermehrt tonisierten Muskelzone liegen, ist das Ziel der Behandlung eine Detonisierung des Muskels, bzw. die Inaktivierung von Triggerpunkten. Radialseitig sollte der Verlauf der Hand-*yangming*-Dickdarm-Leitbahn, ulnar der Verlauf der Hand-*taiyang*-Dünndarm-Leitbahn geprüft werden.

Als Fernpunkte kommen bei einer radialen Schmerzhaftigkeit insbesondere Di 4 neben Di 5 und Sj 5 in Frage, im Falle einer ulnaren Symptomatik ein Akupunkturpunkt der Dünndarm-Leitbahn oder der Herz-Leitbahn, evtl. der Blase-Leitbahn.

Basispunkte:

	Radial	**Ulnar**
Lokalpunkte	Di 10, Di 11, *ahshi*-Punkte	He 3, Hh 3 *ahshi*-Punkte
Fernpunkte	Di 4, Sj 5	He 7, Dü 3

Punkte nach Schmerzlokalisation (zusätzlich):

Lokalisation des Hauptschmerzes (Leitbahnbezug)	**Lokoregionale Punkte**	**Systemische Punkte**
Radial *(yangming)*	Di 15	Ma 36
Ulnar *(taiyang)*	Lu 2, Bl 43, Dü 9	Bl 57, Dü 3

Durchführung der Behandlung:

- Punktauswahl:
  - Akuttherapie bei heftigem Schmerz und starker Verspannung: zunächst 2–3 Fernpunkte nach Schmerzlokalisation, evtl. Triggerpunkte der regionalen Muskulatur, ergänzend evtl. Punkte nach Symptomen
  - Akuttherapie in der Frühphase bei deutlichem Schmerz: Lokale *ahshi*-Punkte auch der Ansatzzone mit periostaler Reizung (schmerzhaft!), Triggerpunkte der regionalen Muskulatur, 2–3 Fernpunkte nach Schmerzlokalisation, ergänzend evtl. Punkte nach Symptomen
  - Strategische Therapie nach der Akutphase: Lokale *ahshi*-Punkte, Triggerpunkte der regionalen Muskulatur, 2–3 Fernpunkte nach Schmerzlokalisation
- Dauer der Nadelung: Ca. 20–30 min unter 1–3-maliger Stimulation
- Stimulationsart: Lokal ableitend und Durchgängigkeit herstellend, Fernpunkte ableitend je nach Konstitution des Patienten, ggf. syndromorientierte Punkte gemäß der Syndromdiagnose
- Behandlungsfrequenz:
  - Behandlungsserie von 10–15 Sitzungen
  - Zu Beginn jeden 2.–4. Tag
  - Später 1-mal wöchentlich vorteilhaft mit begleitender Physiotherapie/Tuina
  - In der Konsolidierungsphase begleitend im Rahmen der Trainingstherapie eine Behandlung alle 1–4 Wochen möglich
  - Falls erforderlich, erneute Serie nach ½ Jahr Pause

Differenzierung der Syndrommuster

In der traditionellen chinesischen Literatur wird zumeist nicht nach der strukturellen Diagnose oder den betroffenen Funktionen oder Muskeln differenziert, sondern nach dem Leitbahnkonzept eine topographische Zuordnung getroffen. Die zugrunde liegende Vorstellung ist die einer fehlenden Durchgängigkeit von Leitbahnen und Kollateralen. Die primäre Aufgabe besteht in der Wiederherstellung dieser Durchgängigkeit. Schmerzen und Funktionsstörungen sollten sich danach bei einer Störung des Außen-*biao* wieder zurückbilden.

Schmerzen und Funktionsstörungen werden in der Traditionellen Chinesischen Medizin weitergehend nach Schmerzmodalitäten differenziert. Dabei kommen als Theoreme das Konzept von Blut *(xue)* bzw. Qi und die Differenzierung nach äußeren pathogenen Faktoren *liu xie* zum Tragen.

Bi-**Syndrom:** Mit *bi*-Syndrom wird die fehlende Durchgängigkeit von Leitbahnen und Kollateralen angesprochen, die sich an einer oder mehreren Stellen des Körpers mit Schmerz und Funktionsstörung manifestiert. Gemäß den vorliegenden Schmerzqualitäten und pathogenen Faktoren erfolgt eine weitere Differenzierung nach den äußeren pathogenen Faktoren, so dass die Diagnose Kälte-*bi*-Syndrom *(han bi)*, oder auch als Kombination Kälte-Wind-*bi*-Syndrom *(han feng bi)* oder Kälte-Feuchtigkeit-Wind-*bi*-Syndrom *(han shi feng bi)* lauten kann.

Wesentlich ist dabei, dass eine reale Exposition keine Bedingung darstellt, einen Schmerz in diesen Kategorien einzuordnen. Nicht die Existenz des äußeren Faktors ist entscheidend, sondern die subjektive Empfindung der Schmerzqualität. Auch ohne Vorliegen des äußeren pathogenen Faktors kann der Schmerz gemäß der Empfindungsqualität zugeordnet werden, die nach einer solchen Exposition aufgetreten wäre.

Äußere pathogene Faktoren *(liu xie)*: Die weitere Differenzierung der Schmerzqualitäten und deren Zuordnung zu pathogenen Faktoren-*liu xie* sollen hier nicht wiederholt werden.

Blut *(xue)* und Qi: Der lokalisierte, stechende Schmerz entspricht nach der Traditionellen Chinesischen Medizin einer Blut-Stase und kann über Mi 10 oder Bl 17 adressiert werden, aus westlicher Sicht ist von einer strukturellen oder entzündlichen Komponente auszugehen. Der unscharf begrenzte, regionale Schmerz einer Qi-Stagnation wird über die lokalen Akupunkturpunkte, die *ahshi*-Punkte und lokoregionalen Triggerpunkte mit dem Ziel behandelt, die Durchgängigkeit herzustellen. In der Regel werden ergänzende Punkte zur Bewegung des Qi und Beseitigung der Stagnation eingesetzt.

Da Blut *(xue)* und Qi in einer dialektischen Beziehung stehen, kommen Störungen beider Aspekte häufig vor.

Bei der Epikondylopathia bilden sich muskuläre Verspannung und Schmerzhaftigkeit häufig schneller zurück als die lokale, stechende Schmersymptomatik im Bereich des Sehnennansatzes. Diese ist dann im Sinn einer Ausleitung einer tiefen periostalen, daher allerdings schmerzhaften Nadelung zugänglich.

Zangfu: Chronische Schmerzen sind in der Regel mit Veränderungen und Störungen auf psychischer und vegetativer Ebene verknüpft. Stehen diese im Vordergrund, oder machen sie einen wesentlichen Aspekt einer integrativen Diagnose aus, wird eine Differenzierung nach den Funktionskreisen und *zangfu* nötig (➤ Kap. 4.1.1). Dies ist bei dem vorliegenden Krankheitsbild allerdings selten der Fall, wenn es sich um eine lokalisierte Störung und nicht um eine Symptomatik im Rahmen einer polytopen Schmerzhaftigkeit handelt.

Chinesische Arzneitherapie:

- **Qi- und Blut-Leere mit Wind-Kälte-*bi*:** *huang qi gui zhi wu wu tang* (CAB 237) + Rhiz. seu Rad. Notopterygii, Rhiz. Chuanxiong und evtl. Herb. Ephedrae
- **Bei Chronifizierung mit Schwäche und Mangelernährung der Sehnen + Cort. Acanthopanacis und Rad. Dipsaci:** Bei zusätzlicher Invasion von Feuchtigkeit + Rad. Clematidis und Caulis Piperis kadsurae
- **Qi-Stagnation und Blut-Stase:** *huo luo xiao ling dan* (CAB 366) + Rhiz. seu Rad. Notopterygii, Rhiz. Curcumae longae, Rad. Dipsaci, Rhiz. Chuanxiong und evtl. Rhiz. Corydalis
- **Leber-Qi-Stagnation und Blut-Leere:** *xiao yao san* (CAB 161) + Rhiz. seu Rad. Notopterygii, Rhiz. Chuanxiong, Rhiz. Curcumae longae und evtl. Fruct. Lycii

Durchführung der Behandlung: Die Anwendung Chinesischer Arzneirezepturen ist bei diesem Krankheitsbild in der Regel nur in therapieresistenten Fällen erforderlich.

Weitere Therapiemöglichkeiten

Tuina

Die Indikation zur Tuina ist häufig sinnvoll. Die Maßnahmen bei diesem Beschwerdebild umfassen Techniken, die auf die Entspannung der lokalen Muskulatur, Dehnung und Friktion der Sehnenansätze zielen.

Ohrakupunktur

(➤ Kap. 4.4.1)

TENS

Geeignet zur Selbstbehandlung bei Dauerschmerzen, vor allem in der Sehnenansatzzone; Elektrodenlokalisation je nach Schmerzlokalisation z. B. Di 11 + Di 10 oder He 3 + He 7 ipsilateral.

KAPITEL

9

Jürgen Bachmann, Marcus Bäcker, Jürgen Mücher (chin. Arzneitherapie)

Handgelenk und Hand

9.1 Leitbahnen, lokoregionale Punkte und Fernpunkte

Leitbahnen

Die Leitbahnen im Bereich der Handgelenke und Hände folgen im wesentlichen der Gliederung in dorsale,Yang-zugeordnete und palmare, Yin-zugeordnete Seiten, mit den Paaren der Hand-*yangming*-Dickdarm-Leitbahn und der Hand-*taiyin*-Lunge-Leitbahn im radialen, der Hand-*taiyang*-Dünndarm-Leitbahn und Hand-*shaoyin*-Herz-Leitbahn im ulnaren und der Hand-*shaoyang*-Sanjiao-Leitbahn und Hand-*jueyin*-Herzhülle-Leitbahn im mittleren Drittel. Das Besondere ist, dass fast alle Leitbahnendpunkte auf der Dorsalfläche im Bereich der Nagelfalzzonen liegen – mit Ausnahme von Hh 9 an der Spitze des Mittelfingers. Dies gilt auch für die in ihrem Verlauf Yin-seitigen, also palmaren Leitbahnen.

Akupunkturpunkte

Die Akupunkturpunkte im Bereich der Hände sind, sind wie alle peripheren Punkte, also auch diejenigen am Fuß, vielfach Steuerungspunkte (➤ Kap. 1.2). Sie sind daher wichtig und werden nicht nur als lokale Punkte, sondern häufig auch bei Erkrankungen eingesetzt, die sich nicht in dieser Region lokalisieren lassen.

Fernpunkte

Die Punkte an Hand und Handgelenk liegen naturgemäß bereits peripher. Insofern ergeben sich Leitbahnfernpunkte, anders als für die Kopfregion oder die Wirbelsäule, nicht aus einer noch weiter peripheren Stimulation an Punkten der gleichen Leitbahn (was kaum noch möglich ist), sondern es werden entweder die entsprechenden Akupunkturpunkte auf der gegenüberliegenden Hand , oder die funktionellen Analoga der betroffenen Schmerzzone an der unteren Extremität benutzt. So wird z. B. der Akupunkturpunkt Le 3 als funktionelles Analogon des Akupunkturpunkt Di 4 gesehen.

Wenn die Symptomatik an der Hand sich als Folge einer muskulären Funktionsstörung am Unterarm deuten lässt, kommen auch die entsprechenden Akupunkturpunkte am Unterarm unter dem Gesichtspunkt der Leitbahnzuordnung oder des muskulären Bezuges in Frage.

9.2 Akupunkturpunkte im Bereich der Handgelenke und Hand

9.2.1 Handgelenksregion Beugeseite

Die Aufzählung der Akupunkturpunkte folgt der Reihenfolge der Leitbahnabläufe. Punkte ohne klassische Akupunkturpunktbezeichnung werden ggf. am Ende eingeordnet. (➤ Abb. 9.1 und ➤ Tab. 9.1)

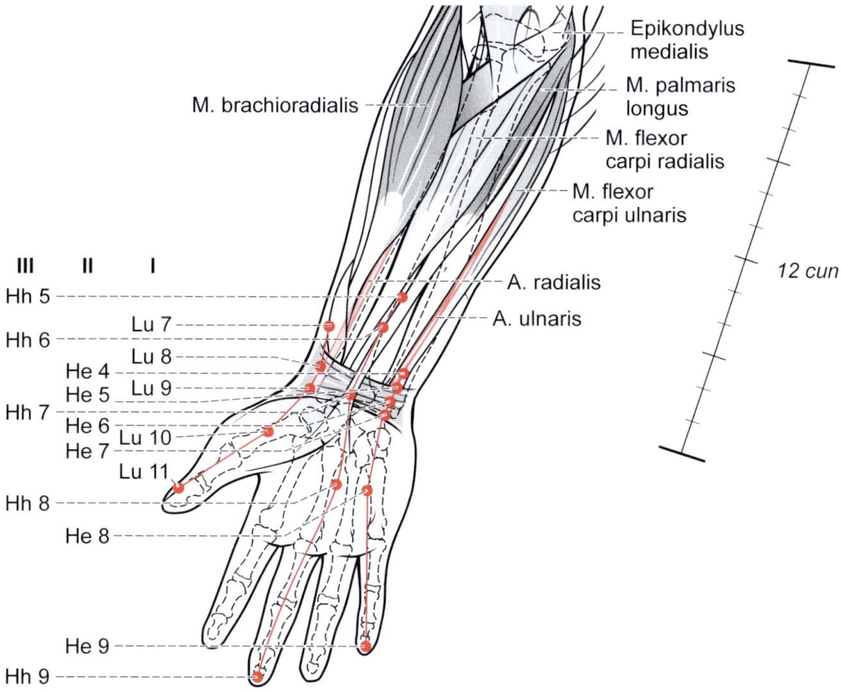

Abb. 9.1 Handgelenk und Hand, palmare Ansicht: Akupunkturpunkte und ihre anatomischen Lagebeziehungen

9

Tab. 9.1 Handgelenk und Hand (palmar): Akupunkturpunkte und ihre anatomischen Lagebeziehungen

Akupunkturpunkt	Lokalisation	Stichrichtung/-tiefe	Funktion
Lu 7 *lieque*	1,5 cun proximal des Handgelenksspalts, proximal des Processus styloideus radii, palmarseitig und proximal des Ansatzes des M. brachioradialis	Schräg, nach distal; 0,3–0,5 cun	Vernetzungs-Loch *(luoxue)* / Dickdarm-Leitbahn Kreuzung mit den acht Außerordentlichen Gefäßen *(ba maijiao huixue)* / *renmai*
Lu 8 *jingqu*	1 cun proximal des radialen Handgelenksspalts (Lu 9), radial der A. radialis	Senkrecht, 0,2–0,3 cun	Loch des breit vorbeiströmenden Flusswassers *(jingshu)* / **Metall**

Tab. 9.1 Handgelenk und Hand (palmar): Akupunkturpunkte und ihre anatomischen Lagebeziehungen *(Fortsetzung)*

Akupunkturpunkt	Lokalisation	Stichrichtung/-tiefe	Funktion
Lu 9 *taiyuan*	Auf Höhe des radialen Handgelenksspalts, radial der A. radialis	Senkrecht, 0,2–0,3 cun	Ursprungs-Qi-Loch *(yuanxue)* / **Dickdarm-Leitbahn** acht Zusammenkünfte *(ba huixue)* / **Gefäße** Loch des in den Stromschnellen fließenden Wassers *(shushu)* / **Erde**
Lu 10 *yuji*	Radialseitig der Mitte des Metakarpale I, an der dorsopalmaren Hautgrenze	Senkrecht, 0,5–0,7 cun	Loch des herausrinnenden Quellwassers *(xingshu)* / **Feuer**
Lu 11 *shaoshang*	0,1 cun der radialseitigen Nagelfalzecke Dig. 1	Senkrecht, 0,1–0,2 cun	Loch des Brunnenwassers *(jingshu)* / **Holz**
He 4 *lingdao*	1,5 cun proximal He 7 in Supination radialseitig der Sehne des M. flexor carpi ulnaris	Senkrecht, 0,3–0,5 cun. Cave: Gefäßverletzung, A. ulnaris!	Loch des breit vorbeiströmenden Flusswassers *(jingshu)* / **Metall**
He 5 *tongli*	1 cun proximal He 7 in Supination radialseitig der Sehne des M. flexor carpi ulnaris	Senkrecht, 0,3–0,5 cun. Cave: Gefäßverletzung, A. ulnaris!	Vernetzungs-Loch *(luoxue)* / **Dünndarm-Leitbahn**
He 6 *yinxi*	0,5 cun distal He 5 in Supination radialseitig der Sehne des M. flexor carpi ulnaris	Senkrecht, 0,3–0,5 cun. Cave: Gefäßverletzung, A. ulnaris!	Spalten-Loch *(xixue)* / **Herz**
He 7 *shenmen*	In der Vertiefung am ulnaren Ende des palmaren Handgelenksspalts in Supination radialseitig der Sehne des M. flexor carpi ulnaris	Senkrecht, 0,3–0,5 cun. Cave: Gefäßverletzung, A. ulnaris!	Ursprungs-Qi-Loch *(yuanxue)* / **Dünndarm-Leitbahn** Loch des in den Stromschnellen fließenden Wassers *(shushu)* / **Erde**
He 8 *shaofu*	An der Ulnarseite des Punktes Hh 8 zwischen Os metacarpale 4 und 5	Senkrecht, 0,3–0,5 cun. Cave: Gefäßverletzung, Arcus palmaris!	Loch des herausrinnenden Quellwassers *(xingshu)* / **Feuer**
He 9 *shaochong*	0, 1 cun proximal der radialen Nagelfalzecke Dig. 5	Senkrecht, 0,1–0,2 cun	Loch des Brunnenwassers *(jingshu)* / **Holz**
Hh 5 *jianshi*	1 cun proximal Hh 6 zwischen den Sehnen des M. palmaris longus und M. flexor carpi radialis	Senkrecht, 0,7–1,0 cun	Loch des breit vorbeiströmenden Flusswassers *(jingshu)* / **Metall**
Hh 6 *neiguan*	2 cun proximal des palmaren Handgelenksspalts zwischen den Sehnen des M. palmaris longus und M. flexor carpi radialis	Senkrecht, 0,5–0,7 cun	Vernetzungs-Loch *(luoxue)* / **Sanjiao-Leitbahn** Kreuzung mit den acht Außerordentlichen Gefäßen *(ba maijiao huixue)* / *yinweimai*
Hh 7 *daling*	An der Mitte des palmaren Handgelenksspalts zwischen M. palmaris longus und M. flexor carpi radialis	Senkrecht, 0,3–0,5 cun	Ursprungs-Qi-Loch *(yuanxue)* / **Sanjiao-Leitbahn** Loch des in den Stromschnellen fließenden Wassers *(shushu)* / **Erde**
Hh 8 *laogong*	In der Mitte der Palma zwischen dem 3. und 4. Metakarpale	Senkrecht, 0,3–0,5 cun	Loch des herausrinnenden Quellwassers *(xingshu)* / **Feuer**
Hh 9 *zhongchong*	An der Spitze des Mittelfingers	Senkrecht, 0,1–0,2 cun	Loch des Brunnenwassers *(jingshu)* / **Holz**

9

9.2.2 Streckseite Handgelenksregion

Die Aufzählung der Akupunkturpunkte folgt der Reihenfolge der Leitbahnabläufe. Punkte ohne klassische Akupunkturpunktbezeichnung werden ggf. am Ende eingeordnet. (➤ Abb. 9.2 und ➤ Tab. 9.2)

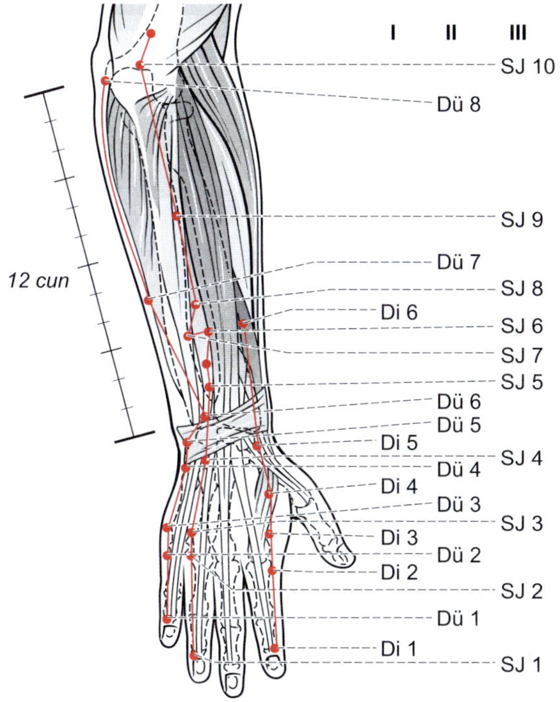

Abb. 9.2 Handgelenk und Hand, volare Ansicht: Akupunkturpunkte und ihre anatomischen Lagebeziehungen

Tab. 9.2 Handgelenk und Hand (volar): Akupunkturpunkte und ihre anatomischen Lagebeziehungen

Akupunkturpunkt	Lokalisation	Stichrichtung/-tiefe	Funktion
Di 1 *shangyang*	0,1 cun der radialseitigen Nagelfalzecke Dig. 2	Senkrecht, 0,1–0,2 cun	Loch des Brunnenwassers *(jingshu)* / **Metall**
Di 2 *erjian*	In der Vertiefung distal der radialen Seite des Metakarpophalangealgelenks 2, an der dorsopalmaren Hautgrenze	Senkrecht, 0,2–0,3 cun	Loch des herausrinnenden Quellwassers *(xingshu)* / **Wasser**
Di 3 *sanjian*	Metadiaphysärer Übergang proximal und palmar des Metakarpalköpfchens 2	Senkrecht, 0,5–0,7 cun	Loch des in den Stromschnellen fließenden Wassers *(shushu)* / **Holz**
Di 4 hegu	Über M. interosseus dorsalis I, etwas indexseitig, Mitte des Metakarpale 1 bzw. 2	Senkrecht, 0,5–0,7 cun	Ursprungs-Qi-Loch *(yuanxue)* / **Lunge-Leitbahn**
Di 5 *yangxi*	Tabatière, zwischen den Sehnen der Mm. ext. pollicis longus und brevis, über radialem Handgelenk	Senkrecht, 0,3–0,5 cun. Cave: Gefäßverletzung!	Loch des breit vorbeiströmenden Flusswassers *(jingshu)* / **Feuer**

9

Tab. 9.2 Handgelenk und Hand (volar): Akupunkturpunkte und ihre anatomischen Lagebeziehungen *(Fortsetzung)*

Akupunkturpunkt	Lokalisation	Stichrichtung/-tiefe	Funktion
Di 6 *pianli*	3 cun proximal Di 5, an der radialen Kante des Radius, auf der Linie Di 5 zu Di 11 (12 cun)	Senkrecht, 0,3–0,5 cun	Vernetzungs-Loch *(luoxue)* / **Lunge-Leitbahn**
Dü 1 *shaoze*	0,1 cun proximal der ulnaren Nagelfalzecke des Dig. 5	Senkrecht, 0,1–0,2 cun	Loch des Brunnenwassers *(jingshu)* / **Metall**
Dü 2 *qiangu*	Distal- und ulnarseitig des Metakarpophalangealgelenks 5 distal des Gelenkspalts in Beugung	Senkrecht, 0,2–0,3 cun	Loch des herausrinnenden Quellwassers *(xingshu)* / **Wasser**
Dü 3 *houxi*	An der Ulnarseite des Os metacarpale 5, bei gebeugter Stellung am Ende der Beugefalte proximal des Metakarpophalangealgelenks	Senkrecht, 0,5–0,7 cun	Kreuzung mit den acht Außerordentlichen Gefäßen *(ba maijiao huixue)* / *dumai* Loch des in den Stromschnellen fließenden Wassers *(shushu)* / **Holz**
Dü 4 *wangu*	An der Ulnarseite des Handrückens in der Vertiefung zwischen der Basis des O. metacarpale 5, dem Os triquetrum sowie Os pisiforme	Senkrecht, 0,3–0,5 cun	Ursprungs-Qi-Loch *(yuanxue)* / **Herz-Leitbahn**
Dü 5 *yanggu*	In der Vertiefung zwischen Processus styloideus ulnae und dem Os triquetrum	Senkrecht, 0,3–0,5 cun	Loch des breit vorbeiströmenden Flusswassers *(jingshu)* / **Feuer**
Dü 6 *yanglao*	Ausgangsstellung: Palma gegen Thorax (Mittelstellung d. Pro-/Supination) tastbare Spalte zwischen Processus styloideus ulnae und Radius (distales Radioulnargelenk)	Senkrecht, 0,3–0,5 cun	Spalten-Loch *(xixue)* / **Dünndarm**
Dü 7 *zhizheng*	5 cun proximal Dü 5 in Richtung auf Dü 8	Senkrecht, 0,5–0,7 cun	Vernetzungs-Loch *(luoxue)* / **Herz-Leitbahn**
Sj 1 *guanchong*	0,1 cun proximal der ulnaren Nagelfalzecke des 4. Finger	Senkrecht, 0,1–0,2 cun	Loch des Brunnenwassers *(jingshu)* / **Metall**
Sj 2 *yemen*	In der Schwimmhaut zwischen Ring- und Kleinfinger	Senkrecht, 0,3–0,5 cun	Loch des herausrinnenden Quellwassers *(xingshu)* / **Wasser**
Sj 3 *zhongzhu*	1 cun proximal der Metakarpalköpfchen zwischen 4. und 5. Metakarpale bei gebeugter Hand	Senkrecht, 0,3–0,5 cun	Loch des in den Stromschnellen fließenden Wassers *(shushu)* / **Holz**
Sj 4 *yangchi*	Zwischen Os metacarpale 3 und 4 über dem Handgelenksspalt ulnarseitig der Sehne des M. extensor digitorum	Senkrecht, 0,3–0,5 cun	Ursprungs-Qi-Loch (*yuanxue*) / **Herzhülle-Leitbahn**
Sj 5 *waiguan*	2 cun proximal des dorsalen Handgelenksspalts zwischen Radius und Ulna	Senkrecht, 0,5–0,7 cun	Vernetzungs-Loch (*luoxue*) / **Herzhülle-Leitbahn** Kreuzung mit den acht Außerordentlichen Gefäßen (*ba maijiao huixue*) / *yangweimai*
Sj 6 *zhigou*	1 cun proximal von Sj 5 zwischen Ulna und Radius	Senkrecht, 0,7–1,0 cun	Loch des breit vorbeiströmenden Flusswassers (*jingshu*) / **Feuer**
Sj 7 *huizong*	Ein Finger breit ulnar von Sj 6 an der Radialkante der Ulna	Senkrecht, 0,5–0,7 cun	Spalten-Loch (*xixue*) / **Sanjiao**
Sj 8 *sanyangluo*	1 cun proximal von Sj 7	Senkrecht, 0,5–0,7 cun	
Sj 10 *tianjing*	Proximal des Olekranon in der Fossa olecrani bei gebeugtem Ellbogen	Senkrecht, 0,3–0,5 cun	Loch des im Meer zusammenfließenden Wassers (*heshu*) / **Erde**

9.3 Untersuchungstechniken

Störungen im Bereich der Hand sind funktionell mit der proximalen Nachbarregion des Unterarm verknüpft und stehen wie alle Störungen der oberen Extremität durch segmentale Bezüge mit der Halswirbelsäule in Verbindung.

9.3.1 Spezielle Anamnese

Beschwerdezeitpunkt und Zusammenhang mit Belastung, Bewegung ist explizit abzufragen, traumatische Schädigungen und Voroperationen sind zu erfassen. Eine orientierende Sport- und Arbeitsplatzananmnese ist auch im Hinblick auf die sozialen Folgen der Funktionsbehindertung sinnvoll, die bei Störungen an den Händen und insbesondere der Gebrauchshand besonders weitreichend sein können.

9.3.2 Ausschlussdiagnostik

Meist ist die Anamnese typisch und eine bildgebende Diagnostik primär entbehrlich. Bei untypischer Beschwerdeschilderung, längeren oder therapieresistenten Verläufen zunächst nativradiologische Diagnostik, um abzuklären, ob strukturelle Veränderungen gegeben sind

Therapiehindernisse liegen oft im Bereich von Blockierungen im Bereich der Handwurzel, des Radiusköpfchen oder der Halswirbelsäule; beidseitige Beschwerden mehrerer Gelenke sollten eine serologische Untersuchung zum Ausschluss systemisch entzündlicher Erkrankungen nach sich ziehen.

9.3.3 Klinische Untersuchung

Spezielle Untersuchungsschritte sind aus Sicht der Akupunktur nur durch die lokale Palpation am Akupunkturpunkt gegeben, im Vordergrund steht die Frage nach der Druckdolenz. Der Untersuchungsgang kann sich zwar bei akuten und kurzfristig bestehenden Beschwerden auf die regionale Untersuchung beschränken, bei chronischen Verläufen und Therapieresistenz hat es sich jedoch bewährt, nach weiteren Zusammenhängen zu suchen und die Untersuchung wie folgt um orientierende Prüfungen zu erweitern:

- Im Stehen:
  - Inspektion von ventral auf Schulterstand, Konfiguration der Hals- und Brustwirbelsäule
  - orientierende aktive Bewegungsprüfung der Halswirbelsäule
- Im Sitzen von hinten:
  - Inspektion der Wirbelsäulenkonfiguration und Palpation des muskulären und vegetativen Grundtonus, z. B. im Bereich des M. trapezius
  - Prüfung der geführten Arbeitsbewegung der Rotation in der Halswirbelsäule mit Erfassung des Endgefühls und Beobachtung der Mitbewegung der oberen Brustwirbelsäule
  - Orientierende segmentale Untersuchung der Halswirbelsäule und der 1. Rippe (➤ Kap. 6.3 und ➤ Kap. 6.4)
- Im Sitzen von vorne:
  - Aktive und passive Prüfung der Arbeitsbewegung beidseits, d. h. Beugung/Streckung, Spreizung der Finger, Spitzgriff, Opponensgriff und Unterarmwendung
  - Passive Prüfung des Handgelenks und Ellbogengelenks auf Überstreckbarkeit und Hypermobilität
- Palpation der regionalen Muskelgruppen und in Frage kommender Triggerpunkte, ggf. Dehnbarkeitsprüfung:
  - Flexorengruppe (He 3),
  - Extensorengruppe (Di 10, Di 11).
- Untersuchungstechnik: Phalen-Test für Karpaltunnelsyndrom: Entspannte Haltung des Patienten, Einstellung einer maximalen passiven Handgelenksbeugung führt nach ca. einer Minute zunehmend zu Missempfindung

9.4 Krankheitsbilder

9.4.1 Karpaltunnelsyndrom

Jürgen Bachmann, Markus Bäcker

Es handelt um ein mechanisches Engpasssyndrom des N. medianus zwischen den Handwurzelknochen und dem Retinaculum flexorum (Karpaltunnel).

Stellenwert der Akupunktur

- Aus Sicht der Autoren: Gute Indikation, abhängig von der Ätiologie
- Anwendung: Im Rahmen komplexer Fehlbelastungsmuster der oberen Extremitäten und deren Korrektur, aber auch zur lokalen Abschwellung und Minderung der Kompression und im Rahmen der hormonellen Homöostaseregulation.
- Wirksamkeitsnachweis: Bisher eine offene Studie und einzelne Fallberichte im westlichen Sprachraum mit Hinweisen auf Wirksamkeit, weitere Studien erforderlich.

Die Sicht der westlichen Medizin

Epidemiologie

Ursache für 50% aller Brachialgien, Frauen > Männer (3:1), zumeist > 50. Lj. (Schepelmann und Kloß, 1998).

Klinik

- Parästhesien im Bereich der Hand, vorrangig der Finger Dig. 1–Dig. 3, die sich aber häufig, gerade in späteren Stadien, nach proximal in den gesamten Arm bis in die Schulter-Nackenregion ausbreiten
- Schmerz vor allem in frühen und weniger ausgeprägten Stadien belastungs- und stellungsabhängig, später auch als nächtliche Parästhesien und Schmerzen, die den Schlaf unterbrechen und zu Bewegung, Ausschütteln der Hand und des Armes, Überspülen mit kaltem Wasser nötigen
- Weitere Symptomatik je nach Schwere der Ausprägung mit sensiblen und motorischen Defiziten und Hypotrophie im motorischen Versorgungsbereich des N. medianus (Thenar)

Pathophysiologie

- Einfaches Modell: Kompression des N. medianus, der gemeinsam mit den Beugesehnen der Hand durch den Karpaltunnel verläuft, so dass Schwellungen der Sehne und ihrer Gleitgewebe in diesem Engpass dann zu einer Nervenkompression führen.
- Komplexes Modell: Faktoren, die eine erhöhte Empfindlichkeit des Nerven bedingen, können den Grad der klinischen Ausprägung mitbestimmen; hierzu zählen neben humoralen Faktoren auch solche, die die Reizschwelle der Nervenfasern über somatisch-strukturellen Faktoren im proximalen Verlauf beeinflussen, z. B. bei Reizungen durch cervikalen Bandscheibenvorfall, Neuroforamenstenose der HWS, übergreifende HWS-Facettengelenksreizungen, statischer oder dynamischer Plexus-Brachialis-Kompression durch thoracic-outlet-Syndrom (TOS) als Skalenussyndrom, kostoklavikuläres Syndrom (häufig verknüpft mit Störungen der 1. Rippe) oder Hyperabduktions-Syndrom.

Möglicher Wirkmechanismus der Akupunktur

Lokale antiphologistische, analgetische sowie den Lymphabfluss fördernde Mechanismen tragen zu einer Abschwellung im Bereich des Karpaltunnels bei. Ein systemischer Einfluss über die Modulation der vegetativ-hormonellen Achse ist denkbar. Darüber hinaus kann Akupunktur zu einer Verminderung von muskulären Dysbalancen eingesetzt werden, die bei Vorliegen einer proximalen Nervenreizung regelhaft eine Rolle spielen.

- Verlauf:
  - Möglicherweise über Jahre ist persistierend reine Schmerzsymptomatik
  - Bei Fortschreiten der Erkrankung auch tagsüber Beschwerden, Hypästhesie der Palmarseite der ersten 3 Finger sowie Paresen und Atrophien der durch den N. medianus innervierten Muskulatur

Diagnostik

- Klassische Anamnese:
  - Auslöser
  - nächtliche Beschwerden
  - Einfluss von Ruhe und Bewegung
  - Einfluss von dynamischer und statischer Beanspruchung
  - Vorerkrankungen
  - Verletzungen und
  - vorangegangene operative Interventionen.

- Provokationstests:
  - Phalen-Test: Zunehmende Schmerzen und Parästhesien bei maximaler Handgelenksflexion über 1 min
  - Evtl. ergänzend: Umgekehrter Phalen-Test: Zunehmende Schmerzen und Parästhesien bei maximaler Handgelenksextension über 1 min
  - Hoffmann-Tinell-Zeichen: Beschwerdeprovokation oder -verstärkung durch Beklopfen des N. medianus in Höhe des Karpaltunnels
  - Manuelle äußere Kompression des Karpaltunnels über 30 sec mit Auslösung von Schmerz und Parästhesien
- Körperliche Untersuchung mit Blick auf:
  - Haltungsauffälligkeiten, wie vermehrte Lordose der Halswirbelsäule und Kyphose der Brustwirbelsäule
  - Hypotrophien des Thenar
  - Hypotrophien der Mm. lumbricales I und II
  - Prüfung der zugeordneten Wirbelsäulensegmente
  - Kraftminderung des M. opponens oder M. abductor pollicis brevis
- Bildgebende Diagnostik: Lokal meist entbehrlich, abgesehen von vorangegangenem knöchernen Trauma im Handgelenksbereich; evtl. bei klinischen Hinweisen auf komplexes Geschehen Röntgen der Halswirbelsäule in 3 Ebenen (ap, seitlich, Schrägaufnahme zur Darstellung der Neuroforamina); bei klinischem Verdacht auf relevante Bandscheibenverlagerung evtl. auch CT oder MRT der Halswirbelsäule
- Elektrophysiologische Untersuchung: NLG (Leitungsverzögerung des N. medianus am Ligamentum transversum), evtl. Elektromyographie (EMG), insbesondere vor geplanter operativer Intervention

Differenzialdiagnose

- Orthopädisch: Radikulopathie C6 oder C7, pseudoradikuläre Ausstrahlung, thoracic-outlet-Syndrom, überlastungsinduzierte Tendovaginitiden
- Neurologisch: Nervenkompressionsschmerzen des N. medianus im Bereich des M. pronator teres, Polyneuropathien, untere Plexus-Brachialis-Läsion

Therapie

- Milde Symptomatik ohne sensomotorische Ausfälle:
  - Falls möglich auslösende Aktivitäten vermeiden
  - Volare Handschiene zur äußeren Stabilisierung und Immobilisation, wirkt oft nur kurz über die Dauer der Ruhigstellung hinaus
  - Therapeutische Lokalanästhesie mit 1–3 ml Lidocain 1% in den Karpaltunnel mit Zusatz von 10 mg Triamcinolon in loss-of-resistance-Technik; Cave: Nervenverletzung; evtl. auch Komplexhomöopathika z. B. Zeel® oder Traumeel® bei diskreter Reizung
  - Physiotherapie: Bei komplexem Syndrom mit Fehlhaltungsmuster Dehnung beteiligter verkürzter Muskelgruppen und Haltungskorrektur, Yoga mit Dehnübungen des Handgelenkes
  - Physikalische Therapie: Bei einfacher peripherer Nervenkompression relative Indikation für TENS/Iontophorese zur Dämpfung der Schmerzwahrnehmung und des Entzündungsreizes; bei komplexem Syndrom mit muskulärer Dysbalance, Nervenkompression in mehreren Abschnitten und Fehlhaltungsmuster der Wirbelsäule evtl. Traktion zur Entlastung der Halswirbelsäule
  - Nichtsteroidale Antiphlogistika (NSAR; z. B. 3-mal 25–50 mg Diclofenac täglich für einige Tage)
- Deutliche sensible und/oder motorische Defizite und bei Versagen der konservativen Therapie:
  - Operative Therapie: Insbesondere beim einfachen Karpaltunnelsyndrom häufig indiziert.
  - Voraussetzung: Nervenkompression durch elektrophysiologische Untersuchung verifiziert.
  - Operative Dekompression des N. medianus durch Spaltung des Retinakulums oft nachhaltig erfolgreich.
  - Zwei Verfahren und Vorgehensweisen: Offene Dekompression im Bereich des Retinakulums in Blutleere und Plexus- oder Lokalanästhesie; Dekompression durch endoskopische Spaltung des Retinakulum.

Die Sicht der TCM

Pragmatische Therapie mit Akupunktur

Basispunkte:

Lokalpunkte	Hh 7, Hh 8, Hh 6, He 7, Lu 9, Lu 7
Dorsal	Ex-AH 7, Ex-AH 8

Punkte nach Symptommuster:
Die wesentlichste Ergänzung zur lokalen Therapie des Karpaltunnelsyndroms besteht in der segmentalen Therapie der Halswirbelsäule und oberen Brustwirbelsäule. Ergänzungen zu den folgenden Punkten finden sich im ➤ Kapitel 6.2.2.

	Lokal-/Regionalpunkte	**Fernpunkte**
Fehlhaltung/Störung der Halswirbelsäule	Gb 20, Du 14, Bl 43, Di 17	Gb 41, Bl 60
Fehlhaltung/Störung der Brustwirbelsäule	Bl 10, Bl 43, Bl 23	Bl 60, Bl 57, Dü 3
Verkürzung M. pectoralis	Lu 1, Lu 2	
Verkürzung Handgelenksbeuger	He 3, Hh 3	

Durchführung der Behandlung:
- Punktauswahl:
  - 2–3 lokale Akupunkturpunkte und *ahshi*-Punkte, evtl. Triggerpunkte der regionalen Muskulatur der Handgelenksbeuger, ergänzend Punkte nach Symptomen
  - Bei Hinweis auf Pathologien oder Fehlhaltung im Bereich der Hals- und Brustwirbelsäule ergänzende Leitbahnpunkte (v. a. Blasen-Leitbahn)
- Methode:
  - Hh 7 mit Impuls in Richtung Karpaltunnel nadeln und stark stimulieren, dann Nadel entfernen
  - Anschließend regionale Punkte und weitere Punkte nadeln und für 30 min unter 2–3-maliger Stimulation belassen
- Moxa bei Kältesymptomatik
- Verbleib der Nadeln: Ca. 20–30 min unter 1–3-maliger Stimulation
- Stimulationsart: Lokal ableitend und Durchgängigkeit herstellend, Fernpunkte ableitend je nach Konstitution des Patienten
- Behandlungsfrequenz:
  - Behandlungsserie von 10–15 Sitzungen
  - Jeden 2.–4. Tag
  - Falls erforderlich, erneute Serie nach 6 Wochen Pause möglich

Differenzierung der Syndrommuster

Aus Sicht der TCM lässt sich das Karpaltunnelsyndrom als *bi*-Syndrom einordnen. In der Pathogenese spielen äußere pathogene Faktoren wie Wind, Kälte und Feuchtigkeit eine Rolle, die die Leitbahnen obstruieren. An der Hand sind vor allem die Dickdarm- und Lungen-Leitbahnen sowie die Perikard-Leitbahn betroffen. In Analogie zur westlichen Pathogenese kann es durch krankheitsfördernde Faktoren zu Schwellungen kommen. So kann eine Milz-Schwäche zur Bildung von Feuchtigkeit und Schleim führen. Bei Traumata oder nach operativen Eingriffen ist an Blut-Stase zu denken. Das fortgeschrittene Stadium mit Kraftverlust und Atrophie wird als Blut- und Qi-Leere eingeordnet.
Syndrommuster:
- **Wind-Kälte-Feuchtigkeit-*bi*-Syndrom:** Wind vorherrschend: Wandernde und fluktuierende Symptomatik
  Kälte vorherrschend: Deutlicher Schmerz, Verschlimmerung durch lokale Kälteeinwirkung, verspannte Muskulatur
  Feuchtigkeit vorherrschend: Schweregefühl, muskelkaterähnlicher Schmerz
  Puls: gespannt oder schlüpfrig
- **Blut-Stase und trüber Schleim:** Lokales Trauma?, ansonsten lange vorbestehendes *bi*-Syndrom, Kraftverlust, Atrophien und zunehmende Sensibilitätsstörungen, allgemeine Symptome einer Milz-Qi-Leere mit Feuchtigkeit möglich, Verschlimmerung bei feucht-kaltem Wetter
  Zunge: ev. Zahneindrücke und klebrig fetter Belag
  Puls: ev. schlüpfrig sein
- **Qi- und Blut-Leere:** Muskelkaterähnliche Schmerzen, ausgeprägte Parästhesien, trockene

Haut, Atrophien, Kraftverlust bei körperlicher Belastung, Kurzatmigkeit und Schwindel möglich
Puls: ev. fein und schwach
Zunge: ev. blass
(nach Qin, 1992)

Therapie nach Syndrommuster
Akupunkturpunkte nach Syndrommuster:

Syndrommuster	Punkte
Wind-Kälte-Feuchtigkeit-*bi*-Syndrom	Di 4, Ex-AH 9, Du 14 (Moxa), Gb 20, Sj 5, Mi 9
Blut-Stase und trüber Schleim	Bl 17, Mi 10, Ma 36, Ma 40
Qi- und Blut-Leere	Bl 17, Bl 20, Ma 36, Mi 6

Chinesische Arzneitherapie:

- **Wind-Kälte-Feuchtigkeit-*bi*-Syndrom:** Bei Vorherrschen von Wind: *fang feng tang* (Anhang) – Sem. Armeniacae, Herb. Ephedrae, Rad. Scutellariae, Cort. Cinnamomi + Ram. Cinnamomi, Ram. Mori, Rad. seu Rhiz. Notopterygii, Pheretima, Rhiz. Curcumae longae
  Bei Vorherrschen von Kälte: *wu tou tang* (CAB 436) – Herb. Ephedrae, + Ram. Cinnamomi, Ram. Mori, Rad. seu Rhiz. Notopterygii, Retinervus Fruct. Luffae, Rhiz. Curcumae longae. Aus Gründen der Arzneimittelsicherheit empfiehlt sich trotz eines gewissen Wirkungsverlustes der Ersatz von Rad. Aconiti praep. durch Rad. lateralis Aconiti praep.
  Bei Vorherrschen von Feuchtigkeit: *giang huo sheng shi tang* (CAB 221) – Fruct. Viticis, + Ram. Cinnamomi, Ram. Mori, Rad. Clematidis, Rhiz. Atractylodis
- **Qi-Stagnation und Blut-Stase:** *shen tong zhu yu tang* (CAB 352) – Excrementum Trogopteri seu Pteromi, Rad. Cyathulae + Rhiz. Corydalis
  Bei zusätzlich bestehender Schleim-Stagnation: + Retinervus Fruct. Luffae, Fruct. Trichosanthis u/o Rhiz. Pinelliae
- **Qi- und Blut-Leere:** *sheng yu tang* (CAB 275) – Rad. Rehmannia + Caulis Spatholobi, Rad. Salviae miltiorrhizae

Wie bereits erwähnt liegt beim Karpaltunnelsyndrom ein *bi*-Syndrom vor, d. h. es mangelt durch Einwirkung schädigender Einflüsse an der Durchgängigkeit der Leitbahn. Wenn die Symptomatik mit dumpfen, ziehenden Schmerzen einhergeht, ist eine Feuchtigkeitsschmerzsymptomatik *(shi)* gegeben. Sind die Schmerzen eher von schneidendem Charakter, geht man von einem Kälteschmerz *(han)* aus. In beiden Fällen bietet sich die Behandlung und Reizung mit Moxa als adäquatem therapeutischen Reiz zum „Trocknen" bzw. „Wärmen" an. In Betracht kommen dabei die lokalen Akupunkturpunkte im Handgelenksbereich, vornehmlich Punkte der Hand-*jueyin*-Herzhülle-Leitbahn Hh 6, Hh 7 und Hh 8, der Hand-*taiyin*-Lunge-Leitbahn, insbesondere Lu 9 und Lu 7, bei dorsaler Ausstrahlung auf der Radialseite evtl. auch Di 4, bei atypischer ulnarer Ausstrahlung He 8 oder Dü 3.

Da in der überwiegenden Anzahl der Fälle lediglich eine relative Nervenkompression mit insgesamt mäßiger Symptomatik vorliegt, die unter der abschwellenden Wirkung der Nadelung oben genannter Akupunkturpunkte funktionell in der Regel rückläufig ist, stellt die Akupunktur eine Alternative zur Injektionstherapie dar. Bei manifester Hypotrophie des Thenar oder anderen Nervenausfallszeichen ist die Indikation allerdings streng zu stellen und eine neurologische Untersuchung zur Überprüfung der Op-Indikation angezeigt.

9.4.2 Tendopathie, Ansatztendinose und Tendovaginitis

Jürgen Bachmann

Insbesondere im Bereich von Unterarm und Hand kommt es nach akuten oder chronischen Überbeanspruchungen, häufig im Zusammenhang mit Verschleißprozessen, aber auch nach Traumata, zu Beschwerden in den Sehnen, der Sehnenansatzbereiche oder der Sehnenscheiden. Klinische Zeichen sind lokale Druckschmerzhaftigkeit, Schmerzen beim Anspannen bzw. beim passiven Dehnen der abhängigen Muskulatur, schmerzhafte Funktionseinschränkungen dieser Muskeln mit Kraftverlust, sowie entzündliche Begleitreaktionen wie Verdickung der Sehne, Synovialitis der Sehnenscheide, Fibrineinlagerungen im Sehnengleitgewebe („Schneeballknirschen") und ödematöser Schwellung ggf. mit Überwärmung des umliegenden Gewebes. Bei chronischem Verlauf bestehen daneben häufig Veränderungen der abhängigen Muskulatur mit erhöhtem Tonus und verminderter Dehnbarkeit, gelegentlich auch unter Ausbildung von Triggerpunkten. Betroffen sind zumeist die langen Hand-, Fingersehnen distal, die Daumenstrecksehnen, gelegentlich auch die langen Beugesehnen am distalen Unterarm.

Stellenwert der Akupunktur

- Aus Sicht des Autors: Mäßig gute Indikation, v. a. bei sekundären Erkrankungen
- Anwendung: Vorwiegend im Rahmen der muskulären Detonisierung und Verbesserung der lokalen Trophik
- Bei chronischen Überlastungen z. B. durch unergonomischen Arbeitsplatz kausale Therapie beachten

Die Sicht der westlichen Medizin

Eine Prävalenz kann nicht angegeben werden, da keine klinische Entität bei multiplen Befallsmustern und diversen betroffenen Regionen besteht.

Klinik

- Schwellung, Überwärmung im Gleitgewebe oder Ansatzbereich einer Sehne
- Schmerzhafte Gleitbewegung der Sehne bei Bewegung durch Anspannung oder passiv
- Schmerz bei Ansatztendinosen auch bei Anspannung ohne Bewegung, z. B. gegen Widerstand
- Begleitsymptomatik evtl. mit Krepitation und Überwärmung im Bereich der Sehnenscheide
- erhöhter Muskeltonus mit verminderter Dehnbarkeit, Ausbildung von Triggerpunkten

Pathophysiologie

- Modell: Neuromuskulärer Mechanismus mit Überlastung führt zur Verkürzung und Verminderung der Dehnbarkeit der Muskulatur, hieraus resultiert ein Reizzustand des Sehnengleitgewebes und der Sehneninsertionen. Aber auch anders herum: Degeneration oder Trauma führen zu einem Reizzustand der Sehne und daraus resultiert reaktiv eine Muskelschonung mit Verkürzung.

Möglicher Wirkmechanismus der Akupunktur

Detonisierung überlasteter und verspannter Muskeln, Deaktivierung von Triggerpunkten, erhöhte Durchblutung und Verbesserung der Mikrozirkulation

Diagnostik

- Klassische Anamnese:
  - Auslöser
  - Einfluss von Ruhe und Bewegung
  - Einfluss von dynamischer und statischer Beanspruchung
  - Vorerkrankungen
  - Verletzungen und
  - vorangegangene operative Interventionen.
- Anamnese zu Arbeitsplatzbedingungen und Sportaktivitäten
- Sekundäre Tendopathien aufgrund von Störungen benachbarter und funktionell zugeordneten Gelenken sind abzugrenzen.
- Körperliche Untersuchung mit
  - Prüfung der geführten aktiven Arbeitsbewegung
  - Auslösung von Druckdolenzen im Sehnenverlauf
  - Erfassung des Endgefühls
  - Palpation der regionalen Muskelgruppen und
  - Palpation in Frage kommender Triggerpunkte
  - muskuläre Widerstandstests
  - Dehnbarkeitsprüfung der regionalen, insbesondere der zur Verkürzung neigenden Muskelgruppen
  - evtl. Untersuchung der zugeordneten Wirbelsäulensegmente
- Sonografie zur Darstellung von
  - Weichteilveränderungen
  - Ergussbildungen im Bereich der Sehnenscheide und im Verlauf der Sehne
  - ödematösen Verdickungen oder
  - degenerativen Veränderungen wie Fibrosierungen, Verkalkungen oder Zysten
- Bildgebende Diagnostik zur Ausschlussdiagnostik z. B. tumoröser Veränderungen bei chronischem Verlauf bevorzugt mit MRT

Differenzialdiagnose

Die Differenzialdiagnose ist vielfältig, vorrangig erscheint bei protrahiertem Verlauf ohne erinnerlichen Auslöser (z. B. Verletzung oder Überlastungssituation) die Abgrenzung von Funktionsstörungen benachbarter Gelenke und der muskulären Funktionskette.

Wichtig ist auch der Ausschluss von Ursachen, die zu einer Reizung der Sehne oder ihrer Begleitgewebe führen können und in der Regel einer Therapie mit Akupunktur nicht ohne Weiteres zugänglich sind. Einige Beispiele sind:

- Rheumatoide Arthritis
- Primäre Sehnendegeneration
- Engpasssyndrome im Sehnenverlauf
- Infektiöse Tendinitis, z. B. nach Verletzung oder iatrogen im Verlauf der Behandlung

Therapie

Aufklärung:

- Festlegung und Erläuterung der Behandlungsziele und Behandlungsstrategie
- Aufklärung über die Risiken einzusetzender Medikamente, die spezifischen Risiken von lokalen Injektionen insbesondere der Sehnenschädigung
- Abgrenzung von Leistungen der GKV (topische Antiphlogistika sind z. B. aus dem Leistungsspektrum entfernt worden), und individuellen Gesundheitsleistungen, wie infiltrativer Therapie mit Substanzen außerhalb der vertragsärztlichen Versorgung, z. B. Homöopathika, ggf. Honorarvereinbarung
- Frühzeitige Erläuterung der Behandlungsschritte, die eine aktive Mitarbeit erfordern, aktive Dehnungsübungen

Infiltrationsverfahren: Therapeutische Lokalanästhesie mit 2–5 ml Lidocain 1% und/oder Bupivacain 0,25% an (nicht in!) die Sehne, evtl. mit Zusatz von Komplexhomöopathika z. B. Zeel® oder Traumeel®, bei starker Reizung auch 10 mg Triamcinolon

Physiotherapie:

- Dehnung beteiligter verkürzter Muskelgruppen
- Tonisierung beteiligter abgeschwächter Muskelgruppen
- Erarbeitung physiologischer und ökonomischer Haltungs- und Bewegungsmuster
- Erlernen von Eigenübungen zur Dehnung und Kräftigung der betroffenen Muskulatur

Psychotherapie und Ordnungstherapie:

- Einhalten eines regelmäßigen Übungsprogramms zur Besserung der Kraftausdauer
- Erkennen und Vermeiden von Triggerfaktoren (u. a. Arbeitshaltung, Arbeitseinteilung, falscher Technik im Sport)

Physikalische Therapie:

- Kältetherapie zur Dämpfung von Schmerzwahrnehmung und Entzündungsreizen
- Wärmetherapie zu Verbesserung der Durchblutung und Entspannung der Muskulatur
- TENS und Elektrotherapie zur Dämpfung der Schmerzwahrnehmung bei chronischem Verlauf

Orthesen:

- Moderne Hilfsmittelversorgung zur äußeren funktionellen Entlastung und Stabilisierung, auch Orthesen zur Verbesserung der Propriozeption
- Gipsruhigstellung zur Ausschaltung der überlasteten Funktion war früher üblich, Nachteil: muskuläre Hypotrophie

Medikamentöse Therapie:

- Lokal bei oberflächlichem Sehnenverlauf: Topische Antiphlogistika, evtl. mit stabilisierendem Verband und in feuchter Kammer
- Akut: Antiphlogistische Therapie mit NSAR (z. B. 3 × 50 mg Diclofenac oder 3–4 × 600 mg Ibuprofen), bei gegebener Anamnese und Risikofaktoren auch mit Coxiben
- Bei starker Entzündungsschmerzhaftigkeit Infiltration mit Steroiden

Operative und interventionelle Therapie:

- In der Regel bei Tendopathie nicht indiziert
- Bei Engpasssyndromen Dekompression erwägen
- Bei Therapieresistenz:
  - Denervierungsoperation peripher im Bereich der Gelenkkapsel und Muskelansätze
  - Evtl. Röntgentiefenbestrahlung

Prognose

Die Prognose ist in der Regel gut. Die Erfolgsaussichten hängen bei Überlastung wesentlich von der ergonomischen Optimierung und Verbesserung der muskulären Leistungsfähigkeit ab.

Die Sicht der TCM

Pragmatische Therapie mit Akupunktur

Basispunkte:
- Lokoregionale Punkte
- Fernpunkte auf der Leitbahn

Durchführung der Behandlung:
- Akuttherapie in der Frühphase bei deutlichem Schmerz: Lokale *ahshi*-Punkte, Triggerpunkte der regionalen Muskulatur, 2–3 Fernpunkte nach Schmerzlokalisation, ergänzend evtl. Punkte nach Symptomen
- Dauer der Nadelung: Ca. 20–30 min unter 1–3-maliger Stimulation
- Stimulationsart: Lokal ableitend und Durchgängigkeit herstellend, Fernpunkte ableitend je nach Konstitution des Patienten, ggf. syndromorientierte Punkte gemäß der Syndromdiagnose
- Behandlungsfrequenz:
  - Behandlungsserie von 10–15 Sitzungen
  - Zu Beginn jeden 1.–2. Tag
  - Später 2-mal wöchentlich vorteilhaft mit begleitender Physiotherapie/Tuina

Differenzierung der Syndrommuster

Nach dem Leitbahnkonzept besteht eine fehlende Durchgängigkeit von Leitbahnen und Kollateralen, ein *bi*-**Syndrom**, bei dem die primäre Aufgabe darin besteht, diese Durchgängigkeit wieder herzustellen. Daneben werden in klassischer Lesart aber auch rheumatische Erkrankungen im Allgemeinen und im weiteren Sinne mit *bi*-**Syndrom** bezeichnet, so dass diese Diagnose letztlich recht unscharf ist.

Tendopathien manifestieren sich mit Schmerz und Funktionsstörung, meist nach dem Bild der pathogenen Faktoren eines Kälte-Feuchtigkeit-*bi*-Syndroms *(han shi bi)*. Letztere ergibt sich aus der Weichteilschwellung und dem oft dumpfen, diffusen Schmerzcharakter. Bei lokaler Schwellung mit Überwärmung besteht eine Feuchte-Hitze, bei der sich die Anwendung von Moxibustion verbietet.

Blut *(xue)* und Qi: Bei lokalisiertem stechenden Schmerz spricht die Traditionelle Chinesische Medizin von einer Blut-Stase, die durch lokale Ableitung und über Mi 10 oder Bl 17 adressiert werden kann. Aus westlicher Sicht ist von einer strukturellen oder entzündlichen Komponente im Schmerzgeschehen auszugehen.

Zangfu: Erkrankungen der Sehnen werden aus Sicht der Traditionellen Chinesischen Medizin den Funktionskreis der Leber und Gallenblase zugeordnet. Diese Zuordnung erweist sich im klinischen Kontext für die Akupunkturbehandlung als wenig hilfreich.

Therapie nach Syndrommuster

Das Behandlungsprinzip bei Tendovaginitiden orientiert sich am lokalen Befund. *ahshi*-Punkte stehen im Vordergrund und werden mit klassischen Akupunkturpunkten kombiniert. Besteht eine erhebliche Reizung mit Überwärmung, was seltener der Fall ist, werden eher regionale Punkte oder der Leitbahn entsprechende ausleitende Punkte, z. B. die Leitbahnendpunkte mit ableitender Stimulation oder Mikroaderlass. gewählt, In der Mehrzahl der Fälle handelt es sich um eher belastungsabhängig langsam zunehmende chronische Schmerzen von ziehendem Charakter. Über den entsprechenden Strukturen besteht eine teigige Schwellung mit nur geringer Überwärmung und mäßiger Druckschmerzhaftigkeit. In diesem Fall sind vor allem Lokalpunkte in die Behandlung einzubeziehen.

Aus Sicht der Traditionellen Chinesischen Medizin können schließlich bei Vorliegen einer Kälteschmerzsymptomatik, d. h. bei schneidendem Schmerz, entsprechende Wärmepunkte oder als Reizart Moxibustion, bei Symptomen der Feuchtigkeit Akupunkturpunkte mit Schleim *(tan)* abbauendem Charakter, z. B. Ma 40, genadelt werden. Eine Ruhigstellung ergibt aus Sicht der Traditionellen Chinesischen Orthopädie keinen Sinn. Die klinische Relevanz dieser therapeutischen Regeln bedarf allerdings noch der Überprüfung.

Chinesische Arzneitherapie:
- **(Qi-Leere mit) Invasion von Kälte-Feuchtigkeit in die Sehnen:** *juan bi tang* aus *bai yi xuan fang* (CAB 223) mit Rad. Paeoniae albae statt Rad. Paeoniae rubrae + Rad. Clematidis, Ram. Cinnamomi und Caulis Spatholobi, bei stärkerer Kälte-Symptomatik auch + Herb. Asari
  Bei reinen Fülle-Zuständen kann Rad. Astragali evtl. weggelassen werden.
  Bei Umwandlung von Kälte-Feuchtigkeit in Hitze Ersatz von Rhiz. seu Rad. Notopterygii

9

durch Rhiz. Anemarrhenae und Herb. Siegesbeckiae

- **Qi-Stagnation und Blut-Stase:** *huo luo xiao ling dan* (CAB 366) (evtl. in leichteren Fällen – Olibanum) + Rhiz. Curcumae longae, Ram. Mori, Rhiz. Chuanxiong und Caulis Spatholobi
  Bei (lokaler) Blut-Leere mit Mangelversorgung der Sehnen + Rad. Paeoniae albae und Rad. Polygoni multiflori

Durchführung der Behandlung: Bei Symptomen aufgrund von Verstopfung der Netzgefäße durch Schleim-Feuchtigkeit (sehr chronischer, schmerzhafter Verlauf, Ansammlung von Flüssigkeit, Verdickung des Gleitgewebes evtl. mit Bildung von Knötchen oder Zysten) empfiehlt sich ergänzend die Gabe von Rhiz. Pinelliae, Poria und Sem. Sinapis unter evtl. Weglassung einiger Arzneimittel gegen Wind-Feuchtigkeit.

Weitere Therapiemöglichkeiten

Tuina

Sinnvolle Handgrifftechniken der Tuina umfassen Maßnahmen zur Dehnung der Muskulatur, Friktion der Ansatzzonen, vorsichtige Mobilisation der Sehnengleitwege und auch die segmentale Behandlung der Wirbelsäule.

Ohrakupunktur

(➤ Kap. 4.4.1)

TENS

TENS erweist sich hierbei zur Analgesie als wenig geeignet, kann aber wie bei einer Iontophorese mit Elektrodenlokalisation im Bereich der Ansatzzone oder im Sehnenverlauf lokal antiphlogistisch und durchblutungsfördernd eingesetzt werden.

KAPITEL

10

Jürgen Bachmann, Jürgen Mücher (chin. Arzneitherapie)

Brustwirbelsäule und Thorax

10.1 Leitbahnen, lokoregionale Punkte und Fernpunkte

Leitbahnen

Auf der Rückseite des Thorax verläuft in der Medianlinie das Gefäß *dumai*, parallel hierzu im Abstand von 1,5 bzw. 3 cun der innere bzw. der äußere Verlauf der Fuß-*taiyang*-Blase-Leitbahn. Somit liegen die Punkte der inneren Blasen-Leitbahn in der Tiefe im Bereich der kleinen Wirbelgelenke, die der äußeren Leitbahn thorakal im Bereich der Anheftungszone der langen Rückenstreckerbahnen am Angulus costae.

Entsprechend dem schrägen Verlauf der abdominalen Muskeln und des M. latissimus dorsi beschreibt der lateralseitig gelegene Verlauf der Fuß-*shaoyang*-Gallenblase-Leitbahn eine Zickzacklinie mit Berührung der freien Rippen und der Crista iliaca im weiteren Verlauf nach kaudal.

In der ventralen Region verläuft schließlich die dritte Yang-qualifizierte Leitbahn, die Fuß-*yangming*-Magen-Leitbahn, 4 cun lateral der Medianlinie, die durch das *ren*-Gefäß markiert wird. Die gekoppelte Fuß-*taiyin*-Milz-Leitbahn verläuft im thorakalen Bereich 6 cun lateral der Medianlinie, weiter medial die Fuß-*shaoyin*-Niere-Leitbahn mit einer Distanz von 2 cun von der Medianlinie.

Die Indikation bezieht sich im Wesentlichen auf die Funktion innerer Organe, entsprechend den Zuordnungen der *shu*- und *mu*-Punkte, und auch auf lokal wirksame Punkte.

Akupunkturpunkte

Die Indikation zur Therapie mittels thorakaler Akupunkturpunkte liegt vornehmlich bei lokalen Störungen, d. h. in der Thorakalregion. Eine besondere Rolle kommt der segmentalen somatoviszeralen Verbindung zu. Sie ist für die Verknüpfung der Funktion innerer Organe mit zwei Gruppen von Akupunkturpunkten bedeutsam: den Rücken-*shu*-Transport-Löchern *(beishuxue)* auf der Blase-Leitbahn dorsal, und ventral einem Teil der *mu*-Versammlungs-Löcher *(muxue)*, wie z. B. Le 13 für die Milz *(pi)*, Gb 25 für die Niere *(shen)* oder Gb 24 für die Gallenblase *(dan)* und Le 14 für die Leber *(gan)*.

Die Punktlokalisation erfolgt ventral jeweils im Intercostalraum, was seitens der Stichtechnik besondere Sorgfalt zur Vermeidung eines Pneumothorax erfordert und eine schräge Stichrichtung nahelegt.

Fernpunkte

Bei Brustwirbelsäulensyndromen ist die Leitbahn Blase betroffen, demgemäß kommen als Fernpunkte Bl 57 und Bl 58 im mittleren Abschnitt, Bl 60 für den zervikothorakalen Übergang in Betracht. Im oberen Anteil der *taiyang*-Leitbahnachse, der Hand-*taiyang*-Dünndarm-Leitbahn, zählen Dü 3, Dü 5 und Dü 6 zu den häufig verwandten Fernpunkten. Als genereller Fernpunkt für die gesamte Thoraxregion ist darüber hinaus Hh 6 anzusprechen.

10.2 Akupunkturpunkte im Bereich der Brustwirbelsäule und des Thorax

10.2.1 Dorsale Thoraxregion

Die Aufzählung der Akupunkturpunkte folgt der Reihenfolge der Leitbahnabläufe, Punkte ohne klassische Akupunkturpunktbezeichnung werden ggf. am Ende eingeordnet. (➤ Abb. 10.1 und ➤ Tab. 10.1)

10

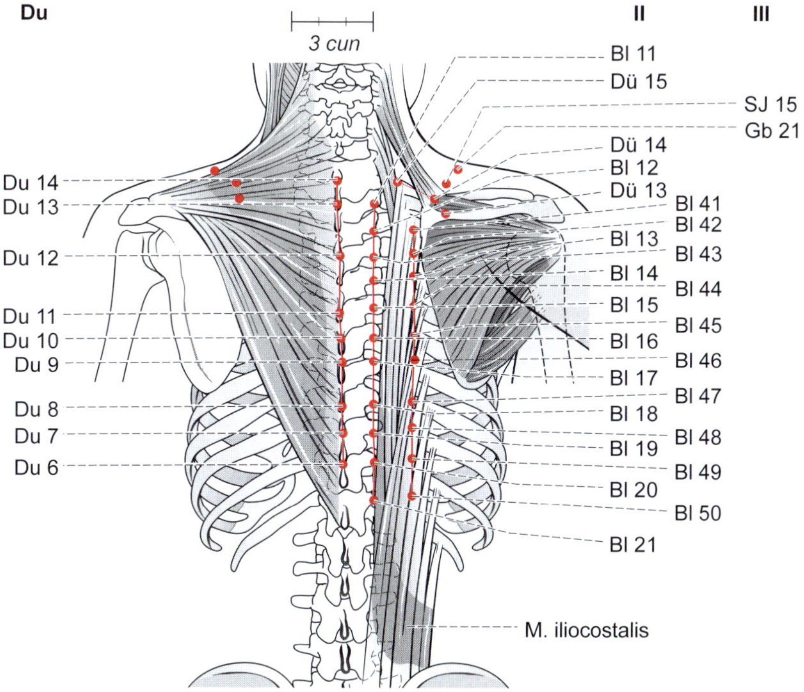

Abb. 10.1 Thorax, dorsale Ansicht: Akupunkturpunkte und ihre anatomischen Lagebeziehungen

Tab. 10.1 Thorax (dorsal): Akupunkturpunkte und ihre anatomischen Lagebeziehungen

Akupunkturpunkt	Lokalisation	Stichrichtung/-tiefe	Funktion
Gb 21 *jianjing*	In der Mitte zwischen Punkt Du 14 und dem Akromion an dem höchsten Punkt der Schulter	Sagittal horizontal, 0,3–0,5 cun	
Sj 15 *tianliao*	Kranial des Angulus superior scapulae zwischen Gb 21 und Dü 13	Senkrecht, 0,3–0,5 cun. Cave: Pneumothorax!	
Dü 13 *quyuan*	Am medialen Ende der Fossa supraspinata scapulae in Höhe des Unterrandes Dornfortsatz BWK 3	Senkrecht, 0,5–0,7 cun	
Dü 14 *jianwaishu*	3 cun lateral der Unterkante Dornfortsatz BWK 1	Senkrecht oder schräg im Muskelverlauf, 0,3–0,5 cun. Cave: Pneumothorax!	
Dü 15 *jianzhongshu*	2 cun lateral der Unterkante des Dornfortsatz C 7	Schräg auf den Wirbelkörper zu, 0,5–0,7 cun. Cave: Pneumothorax!	
Bl 11 *dazhu*	1,5 cun lateral Du 13 auf Höhe des Dornfortsatz BWK 1	Leicht schräg, auf den Wirbel zu; 0,5–0,7 cun. Cave: Pneumothorax!	Acht Zusammenkünfte *(ba huixue)* / **Knochen**

Tab. 10.1 Thorax (dorsal): Akupunkturpunkte und ihre anatomischen Lagebeziehungen *(Fortsetzung)*

Akupunkturpunkt	Lokalisation	Stichrichtung/-tiefe	Funktion
Bl 12 *fengmen*	1,5 cun lateral Unterkante Dornfortsatz BWK 2	Leicht schräg, auf den Wirbel zu; 0,5–0,7 cun. Cave: Pneumothorax!	
Bl 13 *feishu*	1,5 cun lateral Unterkante Dornfortsatz BWK 3	Leicht schräg, auf den Wirbel zu; 0,5–0,7 cun. Cave: Pneumothorax!	Transport-Loch *(shuxue)* / **Lunge** *(fei)*
Bl 14 *jueyinshu*	1,5 cun lateral Unterkante Dornfortsatz BWK 4	Leicht schräg, auf den Wirbel zu; 0,5–0,7 cun. Cave: Pneumothorax!	Transport-Loch *(shuxue)* / **Herzhülle** *(xinbao)*
Bl 15 *xinshu*	1,5 cun lateral Unterkante Dornfortsatz BWK 5	Leicht schräg, auf den Wirbel zu; 0,5–0,7 cun. Cave: Pneumothorax!	Transport-Loch *(shuxue)* / **Herz** *(xin)*
Bl 16 *dushu*	1,5 cun lateral Unterkante Dornfortsatz BWK 6	Leicht schräg, auf den Wirbel zu; 0,5–0,7 cun. Cave: Pneumothorax!	
Bl 17 *geshu*	1,5 cun lateral Unterkante Dornfortsatz BWK 7 (Du 9)	Leicht schräg, auf den Wirbel zu; 0,5–0,7 cun. Cave: Pneumothorax!	Acht Zusammenkünfte *(ba huixue)* / **Blut** *(xue)*
Bl 18 *ganshu*	1,5 cun lateral Unterkante Dornfortsatz BWK 9	Leicht schräg, auf den Wirbel zu; 0,5–0,7 cun. Cave: Pneumothorax!	Transport-Loch *(shuxue)* / **Leber** *(gan)*
Bl 19 *danshu*	1,5 cun lateral Unterkante Dornfortsatz BWK 10	Leicht schräg, auf den Wirbel zu; 0,5–0,7 cun. Cave: Pneumothorax!	Transport-Loch *(shuxue)* / **Gallenblase** *(dan)*
Bl 20 *pishu*	1,5 cun lateral Unterkante Dornfortsatz BWK 11	Leicht schräg, auf den Wirbel zu; 0,5–0,7 cun. Cave: Pneumothorax!	Transport-Loch *(shuxue)* / **Milz** *(pi)*
Bl 21 *weishu*	1,5 cun lateral Unterkante Dornfortsatz BWK 12	Leicht schräg, auf den Wirbel zu; 0,5–0,7 cun. Cave: Pneumothorax!	Transport-Loch *(shuxue)* / **Magen** *(wei)*
Bl 41 *fufen*	3 cun lateral der Medianlinie *(dumai)*, zwischen Dornfortsatz BWK 2 und Dornfortsatz BWK 3	Schräg, nach außen; 0,3–0,5 cun. Cave: Pneumothorax!	
Bl 42 *pohu*	3 cun lateral der Medianlinie *(dumai)*, zwischen Dornfortsatz BWK 3 und Dornfortsatz BWK 4	Schräg, nach außen; 0,3–0,5 cun. Cave: Pneumothorax!	
Bl 43 *gaohuang*	3 cun lateral der Medianlinie *(dumai)*, zwischen Dornfortsatz BWK 4 und Dornfortsatz BWK 5	Schräg, nach außen auf Scapularand zu; 0,3–0,5 cun. Cave: Pneumothorax!	
Bl 44 *shentang*	3 cun lateral der Medianlinie *(dumai)*, zwischen Dornfortsatz BWK 5 und Dornfortsatz BWK 6	Schräg, nach außen; 0,3–0,5 cun. Cave: Pneumothorax!	

Tab. 10.1 Thorax (dorsal): Akupunkturpunkte und ihre anatomischen Lagebeziehungen *(Fortsetzung)*

Akupunkturpunkt	Lokalisation	Stichrichtung/-tiefe	Funktion
Bl 45 *yixi*	3 cun lateral der Medianlinie *(dumai)*, zwischen Dornfortsatz BWK 6 und Dornfortsatz BWK 7	Schräg, nach außen; 0,3–0,5 cun. Cave: Pneumothorax!	
Bl 46 *geguan*	3 cun lateral der Medianlinie *(dumai)*, zwischen Dornfortsatz BWK 7 und Dornfortsatz BWK 8	Schräg, nach außen; 0,3–0,5 cun. Cave: Pneumothorax!	
Bl 47 *hunmen*	3 cun lateral der Medianlinie *(dumai)*, zwischen Dornfortsatz BWK 9 und Dornfortsatz BWK 10	Schräg, nach außen; 0,3–0,5 cun. Cave: Pneumothorax!	
Bl 48 *yanggang*	3 cun lateral der Medianlinie *(dumai)*, zwischen Dornfortsatz BWK 10 und Dornfortsatz BWK 11	Schräg, nach außen; 0,3–0,5 cun. Cave: Pneumothorax!	
Bl 49 *yishe*	3 cun lateral der Medianlinie *(dumai)*, zwischen Dornfortsatz BWK 11 und Dornfortsatz BWK 12	Schräg, nach außen; 0,3–0,5 cun. Cave: Pneumothorax!	
Bl 50 *weicang*	3 cun lateral der Medianlinie *(dumai)*, zwischen Dornfortsatz BWK 12 und Dornfortsatz L 1	Schräg, nach außen; 0,3–0,5 cun. Cave: Niere!	
Du 6 *jizhong*	Unterhalb des Dornfortsatzes BWK 11	Senkrecht, 0,5–0,7 cun	
Du 7 *zhongshu*	Unterhalb des Dornfortsatzes BWK 10	Senkrecht, 0,5–0,7 cun	
Du 8 *jinsuo*	Unterhalb des Dornfortsatzes BWK 9	Senkrecht, 0,5–0,7 cun	
Du 9 *zhiyang*	Unterhalb des Dornfortsatzes BWK 7, Niveau des Angulus inferior scapulae	Senkrecht, 0,5–0,7 cun	
Du 10 *lingtai*	Unterhalb des Dornfortsatzes BWK 6	Senkrecht, 0,5–0,7 cun	
Du 11 *shendao*	Unterhalb des Dornfortsatzes BWK 5	Senkrecht, 0,5–0,7 cun	
Du 12 *shenzhu*	Unterhalb des Dornfortsatzes BWK 3	Senkrecht, 0,5–0,7 cun	
Du 13 *taodao*	Unterhalb des Dornfortsatzes BWK 1	Senkrecht, 0,5–0,7 cun	
Du 14 dazhui	Unterhalb des Dornfortsatzes HWK 7	Senkrecht, 0,5–0,7 cun	

10.2.2 Thoraxregion

Die Aufzählung der Akupunkturpunkte folgt der Reihenfolge der Leitbahnabläufe, Punkte ohne klassische Akupunkturpunktbezeichnung werden ggf. am Ende eingeordnet. (➤ Abb. 10.2 und ➤ Tab. 10.2)

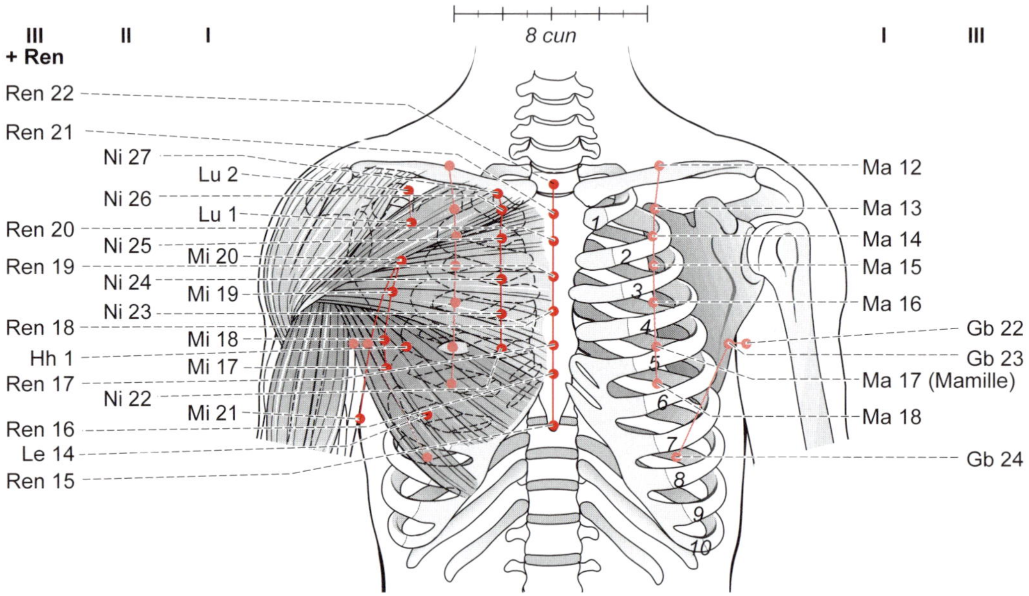

Abb. 10.2 Thorax, ventrale Ansicht: Akupunkturpunkte und ihre anatomischen Lagebeziehungen

Tab. 10.2 Thorax (ventral): Akupunkturpunkte und ihre anatomischen Lagebeziehungen

Akupunkturpunkt	Lokalisation	Stichrichtung/-tiefe	Funktion
Lu 1 *zhongfu*	1 cun unter Lu 2, Höhe des 1. Interkostalraums, 6 cun lateral der Medianlinie	Lateral-kranial, tangenzial zum Thorax, 0,3–0,5 cun. Cave: Pneumothorax bei senkrechtem Stich!	Versammlungs-Loch *(muxue)* / **Lunge** *(fei)*
Lu 2 *yunmen*	Fossa infraclavicularis, unter dem acromialen Ende der Klavikula, 6 cun lateral der Medianlinie	etwas lateral, tangenzial zum Thorax, 0,5–0,7 cun	
Ma 12 *quepen*	In der Mitte der Fossa supraclavicularis, 4 cun lateral der Medianlinie (Punkt Ren 22)	Schräg, 0,3–0,5 cun. Cave: Gefäßverletzung, Pneumothorax!	
Ma 13 *qihu*	4 cun lateral der Medianlinie (Ren 21) an der Unterkante der Klavikula	Schräg, nach lateral; 0,5–0,7 cun. Cave: Pneumothorax!	
Ma 14 *kufang*	Medioclavicularlinie, über dem ersten Interkostalraum	Schräg, nach lateral; 0,5–0,7 cun. Cave: Pneumothorax!	

10

Tab. 10.2 Thorax (ventral): Akupunkturpunkte und ihre anatomischen Lagebeziehungen *(Fortsetzung)*

Akupunkturpunkt	Lokalisation	Stichrichtung/-tiefe	Funktion
Ma 15 *wuyi*	2. Interkostalraum über dem Processus mamillaris	Schräg, nach lateral; 0,5–0,7 cun. Cave: Pneumothorax!	
Ma 16 *yingchuang*	3. Interkostalraum über dem Processus mamillaris	Schräg, nach lateral; 0,5–0,7 cun. Cave: Pneumothorax!	
Ma 17 *ruzhong*	4. Interkostalraum, Medioklavikularlinie	verbotener Punkt	
Ma 18 *rugen*	Unterhalb des Processus mamillaris, 5. Interkostalraum	Schräg, nach lateral; 0,3–0,5 cun. Cave: Pneumothorax!	
Mi 17 *shidou*	6 cun lateral der Medianlinie, 5. Interkostalraum	Schräg, im Verlauf des Interkostalraums; 0,3–0,5 cun. Cave: Pneumothorax!	
Mi 18 *tianxi*	6 cun lateral der Medianlinie, 4. Interkostalraum	Schräg, im Verlauf des Interkostalraums; 0,3–0,5 cun. Cave: Pneumothorax!	
Mi 19 *xiongxiang*	6 cun lateral der Medianlinie, 3. Interkostalraum	Schräg, im Verlauf des Interkostalraums; 0,3–0,5 cun. Cave: Pneumothorax!	
Mi 20 *zhourong*	6 cun lateral der Medianlinie, 2. Interkostalraum	Schräg, im Verlauf des Interkostalraums; 0,3–0,5 cun. Cave: Pneumothorax!	
Mi 21 *dabao*	Mediale Axillarlinie, 6. Interkostalraum	Schräg, im Verlauf des Interkostalraums; 0,3–0,5 cun. Cave: Pneumothorax!	Vernetzungs-Loch *(luoxue)* / **alle Leitbahnen**
Ni 22 *bulang*	2 cun lateral zur Medianlinie *(renmai)*, 5. Interkostalraum	Schräg, 0,3–0,5 cun. Cave: Herz, Pneumothorax!	
Ni 23 *shenfeng*	2 cun lateral zur Medianlinie *(renmai)*, 4. Interkostalraum	Schräg, 0,3–0,5 cun. Cave: Pneumothorax!	
Ni 24 *lingxu*	2 cun lateral zur Medianlinie *(renmai)*, 3. Interkostalraum	Schräg, 0,3–0,5 cun. Cave: Pneumothorax!	
Ni 25 *shenzang*	2 cun lateral zur Medianlinie *(renmai)*, 2. Interkostalraum	Schräg, 0,3–0,5 cun. Cave: Pneumothorax!	
Ni 26 *yuzhong*	2 cun lateral zur Medianlinie *(renmai)*, 1. Interkostalraum	Schräg, 0,3–0,5 cun. Cave: Pneumothorax!	
Ni 27 *shufu*	2 cun lateral zur Medianlinie *(renmai)*, Unterkante der Klavikula	Schräg, 0,3–0,5 cun. Cave: Pneumothorax!	
Hh 1 *tianchi*	1 cun lateral der Mamille, 4. Interkostalraum, bzw. bei Frauen 1 cun lateral der Medioklavikularlinie	Schräg, 0,2–0,3 cun. Cave: Pneumothorax!	
Gb 22 *yuanye*	In der Medioaxillarlinie, Niveau 4. Interkostalraum	Schräg, nach außen, Verlauf des Interkostalraums; 0,3–0,5 cun. Cave: Pneumothorax!	

Tab. 10.2 Thorax (ventral): Akupunkturpunkte und ihre anatomischen Lagebeziehungen *(Fortsetzung)*

Akupunkturpunkt	Lokalisation	Stichrichtung/-tiefe	Funktion
Gb 23 *zhejin*	1 cun kaudal von Gb 22	Schräg, nach außen, Verlauf des Interkostalraums; 0,3–0,5 cun. Cave: Pneumothorax!	
Gb 24 *riyue*	Direkt kaudal der Mamille im 7. Interkostalraum	Schräg, 0,3–0,5 cun. Cave: Pneumothorax, Leber!	Versammlungs-Loch *(muxue)* / **Gallenblase** *(dan)*
Le 14 *qimen*	Direkt kaudal der Mamille im 6. Interkostalrau	Schräg, nach außen, Verlauf des Interkostalraums; 0,3–0,5 cun. Cave: Pneumothorax, Leber!	Versammlungs-Loch *(muxue)* / **Leber** *(gan)*
Ren 15 *jiuwei*	Medianlinie, kaudal des Processus xiphoideus, 7 cun kranial des Nabels	Schräg, kaudalwärts; 0,3–0,5 cun. Cave: Missbildung: Schlussdefekte des Sternums!	
Ren16 *zhongting*	Medianlinie, über dem Sternum, Niveau 5. Interkostalraum	Schräg, subkutan; 0,3–0,5 cun. Cave: Missbildung: Schlussdefekte des Sternums!	
Ren 17 *danzhong*	Medianlinie, im Niveau 4. Interkostalraum	Schräg, subkutan; 0,3–0,5 cun. Cave: Missbildung: Schlussdefekte des Sternums!	Versammlungs-Loch *(muxue)* / **Herzhülle** *(xinbao)* acht Zusammenkünfte *(ba huixue)* / **Qi und Respiration**
Ren 18 *yutang*	Medianlinie, Niveau 3. Interkostalraum	Schräg, subkutan; 0,3–0,5 cun. Cave: Missbildung: Schlussdefekte des Sternums!	
Ren 19 *zigong*	Medianlinie, Niveau 2. Interkostalraum	Schräg, subkutan; 0,3–0,5 cun. Cave: Missbildung: Schlussdefekte des Sternums!	
Ren 20 *huagai*	Medianlinie, über dem Angulus sternalis, Niveau 1. Interkostalraum	Schräg, subkutan; 0,3–0,5 cun	
Ren 21 *xuanji*	In der Mittellinie, in der Mitte des Manubrium sterni, 1 cun kaudal von Ren 22	Schräg, subkutan; 0,3–0,5 cun	
Ren 22 *tiantu*	In der Mitte der Fossa suprasternalis	Senkrecht, dann Wendung hinter das Sternum. Cave: Mediastinum!	

10.3 Untersuchungstechniken

Die Abklärung von Störungen der Brustwirbelsäulenregion kann unter statischen Gesichtspunkten für die darüber liegenden Regionen des Achsenorgans bis zu den Kopfgelenken und auch für Ausgleichshaltungen der Lendenwirbelsäule bedeutsam sein.

Die Region der Brustwirbelsäule führen folgende Angaben, Fragen und Befunde zu einer begründeten Auswahl von Akupunkturpunkten.

10.3.1 Spezielle Anamnese

Beschwerden im Bereich der Brustwirbelsäule und des Thorax sind häufig Schmerzen, die akut nach einer Bewegung oder längeren Zwangshaltung – oft in Vorneigung, mit Rotation und evtl. mit Anheben einer Last aufgetreten sind. Diese Beschreibung evtl. auch in Verbindung mit einer atemabhängigen Schmerzmodulation spricht eher für eine Störung des Stütz- und Bewegungssystems denn für thorakale Schmerzen viszeraler Genese.

Abzugrenzen sind nämlich thorakale Beschwerden, die eher auf kardiale, pulmonale oder Schmerzen aus dem Magen und Oberbauch verweisen:

Punktuelle Beschwerden (Blutstase) und stechender Schmerz oft im Bereich der Kostotransversalgelenke und der Übergangszonen der knöchernen und knorpeligen Rippe, Ausstrahlung im Verlauf der Rippe und flächige Verteilung (Qi-Stagnation).

Bei intermittierende Störungen mit wechselndem Charakter (Wind-*feng*) Gallenblasen- und Leber-Leitbahn einbeziehen (Le 3, Gb 31, Gb 25).

10.3.2 Ausschlussdiagnostik

Nativradiologische Bildgebung bei Verletzungsanamnese, vor manueller Therapie mit Manipulation und bei chronischen Verläufen empfohlen. Auch bei Klopfschmerz und positivem Fersenfallversuch mit thorakaler Schmerzprovokation nativradiologische Diagnostik zur Frage struktureller Läsionen wie Wirbelkörpersinterungen.

Bei rezidivierenden thorakalen Störungen internistische Ausschlussdiagnostik.

10.3.3 Klinische Untersuchung

Wichtige Untersuchungsschritte für eine Akupunkturindikation sind:

- Inspektion des Gangbildes, Fersenfallversuch
- Inspektion von vorne: sternosymphysale Belastungshaltung nach Brügger (Renmai einbeziehen), Schulterprotraktion mit Verkürzung M. pectoralis (Lu 1, Lu 2)
- Inspektion von hinten: Skoliose, in Vorneigung Beurteilung der Rotationsstellung, segmentale Palpation der konkavseitigen Wirbelgelenke und Kostotransversalgelenke (Bl 11–Bl 21) und konvexseitigen Streckmuskulatur, insbesondere lateral und an den Insertionszonen am Angulus costae (M. Iliocostalis, M. costocervicalis, z. B. Bl 43)
- Geführte Seitneigung: Schmerzprovokation heteronym führt zur Palpation der Streckmuskulatur, homonyme Schmerzauslösung zur Palpation der kleinen Wirbelgelenke (Bl 11–Bl 21)
- Geführte Seitneigung: mono- und oligosegmentale Hypomobilität spricht eher für arthrogene Einschränkung und gegen rein muskuläre Einschränkung, bei polysegmentaler Hypomobilität steht die muskuläre Hemmung im Vordergrund, hinter der sich aber gerade an der Brustwirbelsäule häufiger als lumbal auch reversible Störungen, d. h. Blockierungen verbergen können
- Untersuchung im Sitzen mit Rotationsprüfung der Brustwirbelsäule
- Untersuchung in Bauchlage: Druckdolenzprüfung über medialer paravertebraler Muskulatur und in der Tiefe der kleinen Wirbelgelenken und Kostotransversalgelenke (Bl 11–Bl 21)

10.4 Krankheitsbilder

Funktionsstörungen im Bereich der Brustwirbelsäule sind relativ häufig verknüpft mit manualdiagnostisch feststellbaren hypomobilen Funktionsstörungen der kleinen Wirbelgelenke oder Kostotransversalgelenke. Bei chronischer Schmerzsymptomatik und rezidivierenden Schmerzen, bei Haltungsinsuffizienzen und Wirbelsäulenfehlhaltungen mit statischer Komponente sind darüber hinaus muskuläre, als verhärteter Strang tastbare Veränderungen die Regel.

Hieraus ergibt sich, dass eine Kombination aus Akupunktur und manualtherapeutischer Behandlung auch in der relativ akuten Schmerzphase anzustreben ist. Durch Nadelung entsprechender lokaler Punkte (häufig Bl 43) lässt sich eine gute Relaxation der betroffenen Muskulatur, eine Auflösung von Triggerpunkten und ein Nachlassen der muskulären Verspannung erreichen.

Durch entsprechende Fernpunkte kann die Schmerzhaftigkeit darüber hinaus, insbesondere durch Akupunkturpunkte der Fuß-*taiyang*-Blase-Leitbahn, so Bl 57, Bl 58 für den mittleren Abschnitt der Brustwirbelsäule bekämpft werden. Liegt der Schmerz weiter lateral, ist somit die *shaoyang*-Leitbahnachse betroffen, ist Gb 34 oder Sj 6 die bessere Wahl.

Häufig bringt jedoch erst die manualtherapeutische Intervention den entscheidenden Durchbruch in der Behandlung, wobei diese durch vorbereitete Akupunkturbehandlung mit dem Ziel der Muskeldetoniserung und generellen Relaxation wesentlich erleichtert werden kann.

Wiewohl die Indikation bei strukturellen Veränderungen im Sinne einer fixierten oder teilfixierten Skoliose relativiert werden muss, so findet sich doch nicht selten, dass auch in solchen Situationen ein Teil der Schmerzsymptomatik auf reversible Funktionsstörungen zurückgeht, deren erfolgreiche Beseitigung die Grundlage für ein muskuläres Aufbautraining legt, das auf die Verbesserung der muskulären statischen und dynamischen Funktionen abzielt.

10.4.1 Brustwirbelsäulensyndrome

Schmerzen und Bewegungseinschränkung sind die Kernsymptome eines Brustwirbelsäulensyndroms. Die Spanne der Symptomatik ist darüber hinaus breit: Von akuten Beschwerden über chronisch rezidivierende zu chronischen Dauerschmerzen, und von Beschwerden ohne Fehlhaltung über aktuelle Schonhaltungen zu Schmerzen auf dem Boden strukturell fixierter Fehlhaltungen. Je nach Altersgruppe, Geschlecht und Konstitution ergeben sich verschiedene Erwägungen zur Pathogenese. Wenn im Folgenden vom Brustwirbelsäulensyndrom die Rede ist, wird der Ausschluss systemischer, entzündlicher oder lokal struktureller Erkrankungen ebenso vorausgesetzt, wie eine internistische Abklärung der Frage, ob therapierefraktäre oder rezidivierende Beschwerden als äußeres Erscheinungsbild cardialer oder pulmonaler Störungen zu werten sind.

Stellenwert der Akupunktur

- Aus Sicht des Autors: Gute Indikation, in mehreren Behandlungsphasen mit differenten Zielen
- In der Frühphase vorwiegend im Rahmen der Schmerzhemmung, in der subakuten Phase zur Muskeldetonisierung und Deaktivierung von Triggerpunkten, in der Restitutionsphase zur Unterstützung der physiotherapeutischen Maßnahmen, die auf Besserung der Kraftausdauer zielen, v. a. bei sekundärer Rehabilitation auf dem Boden fixierter Fehlhaltungen, bei viszeraler Begleitsymptomatik als ganzheitlicher Verfahrensansatz
- Häufig ist ein Therapieansatz mit Einbeziehung von manualtherapeutischen Ansätzen indiziert, da die biomechanischen Anteile des neuromuskuloskelettalen Aufbaus komplex strukturiert sind und zur Fehlsteuerung neigen.

Die Sicht der westlichen Medizin

Häufiges Krankheitsbild der orthopädischen Primärversorgung, überwiegend sekundär bei funktionellen und strukturellen Kyphosen und Kyphoskoliosen.

Klinik

- Lokalisation betrifft meist einzelne oder wenige Segmente der Brustwirbelsäule, seltener die gesamte Brustwirbelsäule
- Schmerz vor allem in der mittleren Brustwirbelsäule, überwiegend mit einseitiger Ausstrahlung, daneben auch Störungen der Übergangsregionen im zervikothorakalen und thorakolumbalen Abschnitt, meist verknüpft mit Störungen der Nachbarregionen
- Begleitsymptomatik: Nach ventral übertragener oder auch viszeraler Schmerz, z. B. präkordial, Oberbauch

- Häufig Beteiligung der Nachbarregionen: Der Halswirbelsäule bei oberem Brustwirbelsäulensyndrom, der Lendenwirbelsäule und Beckenregion bei unterem Brustwirbelsäulensyndrom

Pathophysiologie

- Einfaches Modell für akute Schmerzen: Neuromuskulärer Mechanismus der Schmerzgenese mit Funktionsstörung der kleinen Wirbelgelenke und Kostotransversalgelenke und Verspannung der autochthonen oligosegmentalen Muskulatur
- Multifaktorielle Ätiologie mit psychosomatischen Faktoren bei evtl. teilfixierter Fehlhaltung oft gekennzeichnet durch Kyphose der Brustwirbelsäule, mit der Folge, dass die körperliche Gestalt kleiner und zurückgenommen wirkt, auch verknüpft mit Haltungsschwäche im Gegensatz zum aufrechten Gang. Hierbei häufig Verspannung der langen Bahnen der Muskulatur, M. iliocostalis, M. costocervicalis
- Multifaktorielle Ätiologie mit somatisch-strukturellen Faktoren bei struktureller, fixierter Fehlstellung durch Wirbelkörpersinterung, Skoliose, M. Scheuermann, M. Bechterew, M. Forrestier
- Vielfältige vertebroviszerale reflektorische Bezüge

Diagnostik

- Anamnestisch sind Auslöser, Verstärkung oder Verbesserung durch Faktoren wie Ruhe oder Bewegung, dynamische und/oder statische Beanspruchung und Vorerkrankungen und Beschwerden auch auf internistischem Gebiet, Verletzungen und vorangegangene operative Interventionen abzugrenzen
- Bei chronischem Verlauf, vegetativer Begleitsymptomatik oder Zeichen der Schmerzchronifizierung Einsatz eines Schmerzfragebogens sinnvoll
- Körperliche Untersuchung mit Blick auf Haltungsauffälligkeiten in seitlicher und hinterer Ansicht, Stellung des Beckens, der Taillendreiecke, Schulterblatt und Schulterhöhe, Rotationszeichen wie Rippenbuckel, Asymmetrien und Hypotrophien, Prüfung der geführten aktiven Arbeitsbewegung in allen Ebenen, v. a. der Seitneigung, dabei Erfassung des Endgefühls und Erfassung von Harmoniestörungen der Seitneigung, Palpation der regionalen Muskelgruppen und in Frage kommender Triggerpunkte. Dehnbarkeitsprüfung der regionalen, insbesondere der zur Verkürzung neigenden Muskelgruppen wie M. quadratus lumborum, M. erector trunci, M. levator scapulae, palpatorische und funktionelle Prüfung der inspektorisch auffälligen oder anamnestisch angegebenen Wirbelsäulensegmente, Prüfung der Kibler-Falte unter Berücksichtigung des Dermatomshifts, ggf. Untersuchung vorhandener Narbenbildungen z. B. auf Hyperästhesie und Verschieblichkeit
- Bildgebende Diagnostik: Zur Ausschlussdiagnostik und bei Manualtherapie mit Impuls nativradiologische Untersuchung in 2 Ebenen, bei Verdacht auf strukturelle ossäre Schädigung evtl. CT, bei Verdacht auf Weichteilprozesse evtl. MRT, bei Verdacht auf Entzündung oder Filia Knochenszintigraphie

Differenzialdiagnose

Die Differenzialdiagnose betrifft orthopädische und internistische Krankheitsbilder. Einige wichtige Beispiele:

- Orthopädisch: Wirbelsäulenmiss- und -fehlbildungen, rheumatische Erkrankungen wie M. Bechterew, Versteifungen der Brustwirbelsäule bei M. Forrestier, der assoziiert zum Diabetes mellitus auftritt, Residuen nach stumpfem Thoraxtrauma, ossärer Schmerz z. B. im Rahmen eines Tumorleidens oder nach Wirbelkörpersinterung z. B. im Rahmen einer Osteoporose
- Nervenärztlich: Depression, Somatisierungsstörung, neuropathische und Nervenkompressionsschmerzen im Segment oder peripheren Nerven der Brustwirbelsäule z. B. bei Zoster
- Internistisch: Kardiale und pulmonale Erkrankungen, aber auch Erkrankungen des Oberbauchs, insbesondere des Magens können zu Schmerzen in Projektion auf die mittlere, bzw. obere Brustwirbelsäule führen.

Therapie

Aufklärung:

- Festlegung und Erläuterung der Behandlungsziele und Behandlungsstrategie, meist letztlich Auf-

richtung der Brustwirbelsäule und muskuläre Stabilisierung
- Aufklärung über die Risiken einzusetzender Medikamente, die spezifischen Risiken von Injektionen, manualtherapeutischer Verfahren und evtl. anderer geplanter Interventionen
- Abgrenzung von Leistungen der GKV und individuellen Gesundheitsleistungen, ggf. Honorarvereinbarung
- Frühzeitige Erläuterung der Behandlungsschritte, die Mitarbeit erfordern, insbesondere aktive Eigenübungen zur Aufrichtung der Brustwirbelsäule

Infiltrationsverfahren:
- Therapeutische Lokalanästhesie mit 2–5 ml Lidocain 1% und/oder Bupivacain 0,25% an die Gelenkkapsel der kleinen Wirbelgelenke und Kostotransversalgelenke, evtl. mit Zusatz von Komplexhomöopathika, z. B. Zeel® oder Traumeel®, bei starker Reizung auch 10 mg Triamcinolon oder 1 Amp. Dexamethason, z. B. Lipotalon® unter Beachtung der anatomischen Verhältnisse und Vermeidung des interkostalen Raumes durch Zweifingertechnik und bildgestützte Intervention
- Bei Skoliosen und Fehlstellungen ist eine bildgestützte Infiltrationstechnik sicherer, dabei reicht ein modernes Bildverstärkersystem in der Regel aus, bei speziellen Indikationen auch durch Schnittbildgebung wie z. B. durch CT

Physiotherapie:
- Mobilisation betroffener Gelenke der Brustwirbelsäule und der Rippengelenke
- Dehnbarkeitsverbesserung beteiligter verkürzter Muskelgruppen, v. a. des M. iliocostalis, M. quadratus lumborum und M. pectoralis
- Tonisierung beteiligter abgeschwächter Muskelgruppen, v. a. der tiefen Bauchmuskulatur
- Haltungskorrektur zur Aufrichtung der Brustwirbelsäule
- Erarbeitung physiologischer und ökonomischer Haltungs- und Bewegungsmuster
- Einüben wesentlicher Eigenübungen zur Dehnung und Kräftigung

Psychotherapie und Ordnungstherapie:
- Aufklärung des Patienten über Ursache und Modalitäten seiner Beschwerden
- Einhalten eines regelmäßigen Übungsprogramms zur Besserung der Kraftausdauer
- Hilfestellung zur Gewichtsreduktion

Physikalische Therapie:
- Traktion zur Entlastung passiver Strukturen der Brustwirbelsäule
- Wärmetherapie zur Entspannung der paravertebralen Muskulatur
- TENS und Elektrotherapie zur Dämpfung der Schmerzwahrnehmung paravertebral der Brustwirbelsäule

Orthesen: Hilfsmittelversorgung zur Steigerung der propriozeptiven Wahrnehmung und Verbesserung der muskulären Stabilisierung im Sinn eines Mieders.

WICHTIG

Die Versorgung sollte so aktiv wie möglich sein. Mieder führen bei richtiger Konstruktion zu einer Ökonomisierung der muskulären Stabilisierung. Fixierende Korsettkonstruktionen bewirken eine muskuläre Minderbeanspruchung und Hypotrophie.

- Hilfsmittelversorgung zur äußeren Stabilisierung bei schweren Deformitäten der Brustwirbelsäule und Lendenwirbelsäule

Medikamentöse Therapie:
- Akut: Antiphlogistische Therapie mit NSAR (z. B. 3 × 50 mg Diclofenac oder 3–4 × 600 mg Ibuprofen), bei gegebener Anamnese und Risikofaktoren auch mit Coxiben
- Akut bei starker Schmerzhaftigkeit und erheblichem Funktionsdefizit z. B. bei osteoporotischen Sinterungen: auch Infusionstherapie mit Opiatanalgetika
- Chronisch bei persistierender Entzündungsschmerzhaftigkeit: antiphlogistische Therapie mit NSAR und schwach wirksamen Opioiden
- Chronisch bei starker Schmerzhaftigkeit: antiphlogistische Therapie mit NSAR ergänzt um Opiatanalgetika in Verbindung mit Koanalgetika und ggf. Obstipationsprophylaxe
- Chronisch zur Muskeldetonisierung mit vornehmlich peripherer Wirkung: Tolperison 50 mg (Mydocalm® 3-mal tgl. 1–3 Filmtabletten) oder Methocarbamol (Ortoton®, anfangs 4-mal tgl. 2 Tabletten je 750 mg, dann 3-mal tgl. 2 Tabletten).

Operative und interventionelle Therapie:
- In der Regel nicht indiziert
- Bei Therapieresistenz Denervierungsoperation peripher im Bereich der Gelenkkapsel und Muskelansätze

- Bei frischen osteoporotischen Sinterungen wird derzeit die Stabilisierung durch mikroinvasiv in den Wirbelkörper eingebrachten Zement erprobt (Vertebroplastik/Kyphoplastik).
- Bei schweren oder instabilen Fehlstellungen der Brustwirbelsäule kann eine Spondylodese erwogen werden.

Prognose

Die Prognose quo ad vitam ist in der Regel gut, hinsichtlich des Schmerzes eingeschränkt, ein chronischer und rezidivierender Verlauf ist häufig. Vor allem strukturelle Schädigungen erfordern ein kompensatorisches Rehabilitationsprogramm, dessen Erfolgsaussichten von Ort und Ausmaß der Schädigung, vom Alter und der Fähigkeit des Patienten abhängen, wesentliche Elemente dieses Programms im Alltag zur Krankheitsbewältigung umzusetzen.

Die Sicht der TCM

Pragmatische Therapie mit Akupunktur

Basispunkte:

Lokalpunkte	Bl 43, Bl 47, Bl 13, 15, 17, 20, 21, Gb 25
Fernpunkte und systemische Punkte	Bl 57, Bl 60, Bl 62, Dü 3, Dü 6, Bl 10

Punkte nach Schmerzlokalisation (zusätzlich):

Lokalisation ausstrahlender Schmerzen	Lokoregionale Punkte	Fernpunkte
Thorax ventral	Ren 17, Ren 15	Hh 6
Oberbauch	Ren 12, Le 13	Hh 6, Ma 36
Nacken und Hinterkopf	Bl 10, Du 14	Bl 60, Dü 3
Ulnare Brachialgie	He 3, Dü 8	He 7, Dü 3

Punkte nach Begleiterscheinungen (zusätzlich):

Symptome	Punkte
Übelkeit, Erbrechen	Ren 12, Hh 6
Allgemeine Kraftlosigkeit	Ni 3, Mi 4, Mi 6, Ma 36, Ren 6
Palpitationen, thorakale Enge	Hh 6, Hh 5, He 7

Durchführung der Behandlung:

- Punktauswahl:
  - Akuttherapie in der Frühphase: Lokale *ahshi*-Punkte, Triggerpunkte der regionalen Muskulatur, 2–3 Fernpunkte nach Schmerzlokalisation, ergänzend evtl. Punkte nach Symptomen
  - Strategische Therapie nach der Akutphase: Lokale *ahshi*-Punkte, Triggerpunkte der regionalen Muskulatur, 2–3 Fernpunkte nach Schmerzlokalisation, ergänzend evtl. Punkte nach Symptomen
  - Bei Zeichen der Schmerzchronifizierung, polytoper Schmerzhaftigkeit und Funktionsstörung, dominanten vegetativen Begleitsymptomen oder Therapieresistenz Einbeziehung von Syndromdiagnose und Punkten nach Syndrommuster; Mikrosystem-Akupunktur, Phytotherapie und weiteren Verfahren
- Dauer der Nadelung: Ca. 20–30 min unter 1–3-maliger Stimulation
- Stimulationsart: Lokal ableiten und Durchgängigkeit herstellen, Fernpunkte ableitend je nach Konstitution des Patienten, ggf. syndromorientierte Punkte gemäß der Syndromdiagnose, bei akuten Schmerzzuständen stärker als im schmerzfreien Intervall
- Behandlungsfrequenz:
  - Behandlungsserie von 10–15 Sitzungen
  - Zu Beginn jeden 2.–4. Tag
  - Später 1 mal wöchentlich vorteilhaft mit begleitender Physiotherapie/Tuina
  - In der Konsolidierungsphase begleitend im Rahmen der Trainingstherapie eine Behandlung alle 1–4 Wochen möglich
  - Falls erforderlich, erneute Serie nach ½ Jahr Pause

Differenzierung der Syndrommuster

In der Traditionellen Chinesischen Medizin wird nach dem Leitbahnkonzept eine topographische Zuordnung bei Brustwirbelsäulenbeschwerden zur Blasen-*taiyang*-Leitbahn getroffen. Die zugrundeliegende Vorstellung ist die einer fehlenden Durchgängigkeit von Leitbahnen und Kollateralen; die primäre Aufgabe besteht darin, diese Durchgängigkeit wieder herzustellen. Schmerzen und Funktionsstörungen sollten sich danach wieder zurückbilden.

Die Schmerzmodalitäten können weiter differenziert werden, in der Regel können bei akuten Beschwerden die Theoreme des Konzepts von Blut *(xue)* bzw. Qi und die Differenzierung nach äußeren pathogenen Faktoren *(liu xie)* zum Tragen kommen.

Blut *(xue)* und Qi: Der lokalisierte, stechende Schmerz einer Blockierung der Wirbelgelenke oder Kostotransversalgelenke entspricht nach der Traditionellen Chinesischen Medizin einer Blut-Stase und kann neben Ausleitung über Lokalpunkte auch zusätzlich über Mi 10 oder Bl 17 adressiert werden, der damit nicht nur Lokalpunkt ist.

Der unscharf begrenzte, regionale Schmerz einer Qi-Stagnation wird über die lokalen Akupunkturpunkte, die *ahshi*-Punkte und lokoregionalen Triggerpunkte mit dem Ziel behandelt, die Durchgängigkeit herzustellen. Ergänzende Punkte zur Bewegung des Qi und Beseitigung der Stagnation werden in der Regel eingesetzt.

Da Blut *(xue)* und Qi in einer dialektischen Beziehung stehen, kommen Störungen in beiden Aspekten häufig vor.

Zangfu: Chronische Schmerzen sind in der Regel mit Veränderungen und Störungen auf psychischer und vegetativer Ebene verknüpft. Stehen diese im Vordergrund, oder machen sie einen wesentlichen Aspekt einer integrativen Diagnose aus, wird eine Differenzierung nach den Funktionskreisen und *zangfu* nötig. Hierzu zählen im Bereich der Brustwirbelsäule je nach Abschnitt Symptome der Funktionskreise Herz und Lunge, aber auch Magen, Leber und Milz im oberen und mittleren Abschnitt, im mittleren und unteren Niere, Blase und Dickdarm.

Drei Erwärmer *(sanjiao)*: Bei Beschwerden der Brustwirbelsäulenregion, die mehrere Funktionskreise betreffen, kann die Analyse auch nach dem Konzept der Drei Erwärmer erfolgen, betroffen ist dann in der Regel der Obere Erwärmer bei Funktionsstörungen der oberen Brustwirbelsäule, der Mittlere Erwärmer aus den Segmenten der unteren Brustwirbelsäule, in denen auch die Zustimmungspunkte von Magen (Bl 20) und Milz (Bl 21) liegen. Störungen aus der unteren Brustwirbelsäule können auch Auswirkungen bis in die Region des Unteren Erwärmers haben.

Die therapeutischen Aspekte, die sich im Rahmen einer somatoformen Schmerzstörung ergeben, werden an anderer Stelle beschrieben (➤ Kap. 15).

Therapie nach Syndrommuster

Reizarten nach Syndrommuster: Aus der Analyse nach pathogenen Faktoren ergeben sich neben der Wahl des Akupunkturpunkts auch Möglichkeiten die Reizarten differenzierter zu gestalten (➤ Kap. 15). An der Brustwirbelsäule bietet sich neben der Tuina s. u. auch die Anwendung einer Schröpfmassage zur Ausleitungsbehandlung an.

Chinesische Arzneitherapie:

- **Invasion von Wind-Kälte:** *gui zhi jia ge gen tang* (CAB 34) + Rhiz. seu Rad. Notopterygii und Rad. Angelicae pubescentis
  Bei ausgeprägter Kälte-Symptomatik und sehr starken Schmerzen auch + Rad. lateralis Aconiti praep.
- **Leber-Qi-Stagnation:** *xiao yao san* (CAB 161) – Herb. Menthae und Rhiz. Atractylodis macrocephalae, + Rad. Puerariae, Rhiz. seu Rad. Notopterygii, Pericarp. Citri reticulatae viride, Rad. Curcumae und (bei starken Schmerzen) Fruct. Toosendan
- **Qi-Stagnation und Blut-Stase:** *shen tong zhu yu tang* (CAB 352) – Faeces Trogpteri seu Pteromi (wegen Complianceproblemen) + Rhiz. Corydalis

Durchführung der Behandlung: Chinesische Arzneitherapie kann hier die schmerzstillende und muskelentspannende Wirkung einer Akupunkturbehandlung deutlich verbessern.

Weitere Therapiemöglichkeiten

Qigong

Übungen des Qigong vermitteln eine aufrechte und locker gespannte Körperhaltung mit Aufrichtung der Brustwirbelsäule und Streckung des zervikothorakalen und thorakolumbalen Übergangs. Dies ist im Kontext eines Brustwirbelsäulensyndroms ein sinnvolles therapeutisches Ziel.

Tuina

Sinnvolle Ergänzung, auch in Kombination mit Akupunktur, um Leitbahnen durchgängig zu machen; notwendige Ergänzung, um arthrogene Störungen zu mobilisieren und die muskuläre Dehnbarkeit herzustellen, insoweit dies nicht durch westliche Physiotherapie geleistet wird

Ohrakupunktur

(➤ Kap. 4.4.1)

TENS

Mäßig geeignet zur Selbstbehandlung bei Dauerschmerzen. Elektrodenlokalisation je nach Schmerzlokalisation bilateral paravertebral.

10.4.2 Ventraler Thoraxschmerz

- Lokale Akupunkturpunkte
- Fernpunkt Hh 6, evtl. Ma 36

Beim Vorliegen eines ventralen Thoraxschmerzes, insbesondere im Bereich der kostochondralen Übergänge oder der Übergänge zwischen Sternum und den Rippen, ist grundsätzlich auch das im vorangegangenen Abschnitt Gesagte zu berücksichtigen, da diese nicht selten mit dorsalen Funktionsstörungen verknüpft sind, die in diesem Zusammenhang eine primäre oder doch das Bild der Funktionsstörung unterhaltende Rolle spielen. Treten ventrale Schmerzen auf, so sind darüber hinaus in besonderer Weise die lokalen Schmerzpunkte, sowie als allgemeiner Fernpunkt Hh 6 in den Behandlungsplan einzubeziehen.

Ist der Oberbauch und der untere Thorax betroffen, ist der regionale Fernpunkt Ma 36.

Bei rezidivierenden Beschwerden, auch nach einer vorübergehenden Beschwerdebesserung, und mit schnell wieder einsetzenden Funktionsstörungen, ist darüber hinaus eine internistische Abklärung von Erkrankungen des Herzen, der Lunge oder der Oberbauchorgane geboten; insbesondere wenn es sich um eine primär atypische Beschwerdeschilderung handelt.

KAPITEL

11

Jürgen Bachmann, Jürgen Mücher (chin. Arzneitherapie)

Lendenwirbelsäule und Abdomen

11.1 Leitbahnen, lokoregionale Punkte und Fernpunkte

Leitbahnen

Im Bereich des Rückens sind die Punkte des Gefäßes *dumai* in der Medianlinie und der Fuß-*taiyang*-Blase-Leitbahn 1,5 bzw. 3 cun lateral davon besonders wesentlich. Ventral im Bereich des Abdomen liegt die Fuß-*yangming*-Magen-Leitbahn, 2 cun lateral der Medianlinie, auf der das Gefäß *renmai* verläuft. Die Fuß-*shaoyin*-Niere-Leitbahn ist in dieser Region lediglich 0,5 cun lateral der Medianlinie gelegen, die Fuß-*taiyin*-Milz-Leitbahn im abdominalen Abschnitt 4 cun neben der Medianlinie. Lateral finden sich mit schrägem bzw. zickzack-förmigen Verlauf die Leitbahnen der Wandlungsphase Holz, die Fuß-*shaoyang*-Gallenblase-Leitbahn und Fuß-*jueyin*-Leber-Leitbahn.

Akupunkturpunkte

Die Indikation zur Therapie über Akupunkturpunkte der Abdominalregion ist vornehmlich lokal. Wie im Brustwirbelsäulenabschnitt ist sind die segmental viszeralen Bezüge der Rücken-*shu*-Transport-Löcher *(bei shuxue)* auf der Blase-Leitbahn und der *mu*-Versammlungs-Löcher *(muxue)* ventral für die Funktion innerer Organe und Funktionskreise bedeutsam. Besonders Hervorzuheben sind dorsal Bl 23 für die Niere *(shen)* und Bl 25 für Dickdarm *(dachang)* und ventral Ren 12 für Magen *(wei)* und Ma 25 für Dickdarm *(dachang)*. Ren 6 ist ein wichtiger Akupunkturpunkt zur allgemeinen Anregung des Qi.

Fernpunkte

Die Lumbalregion kann über den allgemeinen regionalen Fernpunkt Bl 40 erreicht werden. Daneben kommen als Fernpunkte weitere Akupunkturpunkte der Fuß-*taiyang*-Blase-Leitbahn in Betracht, wobei die grundsätzliche Regel gilt, dass der Fernpunkt umso distaler des Kniegelenks zu wählen ist, je weiter kranial die Störung liegt. An der oberen Extremität ist mit Leitbahnachsenbezug Dü 6, evtl. Dü 5 als Fernpunkt einzusetzen, als „Einschaltpunkt" des Gefäßes *dumai* dient Dü 3.

Für die Abdominalregion fungiert Ma 36 als allgemeiner regionaler Fernpunkt, spezifischer für einzelne Abschnitte des Gastrointestinaltraktes wirken die Unteren *he*-Löcher des im Meer zusammenfließenden Wassers *(xia hexue)*.

11.2 Akupunkturpunkte im Bereich der Lendenwirbelsäule und des Abdomens

11.2.1 Abdominalregion

Die Aufzählung der Akupunkturpunkte folgt der Reihenfolge der Leitbahnabläufe, Punkte ohne klassische Akupunkturpunktbezeichnung werden ggf. am Ende eingeordnet. (➤ Abb. 11.1 und ➤ Tab. 11.1)

11

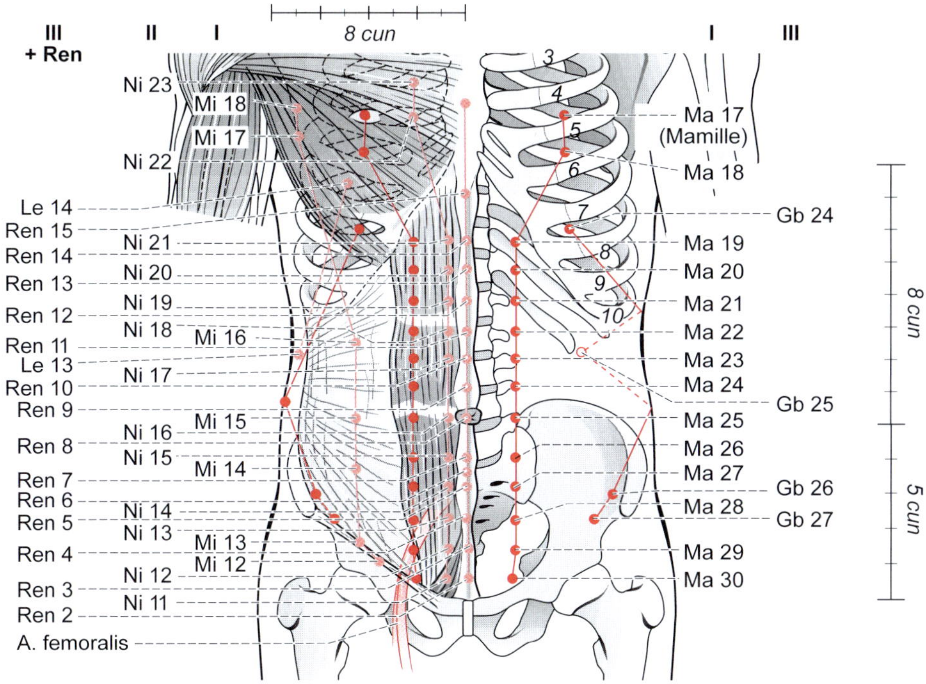

Abb. 11.1 Abdomen: Akupunkturpunkte und ihre anatomischen Lagebeziehungen

Tab. 11.1 Abdomen: Akupunkturpunkte und ihre anatomischen Lagebeziehungen

Akupunkturpunkt	Lokalisation	Stichrichtung/-tiefe	Funktion
Ma 19 *burong*	2 cun lateral der Medianlinie, 6 cun oberhalb des Nabels	Senkrecht, 0,5–0,7 cun	
Ma 20 *chengman*	2 cun lateral der Medianlinie (Ren 13), 5 cun oberhalb des Nabels	Senkrecht, 0,3–0,5 cun	
Ma 21 *liangmen*	2 cun lateral der Medianlinie (Ren 12), 4 cun oberhalb des Nabels	Senkrecht, 0,5–0,7 cun. Cave: Gallenblase!	
Ma 22 *guanmen*	2 cun lateral der Medianlinie, 3 cun oberhalb des Nabels	Senkrecht, 0,7–1,0 cun	
Ma 23 *taiyi*	2 cun lateral der Medianlinie (Ren 10), 2 cun oberhalb des Nabels	Senkrecht, 0,7–1,0 cun	
Ma 24 *huaroumen*	2 cun lateral der Medianlinie, 1 cun oberhalb des Nabels	Senkrecht, 0,7–1,0 cun	
Ma 25 *tianshu*	2 cun lateral des Nabels	Senkrecht, >1,0 cun	Versammlungs-Loch *(muxue)* / **Dickdarm** *(dachang)*
Ma 26 *wailing*	2 cun lateral der Medianlinie, 1 cun kaudal des Nabels	Senkrecht, 0,5–0,7 cun	
Ma 27 *daju*	2 cun lateral der Medianlinie, 2 cun kaudal des Nabels	Senkrecht, 0,5–0,7 cun	
Ma 28 *shuidao*	2 cun lateral der Medianlinie (Ren 4), 3 cun kaudal des Nabels	Senkrecht, 0,5–0,7 cun	

Tab. 11.1 Abdomen: Akupunkturpunkte und ihre anatomischen Lagebeziehungen *(Fortsetzung)*

Akupunkturpunkt	Lokalisation	Stichrichtung/-tiefe	Funktion
Ma 29 *guilai*	2 cun lateral der Medianlinie (Ren 3), 4 cun kaudal des Nabels	Senkrecht, 0,5–0,7 cun	
Ma 30 *qichong*	2 cun lateral der Medianlinie, in der Leistenbeuge, oberhalb des Tuberculum pubicum, medial der A. femoralis	Senkrecht, 0,5–0,7 cun	
Mi 12 *chongmen*	3,5 cun lateral der Symphyse lateral der A. femoralis (1 cun lateral Ma 30)	Senkrecht, 0,7–1,0 cun	
Mi 13 *fushe*	0,7 cun oberhalb Mi 12	Senkrecht, 0,7–1,0 cun	
Mi 14 *fujie*	Kaudal der Mamille, 1,3 cun unterhalb Mi 15	Senkrecht, 0,7–1,0 cun	
Mi 15 *daheng*	4 cun lateral des Nabels	Senkrecht, >1,0 cun	
Mi 16 *fuai*	3 cun oberhalb Mi 15	Senkrecht, 0,7–1,0 cun	
Ni 11 *henggu*	An der Oberkante der Symphyse, 0,5 cun lateral von Ren 2	Senkrecht, 0,5–0,7 cun	
Ni 12 *dahe*	0,5 cun lateral der Medianlinie *(renmai)*, 1 cun kranial Ni 11	Senkrecht, 0,5–0,7 cun	
Ni 13 *qixue*	0,5 cun lateral der Medianlinie *(renmai)*, 1 cun kranial Ni 12	Senkrecht, 0,5–0,7 cun	
Ni 14 *siman*	0,5 cun lateral der Medianlinie *(renmai)*, 1 cun kranial Ni 13	Senkrecht, 0,5–0,7 cun	
Ni 15 *zhongzhu*	0,5 cun lateral der Medianlinie *(renmai)*, 1 cun kranial Ni 14	Senkrecht, 0,5–0,7 cun	
Ni 16 *huangshu*	0,5 cun lateral der Medianlinie *(renmai)*, 1 cun kranial Ni 15, 0,5 cun lateral des Nabels	Senkrecht, 0,5–0,7 cun	
Ni 17 *shangqu*	0,5 cun lateral der Medianlinie *(renmai)*, 1 cun kranial Ni 16	Senkrecht, 0,5–0,7 cun	
Ni 18 *shiguan*	0,5 cun lateral der Medianlinie *(renmai)*, 1 cun kranial Ni 17	Senkrecht, 0,5–0,7 cun	
Ni 19 *yindu*	0,5 cun lateral der Medianlinie *(renmai)*, 1 cun kranial Ni 18	Senkrecht, 0,5–0,7 cun	
Ni 20 *futonggu*	0,5 cun lateral der Medianlinie *(renmai)*, 1 cun kranial Ni 19	Senkrecht, 0,5–0,7 cun	
Ni 21 *youmen*	0,5 cun lateral der Medianlinie *(renmai)*, 1 cun kranial Ni 20	Senkrecht, 0,3–0,5 cun. Cave: Leber!	
Gb 24 *riyue*	Direkt kaudal der Mamille im 7. Interkostalraum	Schräg, 0,3–0,5 cun. Cave: Pneumothorax, Leber!	Versammlungs-Loch *(muxue)* / **Gallenblase** *(dan)*
Gb 26 *daimai*	Kaudal des freien Endes der 11. Rippe (Le 13) jedoch auf Nabelhöhe	Senkrecht, 0,5–0,7 cun	
Gb 27 *wushu*	In der Flanke anterior der Spina iliaca anterior superior, 3 cun kaudal der Nabelhöhe	Senkrecht, 0,5–0,7 cun	

Tab. 11.1 Abdomen: Akupunkturpunkte und ihre anatomischen Lagebeziehungen *(Fortsetzung)*

Akupunkturpunkt	Lokalisation	Stichrichtung/-tiefe	Funktion
Gb 28 *weidao*	Ventral kaudal der Spina iliaca anterior superior, 0,5 cun ventral und kaudal von Gb 27	Senkrecht, 0,7–1,0 cun	
Gb 29 *juliao*	In der Vertiefung am Mittelpunkt zwischen Spina iliaca anterior superior und Trochanter maior	Senkrecht, 0,7–1,0 cun	
Le 13 *zhangmen*	An der Lateralseite des Abdomen, kaudal des freien Endes der 11. Rippe	Senkrecht, 0,3–0,5 cun. Cave: Leber!	Versammlungs-Loch *(muxue)* / **Milz** *(pi)* acht Zusammenkünfte *(ba huixue)* / *zang*-**Organfunktion**
Le 14 *qimen*	Direkt kaudal der Mamille im 6. Interkostalraum	Schräg, nach außen, Verlauf des Interkostalraums; 0,3–0,5 cun. Cave: Pneumothorax, Leber!	Versammlungs-Loch *(muxue)* / **Leber** *(gan)*
Ren 2 *qugu*	Vordere Medianlinie, Oberkante der Symphysis pubis	Senkrecht, 0,5–0,7 cun	
Ren 3 *zhongji*	Medianlinie, 4 cun kaudal des Nabels	Senkrecht, 0,5–0,7 cun	Versammlungs-Loch *(muxue)* / **Blase**
Ren 4 *guanyuan*	Medianlinie, 3 cun kaudal des Nabels	Senkrecht, 0,7–1,0 cun	Versammlungs-Loch *(muxue)* / **Dünndarm** *(xiaochang)*
Ren 5 *shimen*	Medianlinie, 2 cun kaudal des Nabels	Senkrecht, 0,5–0,7 cun	Versammlungs-Loch *(muxue)* / **Sanjiao**
Ren 6 *qihai*	Medianlinie, 1,5 cun kaudal des Nabels	Senkrecht, 0,7–1,0 cun	
Ren 7 *yinjiao*	Medianlinie, 1 cun kaudal des Nabels	Senkrecht, 0,7–1,0 cun	
Ren 8 *shenque*	In der Mitte des Nabels	Cave: verbotener Punkt! Nabel: Moxibustion nach Salzfüllung	
Ren 9 *shuifen*	Medianlinie, 1 cun kranial des Nabels	Senkrecht, 0,5–0,7 cun	
Ren 10 *xiawan*	Medianlinie, 2 cun kranial des Nabels	Senkrecht, 0,5–0,7 cun	
Ren 11 *jianli*	Medianlinie, 3 cun kranial des Nabels	Senkrecht, 0,5–0,7 cun	
Ren 12 *zhongwan*	Medianlinie, 4 cun kranial des Nabels	Senkrecht, 0,7–1,0 cun	Versammlungs-Loch *(muxue)* / **Magen** *(wei)* acht Zusammenkünfte *(ba huixue)* / *fu*-**Organfunktion**
Ren 13 *shangwan*	Medianlinie, 5 cun kranial des Nabels	Senkrecht, 0,5–0,7 cun	
Ren 14 *juque*	Medianlinie, 6 cun kranial des Nabels	Senkrecht, 0,3–0,5 cun	Versammlungs-Loch *(muxue)* / **Herz** *(xin)*

11.2.2 Lumbalregion

Die Aufzählung der Akupunkturpunkte folgt der Reihenfolge der Leitbahnabläufe, Punkte ohne klassische Akupunkturpunktbezeichnung werden ggf. am Ende eingeordnet. (➤ Abb. 11.2, ➤ Tab. 11.2)

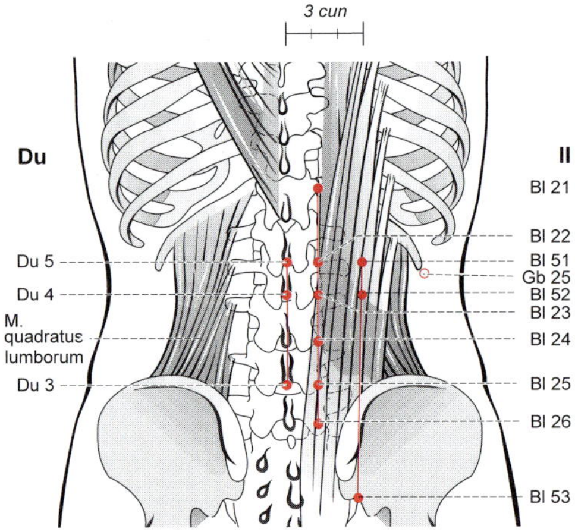

Abb. 11.2 Rücken: Akupunkturpunkte und ihre anatomischen Lagebeziehungen

Tab. 11.2 Rücken: Akupunkturpunkte und ihre anatomischen Lagebeziehungen

Akupunkturpunkt	Lokalisation	Stichrichtung/-tiefe	Funktion
Bl 21 *weishu*	1,5 cun lateral der Unterkante des Dornfortsatz Th 12	Leicht schräg, auf den Wirbel zu; 0,5–0,7 cun. Cave: Pneumothorax!	Transport-Loch *(shuxue)* / **Magen** *(wei)*
Bl 22 *sanjiaoshu*	1,5 cun lateral der Unterkante des Dornfortsatz L 1	Senkrecht, 0,7–1,0 cun	Transport-Loch *(shuxue)* / **Sanjiao**
Bl 23 *shenshu*	1,5 cun lateral der Unterkante des Dornfortsatz L 2	Senkrecht, 0,7–1,0 cun	Transport-Loch *(shuxue)* / **Niere** *(shen)*
Bl 24 *qihaishu*	1,5 cun lateral der Unterkante des Dornfortsatz L 3	Senkrecht, 0,7–1,0 cun	*(shuxue) / qihai*
Bl 25 *dachangshu*	1,5 cun lateral der Unterkante des Dornfortsatz L 4 (Du 4)	Senkrecht, 0,7–1,0 cun	Transport-Loch *(shuxue)* / **Dickdarm** *(dachang)*
Bl 26 *guanyuanshu*	1,5 cun lateral der Unterkante des Dornfortsatz L 5	Senkrecht, 0,7–1,0 cun	*(shuxue) / guanyan*
Bl 51 *huangmen*	3 cun lateral der Medianlinie *(dumai)*, zwischen Dornfortsatz L 1 und L 2	Schräg, nach außen; 0,5–0,7 cun	
Bl 52 *zhishi*	3 cun lateral der Medianlinie *(dumai)*, zwischen Dornfortsatz L 2 und L 3	Senkrecht, 0,5–0,7 cun	
Gb 25 *jingmen*	Kaudal des freien Endes der 12. Rippe	Senkrecht, 0,3–0,5 cun	Versammlungs-Loch *(muxue)* / **Niere** *(shen)*
Du 3 *yaoyangguan*	Unterhalb des Dornfortsatz L 4	Senkrecht, 0,5–0,7 cun	
Du 4 *mingmen*	Unterhalb des Dornfortsatz L 2	Senkrecht, 0,5–0,7 cun	
Du 5 *xuanshu*	Unterhalb des Dornfortsatz L 1	Senkrecht, 0,5–0,7 cun	

11.2.3 Flanke

Die Aufzählung der Akupunkturpunkte folgt der Reihenfolge der Leitbahnabläufe, Punkte ohne klassische Akupunkturpunktbezeichnung werden ggf. am Ende eingeordnet. (➤ Abb. 11.3, ➤ Tab. 11.3)

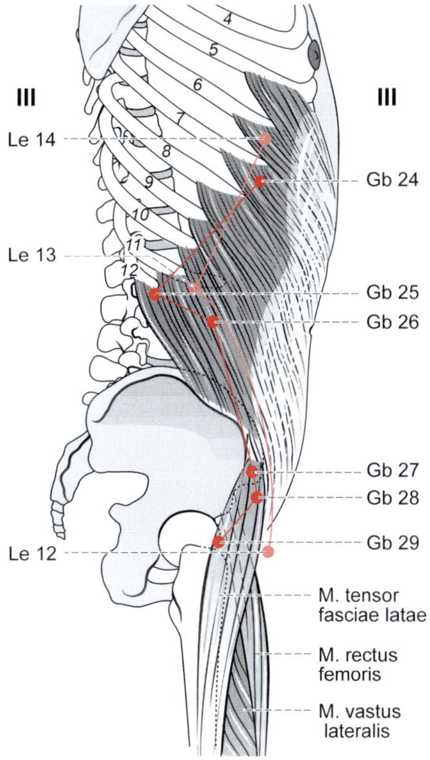

Abb. 11.3 Flanke: Akupunkturpunkte und ihre anatomischen Lagebeziehungen

Tab. 11.3 Flanke: Akupunkturpunkte und ihre anatomischen Lagebeziehungen

Akupunkturpunkt	Lokalisation	Stichrichtung/-tiefe	Funktion
Gb 24 *riyue*	Direkt kaudal der Mamille im 7. Interkostalraum	Schräg, 0,3–0,5 cun. Cave: Pneumothorax, Leber!	Versammlungs-Loch *(muxue)* / **Gallenblase** *(dan)*
Gb 25 *jingmen*	Kaudal des freien Endes der 12. Rippe	Senkrecht, 0,3–0,5 cun	Versammlungs-Loch *(muxue)* / **Niere** *(shen)*
Gb 26 *daimai*	Kaudal des freien Endes der 11. Rippe (Le 13) jedoch auf Nabelhöhe	Senkrecht, 0,5–0,7 cun	
Gb 27 *wushu*	In der Flanke anterior der Spina iliaca anterior superior, 3 cun kaudal der Nabelhöhe	Senkrecht, 0,5–0,7 cun	
Gb 28 *weidao*	Ventral kaudal der Spina iliaca anterior superior, 0,5 cun ventral und kaudal von Gb 27	Senkrecht, 0,7–1,0 cun	
Gb 29 *juliao*	In der Vertiefung am Mittelpunkt zwischen Spina iliaca anterior superior und Trochanter major	Senkrecht, 0,7–1,0 cun	
Le 13 *zhangmen*	An der Lateralseite des Abdomens, kaudal des freien Endes der 11. Rippe	Senkrecht, 0,3–0,5 cun. Cave: Leber!	Versammlungs-Loch *(muxue)* / **Milz** *(pi)* acht Zusammenkünfte *(ba huixue)* / *zang*-**Organfunktion**

11

11.3 Untersuchungstechniken

Die Abklärung von Störungen der Lendenwirbelsäulenregion ist nicht nur für regionale Beschwerden erforderlich, sondern kann unter statischen Gesichtspunkten für die darüber liegenden Regionen des Achsenorgans bis zu den Kopfgelenken bedeutsam sein. Zudem sind Störungen der unteren Extremität durch die segmentalen Bezüge mit der Lendenwirbelsäule verknüpft, so dass zumindest bei chronischen und chronisch rezidivierenden Beinbeschwerden der Untersuchungsgang auch die Lendenwirbelsäule und Beckenregion umfassen sollte.

Im Bereich der Lendenwirbelsäule führen die folgende Angaben, Fragen und Befunde zu einer sinnvollen Auswahl von Akupunkturpunkten.

11.3.1 Spezielle Anamnese

Typische und häufige Angaben zur Beschwerderegion betreffen die Lendenwirbelsäule selbst (Bl 23, Bl 25, Bl 32), das ISG (Bl 32, Bl 54), die Ausstrahlung in die Glutealregion (Bl 53), Trochanter major (Gb 30), aber auch die Leiste (Mi 12).

Eine dorsale Beschwerdelokalisation führt zur Blase-Leitbahn mit einer ganzen Reihe möglicher Akupunkturpunkte (Bl 37, Bl 40, Bl 57, Bl 60, Bl 62, Bl 66).

Bei Ausstrahlung zur Außenseite des Oberschenkels kommen Punkte der Gallenblase-Leitbahn in Betracht (Gb 31, Gb 34). Zieht die regionale Ausstrahlung beispielsweise entlang den Dermatomen L4 und L5 von der lateralen Oberschenkelregion zur Innenseite des Unterschenkels kommen hier auch Punkte des ersten Umlaufs in Frage (Ma 36, Mi 9, Mi 6); Le 3 liegt in der distalen Zone des Dermatom L 5.

Eine punktuelle Beschwerdeangabe und ein stechender Schmerz kennzeichnen eine Blutstase-*yuxue* und finden sich oft im Bereich der ISG und in der Leiste. Eine flächige Verteilung steht für eine Qi-Stagnation und wird häufig gluteal und im Bereich der lateralen Oberschenkel. Intermittierende Störungen mit wechselndem Charakter stehen für Wind-*feng*, dann nadelt man Gb 31.

Die grundsätzlich bedeutsame Differenzierung in radikuläre und sog. pseudoradikuläre, das Kniegelenk zumeist nicht nach kaudal überschreitende, Ausstrahlungsmuster, ist meines Erachtens nicht hinreichend trennscharf und als einziges Kriterium nicht geeignet, um Nozizeptorschmerzen von Nervenkompressionsschmerzen zu unterscheiden. Unter den Bedingungen der Akupunktur zu Lasten der GKV hat diese Unterscheidung gemäß den Regeln der EBM-Ziffern-Definition bzw. Qualitätssicherung eine neue Bedeutung für die Abrechenbarkeit bekommen, auch wenn diese aus Sicht des Akupunkteurs als recht sachfremd erscheinen muss.

11.3.2 Ausschlussdiagnostik

Grundsätzlich nativradiologische Bildgebung bei Verletzungsanamnese, vor manueller Therapie mit Manipulation und bei chronischen Verläufen, bei Klopfschmerz und positivem Fersenfallversuch struktureller Läsionen wie Wirbelkörpersinterungen oder Beschwerden entzündlicher Genese.

Die Aufnahmetechnik im Stehen bietet aus orthopädischer Sicht wesentliche Informationen, die eine technisch bedingte evtl. etwas schlechtere Bildqualität nachrangig erscheinen lassen.

Die Schnittbilddiagnostik bietet die Darstellung des Spinalkanals und ist daher v. a. indiziert, wenn z. B. Bandscheibenverlagerungen, Nervenwurzelkompressionen, Stenosen des Spinalkanals abgeklärt werden sollen.

11.3.3 Klinische Untersuchung

Wichtige Untersuchungsschritte aus Sicht der Akupunktur sind:

- Inspektion des Gangbildes, Zehengang, Hackengang, Kniebeugeversuch und Einbeinstand beidseits, pos. Trendelenburg-Zeichen führt zur differentialdiagnostischen Einbeziehung der Hüftgelenke (➤ Kap. 12.3.3) und Palpation der Glutealmuskulatur auf *ahshi*-Punkte.
- Fersenfallversuch
- Inspektion von dorsal: Beidbeiniger Stand, bei spontaner Außenrotationsstellung des Beines im Stand Prüfung des M. piriformis (Bl 54).

- Aktive Rumpfvorbeuge: Bei lumbaler Schmerzauslösung gezielte Palpation der lumbalen Streckmuskulatur
- Geführte Seitneigung: Bei kontralateraler Schmerzprovokation: später Palpation der lumbalen Streckmuskulatur und des M. quadratus lumborum (Bl 52, Gb 25); bei ipsilateraler Schmerzauslösung gezielte Palpation der kleinen Wirbelgelenke (Bl 21–Bl 26)
- Geführte Seitneigung: Mono- und oligosegmentale Hypomobilität spricht eher für eine arthrogene Einschränkung und gegen eine rein muskuläre Einschränkung, bei polysegmentaler Hypomobilität steht die muskuläre Hemmung im Vordergrund (bessere Akupunkturindikation)
- Geführte Rückneigung: Provokation der kleinen Wirbelgelenke (Bl 21–Bl 26)
- Inspektion Beckenkamm und Spina iliaca anterior superior und posterior superior beidseits zur Stellungsdiagnostik des Beckens (Kippung, Torsion) und Frage der Beinlängendifferenz
- Vorlauftest im Stehen, bei positivem Befund Kontrolldurchführung im Sitzen
- Untersuchung im Sitzen mit orientierender Rotationsprüfung der Brustwirbelsäule und Vorlauftest im Tubersitz
  - Vorlauftest im Stehen positiv und im Sitzen negativ führt bei variabler Beinlängendifferenz im Übergang vom Liegen zum Sitzen zur Prüfung der vorderen (M. rectus fermoris, Ma 30) und hinteren (Mm. ischiocrurales, Bl 37) hüftführenden Muskulatur.
  - Vorlauftest im Stehen und im Sitzen positiv führt zur Prüfung des unteren M. rectus abdominis (Ren 3, Ren 4, Ma 30, Ni 11) und des M. psoas in Rückenlage und im weiteren Verlauf der Untersuchung in Bauchlage auch der lumbalen Muskulatur (Bl 21–Bl 26)
- In Rückenlage: Lasegue-Zeichen beidseits, orientierende angiologische Untersuchung mit Palpation der peripheren Pulse; bei Ischialgie und nach Voroperation: Prüfung der Kennmuskeln, Muskeleigenreflexe und Oberflächensensibilität der Dermatome
- Evtl. lumbaler Instabilitätstest: Die durch plötzliche Freigabe der zuvor passiv angehobenen Beine entstehende lumbale Schmerzprovokation durch aktive Kokontraktion der lumbalen und der Hüftmuskulatur ist eine Hinweis auf lumbale Instabilität.
- Beugekontraktur oder Streckdefizit im Thomas-Handgriff: M. psoas einbeziehen.
- Druckdolenzprüfung des M. psoas durch die durch Hüftbeugestellung in Rückenlage entspannte Bauchdecken: DD muskuläre Symptome, DD viszerale Symptomatik (Ovar, Adnexe, Appendix, Darm, Blase) ggf. Abklärung
- Orientiernde Bewegungsprüfung der Hüftgelenke mit Erhebung des Endgefühl für Innenrotation (siehe ggf. auch ➤ Kap. 12 Hüftregion)
- Hebe-Rüttel-Test der ISG in Bauchlage auf Gelenkspielverlust: bei positivem Befund manuelle Therapie mit einbeziehen
- Druckdolenzprüfung der medialen paralumbalen Muskulatur und in der Tiefe der kleinen Wirbelgelenken (Bl 21–Bl 26)
- Federungsschmerzhaftigkeit über den Dornfortsätzen deutet auf Mitbeteiligung der tiefen Lendenwirbelsäulenstrukturen (diskogener Schmerz, Längsbänder, kleine Wirbelgelenke)
- Druckdolenzprüfung des Außenrandes der paravertebralen Muskulatur und des M. quadratus lumborum (Gb 25, Bl 52).

11.4 Krankheitsbilder

11.4.1 Chronischer Rückenschmerz

Chronisch rezidivierende lumbale Schmerzen und schmerzhafte Bewegungseinschränkung sind die Kernsymptome eines lokalen Lendenwirbelsäulensyndroms, das in der englischsprachigen Literatur meist als „low back pain" bezeichnet, in hiesigen, algesiologisch motivierten Veröffentlichungen als „unspezifischer Rückenschmerz" angesprochen wird. Richtiger ist: „nicht klassifizierter Rückenschmerz".

Wenn im Folgenden von chronischem Rückenschmerz die Rede ist, wird der Ausschluss systemischer, entzündlicher oder lokalisierter, struktureller Erkrankungen vorausgesetzt. Abzugrenzen sind darüber hinaus aus klinisch-therapeutischen Gründen Rückenschmerzen, die nach einer operativen Intervention aufgetreten sind oder trotz dieser fortbestehen, und Rückenschmerzen, die mit einer Ausstrahlung in ein Bein oder einer Ischialgie, verknüpft sind. Die Spanne der verbleibenden Symptomatik ist darüber hinaus jedoch immer noch breit.

Hinsichtlich des Verlaufs reicht sie von akuten Beschwerden im Rahmen eines chronisch rezidivierenden Verlaufs bis hin zu chronischen Dauerschmerzen, von Beschwerden ohne Fehlhaltung über aktuelle Schonhaltungen zu Schmerzen auf dem Boden strukturell fixierter Fehlhaltungen. Je nach Altersgruppe, Geschlecht und Konstitution ergeben sich hieraus verschiedene Erwägungen zur Pathogenese und zu den therapeutischen Ansätzen.

Stellenwert der Akupunktur

- Aus Sicht des Autors: Gute Indikation
- In der akuten Phase vorwiegend im Rahmen der Schmerzhemmung und Verbesserung der Beweglichkeit, in der subakuten und chronischen Phase zur Muskeldetonisierung und Deaktivierung von Triggerpunkten, in der Restitutionsphase zur Unterstützung der physiotherapeutischen Maßnahmen, die auf Besserung der Kraftausdauer zielen
- Häufig ist ein Therapieansatz unter Einbeziehung von manualtherapeutischen Ansätzen indiziert.
- Behandlungen sollten im weitern Verlauf die präventiven Aspekte, z. B. die Verbesserung der Kraftausdauer der wirbelsäulenstabilisierenden Muskulatur einbeziehen.

Die Sicht der westlichen Medizin

Klinik

- Die Schmerzlokalisation betrifft meist die unteren Segmente der Lendenwirbelsäule, manchmal mit Ausstrahlung in die Sakralregion und die Glutealregion. Seltener wird die gesamte Lendenwirbelsäule oder die obere Lendenwirbelsäule mit zur Brustwirbelsäule ziehender Ausstrahlung schmerzhaft angegeben.
- Begleitsymptomatik: Manchmal kann auch ein viszeraler Schmerz, z. B. im Bereich der Blase und der Leistenregion, oder eine viszerale Symptomatik im Bereich des Darms auftreten.

Pathophysiologie

- Im Vordergrund steht ein Nozizeptorschmerz, dabei sind verschiedene Anteile der Lendenwirbelsäule mit Nozizeptoren besetzt, z. B.:
  - Wirbelgelenke und Kapseln
  - Bänder, die in längs verlaufender Richtung die Wirbelsegmente ventral und dorsal der Wirbelkörper, im Bereich der Wirbelbogen und zwischen den Dorn- und Querfortsätzen verbinden
  - Bänder z. B. von der Lendenwirbelsäule zum Darmbein oder Sakrum
  - Muskeln des Erector trunci, die medial und tiefgelegen oligosegmental, lateral und oberflächlicher gelegen mehrsegmental als lange Bahnen ziehen
  - Weitere Muskeln des Rumpfes und der Beckenregion
  - Die Faszienumhüllungen der Muskeln
  - Deren Ansatzzonen
  - Die Wirbelkörper, insbesondere im Bereich der Grund- und Deckplatten und angrenzend
  - Die Bandscheibenringe (Anulus fibrosus)
  - Die Nervenhäute des Rückenmarkssacks und der zu Seite abgehenden Nervenwurzeltaschen
- Ein einfaches somatisches Modell kann für akute Schmerzen gelten: Neuromuskulärer Mechanismus der Schmerzgenese mit Funktionsstörung der kleinen Wirbelgelenke und Verspannung der autochthonen oligosegmentalen Muskulatur
- Bei chronischen Schmerzen entsteht ein multifaktorielles Geschehen mit psychosomatischen Aspekten, veränderter peripherer und zentraler Schmerzverarbeitung, teilfixierter Fehlhaltung, auch mit veränderter statischer Belastung und Belastbarkeit
- Vertebroviszerale, reflektorische Bezüge

Möglicher Wirkmechanismus der Akupunktur

Muskelentspannung, Schmerzhemmung auf spinaler Ebene, Schmerzhemmung durch Aktivierung des nozifensiven Systems

Diagnostik

- Anamnestisch sind Ort, Dauer, Stärke der Beschwerden, deren Auslösung, Verstärkung oder

Verbesserung durch Faktoren wie Ruhe oder Bewegung, dynamische und/oder statische Beanspruchung und Vorerkrankungen und Beschwerden auch auf internistischem Gebiet, Verletzungen und vorangegangene operative Interventionen zu erheben.

- Bei chronischem Verlauf, vegetativer Begleitsymptomatik oder Zeichen der Schmerzchronifizierung ist der Einsatz eines Schmerzfragebogens und Schmerztagebuchs sinnvoll
- Körperliche Untersuchung mit Blick auf Haltungsauffälligkeiten in seitlicher und hinterer Ansicht, Stellung des Beckens, der Taillendreiecke, Beinstatik, Rotationszeichen wie Lendenwulst, Asymmetrien und Hypotrophien, Prüfung der geführten aktiven Arbeitsbewegung in allen Ebenen, v. a. der Seitneigung, dabei Spüren des Endgefühls und Erfassung von Harmoniestörungen der Seitneigung, Palpation der regionalen Muskelgruppen und in Frage kommender Triggerpunkte. Dehnbarkeitsprüfung der regionalen, insbesondere der zur Verkürzung neigenden Muskelgruppen wie M. quadratus lumborum, M. erector trunci, Mm. ischiocrurales, M. rectus femoris, palpatorische und funktionelle Prüfung der inspektorisch auffälligen oder anamnestisch angegebenen Wirbelsäulensegmente, ggf. Untersuchung vorhandener Narbenbildungen z. B. auf Hyperästhesie und Verschieblichkeit
- Bildgebende Diagnostik: Zur Ausschlussdiagnostik und bei Manualtherapie mit Impuls nativradiologische Untersuchung in 2 Ebenen, bei Verdacht auf strukturelle ossäre Schädigung evtl. CT, bei Verdacht auf strukturale Weichteilschädigung evtl. MRT, bei Verdacht auf Entzündung oder Filia Knochenszintigraphie

Differenzialdiagnose

Die Differenzialdiagnose betrifft orthopädische und internistische Krankheitsbilder:

- Orthopädisch: Wirbelsäulenmiss- und -fehlbildungen, Skoliosen, rheumatische Erkrankungen wie M. Bechterew, Versteifungen der Lendenwirbelsäule bei M. Forrestier, der assoziiert zum Diabetes mellitus auftritt, ossärer Schmerz z. B. im Rahmen eines Tumorleidens mit Filiae
- Nervenärztlich: Depression, Somatisierungsstörung, neuropathische und Nervenkompressionsschmerzen im Segment oder peripheren Nerven der Lendenwirbelsäule
- Internistisch: Nierenerkrankungen, aber auch Erkrankungen des Retroperitoneums, insbesondere Erkrankungen des Pankreas können zu Schmerzen in Projektion auf die obere Lendenwirbelsäule führen.

Therapie

Aufklärung:

- Festlegung und Erläuterung der Behandlungsziele und Behandlungsstrategie, meist muskuläre Stabilisierung der Lendenwirbelsäule und evtl. Aufrichtung der Lendenwirbelsäulenlordose
- Aufklärung über die Risiken einzusetzender Medikamente, die spezifischen Risiken von Injektionen, manualtherapeutischen Verfahren und evtl. anderer geplanter Interventionen
- Abgrenzung von Leistungen der GKV zu individuellen Gesundheitsleistungen, ggf. Honorarvereinbarung
- Frühzeitige Erläuterung der Behandlungsschritte, Aktivierung der Mitarbeit, insbesondere Eigenübungen zur Stabilisierung der Lendenwirbelsäule

Infiltrationsverfahren:

- Therapeutische Lokalanästhesie mit 2–5 ml Lidocain 1% und/oder Bupivacain 0,25% an die Gelenkkapsel der kleinen Wirbelgelenke und Kostotransversalgelenke, evtl. mit Zusatz von Komplexhomöopathika, z. B. Zeel® oder Traumeel®, bei starker Reizung auch 10–40 mg Triamcinolon oder 1 Amp. Dexamethason, z. B. Lipotalon®
- Peridurale Injektionsverfahren von dorsalem oder sakralem Zugang aus sind insbesondere bei mehrsegmentalem Befund, Reizungen im Bereich des Lig. longitudinale posterior oder schmerzhaften Nozizeptorreizungen bei Bandscheibenprotrusionen indiziert; es bestehen dann erhöhte Anforderung an technische Fertigkeit des Therapeuten; verschiedene Mengen, Mischungen und Konzentrationen von Lokalanästhetika, Steroiden, Vitaminen, Enzymen, Opioiden sind üblich, z. B. 10 ml Bupivacain 0,125% mit 1 Amp. Dexamethason, z. B. Lipotalon®; spezielle Injektions-

nadeln vermindern das Risiko einer Duraverletzung.
- Sklerosierungsbehandlung im Bereich der Gelenke, Kapseln und Bandansätze, insbesondere bei generalisierter oder segmentaler Hypermobilität
- Denervierungsbehandlung der kleinen Wirbelgelenke mit Alkohol bei therapieresistenter aktivierter Facettarthrose und positiver diagnostischer Lokalanästhesie
- Bei Skoliosen und Fehlstellungen ist eine bildgestützte Infiltrationstechnik sicherer, dabei reicht ein modernes Bildverstärkersystem in der Regel aus, bei speziellen Indikationen auch durch Schnittbildgebung, wie z. B. durch CT oder MRT.

Physiotherapie:
- Mobilisation betroffener Gelenke der Lendenwirbelsäule und der Gelenke des Beckenrings
- Dehnbarkeitsverbesserung beteiligter verkürzter Muskelgruppen, v. a. Mm. ischiocrurales, M. piriformis, M. iliocostalis, M. quadratus lumborum und M. iliopsoas, M. rectus femoris
- Tonisierung beteiligter abgeschwächter Muskelgruppen, v. a. der unteren Bauchmuskulatur
- Haltungskorrektur zur Aufrichtung des Beckens
- Erarbeitung physiologischer und ergonomischer Haltungs- und Bewegungsmuster
- Erlernen von Eigenübungen zur Dehnung und Kräftigung

Psychotherapie und Ordnungstherapie:
- Aufklärung des Patienten über Ursache und Modalitäten seiner Beschwerden
- Einhalten eines regelmäßigen Übungsprogramms zur Besserung der Kraftausdauer
- Ggf. Hilfestellung zur Gewichtsreduktion

Physikalische Therapie:
- Traktion und Stufenlagerung zur Entlastung passiver Strukturen der Lendenwirbelsäule und der Wirbelgelenke
- Wärmetherapie zur Entspannung der paravertebralen Muskulatur
- TENS und Elektrotherapie zur Dämpfung der Schmerzwahrnehmung paravertebral der Lendenwirbelsäule

Orthesen:
- Hilfsmittelversorgung: zur Verbesserung der propriozeptiven Wahrnehmung, muskulären Stabilisierung und Durchblutung ist eine Bandage oft ausreichend
- Hilfsmittelversorgung mit einem Mieder v. a. bei degenerativen Skoliosen und muskulärer Insuffizienz, zur äußeren Stabilisierung bei schweren Deformitäten und Strukturdefiziten der Lendenwirbelsäule

WICHTIG

Versorgung so aktiv wie möglich. Bandagen und Mieder können bei richtiger Indikation und Konstruktion zu einer Ökonomisierung der muskulären Stabilisierung führen, übermäßig fixierende Korsettkonstruktionen führen zu einer muskulären Minderbeanspruchung und Hypotrophie.

Medikamentöse Therapie:
- Akut:
  - Antiphlogistische Therapie mit NSAR (z. B. 3 × 50 mg Diclofenac oder 3–4 × 600 mg Ibuprofen), bei gegebener Anamnese und Risikofaktoren auch mit Coxiben
  - Bei starker Schmerzhaftigkeit und erheblichem Funktionsdefizit, z. B. bei osteoporotischen Sinterungen, auch orale Therapie oder Infusionstherapie mit Opiatanalgetika
- Chronisch:
  - Bei persistierender Entzündung antiphlogistische Therapie mit NSAR, analgetische Therapie mit peripheren Analgetika und/oder schwach wirksamen Opioiden
  - Bei starker Schmerzhaftigkeit antiphlogistische Therapie mit NSAR ergänzt um Opiatanalgetika in Verbindung mit Koanalgetika und ggf. Obstipationsprophylaxe
  - Zur Muskeldetonisierung z. B. Tolperison 50 mg (Mydocalm® 3-mal tgl. 1–3 Filmtabletten)

Operative und interventionelle Therapie:
- In der weit überwiegenden Mehrzahl der Fälle nicht indiziert
- Bei Therapieresistenz und arthrogenem Schmerz: mikrointerventionelle Denervierungsoperation im Bereich der Gelenkkapsel der Facetten, z. B. als Kryoläsion, Radiofrequenzläsion, thermische oder chemische Denervierung
- Bei frischen osteoporotischen Sinterungen wird derzeit die Stabilisierung durch mikroinvasiv in

den Wirbelkörper eingebrachten Zement erprobt (Vertebroplastik/Kyphoplastik).
- Bei schweren oder instabilen Segmentstörungen oder Olisthesen der Lendenwirbelsäule kann eine Spondylodese erwogen werden.
- Kontraindikationen ergeben sich häufig aus den primär oder sekundär veränderten psychosozialen Strukturmerkmalen chronisch Rückenschmerzkranker.

Prognose

Die Prognose quo ad vitam ist zwar in der Regel gut, hinsichtlich des Schmerzes aber häufig sehr eingeschränkt, ein chronischer und rezidivierender Verlauf ist häufig. Bei fehlenden, aber auch bei nachweisbaren strukturellen Schädigungen sind psychosoziale Veränderungen wesentliches Moment protrahierter Schmerzen und oft einer Therapie nicht ohne Weiteres zugänglich.

Die Sicht der TCM

Pragmatische Therapie mit Akupunktur

Basispunkte:

Lokalpunkte	Bl 23, Bl 25, Bl 24, Bl 26, Bl 31–34, Bl 52, Bl 54, Gb 25, Gb 26, Ex-R 2 *(huatuojaiji)*, Ex-R 8 *(shiqizhuixia)*, Ex-R 7 *(yaoyan)*, Ex-R 6 *(yaoyi)*
Fernpunkte und Erfahrungspunkte	Bl 40, Bl 37, Bl 57, Dü 3, Dü 6

Additive Punkte nach Schmerztypus und Begleiterscheinungen:

Schmerztyp, Begleiterscheinung	**Additive Punkte**
Akute Lumbago	Ex-AH 7 *(yaotongdian)*
Sehr starke Lumbago, Trauma	Du 26
Chronischer Schmerz	Bl 60
Chronifizierung	Bl 10
Unruhe	He 7

Durchführung der Behandlung:
- Punktauswahl:
  - Akuttherapie in der Frühphase: Lokale *ahshi*-Punkte, Triggerpunkte der regionalen Muskulatur, 2–3 Fernpunkte nach Schmerzlokalisation, ergänzend evtl. Punkte nach Symptomen
  - Im Anschluss evtl. angeleitete Automobilisation unter Fernpunktstimulation
  - Strategische Therapie nach der Akutphase: Lokale *ahshi*-Punkte, Triggerpunkte der regionalen Muskulatur, 2–3 Fernpunkte nach Schmerzlokalisation, ergänzend evtl. Punkte nach Symptomen
  - Bei Zeichen der Schmerzchronifizierung, polytoper Schmerzhaftigkeit und Funktionsstörung, dominanten vegetativen Begleitsymptomen oder Therapieresistenz: Einbeziehung von Syndromdiagnose und Punkten nach Syndrommuster; Mikrosystem-Akupunktur, Phytotherapie und weiteren Verfahren
- Dauer der Nadelung: Ca. 20–30 min unter 1–3-maliger Stimulation
- Stimulationsart: Lokal ableitend und Durchgängigkeit herstellend, Fernpunkte ableitend je nach Konstitution des Patienten, ggf. syndromorientierte Punkte gemäß der Syndromdiagnose, bei akuten Schmerzen stärker als im schmerzfreien Intervall
- Behandlungsfrequenz:
  - Behandlungsserie von 10–15 Sitzungen
  - Zu Beginn jeden 2.–4. Tag
  - Später 1-mal wöchentlich vorteilhaft mit begleitender Physiotherapie/Tuina
  - In der Konsolidierungsphase begleitend im Rahmen der Trainingstherapie eine Behandlung alle 1–4 Wochen möglich
  - Falls erforderlich, erneute Serie nach ½ Jahr Pause

Differenzierung der Syndrommuster

Lendenwirbelsäulenbeschwerden werden nach dem Leitbahnkonzept topographisch der Blase-*taiyang*-Leitbahn zugeordnet. Die zugrundeliegende Vorstellung ist die einer fehlenden Durchgängigkeit von Leitbahnen und Kollateralen. Die primäre Aufgabe besteht darin, diese Durchgängigkeit wieder herzustellen. Schmerzen und Funktionsstörungen sollten sich danach wieder zurückbilden.

Die Schmerzmodalitäten der Lumbago können nach äußeren pathogenen Faktoren *(liu xie)* weiter differenziert werden.

***Bi*-Syndrom:** Mit *bi*-Syndrom wird die fehlende Durchgängigkeit von Leitbahnen und Kollateralen bezeichnet, die sich an einer oder mehreren Stellen des Körpers mit Schmerz und Funktionsstörung manifestiert. Gemäß den vorliegenden Schmerzqualitäten und pathogenen Faktoren erfolgt eine weitere Differenzierung nach den äußeren pathogenen Faktoren, so dass die Diagnose Kälte-*bi*-Syndrom *(han bi)* oder auch Kombinationen wie Kälte-Wind-*bi*-Syndrom *(han feng bi)* oder Kälte-Feuchtigkeit-Wind-*bi*-Syndrom *(han shi feng bi)* lauten kann.

Wesentlich erscheint dabei, dass neben der realen Exposition ein Schmerz auch dann entsprechend zugeordnet wird, wenn er die Qualität aufweist, die bei einer solchen Exposition zu empfinden wäre.

Blut *(xue)* **und Qi:** Der lokalisierte, stechende Schmerz einer Blockierung der Wirbelgelenke entspricht nach der Traditionellen Chinesischen Medizin einer Blut-Stase und kann neben Ausleitung über Lokalpunkte, Mikroaderlass über Bl 40 auch zusätzlich über Mi 10 oder Bl 17 adressiert werden.

Der unscharf begrenzte, regionale Schmerz einer Qi-Stagnation wird über die lokalen Akupunkturpunkte, die *ahshi*-Punkte und lokoregionalen Triggerpunkte mit dem Ziel behandelt, die Durchgängigkeit herzustellen. Ergänzende Punkte zur Bewegung des Qi und Beseitigung der Stagnation werden in der Regel eingesetzt.

Da Blut *(xue)* und Qi in einer dialektischen Beziehung stehen, kommen Störungen in beiden Aspekten häufig vor.

Zangfu: Chronische Schmerzen sind in der Regel mit Veränderungen und Störungen auf psychischer und vegetativer Ebene verknüpft. Stehen diese im Vordergrund, oder machen einen wesentlichen Aspekt einer integrativen Diagnose aus, wird eine Differenzierung nach den Funktionskreisen und *zangfu* sinnvoll.

Grundsätzlich werden die Region der Lendenwirbelsäule und der Kniegelenke aus Sicht der Traditionellen Chinesischen Medizin dem Funktionskreis der Niere zugerechnet. Daher ist bei chronischen Lumbalgien immer ergänzend eine Stärkung des Funktionskreises Niere anzustreben. Hierzu werden neben den bereits angeführten Punkten Gb 25 und Bl 23 als *shu*- bzw. *mu*-Punkte auch Ni 3, Ni 7 und Ni 10 eingesetzt.

11

Therapie nach Syndrommustern

Akupunkturpunkte nach Syndrommuster: Je nachdem, welches Syndrommuster und welcher pathogene Faktor erkannt worden ist, ergeben sich bei der Punktwahl Möglichkeiten zur Ergänzung der Therapiemuster. Dabei gibt es Akupunkturpunkte, die in besonderer Weise den pathogenen Faktoren zugeordnet sind, und Punkte, die zu einer Ausleitung pathogener Faktoren im Allgemeinen führen. Einige wichtige Beispiele für die Lumbago:

Syndrommuster	Punkte
Qi-Stagnation	Dü 3, Di 4, Bl 62, Le 3, Ren 6, Mi 6
Äußere pathogene Faktoren *(liu xie)*	Di 4, Sj 5, Du 14
Kälte *(han)*	Moxibustion
Feuchtigkeit *(shi)*	Mi 9, Mi 6
Hitze *(re)*	Bl 32, Di 11
Wind *(feng)*	Gb 20, Gb 31

Nadeltechnik: Wohl bei kaum einer anderen Indikation als der Lumbago ist innerhalb einer einzigen Behandlung der Fortschritt in der Auflösung der lokalen Stase und Stagnation so gut zu beobachten. Die Platzierung der Akupunkturnadel an die Stelle der lokalen Stase und Stagnation löst häufig ein kräftiges *deqi* aus, das schon nach kurzer Zeit, teils nach Sekunden, oft nach wenigen Minuten, schwindet. Ein neuerliches Aufsuchen des *deqi* ergibt eine veränderte Lage, bei *bi*-Syndromen nunmehr meist erst bei tieferer Lage der Nadelspitze, bei primärem *xu*-Zustand (Leere) korrespondiert dies mit einer nunmehr oberflächlicheren *deqi*-Antwort.

Reizarten: Aus der Analyse nach pathogenen Faktoren ergeben sich neben der Wahl des Akupunkturpunkts auch Möglichkeiten, die Reizarten differenzierter zu gestalten (➤ Kap. 10.4.1 Reizarten nach Syndrommuster). Insbesondere dient die Moxibustion zur Tonisierung bei *xu*-Leere-Zuständen, insoweit nicht das Yin betroffen ist, die bei chronischer Lumbago in der Regel gegeben sind, und kann gleichzeitig bei Kälte-*han*-Symptomen sinnvoll sein.

An der Lendenwirbelsäule bietet sich neben der Tuina (s. u.) auch die Anwendung einer Schröpfmassage zur Ausleitungsbehandlung an.

Chinesische Arzneitherapie:

- **Invasion von Wind-Kälte (und evtl. Feuchtigkeit):** *qiang huo sheng shi tang* (CAB 221) – Rhiz. Ligustici und Fruct. Viticis + Rad. Cyathulae, Rad. Angelicae sinensis und Ram. Cinnamomi
  Bei ausgeprägter Kältesymptomatik und starken Schmerzen + Rad. lateralis Aconiti praep. und evtl. Herb. Ephedrae
  Bei ausgeprägter Feuchtigkeitssymptomatik + Rhiz. Atractylodis, Rad. Gentianae macrophyllae und Rad. Clematidis
  In chronischen Fällen, in denen die Belastung durch Wind-Kälte-Feuchtigkeit die Nieren geschwächt hat, stattdessen: *du huo ji sheng tang* (CAB 236)
- **Invasion von Wind-Hitze:** *xiao chai hu tang* (CAB 148) – Rhiz. Pinelliae + Rhiz. seu Rad. Notopterygii, Rad. Angelicae dahuricae und Rad. Dipsaci
- **Akkumulation von Feuchtigkeit-Kälte:** *gan cao gan jiang ling zhu tang* (CAB 485) + Ram. Cinnamomi, Rad. Achyranthis bidentatae, Cort. Eucommiae, Herba Taxilli und Rad. Dipsaci
  Bei ausgeprägter Kältesymptomatik und starken Schmerzen + Rad. lateralis Aconiti praep.
  Bei ausgeprägter Feuchtigkeitssymptomatik + Rhiz. Atractylodis
- **Akkumulation von Feuchtigkeit-Hitze:** *si miao wan* (CAB 214) + Sem. Plantaginis, Rhiz. Dioscoreae hypoglaucae, Rad. Dipsaci, Rad. Angelicae sinensis, Fruct. Chaenomelis und Poria
- **Akkumulation von Schleim** *(tan): ci tan tang* (CAB 465) – Arisaemad cum Bile und Rad. Ginseng + Rad. Angelicae sinensis, Fruct. Trichosanthis, Sem. Sinapis und evtl. Rhiz. Atractylodis
- **Leber-Qi-Stagnation:** *xiao yao san* (CAB 161) – Herb. Menthae und Rhiz. Atractylodis macrocephalae, + Rhiz. Cyperi, Rad. Linderae, Fruct. Foeniculi, Pericarp. Citri reticulatae viride, Rad. Curcumae und (bei starken Schmerzen) Fruct. Toosendan
- **Qi-Stagnation und Blut-Stase:** Bei generalisierter Tendenz zur Stagnation und Stase bzw. Chronifizierung anderer Störungsmuster: *shen tong zhu yu tang* (CAB 352) – Faeces Trogpteri seu Pteromi (wegen Compliance-Problemen) + Rhiz. Corydalis und Rad. Angelicae pubescentis
  Bei akuter traumatischer Genese stattdessen *tao hong si wu tang* (CAB 352) – Rad. Rehmanniae praep. + Rad. Dipsaci und Rhiz. Corydalis
  Bei chronischer Überlastung und repetitiven Mikrotraumatisierungen stattdessen *tiao rong huo luo yin* (Anhang)
- **Nieren-Yang-Leere:** *qing e wan* (CAB 312) + Colla Corni Cervi und Sem. Cuscutae
  Bei ausgeprägter Kältesymptomatik und starken Schmerzen + Rad. lateralis Aconiti praep. und Cort. Cinnamomi
  Bei gleichzeitiger Nieren-Yin-Leere (häufig) + Rad. Rehmanniae praep., Fruct. Corni, Rhiz. Dioscoreae und Fruct. Lycii
  Bei fortbestehender Belastung durch Wind-Kälte-Feuchtigkeit-*bi* stattdessen *du huo ji sheng tang* (CAB 236)
- **Nieren-Yin-Leere:** *dang gui di huang yin* (CAB 294)
  In schweren Fällen mit gleichzeitiger beginnender Nieren-Yang-Leere stattdessen *zuo gui wan* (CAB 296)
  Bei Yin-Leere-Feuer + Rhiz. Anemarrhenae und Cort. Phellodendri

Durchführung der Behandlung:

- Aufgrund des in der Regel langwierigen Verlaufs einer Akupunktubehandlung chronischer Rückenschmerzen ist die gleichzeitige oder alternierende Gabe chinesischer Arzneimittel empfehlenswert.
- Wind-Kälte und Wind-Hitze verursachen zwar in der Regel eher akute Störungsmuster, tragen aber häufig auch zur Exazerbation chronischer Rückenschmerzen bei. Die jeweiligen Rezepturen müssen dann bei Bedarf um entsprechende auffüllende Arzneimittel ergänzt werden.

Weitere Therapiemöglichkeiten

Qigong

Übungen des Qigong vermitteln eine aufrechte und locker gespannte Körperhaltung mit Aufrichtung der Lendenwirbelsäule und Streckung des thorakolumbalen Übergangs und Beckenaufrichtung. Dies ist im Kontext eines Lendenwirbelsäulensyndroms sehr häufig ein sinnvolles therapeutisches Ziel.

Tuina

Sinnvolle Ergänzung, auch in Kombination mit Akupunktur, um Leitbahnen durchgängig zu machen, notwendige Ergänzung, um arthrogene Störungen zu mobilisieren und die muskuläre Dehnbarkeit herzustellen, insoweit dies nicht durch westliche Physiotherapie geleistet wird. Einige Manipulationstechniken und kräftige Mobilisationstechniken der Tuina im Bereich der Lendenwirbelsäule sind allerdings unter Sicherheitsaspekten bedenklich.

Ohrakupunktur

(➤ Kap. 4.4.1)

TENS

Gut geeignet zur Selbstbehandlung bei Dauerschmerzen. Elektrodenlokalisation je nach Schmerzlokalisation paravertebral und auch in der Ausstrahlungszone. Dies erfordert in der Regel ein mehrkanaliges Stimulationsgerät.

11.4.2 Lokales Lendenwirbelsäulensyndrom

Aus orthopädisch funktioneller Sicht ist beim lokalen Lendenwirbelsyndrom zu unterscheiden, ob es sich dabei vorrangig um eine Funktionsstörung oder Schmerzhaftigkeit der Muskulatur, aus der Zone der Gelenke oder aber um nervale Fehlsteuerungen handelt.

Myogene Funktionsstörungen

Bei akuten muskulären Schmerzen wird die Stichtiefe an den lokalen druckdolenten oder gar mit Triggerpunktphänomen versehenen Punkten in der Regel geringer sein, bis ein *deqi* eintritt. Dem entspricht die chinesische Vorstellung, dass hier ein zumindest lokaler Füllezustand vorliegt, so dass akute Erkrankungen oder die lumbale Schmerzhaftigkeit bei jüngeren Patienten angesprochen sind. Demgemäß werden zugehörige Fernpunkte eher ableitend zu nadeln sein, auf eine lokale Nadelung sollte jedoch wegen der guten muskeldetonisierenden Nadelwirkung nicht verzichtet werden. Eine Ausnahme besteht dann, wenn die lokale Hyperästhesie und Empfindlichkeit so stark ausgeprägt sind, dass eine zusätzliche Reizung nicht erwünscht ist.

Für die Einordnung in einen komplexen Therapieplan spielt die Akupunktur zur Muskeldetonisierung eine zentrale Rolle. Sie bereitet manualtherapeutische Interventionen vor, erleichtert die Physiotherapie und schafft die Voraussetzungen der Trainierbarkeit in späteren Rehabilitationsabschnitten.

Da auch bei arthrogenen Funktionsstörungen häufig eine sich über mehrere Segmente hin erstreckende Verspannung der lumbalen Muskulatur zu tasten ist, die es erschwert, einen oder wenige Maximalpunkte der Druckdolenz festzulegen, bietet sich neben der lokalen Akupunkturstimulation auch die Behandlung mit Schröpfgläsern bzw. manuellen Techniken an.

Arthrogene Funktionsstörungen

Lumbale akute Segmentblockierungen sind aus Sicht der Akupunktur zunächst analog zu behandeln. Auch wenn die arthrogene Dysfunktion eine wesentliche Rolle spielt, kann die manualtherapeutische Intervention mit der Akupunkturbehandlung vorbereitet werden. Manchmal kommt es zu auch einer Detonisierung der Muskulatur, die eine spontane Lösung der Segmentblockierung zur Folge hat.

Liegt eine chronische, strukturelle Läsion im Bereich der Gelenke vor, z. B. bei aktivierter Facettenarthrose, ist dies aus chinesischer Sicht eher ein Leere-Zustand, daher eine größere Stichtiefe zu erwarten. Die Punkte der inneren Blasen-Leitbahn sind demgemäß gelenknah im Bereich der Kapseln der kleinen Wirbelgelenke verortet. Die klinisch häufigste Konstellation betrifft die unteren Lendenwirbelsäulensegmente und damit die Akupunkturpunkte Bl 25, Bl 26, evtl. auch die sakralen Segmente.

Eine oberflächliche Nadelung im lumbosakralen Übergang zeigt bei chronischen strukturellen Läsionen dann eine deutlich geringere Effektivität, insbesondere ist darauf zu achten, dass eine Reizung in der Hautschicht durch die verschobene Dermatomzuordnung neurophysiologisch auf Segmente einwirkt, die gegenüber dem unter der Haut tastbaren Dornfortsatz etwa drei bis vier Etagen nach kranial verschoben einzuordnen sind. Daher kann sich durchaus eine tiefe Nadelung der thorakolumbalen Übergangsregion z. B. an Bl 23, dem Rücken-*shu*-Transport-Loch *(bei shuxue)* der Niere *(shen)* anbieten, wenn die Schmerzprojektion im lumbosakralen Übergang empfunden wird und dort ein erhöhter Weichteilturgor in der Hautschicht vorliegt – aus Sicht der Traditionellen Chinesischen Medizin ist dieser Bezug aus der Funktion der Niere *(shen)* ableitbar.

Neurophysiologische und reflektorische Funktionsstörungen

Gerade bei sehr starker und akuter Schmerzhaftigkeit, lokaler Berührungsempfindlichkeit und wenn im Vordergrund eine radikuläre Symptomatik steht ist von einer lokalen Nadelung abzusehen und für die erste Phase der Behandlung eine periphere, schmerzmodulierende Gegenstimulation durch Fernpunkte zu wählen.

Als allgemeiner Fernpunkt kann Bl 40 gelten, als Leitbahnfernpunkt kommen Dü 3, wegen der Stärke der Beschwerden auch die Spalten-Löcher *(xixue)* Dü 6 an der oberen und Bl 63 an der unteren Extremität in Betracht. Mit Gewinn kann man dabei eine Patientenlagerung in einer schmerzfreien Ausgangsstellung mit leichter Extensionswirkung, z. B. die bekannte Stufenlagerung einsetzen. Es ist auch sinnvoll, die Übergangsregion zum Becken hin, d. h. Punkte über dem Sakrum, dem Iliosakralgelenk und insbesondere auch Triggerpunkte des M. piriformis und des Ischiadikusaustrittspunktes zu prüfen (Bl 32, Bl 54, Gb 30).

Komplexe Therapiepläne

Die vorbereitende Akupunkturpunktstimulation für die physiotherapeutische Behandlung chronischer Rückenschmerzen hat sich außerordentlich bewährt, da eine deutliche Muskelrelaxation eine Entlastungsbehandlung erleichtert, die schmerzhafte Schonhaltung beseitigen hilft ohne die Warnfunktion des Schmerzes vor übermäßig belastenden Manövern aufzuheben.

Nach der Behandlung der lokalen und eventuell auch ausstrahlenden Schmerzen und der lokalen Muskelverspannung, d. h. nach Beseitigung des lokalen Füllezustandes, bietet sich die Kombination von Akupunktur zu lokalen Verbesserung der Trophik mit physiotherapeutischer Behandlung zur Verbesserung von Kraft, Ausdauer und Koordination der rumpfstabilisierenden Muskulatur an, wenn – und dies ist der Regelfall – hier im Rahmen einer Zwischenuntersuchung Defizite sichtbar werden.

Ergänzend sind arthrogene Dysfunktionen der Nachbarregionen, des thorakolumbalen Übergangs, des Iliosakralgelenkes sowie Verkürzungen im Hüft- und Oberschenkelbereich in die funktionelle Diagnostik und ggf. Therapie einzubeziehen.

Liegt im Wesentlichen eine muskuläre Insuffizienz, eine strukturelle oder eine konstitutionelle Hypermobilität zugrunde, Letzteres häufig bei jüngeren und weiblichen Patienten, sollte der Lösung der segmentalen Störung eine stabilisierende Physiotherapie und Trainingstherapie folgen. Wie aus der Diskussion um die Chirotherapie hinlänglich bekannt, können Regulationstherapien und reflextherapeutischen Verfahren nicht einen Muskelaufbau und damit eine Stabilisierung erbringen, sondern nur die Voraussetzungen dafür schaffen, dass dies effektiv erarbeitet werden kann.

Lendenwirbelsäulensyndrom mit Nervenwurzelläsion

Rückenschmerzen sind häufig mit einer Ausstrahlung in die untere Extremität verbunden. Liegen dabei klare Zeichen einer Nervenkompression oder starken Nervenwurzelreizung vor, so ist die Indikation zur Nadelung lokaler segmentaler Punkte zurückhaltend zu stellen, wenn die Verspannung im Lumbalbereich keine eigenständige Schmerzhaftigkeit verursacht und als sinnvolle Reaktion mit funktioneller Ruhigstellung des betroffenen Segmentes interpretiert werden muss. Bei floridem Wurzelreiz ist die Effektivität der Akupunkturpunktstimulation insgesamt begrenzt und eine übermäßige Zurückhaltung gegenüber antiphlogistischen medikamentösen und infiltrativen Verfahren kritisch zu sehen. Erfahrungsgemäß sind deutlich höhere und längere Antiphlogistikagaben notwendig, wenn diese Behandlungsmodalität erst spät eingesetzt wird.

Die notorischen Literaturangaben über Akupunkturerfolge beim Bandscheibenvorfall sagen mehr über die diagnostisch klinische Kompetenz der Behandler als über die Wirksamkeit der Methode. Unbenommen bleibt, dass auch starken Schmerzen oder Muskelverspannungen effektiv entgegengetreten werden kann, dies sollte jedoch gerade in der Akutphase nicht zur monomanen Therapie verleiten. Eine therapeutische Lokalanästhesie der unteren Lendenwirbelsäulensegmente schließt eine nachfolgende lokale Akupunkturpunktstimulation allerdings aus.

Der Verlauf der ausstrahlenden Schmerzen bzw. die Zone der Schmerzprojektion geben die Leitbahnen vor, deren Punkte für eine entsprechende Gegenstimulation in Betracht kommen: Bei dorsaler Ausstrahlung sind dies Punkte der Fuß-*taiyang*-Blase-Leitbahn (Bl 36, 37, 40, 57, 60, 62), bei lateraler Ausstrahlung Punkte der Fuß-*shaoyang*-Gallenblase-Leitbahn (Gb 31, Gb 34, Gb 37, Gb 39, Gb 41). Zieht der Schmerz auf die ventrale Seite des Unterschenkels und in den Bereich der Großzehe, können auch Punkte der Fuß-*yangming*-Magen-Leitbahn (Ma 36, 40, 41, 43) und Le 3 in die Behandlung einbezogen werden.

Im Sinne muskulär vermittelter oder unterhaltener und regional erweiterter Schmerzen ist auch hier auf die Wichtigkeit der Übergangsregion zum Becken, d. h. der Akupunkturpunkte über dem Sakrum, dem Iliosakralgelenk und vor allem des M. piriformis und des Ischiadikusaustrittspunktes zu erinnern (Bl 32, Gb 30, v. a. Bl 54).

Die entsprechenden Fernpunkte auf den kranialen Partnern der jeweiligen Leitbahnachse sind ebenfalls in Betracht zu ziehen, dabei in jedem Falle auch die Prüfung auf Reagibilität bei Dü 3.

Üblicherweise wird die Behandlung der peripheren kaudalen Akupunkturpunkte homolateral im Segment und auf der Leitbahn durchzuführen sein, lediglich bei stark erhöhter Empfindlichkeit und Hyperästhesie ist eine kontralaterale Behandlung in Betracht zu ziehen, und die Nutzung der Punkte an der oberen Extremität gewinnt stärkere Bedeutung.

11.4.3 Lumboischialgie

Chronisch rezidivierende, dermatombezogene Ischialgien mit und ohne lumbale Schmerzen, Nervendehnungsschmerzen, Verstärkung bei Husten, Pressen und Niesen sind die Kernsymptome eines Lendenwirbelsäulensyndroms, das mit Nervenwurzelreizung und/oder Nervenkompression einhergeht. Im Letzteren Falle sind auch Defizitbefunde der nervalen Versorgung zu erwarten. Es handelt sich wesentlich um neuralgische Schmerzen. Nicht selten sind dem aktuellen Ereignis Episoden chronisch rezidivierender Rückenschmerzen vorangegangen, bevor es durch einen Raum fordernden Vorfall von Bandscheibengewebe oder die Induktion einer lokalen Entzündungsreaktion unter Einschluss neuraler Gewebe zu einer Nervenbedrängung kommt.

Ist die Ausstrahlung eher diffus, nicht dermatombezogen und reicht nur bis in die Glutealregion oder den Oberschenkel, ist die Ischialgie eher einem übertragenen und Nozizeptorschmerz zuzuordnen. Dies stellt eine Erweiterung der Symptomatik des chronischen Rückenschmerzes dar.

Stellenwert der Akupunktur

- Aus Sicht des Autors: Mäßig gute Indikation bei Nervenreizungs- und kompressionsschmerz, gute Indikation bei Nozizeptorschmerz und übertragenem Schmerz
- Einsatz: In der akuten Phase vorwiegend im Rahmen der Schmerzhemmung, in der subakuten und chronischen Phase zur Muskeldetonisierung und Deaktivierung von Triggerpunkten und Verbesserung der Beweglichkeit, in der Restitutionsphase zur Unterstützung der physiotherapeutischen Maßnahmen, die auf Besserung der Kraftausdauer zielen
- Häufig ist in der Akutphase ein medikamentöser Therapieansatz mit Antiphlogistika sinnvoll
- Das mittelfristige Konzept entspricht der Behandlung des chronischen Rückenschmerzes. Es sollte auch die präventiven Aspekte wie Verbesserung der Kraftausdauer der wirbelsäulenstabilisierenden Muskulatur einbeziehen
- Möglicher Wirkmechanismus: Schmerzhemmung auf spinaler Ebene (akut), Schmerzhemmung durch Aktivierung des nozifensiven Systems (chronisch), Muskelentspannung

Die Sicht der westlichen Medizin

Klinik

- Lokalisation der Ischialgie bei Nervenwurzelschmerz meist entlang der Rückseite des Beins (S1), häufig auch entlang der Außenseite des Beins und über den Vorfuß ziehend (L5), seltener den ventralen Oberschenkel und von dort über das Knie an den medialen Unterschenkel und evtl. Fuß ziehend (L4).
- Lokalisation der übertragenen Schmerzen im Bereich des dorsalen, lateralen oder ventralen Oberschenkels, der Leistenbeuge oder auch der Glutealregion
- Die unteren Segmente der Lendenwirbelsäule werden manchmal spontan häufiger bei lokaler Untersuchung als schmerzhaft angegeben.

Pathophysiologie

- Im Vordergrund stehen Nervenreizung und Nervenkompressionsschmerz.
- Es sind verschiedene strukturelle und damit im Wesentlichen irreversible Möglichkeiten der Kompression des Nervs bzw. der Nervenwurzel gegeben, z. B.:
  - Bandscheibenvorfall und -protrusion
  - Neuroforameneinengung durch osteophytäre Anbauten im Bereich der kleinen Wirbelgelenke und der Wirbelkörpergrund- und -deckplatten
  - Hypertrophie der Bänder, die in längs verlaufender Richtung die Wirbelsegmente im Bereich der Wirbelbogen verbinden
  - Anlagebedingte Verkürzung des sagittalen Durchmessers des Spinalkanals
  - Segmentale Veränderungen, Instabilitäten und Verschiebungen
- Daneben gibt es einige reversible Faktoren, die zur Reizung der Nervenwurzel beitragen:
  - Im Rahmen einer lokalen Reaktion Anschwellen der Nervenwurzel selbst
  - Verspannung der Muskeln des Erector trunci mit Belastung der Bandscheiben und Verengung der dorsalen Strukturen und Neuroforamina
  - Venöse Stase im Bereich der epiduralen Venengeflechte
- Bei chronischen Schmerzen ist von einem komplexen Geschehen mit psychosomatischen Aspekten, veränderter peripherer und zentraler Schmerzverarbeitung, teilfixierter Fehlhaltung mit veränderter statischer Belastung und Belastbarkeit und auch nervalen Defiziten auszugehen.

Diagnostik

- Anamnestisch sind zu erheben:
  - Ort, Dauer, Stärke der Beschwerden, Schmerzen, Gefühlsstörungen und Muskelschwächen
  - Deren Auslösung, Verstärkung oder Verbesserung durch Faktoren wie Husten, Pressen, Niesen, Ruhe oder Bewegung, dynamische und/oder statische Beanspruchung
  - Vorerkrankungen, Verletzungen und vorangegangene operative Interventionen
- Anamnestisch wesentlich ist die Frage nach Stuhl- und Harninkontinenz als Zeichen einer Kaudasymptomatik, die aufgrund der fehlenden Reversibilität eine umgehende operative Dekompression der betroffenen nervalen Strukturen erfordert.
- Bei chronischem Verlauf, vegetativer Begleitsymptomatik oder Zeichen der Schmerzchronifizierung Einsatz eines Schmerzfragebogens sinnvoll
- Körperliche Untersuchung analog zum Vorgehen beim chronischen Rückenschmerzen, zusätzlich mit orientierender Prüfung der Kennmuskeln, Muskeleigenreflexe und Oberflächensensibilität der Dermatome
- Bildgebende Diagnostik: nativradiologische Untersuchung in 2 Ebenen zum Ausschluss knöcherner Prozesse, die einer Manualtherapie mit Impuls entgegenstehen, bei Verdacht auf strukturelle ossäre Schädigung, zur Eingrenzung der Nervenwurzelkompression evtl. CT oder MRT

Differenzialdiagnose

Die Differenzialdiagnose betrifft orthopädische und v. a. neurologische Krankheitsbilder. Einige wichtige Beispiele:

- Orthopädisch: Angeborene und erworbene Wirbelsäulenmiss- und -fehlbildungen wie Spinalka-

nalstenose oder Spondylolisthese und Skoliosen, rheumatische Erkrankungen wie M. Bechterew, ossärer Schmerz z. B. im Rahmen eines Tumorleidens mit Filiae
- Nervenärztlich: Depression, Somatisierungsstörung, neuropathische Schmerzen oder periphere Nervenläsionen
- Internistisch: Tumorerkrankungen

Therapie

Aufklärung:
- Festlegung und Erläuterung der Behandlungsziele und Behandlungsstrategie einschließlich der Chancen und Risiken operativer Dekompression der Nervenwurzel
- Aufklärung über die Risiken einzusetzender Medikamente, die spezifischen Risiken von Injektionen, manualtherapeutischen Verfahren und evtl. anderer geplanter Interventionen
- Frühzeitige Erläuterung der Behandlungsschritte, die eine aktive Mitarbeit erfordern, insbesondere aktive Eigenübungen zur Stabilisierung der Lendenwirbelsäule im Rahmen der tertiären Prävention

Infiltrationsverfahren:
- Therapeutische Lokalanästhesie mit 2–5 ml Lidocain 1% und/oder Bupivacain 0,25% an die Nervenwurzel mit Zusatz von 10–40 mg Triamcinolon oder 1 Amp. Dexamethason, z. B. Lipotalon®, evtl. Komplexhomöopathika, z. B. Zeel® oder Traumeel®
- Peridurale Injektionsverfahren von dorsalem oder sakralem Zugang aus, insbesondere bei medialem Bandscheibenbefund, mehrsegmentalem Befund, Reizungen im Bereich des Lig. Longitudinale posterior oder schmerzhaften Nozizeptorreizungen bei Bandscheibenprotrusionen indiziert; erhöhte Anforderung an technische Fertigkeit des Therapeuten; verschiedene Mengen, Mischungen und Konzentrationen von Lokalanästhetika, Steroiden, Vitaminen, Enzymen, Opioiden sind üblich, z. B. 10 ml Bupivacain 0,125% mit 1 Amp. Dexamethason, z. B. Lipotalon®; spezielle Injektionsnadeln vermindern das Risiko einer Duraverletzung.
- Bei Skoliosen und Fehlstellungen ist eine bildgestützte Infiltrationstechnik sicherer, dabei reicht ein modernes Bildverstärkersystem in der Regel aus, bei speziellen Indikationen auch durch Schnittbildgebung wie z. B. durch MRT.

Physiotherapie:
- Akute Phase: Dreidimensionale Entlastungshaltung erarbeiten
- Nach der Akutphase analog der Behandlung chronischer Rückenschmerzen:
  - Mobilisation betroffener Gelenke der Lendenwirbelsäule und des Beckenrings
  - Dehnbarkeitsverbesserung beteiligter verkürzter Muskelgruppen
  - Tonisierung beteiligter abgeschwächter Muskelgruppen, v. a. der tiefen Bauchmuskulatur
  - Haltungskorrektur zur Aufrichtung des Beckens
  - Erarbeitung physiologischer und ergonomischer Haltungs- und Bewegungsmuster
  - Erlernen von Eigenübungen zur Dehnung und Kräftigung

Psychotherapie und Ordnungstherapie:
- Aufklärung von psychosozialen Ursachen und Modalitäten der Beschwerden
- Einhalten eines regelmäßigen Übungsprogramms zur Besserung der Kraftausdauer
- Ggf. Hilfestellung zur Gewichtsreduktion

Physikalische Therapie:
- Traktion und Stufenlagerung zur Entlastung der Lendenwirbelsäule und der Nervenwurzeln
- Später: Wärmetherapie zur Entspannung der paravertebralen Muskulatur, initial ist Wärmeanwendung mit dem Risiko zunehmender Nervenwurzelschwellung behaftet
- TENS und Elektrotherapie zur Dämpfung der Schmerzwahrnehmung paravertebral der Lendenwirbelsäule und im Verlauf der Ausstrahlung an nervennahen Punkten, z. B. Valleixsche Punkte

Orthesen:
- Hilfsmittelversorgung zur Stabilisierung in Entlastungshaltung, in der Regel entlordosierend, kann bei protrahiertem Verlauf auch bei Nervenwurzelreizsymptomatik sinnvoll sein
- Bei Nozizeptorschmerz analog dem Vorgehen bei chronischer Lumbalgie zur Steigerung der propriozeptiven Wahrnehmung, Verbesserung der

muskulären Stabilisierung und Durchblutung im Sinn einer Bandage oft ausreichend
- Hilfsmittelversorgung als Mieder v. a. bei degenerativen Skoliosen und muskulärer Insuffizienz oder zur äußeren Stabilisierung bei schweren Deformitäten und Strukturdefiziten der Lendenwirbelsäule

Medikamentöse Therapie:
- Akut: Antiphlogistische Therapie mit NSAR (z. B. 3 × 50 mg Diclofenac oder 3–4 × 600 mg Ibuprofen), bei gegebener Anamnese und Risikofaktoren auch mit Coxiben, für begrenzte Zeit auch mit Steroiden
- Akut bei starker Schmerzhaftigkeit und erheblichem Funktionsdefizit z. B. bei osteoporotischen Sinterungen: orale Therapie oder Infusionstherapie mit Opiatanalgetika
- Chronisch bei persistierender Entzündung: Antiphlogistische Therapie mit NSAR, analgetische Therapie mit peripheren Analgetika und/oder schwach wirksamen Opioiden
- Chronisch bei starker Schmerzhaftigkeit: Antiphlogistische Therapie mit NSAR ergänzt um Opiatanalgetika in Verbindung mit Koanalgetika und ggf. Obstipationsprophylaxe
- Chronisch: Evtl. Muskeldetonisierung mit vornehmlich peripherer Wirkung z. B. Tolperison 50 mg (Mydocalm® 3-mal tgl. 1–3 Filmtabletten)

Operative und interventionelle Therapie:

CAVE

Eine Caudasymptomatik mit Blasen- und Mastdarmstörungen ist ein seltener, aber akuter Notfall mit der Dringlichkeit umgehender diagnostischer Abklärung und ggf. operativer Dekompression.

- In der Mehrzahl der Fälle nicht dringlich indiziert
- Bei Lähmungserscheinungen kontroverse Diskussion der Notwendigkeit zur operativen Dekompression, Langzeitergebnisse sollen im Durchschnitt ähnlich ausfallen.
- Auch primär operativ ausgerichtete Fächer sehen zunehmend die Chronifizierungsrisiken und Risikofaktoren gerade bei ausgedehnten und offenen Therapieverfahren
- Mikrointerventionelle Operationstechniken (z. B. Absaugung, Laser-Dekompression, Hitze-Ablation, endoskopisch gesteuerte Minimalnukleotomie) vermeiden die Bildung von Narben durch minimalisierte Zugangswege außerhalb des Spinalkanals, sind aber in der Indikationsbreite eingeschränkt und z. B. nicht in der Lage, sequestrierte und größere Bandscheibenvorfälle zu erreichen.
- Bei schweren Deformitäten, instabilen Segmentstörungen oder Olisthesen der Lendenwirbelsäule kann eine Spondylodese und Dekompression erwogen werden, die Resultate bei degenerativer Ätiologie sind allerdings ernüchternd.
- Kontraindikationen ergeben sich häufig aus den primär oder sekundär veränderten psychosozialen Strukturmerkmalen chronisch Rückenschmerzkranker.

Prognose

Die Prognose ist zwar in der Regel gut; je kürzer der Verlauf und je eindeutiger die Kongruenz von klinischer Symptomatik desto besser ist die Prognose. Relativ häufig kommt es aber zu Therapieversagern. Dann ist ein chronischer und rezidivierender Verlauf häufig. Bei fehlenden, aber auch bei nachweisbaren strukturellen Schädigungen sind psychosoziale Veränderungen wesentliches Moment protrahierter Schmerzen und oft einer Therapie nicht ohne Weiteres zugänglich. Wiederholte operative Interventionen führen statistisch zu einer immer geringeren Verbesserung der klinischen Situation.

Die Sicht der TCM

Pragmatische Therapie mit Akupunktur

Basispunkte:

Lokalpunkte	Bl 23, Bl 25, Bl 24, Bl 26, Bl 31–34, Bl 52, Bl 54, Gb 25, Gb 26, Ex-R 2 *(huatuojaiji)*, Ex-R 8 *(shiqizhuixia)*, Ex-R 7 *(yaoyan)*, Ex-R 6 *(yaoyi)*
Fern- und Erfahrungspunkte	Bl 40, Bl 37, Bl 57, Dü 3, Dü 6

Regionale und Fernpunkte nach Schmerzausstrahlung (ggf. zusätzlich):

Schmerzausstrahlung	Regionale Punkte	Nervenverlaufspunkte	Additive Punkte
Dorsal (S1), *taiyang*	Bl 54, Bl 36	Bl 36, Bl 37, Bl 56, Bl 62	Dü 3, Dü 6, Du 20
Lateral (L5), *shaoyang*	Gb 29, Gb 30, Gb 31	Gb 32, Gb 34, Gb 39	Gb 41, Gb 40, Ex-AH 7
Ventral (L4), *yangming*	Ma 31, Ma 34, Mi 10	Mi 12, Ma 36, Ma 38, Ma 42	Mi 3, Mi 4, Mi 6, Mi 9,

Durchführung der Behandlung:
Nervenwurzelreizsymptomatik und Nervenwurzelkompression:

- Akuttherapie in der Frühphase: 2–3 Fernpunkte nach Schmerzlokalisation, Punkte im Verlauf der ausstrahlenden Schmerzempfindung, ergänzend evtl. Punkte nach Symptomen, keine segmentalen Punkte, da Gefahr der Unterbrechung eines Bedarfshartspanns, regionale Akupunkturpunkte können gegeben werden
- Strategische Therapie nach der Akutphase: Entsprechend dem Vorgehen beim Nozizeptorschmerz

Nozizeptorschmerzen: Lokale *ahshi*-Punkte, Segmentpunkte, Punkte im Verlauf der ausstrahlenden Schmerzempfindung, Triggerpunkte der regionalen Muskulatur, 2–3 Fernpunkte nach Schmerzlokalisation, ergänzend evtl. Punkte nach Symptomen.

Ischialgie – generelle Prinzipien:

- Bei Zeichen der Schmerzchronifizierung, polytoper Schmerzhaftigkeit und Funktionsstörung, dominanten vegetativen Begleitsymptomen oder Therapieresistenz Einbeziehung von Syndromdiagnose und Punkten nach Syndrommuster; Mikrosystem-Akupunktur, Phytotherapie und weitere Verfahren
- Verbleib der Nadeln: Ca. 20–30 min unter 1-3-maliger Stimulation
- Stimulationsart: Lokal ableiten und Durchgängigkeit herstellen, Fernpunkte ableitend je nach Konstitution des Patienten, ggf. syndromorientierte Punkte gemäß der Syndromdiagnose, in der Akutphase stärker als im schmerzfreien Intervall
- Behandlungsfrequenz:
  - Behandlungsserie von 10–15 Sitzungen
  - Zu Beginn jeden 1.-3. Tag
  - Später 2-mal wöchentlich vorteilhaft mit begleitender Physiotherapie/Tuina
  - In der Konsolidierungsphase begleitend im Rahmen der Trainingstherapie eine Behandlung alle 1–4 Wochen möglich
  - Falls erforderlich, erneute Serie nach ½ Jahr Pause

Differenzierung der Syndrommuster

In der Traditionellen Chinesischen Medizin wird eine topographische Zuordnung bei Lendenwirbelsäulenbeschwerden zur Niere getroffen. Die der Schmerzempfindung – auch der Empfindung der ausstrahlenden Schmerzen – zugrundeliegende Vorstellung einer fehlenden Durchgängigkeit von Leitbahnen und Kollateralen führt auf die o. g. Leitbahnen der *yangming, shaoyang* und *taiyang*-Achse. Die primäre Aufgabe besteht darin, diese Durchgängigkeit wieder herzustellen; hier sind in Ergänzung der Behandlung einer chronischen Lumbago auch der Charakter und das Ausbreitungsgebiet der Ischialgie einzubeziehen. Schmerzen und Funktionsstörungen sollten sich danach wieder zurückbilden.

Therapie nach Syndrommustern

Chinesische Arzneitherapie:

- **Invasion von Wind-Kälte- Feuchtigkeit:** *du huo ji sheng tang* (CAB 236)
  Bei ausgeprägter Kältesymptomatik und starken Schmerzen + Rad. lateralis Aconiti praep.
  Bei Taubheitsgefühl in der unteren Extremität + Rad. Clematidis, Fruct. Chaenomelis und Retinervus Fructus Luffae
  Bei Bewegungseinschränkungen + Caulis Trachelospermi und Caulis Piperis kadsurae
- **Akkumulation von Feuchtigkeit-Kälte:** *gan cao gan jiang ling zhu tang* (CAB 485) + Ram. Cinnamomi, Rad. Achyranthis bidentatae, Cort. Eucommiae, Herba Taxilli und Rad. Dipsaci
  Bei ausgeprägter Kälte-Symptomatik und starken Schmerzen + Rad. lateralis Aconiti praep. und evtl. Herb. Ephedrae

Bei ausgeprägter Feuchtigkeits-Symptomatik + Rhiz. Atractylodis
- **Akkumulation von Feuchtigkeit-Hitze:** *si miao wan* (CAB 214) + Sem. Plantaginis, Rhiz. Dioscoreae hypoglaucae, Rad. Dipsaci, Rad. Angelicae sinensis, Fruct. Chaenomelis und Poria
- **Qi-Stagnation und Blut-Stase:** *shen tong zhu yu tang* (CAB 352) – Faeces Trogpteri seu Pteromi (wegen Compliance-Problemen) + Rhiz. Corydalis, Rad. Dipsaci und Rad. Angelicae pubescentis
- **Nieren-Yang-Leere:** *bu shen zhuang gu tang* (Anhang) + Colla Corni Cervi, Rhiz. Cibotii und Sem. Cuscutae
  Bei ausgeprägter Kältesymptomatik und starken Schmerzen + Rad. lateralis Aconiti praep. und Cort. Cinnamomi
- **Nieren-Yin-Leere:** *zuo gui wan* (CAB 296) + Cort. Eucommiae und Herba Taxilli
  Bei Yin-Leere-Feuer + Rhiz. Anemarrhenae und Cort. Phellodendri

Durchführung der Behandlung:
- Prädisponierende Faktoren für die Entstehung einer Lumboischialgie sind neben einer Nieren-Leere häufig auch eine Leber-Qi-Stagnation und/oder eine Milz-Leere. Falls dies der Fall ist, sollten diese Störungen durch Ergänzungen zur jeweiligen Basisrezeptur mitbehandelt werden.
- Bei andauernden starken Schmerzen sollte in jedem Fall an eine Blut-Stase als Teil des vorliegenden Störungsmusters gedacht werden und eine entsprechende Rezepturmodifikation erfolgen.

Weitere Therapiemöglichkeiten

Qigong

Übungen des Qigong vermitteln eine aufrechte und locker gespannte Körperhaltung mit Aufrichtung der Lendenwirbelsäule und Streckung des thorakolumbalen Übergangs und Beckenaufrichtung. Dies ist im Kontext eines Lendenwirbelsäulensyndroms sehr häufig ein sinnvolles therapeutisches Ziel.

Tuina

Es handelt sich um eine sinnvolle Ergänzung, auch in Kombination mit Akupunktur, um Leitbahnen durchgängig zu machen. Auch hier gilt der Hinweis, mit segmentalen Grifftechniken in der Akutphase zurückhaltend zu sein, um nicht einen Bedarfshartspann der segmentalen Muskulatur aufzulösen.

Bei chronischem Verlauf liefert Tuina eine oft notwendige Ergänzung, um arthrogene Störungen zu mobilisieren und die muskuläre Dehnbarkeit herzustellen, insoweit dies nicht durch westliche Physiotherapie geleistet wird.

Einige Manipulationstechniken und kräftige Mobilisationstechniken der Tuina im Bereich der Lendenwirbelsäule sind allerdings unter biomechanischen Aspekten und Sicherheitsaspekten grundsätzlich bedenklich.

Ohrakupunktur

(➤ Kap. 4.4.1)

TENS

TENS gilt als gut geeignet zur Selbstbehandlung bei Dauerschmerzen. Elektrodenlokalisation je nach Schmerzlokalisation bilateral paravertebral und auch in der Ausstrahlungszone. Dies erfordert in der Regel ein mehrkanaliges Stimulationsgerät.

11.4.4 Postdiskotomiesyndrom

Chronisch anhaltende, oft nicht dermatombezogene Ischialgien und lumbale Schmerzen, Nervendehnungsschmerzen mit Verstärkung bei Husten und Pressen sind neben vegetativen Stigmata und weiteren Zeichen der Schmerzchronifizierung die Symptome, die auch nach mehrfachen Operationen im Bereich der Lendenwirbelsäule – speziell Nukleotomien – ein vielgestaltiges Schmerzbild formen. Synonyme: failed-back-surgery-Syndrom (FBSS), Postdiskotomiesyndrom.

Stellenwert der Akupunktur

- Aus Sicht des Autors: Aufgrund der eingeschränkten Prognose, auch unter Einsatz weiterer Verfahren, zwar nur mäßig gute, aber relevante Indikation; Schmerzanteile aus Nervenreizung und Nervenkompression mit mäßig guter Indikation; Schmerzanteile aus Nozizeptorschmerz und übertragenem Schmerz mit mäßig guter Indikation

- Einsatz richtet sich nach dem individuellen Bild des Syndroms und den therapeutischen Einzelzielen des komplexen und gestuften Therapieplanes. Akupunktur kann eine Rolle spielen zur
  - Schmerzhemmung
  - Vegetativen Stabilisierung
  - Schlafregulation
  - Muskeldetonisierung
  - Deaktivierung von Triggerpunkten
  - Verbesserung der Beweglichkeit
  - Unterstützung der physiotherapeutischen Maßnahmen
  - Unterstützung der Übungen zur Besserung der Kraftausdauer
  - Entstörung von Narbenarealen
- Bei höherer Chronifizierung (zentrale Sensitivierungsprozesse, psychosomatische Aspekte dominieren) häufig besser beeinflussbar durch Akupunktur als in früherem Stadium, in dem eher die somatische Ätiologie des Schmerzes dominiert
- In der Regel multimodaler Therapieansatz mit medikamentöser Therapie, TLA/Neuraltherapie, Übungsbehandlung, Orthesen, bildgestützten Mikrointerventionen, psychologischer Unterstützung der Schmerzverarbeitung

Die Sicht der westlichen Medizin

Mäßig häufiges, aber zeit- und kostenintensives Krankheitsbild der orthopädischen Versorgung; bei divergierenden Angaben muss davon ausgegangen werden, dass mindestens 10% aller Bandscheibenoperationen in ein Postnukleotomiesyndrom münden.

Klinik

Es besteht ein individuell meist konstantes, interindividuell buntes Bild von Schmerzen und funktionellen Defiziten:

- Ischialgien und Lumbalgie
- Muskelhartspann lumbal, oft muskuläre Hypotrophie, Hartspann der Muskeln des Beckengürtels
- Beweglichkeitsdefizit lumbal und der Hüfte
- Verstärkung lage- und belastungsabhängig
- Fehlende Einflussfaktoren als Hinweis für fortgeschrittenes Chronifizierungsstadium

Pathophysiologie

Entsprechend der großen Bandbreite von individuellen Symptomausprägungen besteht eine ganze Reihe von pathophysiologischen Möglichkeiten nach Operationen an der Lendenwirbelsäule. Diese umfassen die Ausbildung von neuropathischen und durch Nozizeptoren generierten Schmerzen, aber auch der zentralnervösen Schmerzverarbeitung.

- Falsche Indikation oder Durchführung des primären Eingriffs, z. B.:
  - Primär kein Nervenkompressionsschmerz, z. B. bei Störungen des ISG oder Piriformissyndrom
  - Falsche Bandscheibe identifiziert und operiert
  - Übersehene Rezessusstenose
  - Unzureichende knöcherne Dekompression bei lumbaler Stenose oder Ligamenthypertrophie
  - Verbleibendes Bandscheibengewebe
  - Unzureichende Abklärung der Chronifizierungsrisiken und deren Konstellation
- Komplikationen des primären Eingriffs mit schmerzhaften Folgen, z. B.:
  - Hämatombildung
  - Liquorfistel
  - Nervenverletzung
  - Fibrose und Narbenbildung
  - Infektion, Spondylodiszitis, Arachnoiditis
  - Pseudarthrose nach Spondylodesen
  - Instrumentversagen bei instrumentierter Spondylodese
- Operationsfolgen, z. B.
  - Segmentale Instabilitäten und Gefügestörung im operierten Segment
  - Kompensatorische segmentale Instabilitäten im dem einer Spondylodese benachbarten Segment
- Daneben gibt es echte Rezidive und Progredienz, z. B.
  - Persistierender neuropathischer Schmerz nach Nervenwurzelkompression
  - Rezidivprolaps
  - Prolaps oder Protrusion in weiteren Segmenten
  - Dekompensation einer Olisthese, Pseudolisthese
  - Degenerative Skoliose

- Bei chronischen Schmerzen ist von einem komplexen Geschehen mit psychosomatischen Aspekten, veränderter peripherer und zentraler Schmerzverarbeitung, teilfixierter Fehlhaltung mit veränderter statischer Belastung und Belastbarkeit und auch nervalen Defiziten auszugehen.

Möglicher Wirkmechanismus der Akupunktur

Schmerzhemmung auf lokaler, Spinaler und zentraler Ebene durch Aktivierung des nozifensiven Systems, Muskelentspannung, vegetative Regulation.

Diagnostik

Anamnese: Wichtiges Ziel der Diagnostik ist die Entschlüsselung des komplexen Schmerzbildes zur Klärung von Schmerzursache und Ort der Schmerzgenese. Die Anamnese bedarf der Ausführlichkeit und Zeit, es ist zu erheben:
- Ort, Dauer, Stärke der Schmerzen
- Weitere Beschwerden, wie Gefühlsstörungen, Muskelschwächen, Schlafstörung, vegetative Symptome
- Faktoren der Auslösung, Verstärkung oder Verbesserung wie Husten, Pressen, Niesen, Körperhaltung und statische Beanspruchung, Ruhe, Bewegung und dynamische Belastung
- Vorerkrankungen, Verletzungen und vorangegangene operative Interventionen

Dokumentation: Bei chronischem Verlauf, vegetativer Begleitsymptomatik oder Zeichen der Schmerzchronifizierung Einsatz eines standardisierten Schmerzfragebogens sinnvoll zur Feststellung des Chronifizierungsgrades, Einordnung der psychischen Dimensionen der Schmerzverarbeitungsstörung.

Evtl. EMG/SEP zur Objektivierung von Nervenläsionen unter medikolegalen Gesichtspunkten, hinsichtlich der Differenzialtherapie meist nicht zielführend.

Körperliche Untersuchung: Die körperliche Untersuchung erfolgt analog zum Vorgehen beim chronischen Rückenschmerz und Ischialgien:
- Inspektion von Gehen und Stehen
- Prüfung der Arbeitsbewegung
- Segmentale Untersuchung der Schmerzregion und Nachbarregionen
- Lokale Druckdolenzprüfung
- Prüfung der Kennmuskeln, Muskeleigenreflexe und Oberflächensensibilität der Dermatome
- Orientierende angiologische Untersuchung

Bildgebende Diagnostik: Auf Grundlage der Anamnese und körperlichen Untersuchung:
- Lendenwirbelsäule im Stehen nativradiologisch, evtl. Funktionsaufnahmen
- MRT unter Gabe von Kontrastmittel zur Darstellung von Entzündungsbezirken, Abgrenzung von Narben und Bandscheibengewebe
- CT und Myelo-CT zur Frage der Spinalstenose, Rezessusstenose
- Funktionsmyelogramm zur Frage der Nervenwurzelbedrängung bei Gefügestörung, Olisthese oder Instabilität
- Szintigraphie bei Hinweisen für Entzündung, z. B. Spondylodiszitis

Differenzialdiagnose

Die Diagnostik des Postdiskotomiesyndroms ist per se Differenzialdiagnose. Wesentliches Ziel ist die Abgrenzung einer auf mechanischer und operativ mit Aussicht auf Erfolg behandelbarer Pathologie. Ist dies – wie in der Mehrzahl der Fälle – nicht gegeben, dient sie als Grundlage für eine multimodale Schmerztherapie auf orthopädischer und nervenärztlicher Grundlage. Zugehörige nervenärztliche Diagnosen umfassen u. a.:
- Somatoforme Störung
- Depression
- Psychovegetative Erschöpfung
- Neuropathische Schmerzen
- Nervenwurzelläsion, Plexusläsion
- Periphere Nervenläsionen

Therapie

Aufklärung:
- Festlegung und Erläuterung der Behandlungsziele und Behandlungsstrategie einschließlich der Chancen und Risiken erneuter operativer Verfahren
- Aufklärung über die Risiken einzusetzender Medikamente, die spezifischen Risiken von Injektionen, manualtherapeutischen Verfahren und evtl. anderer geplanter Interventionen

- Frühzeitige Erläuterung der Behandlungsschritte, Aktivierung der Mitarbeit, insbesondere im Rahmen der Schmerzdokumentation und laufenden Schmerzanalyse, bei Entspannungsverfahren und TENS-Anwendung

Infiltrationsverfahren:
- Diagnostische bildgestützte Lokalanästhesie mit geringen Volumina von 3 ml Lidocain 2% und/oder Bupivacain 0,25%
- Gegenirritation durch Quaddelung im Segment
- Therapeutische Lokalanästhesie mit 2–5 ml Lidocain 1% und/oder Bupivacain 0,25% an die Facettgelenke mit Zusatz von 10–40 mg Triamcinolon oder 1 Amp. Dexamethason, z. B. Lipotalon®, evtl. Komplexhomöopathika, z. B. Zeel® oder Traumeel®
- Peridurale Injektionsverfahren von dorsalem oder sakralem Zugang aus bei Narbenbildungen, mehrsegmentalem Befund, Reizungen im Bereich des Lig. longitudinale posterior
- Bei Skoliosen und Fehlstellungen ist eine bildgestützte Infiltrationstechnik sicherer, dabei reicht ein modernes Bildverstärkersystem in der Regel aus, bei speziellen Indikationen auch durch Schnittbildgebung wie z. B. durch CT.

Physiotherapie:
- Haltungskorrektur und dreidimensionale Entlastungshaltung
- Mobilisation funktionsgestörter Nachbarsegmente in der Lendenwirbelsäule, Brustwirbelsäule und des Beckenrings
- Mobilisation der nervalen Gleitwege
- Dehnbarkeitsverbesserung beteiligter verkürzter Muskelgruppen
- Tonisierung beteiligter abgeschwächter Muskelgruppen, v. a. der tiefen Bauchmuskulatur
- Erarbeitung physiologischer und ökonomischer Haltungs- und Bewegungsmuster
- Erlernen wesentlicher Eigenübungen zur Dehnung und Kräftigung

Psychotherapie und Ordnungstherapie:
- Aufklärung von psychosozialen Ursache und Modalitäten der Beschwerden
- Erarbeiten von Entspannungsübungen, Autogenes Training, Biofeedback
- Einhalten eines regelmäßigen Übungsprogramms zur Besserung der Kraftausdauer
- Ggf. Hilfestellung zur Gewichtsreduktion

Physikalische Therapie:
- Traktion und Stufenlagerung zur Entlastung der Lendenwirbelsäule und der Nervenwurzeln
- Wärmetherapie zur Entspannung der paravertebralen Muskulatur

CAVE

Forcierte Wärmeanwendung ist gerade bei subjektiv empfundener primärer Linderung und Muskelentspannung mit dem Risiko von Hautverbrennungen und zunehmender Nervenwurzelschwellung behaftet.

- TENS und Elektrotherapie zur Dämpfung der Schmerzwahrnehmung lumbal und im Verlauf der Ausstrahlung, z. B. Valleixsche Punkte oder entlang der Muskelkette

Orthesen: Eine Hilfsmittelversorgung mit einer Lumbalorthese als Mieder kann sinnvoll sein zur
- Stabilisierung in Entlastungshaltung, in der Regel entlordosierend
- Verbesserung der propriozeptiven Wahrnehmung
- Ökonomisierung der muskulären Stabilisierung
- Steigerung der Durchblutung

Eine Hilfsmittelversorgung zur äußeren Stabilisierung als Korsett kommt bei schweren Deformitäten und Strukturdefiziten der Lendenwirbelsäule (Instabilität, schwere degenerative Skoliose) in Betracht, die Indikation muss hinsichtlich der Nachteile einer muskulären Minderbeanspruchung und hypotrophen Anpassungsreaktion abgewogen werden.

Medikamentöse Therapie: Es gelten im Wesentlichen die Prinzipien der gestuften medikamentösen Schmerztherapie, zu Risiken und Nebenwirkungen (Kap. 2.4.1).
- Antiphlogistische Therapie mit NSAR (z. B. 3 × 50 mg Diclofenac oder 3–4 × 600 mg Ibuprofen), bei gegebener Anamnese und Risikofaktoren auch mit Coxiben, für begrenzte Zeit auch mit Steroiden
- Zur Schlafregulation und Effizienzsteigerung Verbindung mit Koanalgetika (Antidepressiva) in niedriger Dosierung, z. B. Amitriptylin oder Doxepin zur Nacht
- Bei starker Schmerzhaftigkeit zusätzlich Opiatanalgetika und Obstipationsprophylaxe
- Zur Muskeldetonisierung mit vornehmlich peripherer Wirkung z. B. Tolperison 50 mg (Mydocalm® 3-mal tgl. 1–3 Filmtabletten)

- Bei depressiver Komponente auch höher dosierte Antidepressiva
- Bei neuropathischer Schmerzkomponente Antikonvulsiva, z. B. Carbamazepin oder Gabapentin und Pregabalin

Operative und interventionelle Therapie: Die erneute operative Therapie fußt auf einer klaren Diagnose und Indikationsstellung und der Einwilligung des Patienten. Sie darf einerseits weder aus Unkenntnis noch aus überzogenem therapeutischem Nihilismus vorenthalten werden. Andererseits sind häufig die Grenzen und Möglichkeiten operativer Ansätze hin zum interventionellem Aktionismus nicht leicht hinreichend auszuloten.

> Jede Operation an der Wirbelsäule ist erforderlich – mit Ausnahme der ersten!

In der Mehrzahl der Fälle ist die Abklärung der Operationsindikation wichtig, aber nicht dringlich. Operative Verfahren umfassen z. B.

- Operative Dekompression bei Rezidivprolaps, erneutem Prolaps
- Operative Dekompression bei unzureichender Primäroperation
- Offene Adhäsiolyse bei Narbengewebe
- Geschlossene, bildgestützte und/oder epiduroskopische Adhäsiolyse und/oder Kathederbehandlung
- Operative Stabilisierung von schweren Deformitäten, instabilen Segmentstörungen oder Olisthesen

Kontraindikationen ergeben sich häufig aus den primär oder sekundär veränderten psychosozialen Strukturmerkmalen chronisch Rückenschmerzkranker, insbesondere laufenden Rentenverfahren.

Prognose

Die Prognose ist in der Regel umgekehrt proportional zur Anzahl der Voroperationen und umso günstiger, je klarer eine mechanische Ursache identifiziert werden kann.

Die Sicht der TCM

Pragmatische Therapie mit Akupunktur

Basispunkte: Entsprechen weitgehend dem Vorgehen bei chronischer Lumboischialgie:

Lokalpunkte	Bl 23, Bl 25, Bl 24, Bl 26, Bl 31–34, Bl 52, Bl 54, Gb 25, Gb 26, Ex-R 2 *(huatuojaiji)*, Ex-R 8 *(shiqizhuixia)*, Ex-R 7 *(yaoyan)*, Ex-R 6 *(yaoyi)*
Fernpunkte und Erfahrungspunkte	Bl 40, Bl 37, Bl 57, Dü 3, Dü 6

Regionale Punkte und Fernpunkte nach Schmerzausstrahlung (ggf. zusätzlich):

Schmerzausstrahlung	Regionale Punkte	Nervenverlaufspunkte	Additive Punkte
Dorsal (S1), *taiyang*	Bl 54, Bl 36	Bl 36, Bl 37, Bl 56, Bl 62	Dü 3, Dü 6, Du 20
Lateral (L5), *shaoyang*	Gb 29, Gb 30, Gb 31	Gb 32, Gb 34, Gb 39	Gb 41, Gb 40, Ex-AH 7
Ventral (L4), *yangming*	Ma 25, Ma 31, Ma 34	Mi 12, Ma 36, Ma 38, Ma 42	Mi 3, Mi 4, Mi 6, Mi 9

Durchführung der Behandlung:

- Punktauswahl:
  - Lokale *ahshi*-Punkte, Segmentpunkte, Punkte im Verlauf der ausstrahlenden Schmerzempfindung, Triggerpunkte der regionalen Muskulatur
  - 2–3 Fernpunkte nach Schmerzlokalisation, wichtig insbesondere dann, wenn durch die aktivierte Nozireaktion und regional generalisierte Schmerzhaftigkeit *ahshi*-Punkte nicht differenziert bestimmt werden können
  - Wegen der Schmerzchronifizierung, polytoper Schmerzhaftigkeit und Funktionsstörung, dominanten vegetativen Begleitsymptomen Ein-

beziehung von Syndromdiagnose und Punkten nach Syndrommuster; Mikrosystem-Akupunktur, Phytotherapie und weiteren Verfahren
- Dauer der Nadelung: Ca. 20–30 min unter 1–3-maliger Stimulation
- Stimulationsart: Lokal ableiten und Durchgängigkeit herstellen, Fernpunkte ableitend je nach Konstitution des Patienten
- Syndromorientierte Punkte gemäß der Syndromdiagnose, in der Regel tonisierend
- Behandlungsfrequenz:
  - Behandlungsserie von 10–15 Sitzungen
  - 2 mal wöchentlich vorteilhaft mit begleitender Physiotherapie/Tuina
  - Im Rahmen der Trainingstherapie eine Behandlung alle 1–2 Wochen möglich
  - Wiederholte Behandlungsserien mit wenigen Wochen Pause möglich

Differenzierung der Syndrommuster

Die Sichtweise der Traditionellen Chinesischen Medizin unterscheidet lumbale Beschwerden nicht grundsätzliche nach der Frage einer Voroperation. Die der Schmerzempfindung – auch der Empfindung der ausstrahlenden Schmerzen – zugrundeliegende Vorstellung einer fehlenden Durchgängigkeit von Leitbahnen und Kollateralen ist aufgrund der mit einer Operation verbundenen Gewebsschädigung von besonderer Bedeutung.

Die Aktivierung muskulärer Dysbalancen im Rahmen des chronischen Krankheitsverlaufs führt auf die tendinomuskulären Leitbahnen und Hauptleitbahnen der *yangming, shaoyang* und *taiyang*-Achse. Die vorrangige Aufgabe besteht darin, die Durchgängigkeit für Qi und Blut wieder herzustellen, hierzu kommen auch die Narbenstrukturen und die Endpunkte als Akupunkturpunkte in Betracht.

Eine topographische Zuordnung bei Lendenwirbelsäulenbeschwerden zur Niere ist zu beachten (siehe auch Differenzierung der Syndrommuster bei chronischem Rückenschmerz).

Therapie nach Syndrommustern

Chinesische Arzneitherapie:

- **Nieren-Yang-Leere:** *you gui wan* (CAB 310) – Rad. lateralis Aconiti praep. und Cort. Cinnamomi + Rhiz. Cibotii, Rad. Morindae, Rhiz. Drynariae und Cort. Acanthopanacis
- **Qi-Stagnation und Blut-Stase:** *shen tong zhu yu tang* (CAB 352) – Faeces Trogpteri seu Pteromi (wegen Complianceproblemen) + Rhiz. Corydalis, Rad. Dipsaci, Rad. Notoginseng und Lignum Sappan
- **Leber-Qi-Stagnation:** *xiao yao san* (CAB 161) – Herb. Menthae und Rhiz. Atractylodis macrocephalae, + Rhiz. Cyperi, Rad. Linderae, Fruct. Foeniculi, Pericarp. Citri reticulatae viride, Rad. Curcumae und (bei starken Schmerzen) Fruct. Toosendan
  Bei Muskelhartspann + Fruct. Chaenomelis.
  Bei eingeschränkter Beweglichkeit + Herb. Pyrolae und Herb. Lycopodii

Durchführung der Behandlung: Bei Störung der Schmerzverarbeitung, Schlafstörungen und vegetativer Dysregulation empfiehlt sich die Ergänzung von Arzneimitteln, die das Herz nähren und den Geist beruhigen, z. B. Sem. Zizyphi spinosae, Sem. Platycladi/Biotae und/oder Rad. Polygalae.

Weitere Therapiemöglichkeiten

Qigong

Übungen des Qigong können als *neigong* konzentrative Entspannung vermitteln (➤ Kap. 4.7 Qigong). Bei äußeren und bewegten Formen kann eine aufrechtere, locker gespannte Körperhaltung im Kontext eines Lendenwirbelsäulensyndroms sinnvoll angestrebt werden.

Tuina

Es handelt sich um eine sinnvolle Ergänzung, auch in Kombination mit Akupunktur, um Leitbahnen durchgängig zu machen. Im Gegensatz zur westlich klassischen Massage ist dabei von Vorteil, dass auch Techniken über Fernpunkte und außerhalb der Hauptbeschwerderegion eingesetzt werden können, wenn diese gegenüber einer manuellen Behandlung zu empfindlich ist.

Viszerale Techniken, analog der westlichen Osteopathie können die häufige vegetative Begleitsymptomatik behandeln.

Bei chronischem Verlauf liefert Tuina eine oft notwendige Ergänzung um arthrogene Störungen zu mobilisieren und die muskuläre Dehnbarkeit herzustellen, insoweit dies nicht durch westliche Physiotherapie geleistet wird.

Manipulationstechniken und kräftige Mobilisationstechniken der Tuina im Bereich der Lendenwirbelsäule sind allerdings unter biomechanischen Aspekten und Sicherheitsaspekten grundsätzlich bedenklich und nicht indiziert.

Ohrakupunktur

(➤ Kap. 4.4.1)

TENS

TENS ist geeignet zur Selbstbehandlung bei Dauerschmerzen; Elektrodenlokalisation je nach Schmerzlokalisation bilateral paravertebral und auch in der Ausstrahlungszone. Dies erfordert in der Regel ein mehrkanaliges Stimulationsgerät.

KAPITEL

12 Hüfte, Becken, Oberschenkel

Jürgen Bachmann, Jürgen Mücher (chin. Arzneitherapie)

12.1 Leitbahnen, lokoregionale Punkte und Fernpunkte

12.1.1 Leitbahnen

Ventral in der Hüftregion finden sich die Fuß-*yangming*-Magen-Leitbahn, die Fuß-*jueyin*-Leber-Leitbahn und die Fuß-*taiyin*-Milz-Leitbahn in enger topographischer Beziehung, die nicht die Regelhaftigkeit aufweist, wie sie für die Leitbahnumläufe auf den Extremitäten gilt. Es sind also sowohl Leitbahnen mit Yang- als auch Yin-Qualität vertreten, insofern kann die Hüftregion aus Sicht der Akupunktur noch dem Rumpf zugeordnet werden.

Lateralseits verläuft die Fuß-*shaoyang*-Gallenblase-Leitbahn.

Dorsal liegt die Fuß-*taiyang*-Blase-Leitbahn mit ihren beiden Ästen. Dabei findet sich über dem Sakrum ein nochmals gedoppelter Verlauf des inneren Astes der Blase-Leitbahn.

12.1.2 Akupunkturpunkte

Ventral gruppieren sich mehrere Akupunkturpunkte der o. g. Leitbahnen in der Leistenbeuge, wobei die Angaben zu den anatomischen Referenzpunkten und der Lokalisation in der Literatur differieren (Ma 30, Ma 31, Mi 11, Mi 12, Le 10, Le 11, Le 12).

Lateral liegen auf der Gallenblase-Leitbahn um die Spina iliaca Gb 27 und Gb 28 und auf dem M. tensor fasciae latae Gb 29. Dorsolateral der Hüftregion liegt Gb 30 im Bereich des Durchtrittpunktes des n. ischiadicus unterhalb des oder durch den M. piriformis, sowie lateral Gb 31 in der Mitte des Tractus iliotibialis. Im Bereich ihrer Ansatz- und Ursprungszonen sowie im Verlauf der Glutealmuskulatur finden sich häufig Triggerpunkte oder druckdolente Punkte, z. B. am Trochanter major, der von Bischko als Gb 30 bezeichnet wird.

Dorsal der Hüfte liegt die Fuß-*taiyang*-Blase-Leitbahn mit Bl 54 in der Ursprungszone des M. piriformis, Bl 36 in der Mitte der Glutealfalte und im Ursprungsbereich der ischiokruralen Muskulatur am Sitzbein sowie Bl 37 in der Mitte des Oberschenkels, wo häufig Triggerpunkte der ischiokruralen Muskulatur tastbar sind.

Im lumbosakralen Übergang finden sich über den vier Sakralsegmenten jeweils beidseits sowohl in Fortsetzung der inneren Blase-Leitbahn segmentbezogene Akupunkturpunkte (Bl 27–Bl 30), als auch in jedem der Segmente auf halber Strecke zur Medianlinie (Bl 31–Bl 34).

12.1.3 Fernpunkte

Die Fernpunkte für die Hüft- und Oberschenkelregion sind aus Sicht der chinesischen Medizin zwar primär anhand der Leitbahnbezüge zu definieren, diese sind für die Leistenbeuge aber nicht immer eindeutig.

Wenn eine Schmerzsymptomatik insbesondere der Leiste im Vordergrund steht, wird die Wahl peripher gelegener Punkte auf einer der entsprechenden Leitbahnachsen naheliegen, z. B. Mi 6, Mi 3, Ma 41, evtl. Le 3, v. a. wenn die Schmerzen in die Genitalregion ausstrahlen, bei lateralen Schmerzen Gb 40, Gb 41.

Im Fall einer muskulären Dysfunktion sind die entsprechenden Ansatzzonen oder Muskelverläufe im distalen Oberschenkel- und Kniebereich in Betracht zu ziehen, z. B. Le 8 im Bereich des Pes anserinus, Mi 10 im Bereich des Vastus medialis M. quadriceps, Ma 34 im Bereich des Vastus lateralis M. quadriceps oder Gb 34 unterhalb des Fibulaköpfchen verknüpft mit dem Funktionszustand des M. biceps femoris und Tractus iliotibialis.

Fernpunkte an der Hand werden zur Behandlung von Funktionsstörungen der Hüfte selten eingesetzt. Funktionsstörungen in der lumbosakralen Übergangsregion werden durch die *taiyang*-Leitbahn-Achse repräsentiert, hier kommen also Akupunkturpunkte der Dünndarm-Leitbahn zum Tragen (Dü 3, Dü 6).

12.2 Akupunkturpunkte im Bereich von Hüfte, Becken und Oberschenkel

12.2.1 Dorsale Beckenregion

Die Aufzählung der Akupunkturpunkte folgt der Reihenfolge der Leitbahnabläufe, Punkte ohne klassische Akupunkturpunktbezeichnung werden ggf. am Ende eingeordnet. (➤ Abb. 12.1 und ➤ Tab. 12.1)

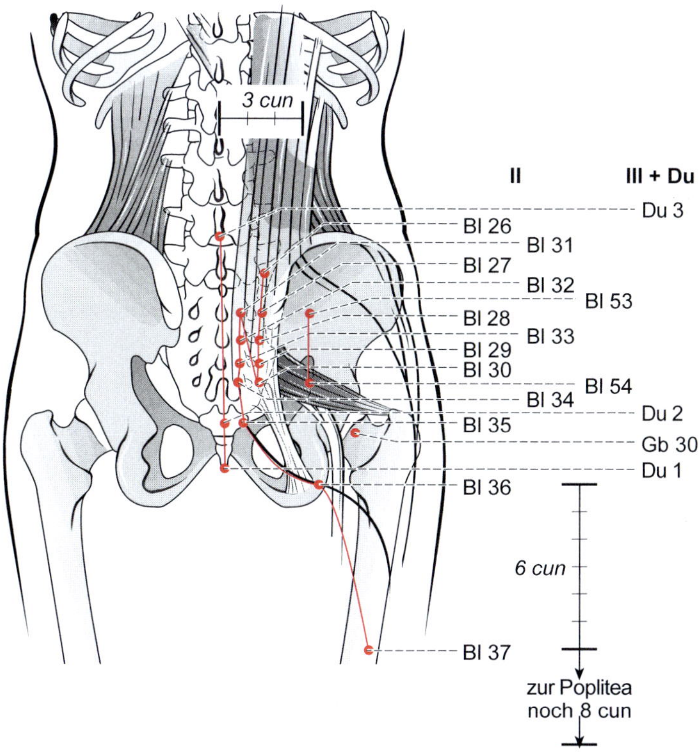

Abb. 12.1 Becken, dorsale Ansicht: Akupunkturpunkte und ihre anatomischen Lagebeziehungen

Tab. 12.1 Becken (dorsal): Akupunkturpunkte und ihre anatomischen Lagebeziehungen

Akupunkturpunkt	Lokalisation	Stichrichtung/-tiefe	Funktion
Bl 26 *guanyuanshu*	1,5 cun lateral Unterkante Dornfortsatz L5	Senkrecht, 0,7–1,0 cun	*(shuxue)* / *guanyuan*
Bl 27 *xiaochangshu*	1,5 cun lateral der Medianlinie im Niveau S 1	Senkrecht, 0,5–0,7 cun	Transport-Loch *(shuxue)* / **Dünndarm** *(xiaochang)*
Bl 28 *pangguangshu*	1,5 cun lateral der Medianlinie im Niveau S 2 (SIPS)	Senkrecht, 0,5–0,7 cun	Transport-Loch *(shuxue)* / **Blase**
Bl 29 *zhonglüshu*	1,5 cun lateral der Medianlinie im Niveau S 3	Senkrecht, 0,5–0,7 cun	
Bl 30 *baihuanshu*	1,5 cun lateral der Medianlinie im Niveau S 4 (Du 2)	Senkrecht, 0,5–0,7 cun	
Bl 31 *shangliao*	0,5 cun lateral der Medianlinie im Niveau S 1	Senkrecht, 0,5–0,7 cun	
Bl 32 *ciliao*	0,5 cun lateral der Medianlinie im Niveau S 2	Senkrecht, 0,5–0,7 cun	
Bl 33 *zhongliao*	0,5 cun lateral der Medianlinie im Niveau S 3	Senkrecht, 0,5–0,7 cun	
Bl 34 *xialiao*	0,5 cun lateral der Medianlinie im Niveau S 4	Senkrecht, 0,5–0,7 cun	
Bl 35 *huiyang*	0,5 cun lateral der Medianlinie im Niveau Os coccygis	Senkrecht, 0,7–1,0 cun	
Bl 36 *chengfu*	Mitte der Glutealfalte	Senkrecht, >1,0 cun	
Bl 37 *yinmen*	Linie Bl 36 zu Bl 40 in der Poplitea, 6 cun kaudal Bl 36	Senkrecht, >1,0 cun	
Bl 53 *baohuang*	3 cun lateral der Medianlinie *(dumai)*, im Niveau S 2	Senkrecht, 0,7–1,0 cun	
Bl 54 *zhibian*	3 cun lateral der Medianlinie *(dumai)*, im Niveau S 4	Senkrecht, >1,0 cun. Cave: N. ischiadicus!	
Gb 30 *huantiao*	An der Grenze zwischen lateralem und medialem Drittel der Distanz zwischen dem großen Trochanter und Hiatus sacralis (Du 2)	Senkrecht, >1,0 cun	
Du 1 *changqiang*	Halbe Distanz zwischen Coccyxspitze und Anus	Senkrecht, 0,5–0,7 cun	
Du 2 *yaoshu*	Über dem Hiatus sacralis	Schräg, kranialwärts; 0,5–0,7 cun	

12.2.2 Leistenregion

Die Aufzählung der Akupunkturpunkte folgt der Reihenfolge der Leitbahnabläufe, Punkte ohne klassische Akupunkturpunktbezeichnung werden ggf. am Ende eingeordnet. (➤ Abb. 12.2, ➤ Tab. 12.2)

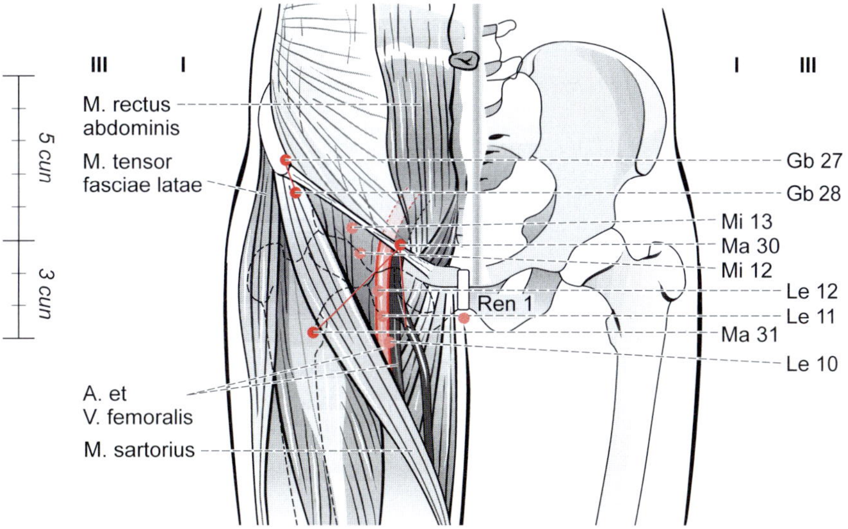

Abb. 12.2 Leiste, ventrale Ansicht: Akupunkturpunkte und ihre anatomischen Lagebeziehungen

Tab. 12.2 Leiste (ventral): Akupunkturpunkte und ihre anatomischen Lagebeziehungen

Akupunktur-punkt	Lokalisation	Stichrichtung/-tiefe
Ma 30 *qichong*	2 cun lateral der Medianlinie, in der Leistenbeuge, oberhalb des Tuberculum pubicum, medial der A. femoralis	Senkrecht, 0,5–0,7 cun
Ma 31 *biguan*	Verbindung zwischen Spina iliaca anterior superior und laterokranialer Begrenzung der Patella, Niveau des Perineum	Senkrecht, >1,0 cun
Mi 12 *chongmen*	3,5 cun lateral der Symphyse lateral der A. femoralis (lateral von Ma 30)	Senkrecht, 0,7–1,0 cun
Mi 13 *fushe*	0,7 cun oberhalb Mi 12	Senkrecht, 0,7–1,0 cun
Gb 27 *wushu*	In der Flanke anterior der Spina iliaca anterior superior, 3 cun kaudal des Nabelniveaus	Senkrecht, 0,5–0,7 cun
Gb 28 *weidao*	Ventral kaudal der Spina iliaca anterior superior, 0,5 cun ventral und kaudal von Gb 27	Senkrecht, 0,7–1,0 cun
Le 10 *zuwuli*	3 cun kaudal Ma 30 an der lateralen Begrenzung des M. adductor longus	Senkrecht, 0,5–0,7 cun
Le 11 *yinlian*	2 cun distal Ma 30 an der lateralen Begrenzung des M. adductor longus	Senkrecht, 0,5–0,7 cun
Le 12 *jimai*	Kaudal lateral der Spina pubica, 2, 5 cun lateral der Medianlinie in der Leistenbeuge lateral und distal von Ma 30	Senkrecht, ins perivaskuläre Gebiet der A. femoralis. Cave: Gefäßverletzung, A. femoralis, N. et V. femoralis!

12.2.3 Laterale Hüftregion

Die Aufzählung der Akupunkturpunkte folgt der Reihenfolge der Leitbahnabläufe, Punkte ohne klassische Akupunkturpunktbezeichnung werden ggf. am Ende eingeordnet. (➤ Abb. 12.3, ➤ Tab. 12.3)

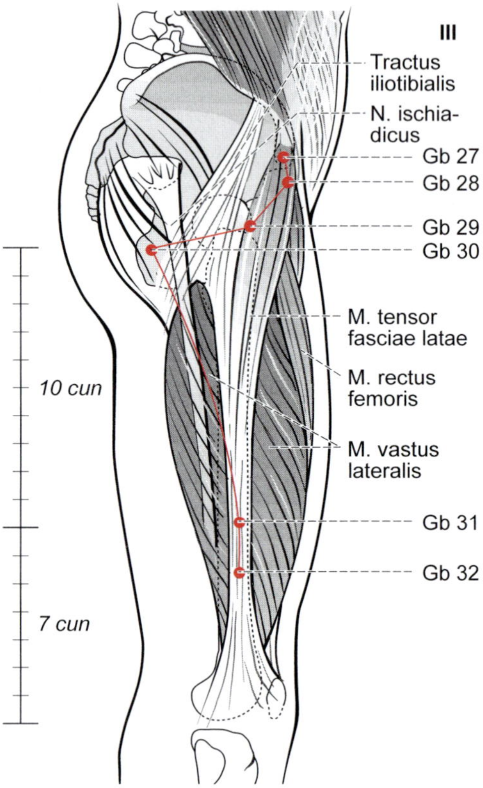

Abb. 12.3 Hüfte, laterale Ansicht: Akupunkturpunkte und ihre anatomischen Lagebeziehungen

Tab. 12.3 Hüfte (lateral): Akupunkturpunkte und ihre anatomischen Lagebeziehungen

Akupunkturpunkt	Lokalisation	Stichrichtung/-tiefe
Gb 27 *wushu*	In der Flanke anterior der Spina iliaca anterior superior, 3 cun kaudal des Nabelniveaus	Senkrecht, 0,5–0,7 cun
Gb 28 *weidao*	Ventral kaudal der Spina iliaca anterior superior, 0,5 cun ventral und kaudal von Gb 27	Senkrecht, 0,7–1,0 cun
Gb 29 *juliao*	In der Vertiefung am Mittelpunkt zwischen Spina iliaca anterior superior und Trochanter major	Senkrecht, 0,7–1,0 cun
Gb 30 *huantiao*	An der Grenze zwischen lateralem und medialem Drittel der Distanz zwischen dem großen Trochanter und Hiatus sacralis (Du 2)	Senkrecht, >1,0 cun
Gb 31 *fengshi*	Lateralseite des Oberschenkel, 7 cun proximal des Kniegelenksspaltes (Mittelfingerspitze bei anliegendem Arm)	Senkrecht, 0,7–1,0 cun

12.2.4 Ventrale Oberschenkelregion

Die Aufzählung der Akupunkturpunkte folgt der Reihenfolge der Leitbahnabläufe, Punkte ohne klassische Akupunkturpunktbezeichnung werden ggf. am Ende eingeordnet. (➤ Abb. 12.4, ➤ Tab. 12.4)

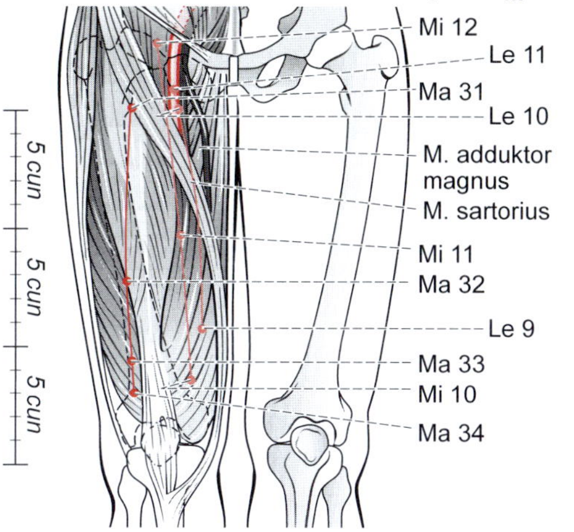

Abb. 12.4 Oberschenkel, ventrale Ansicht: Akupunkturpunkte und ihre anatomischen Lagebeziehungen

Tab. 12.4 Oberschenkel (ventral): Akupunkturpunkte und ihre anatomischen Lagebeziehungen

Akupunkturpunkt	Lokalisation	Stichrichtung/-tiefe	Funktion
Ma 31 *biguan*	Verbindung zwischen Spina iliaca anterior superior und laterokranialer Begrenzung der Patella, Niveau des Perineum	Senkrecht, >1,0 cun	
Ma 32 *futu*	Verbindung zwischen Spina iliaca anterior superior und laterokranialer Begrenzung der Patella, 6 cun oberhalb der Patella	Senkrecht, 0,7–1,0 cun	
Ma 33 *yinshi*	Verbindung zwischen Spina iliaca anterior superior und laterokranialer Begrenzung der Patella, 3 cun oberhalb der Patella	Senkrecht, 0,7–1,0 cun	
Ma 34 *liangqiu*	Verbindung zwischen Spina iliaca anterior superior und laterokranialer Begrenzung der Patella, 2 cun oberhalb der Patella	Senkrecht, 0,7–1,0 cun	Spalten-Loch *(xixue)* / **Magen**
Mi 10 *xuehai*	2 cun oberhalb der anterior proximalen Begrenzung der Kniescheibe bei gebeugtem Knie	Senkrecht, >1,0 cun	
Mi 11 *jimen*	6 cun oberhalb Mi 10	Senkrecht, 0,7–1,0 cun	
Le 9 *yinbao*	4 cun proximal des medialen Epikondylus femoris zwischen Vastus medialis M. quadriceps und M. sartorius	Senkrecht, 0,5–0,7 cun	
Le 10 *zuwuli*	3 cun kaudal Ma 30 an der lateralen Begrenzung des M. adductor longus	Senkrecht, 0,5–0,7 cun	
Le 11 *yinlian*	2 cun distal Ma 30 an der lateralen Begrenzung des M. adductor longus	Senkrecht, 0,5–0,7 cun	

12.3 Untersuchungstechniken

Für die Region der Hüfte führen folgende Angaben, Fragen und Befunde typischerweise zu einer begründeten Auswahl von Akupunkturpunkten.

12.3.1 Anamnese

Typische und häufige Angaben zur Beschwerderegion betreffen die Glutealregion (Bl 53), Trochanter maior (Gb 30), Leiste (Mi 12), aber auch lumbale Beschwerden (Bl 25, Bl 32) und eine Empfindlichkeit an der Außenseite des Oberschenkels (Gb 31, Gb 34) und Innenseite des Unterschenkels (Mi 6).

Schmerzen bei den ersten Schritten, beim Aufstehen aus tiefen Sesseln sprechen für arthrogenen Schmerz und schränken die Prognose der Akupunktur ein.

Schwellungsgefühl im Unterschenkel zeigt, dass die Milz *(pi)* durch eine Feuchtigkeitsstörung (*shi*) betroffen ist, eine gute Indikation für Mi 6 oder auch Mi 9, wenn weitere Regionen betroffen sind.

Punktuelle Beschwerden (Blutstase) und ein stechender Schmerz in der Leiste stehen für arthrogenen Schmerz, flächige Verteilung (Qi-Stagnation) gluteal und am lateralen Oberschenkel für die myofaszialen Begleiterscheinungen.

Oft intermittierende Störungen mit wechselndem Charakter (Wind-*feng*), dann Gb 31.

12.3.2 Ausschlussdiagnostik

Grundsätzlich nativradiologische Bildgebung; bei Symptomen arthrogenen Schmerzes: sonographischer Ausschluss eines Gelenkerguss, ggf. bei positivem Befund auch Laborbefunde.

12.3.3 Klinische Untersuchung

Die speziellen Untersuchungsschritte aus Sicht der Akupunktur sind:

- Beidbeiniger Stand und Inspektion: Außenrotationsstellung des Beines im Stand führt zur Prüfung des M. piriformis (Bl 54).
- Inspektion des Gangbildes mit Hinken und Einbeinstand beidseits mit pos. Trendelenburg-Zeichen führt zur Palpation der Glutealmuskulatur auf *ahshi*-Punkte.
- Vorlauftest im Sitzen negativ, falls im Stehen pathologisch, führt bei variabler Beinlängendifferenz im Übergang vom Liegen zum Sitzen zur Prüfung der vorderen (M. rectus femoris, Ma 30) und hinteren (Mm. ischiocrurales, Bl 37) hüftführenden Muskulatur.
- Beugekontraktur oder Streckdefizit im Thomas-Handgriff: M. psoas einbeziehen.
- positive Druckdolenzprüfung über M. psoas durch die durch Hüftbeugestellung in Rückenlage entspannte Bauchdecken: DD muskuläre Symptome, DD viszerale Symptomatik (Ovar, Adnexe, Appendix, Darm, Blase) ggf. Abklärung
- Bewegungsprüfung der Hüftgelenke mit Erhebung des Endgefühl für Innenrotation: bei weichem muskulärem Endgfühl gute Indikation zur Behandlung funktionsgestörter Muskelgruppen, bei hartem Endgefühl arthrogene Bewegungseinschränkung mit schlechterer Akupunkturprognose.
- Translatorische Bewegungsprüfung des proximalen Tibiofibulargelenkes: Akupunkturpunkte im Traktus iliotibialis prüfen und ggf. einbeziehen
- Hebe-Rüttel-Test der ISG in Bauchlage auf Gelenkspielverlust: bei pos. Befund manuelle Therapie mit einbeziehen
- positive Druckdolenzprüfung über paravertebraler Muskulatur oder Federtest der Dornfortsätze im Segment Lendenwirbelsäulenkörper 5 führt zur Notwendigkeit der Mitbehandlung der Lendenwirbelsäule
- positive Druckdolenzprüfung über Außenrand der paravertebralen Muskulatur und M. quadratus lumborum (Gb 25, Bl 52).

12.4 Krankheitsbilder

12.4.1 Piriformis-Syndrom

Chronisch rezidivierende, nicht sicher dermatombezogene Ischialgien, manchmal mit Nervendehnungsschmerzen, in der Regel aber ohne Verstärkung bei Husten, Pressen und Niesen sind die Symptome eines Piriformis-Syndroms, das durch die Nervenkompression des N. ischiadicus gekennzeichnet ist, der unter und bei einem Teil der Menschen durch den M. piriformis verläuft. Da dieser Muskel im Rahmen anderer, auch lumbaler Störungen, häufig mit Verkürzung und Verspannung reagiert, kann das Syndrom mit und ohne lumbale Schmerzen bestehen und ist eine häufig verkannte Differenzialdiagnose zu lumbalen Nervenwurzelkompression beim Bandscheibenvorfall. Der M. piriformis kann übertragene Schmerzen auf der Rückseite des Oberschenkels auslösen.

Stellenwert der Akupunktur

- Aus Sicht des Autors: Sehr gute Indikation
- Einsatz: Zur Muskeldetonisierung und Deaktivierung von Triggerpunkten
- Das mittelfristige Konzept muss der Behandlung der primären Störungen gelten, die zur krankhaften Aktivierung des M. Piriformis geführt haben, insofern diese Störungen noch fortbestehen.

Die Sicht der westlichen Medizin

Klinik

- Ischialgie entlang der Rückseite des Beins und auch entlang der Außenseite des Beins bis zum Fuß ziehend
- Dumpfer übertragener Schmerzen im Bereich des dorsalen Oberschenkels

Pathophysiologie

- Myofaszialer Schmerz
- Nervenkompressionsschmerz

Möglicher Wirkmechanismus der Akupunktur

Muskelentspannung und Löschung des Übertragungsschmerzes, Reduktion der Nervenkompression

Diagnostik

- Anamnestisch sind zu erheben
  - Ort, Dauer, Stärke der Beschwerden, Schmerzen, Gefühlsstörungen und Muskelschwächen
  - Auslösung, Verstärkung oder Verbesserung durch Faktoren wie Husten, Pressen, Niesen, Ruhe oder Bewegung, dynamische und/oder statische Beanspruchung
  - Vorerkrankungen, Verletzungen im Bereich der Lendenwirbelsäule, des Beckens und der Hüfte
- Körperliche Untersuchung analog zum Vorgehen beim chronischem Rückenschmerz, zusätzlich mit gezielter Prüfung des Kennmuskels auf Verkürzung, Verspannung, Druckdolenz, Triggerpunkte
- Bildgebende Diagnostik: Zum Ausschluss ossärer Pathologie im Bereich Lendenwirbelsäule, Becken und Hüfte als nativradiologische Untersuchung in 2 Ebenen; zur Frage der Nervenwurzelbedrängung CT oder MRT

Differenzialdiagnose

Die Differenzialdiagnose kann vor allem hinsichtlich einer Nervenwurzelbedrängung bei positivem Bandscheibenbefund in CT oder MRT schwierig sein, und aufgrund der irreführend ähnlichen Symptomatik Anlass zu nicht zielführenden operativen Interventionen geben.

Therapie

Aufklärung: Festlegung und Erläuterung der Behandlungsziele und Behandlungsstrategie vor allem im Hinblick auf eine Probebehandlung unter der Arbeitshypothese eines myofaszialen Schmerzes oder Nervenkompressionsschmerz.

Infiltrationsverfahren: Therapeutische Lokalanästhesie mit 2–5 ml Lidocain 1% und/oder Bupivacain 0,25% an die Triggerpunkte und Myogelosen; Nachteile gegenüber der Akupunktur bestehen in der möglichen motorischen Parese und dem stärkeren Weichteiltrauma durch die Kanüle im Vergleich zur Akupunkturnadel. Vorteilhaft ist, dass über das infiltrierte Volumen größere Areale ohne mechanische Irritation erreicht werden können.

Physiotherapie:

- Dehnbarkeitsverbesserung des Piriformis und weiterer beteiligter verkürzter Muskelgruppen
- Tonisierung beteiligter abgeschwächter Muskelgruppen, v. a. der tiefen Bauchmuskulatur
- Behandlung einer evtl. vorliegenden primären Störung

Physikalische Therapie: Zur Behandlung einer evtl. vorliegenden primären Störung und der muskulären Detonisierung durch Elektro-, und Wärmetherapie

Orthesen: Nur zur Behandlung einer evtl. vorliegenden primären Störung

Medikamentöse Therapie: Nur zur Behandlung einer evtl. vorliegenden primären Störung

Operative und interventionelle Therapie: Nur zur Behandlung einer evtl. vorliegenden primären Störung; in der Mehrzahl der Fälle nicht indiziert

In der chinesischen Akupunkturliteratur finden sich aktuell Beiträge über Konzepte, die die Akupunktur und die Dekompression vaskulärer und nervaler Fasziendurchtrittstellen in Zusammenhang bringen. Der Wert dieser Konzepte kann noch nicht eingeschätzt werden. Auch kursieren derzeit in der westlichen Laienpresse Berichte über chirurgische Dekompressionsverfahren an solchen Stellen. Das Nutzen-Risiko-Verhältnis erscheint den Autoren jedoch fragwürdig.

Prognose

Die Prognose ist in der Regel gut. Die Rezidivrate hängt allerdings wesentlich von einer ggf. vorliegenden primären Erkrankung ab.

Die Sicht der TCM

Pragmatische Therapie mit Akupunktur

Basispunkte:

Lokalpunkte	Bl 54, Gb 30
Fernpunkte und Erfahrungspunkte	Bl 37, Bl 40, Bl 57, Dü 6, Gb 31, Gb 34, Gb 39

Durchführung der Behandlung:

- Bauchlage
- Punktauswahl:
  - Bei akuten Schmerzen 1–2 Fernpunkte nach Schmerzlokalisation im Verlauf der Blasen-Leitbahn und Gallenblasen-Leitbahn
  - Lokale *ahshi*-Punkte in Triggertechnik
- Lange Nadel notwendig, ggf. durch Tuina in der Technik „*an*" (Drücken) substituieren, bei Zeichen der Ischiadikusläsion durch die Akupunktur sofortige Nadelentfernung
- Verbleib der Nadeln: ca. 10–30 min unter mehrmaliger Stimulation und Aufsuchen von Randzonen der Myogelose
- Stimulationsart: Lokal ableitend und Durchgängigkeit herstellend, Fernpunkte ableitend je nach Konstitution des Patienten
- Anschließend Dehnung durch Innenroation und evtl. Abduktion im Hüftgelenk, bzw. wiederholt als postisometrische Dehnung
- Behandlungsfrequenz:
  - Behandlungsserie von 4–6 Sitzungen
  - Zu Beginn jeden 1.–2. Tag
  - Später unter Einbeziehung der Primärstörung evtl. 2 mal wöchentlich vorteilhaft mit begleitender Physiotherapie/Tuina
  - Begleitendes weiteres Vorgehen analog dem Vorgehen für chronischen Rückenschmerz oder Hüftschmerz

Differenzierung der Syndrommuster

In der Traditionellen Chinesischen Medizin wird entsprechend der Schmerzempfindung und -ausstrahlung die Vorstellung einer fehlenden Durchgängigkeit von Leitbahnen und Kollateralen der *shaoyang*- und *taiyang*-Achse formuliert. Die therapeutische Aufgabe besteht darin, diese Durchgängigkeit wieder herzustellen, wonach sich die Funktionsstörungen wieder zurückbilden sollten.

Therapie nach Syndrommustern

Chinesische Arzneitherapie:

- **Leber-Qi-Stagnation mit Blut-Leere:** *xiao yao san* (CAB 161) – Herb. Menthae + Caulis Spatholobi, Rad. Achyranthis bidentatae und Cort. Eucommiae
- **Qi-Stagnation und Blut-Stase:** *shun qi huo xue tang* (Anhang)
  Bei begleitender Nieren-Leere + Cort. Eucommiae, Rad. Dipsaci und Herba Taxilli

Durchführung der Behandlung: Bei rein lokaler Symptomatik ist eine Akupunkturbehandlung hier die erste Wahl. Die ergänzende Chinesische Arzneitherapie ist vor allem bei systemischen Zeichen von Qi-Stagnation und evtl. Blut-Stase sinnvoll.

Weitere Therapiemöglichkeiten

Qigong

Eine Verbesserung der Körperhaltung mit Aufrichtung der Lendenwirbelsäule und Beckenaufrichtung durch Übungen des bewegten Qigong ist ein sinnvolles therapeutisches Ziel.

Tuina

- Sinnvolle Ergänzung bei fehlendem ausreichend langem Nadelmaterial
- Substitution bei Kontraindikationen zur Akupunktur, insbesondere bei Gerinnungsstörungen
- Tuina ist eine notwendige Ergänzung, um nach Triggerakupunktur die muskuläre Dehnbarkeit herzustellen, so weit dies nicht durch westliche Physiotherapie geleistet wird.

Ohrakupunktur

(➤ Kap. 4.4.1)

TENS

Geeignet zur Selbstbehandlung bei chronisch rezidivierenden und Dauerschmerzen; Elektrodenlokalisation nach Schmerzlokalisation ipsilateral gluteal und in der Ausstrahlungszone am dorsalen, evtl. dorsolateralen Oberschenkel. Dies erfordert in der Regel ein mehrkanaliges Stimulationsgerät.

12.4.2 Coxarthrose

Die Coxarthrose zählt mit der Gonarthrose zu den häufigsten degenerativen Gelenkerkrankungen, sei es als primäre Arthrose oder sekundär auf dem Boden dysplastischer Fehlbildungen, Wachstumsstörungen, Durchblutungsstörungen oder Verletzungen des Gelenks. Das klinische Bild imponiert oft als akut arthrogener Schmerz, meist in Projektion auf die Leistengegend, mit entzündlicher Reaktionslage und Gelenkerguss: eine so genannte aktivierte Arthrose. Zwischen diesen akuten Phasen bestehen allerdings typischerweise Intervalle geringerer Schmerzhaftigkeit, jedoch einhergehend mit funktionellen Defiziten, die sich auf muskulärer Ebene als myofasziale und tendomyotische Schmerzen manifestieren und Alltagsaktivitäten limitieren können.

Stellenwert der Akupunktur

- Aus Sicht des Autors: Gute Indikation, v. a. hinsichtlich der Periarthrosis coxae
- Anwendung: Vorwiegend im Rahmen der Behandlung von myofaszialen Schmerzen
- Einsatz auch nach totalendoprothetischer Versorgung im Rahmen der Rehabilitation bei myofaszialen Schmerzen und Dysbalancen, v. a. des Tractus iliotibialis, M. rectus femoris, M. gluteus medius

WICHTIG

Die operative Behandlung des Hüftgelenks führt nicht notwendig zur sofortigen Rückbildung der Symptome, sondern häufig zunächst zur zusätzlichen Störung der muskulären Balance: Am häufigsten ist der Tractus iliotibialis betroffen!

Die Sicht der westlichen Medizin

Prävalenz mit zunehmendem Lebensalter steigend. Erstmanifestation der primären Coxarthrose in der Regel erst im Lauf des 6. Lebensjahrzehntes. Gelenkdestruktion mit Indikation zur endoprothetischen Versorgung überwiegend erst im 7. Lebensjahrzehnt.

Klinik

- Lokalisation der Schmerzen v. a. an Leiste und Gesäß, Ausstrahlung über den Oberschenkel zum Knie, meist medial
- Schmerz initial vor allem als Anlaufschmerz, im weiteren Verlauf oder mit höherer Krankheitsaktivität Belastungs-/Bewegungsschmerzen, schließlich Ruhe-/Lagerungsschmerzen beim „Drehen im Schlaf“
- Begleitsymptomatik:
  - Schonhinken, Schmerzhinken, Insuffizienzhinken, Duchenne-Hinken

- Reaktive Lumbalgie bei kompensatorischer Haltungsänderung wegen der Gangbildstörung
  - Beugeadduktionskontraktur
  - Funktionelle Beinverkürzung
- Störungen der Alltagsaktivitäten:
  - Einschränkung der Gehstrecke
  - Einschränkung beim Treppensteigen
  - Einschränkungen beim An- und Auskleiden im Bereich der unteren Extremitäten und bei der Fußpflege.

Pathophysiologie

- Primäre Coxarthrose: Unbekannte Ätiologie, Manifestation zwischen 50. und 60. Lebensjahr, überwiegend beidseits
- Sekundäre Coxarthrose: Nach Hüftgelenkserkrankungen in der Kindheit oder Jugend, die mit Residuen im Sinne einer Präarthrose abgeheilt sind (z. B. Hüftdysplasie, Infektarthritis, M. Perthes, Epiphyseolysis capitis femoris), bei Erkrankungen mit Hüftgelenksbeteiligung (z. B. M. Bechterew, chronische Polyarthritis, idiopathische oder sekundäre Femurkopfnekrose) oder nach Traumata. Manifestation früher als bei der primären Coxarthrose und auf der (stärker) betroffenen Seite
- Die Arthrose zeigt Phasen der Dekompensation des Knorpelstoffwechsels mit Synovitis und Schonhaltung.
- Modell: Neuromuskulärer Mechanismus mit Verschiebung der Muskelbalance in Richtung auf Schonhaltung zur Entlastung der Hüftgelenkskapsel, d. h. Verlust an Extension, Innenrotation und Abduktion auf muskulärer und kapsulärer Ebene.

Möglicher Wirkmechanismus der Akupunktur

Detonisierung verkürzter Muskulatur, Deaktivierung von Triggerpunkten, Aktivierung von abgeschwächten Antagonisten

Diagnostik

- Anamnestisch sind vorgenannte hüftgelenksbezogene Ursachen von anderen Auslösern mit Schmerzprojektion in die Hüftgelenksregion abzugrenzen. Abklärung von Faktoren, die zur Beschwerdeverstärkung oder -linderung führen wie Ruhe oder Bewegung, dynamische und/oder statische Beanspruchung etc.
- Körperliche Untersuchung mit Blick auf
  - Haltungsauffälligkeiten und Asymmetrien im Stehen und v. a. beim Gehen
  - Prüfung der geführten aktiven Arbeitsbewegung und auf Beugekontraktur (Thomas-Handgriff)
  - Erfassung des Endgefühls, weich = muskulär, hart = kapsulär oder knöchern
  - Palpation der regionalen Muskelgruppen und in Frage kommender Triggerpunkte
  - Widerstandsteste zur Provokation von Ansatztendinosen
  - Dehnbarkeitsprüfung der regionalen, v. a. der zur Verkürzung neigenden Muskelgruppen (M. piriformis, M. rectus femoris, M. tensor fasciae latae, M. quadratus lumborum, M. iliopsoas, Mm. ischiocrurales, Mm. adductores)
  - Prüfung der zugeordneten Wirbelsäulensegmente, ggf. Untersuchung vorhandener Narbenbildungen z. B. auf Hyperästhesie und Verschieblichkeit
- Bildgebende Diagnostik: Zur nativradiologische Untersuchung als Beckenübersicht, vorzugsweise im Stehen, ggf. axiale Aufnahme der betroffenen Seite. Auf der Basis der Anamnese, Untersuchung und der resultierenden Differenzialdiagnose ergänzend oft Lendenwirbelsäule in zwei Ebenen
- Evtl. Sonographie zur Darstellung von Gelenkerguss und Weichteilveränderungen
- Bei Verdacht auf strukturelle Weichteilschädigung und bei Verdacht auf Entzündung, Kochennekrose oder tumoröse Veränderungen MRT, evtl. Knochenszintigraphie

Differenzialdiagnose

- Orthopädisch: Spondylogener Schmerz mit Übertragung aus der unteren Lendenwirbelsäule, radikulärer Schmerz aus dem thorakolumbalen Übergang, Arthritis z. B. bei M. Bechterew, auch rheumatoider Arthritis, Übertragungsschmerz bei Störungen des M. iliopsoas
- Chirurgisch: Leistenbruch, Appendizitis, abdominelle und retroperitoneale Erkrankungen mit Reizung des M. iliopsoas
- Gynäkologisch: Adnexitis, Ovarialerkrankungen, Endometriose

- Urologische Erkrankungen: Prostatitis
- Neurologisch: Nervenwurzelreizungen aus L3–L5, Plexusreizungen oder Nervenkompressionsschmerzen der Nn. obturatores, Nn. cluneum, Somatisierungsstörung
- Entzündungsgeschehen, ossärer Schmerz, z. B. im Rahmen eines Tumorleidens

Therapie

Aufklärung:

- Festlegung und Erläuterung der Behandlungsziele und Behandlungsstrategie einschließlich der Erläuterung der Indikation einer operativen Maßnahme
- Aufklärung über die spezifischen Risiken einzusetzender Medikamente, z. B. Steroide, von Injektionen, insbesondere intraartikulär, manualtherapeutischer Verfahren und anderer geplanter Interventionen
- Abgrenzung von Leistungen der GKV von individuellen Gesundheitsleistungen (z. B. Homöopathika, Knorpelschutztherapie, osteopathische Therapie, Tuina, Magnetfeldtherapien), ggf. Honorarvereinbarung
- Frühzeitige Erläuterung der Behandlungsschritte, die eine aktive Mitarbeit erfordern, insbesondere Dehnungsübungen und Aufbautraining. Hinweise zur Verminderung der Belastung der Hüftgelenke im Alltag, Gelenkschutz, orthopädische Hilfsmittel, Pufferabsätze

Infiltrationsverfahren:

- Therapeutische Lokalanästhesie mit 5–10 ml Lidocain 1% und/oder Bupivacain 0,25% an die Gelenkkapsel, evtl. mit Zusatz von Komplexhomöopathika, beispielsweise Zeel® oder Traumeel®, bei starker Reizung auch 10 mg Triamcinolon
- Therapeutische Lokalanästhesie mit 5 ml Lidocain 1% und/oder Bupivacain 0,25% in das Gelenk, evtl. mit Zusatz von Komplexhomöopathika, z. B. Zeel® oder Traumeel®, bei starker Reizung auch 1 Amp. Dexamethason, z. B. Lipotalon®

CAVE
Kurzfristig wiederholte Gabe von Steroiden intraartikulär erhöht das Infektionsrisiko und das Risiko einer Femurkopfnekrose!

- Injektion von Hyaluronsäurepräparaten in das Gelenk, (Cave: extraartikuläre Gabe führt zur lokalen Reizung)
- Therapeutische Lokalanästhesie mit 2–5 ml Lidocain 1% und/oder Bupivacain 0,25% an den Muskelansatz, evtl. mit Zusatz von Komplexhomöopathika, beispielsweise Zeel® oder Traumeel®, bei starker Reizung auch 10 mg Triamcinolon

Physiotherapie:

- Traktionsmobilisation der Hüftgelenke
- Mobilisation sekundär betroffener Gelenke
- Dehnbarkeitsverbesserung beteiligter verkürzter Muskelgruppen:
  - M. piriformis
  - M. rectus femoris
  - M. tensor fasciae latae
  - M. quadratus lumborum
  - M. iliopsoas
  - Mm.ischiocrurales
  - Mm. adductores
  - M. erector trunci
- Tonisierung beteiligter abgeschwächter Muskelgruppen:
  - M. gluteus medius
  - M. gluteus minimus
  - M. gluteus maximus
  - M. quadriceps, Vastus medialis
- Haltungskorrektur
- Erarbeitung physiologischer und ökonomischer Haltungs- und Bewegungsmuster
- Hilfsmitteltraining (z. B. Schuhanzieher, Gehstock, Stehstuhl)
- Vermittlung von Eigenübungen zur Dehnung und Kräftigung

Psychotherapie und Ordnungstherapie:

- Aufklärung des Patienten über Ursache und Modalitäten seiner Beschwerden
- Belastungsregulation
- Arbeitsplatzergonomie
- Einhalten eines regelmäßigen Übungsprogramms zur Besserung der Kraftausdauer
- Hilfestellung zur Gewichtsreduktion

Physikalische Therapie:

- Traktion zur Gelenkentlastung und Anregung der Knorpelernährung
- Wärmetherapie zur Verbesserung der Durchblutung und Entspannung der Muskulatur

- Kältetherapie zur Dämpfung von Schmerzwahrnehmung und Entzündungsreizen, v. a. bei Bursitis trochanterica
- Ultraschall im Bereich von Ansatztendinosen
- Magnetfeldtherapie zur Stabilisierung des Knorpelstoffwechsels
- TENS und Elektrotherapie zur Dämpfung der Schmerzwahrnehmung

Orthesen: Hilfsmittelversorgung zur
- Gelenkentlastung durch Gehstock, Pufferabsatz
- Steigerung der propriozeptiven Wahrnehmung und Verbesserung der muskulären Stabilisierung durch Bandagen, v. a. lumbal
- Behandlung sekundärer Funktionsstörungen, z. B. lumbal
- Hilfsmittelversorgung zur Kompensation von Defiziten bei Alltagsbewegungen (z. B. Schuhanzieher, Gehstock, Stehstuhl, Toilettensitzerhöhung)
- Hilfsmittelversorgung zur äußeren Stabilisierung sehr selten indiziert bei inoperablen fortgeschrittenen schmerzhaften Gelenkdestruktionen.

Medikamentöse Therapie:
- Akut: Antiphlogistische Therapie mit NSAR (z. B. 3 × 50 mg Diclofenac oder 3–4 × 600 mg Ibuprofen), bei gegebener Anamnese und Risikofaktoren auch mit Coxiben
- Chronisch:
  - Bei persistierender Entzündungsschmerzhaftigkeit antiphlogistische Therapie mit NSAR, ggf. unter medikamentöser Magenprotektion, und schwach wirksamen Opioiden
  - Bei starken Schmerzen und Kontraindikationen zur operativen Therapie antiphlogistische Therapie mit NSAR, ergänzt um Opiatanalgetika, in Verbindung mit Koanalgetika und ggf. Obstipationsprophylaxe
  - Zur Reduktion der Entzündungsaktivität Phytopharmaka, z. B. Phytodolor Tinktur® und als Radikalfänger Vitamin E, z. B. Spondyvit®
- Chondroprotektiva bei chronischen, leichteren Beschwerden in der Frühphase der Gelenkknorpelveränderung

Operative und interventionelle Therapie:
- Bei präarthrotischer Deformität, Therapieresistenz und ausreichendem Gelenkknorpelstatus (MRT) gelenkerhaltende Umstellungsosteotomie altersabhängig erwägen.
- Endoprothese in der Regel erst indiziert, wenn sich unter Ausschöpfen der vielgestaltigen konservativen Therapieoptionen keine hinreichende Beschwerdelinderung erreichen lässt. Diverse Philosophien des Prothesendesigns mit zementierter oder zementfreier Implantationstechnik und verschiedenen Materialpaarungen zwischen Kopf und Pfanne (Metall/hochdichtes Polyäthylen oder Keramik/Keramik) führen zu einer großen Vielfalt von operativen Techniken. Hinsichtlich der Nachbehandlung sind laterale Zugänge und neuere so genannte minimal invasive Zugänge insgesamt etwas komplikationsärmer ohne dass die Indikationen zur Akupunktur in diesem Kontext wesentliche Änderungen gegenüber den klassischen Prothesendesigns erfahren.

Prognose

Die Prognose lässt eine fortschreitende Gelenkknorpeldestruktion erwarten. Diese Knorpeldestruktion spiegelt im radiologischen Bild aber nicht unbedingt die Schmerzen und funktionellen Einschränkungen wider.

Auch bei strukturellen Schädigungen kann ein kompensatorisches Rehabilitationsprogramm eine deutliche Beschwerdebesserung und bessere Adaptation an die Möglichkeiten der Gelenkbelastbarkeit erzielen. Die Erfolgsaussichten hängen von Ort und Ausmaß der Schädigung, vom Alter und der Fähigkeit des Patienten ab, wesentliche Elemente dieses Programms im Alltag zur Krankheitsbewältigung umzusetzen.

Die Sicht der TCM

Pragmatische Therapie mit Akupunktur

Basispunkte:

Lokalpunkte	Gb 29, Gb 30, Mi 12, Ma 31
Fernpunkte und Erfahrungspunkte	Gb 34, Sj 5, Gb 41, Ma 36, Ma 34, Mi 10

Punkte nach Schmerzlokalisation (zusätzlich):

Lokalisation des Hauptschmerzes (Leitbahnbezug)	Lokoregionale Punkte	Fernpunkte
Lateral *(shaoyang)*	Gb 31, *ahshi* im Tractus iliotibialis	Gb 40
Ventral *(yangming)*	Ma 30, Le 11	Mi 3
Dorsal *(taiyang)*	Bl 54, Bl 37, Bl 23, Bl 25, Bl 32	Dü 3, Bl 62

Durchführung der Behandlung:

- Punktauswahl:
  - Akuttherapie in der Entzündungsphase bei heftigem Schmerz und starker Verspannung: 2–3 Fernpunkte nach Schmerzlokalisation, evtl. Triggerpunkte der regionalen Muskulatur, Ohrakupunktur oder Mikrosystem-Akupunktur einbeziehen; parallel antiphlogistische Therapie oder intraartikuläre Injektionsbehandlung anzuraten
  - Bei subakuten Beschwerden mit deutlichem Schmerz: Lokale *ahshi*-Punkte, Triggerpunkte der regionalen Muskulatur, 2–3 Fernpunkte nach Schmerzlokalisation, ergänzend evtl. Punkte nach Symptomen
  - Strategische Therapie: Lokale *ahshi*-Punkte, abgeschwächte Muskeln tonisieren, Triggerpunkte der regionalen Muskulatur, 2–3 Fernpunkte nach Schmerzlokalisation, ergänzend evtl. Punkte nach Symptomen
- Verbleib der Nadeln: Ca. 20–30 min unter 1-3-maliger Stimulation
- Stimulationsart: Lokal ableitend und Durchgängigkeit herstellend, Fernpunkte ableitend je nach Konstitution des Patienten, ggf. syndromorientierte Punkte gemäß der Syndromdiagnose
- Behandlungsfrequenz:
  - Behandlungsserie von 10–15 Sitzungen,
  - Zu Beginn jeden 2.–4. Tag
  - Später 1-mal wöchentlich vorteilhaft mit begleitender Physiotherapie/Tuina
  - In der Konsolidierungsphase begleitend im Rahmen der Trainingstherapie eine Behandlung alle 1–4 Wochen möglich oder
  - Falls erforderlich, erneute Serie nach ½ Jahr Pause

Punkte nach Symptomen (zusätzlich): Nicht selten ergeben sich sekundäre Störungen im Bereich des ipsilateralen Kniegelenks, der Lendenwirbelsäule oder bei protrahiertem Verlauf gar der gegenseitigen Schulterregion, die dort lokoregional fassbare Funktionsdefizite und schmerzhafte muskuläre Zonen entwickelt. Die Behandlung sollte dann zusätzlich die wichtigsten Funktionsstörungen der genannten Zonen aufgreifen.

Differenzierung nach Syndrommuster

In der Traditionellen Chinesischen Medizin wird nach dem Leitbahnkonzept eine topographische Zuordnung getroffen, für die typische Symptomatik der Coxarthrose vornehmlich die Leitbahnen mit Bezug zu Gallenblase, Milz und Magen. Die Durchgängigkeit von Leitbahnen und Kollateralen ist wieder herzustellen.

Schmerzen und Funktionsstörungen werden in der Traditionellen Chinesischen Medizin weitergehend differenziert nach den Schmerzmodalitäten. Dabei kommen als Theoreme das Konzept von Blut *(xue)* bzw. Qi und die Differenzierung nach äußeren pathogenen Faktoren *(liu xie)* zum Tragen.

Bi-**Syndrom:** Die typische Symptomatik der Coxarthrose wird als gelenkbezogenes *bi*-Syndrom verstanden, wobei die fehlende Durchgängigkeit von Leitbahnen und Kollateralen sich gemäß den typischen Schmerzqualitäten nach den pathogenen Faktoren meist unter der Diagnose eines Kälte-*bi*-Syndrom *(han bi)* oder der Kombinationen Kälte-Feuchtigkeit-*bi*-Syndrom *(han shi bi)* fassen lässt.

Blut *(xue)* **und Qi:** Der lokalisierte, stechende Schmerz bei aktivierter Arthrose entspricht nach der Traditionellen Chinesischen Medizin einer Blut-Stase.

Der unscharf begrenzte, regionale und eher myofasziale Schmerz einer Qi-Stagnation wird über die lokalen Akupunkturpunkte, die *ahshi*-Punkte und lokoregionalen Triggerpunkte mit dem Ziel behandelt, die Durchgängigkeit herzustellen.

Zangfu: Chronische Hüftschmerzen sind nicht regelhaft mit bestimmten Veränderungen und Störungen auf psychischer und vegetativer Ebene verknüpft.

Therapie nach Syndrommustern

Akupunkturtherapie nach Syndrommuster: Je nach Syndrommuster bestehen bei der Punktwahl Möglichkeiten zur Erweiterung des Therapiekonzepts. . Einige wichtige Beispiele für die Akupunktur bei Coxarthrose:

Syndrommuster	Punkte
Blut-Stase *(xueyu)*	Mi 10, Bl 17, Le 2
Qi-Stagnation	Dü 3, Di 4, Bl 62, Le 3
Äußere pathogene Faktoren *(liu xie)*	Di 4, Sj 5, Du 14
Kälte *(han)*	Moxibustion
Feuchtigkeit *(shi)*	Mi 9, Mi 6

Reizarten nach Syndrommuster: Abhängig von den pathogenen Faktoren ergeben sich für die Coxarthrose Möglichkeiten, die Reizarten differenzierter zu gestalten. Wichtige Beispiele für die Akupunktur bei Hüftgelenksschmerzen sind die Behandlung von Kälte *(han)* durch Moxibustion und von Feuchtigkeit *(shi)* durch Moxibustion (unter Vermeidung der Entwicklung von Feuchte-Hitze) und Schröpfmassage.

Chinesische Arzneitherapie:

- ***bi*-Syndrom mit Vorherrschen von Wind:** *fang feng tang* (Anhang) – Rad. Scutellariae + Rad. Clematidis, Ram. Mori, Rhiz. Chuanxiong und Rad. Angelicae pubescentis
- ***bi*-Syndrom mit Vorherrschen von Kälte:** *wu tou tang* (CAB 436) + Caulis Spatholobi und Rad. Angelicae pubescentis (aus Gründen der Arzneimittelsicherheit empfiehlt sich trotz eines gewissen Wirkungsverlustes der Ersatz von Rad. Aconiti praep. durch Rad. lateralis Aconiti praep.)
- ***bi*-Syndrom mit Vorherrschen von Feuchtigkeit:** *yi yi ren tang* (CAB 224) + Caulis Spatholobi, Cort. Erythriniae, Herb. Siegesbeckiae, Rad. Angelicae pubescentis, Rhiz. Chuanxiong und Fruct. Chaenomelis
- **(Feuchtigkeit-)Hitze-*bi*-Syndrom:** *bai hu jia gui zhi tang* (CAB 74) + *San miao wan* (CAB 213) + Caulis Lonicerae
  Bei stärkeren akuten Hitze- (= Entzündungs-) Zeichen und entsprechend starken Schmerzen: + Herb. Siegesbeckiae und Caulis Sargentodoxae
- **Qi-Stagnation und Blut-Stase:** *shen tong zhu yu tang* (CAB 352) – Faeces Trogpteri seu Pteromi (wegen Complianceproblemen) und Rhiz. seu Rad. Notopterygii + Rhiz. Corydalis und Rad. Angelicae pubescentis
  Bei zusätzlicher Verstopfung der Netzgefäße durch Schleim-Feuchtigkeit + Sem. Sinapis, Rhiz. Pinelliae und evtl. Rhiz. Arisaematis
- **Qi- und Blut-Leere:** *shi quan da bu tang* (CAB 288) mit Ram. Cinnamomi statt Cort. Cinnamomi + Caulis Spatholobi, Rad. Angelicae pubescentis und Rad. Cyathulae
- **Gemeinsame Leere von Leber und Nieren:** *du huo ji sheng tang* (CAB 236)
  Bei Vorherrschen einer Nieren-Yang-Leere + Rad. Morindae und Herb. Epimedii
  Bei Vorherrschen einer Nieren-Yin-Leere – Herb. Asari und Cort. Cinnamomi + Rad. Rehmanniae praep. in angemessener Dosis statt Rad. Rehmanniae und Fruct. Corni
  Bei Yin-Leere-Feuer außerdem + Rhiz. Anemarrhenae und Cort. Phellodendri

Durchführung der Behandlung: Da Arthroseschmerzen vor allem bei älteren Menschen auftreten, besteht in der Regel ein Mischbild aus (lokaler) Fülle und (konstitutioneller/altersbedingter) Leere. Dieser Tatsache sollte durch entsprechende Rezepturmodifikationen Rechnung getragen werden.

Weitere Therapiemöglichkeiten

Qigong

Eine Verbesserung der Körperhaltung hinsichtlich Balance, Aufrichtung der Lendenwirbelsäule und Beckenaufrichtung durch Übungen des bewegten Qigong ist ein sinnvolles therapeutisches Ziel. Spezifisch können Übungen, die phasenweise eine kontrollierte einseitige Belastung im Stand erfordern, eine Möglichkeit zu dosierten Trainingsreizen darstellen.

Tuina

Die Tuina ist eine notwendige Ergänzung, um nach Triggerakupunktur die muskuläre Dehnbarkeit herzustellen, insoweit dies nicht durch westliche Physiotherapie geleistet wird.

Sie ist ein sinnvoller Ersatz für die Triggerbehandlung einzelner Punkte, falls kein ausreichend langes Nadelmaterial zur Behandlung der konstitutionell im Einzelfall kräftig ausgeprägten, hüftführenden Muskulatur zur Verfügung steht.

Eine Substitution der Akupunkturbehandlung, insbesondere bei Gerinnungsstörungen ist wegen der tiefen Punktlokalisation, z. B. des M. iliopsoas oder des M. piriformis, zu erwägen.

Ohrakupunktur
(➤ Kap. 4.4.1)

TENS
Wenig geeignet zur Selbstbehandlung, da die algogenetischen Strukturen in der Regel tief liegen; Bei sekundären Lumbalbeschwerden und Ansatztendinosen Einsatz möglich.

12.4.3 Periarthropathia coxae

Aufgrund der kräftigen Weichteilummantelung des Hüftgelenks ist eine direkte Einwirkung auf die Rezeptorenfelder der Gelenkkapsel durch die Akupunkturnadel schwierig. Die Indikation zur Akupunkturbehandlung liegt eher auf dem Gebiet der Detonisierung verkürzter oder schmerzhaft belasteter Muskulatur und ihrer Ansätze.

Hierzu zählen Akupunkturpunkte im Bereich der Spina iliaca anterior superior inferior, wie Gb 27 und Gb 28, im Bereich des M. tensor fasciae latae Gb 29, im Bereich der Ansatzzone unterhalb der Crista iliaca im Sinne von Triggerpunkten, des M. piriformis Bl 54 des Tractus iliotibialis Gb 31 und ggf. bei fortgeleiteten Funktionsstörungen auch weiter distal im Bereich des Kniegelenkes, bis hin zu den Punkten der Fuß-*shaoyang*-Gallenblase-Leitbahn im Bereich des distalen Wadenbeines.

Ergänzend können bei multilokulären degenerativen Gelenkveränderungen Punkte wie Bl 11 als systematischer Punkt für Knochenerkrankungen und bei multilokulären muskulären Dysfunktionen Gb 34 als systematischer Punkt für muskuläre Steuerung in Betracht gezogen werden.

Die Rolle der Akupunktur in diesem Kontext ist die der Konditionierung für eine nachfolgende krankengymnastische Behandlung zur Verbesserung der Dehnfähigkeit und Kraftausdauer der hüftgelenksführenden Muskulatur. Als flankierende Maßnahmen sind die üblichen Maßnahmen zum Gelenkschutz einschließlich der Versorgung mit Pufferabsätzen und Gehstockversorgung zu ergreifen.

12.4.4 Iliosakralgelenkschmerz

Entsprechend der lokalen Druckschmerzhaftigkeit steht die Behandlung über *ahshi*-Punkte im Vordergrund. Unter den sakralsegmentbezogenen Akupunkturpunkten spielen dabei die über dem Segment S2 liegenden Punkte, Bl 28 lateral über der inneren Blase-Leitbahn und Bl 32 auf halber Strecke zur Medianlinie, die Hauptrolle.

Man orientiert sich darüber hinaus an der ggf. bestehenden Schmerzausstrahlung, häufiger in die Dorsalseite des Oberschenkels, wobei dann eher der obere Anteil des ISG von einer Funktionsstörung betroffen ist, so dass zusätzlich Bl 31 und Bl 27 eingesetzt werden können.

Bei einer Ausstrahlung in die Leistenregion ist der untere Anteil des Iliosakralgelenks betroffen mit den Akupunkturpunkten Bl 33, Bl 34, Bl 28 oder Bl 29.

Schmerzen im Bereich der Iliosakralgelenksregion können Ausdruck einer Störung im Bereich der unteren Lumbalsegmente sein, die dann über die segmentalen Punkte der inneren Blase-Leitbahn Bl 23, Bl 24, Bl 25 behandelt werden.

Akupunktur hat im Kontext der iliosakralen Funktionsstörungen vorrangig die Aufgabe, einen Beitrag zur Linderung der lokalen Schmerzhaftigkeit und Detonisierung hyperton dysfunktionaler Muskelgruppen, am häufigsten des M. iliopsoas, M. quadratus lumborum und des M. piriformis zu leisten.

Der Nadelstich an den M. iliopsoas ist nur dem Geübten zu empfehlen, da ein langer Weg paravertebral lumbal und vorbei an den Querfortsätzen zurückzulegen und die Nadelrichtung technisch schwer zu kontrollieren ist. Im Retroperitonealraum befinden sich Strukturen, deren Verletzung zu Komplikationen führen kann.

Wenn eine muskuläre Funktionsstörung des M. quadratus lumborum, in der Regel eine Verkürzung, eine Rolle spielt, ist eine ableitende Stimulation der muskulären Triggerpunkte oder von Gb 25 und Bl 52 einzubeziehen.

Laterokaudal auch zur Hüfte ausstrahlender Schmerz verweist auf Bl 54 in der Ursprungszone des M. piriformis – ein häufiger Triggerpunkt.

Nur selten wird auf eine lokale Behandlung wegen erheblicher Schmerzhaftigkeit zu verzichten sein, dies v. a. bei Spondylarthritiden mit ISG-Beteiligung.

Falls nach der lokalen Akupunktur eine Verschlimmerung eintritt, kann dies ein Hinweis auf ein verborgenes entzündliches Geschehen sein, dem dann diagnostisch nachgegangen werden sollte.

Bei rezidivierenden Schmerzen ist nach lokalen Hypermobilitäten, z. B. im Beckenring nach schwerem Geburtsverlauf, aber auch auf konstitutioneller Grundlage zu suchen. Training der Beckenbodenmuskulatur, physiotherapeutische komplementäre Therapie, evtl. ein Kompressionsgurt über den Ossa ilii sind zu erwägen.

Im Sinne fortgeleiteter Funktionsstörungen sind die Segmente im Bereich des zervikookzipitalen Übergangs, also im Bereich der Kopfgelenke, zu überprüfen und ggf. durch Punkte wie Gb 20 oder Bl 10 mitzubehandeln.

KAPITEL

13 Kniegelenk und Unterschenkel

Jürgen Bachmann, Jürgen Mücher (chin. Arzneitherapie)

13.1 Leitbahnen, lokoregionale Punkte und Fernpunkte

13.1.1 Leitbahnen

Im Bereich des Kniegelenks ist der Verlauf der Leitbahnachsen regelrecht. Die drei Yin-qualifizierten Leitbahnen befinden sich innen, also medial, die drei Yang-qualifizierten Leitbahnen außen bzw. lateral. Die Fuß-*taiyang*-Blase-Leitbahn verläuft dorsal und vereinigt die beiden Äste, die auf dem Rücken parallel liegen, in der Poplitea, um von dort weiter nach distal zu ziehen. Die Fuß-*shaoyang*-Gallenblase-Leitbahn verläuft über den Tractus iliotibialis zum Fibulaköpfchen und von dort über die Mm. peronaei weiter zum Fuß. Die Fuß-*yangming*-Magen-Leitbahn läuft im ventralen Drittel über den Vastus lateralis des M. quadriceps femoris und lateral der Patellarsehne über den Hoffaschen Fettkörper, um über den M. tibialis anterior die Sprunggelenksregion zu erreichen. Der Verlauf der drei Yin-qualifizierten Leitbahnen an der medialen Seite des Kniegelenks ist eng, weswegen die Palpation der Akupunkturpunkte eine genaue Differenzierung erfordert.

13.1.2 Akupunkturpunkte

Rund um das Kniegelenk finden sich wichtige klassische Akupunkturpunkte. Auf der Gallenblase-Leitbahn liegen vor und unter dem Fibulaköpfchen Gb 34, in der Poplitea Bl 40 und auch Bl 39. Die Magen-Leitbahn im ventralen Anteil trägt die Akupunkturpunkte Ma 34 im distalen Anteil des M. quadriceps femoris vastus lateralis proximal des Kniegelenkes, Ma 35 in Höhe des Gelenkspaltes lateral des Lig. patellae und Ma 36 (einen der wichtigsten Akupunkturpunkte überhaupt) kaudal des Kniegelenkes über dem M. tibialis anterior. Auf der gekoppelten Milz-Leitbahn befinden sich auf dem M. quadriceps femoris vastus medialis proximal des Kniegelenkes Mi 10 als Pendant zu Ma 34, und distal des Kniegelenks Mi 9 als Pendant zu Gb 34. Ni 10 liegt im Bereich des Innenmeniskushinterhornes, Le 8 im Pes anserinus.

Die Akupunkturpunkte Ma 36, Gb 34, Bl 40, Ni 10, Le 8 und Mi 9 repräsentieren jeweils das fünfte der fünf *shu*-Transport-Löcher *(wu shuxue)*.

Rund um die Patella liegt eine Reihe von Akupunkturpunkten außerhalb der Leitbahnen, so dass bei lokaler Therapie eine genaue Palpation des patellaren Kapsel-Band-Apparates empfohlen wird.

In den einschlägigen Lehrbüchern ist die differenzierte Palpation der innenseitigen, also der Yin-Qualität zugeordneten, Akupunkturpunkte Le 8, Mi 9 und Ni 10 in ihrer engen Relation häufig nicht einheitlich und auch nicht zielführend beschrieben. So werden insbesondere für Le 8 und Ni 10 häufig identische Beschreibungen der Punktlokalisation angegeben, was aber weder den häufig unterschiedlich zu tastenden lokalen Druckdolenzen, noch den verschiedenen klinischen Bildern medialer Kniegelenksschmerzen entspricht. Daher soll nachfolgend der Vorgang einer Punktpalpation im Detail beschrieben werden, wie ich sie zur Klärung der unterschiedlichen Angaben in der Literatur vorschlage.

Mi 9 liegt in der Vertiefung an der unteren Begrenzung des Kondylus medialis tibiae und kann bei gebeugtem Knie palpatorisch dadurch aufgefunden werden, dass man sich an der medialen Begrenzung der Tibia von distal nach proximal bewegt, bis man in eine Vertiefung und Biegung am Übergang der geraden Diaphyse zum medialen Kondylus gelangt. Hinter dieser knöchernen Kurve liegt häufig eine druckdolente, etwas sulzig ähnlich einer Bursa tastbare Struktur, in der Mi 9 *(yinlingquan)* medial in etwa gegenüber dem lateralen Gb 34 *(yanglingquan)* liegt. Damit befindet sich Mi 9 sicherlich kaudal und dorsal des Pes anserinus, das in der Literatur häufig als anatomische Landmarke angegeben wird.

Le 8 wird bei gebeugtem Knie aufgesucht, indem man der Vertiefung zwischen den Sehnen an der medialen Begrenzung der Poplitea, nach Literaturangaben des M. semitendinosus und M. semimembranosus, nach distal folgt, bis man in den Insertionsbereichs des M. semitendinosus im Bereich des Pes anserinus gelangt. Damit wird Le 8 entsprechend der Zuordnung des Funktionskreises Leber *(gan)* zu einem Akupunkturpunkt mit Bezug zu einer Sehne. Dies erscheint sinnvoller und zielführender als die häufige Angabe, dass er wie Ni 10 zwischen den beiden genannten Muskeln bzw. ihren Sehnen liege.

Ni 10 kann nämlich bei gebeugtem Knie an der Medialseite der Poplitealgrube zwischen den Sehnen des M. semitendinosus und M. semimembranosus oder auch direkt lateral, also in der Poplitea an den beiden Sehnen, in jedem Falle aber in Höhe des Kniegelenksspaltes und mit Richtung auf die dorsale Kniegelenkskapsel durch den Vastus medialis des M. gastrocnemius in der Region des Innenmeniskushinterhornes palpiert werden. Damit wird Ni 10 zu einem Akupunkturpunkte mit Bezug zur dorsomedialen Gelenkkapsel, was der Zuordnung des Funktionskreises Niere *(shen)* zum Knochen und damit den Gelenke entspricht.

13.1.3 Fernpunkte

Kniegelenksbeschwerden werden vorrangig lokal und lokoregional behandelt. Soweit erforderlich, z. B. bei erheblicher Schmerzhaftigkeit und lokaler Berührungsempfindlichkeit, erfolgt die Indikation zur Auswahl von Fernpunkten. Dies geschieht zum einen nach den Prinzipien des Leitbahnmodelles unter Berücksichtigung der Beziehung zwischen Schulterregion und Knieregion (z. B. Sj 14 und Di 15) oder seltener der Knie- und Ellbogenregion. Bei ventrolateralen Störungen im Bereich der Fuß-*yangming*-Magen-Leitbahn und Fuß-*shaoyang*-Gallenblase-Leitbahn ergeben sich die Fernpunkte aus der aufsteigenden statischen und dynamischen muskulären Verkettung über die Hüfte und schräge Rumpfmuskulatur zum Schultergürtel. Bei den häufigeren medialen Knieschmerzen im Bereich der Fuß-*taiyin*-Milz-Leitbahn, der Milz-Leitbahn und der Niere-Leitbahn werden die lokalen Punkte vornehmlich nach den Prinzipien des Theorems der Kopplung von innen und außen und des Theorems der schädigenden Einflüsse *(liu xie)* ergänzt.

13

13.2 Akupunkturpunkte im Bereich von Kniegelenk und Unterschenkel

13.2.1 Ventrale Knie- und Unterschenkelregion

Die Aufzählung der Akupunkturpunkte folgt der Reihenfolge der Leitbahnabläufe. Punkte ohne klassische Akupunkturpunktbezeichnung werden ggf. am Ende eingeordnet. (➤ Abb. 13.1, ➤ Tab. 13.1)

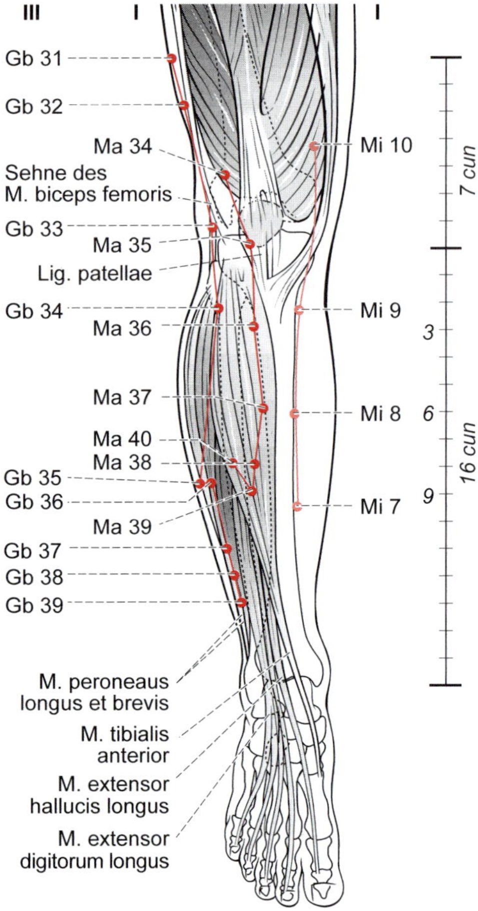

Abb. 13.1 Knie und proximaler Unterschenkel, ventrale Ansicht; Akupunkturpunkte und ihre anatomischen Lagebeziehungen

Tab. 13.1 Knie und proximaler Unterschenkel (ventral): Akupunkturpunkte und ihre anatomischen Lagebeziehungen

Akupunkturpunkt	Lokalisation	Stichrichtung/-tiefe	Funktion
Ma 34 *liangqiu*	Verbindung zwischen Spina iliaca anterior superior und laterokranialer Begrenzung der Patella, 2 cun oberhalb der Patella	Senkrecht, 0,7–1,0 cun	Spalten-Loch *(xixue)* / **Magen**
Ma 35 *dubi*	In der Vertiefung laterokaudal der Patella und lateral des Lig. patellae	Schräg, nach medial; 0,5–0,7 cun	
Ma 36 *zusanli*	3 cun kaudal Ma 35, ein Fingerbreit lateral der Schienbeinkante und unterhalb Tuberositas tibiae	Senkrecht, 0,7–1,0 cun	Unteres *he*-Loch des im Meer zusammenfließenden Wassers *(xia he xue)* / **Magen** Loch des im Meer zusammenfließenden Wassers (*heshu*) / **Erde**
Ma 37 *shangjuxu*	3 cun kaudal Ma 36	Senkrecht, 0,3–0,5 cun	Unteres *he*-Loch des im Meer zusammenfließenden Wassers *(xia he xue)* / **Dickdarm**
Ma 38 *tiaokou*	8 cun oberhalb der höchsten Erhebung des Malleolus lateralis, ein Fingerbreit lateral zur Crista anterior tibiae	Senkrecht, 0,5–0,7 cun	

Tab. 13.1 Knie und proximaler Unterschenkel (ventral): Akupunkturpunkte und ihre anatomischen Lagebeziehungen *(Fortsetzung)*

Akupunkturpunkt	Lokalisation	Stichrichtung/-tiefe	Funktion
Ma 39 *xiajuxu*	1 cun kaudal Ma 38	Senkrecht, 0,5–0,7 cun	Unteres *he*-Loch des im Meer zusammenfließenden Wassers *(xia he xue)* / **Dünndarm**
Ma 40 *fenglong*	1 cun lateral Ma 38	Senkrecht, 0,7–1,0 cun	Vernetzungs-Loch *(luoxue)* / **Milz-Leitbahn**
Mi 7 *lougu*	Tibiahinterkante, 6 cun oberhalb der höchsten Erhebung des Malleolus medialis	Senkrecht, 0,7–1,0 cun	
Mi 8 *diji*	3 cun kaudal Mi 9	Senkrecht, 0,7–1,0 cun	
Mi 9 *yinlingquan*	In der Vertiefung an der unteren Begrenzung des Kondylus medialis tibiae bei gebeugtem Knie	Senkrecht, 0,7–1,0 cun	Loch des im Meer zusammenfließenden Wassers *(heshu)* / **Wasser**
Mi 10 *xuehai*	2 cun proximal der oberen medialen Begrenzung der Kniescheibe bei gebeugtem Knie	Senkrecht, >1,0 cun	
Gb 31 *fengshi*	Lateralseite des Oberschenkel, 7 cun proximal des Kniegelenksspaltes (Mittelfingerspitze bei anliegendem Arm)	Senkrecht, 0,7–1,0 cun	
Gb 32 *zhongdu*	Lateralseite des Oberschenkel, 5 cun oberhalb der Poplitealfalte zwischen Vastus lateralis M. quadriceps und M. biceps femoris	Senkrecht, 0,7–1,0 cun	
Gb 33 *xiyangguan*	3 cun oberhalb Gb 34, lateral des Kniegelenks zwischen der Sehne des M. biceps femoris und dem Femur	Senkrecht, 0,5–0,7 cun	
Gb 34 *yang-lingquan*	In der Vertiefung ventral kaudal des Fibulaköpfchens	Senkrecht, 0,7–1,0 cun	Unteres *he*-Loch des im Meer zusammenfließenden Wassers *(xia he xue)* / **Gallenblase** acht Zusammenkünfte *(ba huixue)* / **Muskeln / Sehnen** Loch des im Meer zusammenfließenden Wassers *(heshu)* / **Erde**
Gb 35 *yangjiao*	7 cun kranial der höchsten Erhebung des Malleolus externus an der posterioren Fibulakante	Senkrecht, 0,5–0,7 cun	
Gb 36 *waiqiu*	7 cun kranial der höchsten Erhebung des Malleolus externus an der anterioren Fibulakante	Senkrecht, 0,5–0,7 cun	Spalten-Loch *(xixue)* / **Gallenblase**
Gb 37 *guangming*	5 cun kranial der höchsten Erhebung des Malleolus externus an der anterioren Fibulakante	Senkrecht, 0,7–1,0 cun	Vernetzungs-Loch *(luoxue)* / **Leber-Leitbahn**
Gb 38 yangfu	4 cun kranial und etwas ventral der höchsten Erhebung des Malleolus externus an der anterioren Fibulakante zwischen M. extensor digitorum longus und M. peronaeus	Senkrecht, 0,5–0,7 cun	Loch des breit vorbeiströmenden Flusswassers *(jingshu)* / **Feuer**
Gb 39 *xuanzhong*	3 cun kranial der höchsten Erhebung des Malleolus externus in der Vertiefung zwischen der posterioren Fibulakante und der Sehne des M. peronaeus longus und brevis	Senkrecht, 0,3–0,5 cun	Acht Zusammenkünfte (*ba huixue*) / **Mark**

13.2.2 Mediale Knie- und Unterschenkelregion

Die Aufzählung der Akupunkturpunkte folgt der Reihenfolge der Leitbahnabläufe. Punkte ohne klassische Akupunkturpunktbezeichnung werden ggf. am Ende eingeordnet. (➤ Abb. 13.2, ➤ Tab. 13.2)

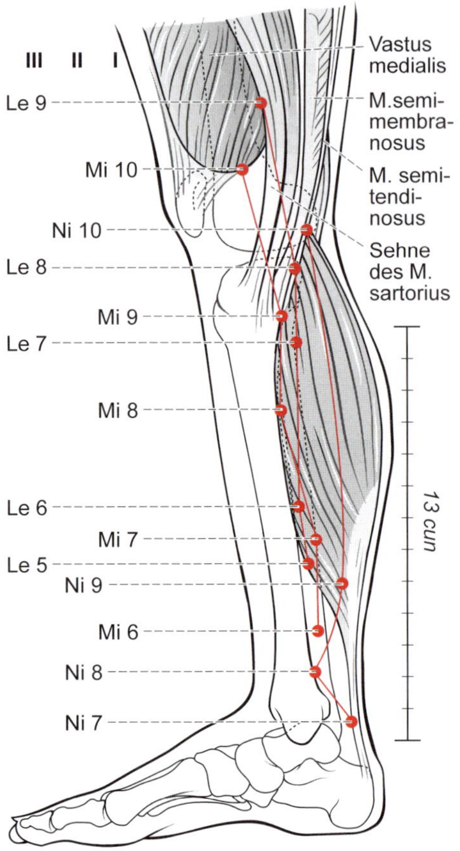

Abb. 13.2 Knie und proximaler Unterschenkel, mediale Ansicht: Akupunkturpunkte und ihre anatomischen Lagebeziehungen

Tab. 13.2 Knie und proximaler Unterschenkel (medial): Akupunkturpunkte und ihre anatomischen Lagebeziehungen

Akupunkturpunkt	Lokalisation	Stichrichtung/-tiefe	Funktion
Mi 6 *sanyinjiao*	3 cun oberhalb der höchsten Erhebung des Malleolus medialis an der Tibiahinterkante	Senkrecht, 0,7–1,0 cun	
Mi 7 *lougu*	Tibiahinterkante, 6 cun oberhalb der höchsten Erhebung des Malleolus medialis	Senkrecht, 0,7–1,0 cun	
Mi 8 *diji*	3 cun kaudal Mi 9	Senkrecht, 0,7–1,0 cun	Spalten-Loch *(xixue)* / **Milz**
Mi 9 *yinlingquan*	In der Kurve im Übergang zwischen Diaphyse und Kondylus medialis der Tibia	Senkrecht, 0,7–1,0 cun	Loch des im Meer zusammenfließenden Wassers *(heshu)* / **Wasser**
Mi 10 *xuehai*	2 cun oberhalb der anterior proximalen Begrenzung der Kniescheibe bei gebeugtem Knie	Senkrecht, >1,0 cun	

Tab. 13.2 Knie und proximaler Unterschenkel (medial): Akupunkturpunkte und ihre anatomischen Lagebeziehungen *(Forts.)*

Akupunkturpunkt	Lokalisation	Stichrichtung/-tiefe	Funktion
Ni 7 *fuliu*	2 cun direkt proximal Ni 3	Senkrecht, 0,5–0,7 cun	Loch des breit vorbeiströmenden Flusswassers *(jingshu)* / **Metall**
Ni 8 *jiaoxin*	Anterior von Ni 7 an der Hinterkante der Tibia	Senkrecht, 0,5–0,7 cun	
Ni 9 *zhubin*	Auf der Linie zwischen Ni 3 und Ni 10 am unteren Ende des medialen M. gastrocnemius	Senkrecht, 0,5–0,7 cun	
Ni 10 *yingu*	An der Medialseite der Poplitealgrube zwischen den oder popliteal der Sehnen des M. semitendinosus und M. semimembranosus bei gebeugtem Knie	Senkrecht von popliteal der Sehne in Richtung auf die dorsale Kniegelenkskapsel, 0,7–1,0 cun	Loch des im Meer zusammenfließenden Wassers *(heshu)* / **Wasser**
Le 5 *ligou*	5 cun proximal der höchsten Erhebung des Malleolus medialis nahe der Tibiakante	Schräg, subkutan; 0,3–0,5 cun	Vernetzungs-Loch *(luoxue)* / **Gallenblase-Leitbahn**
Le 6 *zhongdu*	7 cun proximal der höchsten Erhebung des Malleolus medialis nahe der Tibiakante	Schräg, subkutan; 0,5–0,7 cun	Spalten-Loch *(xixue)* / **Leber**
Le 7 *xiguan*	Dorsal kaudal des medialen Tibiakondylus in der oberen Region des medialen Kopfes des M. gastrocnemius, 1 cun dorsal von Mi 9	Senkrecht, 0,5–0,7 cun	
Le 8 *ququan*	Bei gebeugtem Knie in der Vertiefung im Insertionsbereichs des M. semitendinosus	Senkrecht, 0,5–0,7 cun, in Richtung auf die Insertionszone	Loch des im Meer zusammenfließenden Wassers *(heshu)* / **Wasser**
Le 9 *yinbao*	4 cun proximal des medialen Epikondylus femoris zwischen Vastus medialis M. quadriceps und M. sartorius	Senkrecht, 0,5–0,7 cun	

13

13.2.3 Laterodorsale Knie- und Unterschenkelregion

Die Aufzählung der Akupunkturpunkte folgt der Reihenfolge der Leitbahnabläufe, Punkte ohne klassische Akupunkturpunktbezeichnung werden ggf. am Ende eingeordnet. (➤ Abb. 13.3, ➤ Tab. 13.3)

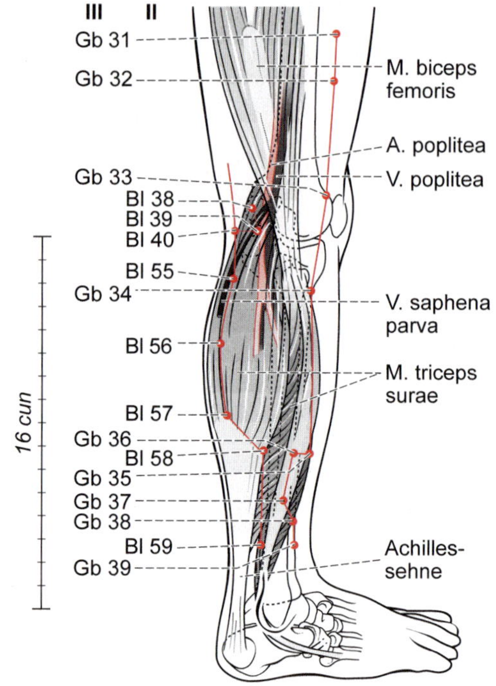

Abb. 13.3 Knie und proximaler Unterschenkel, laterodorsale Ansicht: Akupunkturpunkte und ihre anatomischen Lagebeziehungen

Tab. 13.3 Knie und proximaler Unterschenkel (laterodorsal): Akupunkturpunkte und ihre anatomischen Lagebeziehungen

Akupunkturpunkt	Lokalisation	Stichrichtung/-tiefe	Funktion
Bl 38 *fuxi*	Kraniale laterale Fossa poplitea, 1 cun kranial Bl 39	Senkrecht, 0,5–0,7 cun	
Bl 39 *weiyang*	In der Poplitealfalte, 1 cun lateral Bl 40	Senkrecht, 0,5–0,7 cun	Unteres *he*-Loch des im Meer zusammenfließenden Wassers *(xia he xue)* / **Sanjiao**
Bl 40 *weizhong*	Mitte der Poplitealfalte, median	Senkrecht, 0,5–0,7 cun	Unteres *he*-Loch des im Meer zusammenfließenden Wassers *(xia he xue)* / **Blase** Loch des im Meer zusammenfließenden Wassers *(heshu)* / **Erde**
Bl 55 *heyang*	2 cun kaudal Bl 40	Senkrecht, 0,7–1,0 cun	
Bl 56 *chengjin*	Mitte zwischen Bl 55 und Bl 57	Senkrecht, 0,7–1,0 cun	
Bl 57 *chengshan*	Mitte zwischen Bl 40 und Bl 60	Senkrecht, 0,7–1,0 cun	

Tab. 13.3 Knie und proximaler Unterschenkel (laterodorsal): Akupunkturpunkte und ihre anatomischen Lagebeziehungen *(Fortsetzung)*

Akupunkturpunkt	Lokalisation	Stichrichtung/-tiefe	Funktion
Bl 58 *feiyang*	7 cun proximal Bl 60, latero kaudal von Bl 57	Senkrecht, 0,7–1,0 cun	Vernetzungs-Loch *(luoxue)* / **Niere-Leitbahn**
Bl 59 *fuyang*	3 cun proximal Bl 60	Senkrecht, 0,5–0,7 cun	
Gb 31 *fengshi*	Lateralseite des Oberschenkel, 7 cun proximal des Kniegelenksspaltes (Mittelfingerspitze bei anliegendem Arm)	Senkrecht, 0,7–1,0 cun	
Gb 32 *zhongdu*	Lateralseite des Oberschenkel, 5 cun oberhalb der Poplitealfalte zwischen Vastus lateralis M. quadriceps u. M. biceps femoris	Senkrecht, 0,7–1,0 cun	
Gb 33 *xiyangguan*	3 cun oberhalb Gb 34, lateral des Kniegelenks zwischen der Sehne des M. biceps femoris und dem Femur	Senkrecht, 0,5–0,7 cun	
Gb 34 *yanglingquan*	In der Vertiefung ventral kaudal des Fibulaköpfchens	Senkrecht, 0,7–1,0 cun	Unteres *he*-Loch des im Meer zusammenfließenden Wassers *(xia he xue)* / **Gallenblase** acht Zusammenkünfte *(ba huixue)* / **Muskel/Sehnen** Loch des im Meer zusammenfließenden Wassers *(heshu)* / **Erde**
Gb 35 *yangjiao*	7 cun kranial der höchsten Erhebung des Malleolus externus an der posterioren Fibulakante	Senkrecht, 0,5–0,7 cun	
Gb 36 *waiqiu*	7 cun kranial der höchsten Erhebung des Malleolus externus an der anterioren Fibulakante	Senkrecht, 0,5–0,7 cun	Spalten-Loch *(xixue)* / **Gallenblase**
Gb 37 *guangming*	5 cun kranial der höchsten Erhebung des Malleolus externus an der anterioren Fibulakante	Senkrecht, 0,7–1,0 cun	Vernetzungs-Loch *(luoxue)* / **Leber-Leitbahn**
Gb 38 *yangfu*	4 cun kranial und etwas ventral der höchsten Erhebung des Malleolus externus an der anterioren Fibulakante zwischen M. extensor digitorum longus und M. peronaeus brevis	Senkrecht, 0,5–0,7 cun	Loch des breit vorbeiströmenden Flusswassers *(jingshu)* / **Feuer**
Gb 39 *xuanzhong*	3 cun kranial der höchsten Erhebung des Malleolus externus in der Vertiefung zwischen der posterioren Fibulakante und der Sehne des M. peronaeus longus und brevis	Senkrecht, 0,3–0,5 cun	Acht Zusammenkünfte *(ba huixue)* / **Mark**

13.3 Untersuchungstechniken

Für die Region der Kniegelenke führen folgende Angaben, Fragen und Befunde typischerweise zu einer begründeten Auswahl von Akupunkturpunkten.

13.3.1 Spezielle Anamnese

Typische und häufige Angaben zur Beschwerderegion betreffen die Innenseite des Kniegelenk (Mi 9, Le 8, Ni 10), die Patellarregion (Ma 35 und peripatelläre Punkte und als Triggerpunkt Ma 30) und auch Beschwerden an der Außenseite unter dem Kniegelenk, d. h. im Bereich des Fibulaköpfchen (Gb 34).

Anlaufschmerzen mit Kontrollverlust beim Gehen und Einklemmungserscheinungen sprechen für einen arthrogenen oder mit einem Meniskusschaden assoziierten und mechanisch induzierten Schmerz und schränken die Prognose einer reinen Akupunkturbehanldung ein.

Schwellungen und Kniegelenkserguss werden als eine Feuchtigkeitsstörung *(shi)* gedeutet, eine Indikation für Punkte der Milz *(pi)* Leitbahn, wie Mi 9 oder Mi 6 oder auch schlicht für eine Punktion.

Punktuelle Beschwerdeverteilung (Blutstase) und stechender Schmerz oft an der Medialseite oder retropatellar bei Chondropathie oder Meniskusschaden, flächige Verteilung (Qi-Stagnation) medialer und proximaler Oberschenkel bei myofaszialen Anteilen.

13.3.2 Ausschlussdiagnostik

Grundsätzlich nativradiologische Bildgebung. Sonographie: bei poplitealen Symptomen zum Ausschluss einer Bakerzyste, im Bereich der Menisken wenig aussagekräftig; diagnostische Punktion v. a. bei Verletzungsanamnese und v. a. Hämarthros, bei serösem Erguss Synoviaanalyse und Laborbefunde. MRT zur Abklärung von ligamentären Verletzungen, z. B. der Kreuzbänder und Knorpel- bzw. Meniskusschädigungen, aber auch der subchondralen Regionen und des Knorpelbettes vor chondroplastischen Eingriffen.

13.3.3 Klinische Untersuchung

Die spezielle Hinweise und Untersuchungsschritte aus Sicht der Akupunktur sind:

- Inspektion des Gangbildes mit Hinken oder Einbeinstand mit pos. Trendelenburg-Zeichen führt zur Abklärung der Hüftregion (➤ Kap. 13.4.1).
- Beidbeiniger Stand und Inspektion: Varus- bzw. Valgusform oder Genu recurvatum im Stand führt zur Prüfung der Kapselführung und Ansatzschmerzen *(ahshi)* bzw. Verkürzungen im Bereich der muskulären Führung am Oberschenkel und den Ansatzzonen (lateral Ma 34, Gb 31; medial Mi 10, Le 8; dorsal: Bl 37).
- Kniebeugeversuch
- Im Liegen: Prüfung auf Gelenkerguss, ggf. weitere diagnostische Abklärung
- Die Prüfung der Kapsel-Bandfestigkeit der Kollateralbänder und Kreuzbänder, sowie der Meniskuszeichen führt bei positiven Befunden zur Relativierung der Indikation.
- Passive Bewegungsprüfung auf Kontrakturen oder Krepitation, hartes Endgefühl bei Bewegungsdefiziten oder Einklemmungserscheinungen, bei positiven Befunden Relativierung der Indikation zur Akupunktur.
- Druckdolenzprüfung peripatellär (*ahshi*-Punkte),
- Translatorische Bewegungsprüfung des proximalen Tibiofibulargelenkes: Akupunkturpunkte im Traktus iliotibialis prüfen und ggf. einbeziehen
- Bauchlage: Kniebeugung und Prüfung auf Verkürzung M. rectus femoris (Ma 30)
- Hebe-Rüttel-Test der ISG in Bauchlage auf Gelenkspielverlust: bei pos. Befund manuelle Therapie mit einbeziehen
- Auch bei fehlenden lumbalen Symptomen aber positiver Druckdolenzprüfung über der paravertebralen Muskulatur oder positivem Federtest der lumbalen Dornfortsätze ist eine Mitbehandlung im Bereich der Lendenwirbelsäule sinnvoll.

13.4 Krankheitsbilder

Die Krankheitsbilder am Kniegelenk sind vielfältig. Die Auswahl der Akupunkturpunkte gründet auf einer funktionellen orthopädischen Differenzialdiagnose. Die Prinzipien der Akupunkturbehandlung werden im Folgenden anhand dreier Symptomgruppen und Funktionsstörungen dargestellt. Für die Insertionsbeschwerden stehen dabei beispielhaft die patellaren Schmerzzustände und Seitenbandprobleme, für arthrogene Schmerzen die Beschwerden bei Gonarthrose oder Meniskusläsionen und für die Störungen der muskulären Dysfunktionen die Triggerpunktsyndrome. Schließlich wird am Beispiel der Peronaeusparese der Stellenwert der muskulären Stimulation durch die Elektroakupunktur als besonderer Stimulationsform erläutert.

Akupunktur kann insuffiziente Muskeln nicht kräftigen. Sie kann jedoch die Voraussetzungen verbessern, durch Schmerzreduktion eine physiotherapeutisch geleitete Muskelkräftigung zu unterstützen und zu beschleunigen.

Akupunktur kann strukturell bedingte statische Defizite nicht beheben. Sie kann jedoch durch Reduktion der funktionellen Anteile der Fehlhaltung zu einer besseren Abgrenzung der strukturellen und funktionellen Defizite beitragen. Residuelle strukturelle Störungen könnten dann durch klassische orthopädische Maßnahmen, z. B. der Orthopädietechnik oder auch operativ therapiert werden.

13.4.1 Gonarthrose und Chondromalazie

Die Gonarthrose zählt mit der Coxarthrose zu den häufigsten degenerativen Gelenkerkrankungen, sei es als primäre Arthrose oder sekundär auf dem Boden von Verletzungen des Gelenks, seines Bandapparates oder der Menisken, von Fehlstellungen, dysplastischer Fehlbildungen v. a. der Patella, Durchblutungsstörungen, systemischen Erkrankungen und Osteonekrosen. Das klinische Bild imponiert akut oft als aktivierte Arthrose mit einem arthrogenen Schmerz im Kniegelenk und entzündlicher Reaktionslage mit Gelenkerguss. Zwischen den akuten Phasen bestehen typischerweise Phasen etwas geringerer Schmerzhaftigkeit, jedoch mit funktionellen Defiziten, Anlauf- und Belastungsschmerzen, die sich auf muskulärer Ebene als myofasziale und tendomyotische Schmerzen etablieren.

Stellenwert der Akupunktur

- Aus Sicht des Autors: Gute Indikation
- Einsatz: Vorwiegend im Rahmen der Behandlung von myofaszialen Schmerzen, der Steigerung der Durchblutung der Ansatzzonen und der Ökonomisierung der muskulären Gelenk- und Patellaführung
- Einsatz auch nach totalendoprothetischer Versorgung im Rahmen der Rehabilitation bei myofaszialen Schmerzen und Dysbalance, v. a. des Tractus iliotibialis, M. rectus femoris, M. tibialis anterior

CAVE

Die operative Behandlung des Kniegelenks führt nicht notwendig zur Rückbildung, sondern häufig zunächst zur zusätzlichen Störung der muskulären Balance: Am häufigsten sind der Tractus iliotibialis und das proximale tibiofibulare Gelenk betroffen!

Die Sicht der westlichen Medizin

Prävalenz mit zunehmendem Lebensalter steigend; Erstmanifestation von primären Gonarthrose oft schon im Lauf des 4. Lebensjahrzehntes, Gelenkdestruktion mit Indikation zur endoprothetischen Versorgung überwiegend erst im 7. Lebensjahrzehntes.

Klinik

- Lokalisation der Schmerzen v. a. mediales Knie und retropatellar, seltener lateral, entsprechend dem hauptsächlich befallenen Gelenkkompartiment
- Schmerz bei Erkrankungsbeginn vor allem als Anlaufschmerz, später oder mit höherer Krankheitsaktivität Belastungsschmerzen und schließlich Ruheschmerzen
- Begleitsymptomatik wie Schonhinken, Schwellung, Beugekontraktur und funktionelle Beinverkürzung

- Störungen der Alltagsaktivitäten: Einschränkung der Gehstrecke, Einschränkung beim Treppensteigen

Pathophysiologie

- Primäre Gonarthrose: Häufigste Form, Ätiologie nicht bekannt
- Sekundäre Gonarthrose: Auf dem Boden von Fehlstellungen, Stoffwechselstörungen und unvollständig abgeheilten Verletzungen
- Phasen der Dekompensation des Knorpelstoffwechsels mit Synovitis, Erguss und reaktiver Schonhaltung
- Neuromuskuläres Modell: Verschiebung der Muskelbalance nach lateral mit stabilisierenden Daueranspannung unter Belastung, konsekutiv Hypotrophie des M. quadriceps femoris vastus medialis wegen Minderbelastung und Lateralisierung der Patella

Möglicher Wirkmechanismus der Akupunktur

Lokale Verbesserung der Trophik, spinale Schmerzhemmung, Detonisierung verspannter und verkürzter Muskulatur, Deaktivierung von Triggerpunkten, Aktivierung von abgeschwächten Antagonisten

Diagnostik

- Anamnestisch sind Schmerzauslöser, Verstärkung oder Linderung des Schmerzes durch Faktoren wie Ruhe oder Bewegung, dynamische und/oder statische Beanspruchung und vorangegangene Erkrankungen oder Verletzungen der Knie- und Hüftregion voneinander abzugrenzen.
- Körperliche Untersuchung mit Blick auf
  - Haltungsauffälligkeiten und Asymmetrien im Stehen und v. a. beim Gehen
  - Prüfung der geführten aktiven Arbeitsbewegung des Kniegelenks und ergänzend immer auch des Hüftgelenks, denn etwa 20% aller Hüfterkrankungen imponieren primär als Knieschmerz!
  - Erfassung des Endgefühls, weich > muskulär, hart > kapsulär oder knöchern
  - Prüfung der Meniskuszeichen, der Bandstabilität
  - Palpation der regionalen Muskelgruppen und in Frage kommender Triggerpunkte
  - Muskuläre Widerstandstests zur Provokation von Ansatztendinosen
  - Dehnbarkeitsprüfung der regionalen, v. a. der zur Verkürzung neigenden Muskelgruppen (M. triceps surae, M. rectus femoris, M. tensor fasciae latae, Mm. ischiocrurales, Mm. adductores)
  - Prüfung der zugeordneten Wirbelsäulensegmente, ggf. Untersuchung vorhandener Narbenbildungen z. B. auf Hyperästhesie und Verschieblichkeit
- Bildgebende Diagnostik: Nativradiologische Untersuchung Kniegelenk in 2 Ebenen und zusätzlich Patella tangential, a. p. vorzugsweise als Langaufnahme im Stehen. Differenzialdiagnostisch auf der Basis von Anamnese und Untersuchung ergänzend oft Beckenübersicht im Stehen erforderlich
- Evtl. Sonographie zur Darstellung von ggf. Bakerzyste, Gelenkerguss und Weichteilveränderungen
- MRT bei Verdacht auf strukturelle Weichteilschädigung, v. a. der Bänder, und bei Verdacht auf Entzündung oder Filia

Differenzialdiagnose

- Spondylogener Schmerz mit Übertragung aus der unteren Lendenwirbelsäule und v. a. des Hüftgelenks
- Radikulärer Schmerz aus dem lumbosakralen Übergang
- Arthritis z. B. bei M. Bechterew und rheumatoider Arthritis
- Übertragungsschmerz bei Störungen des M. rectus femoris und des Iliosakralgelenks
- Lokales Entzündungsgeschehen
- Ossärer Schmerz z. B. im Rahmen eines Tumorleidens

Therapie

Aufklärung:
- Festlegung und Erläuterung der Behandlungsziele und Behandlungsstrategie
- Aufklärung über die Möglichkeiten und Risiken anderer Therapien: Manualtherapeutische und

physiotherapeutische Maßnahmen, Einsatz von Medikamenten, z. B. Steroide, die spezifischen Risiken von Injektionen, insbesondere der intraartikulären Injektionen, und andere geplante oder alternativ mögliche Interventionen, nicht zuletzt der operativen bzw. endoprothetischen Versorgung
- Abgrenzung von Leistungen der GKV und individueller Gesundheitsleistungen (z. B. Homöopathika, Knorpelschutztherapie, osteopathische Therapie, Tuina, Magnetfeldtherapien), ggf. Honorarvereinbarung
- Frühzeitige Erläuterung der Behandlungsschritte, die eine aktive Mitarbeit erfordern, insbesondere Dehnungsübungen und gezieltes Aufbautraining, Hinweise zur Verminderung der Belastung der Gelenke im Alltag (Gelenkschutz, Gewichtsreduktion, ortopädische Hilfsmittel)

Infiltrationsverfahren:
- Therapeutische Lokalanästhesie mit 5–10 ml Lidocain 1% und/oder Bupivacain 0,25% an die Gelenkkapsel oder schmerzhafte Ansatzzonen, evtl. mit Zusatz von Komplexhomöopathika, z. B. Zeel® oder Traumeel®, bei starker Reizung auch 10 mg Triamcinolon
- Therapeutische Lokalanästhesie mit 5 ml Lidocain 1% und/oder Bupivacain 0,25% in das Gelenk, evtl. mit Zusatz von Komplexhomöopathika, z. B. Zeel® oder Traumeel®, bei starker Reizung auch 1 Amp. Dexamethason, z. B. Lipotalon®

CAVE
Kurzfristig wiederholte Gabe von Steroiden intraartikulär erhöht das Infektionsrisiko!

- Injektion von Hyaluronsäurepräparaten in das Gelenk (Cave: Extraartikuläre Gabe führt oft zur lokalen Reizung)

Physiotherapie:
- Traktionsmobilisation des sekundär betroffenen, proximalen tibiofibularen Gelenks
- Dehnbarkeitsverbesserung beteiligter verkürzter Muskelgruppen:
  - M. rectus femoris
  - M. tensor fasciae latae
  - M. iliopsoas
  - Mm. ischiocrurales
  - Mm. adductores
  - M. triceps surae
- Tonisierung beteiligter abgeschwächter Muskelgruppen:
  - M. quadriceps, vastus medialis
- Erarbeitung ökonomischer Haltungs- und Bewegungsmuster
- Hilfsmitteltraining (beispielsweise Gehstock, Stehstuhl)
- Erlernen wesentlicher Eigenübungen zur Dehnung und Kräftigung

Psychotherapie und Ordnungstherapie:
- Aufklärung des Patienten über Ursache und Modalitäten seiner Beschwerden
- Belastungsregulation, Arbeitsplatzergonomie
- Einhalten eines regelmäßigen Übungsprogramms zur Besserung der Kraftausdauer und muskulären Gelenkführung
- Hilfestellung zur Gewichtsreduktion

Physikalische Therapie:
- Gelenkmobilisation zur Entlastung und Anregung der Knorpelernährung
- Wärmetherapie zu Verbesserung der Durchblutung und Entspannung der Muskulatur
- Kältetherapie zur Dämpfung von Schmerzwahrnehmung und Entzündungsreizen, v. a. bei aktivierter Arthrose
- Ultraschall im Bereich von Ansatztendinosen
- Magnetfeldtherapie zur Stabilisierung des Knorpelstoffwechsels
- TENS und Elektrotherapie zur Dämpfung der Schmerzwahrnehmung und Bahnung abgeschwächter Muskeln

Orthopädische Hilfsmittel:
- Gelenkentlastung durch Gehstock, Pufferabsatz
- Steigerung der propriozeptiven Wahrnehmung und Verbesserung der muskulären Stabilisierung durch Bandagen
- Kompensation von Defiziten bei Alltagsbewegungen durch Gehstock, Stehstuhl
- Schuhranderhöhung bei beginnenden bis mäßigen Arthrosen auf dem Boden von Fehlstellungen in der Frontalebene
- Orthesen zur äußeren Stabilisierung (selten indiziert) bei inoperablen, schmerzhaft instabilen Gelenkdestruktionen
- Behandlung sekundärer Funktionsstörungen, z. B. lumbal durch Arbeitsgürtel

Medikamentöse Therapie:

- Akut: Antiphlogistische Therapie mit NSAR (z. B. 3 × 50 mg Diclofenac oder 3–4 × 600 mg Ibuprofen), bei gegebener Anamnese und Risikofaktoren auch mit Coxiben
- Chronisch: Bei persistierendem Entzündungsschmerz antiphlogistische Therapie mit NSAR und schwach wirksamen Opioiden
- Chronisch: Bei starkem Schmerz und Kontraindikationen zur operativen Therapie antiphlogistische Therapie mit NSAR ergänzt um Opiatanalgetika in Verbindung mit Koanalgetika und ggf. Obstipationsprophylaxe
  - Chondroprotektiva bei chronischen leichteren Beschwerden in der Frühphase der Gelenkknorpelveränderung
- Chronisch: Zur Reduktion der Entzündungsaktivität Phytopharmaka, z. B. Phytodolor Tinktur® und als Radikalfänger Vitamin E, z. B. Spondyvit®

Operative und interventionelle Therapie: Die Arthroskopie gilt mittlerweile als schonender, minimalinvasiver diagnostischer Eingriff mit der Möglichkeit, gleichzeitig eine Therapie zu beginnen. Die Palette der mikrointerventionellen Verfahren ist zwischenzeitlich äußerst differenziert. Sie reicht von der Gelenkreinigung z. B. mit Knorpelglättung bis zur Sanierung von Band- und Meniskusläsionen mit (Teil-)Resektionen und weiter zu rekonstruktiven Verfahren, wie Bandplastiken, aber auch Rekonstruktionen des Gelenkknorpels.

Bei präarthrotischer Deformität, Therapieresistenz und nur mäßiger Gelenkknorpelschädigung ist eine gelenkerhaltende Umstellungsosteotomie zu erwägen.

Eine Endoprothese ist in der Regel erst indiziert, wenn sich unter Ausschöpfen der vielgestaltigen konservativen Therapieoptionen keine hinreichende Beschwerdelinderung erreichen lässt. Diverse Philosophien des Prothesendesigns mit einerseits zementierter oder zementfreier Implantation und andererseits verschieden starker Führung der Prothese selbst führen zu einer großen Vielfalt von operativen Techniken.

Prognose

Es ist eine individuelle und belastungsabhängige fortschreitende Gelenkknorpeldestruktion erwarten, deren bilddiagnostische Wiedergabe aber nicht unbedingt die Schmerzen und die funktionelle Einschränkung widerspiegelt.

Auch bei strukturellen Schädigungen kann ein kompensatorisches Therapie- und Rehabilitationsprogramm eine deutliche Beschwerdelinderung und Verbesserung der Gelenkbelastbarkeit erzielen. Die Erfolgsaussichten hängen von Ort, Art und Ausmaß der Schädigung, vom Alter und der Fähigkeit des Patienten ab, wesentliche Elemente dieses Programms zur Krankheitsbewältigung im Alltag umzusetzen.

Die Sicht der TCM

Pragmatische Therapie mit Akupunktur

Basispunkte: Auswahl nach dominanter Schmerzregion

Lokalpunkte	Ma 34, Ma 35, Ma 36, Gb 34, Bl 40, Mi 9, Mi 10, Ni 10, Ex-UE 2 *(heding)*, Ex-UE 4 *(xiyan)*
Fernpunkte	Gb 40, Ma 41, Mi 5

Punkte nach Schmerzlokalisation (zusätzlich): Auswahl der Fernpunkte auch nach der Entsprechung von Knie zu Ellbogen möglich

Durchführung der Behandlung:

- Punktauswahl:
  - Akuttherapie in der Entzündungsphase bei heftigem Schmerz und starker Verspannung: 2–3 Fernpunkte nach Schmerzlokalisation, evtl. Triggerpunkte der regionalen Muskulatur, Ohrakupunktur oder Mikrosystem-Akupunktur einbeziehen parallel antiphlogistische Therapie oder intraartikuläre Injektionsbehandlung erwägen
  - Bei subakuten Beschwerden mit deutlichem Schmerz: Lokale *ahshi*-Punkte, Triggerpunkte der regionalen Muskulatur, 2–3 Fernpunkte nach Schmerzlokalisation, ergänzend evtl. Punkte nach Symptomen
  - Strategische Therapie: Lokale *ahshi*-Punkte, abgeschwächte Muskeln tonisieren, Triggerpunkte der regionalen Muskulatur, 2–3 Fern-

punkte nach Schmerzlokalisation, ergänzend evtl. Punkte nach Symptomen

- Dauer der Nadelung: Ca. 20–30 min unter 1–3-maliger Stimulation
- Stimulationsart: Lokal ableitend und Durchgängigkeit herstellend, Fernpunkte ableitend je nach Konstitution des Patienten, ggf. syndromorientierte Punkte gemäß der Syndromdiagnose
- Behandlungsfrequenz:
  - Behandlungsserie von 10–15 Sitzungen
  - Zu Beginn jeden 2.–4. Tag
  - Später 1-mal wöchentlich vorteilhaft mit begleitender Physiotherapie/Tuina
  - In der Konsolidierungsphase begleitend im Rahmen der Trainingstherapie eine Behandlung alle 1–4 Wochen möglich oder
  - Falls erforderlich, erneute Serie nach ½ Jahr Pause

Punkte nach Symptomen (zusätzlich): Nicht selten ergeben sich sekundäre Störungen im Bereich der Lendenwirbelsäule oder bei protrahiertem Verlauf gar der gegenseitigen Schulterregion, wobei sich dort lokoregional fassbare Funktionsdefizite und schmerzhafte muskuläre Zonen entwickeln. Die Behandlung sollte dann auch die wichtigsten Funktionsstörungen der genannten Zonen aufgreifen.

Differenzierung der Syndrommuster

In der Traditionellen Chinesischen Medizin wird nach dem Leitbahnkonzept eine topographische Zuordnung getroffen, für die typische Symptomatik der Gonarthrose vornehmlich Magen, Gallenblase, Milz, Leber und Niere. Die Durchgängigkeit von Leitbahnen und Kollateralen ist wieder herzustellen.

Bi-**Syndrom:** Die typische Symptomatik der Gonarthrose wird als gelenkbezogenes *bi*-Syndrom verstanden, wobei die fehlende Durchgängigkeit von Leitbahnen und Kollateralen sich gemäß den typischen Schmerzqualitäten nach den pathogenen Faktoren meist unter die Diagnose eines Kälte-*bi*-Syndrom *(han bi)* oder der Kombination Kälte-Feuchtigkeit-*bi*-Syndrom *(han shi bi)*, bei dem z. B. ein Erguss ohne Überwärmung vorliegt, fassen lässt. Bei einem Erguss mit Überwärmung oder brennenden Schmerzen handelt es sich um eine Hitze *(re)*-Symptomatik.

Blut *(xue)* **und Qi:** Der lokalisierte, stechende Schmerz bei aktivierter Arthrose entspricht nach der Traditionellen Chinesischen Medizin einer Blut-Stase.

Der unscharf begrenzte, regionale und eher myofasziale Schmerz einer Qi-Stagnation wird über die lokalen Akupunkturpunkte, die *ahshi*-Punkte und lokoregionalen Triggerpunkte mit dem Ziel behandelt, die Durchgängigkeit herzustellen.

Zangfu: Chronische Kniebeschwerden werden wie Beschwerden der Lendenwirbelsäule allgemein dem Funktionskreis Niere zugeordnet. Der Funktionskreis zeigt keine Füllesymptome. Schwäche, Kraft- und Kontrollverlust im Kniegelenk sind Zeichen der Leere verbunden mit Kältegefühl als Yang-Mangel, im Falle von Hitzesensationen als Yin-Mangel.

Therapie nach Syndrommustern

Akupunktur nach Syndrommuster:

Je nach Syndrommuster ist auf der Ebene der Punktwahl eine Möglichkeit zur Ergänzung des Therapiekonzepts gegeben.

Akupunktur bei Gonarthrose: einige wichtige Beispiele:

Syndrommuster	Punkte
Nieren-Yang-Leere	Ren 4, Du 4, Ren 6, Ni 3, Ni 7, Bl 23 (Moxibustion!)
Nieren-Yin-Leere	Bl 23, Ni 3, Ni 6, Ni 2, Mi 6

Reizarten nach Syndrommuster: Die Möglichkeiten, die Reizarten differenzierter zu gestalten, betreffen für das Beispiele Kniegelenk v. a. die Behandlung von Kälte *(han)* und/oder Nieren-Yang-Mangel durch Moxibustion und von Feuchtigkeit *(shi)* durch Moxibustion unter Vermeidung der Entwicklung von Feuchte-Hitze im Sinn eines Ergusses.

Bei Nieren-Yin-Leere keine Moxibustion sondern Tonisierung über Stichtechnik und Punktwahl.

Chinesische Arzneitherapie:

- *bi*-**Syndrom mit Vorherrschen von Wind:** *fang feng tang* (Anhang) – Rad. Scutellariae + Rad. Achyranthis bidentatae sowie zur Wirkungsverstärkung evtl. + Rad. Clematidis, Ram. Mori, Rad. Angelicae pubescentis und/oder Rhiz. Chuanxiong
  Bei Bewegungseinschränkungen + Herb. Lycopo-

dii und Caulis Trachelospermi
Bei starken Schmerzen + Rhiz. Corydalis

- *bi*-**Syndrom mit Vorherrschen von Kälte:** *wu tou tang* (CAB 436) + Rad. Achyranthis bidentatae und Rad. Angelicae pubescentis, aus Gründen der Arzneimittelsicherheit empfiehlt sich trotz eines gewissen Wirkungsverlustes der Ersatz von Rad. Aconiti praep. durch Rad. lateralis Aconiti praep.
  Bei Bewegungseinschränkungen + Herb. Lycopodii und Fruct. Chaenomelis
  Bei starken Schmerzen + Rhiz. Corydalis
- *bi*-**Syndrom mit Vorherrschen von Feuchtigkeit:** *yi yi ren tang* (CAB 224) + Rad. Achyranthis bidentatae, Cort. Erythriniae, Herb. Siegesbeckiae, Rad. Angelicae pubescentis, Rad. Chuanxiong und Fruct. Chaenomelis.
  Bei Bewegungseinschränkungen + Herb. Lycopodii und Rad. Clematidis
  Bei starken Schmerzen + Rhiz. Corydalis
- **(Feuchtigkeit-) Hitze-*bi*-Syndrom:** *bai hu jia gui zhi tang* (CAB 74) + *San miao wan* (CAB 213) + Rad. Clematidis, Ram. Mori und Rhiz. Dioscoreae hypoglaucae
  Bei stärkerer akuter Hitze (= Entzündungs-)Zeichen und entsprechend starken Schmerzen + Herb. Siegesbeckiae und Caulis Sargentodoxae
  Bei ausgeprägter Gelenkschwellung + Caulis Clematidis armandii und Sem. Coicis
- **Qi-Stagnation und Blut-Stase:** *shen tong zhu yu tang* (CAB 352) – Faeces Trogpteri seu Pteromi (wegen Complianceproblemen) und Rhiz. seu Rad. Notopterygii + Rhiz. Corydalis und Rad. Angelicae pubescentis
  Bei zusätzlicher Verstopfung der Netzgefäße durch Schleim-Feuchtigkeit: + Sem. Sinapis, Rhiz. Pinelliae und evtl. Rhiz. Arisaematis
- **Qi- und -Blut-Leere:** *shi quan da bu tang* (CAB 288) mit Ram. Cinnamomi statt Cort. Cinnamomi + Caulis Spatholobi, Rad. Angelicae pubescentis und Rad. Cyathulae
- **Gemeinsame Leere von Leber und Nieren:** *du huo ji sheng tang* (CAB 236)
  Bei Vorherrschen einer Nieren-Yang-Leere + Rad. Morindae und Herb. Epimedii
  Bei Vorherrschen einer Nieren-Yin-Leere – Herb. Asari und Cort. Cinnamomi + Rad. Rehmanniae praep. in angemessener Dosis statt Rad. Rehmanniae und Fruct. Corni
  Bei Yin-Leere-Feuer außerdem + Rhiz. Anemarrhenae und Cort. Phellodendri

Durchführung der Behandlung: Da Arthroseschmerzen vor allem bei älteren Menschen auftreten, besteht in der Regel ein Mischbild aus (lokaler) Fülle und (konstitutioneller/altersbedingter) Leere. Dieser Tatsache sollte durch entsprechende Rezepturmodifikationen Rechnung getragen werden.

Findet man in der orthopädisch funktionellen Untersuchung vor allem einen Bewegungsschmerz und Kompressionsschmerz als Ausdruck einer arthrogenen Funktionsstörung, sind als Akupunkturpunkte zunächst einmal die lokalen Punkte in Betracht zu ziehen. Die Nadelung erfolgt unter Beachtung der Reizstärke nach den *bagang*: Bei degenerativen Läsionen respektive älteren Patienten wird die Stichtiefe größer, das *deqi* schwächer und der Nadelreiz mäßig, bei jüngeren Patienten wird die Stichtiefe geringer und häufiger eine ableitende Stichtechnik zu wählen sein. Nur selten besteht eine lokale Hyperreagibilität, die dazu zwingt, eine lokale Nadelung zu unterlassen.

Die lokalen Akupunkturpunkte umfassen medial Le 8, Le 7, Mi 9 und Ni 10, lateral Ma 34, 35 und 36, Gb 34 und median oberhalb der Patella den Extrapunkt *heding* sowie ggf. zusätzliche druckdolente Punkte. Popliteal liegen die Akupunkturpunkte Bl 39 und Bl 40, die seltener druckdolent reagieren.

Aus Sicht der Traditionellen Chinesischen Orthopädie ist bei arthrogenen Funktionsstörung die Funktionskreissystematik der *zangfu* einzubeziehen. Für Knochen *(gu)* ist die Niere *(shen)* zuständig. Das Kniegelenk selbst weist auch eine enge Beziehung zur Niere *(shen)* auf. Liegt also eine „konstitutionelle Schwäche der Knochen" zumal verstärkt am Kniegelenk vor, so kommt eine Tonisierung der Niere *(shen)* in Betracht, z. B. durch die Akupunkturpunkte Bl 23, Ni 7, Ni 3. Als „Meisterpunkt" *(ba huixue)*, der generalisiert Funktionen und Gewebe beeinflusst, ist für Knochen Bl 11 definiert. Als tonisierende Reizart ist die Moxibustion geeignet. Schließlich kann eine Nadelung nach den Prinzipien des Theorems der Sechs Übel *(liu xie)*, geleitet durch den Schmerzcharakter, hinzugefügt werden. Im Vordergrund steht dabei der durch Kälte *(han)* induzierte Schmerz, der wiederum auf den Funktionskreis Niere und damit auf die o. g. Akupunkturpunkte verweist.

Bei Funktionsstörungen der knieführenden Muskulatur ist die Überprüfung auf druckdolente Maximalpunkte der Muskulatur (s. o.) angezeigt, deren physio- oder manualtherapeutische Behandlung die Akupunkturtherapie ergänzen kann. Diese Verfahren erleichtern damit im weiteren Verlauf eine medizinische Trainingstherapie unter physiotherapeutischer Anleitung.

Weitere Therapiemöglichkeiten

Qigong

Eine Optimierung der Körperhaltung mit Verbesserung der Balance und Beckenaufrichtung ist häufig ein sinnvolles therapeutisches Ziel. Spezifisch können Übungen des bewegten Qigong, die phasenweise eine kontrollierte Belastung im Stand in Kniebeugung erfordern, eine Möglichkeit zu dosierten Trainingsreizen darstellen, die über die Stärke der Absenkung des Körperschwerpunktes und die daraus resultierende Kniebeugehaltung dosiert werden können.

Tuina

Die Tuina ist eine notwendige Ergänzung, um nach Triggerakupunktur die muskuläre Dehnbarkeit zu verbessern, insoweit dies nicht durch westliche Physiotherapie geleistet wird.

Eine Tuina-Behandlung kann auch zur Gelenkmobilisation herangezogen werden.

Ohrakupunktur

(➤ Kap. 4.4.1)

TENS

Mäßig geeignet zur Selbstbehandlung der algogenetischen Strukturen. Als Muskelstimulator zur Anbahnung von Trainingsreizen, insbesondere des M. quadriceps vastus medialis, einsetzbar.

13.4.2 Patellare Schmerzzustände

Im Bereich des Kniehalteapparates spielt die Patella als Hypomochlion eine zentrale Rolle. Sie hat u. a. die Funktion der Kraftübertragung aus dem M. quadriceps femoris, dem wichtigsten kniegelenksstabilisierenden Muskel. Die Steuerung dieser Kraftübertragung bedingt eine dichte Besetzung der Ansätze des Sehnenapparates am Patellarand mit Propriorezeptoren und macht sie damit zu einer Region erster Ordnung für Akupunkturpunkte. Dies gilt insbesondere dann, wenn durch Palpation diese Insertionszonen als wesentliche algogenetische Region identifiziert worden sind. Typische Beispiele sind Beschwerden im Rahmen einer Lateralisationstendenz der Patella mit Schmerzen am medialen Patellarand oder im Bereich der Patellaspitze am Übergang zum Ligamentum patellae bei Sportlern mit häufigen Sprungbelastungen.

Die Akupunkturpunkte rund um die Patella, also in ihren Insertionszonen, können in diesem Sinne als lokale Punkte oder *ahshi*-Punkte eingesetzt werden.

Als regionale Akupunkturpunkte kommen zusätzlich die klassischen Punkte im schmerzhaften Bereich des Kniegelenkes in Betracht (Ma 34, Ma 35, Ma 36, Gb 34, Bl 40, Bl 39, Ni 10, Le 8, Mi 10, Mi 9).

Weist ein Patellaandruckschmerz oder ein positives Zohlen-Zeichen auf eine Chondropathie bzw. Chondromalazie hin, sind weitere Erwägungen zur Behandlung arthrogener Störungen wie im nachfolgenden Abschnitt anzustellen.

Ergibt die Untersuchung, dass es sich nicht lediglich um eine akute Überlastungssymptomatik handelt, sondern die muskuläre Balance zwischen M. vastus medialis et lateralis des M. quadriceps gestört ist, oder entsprechende druckschmerzhafte Punkte oder Triggerpunkte vorliegen, kommen die Überlegungen im Abschnitt zu den myogenen Funktionsstörungen zusätzlich zum Tragen.

Die Fernpunktauswahl erfolgt nach Palpation, dabei sind für laterale Patellaschmerzen gemäß der *yangming*- und *shaoyang*-Leitbahnachse vor allem die Akupunkturpunkte Ma 41, Gb 41 im kaudalen Bereich und Di 15, Sj 14 am oberen Abschnitt der Leitbahnachsen zu berücksichtigen. Bei medialer Symptomatik sind die *taiyin*-Leitbahnachse mit Mi 6 und die *jueyin*-Leitbahnachse mit Le 3 als Fernpunkte einzubeziehen.

13.4.3 Triggerpunktsyndrome

Die Stabilisation des Kniegelenks beruht wesentlich auf der muskulären Führung. Lokale dysfunktionale muskuläre Zustände können als Schmerz im Bereich des Kniegelenkes empfunden werden. Umgekehrt können sich arthrogene Störungen im Bereich des Kniegelenkes sekundär in den führenden Muskelstrukturen manifestieren. In Folge einer statischen Deformität des Beines oder eine chronische Reizung des Gelenkes kann sich eine funktionelle muskuläre Störung etablieren, die eine eigene, schmerzhafte Qualität gewinnen kann.

In erster Linie sind die knieführenden Muskeln zu berücksichtigen.

Bei lateraler Störung ist eine Untersuchung insbesondere des Tractus iliotibialis (Gb 29,31), des M. biceps femoris (Bl 37, Bl 38, Gb 33) angezeigt.

Bei ventrolateraler Störung Prüfung des M. vastus lateralis (Ma 34, Ma 33), ergänzt um die Untersuchung des meist abgeschwächten Antagonisten bezüglich der Patellaführung, des M. vastus medialis (Mi 10) und des M. tibialis anterior (Ma 36).

Bei dorsaler Störung: Häufig liegt eine Verkürzung der ischiokruralen Muskelgruppe vor, so finden sich häufig druckdolente Punkte und damit Akupunkturpunkte in der Mitte des dorsalen Oberschenkel (Bl 37), die Muskelansatzzonen lateral (Gb 34) und medial (Le 7, Le 8, Mi 9) sind ebenfalls zu palpieren. Ein tiefer poplitealer Schmerz kann eine Funktionsstörung des M. popliteus anzeigen, die häufig einen aktiven Triggerpunkt im Bereich des Akupunkturpunktes Bl 56 aufweist.

In zweiter Linie ist auch an Störungen des Hüftgelenkes zu denken, so bei medialen Knieschmerzen auch an den M. sartorius (Gb 28, 29) und die Adduktorengruppe. Eine Verkürzung des M. rectus femoris ist häufig mit einem weit proximal liegenden Triggerpunkt (Ma 31) verknüpft, seltener auch mit Schmerzen im distalen Drittel (Ma 32), was sich als patellarer Schmerz manifestieren kann.

An dritter Stelle ist auch an Störungen des M. gastrocnemius zu denken, sie sind über die Akupunkturpunkte Bl 57, Bl 58 im Muskelbauch, in der Ursprungszone des medialen Anteils auch Ni 10 bei weniger tiefem Stich ansprechbar.

Die Behandlung durch Akupunktur besteht in erster Linie in einer Deaktivierung der Triggerpunkte durch direkte Nadelung der maximal druckdolenten und verhärteten Muskelzone, zusätzlich sind die Insertionszonen in Betracht zu ziehen. Als generelle Akupunkturpunkte zur Regulation des Muskeltonus kommen darüber hinaus Le 3 und Gb 34 in Betracht.

13.4.4 Peronaeusparese

Die Akupunkturpunktstimulation kann auch durch elektrischen Strom erfolgen. Dabei können niederfrequente Ströme zur Anwendung kommen, die analog einer Reizstrombehandlung zur Muskelkontraktion führen. Entsprechend den Indikationen einer Reizstrombehandlung kann einerseits proximal über Gb 34 als muskulärem oder über Bl 39 als nahe des N. peroneaus communis gelegenem Akupunkturpunkt und andererseits distal in der Peronealgruppe eine Behandlung erfolgen.

KAPITEL

14

Jürgen Bachmann, Jürgen Mücher (chin. Arzneitherapie)

Sprunggelenk und Fuß

14.1 Leitbahnen, lokoregionale Punkte und Fernpunkte

Leitbahnen

Im Bereich von Sprunggelenk und Fuß zeigt der Verlauf der Leitbahnachsen Unregelmäßigkeiten auf der Yin-qualifizierten Seite, also medial. Die Fuß-*shaoyin*-Niere-Leitbahn macht eine Schleife am medialen Fußrücken, die in der Literatur zu unterschiedlicher Akupunkturpunktbezifferung geführt hat, so dass z. B. Ni 3 nach der hier verwandten internationalen Nomenklatur in der französischen Übersetzungstradition und auch noch bei G. Bachmann oder auch bei Kitzinger mit Ni 5 bezeichnet wird Die zweite Unregelmäßigkeit betrifft die Anordnung der Leitbahnachsen. Die Fuß-*taiyin*-Milz-Leitbahn verläuft, obwohl eigentlich zum ersten Umlauf und damit in die ventrale Region einzuordnen, an der Medialkante des Fußes und hat die ventrale Position mit dem Verlauf der Fuß-*jueyin*-Leber-Leitbahn im Bereich des Fußes getauscht.

Die Fuß-*taiyang*-Blase-Leitbahn verläuft dorsal des Malleolus lateralis entlang des Fußaußenrandes zur lateralen Seite der 5. Zehe. Die Fuß-*shaoyang*-Gallenblase-Leitbahn zieht über das laterale Sprunggelenkskompartiment und den äußeren Fußrücken weiter zur lateralen Seite der 4. Zehe. Die Fuß-*yangming*-Magen-Leitbahn läuft entlang des medialen Sprunggelenkskompartiment über den Fußrücken zur lateralen Seite der 2. Zehe.

Akupunkturpunkte

Die Akupunkturpunkte am Sprunggelenk und Fuß sind, wie alle peripheren Akupunkturpunkte, also auch diejenigen an der Hand, vielfach Steuerungspunkte (➤ Kap. 1.2) und daher wichtig, da sie nicht nur als lokale Punkte eingesetzt werden, sondern häufig auch bei Erkrankungen, die nicht in der Fußregion lokalisiert sind.

Fernpunkte

Die Indikation zur Auswahl von Fernpunkten für Funktionsstörungen im Bereich des Sprunggelenkes und Fußes folgt zum einen den Prinzipien des Leitbahnmodells unter Berücksichtigung der Beziehung zwischen Hand und Fuß, z. B. Di 2, Di 3 oder Di 5 bei ventrolateralen Störungen im Bereich der Fuß-*yangming*-Magen-Leitbahn, also des 1. und 2. Strahles insbesondere im Vorfußbereich. Daneben kommen auch muskuläre Punkte im proximalen Unterschenkel in Betracht wie Ma 36, also im Bereich des M. tibialis anterior bei funktionellen Beschwerden mit einer Absenkung des Längsgewölbes, oder Gb 34 bei einer Abschwächung der Fußaußenrandheber und Neigung zu Supinationstraumata.

14.2 Akupunkturpunkte im Bereich des Sprunggelenks und des Fußes

14.2.1 Dorsale Sprunggelenks- und Fußregion

Die Aufzählung der Akupunkturpunkte folgt der Reihenfolge der Leitbahnabläufe, Punkte ohne klassische Akupunkturpunktbezeichnung werden ggf. am Ende eingeordnet. (➤ Abb. 14.1 und ➤ Tab. 14.1)

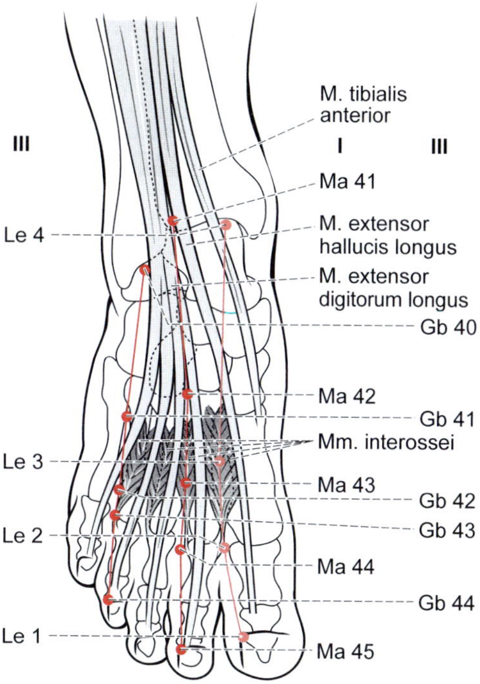

Abb. 14.1 Fuß, dorsale Ansicht: Akupunkturpunkte und ihre anatomischen Lagebeziehungen

Tab. 14.1 Fuß (dorsal): Akupunkturpunkte und ihre anatomischen Lagebeziehungen

Akupunkturpunkt	Lokalisation	Stichrichtung/-tiefe	Funktion
Ma 41 *jiexi*	In der Mitte der dorsalen Sprunggelenksspalte zwischen der Sehne des M. extensor hallucis longus und der Sehne des M. extensor digitorum longus	Senkrecht, 0,3–0,5 cun	Loch des breit vorbeiströmenden Flusswassers *(jingshu)* / **Feuer**
Ma 42 *chongyang*	Anterior inferior zu Ma 41 am höchsten Punkt des Fußrückens	Senkrecht, 0,3–0,5 cun	Ursprungs-Qi-Loch *(yuanxue)* / **Milz-Leitbahn**
Ma 43 *xiangu*	Am Fußrücken zwischen O. metatarsale II und III in der Vertiefung hinter den MTP-Gelenken	Senkrecht, 0,3–0,5 cun	Loch des in den Stromschnellen fließenden Wassers *(shushu)* / **Holz**
Ma 44 *neiting*	Proximal des Schwimmhautrandes zwischen der 2. und 3. Zehe	Senkrecht, 0,3–0,5 cun	Loch des herausrinnenden Quellwassers *(xingshu)* / **Wasser**
Ma 45 *lidui*	0,1 cun proximal der lateralen Nagelfalzecke der 2. Zehe	Schräg, subkutan; 0,1–0,2 cun	Loch des Brunnenwassers *(jingshu)* / **Metall**

14

Tab. 14.1 Fuß (dorsal): Akupunkturpunkte und ihre anatomischen Lagebeziehungen *(Fortsetzung)*

Akupunkturpunkt	Lokalisation	Stichrichtung/-tiefe	Funktion
Gb 40 *qiuxu*	Ventral kaudal des Malleolus externus in der Vertiefung lateral der Sehne des M. extensor digitorum longus	Senkrecht, 0,5–0,7 cun	Ursprungs-Qi-Loch *(yuanxue)* / **Leber-Leitbahn**
Gb 41 *zulinqi*	In der Vertiefung distal der proximalen Verbindung zwischen 4. und 5. Metatarsale lateral der Sehne des M. extensor digiti minimi	Senkrecht, 0,3–0,5 cun	Kreuzung mit den acht Außerordentlichen Gefäßen *(ba maijiao huixue) / daimai* Loch des in den Stromschnellen fließenden Wassers *(shushu)* / **Holz**
Gb 42 *diwuhui*	Zwischen 4. und 5. Metatarsale, medial der Sehne des M. extensor digiti minimi	Senkrecht, 0,3–0,5 cun	
Gb 43 *xiaxi*	Auf dem Fußrücken zwischen 4. und 5. Zehe, proximal der Zwischenzehenfalte	Senkrecht, 0,3–0,5 cun	Loch des herausrinnenden Quellwassers *(xingshu)* / **Wasser**
Gb 44 *zuqiaoyin*	0,1 cun proximal der lateralen Nagelfalzecke der 4. Zehe	Senkrecht, 0,1–0,2 cun	Loch des Brunnenwassers *(jingshu)* / **Metall**
Le 1 *dadun*	Etwas proximal der lateralen Nagelfalzecke der Großzehe	Senkrecht, 0,1–0,2 cun	Loch des Brunnenwassers *(jingshu)* / **Holz**
Le 2 *xingjian*	Auf dem Fußrücken proximal des Zwischenzehenhäutchens 1 und 2	Schräg, nach proximal; 0,3–0,5 cun	Loch des herausrinnenden Quellwassers *(xingshu)* / **Feuer**
Le 3 *taichong*	Auf dem Fußrücken in der Vertiefung distal der Verbindung zwischen 1. und 2. Metatarsalknochen	Senkrecht, 0,3–0,5 cun	Ursprungs-Qi-Loch *(yuanxue)* / **Gallenblase-Leitbahn** Loch des in den Stromschnellen fließenden Wassers *(shushu)* / **Erde**
Le 4 *zhongfeng*	1 cun distal des medialen Malleolus, halbe Strecke zwischen Mi 5 und Ma 41 in der Vertiefung an der medialen Seite der Sehne des M. tibialis anterior	Senkrecht, 0,3–0,5 cun	Loch des breit vorbeiströmenden Flusswassers *(jingshu)* / **Metall**

14.2.2 Mediale Sprunggelenks- und Fußregion

Die Aufzählung der Akupunkturpunkte folgt der Reihenfolge der Leitbahnabläufe, Punkte ohne klassische Akupunkturpunktbezeichnung werden ggf. am Ende eingeordnet. (➤ Abb. 14.2 und ➤ Tab. 14.2)

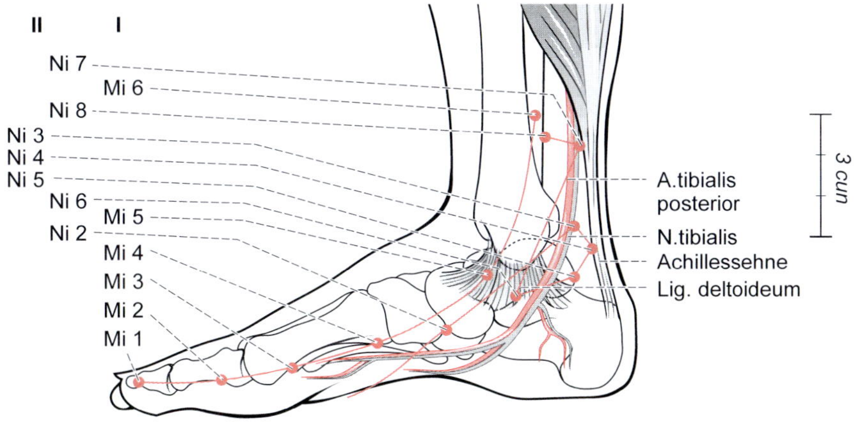

Abb. 14.2 Fuß, mediale Ansicht: Akupunkturpunkte und ihre anatomischen Lagebeziehungen

Tab. 14.2 Fuß (medial): Akupunkturpunkte und ihre anatomischen Lagebeziehungen

Akupunkturpunkt	Lokalisation	Stichrichtung/-tiefe	Funktion
Mi 1 *yinbai*	0,1 cun proximal der medialen Nagelfalzecke der Großzehe	Senkrecht, 0,1–0,2 cun	Loch des Brunnenwassers *(jingshu)* / **Holz**
Mi 2 *dadu*	An der Medialseite der Großzehe und distal des 1. MTP-Gelenkes an der Grenze zwischen Fußrücken und Fußsohle	Senkrecht, 0,2–0,3 cun	Loch des herausrinnenden Quellwassers *(xingshu)* / **Feuer**
Mi 3 *taibai*	An der Medialseite der Großzehe, Hautgrenze, proximal inferior des Metatarsalköpfchen 1	Senkrecht, 0,3–0,5 cun	Ursprungs-Qi-Loch *(yuanxue)* / **Magen-Leitbahn** Loch des in den Stromschnellen fließenden Wassers *(shushu)* / **Erde**
Mi 4 *gongsun*	Medialseite des Fußes in der Vertiefung distal inferior der Basis von Metatarsale 1, Hautgrenze	Senkrecht, 0,5–0,7 cun	Vernetzungs-Loch *(luoxue)* / **Magen-Leitbahn** Kreuzung mit den acht Außerordentlichen Gefäßen *(ba maijiao huixue) / chongmai*
Mi 5 *shangqiu*	In der Vertiefung anterior distal des medialen Malleolus	Senkrecht, 0,2–0,3 cun	Loch des breit vorbeiströmenden Flusswassers *(jingshu)* / **Metall**

Tab. 14.2 Fuß (medial): Akupunkturpunkte und ihre anatomischen Lagebeziehungen *(Fortsetzung)*

Akupunkturpunkt	Lokalisation	Stichrichtung/-tiefe	Funktion
Mi 6 *sanyinjiao*	3 cun oberhalb der höchsten Erhebung des Malleolus medialis, Tibiahinterkante	Senkrecht, 0,7–1,0 cun	
Ni 1 *yongquan*	In der Mitte der Fußsohle zwischen dem distalen und mittleren Drittel der Fußsohle	Senkrecht, 0,3–0,5 cun	Loch des Brunnenwassers *(jingshu)* / **Holz**
Ni 2 *rangu*	In der Vertiefung plantar der Tuberositas ossis navikularis	Senkrecht, 0,3–0,5 cun	Loch des herausrinnenden Quellwassers *(xingshu)* / **Feuer**
Ni 3 *taixi*	In der Mitte zwischen der höchsten Erhebung des Malleolus internus und der Achillessehne	Senkrecht, 0,3–0,5 cun	Ursprungs-Qi-Loch *(yuanxue)* / **Blase-Leitbahn** Loch des in den Stromschnellen fließenden Wassers *(shushu)* / **Erde**
Ni 4 *dazhong*	Distal und posterior des medialen Malleolus in der Vertiefung medial des Achillessehnenansatzes	Senkrecht, 0,3–0,5 cun	Vernetzungs-Loch *(luoxue)* / **Blase-Leitbahn**
Ni 5 *shuiquan*	1 cun kaudal Ni 3	Senkrecht, 0,3–0,5 cun	Spalten-Loch *(xixue)* / **Niere**
Ni 6 *zhaohai*	1 cun kaudal der höchsten Erhebung des Malleolus internus	Senkrecht, 0,3–0,5 cun	Kreuzung mit den acht Außerordentlichen Gefäßen *(ba maijiao huixue)* / *yinqiaoma*
Ni 7 *fuliu*	2 cun direkt proximal Ni 3	Senkrecht, 0,5–0,7 cun	Loch des breit vorbeiströmenden Flusswassers *(jingshu)* / **Metall**
Ni 8 *jiaoxin*	Anterior von Ni 7 an der Hinterkante der Tibia	Senkrecht, 0,5–0,7 cun	

14.2.3 Laterale Sprunggelenks- und Fußregion

Die Aufzählung der Akupunkturpunkte folgt der Reihenfolge der Leitbahnabläufe, Punkte ohne klassische Akupunkturpunktbezeichnung werden ggf. am Ende eingeordnet. (➤ Abb. 14.3 und ➤ Tab. 14.3)

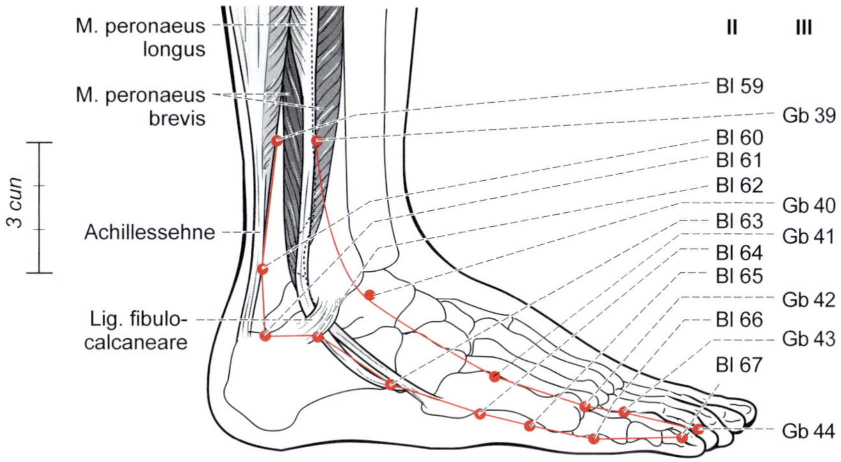

Abb. 14.3 Fuß, laterale Ansicht: Akupunkturpunkte und ihre anatomischen Lagebeziehungen

Tab. 14.3 Fuß (lateral): Akupunkturpunkte und ihre anatomischen Lagebeziehungen

Akupunkturpunkt	Lokalisation	Stichrichtung/-tiefe	Funktion
Bl 60 *kunlun*	Mitte zwischen höchsten Erhebung des Malleolus lateralis und Achillessehne	Senkrecht, 0,5–0,7 cun	Loch des breit vorbeiströmenden Flusswassers *(jingshu)* / **Feuer**
Bl 61 *pucan*	Kaudal Bl 60 in der Vertiefung proximal des Calcaneus	Senkrecht, 0,3–0,5 cun	
Bl 62 *shenmai*	In der Vertiefung an der Unterkante des Malleolus lateralis	Senkrecht, 0,3–0,5 cun	Kreuzung mit den acht Außerordentlichen Gefäßen *(ba maijiao huixue) / yangqiaomai*
Bl 63 *jinmen*	Kaudal distal von Bl 63 in der Vertiefung über dem O. cuboideum	Senkrecht, 0,3–0,5 cun	Spalten-Loch *(xixue)* / **Blase**
Bl 64 *jinggu*	Plantar proximal der Tuberositas an der Basis O. metatarsale 5	Senkrecht, 0,3–0,5 cun	Ursprungs-Qi-Loch *(yuanxue) /* **Niere-Leitbahn**
Bl 65 *shugu*	Proximal inferior des Mittelfußköpfchen 5	Senkrecht, 0,3–0,5 cun	Loch des in den Stromschnellen fließenden Wassers *(shushu) /* **Holz**
Bl 66 *zutonggu*	Distal inferior des MTP 5	Senkrecht, 0,2-0,3 cun	Loch des herausrinnenden Quellwassers *(xingshu)* / **Wasser**
Bl 67 *zhiyin*	0, 1 cun proximal der lateralen Nagelfalzecke Dig. 5	Senkrecht, 0,1–0,2 cun	Loch des Brunnenwassers *(jingshu)* / **Metall**

Tab. 14.3 Fuß (lateral): Akupunkturpunkte und ihre anatomischen Lagebeziehungen *(Fortsetzung)*

Akupunkturpunkt	Lokalisation	Stichrichtung/-tiefe	Funktion
Gb 39 *xuanzhong*	3 cun kranial der höchsten Erhebung des Malleolus externus in der Vertiefung zwischen der posterioren Fibulakante und der Sehne des M. peronaeus longus und brevis	Senkrecht, 0,3–0,5 cun	Acht Zusammenkünfte *(ba huixue)* / **Mark**
Gb 40 *qiuxu*	Ventral kaudal des Malleolus externus in der Vertiefung lateral der Sehne des M. extensor digitorum longus	Senkrecht, 0,5–0,7 cun	Ursprungs-Qi-Loch *(yuanxue)* / **Leber-Leitbahn**
Gb 41 *zulinqi*	In der Vertiefung distal der proximal Verbindung zwischen 4. und 5. Metatarsalknochen lateral der Sehne des M. extensor digiti minimi	Senkrecht, 0,3–0,5 cun	Kreuzung mit den acht Außerordentlichen Gefäßen *(ba maijiao huixue)* / *daimai* Loch des in den Stromschnellen fließenden Wassers *(shushu)* / **Holz**
Gb 42 *diwuhui*	Zwischen 4. und 5. Metatarsalknochen, medial der Sehne des M. extensor digiti minimi	Senkrecht, 0,3–0,5 cun	
Gb 43 *xiaxi*	Auf dem Fußrücken zwischen 4. und 5. Zehe, proximal der Zwischenzehenfalte	Senkrecht, 0,3–0,5 cun	Loch des herausrinnenden Quellwassers *(xingshu)* / **Wasser**
Gb 44 *zuqiaoyin*	0,1 cun proximal der lateralen Nagelfalzecke der 4. Zehe	Senkrecht, 0,1–0,2 cun	Loch des Brunnenwassers *(jingshu)* / **Metall**

14.2.4 Plantare Fußregion

Die Aufzählung der Akupunkturpunkte folgt der Reihenfolge der Leitbahnabläufe, Punkte ohne klassische Akupunkturpunktbezeichnung werden ggf. am Ende eingeordnet. (➤ Abb. 14.4 und ➤ Tab. 14.4)

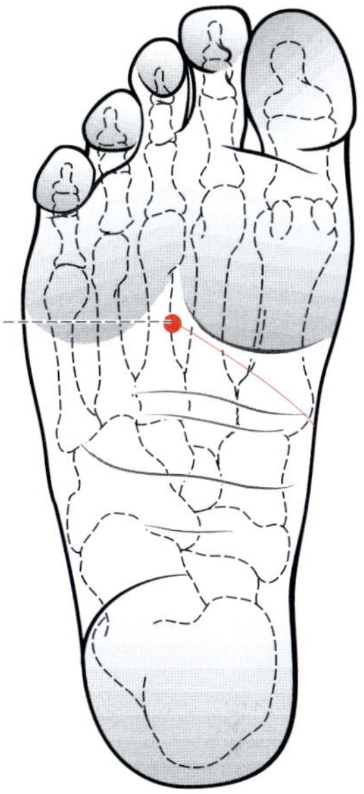

Abb. 14.4 Fuß, plantare Ansicht: Akupunkturpunkte und ihre anatomischen Lagebeziehungen

Tab. 14.4 Fuß (plantar): Akupunkturpunkte und ihre anatomischen Lagebeziehungen

Akupunkturpunkt	Lokalisation	Stichrichtung/-tiefe	Funktion
Ni 1 *yongquan*	In der Mitte der Fußsohle zwischen dem distalen und mittleren Drittel der Fußsohle, exklusiv der Zehen	Senkrecht, 0,3–0,5 cun	Loch des Brunnenwassers *(jingshu)* / **Holz**

14.3 Untersuchungstechniken

Für die Fußregion tragen folgende Angaben, Fragen und Befunde zu einer begründeten Indikation zur Akupunktur und auch der Auswahl der Akupunkturpunkte bei.

14.3.1 Spezielle Anamnese

Nach Auslösern, Urlaubsreisen und Änderungen der Alltagsbelastungen fragen: Typische und häufige Angaben zur Beschwerdeauslösung betreffen Überlastungssituationen am Fuß durch ungewohnte Anforderungen oder neues Schuhwerk. Ungewohnte Anforderungen sind oft zeitlich limitiert, d. h. die Ursache entfällt und die Symptomatik hat zunächst eine gute Prognose für spontanes Abklingen.

Nach früheren Beschwerden und Einlagenbehandlungen fragen: Eine Fehlstatik des Fußes induziert beim Gehen nicht selten mechanisch eine Überlastung und Schmerzen, demgemäß schränkt sich hierdurch die Prognose einer reinen Akupunkturbehandlung ein und der Korrektur der Fußfehlform bzw. der unterstützenden Einlagenversorgung kommt mehr Bedeutung zu.

Nach Sportgewohnheiten fragen: Ausdauersport mit Laufen und Gehen wirkt als Verstärker: ungünstige Belastungsverteilungen im Fußgewölbe und muskuläre Defizite treten deutlicher in Erscheinung.

Nach Verletzungen fragen, auch vermeintliche Bagatellen: Das Supinationstrauma des Sprunggelenks ist häufig und sollte bei anhaltenden Beschwerden die Aufmerksamkeit des Untersuchers auf die Außenseite des Unterschenkels, d. h. die *shaoyang*-Achse und den Bereich des Fibulaköpfchens (Gb 34) lenken.

14.3.2 Ausschlussdiagnostik

Bei anhaltenden Beschwerden nativradiologische Bildgebung, die im weiteren Verlauf auch häufig in der Differenzialtherapie operativer Verfahren. Sonografie: v. a. bei Symptomen im Bereich der Achillessehne; bei V. a. entzündlich rheumatische Erkrankungen nativradiologische Bildgebung und Laborbefunde. MRT zur Abklärung von Sehnendegenerationen (z. B. Achillessehne), Frühdiagnostik entzündlich rheumatischer Erkrankungen und Osteonekrosen, z. B. des Talus bei anhaltenden Sprunggelenksbeschwerden.

14.3.3 Klinische Untersuchung

Spezielle Hinweise aus Sicht der Akupunktur sind in der Fußregion rar, es dominiert die Inspektion zur Frage der Fehlstatik als wesentlicher Basis für einen komplexen Therapieplan.

- Inspektion im beidbeinigen Stand auf Fehlstellungen:
  - Valgusstellung des Rückfuß: medialen Unterschenkel palpieren (Mi 6),
  - Genu valgum, Gb 34 und fibulare Muskeln sowie laterales Sprunggelenk palpieren
  - Knickfuß, fehlende Aufrichtung des Fußgewölbes im Zehenspitzenstand, bei Defiziten z. B. Ma 36 im M. tibialis anterior
  - Spreizfuß: *bafeng* Punkte zwischen den Mittelfußköpfchen
  - Senkfuß: Milz-Leitbahn am medialen Fußrand
- Inspektion der ggf. vorhandenen Einlagen und deren Belastung ausweislich der Trittspur, der Abnutzung von Schuhwerk und der Füße plantar auf Druckstellen und vermehrte Beschwielung, als Indikatoren für Fehlstatik und Fehlbelastung, führen bei positiven Befunden zu einer Relativierung der Indikation zur Akupunktur.
- Auch bei fehlenden lumbalen Symptomen: untere Lendenwirbelsäule und ISG prüfen, nicht selten Mitbehandlung im Bereich der Lendenwirbelsäule sinnvoll

14.4 Krankheitsbilder

14.4.1 Achillessehnenschmerz

Chronische Schmerzen an den Achillessehnen sind häufige Beschwerden bei Laufsportlern, charakterisiert durch Einlaufschmerzen. Im Bereich der Sehne treten nach Trauma, situativer oder chronischer

Überlastung neben den Schmerzen auch Schwellungen auf. Die aktive Bewegung löst Schmerzen aus. Das Gleitgewebe ist verdickt, vermehrt nach der Belastung. Zusätzlich kann eine Reizreaktion der Ansatzzonen auftreten. Bei chronischem Verlauf bestehen daneben häufig Veränderungen der Muskulatur des M. triceps surae mit erhöhtem Tonus und Verminderung der Dehnbarkeit, gelegentlich auch unter Ausbildung von Triggerpunkten.

Stellenwert der Akupunktur

- Aus Sicht des Autors: Mäßig gute Indikation, oft komplexe Pathophysiologie
- Einsatz: Vorwiegend im Rahmen der muskulären Detonisierung und Verbesserung der lokalen Trophik im Bereich von Ansatztendinosen
- Bei chronischen Überlastungen z. B. durch Störungen der Fußstatik oder ungünstiges Schuhwerk kausale Therapie beachten

Die Sicht der westlichen Medizin

Klinik

- Lokalisation der Schwellung im Gleitgewebe einer Sehne
- Schmerz vor allem bei Anspannung und Gleitbewegung der Sehne
- Schmerz bei Ansatztendinosen auch durch isometrische Anspannung
- Begleitsymptomatik evtl. mit Krepitation und Überwärmung im Bereich der Sehnenscheide

Pathophysiologie

- Reizzustand des Sehnengleitgewebes und der Sehneninsertionen als Folge eines Missverhältnisses zwischen geforderter Belastung und tatsächlicher Belastbarkeit.
- Als kausale Bedingungen kommen verschiedene Störungen in Frage:
  - Überlastung
  - Fußfehlstellungen
  - Ungünstiges Schuhwerk
  - Blockierungen (OSG, USG)
  - Blockierungen im distalen Tibiofibulargelenk, im proximalen Tibiofibulargelenk zusätzlich mit myofaszialer Störung des M. biceps femoris
  - Myofasziale Störungen des M. soleus und der Mm. gastrocnemii

Möglicher Wirkmechanismus der Akupunktur

Detonisierung überlasteter und verspannter Muskeln, Deaktivierung von Triggerpunkten, lokal erhöhte Durchblutung und Verbesserung der Mikrozirkulation

Diagnostik

- Anamnestisch sind zu erheben:
  - Genauer Schmerzort
  - Schmerzauslösende, -verstärkende oder -verbessernde Faktoren wie Ruhe oder Bewegung
  - Dynamische und/oder statische Beanspruchungsmuster
  - Vorerkrankungen (z. B. Infekte, Allgemeinerkrankungen) und Verletzungen
  - Sport- und Schuhanamnese
- Körperliche Untersuchung mit:
  - Inspektion der Fußstatik und insbesondere der Rückfußstellung
  - Prüfung der geführten aktiven Arbeitsbewegung im oberen und unteren Sprunggelenk
  - Palpation und Provokation von Druckdolenzen im Sehnenverlauf
  - Palpation der regionalen Muskelgruppen und möglicher Triggerpunkte im Bereich des M. triceps surae
  - Widerstandsteste zur Provokation von Ansatztendinosen
  - Dehnbarkeitsprüfung der zur Verkürzung neigenden Muskelgruppen, insbesondere M. triceps surae
  - Prüfung der zugeordneten Wirbelsäulensegmente in der unteren Lendenwirbelsäule und des Iliosakralgelenks
- Sonografie zur Darstellung von Weichteilveränderungen im Verlauf der Sehne (Ödem, Degeneration, Zysten, Schleimbeutel)
- Nativradiologische Untersuchung des Fußes seitlich, evtl. des Sprunggelenks in 2 Ebenen

Differenzialdiagnose

Die Differenzialdiagnose ist vielfältig. Vorrangig ist zunächst die Abgrenzung zu Schmerzen im Bereich des Rückfußes wegen anderen Erkrankungen:

- Bursitis achillae
- Hinterer (oberer) Fersensporn
- Haglund-Exostose
- Apophysitis calcanei beim Kind oder Jugendlichen
- Teilruptur der Achillessehne, meist im Bereich der Insertion des M. soleus
- Blockierungen des oberen oder unteren Sprunggelenks
- Myofaszialer übertragener Schmerz ohne Beteiligung der Achillessehne
- Spondylogener übertragener Schmerz aus der Lendenwirbelsäule

Bei protrahiertem Verlauf ist die Abgrenzung von Funktionsstörungen benachbarter Gelenke und der erweiterten muskulären Funktionskette erforderlich.

Andere Ursachen können zu einer Reizung der Sehne führen, die in der Regel einer Therapie mit Akupunktur nicht ohne Weiteres zugänglich ist. Einige wichtige Beispiele:

- Entzündlich rheumatische Erkrankungen wie rheumatoide Arthritis, Morbus Bechterew oder Morbus Reiter
- Primäre Sehnendegeneration
- Infektiöse Tendinitis, z. B. nach (offener) Verletzung, Hämatom oder iatrogen

Therapie

Aufklärung:

- Festlegung und Erläuterung der Behandlungsziele und Behandlungsstrategie
- Aufklärung über die Risiken einzusetzender Medikamente und die spezifischen Risiken von Injektionen, insbesondere der Sehnenschädigung (z. B. bei Kortisoninstillation)
- Abgrenzung von Leistungen der GKV (z. B. sind topische Antiphlogistika aus dem Leistungsspektrum entfernt worden) und individuellen Gesundheitsleistungen, wie die infiltrative Therapie mit Substanzen außerhalb der vertragsärztlichen Versorgung, z. B. Homöopathika, ggf. Honorarvereinbarung
- Frühzeitige Erläuterung der Behandlungsschritte, die eine aktive Mitarbeit erfordern, wie Anpassung des Schuhwerks, später Dehnungsübungen

Infiltrationsverfahren: Therapeutische Lokalanästhesie mit 2–5 ml Lidocain 1% und/oder Bupivacain 0,25% an (nicht in!) die Sehne, evtl. mit Zusatz von Komplexhomöopathika, z. B. Zeel® oder Traumeel®, bei starker Reizung auch 10 mg Triamcinolon

> **CAVE**
> Die Infiltration von Kortikoiden, insbesondere in kristalliner Form, birgt das Risiko einer Sehnenruptur, die im Bereich der Achillessehne eine chirurgische Refixation erfordert!

Physiotherapie: Während der Akutphase nicht indiziert, Ruhe und Entlastung stehen im Vordergrund; später können sinnvoll sein:

- Dehnbarkeitsverbesserung beteiligter verkürzter Muskelgruppen
- Tonisierung beteiligter abgeschwächter Muskelgruppen
- Erlernen von Eigenübungen zur Dehnung und Kräftigung

Psychotherapie und Ordnungstherapie: Erkennen und Vermeiden von Faktoren der Überlastung, Trainingsplan und -einteilung, Schuhwerk, Laufstil, Streckenwahl

Physikalische Therapie:

- Kältetherapie zur Dämpfung von Schmerzwahrnehmung und Entzündung
- Iontophorese, Phonophorese zur Entzündungshemmung.
- Ultraschallbehandlung zur Verbesserung der Durchblutung
- Evtl. TENS und Elektrotherapie zur Dämpfung der Schmerzwahrnehmung bei chronischem Verlauf

Orthesen:

- Fersenkeil zur Entlastung der Sehne
- Gipsruhigstellung zur Ausschaltung der überlasteten Funktion war früher üblich, Nachteil: Muskuläre Hypotrophie, daher m. E. obsolet.

Medikamentöse Therapie:

- Lokal bei oberflächlichem Sehnenverlauf: Topische Antiphlogistika, evtl. mit teilfixierendem Verband und in feuchter Kammer

- Akut: Antiphlogistische Therapie mit NSAR (z. B. 3 × 50 mg Diclofenac oder 3–4 × 600 mg Ibuprofen), bei gegebener Anamnese und Risikofaktoren auch von Coxiben
- Bei starken Entzündungsschmerzen Infiltration mit Steroiden. Cave s. o.

Operative und interventionelle Therapie:

- In der Regel bei Tendovaginitis nicht indiziert
- Bei Therapieresistenz evtl. Röntgentiefenbestrahlung

Prognose

Sie ist i. d. R. gut. Der Erfolg hängt aber bei Überlastung wesentlich von der korrekten Fußstatik, der ergonomischen Optimierung und der Verbesserung der muskulären Leistungsfähigkeit ab.

Die Sicht der TCM

Pragmatische Therapie mit Akupunktur

Basispunkte: Im Vordergrund stehen lokale Punkte im Bereich des Ansatzes und des Verlaufs der Achillessehne, ergänzt um Punkte, die sich aus der funktionellen orthopädischen Untersuchung und den Befunden ergeben.

Lokoregionale Punkte	Regionale und muskuläre Punkte	Additive Punkte
Ni 3, Ni 5, Ni 7, Bl 60, Bl 61, Bl 62, Nadelung paratendinös beidseits	Gb 40, Insertion M. soleus, Triggerpunkte in Mm. gastrocnemii, auch Fußheber, Ma 36, M. bizeps femoris	Bl 58, Bl 57, Bl 67, Dü 3, Dü 5, He 7 Bei Verkürzung der ischiokruralen Muskeln: Bl 36, Bl 37

Durchführung der Behandlung:

- Therapie in der akuten Frühphase bei deutlichem Schmerz: Lokale *ahshi*-Punkte, Triggerpunkte der regionalen Muskulatur, 2–3 Fernpunkte nach Schmerzlokalisation
- Dauer der Nadelung: Ca. 20–30 min unter 1–3-maliger Stimulation
- Stimulationsart: Lokal ableitend und Durchgängigkeit herstellend
- Behandlungsfrequenz:
  - Behandlungsserie von 10–15 Sitzungen
  - Zu Beginn jeden 1.–2. Tag
  - Später 2-mal wöchentlich vorteilhaft mit begleitender Physiotherapie und/oder Tuina

Differenzierung der Syndrommuster

Nach dem Leitbahnkonzept besteht eine fehlende Durchgängigkeit von Leitbahnen und Kollateralen. Die primäre Aufgabe besteht darin, diese Durchgängigkeit wieder herzustellen.

Daneben werden rheumatische Erkrankungen im weiteren Sinne als *bi*-Syndrom bezeichnet und können unter weiteren Aspekten differenziert werden.

Therapie nach Syndrommuster

Akupunkturtherapie: Meist nach dem Bild der pathogenen Faktoren eines Feuchtigkeit-*bi*-Syndroms *(shi bi)*. Letzteres ergibt sich aus der Weichteilschwellung und wird, v. a. in Verbindung mit Kälte *(han)*, durch lokale Moxibustion behandelt. Ergänzend kommen Punkte wie Mi 9 und Mi 6 in Betracht.

Bei lokaler Schwellung mit Überwärmung besteht eine Feuchte-Hitze, bei der sich die Anwendung von Moxibustion verbietet. Die Hitze kann durch Mikroaderlass ausgeleitet werden, hinzu treten ausleitende Punkte wie z. B. Di 4.

Chinesische Arzneitherapie:

- **(Qi-Leere mit) Invasion von Kälte-Feuchtigkeit in die Sehnen:** *juan bi tang aus bai yi xuan fang* (CAB 223) mit Rad. Paeoniae albae statt Rad. Paeoniae rubrae und Rad. Angelicae pubescentis statt Rhiz. seu Rad. Notopterygii + Rad. Achyranthis bidentatae, Rad. Clematidis, Fruct. Chaenomelis, Ram. Cinnamomi und Caulis Spatholobi
  Bei stärkerer Kälte-Symptomatik auch + Herb. Asari.
  Bei reinen Fülle-Zuständen kann Rad. Astragali evtl. weggelassen werden.
- **Nach-Unten-Fließen von Feuchtigkeit-Hitze:** *si miao wan* (CAB 214) + Poria, Rhiz. Chuanxiong, Ram. Lonicerae und Caulis Trachelospermi
- **Qi-Stagnation und Blut-Stase:** *huo luo xiao ling dan* (CAB 366) (evtl. in leichteren Fällen – Oliba-

num) + Rad. Cyathulae, Ram. Mori, Rhiz. Chuanxiong und Caulis Spatholobi
Bei (lokaler) Blut-Leere mit Mangelversorgung der Sehnen + Rad. Paeoniae albae und Rad. Polygoni multiflori

Durchführung der Behandlung: Bei Symptomen einer Verstopfung der Netzgefäße durch Schleim-Feuchtigkeit (sehr chronischer, schmerzhafter Verlauf, Ansammlung von Flüssigkeit, Verdickung des Gleitgewebes evtl. mit Bildung von Knötchen oder Zysten) empfiehlt sich die Ergänzung von Rhiz. Pinelliae, Poria und Sem. Sinapis unter evtl. Verzicht auf (einige) Arzneimittel gegen Wind-Feuchtigkeit.

Weitere Therapiemöglichkeiten

Qigong

Sinnvolle Ergänzung durch Schulung der plantaren Propriozeption und milder Dehnung der Wadenmuskulatur.

Tuina

Sinnvolle Handgrifftechniken der Tuina umfassen Maßnahmen zur Dehnung der Muskulatur, Friktion der Ansatzzonen, vorsichtige Mobilisation der Sehnengleitwege, Mobilisation der Sprunggelenke und des Rückfußes sowie die segmentale Behandlung der Lendenwirbelsäule.

Ohrakupunktur

(➤ Kap. 4.4.1)

TENS

Nur eingeschränkt geeignet zur Behandlung bei Schmerzen.

Eine Iontophorese mit Antiphlogistika und Elektrodenlokalisation im Bereich der Ansatzzone oder im Sehnenverlauf kann aber zur Entzündungshemmung eingesetzt werden.

14.4.2 Sprunggelenksdistorsion

Bei einem akuten Supinationstrauma liegt nach der Traditionellen Chinesischen Orthopädie eine lokale Stase des Flusses von Qi und Blut *(xue)* vor. Daher sollte in der ersten posttraumatischen Phase lokal allenfalls ableitend genadelt werden. Meist ist aber wegen der Empfindlichkeit der verletzten und oft stark geschwollenen Region zur Schmerzlinderung eher die Nadelung der entsprechenden Akupunkturpunkte auf der kontralateralen Seite zu empfehlen. Diese ist auch hilfreich, wenn ein fixierender oder funktioneller Verband zur Ruhigstellung angelegt wurde und die lokalen Akupunkturpunkte nicht erreichbar sind. Nach Schmerzlinderung, Abklingen der Schwellung bzw. Entfernung des Verbandes kann dann die Nadelung der Lokalpunkte wieder auf der betroffen Seite erfolgen.

Zu den in Betracht kommenden lokalen Akupunkturpunkten zählen vor allem *ahshi*-Punkte, darunter lateral Bl 60 und Bl 62, evtl. auch Bl 61, Bl 63 und Gb 40, bei Beteiligung des medialen Sprunggelenkskompartimentes Ma 41, Ni 3, Ni 6, Mi 5.

Die Fernpunktbehandlung kann nach der Beziehung von Handgelenk zu Sprunggelenk mit Sj 3 oder Sj 4 versucht werden, bei lateralen Funktionsstörungen Dü 3 für die *taiyang*-Leitbahnachse, bei medialen Funktionsstörungen Lu 9 für die *taiyin*-Leitbahnachse.

Im weiteren Krankheitsverlauf kann es zur Ausbildung von Triggerpunkten in den Muskeln der Peronaeusgruppe kommen, die dann homolateral genadelt werden. Falls eine funktionelle Blockierung des Fibulaköpfchens vorliegt, ist diese manualtherapeutisch anzugehen.

Der Akupunkturpunkt Gb 34 und weitere Punkte der peronaealen Muskeln können bei Abschwächung der Fußrandheber und Neigung zu Supinationstraumata im Sinne einer tertiären Prävention mit physiotherapeutisch angeleiteten Eigenübungen zur Muskelkräftigung kombiniert werden.

14.4.3 Tarsaltunnelsyndrom

Eine Nervenreizung im Bereich des Tarsaltunnels an der medialen Fußwurzel ist entsprechend dem Karpaltunnelsyndrom durch eine ausstrahlende, oft parästhetische Schmerzhaftigkeit gekennzeichnet, beim Tarsaltunnelsyndrom in Richtung auf den medialen Fußrand und hin zum Großzeh. In der Regel besteht ein lokaler Druckschmerz über Ni 6, eventuell auch mit einem Hoffmann-Tinel-Phänomen. Weitere lokale Akupunkturpunkte sind Ni 5, Mi 5, M 4, Mi 3.

Für die Fernpunktauswahl sind an der Hand die *taiyin*-Leitbahnachse und *shaoyin*-Leitbahnachse heranzuziehen, also Punkte der Lunge-Leitbahn und der Herz-Leitbahn.

Bei abgesenktem Längsgewölbe kommt die muskuläre Stimulation über Ma 36 im proximalen M. tibialis anterior in Betracht, evtl. ergänzt durch Le 3 bei verkürztem M. abductor hallucis. Zur Gewölbeabstützung kann eine Einlageversorgung erwogen werden.

Die konservative orthopädische Therapie umfasst zudem die therapeutische Lokalanästhesie, die neben der Akupunktur des lokalen Druckschmerzpunktes und ergänzender Akupunkturpunkte auf der Fuß-*shaoyin*-Niere-Leitbahn Anwendung finden kann. Die chirurgische Dekompression sollte erst nach erfolglosem konservativem Therapieversuch erwogen werden.

14.4.4 Vorfuß- und Mittelfußschmerz

Bei Vorfuß- und Mittelfußschmerzen im Rahmen einer statischen oder dynamischen Überlastung sind neben möglichen Triggerpunkten im M. abduktor hallucis auch der intermetakarpale Raum und die Mm. interossei zu palpieren und ggf. zu nadeln (Le 3, Le 2, Gb 41, Ma 44, *bafeng* Punkte in den Schwimmhautfalten, ohne Abbildung). Bei kapsulärem Reiz können Punkte in den Ansatzzonen der Kapsel in Betracht kommen (Ma 43, Ma 42). Liegt die Schmerzhaftigkeit am medialen Fußrand, können die Akupunkturpunkte der Milz-Leitbahn geprüft werden. Bei einer Morton-Neuralgie ist es den Versuch wert, mittels einer Akupunktur von lokalen Punkten und Fernpunkten eine Schmerzhemmung zu erzielen.

Die Fernpunkte liegen in den analogen Zonen an der Hand, also auf der Dickdarm-Leitbahn und Sanjiao-Leitbahn, in Abhängigkeit von der betroffenen Seite des Fußes. Steht eine eher laterale bzw. fibularer Symptomatik im Vordergrund ist radialseitig, bei eher medialen bzw. tibialen Schmerzen ulnarseitig zu nadeln.

Falls sich keine hinreichend schmerzfreie Belastbarkeit ergibt, ist je nach Ausmaß der Fehlstatik oder der Kontrakturen eine korrigierende bzw. bettende Einlagenversorgung zu erwägen, um der Komplexität der Funktionsstörung auch unter strukturellen Gesichtspunkten Rechnung zu tragen.

14.4.5 Plantare Schmerzen

Plantare Schmerzen werden häufig durch einen Fersensporn verursacht. Die Akupunkturbehandlung von plantaren Schmerzen zielt zum einen auf die schmerzhafte Insertionsstelle des M. quadratus plantae am Calcaneus oder, und dies ist palpatorisch zu differenzieren, auf die druckdolente Verkürzung dieses Muskels. Als regionale Akupunkturpunkte kommen nur Ni 2 und Ni 1 in Betracht. Durch eine ableitende Nadeltechnik, die zur Vermeidung lokaler Schmerzen nur eine vorsichtige manuelle Stimulation erlaubt, sollte nach wenigen Sitzungen eine Schmerzreduktion eintreten. Falls diese ausbleibt, ist, so weit noch nicht ausgeschlossen, nach entzündlich rheumatischen Erkrankungen zu forschen., Bei manifester Ausbildung eines mechanisch irritierenden plantaren Fersenspornes ist eine im medialen Anteil weich bettende Einlagenversorgung (Locheinlage) oder Schuhanpassung indiziert. Wegen der Schmerzhaftigkeit bei jeder Belastung ist oft eine Infiltrationstherapie mit Steroiden hilfreich. Versagen diese Maßnahmen in einzelnen Fällen, kommen auch aufwändigere Verfahren wie Stoßwellenbehandlung in ihren verschiedenen Ausprägungen in Betracht.

Jürgen Bachmann, Marcus Bäcker, Michael Hammes, Jürgen Mücher (chin. Arzneitherapie)

KAPITEL

15 Systemerkrankungen und systemische Schmerzsyndrome

Die in den vorangegangenen Kapiteln dargestellten therapeutischen Konzepte zur Wahl der Akupunkturpunkte mit lokoregionalen Punkten, Fernpunkten und ergänzenden Punkten sind bei systemischen Erkrankungen und multilokulären Störungen und Schmerzen nicht zielführend. Vielmehr geht es bei diesen Erkrankungen um eine Modulation der Schmerzverarbeitung, insbesondere auch auf zentraler Ebene, und die Nutzung der vegetativ umstimmenden Akupunkturwirkung. Demgemäß kommen Akupunkturpunkte mit übergreifender Wirkung stärker zum Einsatz.

Bei Erkrankungen, die sich aus westlicher Sicht pathogenetisch auf ein Organsystem zurückführen lassen, ergeben sich weitere Aspekte. Organsysteme werden in der Traditionellen Chinesischen Medizin nicht in gleicher Weise formuliert, besonders nicht das Nervensystem. So können Schmerzaspekte, die sich z. B. aus dem damit verbundenen Schmerztypus ergeben, in einer chinesischen Diagnose vorkommen.

Auch wenn sich ein solcher Schmerz möglicherweise lokoregional manifestiert, werden also im Kontext einer integrativen Anwendung auf dem Boden der westlichen Diagnose neben einer lokoregionalen Therapie weitere Aspekte für die Akupunkturbehandlung wesentlich.

Da sich dies fachgebietsbezogen unterschiedlich darstellen lässt, sind im Folgenden zwei Kapitel (➤ Kap. 15.5 und ➤ Kap 15.6) aufgenommen worden, die zur Akupunktur bei neuropathischen und vaskulären Schmerzen aus neurologischem und internistischem Blickwinkel Stellung nehmen.

15.1 Chronische Schmerzkrankheit

Jürgen Bachmann

15.1.1 Allgemeine Leitlinien

Die analgetische Wirkung der Akupunktur ist, v. a. bei akuten Schmerzen, klinisch eindrucksvoll. Für die schnelle Linderung von chronischen Schmerzen reicht die periphere sensorische Stimulation zur Hemmung der Schmerzweiterleitung durch lokale und segmental konkurrierende Reiz nicht aus.

Bei chronischen Schmerzen kommen häufig sekundäre Veränderungen in der Schmerzverarbeitung zum Tragen und gewinnen einen eigenständigen Krankheitswert. Diese Entwicklung wird mit dem Begriff Schmerzkrankheit bezeichnet.

Dem generalisierten und chronischen Geschehen gemäß sind dann die therapeutischen Zielrichtungen der Akupunktur gegenüber der lokalen und regionalen Betrachtungsweise zu modifizieren.

15.1.2 Chronische Schmerzen am Bewegungssystem

Stellenwert der Akupunktur

- Aus Sicht des Autors: Mäßig gute Indikation zur Behandlung von Schmerzen, gute Indikation zur Behandlung der vegetativen Fehlsteuerung und gestörten Schmerzverarbeitung, sehr gute Indikation zur Behandlung myofaszialer Fehlsteuerungen
- Anwendung (v. a. in Abstimmung mit weiteren Verfahren!) zur
  - Muskeldetonisierung und Deaktivierung von Triggerpunkten
  - Unterstützung physiotherapeutischer Maßnahmen
  - Unterstützung einer sekundären Rehabilitation und Besserung der Kraftausdauer
  - Ausleitung von Kälte *(han)*, Hitze *(re)* und Feuchtigkeit *(shi)* im Rahmen eines *bi*-Syndroms
  - Schlafregulation und vegetativen Stabilisierung
  - Schmerzhemmung
- Einsatz der Akupunktur als Hilfsmittel:
  - Für eine differente, naive Krankheitsdeutung unter Bezug auf Traditionelle Chinesische Medizin
  - Zur Belohnung und Motivation zur körperlichen Redkonditionierung

Für den Einsatz der Akupunktur ist interessant, dass geringer chronifizierte Krankheitsbilder auf dem Boden manifester Strukturschäden mit deutlichem Funktionsdefizit oft weniger aussichtsreich zu therapieren sind, als Störungen mit stärker vegetativer und affektiver Komponente in höheren Chronifizierungsstadien.

Die Sicht der westlichen Medizin

Der chronische Schmerz am Bewegungssystem ist ein häufiges Krankheitsbild. Aus Sicht spezialisierter Schmerztherapeuten gibt es mehrere Millionen Schmerzkranke in Deutschland, überwiegend Frauen, Manifestation meist im 4.–6. Dezennium.

Zur Beurteilung der Ausprägung existieren verschiedene Klassifikationsschemata. Häufig angewendet wird die Einteilung nach Gerbershagen auf der Grundlage des Chronifizierungsstadium. Aber auch Einordnungen nach Lokalisation oder pathogenetischen Prinzipien werden benutzt.

Klinik

- Individuelle Krankheits- und Symptombilder mit langjähriger Schmerzsymptomatik, bei denen der Schmerz seine Warnfunktion verloren hat und Krankheitszeichen mit somatischer Minderfunktion und Veränderungen auf psychischem und sozialem Gebiet eingetreten sind
- Oft sozialer Abstieg oder Ausgrenzung mit Arbeitsplatzverlust, unerfülltem Wunsch nach Berentung
- Organe können parallel dazu eine Strukturschädigung aufweisen

Die Ätiologie der Erkrankung ist nach dem derzeitigen Stand der Diskussion nicht einheitlich.

Diagnostik

- Anamnese
- Ergänzend standardisierte Schmerzfragebogen mit den Anteilen:
  - Körperschema
  - Formulierung der Schmerzen durch den Patienten
  - Standardisierte Frageinstrumentarien (z. B. SES, PDI, ADS, BDI, etc.)
  - Schmerztagebücher
- Anamnestisch sind Schmerzcharakter, Auslöser, Verstärkung oder Verbesserung durch Faktoren wie Ruhe oder Bewegung, dynamische und/oder statische Beanspruchung und Vorerkrankungen zu erheben.
- Orientierende Ganzkörperuntersuchung und Funktionstests für Alltagsbewegungen:
  - Gangbild, Halswirbelsäulen- und Lendenwirbelsäulenfunktion, Hand- und Greiffunktionen, Einbeinstand, Kniebeuge
  - Prüfung der aktiven Arbeitsbewegung der Hände, Arme, Knie und Hüften
  - Palpation der regionalen Muskelzüge in Schmerzregionen auf Verspannung und Triggerpunkte
  - Evtl. Prüfung auf typische Tender Points der Fibromyalgie
- Laboruntersuchung in der Regel unergiebig
- Bildgebende Diagnostik:
  - Nativradiologische und sonographische Untersuchungen liegen in der Regel bereits vor, nur ergänzend und fachgebietsbezogen bei manifesten Hinweisen für diagnostische Lücken.
  - CT, MRT und Knochenszintigraphie sind nur selten indiziert.
  - Gefahr der Chronifizierung durch Bildgebung

Differenzialdiagnose

Die Differenzialdiagnose steht vor allem vor der Aufgabe, zu einer vom Betroffenen getragenen Schmerzanalyse zu gelangen und die Problemfelder zu definieren. Dabei ist in therapeutischer Hinsicht v. a. die komplementäre Rolle und der Stellenwert psychischer, sozialer und somatischer Anteile der Schmerzerkrankung zu klären.

Therapie

Aufklärung:

- Wichtig zur Festigung des Vertrauensverhältnisses, da chronischer Verlauf die Regel und – jeweils angepasst an die aktuelle Situation der Erkrankung – eine Festlegung der aktuellen, primären und der sekundären oder nachrangigen Behandlungsziele erfolgen muss, um die Behandlungsstrategie und Taktik gegenüber dem Patienten zu formulieren.
- Meist multimodale Therapienansätze: Medikamentös, physikalisch, (kranken-)gymnastisch, und evtl. interventionell
- Aufklärung über die Risiken einzusetzender Medikamente, die spezifischen Risiken von Injektionen, manuellen Verfahren
- Abgrenzung von Leistungen der GKV und individuellen Gesundheitsleistungen, z. B. nicht rezept-

pflichtige naturheilkundliche Präparate, ggf. Honorarvereinbarung
- Erläuterung der Behandlungsaspekte, die eine aktive Mitarbeit erfordern, insbesondere aktive Eigenübungen, evtl. Vereinbarungen unter verhaltenstherapeutischen Aspekten.

Infiltrationsverfahren: Diagnostische Lokalanästhesie mit 1–3 ml Lidocain 1% und/oder Bupivacain 0,25% an kleine Wirbelgelenke, Triggerpunkte, schmerzhafte Muskelansatzzonen, evtl. bildgestützt, auch größere Volumina bis 20 ml intraartikulär, je nach Größe des synovitischen Gelenkraums

Therapeutische Lokalanästhesie mit 2–5 ml Lidocain 1% und/oder Bupivacain 0,25% an Triggerpunkte, schmerzhafte Muskelansatzzonen, an und in die Gelenkkapsel der Gelenke mit Zusatz von 2–5–10–20–40 mg Triamcinolon oder 1–2 Ampullen Dexamethason, z. B. Lipotalon®, je nach Größe des synovitischen Gelenkraums

Physiotherapie, Ergotherapie:
- Übungen zur Optimierung der Kraftausdauer
- Mobilisation eingeschränkter Gelenke
- Dehnung verkürzter Muskelgruppen
- Tonisierung abgeschwächter Muskelgruppen, v. a. der tiefen Bauchmuskulatur
- Erlernen von Eigenübungen zur Dehnung und Kräftigung
- Ergotherapeutische Versorgung und Optimierung von Alltagsaktivitäten bei Funktionsdefiziten

Psychotherapie und Ordnungstherapie:
- Aufklärung über Möglichkeiten der Eigentherapie:
  - Bewegung, Gymnastik, Schwimmen, Nordic Walking
  - Diätetische Möglichkeiten
  - Ausreichende Zufuhr von Vitaminen, Spurenelementen und Antioxidanzien mit der Nahrung
- Entspannungsverfahren
- Psychotherapeutische Behandlung bei Depressionen oder häufigen depressiven Episoden. Entsprechende Fachberatung bei häufig komplexen sozialmedizinischen Fragestellungen zur Physikalischen Therapie:
  - Wärmetherapie zur Entspannung der paravertebralen oder Bauchmuskulatur und Nutzung der kutiviszeralen Reflexe
  - Kältetherapie zur Schmerzhemmung lokal, Kältekammer, z. B. bei Fibromyalgie
  - Ultraschallbehandlung zur Verbesserung der Durchblutung
  - Radiale Stoßwelle zur Deaktivierung muskulärer Triggerzonen
  - TENS zur Dämpfung der Schmerzwahrnehmung
  - Iontophorese zur Entzündungshemmung im Bereich von Sehnen, Ansatzzonen, Schleimbeuteln

Orthesen: Umfangreiche Indikationen zur Hilfsmittelversorgung und orthopädietechnischen Maßnahmen, zur Verbesserung der muskulären Führung, Kompensation von Instabilität, Abstützung insuffizienter Strukturen, z. B. des Fußgewölbes

Aber: Gehhilfen zur Entlastung des Achsenorgans oft problematisch im Gesamtkontext

Medikamentöse Therapie:
- Insgesamt äußerst komplexe Therapieführung mit sehr unterschiedlichen Aspekten, von denen in diesem Rahmen nur einige wenige dargestellt werden können.
- Basis der Therapie sind langfristig einzunehmende schmerzmindernde Pharmaka, die nach dem Prinzip einer kontinuierlichen Pause vom Schmerz eingesetzt werden sollen. Das Ziel einer Umkehrung der chronifizierenden Prozesse ist oft erst nach Wochen und Monaten zu beurteilen, dabei engmaschige Kontrolle der Nebenwirkungen: Bei starken Schmerzen NSAR auch ergänzt um Opiatanalgetika in Verbindung mit Koanalgetika und ggf. Obstipationsprophylaxe
- Einfachste Standardtherapie mit NSAR (z. B. 3 × 50 mg Diclofenac oder 3–4 × 600 mg Ibuprofen), bei gegebener Anamnese und Risikofaktoren auch Gabe von Coxiben oder Protonenpumpenhemmern
- Stufenschema nach WHO Stufe I mit einfachen Analgetika und NSAR, Stufe II ergänzt um schwache Opioide, und Stufe III mit starken Opioiden ist eine generelle Richtschnur. Bei Opioiden auf Nebenwirkungen, v. a. Obstipation achten und ggf. Laxantien verordnen
- Ergänzende analgetische Schmerztherapie mit schnell wirkenden Substanzen für Durchbruchschmerzen
- Muskelrelaxanzien
- Als Koanalgetika Antidepressiva in niedriger Dosierung abends, gebräuchlich zur Verbesserung

des analgetischen Effekts, z. B. Amtriptylin 10 mg, 0-0-1, bei höherer Dosierung Einschleichen wg. Nebenwirkungenen empfehlenswert, Tropfenform initial gut dosierbar

Operative Therapie: In der Regel zurückhaltende und gezielte Indikationsstellung, da jede operative Intervention potenziell einen chronifizierenden Faktor darstellt.

Indikationen für Interventionen, die Schmerzreduktion in einem bestimmten Zeitfenster versprechen, mit Vereinbarung über die in diesem Zeitraum zu erbringende selbständige Aktivierung des Patienten verbinden.

Prognose

Die Erkrankung verläuft in der Regel chronisch progredient. Die Prognose des langfristig bestehenden Schmerzes ist v. a. abhängig von irreversiblen strukturellen Schädigungen und der Aktivierung und Rekonditionierung des Patienten in funktioneller Hinsicht auf den diversen Ebenen: Muskuläre, konditionelle, psychische und soziale. Ein chronisch progredienter oder rezidivierender Verlauf ist leider häufig.

Die Sicht der TCM

Pragmatische Therapie mit Akupunktur

Es sind Akupunkturpunkte zu wählen, die eine übergreifende analgetische Wirkung besitzen. Hierzu zählen z. B. Di 4 und Ma 36.

Bei Schmerzen in verschiedenen Körperabschnitten ist eines der therapeutischen Prinzipien, die Verteilung des Qi zu verbessern und lokale Stasen aufzulösen, z. B. über Punkte wie Dü 3 und Bl 62 als Einschaltpunkte für das Gefäß *dumai* und das Gefäß *yangqiaomai*, welche die lokoregionalen Akupunkturpunkte ergänzen.

Bei einer Schmerzausstrahlung, die die Grenzen des Leitbahnbezuges sprengt, ist zusätzlich Gb 41 als Einschaltpunkt für das *dai*-Gürtelgefäßzu nadeln.

Aus Sicht der Traditionellen Chinesischen Orthopädie sind chronische Erkrankungen durch eine Leere *(xu)* gekennzeichnet, so dass das Behandlungsprinzip einer Auffüllung durch wiederholte kleine Reize wesentlich ist. Der Behandlung mit Moxibustion als auffüllender Stimulationsform kommt in diesem Kontext eine wesentliche Rolle zu.

Im Rahmen einer chronischen Schmerzerkrankung mit ihren funktionellen Folgen entsteht die Notwendigkeit, diese Folgen im Begriffsystem der Traditionellen Chinesischen Medizin zu erfassen. Darin liegt auch eine Chance! Es glückt nicht selten, mit diesem uns fremden Begriffssystem zu einer angemesseneren und schlüssigeren Zusammenfassung der Symptom- und Beschwerdekonstellationen zu gelangen, als dies mit den Begriffen der modernen Medizin möglich ist. Dies mag darin begründet sein, dass sich die Begriffsbildung der Traditionellen Chinesischen Medizin als einer protowissenschaftlichen Medizin stärker am Befinden als wesentlichem Parameter der Deutung von Krankheit und der Bewertung von Therapieerfolg orientiert.

Daneben mag aber eine Rolle spielen, dass die Begriffe der Traditionellen Chinesischen Medizin für die Betroffenen neu sind, d. h. sie sind im besten Sinne naiv und können so ihre leibliche Empfindung besser formulieren. Die Patienten erleben, dass ihre „leiblichen Gefühle" aufgenommen, verstanden und akzeptiert werden. Die Dimension des Befindens wird damit zur gemeinsamen Basis für die Therapie: Für den Therapeuten als Basis zur Formulierung einer Diagnose nach den Prinzipien der chinesischen Medizin, für die Patienten als Vertrauensbasis im therapeutischen Bündnis, da die subjektiven Empfindungen einen wesentlichen Stellenwert erhalten.

Bei Schmerzen des Bewegungssystems kann in chronischen Fällen der lokoregionale Therapieansatz häufig schon ein wesentliches Stück weiter führen, da er oft eine zumindest vorübergehende Schmerzlinderung erreichen kann, die den Einsatz weitergehender, z. B. physiotherapeutischer oder psychotherapeutischer Ansätze erst ermöglicht oder doch entscheidend unterstützt.

Akupunktur kann insuffiziente Muskeln nicht kräftigen, aber die Voraussetzungen für eine zeitgerechte und effiziente physiotherapeutische Muskelkräftigung verbessern.

Die Deaktivierung von Triggerpunkten erfordert eine entsprechend palpatorische Diagnostik und den Stich in die verhärtete Zone des Muskels, dem dann in der Regel Entspannung folgt. Nach Akupunkturstimulation scheint die neuromuskuläre Rehabilitation leichter zu gelingen, da Schonbewegungsmuster aufgelöst werden können.

Der im Rahmen der Schmerzkrankheit häufig generalisierte muskuläre Hypertonus reduziert sich. Über mehrere Sitzungen tritt zunehmend eine psychische Stabilisierung, Erhöhung der Schmerzschwelle und verbesserte Schmerztoleranz ein. Hierfür können allgemein ableitende (Du 20, He 7, He 8) und muskulär ableitende Akupunkturpunkte (Gb 34, Le 3, Gb 20) eingesetzt werden.

Wenn parallel zur Akupunktur eine Psychotherapie erfolgt, ist mit dem Therapeuten eine Abstimmung darüber vorzunehmen, ob in der therapeutischen Situation eher öffnende und damit auch Konflikte aktualisierende und aktivierende Akupunkturpunkte wie Di 4, oder eher psychisch ableitende Punkte und die Belastbarkeit steigernde Therapieprinzipien angezeigt sind, z. B. der Tonisierung der Mitte, also der Funktionskreise Magen *(wei)* und Milz *(pi)*. Daneben ist darauf zu verweisen, dass die einzelnen Funktionskreise auch mit seelischen und biographischen Grundkonstellationen verknüpft werden, so dass sich Bezüge und Bilder ergeben können, die allerdings erst in neuerer Zeit einer ernstzunehmenden und transkulturell kritischen Überprüfung unterzogen werden.

Bei Instabilitäten der Gelenke ist die Indikation zur lokalen, muskelentspannenden Nadelung insofern zurückhaltend zu stellen, da die Detonisierung der Muskeln zu einer vorübergehenden Zunahme der Instabilität führen kann. Hier ist die Kombination mit physiotherapeutischen Maßnahmen der Kontrakturbehandlung und Eutonisierung der Muskulatur wesentliches komplementäres Element einer sinnvollen Kombinationsbehandlung.

Durch orthetische und orthopädietechnische Maßnahmen sowie Schuhanpassungen sind weitere Ergänzungen möglich.

Durchführung der Behandlung:

- Bei Akuttherapie keine lokalen oder *ahshi*-Punkte, sondern 4–6 Fernpunkte nach Schmerzlokalisation einschließlich kontralateraler Entsprechungspunkte, ergänzend evtl. Punkte nach zusätzlichen Symptomen, Mikrosysteme nutzen
- Strategische Therapie außerhalb der Akutphase: Lokale *ahshi*-Punkte, Triggerpunkte der regionalen Muskulatur, 2–3 Fernpunkte nach Schmerzlokalisation
- Bei Zeichen der Schmerzchronifizierung, bei polytoper Schmerzhaftigkeit und Funktionsstörung sowie dominanten vegetativen Begleitsymptomen oder Therapieresistenz Einbeziehung von Syndromdiagnose und Punkten nach Syndrommuster; Mikrosystem-Akupunktur, Phytotherapie und weiteren Verfahren
- Dauer der Nadelung: Ca. 20–30 min unter 1–3-maliger Stimulation
- Stimulationsart: Lokal ableitend und Durchgängigkeit herstellend, Fernpunkte je nach Konstitution, insgesamt eher tonisierend
- Behandlungsfrequenz:
  - Behandlungsserie von 10–15 Sitzungen
  - Zu Beginn jeden 2.–4. Tag
  - Später 1 mal wöchentlich vorteilhaft mit begleitender Physiotherapie/Tuina, oder auch Entspannungsverfahren, Psychtherapie
  - In der Konsolidierungsphase begleitend im Rahmen der stabilisierenden Trainingstherapie und Entspannungstraining Behandlung alle zwei Wochen möglich
  - Erneute Serie bei Revision der therapeutischen Zielsetzungen oder Rezidiv

Differenzierung der Syndrommuster

Generell handelt es sich um Syndrome der Leere *(xu)*, teils mit lokoregionalen Stasen und Stagnationen des Flusses von Qi bzw. Blut.

Ist das skelettale System betroffen, wäre nach den Prinzipien der Traditionellen Chinesischen Orthopädie die Niere *(shen)* betroffen, da diese Knochen und Gelenke „regiert“.

Die Muskelmasse und der Tonus der Bindegewebe manifestieren sich in der Milz, häufig im Sinne einer Schwäche des Bindegewebes.

Ist die Koordination der Muskeln gestört, liegt eine Störung im Funktionskreis Leber vor.

Chronische Schmerzen gehen häufig mit einer Störung des Schlafes und im Weiteren auch des kognitiven Leistungsvermögens einher und betreffen damit den Funktionskreis Herz im Sinne einer Leere-Störung.

Wie bei allen generalisierten Schmerzen in verschiedenen Körperabschnitten ist eines der therapeutischen Prinzipien, die Verteilung des Qi zu verbessern und lokale Stasen aufzulösen.

Akupunkturtherapie nach Syndrommuster:
Zu empfehlen ist eine generell leichte Stimulation mit längeren Intervallen und großzügigem Einsatz unterschiedlichster Akupunkturpunkte, evtl. unter alternierender Nutzung zweier Behandlungskonzepte.

Milz: Falls sich die Schwäche des Milz-Qi und die Schwellungsneigung manifestieren, ist dementsprechend die Milz zu stärken, z. B. über Bl 20, Ma 36, Mi 6, Mi 3 und Feuchtigkeit abzuleiten durch Mi 9, Mi 6, bei Schleim im respiratorischen System auch Ma 40.

Herz: Bei gestörtem Schlaf ist die Schlafregulation über den Funktionskreis Herz anzustreben, also He 7, evtl. ergänzend He 5. Symptomatisch sind Du 20, Bl 62 zur Beruhigung und Le 3 bei innerer Anspannung und Schlaflosigkeit einzusetzen.

Niere: Nach den Prinzipien der Traditionellen Chinesischen Orthopädie ist die Niere *(shen)* zu unterstützen und aufzufüllen, indem man lehrbuchgemäß Akupunkturpunkte ihrer Tonisierung nadelt: Bl 23, Ni 3, Ni 7, Ren 4, Ren 6.

Darüber hinaus steht unter den Akupunkturpunkten der acht Zusammenkünfte *(ba huixue)* für das Knochensystem Bl 11 zur Verfügung.

Qi und Blut: Wie bei allen Schmerzen ist das therapeutische Prinzip, die Verteilung von Qi und Blut zu verbessern und lokale Stasen und Stagnationen aufzulösen. Diese Funktionen unterstützen Akupunkturpunkte wie Dü 3 als der „Einschaltpunkt" des *du*-Gefäßes und Bl 62 für das *yangqiao*-Gefäß.

***Bi*-Syndrom**: Darüber hinaus sind je nach Qualität des Schmerzes ausleitende Punkte zu wählen:
- Für Wind v. a. Di 4, Gb 20
- Für Kälte Moxibustion an Bl 23, Du 4 oder Du 14 oder ggf. lokal
- Für Feuchtigkeit mit Punkten der Magen-Leitbahn und Milz-Leitbahn z. B. Ma 36, Mi 6, Mi 9 oder Mi 5

Durchführung der Behandlung:
- Behandlung in ruhiger Atmosphäre besonders wichtig
- Gespräch und Zwischenanamnese können im Rahmen der Akupunktur entsprechend der Interaktion in der Arzt-Patienten-Beziehung eingeflochten werden
- Möglichkeit zur Entdeckung der Körperwahrnehmung nutzen
- Terminliche Abstimmung mit weiteren therapeutischen Modalitäten

Weitere Therapiemöglichkeiten

Qigong
Die Bewegungsschulung führt zu einer besseren muskulären Koordination. Sie trägt somit zum Wohlbefinden und zum Funktionserhalt bei.

Tuina
Die sinnvolle Ergänzung der Akupunktur um Tuina, mit dem Ziel die Leitbahnen durchgängig zu machen, muss auf sanfte und evtl. auch auf schmerzferne Techniken beschränkt werden. Die teils kräftigen Stimulations- und Handgrifftechniken zur Mobilisierung sind bei entzündlich rheumatischen Erkrankungen relativ kontraindiziert.

Ohrakupunktur
➤ Kap. 4.4.1

TENS
TENS ist geeignet zur Selbstbehandlung bei Dauerschmerzen, wobei die Elektrodenlokalisation je nach Schmerzlokalisation zu wählen ist.

15.2 Knochenerkrankungen
Jürgen Bachmann

15.2.1 Allgemeine Leitlinien

Will man das Skelettsystem nach den Prinzipien der Traditionellen Chinesischen Orthopädie zum therapeutischen Ziel machen, so sind lehrbuchgemäß Akupunkturpunkte zu wählen, die die Niere *(shen)* unterstützen, auffüllen, da diese die Knochen regiert. Darüber hinaus steht unter den Löchern der acht Zusammenkünfte *(ba huixue)* für das Knochensystem der Akupunkturpunkt Bl 11 zur Verfügung, der in Höhe Th 1 und damit in der zervikothorakalen Übergangsregion angesiedelt ist, die im Rahmen der Osteoporoseerkrankung häufig eine Formveränderung zeigt, welche als „Witwenbuckel" bekannt ist.

15.2.2 Osteoporose

Die Osteoporose ist gekennzeichnet durch eine Reduktion der Knochendichte, Rarefizierung der trabekulären Binnenstruktur der Knochen und eine erhöhte Frakturanfälligkeit des Skeletts, wobei klinisch Frakturen an Schenkelhals, Wirbelkörper und distalem Radius im Vordergrund stehen. Obwohl aus dem Mutterland der Akupunktur Berichte über die Effektivität der Traditionellen Chinesischen Orthopädie zur Besserung der Knochenstruktur vorliegen, stellt dies m. E. im hiesigen Kontext derzeit noch keine ernstzunehmende Behandlungsalternative dar. Vielmehr liegt die Aufgabe der Akupunktur bei der Osteoporoseerkrankung erstens in der unterstützenden Analgesie bei schmerzhaften Knochensinterungen, insbesondere des Achsenorgans, und zweitens in der Entspannung von Muskelgruppen, die unter der zunehmenden Deformierung des Achsenskeletts in eine ungünstige Arbeitsposition und sekundäre Überlastungssituation mit Verhärtung, Ausbildung von Myogelosen und myogenen Schmerzen geraten. Die Behandlungsprinzipien sind also die der lokoregionalen Therapie. Schmerzen und Bewegungseinschränkung der kyphotischen Brustwirbelsäule und auch der durch Sinterungen deformierten Lendenwirbelsäule sind dabei die häufigsten Symptome. Die Spanne der Symptomatik reicht von akuten Beschwerden bei Sinterungen oder Frakturen zu chronisch rezidivierenden Dauerschmerzen auf dem Boden strukturell fixierter Fehlhaltungen.

Stellenwert der Akupunktur

- Aus Sicht des Autors: Mäßig gute Indikation zur Behandlung akuter Schmerzen, gute Indikation zur Behandlung myofaszialer Schmerzen
- Anwendung: Begleitende Therapie zur Schmerzhemmung in der akuten Phase. Zur Muskeldetonisierung und Deaktivierung von Triggerpunkten und zur Unterstützung physiotherapeutischer Maßnahmen, die im Rahmen einer sekundären Rehabilitation auf Besserung der Kraftausdauer der rumpfstabilisierenden Muskulatur zielen
- Wirksamkeitsnachweis: Nur empirisch gegeben, keine zielführenden prospektiven Studien bekannt

Die Sicht der westlichen Medizin

Einteilung: Primär und idiopathisch nach Lebensabschnitt mit Unterscheidung von präseniler, meist postmenopausaler Osteoporose mit hohem Umsatz des Knochenstoffwechsels und relativem Östrogenmangel einerseits, und seniler Altersinvolution ab dem 70. Lebensjahr mit schleichendem Verlauf andrerseits. Daneben sekundäre Osteoporosen durch:

- Endokrine Störungen (Hyperthyreose, Diabetes mellitus, M. Cushing)
- Medikamenteneinnahme, insbesondere Steroidtherapie, Laxanzien
- Entzündlich rheumatische Erkrankungen
- Intestinale Erkrankungen mit Malabsorption
- Renale Erkrankungen
- Inaktivität und Bewegungsmangel bei Verletzungen, Lähmungen, Bettruhe
- Plasmozytom, Leukämie, Tumorerkrankungen mit Filiae
- Suchterkrankungen mit Abusus von Alkohol und Nikotin

Klinik

- Hyperkyphose der Brustwirbelsäule
- Verminderung der Körpergröße
- Relative Überlänge der Arme durch Verkürzung des Rumpfes
- „Tannenbaumphänomen" mit Hautfalten am Rücken
- Schmerz und Hartspann der Muskulatur vor allem im Bereich der Brustwirbelsäule, daneben auch Störungen der Übergangsregionen im zervikothorakalen und thorakolumbalen Abschnitt und verknüpfte Störungen der Nachbarregionen
- Klopf- und Erschütterungsschmerz weisen auf einen ossären Schmerzanteil
- Schweregrad wird eingeteilt nach vorherigen pathologischen Frakturen und Abweichung der Knochendichte vom Altersdurchschnitt

Pathophysiologie

Die Pathophysiologie der Osteoporoseerkrankung ist für den Einsatz der Akupunktur unerheblich. Das pathophysiologische Modell für die Schmerzen im Rahmen der Erkrankung beinhaltet neben den ossären Schmerzen die neuromuskulären Mechanismen. Die Schmerzgenese beruht auf einer schmerzhaften Verspannung der Muskeln bei fixierter Fehlhaltung, auf Funktionsstörungen der kleinen Wirbelgelenke und Kostotransversalgelenke sowie auf der Verspannung der autochthonen polysegmentalen Muskulatur, z. B. M. iliocostalis, M. costocervicalis.

Diagnostik

- Anamnestisch sind Auslöser, Verstärkung oder Verbesserung durch Faktoren wie Ruhe oder Bewegung, dynamische und/oder statische Beanspruchung und Vorerkrankungen auf internistischem Gebiet und Steroidtherapie abzugrenzen. Bei chronischem Verlauf, vegetativer Begleitsymptomatik oder Zeichen der Schmerzchronifizierung Einsatz eines Schmerzfragebogens sinnvoll
- Körperliche Untersuchung mit Blick auf:
  - Haltungsauffälligkeiten in seitlicher und hinterer Ansicht
  - Beckenstellung
  - Taillendreiecke
  - Tannenbaumphänomen
  - Schulterblattstellung
  - Schulterhöhe
  - Zeichen der WS-Rotation, Skoliosezeichen wie Rippenbuckel oder Lendenwulst
  - Gangsicherheit und Koordination als wesentlichem Faktor für Sturzrisiken
  - Prüfung der geführten aktiven Arbeitsbewegung, v. a. der Seitneigung zur Erfassung von Harmoniestörungen und der Aufrichtungsfähigkeit zur Abschätzung der Fixierung
  - Palpation der regionalen Muskelzüge auf Verspannung und Triggerpunkte
  - Dehnbarkeitsprüfung der zur Verkürzung neigenden Muskelgruppen wie M. quadratus lumborum, M. erector trunci, M. levator scapulae
  - Prüfung der Kibler-Falte unter Berücksichtigung des Dermatomshifts
- Labor:
  - Vorrangig zur Differenzialdiagnose.Bei Osteoporose in der Regel Normalwerte für BSG, Blutbild, Ca++, Phosphat, AP, GOT, GPT, Urinstatus, TSH, Immun-Elektrophorese
  - Spezielle Marker des Knochenumbaus möglich, aber aufwändig und daher für primäre Abklärung nicht empfohlen
  - Histologische Untersuchung einer Knochenbiopsie zur Abklärung unklarer, therapieresistenter oder progredienter Osteopathien
- Bildgebende Diagnostik:
  - Nativradiologische Untersuchung der Brustwirbelsäule und Lendenwirbelsäule in 2 Ebenen im Stehen zur Beurteilung der Stabilität. Bei Verdacht auf strukturelle ossäre Schädigung evtl. CT, zur Abgrenzung osteoporotische Sinterung vs. pathologischer Fraktur bei Entzündung oder Filia MRT und evtl. Knochenszintigraphie
  - Osteodensitometrie (Knochendichtemessung) durch DEXA (Dual-energy-x-ray-absorpiometry), pqCT oder qCT (qantitative Computertomographie peripher oder im Bereich der Lendenwirbelsäule) als Verfahren hoher Präzision und minimaler bzw. vertretbarer Strahlenbelastung. Nativ-Röntgen zur Beurteilung der Knochendichte in der Frühpase ungeeignet. Ultraschallgestützte Messverfahren bisher nicht hinreichend reliabel und validiert

Differenzialdiagnose

Die Differenzialdiagnose betrifft andere Osteopathien mit Erniedrigung der Knochendichte und Erkrankungen die eine verstärkte Kyphose der Brustwirbelsäule bedingen, wie Wirbelsäulenmissbildungen, M. Bechterew, M. Forrestier, M. Scheuermann (zur Differenzialdiagnose von Schmerzen im Bereich der Brustwirbelsäule ➤ Kap. 10.4.1)

Therapie

Aufklärung:

- Festlegung und Erläuterung der Behandlungsziele und Behandlungsstrategie, meist muskuläre Entspannung und Stabilisierung, so weit möglich Aufrichtung der Wirbelsäule
- Aufklärung über die Risiken einzusetzender Medikamente, die spezifischen Risiken von Injektionen, manualtherapeutischen Verfahren bei Osteoporose mit Frakturgefahr

- Abgrenzung von Leistungen der GKV und individuellen Gesundheitsleistungen, z. B. Osteodensitometrie (!), ggf. Honorarvereinbarung
- Frühzeitige Erläuterung der Behandlungsschritte, die eine aktive Mitarbeit erfordern, insbesondere Eigenübungen zur Stabilisierung der Wirbelsäule

Infiltrationsverfahren:

- Therapeutische Lokalanästhesie mit 2–5 ml Lidocain 1% und/oder Bupivacain 0,25% an Triggerpunkte, schmerzhafte Muskelansatzzonen, z. B. Angulus costae, an die Gelenkkapsel der kleinen Wirbelgelenke und/oder der Kostotransversalgelenke, hier evtl. mit Zusatz von 10 mg Triamcinolon, an Kontaktstellen zwischen Rippen und Beckenkamm

Bei Injektionen im Thoraxbereich Beachtung der anatomischen Verhältnisse und Vermeidung der Injektion in den interkostalen Raum durch Zweifingertechnik oder bildgestützte Intervention

- Bei Skoliosen und Fehlstellungen bildgestützte Infiltrationstechnik sicherer, dabei reicht ein modernes Bildverstärkersystem in der Regel aus. Bei speziellen Indikationen auch Schnittbildgebung wie z. B. durch CT

Physiotherapie:

- Behutsame Techniken haben Vorrang.
- Erlernen von Eigenübungen zur Dehnung und Kräftigung
- Bei nicht strukturellen bzw. reversiblen Veränderungen Haltungskorrektur insbesondere zur Aufrichtung der Brustwirbelsäule
- Dehnung verkürzter Muskelgruppen, v. a. des M. iliocostalis, M. quadratus lumborum und M. pectoralis, bevorzugt über Querdehnung
- Vorsichtige Tonisierung beteiligter abgeschwächter Muskelgruppen, v. a. der tiefen Bauchmuskulatur
- Vorsichtige Mobilisation betroffener Gelenke der Brustwirbelsäule und der Rippengelenke

CAVE

Manualtherapie mit Manipulation: Frakturgefahr!

Psychotherapie und Ordnungstherapie:

- Aufklärung über Risikofaktoren der Grunderkrankung und Möglichkeiten der Prophylaxe:
  - Ausreichende Bewegung, Gymnastik, Schwimmen
  - Aktiver Lebensstil, Sonnenexposition
  - Ausreichende Zufuhr von Ca++ und Vitamin D mit der Nahrung
  - Karenz bezüglich Alkohol und Nikotin
- Langjährige hormonelle Substitution u. a. wegen kardiovaskulärer Risiken strittig

Physikalische Therapie:

- Wärmetherapie zur Entspannung der paravertebralen Muskulatur
- TENS und Elektrotherapie zur Dämpfung der Schmerzwahrnehmung paravertebral

Orthesen:

- Hilfsmittelversorgung zur Verbesserung der muskulären Stabilisierung, z. B. Mieder, möglichst mit herausnehmbaren Stäben zur Feinanpassung und leichteren hygienischen Pflege des Mieders wie z. B. das Lindemann-Mieder

Mieder können zu einer Ökonomisierung der muskulären Stabilisierung führen und eine Inaktivitätshypotrophie vermeiden helfen!

- Hilfsmittelversorgung zur äußeren Stabilisierung nur bei schweren Deformitäten der Brustwirbelsäule und Lendenwirbelsäule

Medikamentöse Therapie:

- Symptomatische Schmerztherapie:
  - Akute Therapie mit NSAR (z. B. 3 × 50 mg Diclofenac oder 3–4 × 600 mg Ibuprofen), bei gegebener Anamnese und Risikofaktoren auch mit Coxiben
  - Akut bei starker Schmerzhaftigkeit und erheblichem Funktionsdefizit bei osteoporotischen Sinterungen auch Opiatanalgetika, evtl. als parenterale Infusionstherapie
  - Bei chronisch persistierenden ossären Schmerzen antiphlogistische Therapie mit NSAR und evtl. schwach wirksamen retardierten Opioiden (Tilidin/Naloxon oder Tramadol retard)
  - Bei starken Schmerzen NSAR ergänzt durch starke Opiatanalgetika in Verbindung mit Koanalgetika und ggf. Obstipationsprophylaxe, bei länger anhaltenden Dauerschmerzen evtl. transdermale Applikation
  - Muskeldetonisierung mit vornehmlich peripherer Wirkung: Tolperison 50 mg (Mydocalm® 3-mal tgl. 1–3 Filmtabletten)

  - Kalzitonin, s. u.
  - Bisphosphonate, s. u.
- Medikamentöse Therapie der Osteoporose:
  - Bisphosponate zur Osteoklastenhemmung, z. B. Alendronat, Risedronat als 1-mal wöchentliche Gabe, Ibandronat 1-mal monatlich und Zoledronat als jährliche Infusion nach Studienlage dem älteren Vorläufer Etidronat überlegen, jedoch deutlich teuerer. Fluoride für 2 bis maximal 4 Jahre unter jährlicher Röntgenkontrolle wegen der Möglichkeit der Entwicklung einer Fluorose, z. B. Natriumfluorid (Ossin®) 1–0–1 Retardtabletten
  - Evtl. Substitution von Kalzium 500–1000–1500 mg/d und Vitamin D, 800 IE/d
  - Bei akuten starken Schmerzen z. B. nach Wirbelkörperfraktur Kalzitonin, tgl. 50–100 IE als s.c. Injektion, evtl. auch nasal über 2 Wochen, dann ausschleichend über 4 Wochen. Bei Übelkeit an den ersten Therapietagen MCP-Tropfen

Operative und interventionelle Therapie: In der Regel nicht indiziert; bei frischen osteoporotischen Sinterungen oder Frakturen wird derzeit die Stabilisierung durch mikroinvasiv in den Wirbelkörper eingebrachten Knochenzement erprobt (Vertebroplastik/Kyphoplastik)

Prognose

Die Prognose hinsichtlich des Schmerzes ist limitiert durch die strukturelle Fehlstellung. Ein chronischer und rezidivierender Verlauf ist häufig. Strukturelle Schädigungen erfordern ein kompensatorisches Rehabilitationsprogramm, dessen Erfolgsaussichten von Ort und Ausmaß der Schädigung, vom Alter und der Fähigkeit des Patienten abhängen, wesentliche Elemente dieses Programms zur Krankheitsbewältigung im Alltag umzusetzen.

Die Sicht der TCM

Pragmatische Therapie mit Akupunktur

Basispunkte: Entsprechend einer einfachen Nah- und Fernpunktbehandlung, z. B. für die Brustwirbelsäule:

Lokalpunkte	Bl 43, Bl 47, Bl 13, 15, 17, 20, 21, Gb 25, Gb 26
Fernpunkte	Bl 57, Bl 60, Bl 62, Dü 3

Punkte nach Schmerzlokalisation (zusätzlich): Bei fixierter Kyphose der Brustwirbelsäule ergeben sich im weiteren Verlauf häufig sekundäre Störungen der Nachbarabschnitte in Hals- und Lendenwirbelsäule mit vermehrter Lordosierung, nach ventral übertragene Beschwerden und myofasziale Schmerzen.

Lokalisation ausstrahlender Schmerzen	Lokoregionale Punkte	Additive Punkte
Nacken und Hinterkopf	Bl 10, Du 14	Bl 60, Dü 3
Halswirbelsäule	Bl 10, Gb 20, Gb 21, *ahshi*	Dü 3, Sj 5
Ulnare Brachialgie	He 3, Dü 8	He 7, Dü 3
Schultergürtel	Di 15, Sj 14, Dü 11, Dü 12, Lu 1	Ma 38, Gb 34
Thorax ventral	Ren 17, Ren 15	Hh 6
Oberbauch	Ren 12, Le 13	Hh 6, Ma 36
Lendenwirbelsäule	Bl 23, Bl 24, Bl 25, Bl 32	Bl 54, Bl 37, Bl 40, Bl 57

Durchführung der Behandlung:
- Punktauswahl:
  - Akuttherapie bei Sinterungen in der Brustwirbelsäule oder Lendenwirbelsäule: Keine lokalen Punkte oder *ahshi*-Punkte. 4–6 Fernpunkte nach Schmerzlokalisation, ergänzend evtl. Punkte nach zusätzlichen Symptomen, Mikrosysteme nutzen
  - Strategische Therapie nach der Akutphase: Lokale *ahshi*-Punkte, Triggerpunkte der regionalen Muskulatur, 2–3 Fernpunkte nach Schmerzlokalisation
  - Bei Zeichen der Schmerzchronifizierung, polytoper Schmerzhaftigkeit und Funktionsstörung, dominanten vegetativen Begleitsymptomen oder Therapieresistenz: Einbeziehung von Syndromdiagnose und Punkten nach Syndrommustern; Mikrosystem-Akupunktur, Phytotherapie und weiteren Verfahren

- Verbleib der Nadeln: Ca. 20–30 min unter 1–3-maliger Stimulation
- Stimulationsart: Lokal ableitend und Durchgängigkeit herstellend, Fernpunkte ableitend je nach Konstitution
- Behandlungsfrequenz:
  - Behandlungsserie von 10–15 Sitzungen
  - Zu Beginn jeden 2.–4. Tag
  - Später 1-mal wöchentlich vorteilhaft mit begleitender Physiotherapie/Tuina
  - In der Konsolidierungsphase begleitend im Rahmen der stabilisierenden Trainingstherapie eine Behandlung alle zwei Wochen möglich
  - Erneute Serie bei Schmerzrezidiv (sonst Osteoporoserezidiv)

Differenzierung der Syndrommuster

Schmerzen werden in der Traditionellen Chinesischen Medizin nach dem Leitbahnkonzept mit einer topographischen Zuordnung, z. B. bei Brustwirbelsäulenbeschwerden zur Blase-*taiyang*-Leitbahn eingeordnet. Näheres zu Schmerzen im Bereich der Brustwirbelsäule (➤ Kap. 10.4) und der Lendenwirbelsäule (➤ Kap. 11.4).

Die Osteoporose als Grunderkrankung betrifft den Knochen und seinen Stoffwechsel. Dieser ist gemäß der Einteilung der *zangfu* dem Funktionskreis der Niere *(shen)* zugeordnet, wobei der westlichen Sicht einer Knochenentkalkung und chronischen Erkrankung die Zuordnung zu einer Leere*(xu)*-Erkrankung entspricht.

Therapie nach Syndrommuster

Akupunkturtherapie nach Syndromdiagnose: Will man also das gesamte Skelettsystem nach den Prinzipien der Traditionellen Chinesischen Orthopädie zum therapeutischen Zielort machen, so sind lehrbuchgemäß Akupunkturpunkte zu wählen, die die Niere (*shen*) unterstützenund auffüllen.

Punkte zur Tonisierung der Niere *(shen)*: Bl 23, Ni 3, Ni 7, Ren 4, Ren 6.

Darüber hinaus steht unter den Akupunkturpunkten der Löcher der Acht Zusammenkünfte *(ba huixue)* Bl 11 für das Knochensystem zur Verfügung, der in Höhe Th1 und damit in der zervicothorakalen Übergangsregion liegt, die im Rahmen der Osteoporoseerkrankung häufig eine Formveränderung zeigt, die als Witwenbuckel angesprochen wird.

An der Brustwirbelsäule bietet sich zur Ausleitungsbehandlung und Detonisierung verspannter Muskulatur neben der Tuina auch als schonendere Methode die Anwendung einer Schröpfmassage an.

Chinesische Arzneitherapie:

- **Nieren-Yang-Leere:** Zur vorrangigen Kräftigung der Knochen: *you gui wan* (CAB 309) + Rad. Dipsaci, Rhiz. Drynariae und Rad. Morindae
  Zur vorrangigen Schmerzbehandlung: *du huo ji sheng tang* (CAB 236) 1+ Sem. Cuscutae, Sem. Alpiniae oxyphyllae und Rad. Dipsaci
- **Nieren-Yin-Leere:** Zur vorrangigen Kräftigung der Knochen: *zuo gui wan* (CAB 296) + Rad. Dipsaci, Rhiz. Drynariae, Rhiz. Polygonati und Herba Taxilli
  Bei Yin-Leere-Feuer + Rhiz. Anemarrhenae und Cort. Phellodendri
  Zur vorrangigen Schmerzbehandlung: *du huo ji sheng tang* (CAB 236) - Herb. Asari + Plastrum Testudinis und Sem. Sesami nigrum

Durchführung der Behandlung:

- Da intestinale Resorptionsstörungen an der Entwicklung einer Osteoporose beteiligt sein können, sollten neben den Nieren auch die Verdauungskräfte der Milz gestärkt werden, z. B. durch die Ergänzung von *si jun zi tang* (Vier-Edle-Abkochung – CAB 260) zu den o.a. Rezepturen.
- Bei andauernden starken Schmerzen sollte in jedem Fall an eine Blut-Stase als Teil des vorliegenden Störungsmusters gedacht werden und eine entsprechende Rezepturmodifikation – z. B. mit Arzneimitteln wie Rad. Paeoniae rubrae, Myrrha und Gummi Olibanum – erfolgen.

Weitere Therapiemöglichkeiten

Qigong

Übungen des Qigong vermitteln eine aufrechte und locker gespannte Körperhaltung mit Aufrichtung der Brustwirbelsäule.

Die Bewegungsschulung führt zu einer besseren muskulären Koordination und trägt somit zur Sturzprophylaxe bei. Dies ist vor dem Hintergrund des erhöhten Frakturrisikos und der Mortalität bei Schenkelhalsfrakturen von nicht zu unterschätzender Bedeutung.

Tuina
Die sinnvolle Ergänzung der Akupunktur um Tuina, mit dem Ziel, die Leitbahnen durchgängig zu machen, muss auf sanfte und auf schmerzferne Techniken beschränkt werden. Tuina ist keine an sich harmlose Therapie. Die teils kräftigen Stimulations- und Handgrifftechniken zur Mobilisierung der Brustwirbelsäule und Lendenwirbelsäule sind bei Osteoporose kontraindiziert, da sie zu Frakturen führen können. Daher ist eine Tuina-Therapie in jedem Fall an eine sorgfältige Diagnose aus westlicher Sicht zu knüpfen!

Ohrakupunktur
➤ Kap. 4.4.1

TENS
TENS ist geeignet zur Selbstbehandlung bei Dauerschmerzen; Elektrodenlokalisation je nach Schmerzlokalisation meist bilateral paravertebral.

15.3 Entzündliche rheumatische Erkrankungen und Polyarthritiden

Jürgen Bachmann

15.3.1 Allgemeine Leitlinien

Derzeit sind keine Arbeiten bekannt, die eine überzeugende Akupunkturwirksamkeit bei entzündlich rheumatischen Erkrankungen nachweisen konnten. Da Akupunktur in den systemischen Krankheitsprozess offensichtlich nicht eingreifen kann, kann sie eine Basistherapie nicht ersetzen. Auch die symptomatische und antiinflammatorische Wirkung der Akupunktur ist klinisch wenig eindrucksvoll. Im Rahmen einer akuten entzündlichen Veränderung der Gelenke mit Überwärmung verbietet sich in der Regel eine lokale Nadelbehandlung. Es kann aber versucht werden, durch Mikroaderlass, d. h. Stechen und Bluten lassen gelenknaher Akupunkturpunkte oder der Leitbahnendpunkte, zu einer Reduktion des Entzündungsschmerzes zu gelangen, eine in der Diktion der Traditionellen Chinesischen Medizin Hitze ausleitende Methode. Bisweilen gelingt hiermit eine symptomatische Besserung und Linderung der Entzündung. Das Verfahren stellt jedoch keine Alternative, sondern eine komplementäre therapeutische Modalität im Rahmen der symptomatischen Therapie dar.

15.3.2 Rheumatoide Arthritis

Die rheumatoide Arthritis ist eine systemische immunologische Erkrankung mit chronischer Entzündung der Gelenksynovialis und der extraartikulären Weichteile, insbesondere Schleimbeutel, Sehnenscheiden, daneben aber auch Schleimhäute und Gefäße. Sie hat einen chronischen, schubweise beschleunigten Verlauf. Demgemäß ist für die Anwendung der Akupunktur zwischen einer Behandlung im Schub und einer Behandlung im Intervall zu unterscheiden. Nach Abklingen der Entzündungsphase kann ein „ausgebrannter" Zustand verbleiben, in dem die Gelenkdestruktion im Vordergrund steht, die im Hinblick auf die Akupunktur wie eine schwere, degenerative Arthrose zu behandeln ist.

Im Intervall und im Endstadium der chronischen Polyarthritis lassen sich die kapsulären und muskulären Sekundärfolgen der Gelenkentzündungen mit Akupunktur angehen, so weit sie in einer schmerzhaften Muskelverkürzung oder Ausbildung von Muskelhärten und Triggerpunkten bestehen. Die Akupunktur kann dann ein sehr wesentlicher Beitrag zur besseren Lebensqualität des rheumakranken Patienten sein.

Bei Instabilitäten der Gelenke ist die Indikation insbesondere zur lokalen Nadelung insofern zurückhaltend zu stellen, als die Detonisierung der Muskeln auch zu einer vorübergehenden Zunahme der Instabilität führen kann. Hier ist die Kombination mit physiotherapeutischen Maßnahmen der Kontrakturbehandlung und Eutonisierung der Muskulatur wesentliches komplementäres Element einer sinnvollen Kombinationsbehandlung.

Akupunktur kann zwar durch Reduktion der funktionellen Anteile der Fehlhaltung zu einer besseren Abgrenzung der strukturellen und funktionellen Defizite beitragen, ggf. sind aber durch orthetische und orthopädietechnische Maßnahmen sowie Schuhanpassungen wesentliche Ergänzungen gegeben.

Akupunktur kann insuffiziente Muskeln nicht kräftigen, aber die Voraussetzungen für effiziente physiotherapeutische Muskelkräftigung verbessern.

Stellenwert der Akupunktur

- Aus Sicht des Autors: Mäßig gute Indikation zur Behandlung von Schmerzen und myofaszialen Fehlsteuerungen im Intervall und im ausgebrannten Stadium, weniger gute Indikation zur Behandlung von schmerzhaften Entzündungsschüben
- Anwendung v. a. im Intervall:
  - Zur Muskeldetonisierung und Deaktivierung von Triggerpunkten
  - Zur Unterstützung physiotherapeutischer Maßnahmen
  - Zur Unterstützung einer sekundären Rehabilitation und Besserung der Kraftausdauer
- Einsatz im Schub:
  - Ausleitung von Hitze *(re)* und Feuchtigkeit *(shi)*
  - Schmerzhemmung

Die Sicht der westlichen Medizin

Die rheumatoide Arthritis ist ein häufiges Krankheitsbild in der rheumaorthopädischen Versorgung, Verhältnis erkrankte Männer zu Fauen 1:3, Manifestation meist im 3.–5. Dezennium.

Einteilung: Serologisch (Nachweis von Rheumafaktoren), nach Muster der betroffenen Gelenke, Aktivität, Sicherheit der Diagnose (im Prodromalstadium oft nicht eindeutig)

Sonderformen nach Alter und Verlaufsform abzugrenzen:

- Maligne RA: Aggressiver Verlauf
- Juvenile RA: Eigene, heterogene Gruppe
- Alters-RA
- Propf-RA

Sonderformen nach Beteiligung weiterer Organsysteme:

- Sjögren-Syndrom: Keratokonjunktivitis sicca, Befall weiterer Drüsen
- Morbus Behcet: Stomatitis, Iridozyklitis, Genitalulzera
- Löfgren-Syndrom: Akute Sarkoidose
- Felty-Syndrom: Rheumaknoten, Splenomegalie, Vaskulitis, rezidivierende Infekte

Klinik

- Initial Allgemeinsymptome wie Ermüdbarkeit, Schwitzen, Gewichtsabnahme, Morgensteifigkeit
- Im Verlauf Zunahme der Morgensteifigkeit auf mehr als eine Stunde, langsames Auftreten von Synovitiden bevorzugt der kleinen Extremitätengelenke symmetrisch, auch oligoarthritischer Verlauf möglich
- Im weiteren Verlauf zunehmender Befall der Hände und Finger mit Fehlstellungen, Hand- und Fußwurzeldestruktion, des weiteren Befall der Kniegelenke, Hüftgelenke, Halswirbelsäule mit Ausbildung von Instabilitäten
- Periartikuläre Manifestationen in Schleimbeuteln, Sehnenscheiden
- Organbefall mit Granulomen und Vaskulitis, sekundäres Amyloid

Die Ätiologie der Erkrankung ist ungeklärt. Es gibt Hinweise für ein erhöhtes Risiko bei bestimmten HLA-Konstellationen.

Für den Einsatz der Akupunktur erheblich ist der pathologische Verlauf in vier Phasen: Erguss-, Synoviaproliferations-, Knorpeldestruktions und Degenerationsphase. Die Indikationen zur Akupunktur sind abhängig von der Phase. Im Rahmen einer akuten entzündlichen Veränderung der Gelenke mit Überwärmung verbietet sich in der Regel eine lokale Nadelbehandlung. Es kann aber versucht werden, durch Mikroaderlass, d. h. Stechen und Bluten lassen gelenknaher Akupunkturpunkte oder der Leitbahnendpunkte eine Linderung des Entzündungsschmerzes zu erzielen, eine in der Diktion der Traditionellen Chinesischen Medizin Hitze ausleitende Methode. Bisweilen gelingt hiermit eine symptomatische Besserung und Linderung der Entzündung. Das Verfahren stellt jedoch nur eine komplementäre therapeutische Modalität im Rahmen der symptomatischen Therapie dar.

Diagnostik

- Von den diagnostischen Kriterien der RA (American College of Rheumatology) müssen mindestens 4 erfüllt sein:
  - > 6 Wochen Morgensteifigkeit über mindestens 1 h
  - > 6 Wochen arthritische Weichteilschwellung an 3 oder mehr Gelenken

- > 6 Wochen Schwellung/Arthritis der PIP, der MCP oder der karpalen Gelenke
- > 6 Wochen symmetrische Schwellung/Arthritis
- Rheumaknoten
- Serologischer Nachweis von Rheumafaktoren
- Radiologisch Erosionen oder gelenknahe Entkalkung der Hand- und Fingerknochen

- Anamnestisch sind Auslöser, Verstärkung oder Verbesserung durch Faktoren wie Ruhe oder Bewegung, dynamische und/oder statische Beanspruchung und Vorerkrankungen zu erheben
- Körperliche Untersuchung mit Blick auf:
  - Arbeitsbewegung, Alltagsaktivitäten, Gangbild und Abrollen des Fußes
  - Prüfung der aktiven Arbeitsbewegung der Hände, Arme, Knie und Hüften
  - Instabilitätsprüfung der Halswirbelsäule, orientierende Untersuchung der Lendenwirbelsäule
  - Palpation der regionalen Muskelzüge in Schmerzregionen auf Verspannung und Triggerpunkte
- Labor:
  - Zur Differenzialdiagnose und Bestimmung der Krankheitsaktivität im Verlauf BSG, RF, ANF, CRP, Blutbild, Ca++, Phosphat, AP, GOT, GPT, Urinstatus, Immun-Elektrophorese, ggf. HLA Marker
  - Gelenkpunktat zur Synoviaanalyse
- Bildgebende Diagnostik:
  - Nativradiologische Untersuchung: Hände und Füße in 2 Ebenen zur Beurteilung der strukturell ossären Schädigung, ggf. auch Halswirbelsäule in 3 Ebenen
  - Sonographischer Nachweis: Erguss und Weichteilschwellung
  - Osteodensitometrie (Knochendichtemessung) ist sinnvoll, da die Erkrankung den Mineralsalzverlust beschleunigt, ggf. Steroideinnahme
  - Evtl. Knochenszintigraphie zur Feststellung des Befallsmusters
  - MRT indiziert zur Frühdiagnose synovitischer Veränderungen

Differenzialdiagnose

Die Differenzialdiagnose ist insbesondere in der Frühphase der Erkrankung oft schwierig.

Therapie

Aufklärung:

- Wichtig zur Festigung des Vertrauensverhältnisses, da chronischer Verlauf die Regel und eine auf aktuelle Aktivität und Erkrankungsphase angepasste Festlegung der Behandlungsziele und Therapiestrategie erfolgen muss
- Meist multimodale Therapienansätze: Medikamentös, physikalisch, gymnastisch und operativ
- Aufklärung über die Risiken einzusetzender Medikamente, die spezifischen Risiken von Gelenkinjektionen
- Abgrenzung von Leistungen der GKV und individuellen Gesundheitsleistungen, z. B. nicht rezeptpflichtige naturheilkundliche Präparate, Osteodensitometrie (!), ggf. Honorarvereinbarung
- Erläuterung der Behandlungsaspekte, die eine aktive Mitarbeit erfordern, insbesondere aktive Eigenübungen und ergotherapeutische Hilfsmittelversorgung.

Infiltrationsverfahren: Therapeutische Lokalanästhesie mit 2–5 ml Lidocain 1% und/oder Bupivacain 0,25% an Triggerpunkte, schmerzhafte Muskelansatzzonen, an und in die Gelenkkapsel der Gelenke mit Zusatz von 2–5–10–20–40 mg Triamcinolon oder 1–2 Ampullen Dexamethason, z. B. Lipotalon®, je nach Größe des synovitischen Gelenkraums

> Bei Injektionen im Gelenkbereich Beachtung der anatomischen Verhältnisse und aseptische Technik! Beim Rheumapatienten mit intraartikulärem Erguss und der Notwendigkeit zur Gelenkpunktion mit Kanülenwechsel rechnen!

Physiotherapie, Ergotherapie:

- Übungen zur Optimierung der Kraftausdauer
- Mobilisation eingeschränkter Gelenke
- Dehnung verkürzter Muskelgruppen
- Tonisierung beteiligter abgeschwächter Muskelgruppen, v. a. der tiefen Bauchmuskulatur
- Erlernen von Eigenübungen zur Dehnung und Kräftigung
- Ergotherapeutische Versorgung und Optimierung von Alltagsaktivitäten bei Funktionsdefiziten der oberen Extremität

Psychotherapie und Ordnungstherapie:

- Aufklärung über Risikofaktoren der Grunderkrankung und Möglichkeiten der Eigentherapie:

  - Bewegung, Gymnastik, Schwimmen
  - Gelenkschutz
  - Ausreichende Zufuhr von Vitaminen, Spurenelementen und Antioxidanzien mit der Nahrung
  - Diätetische Möglichkeiten
  - Entspannungsverfahren
- Häufig Phasen von Depressionen, mit der Notwendigkeit zur psychotherapeutischen Behandlung
- Häufig komplexe sozialmedizinische Fragestellungen mit Beratungsbedarf

Physikalische Therapie:
- Wärmetherapie zur Entspannung der paravertebralen Muskulatur
- Kältetherapie zur Hemmung von Schmerz und Entzündungsaktivität, lokal und als Kältekammer
- TENS zur Dämpfung der Schmerzwahrnehmung
- Elektrotherapie als Iontophorese zur Entzündungshemmung im Bereich von Sehnen, Ansatzzonen, Schleimbeuteln

Orthesen: Umfangreiche Indikationen zur Hilfsmittelversorgung und orthopädietechnischen Maßnahmen, zur Kompensation von Instabilität, Fußgewölbestützung, orthopädische Schuhversorgung, Gehhilfen

Medikamentöse Therapie:
- Basistherapie: DMARD (Disease modifying Antirheumatic Drugs) sind langfristig einzunehmende, krankheitsmodifizierende Pharmaka, die nach dem Prinzip „hit hard and early" eingesetzt werden sollen, noch bevor Gelenkschäden eingetreten sind. Der Wirkeintritt ist oft erst nach Wochen und Monaten zu beurteilen, dabei engmaschige Laborkontrollen bezüglich Entzündungsaktivität und Nebenwirkungen:
  - Methotrexat: Goldstandard, beste Relation von Wirkung-Nebenwirkung
  - Leflunomid: Neueres, (teueres) Präparat, Stärke etwa wie MTX
  - Sulfasalazin (z. B. Azulfidine RA®, Pleon RA®): v. a. bei enteropath. Arthritis, auch M. Bechterew
  - Goldpräparate: Etwas aus der Mode gekommen, da relativ häufig Nebenwirkungen
  - D-Penicillamin: Selten eingesetzt, häufig Nebenwirkungen
  - Hydroxychloroquin und Chloroquin: Für milde Verlaufsformen
  - Azathioprin: Auch für Kollagenose und Vaskulitiden
- „Biologicals": Neue Klasse von Medikamenten, die spezifisch hemmend in die Entzündungskaskade eingreifen sollen (sehr hoher Preis!), z. B.:
  - Infliximab: In Kombination mit MTX als Kurzinfusion
  - Etanercept
- Schmerztherapie
  - Therapie mit NSAR (z. B. 3 × 50 mg Diclofenac oder 3–4 × 600 mg Ibuprofen), bei gegebener Anamnese und Risikofaktoren auch von Coxiben
  - Bei starker Entzündung auch Steroide zur Dosisreduktion der NSAR
  - Bei akutem Schub: Steroidstoß, z. B. 20–30 mg über 2–3 Wochen, dann langsame Reduktion auf unter 7,5 mg Prednisolon-Äquivalent
  - Bei starken Schmerzen NSAR ergänzt durch Opiatanalgetika in Verbindung mit Koanalgetika und ggf. Obstipationsprophylaxe
  - Muskeldetonisierung z. B. mit Chlormezanon

Operative Therapie: In der Regel ergeben sich multiple Indikationen, da es sich um einen multilokulären destruierenden Prozess handelt.

Man muss Prioritäten setzen und zu Beginn Eingriffe mit hoher Erfolgschance bevorzugen. Häufig wird leider der Zeitpunkt zur Frühsynovektomie verpasst, bei der eine radikale Entfernung der entzündlich veränderten, hypertrophen Synovia angestrebt wird. Der ideale Zeitpunkt liegt vor dem Auftreten manifester Gelenkdestruktionen, wenn z. B. eine Therapie mit DMARD nicht hinreichend angeschlagen hat.

Prognose

Die Erkrankung mündet in der Regel in ein ausgebranntes Residualstadium. Die Prognose langfristig verbleibender Schmerzen ist abhängig von strukturellen Veränderungen, wie Fehlstellungen und v. a. Gelenkinstabilitäten. Ein chronischer und rezidivierender Verlauf ist häufig.

Die Sicht der TCM

Pragmatische Therapie mit Akupunktur

Eine pragmatische Therapie mit Akupunktur bezieht sich vornehmlich auf das ausgebrannte Stadium und orientiert sich an den Prinzipien für die Behandlung degenerativer Gelenkschäden und myofaszialer Schmerzen der betroffenen Region.

Durchführung der Behandlung:

- Akuttherapie: Keine lokalen Punkte oder *ahshi*-Punkte. 4–6 Fernpunkte nach Schmerzlokalisation einschließlich kontralateraler Entsprechungspunkte, ergänzend evtl. Punkte nach zusätzlichen Symptomen, Mikrosysteme nutzen
- Strategische Therapie nach der Akutphase: Lokale *ahshi*-Punkte, Triggerpunkte der regionalen Muskulatur, 2–3 Fernpunkte nach Schmerzlokalisation
- Bei Zeichen der Schmerzchronifizierung, polytoper Schmerzhaftigkeit und Funktionsstörung, dominanten vegetativen Begleitsymptomen oder Therapieresistenz: Einbeziehung von Syndromdiagnose und Punkten nach Syndrommustern; Mikrosystem-Akupunktur, Phytotherapie und weiteren Verfahren
- Dauer der Nadelung: Ca. 20–30 min unter 1–3-maliger Stimulation
- Stimulationsart: Lokal ableitend und Durchgängigkeit herstellen, Fernpunkte je nach Konstitution, insgesamt eher tonisierend
- Behandlungsfrequenz:
  - Behandlungsserie von 10–15 Sitzungen
  - Zu Beginn jeden 2.–4. Tag
  - Später 1-mal wöchentlich vorteilhaft mit begleitender Physiotherapie/Tuina
  - In der Konsolidierungsphase begleitend im Rahmen der stabilisierenden Trainingstherapie eine Behandlung alle zwei Wochen möglich
  - Erneute Serie bei Rezidiv

Differenzierung der Syndrommuster

Entzündlich rheumatische Erkrankungen sind aber typischerweise als Gelenk-*bi*-Syndrom zu diagnostizieren (➤ Kap. 7.4).

Wie bei allen generalisierten Schmerzen in verschiedenen Körperabschnitten ist eines der therapeutischen Prinzipien, die Verteilung des Qi zu verbessern und lokale Stasen aufzulösen.

Akupunkturtherapie nach Syndrommuster

Analog der Überlegungen zur Osteoporose wäre nach den Prinzipien der Traditionellen Chinesischen Orthopädie die Niere *(shen)* zu unterstützen und aufzufüllen, da diese Knochen und Gelenke „regiert“.

Will man also das Skelettsystem insgesamt nach den Prinzipien der Traditionellen Chinesischen Orthopädie zum therapeutischen Ziel machen, so sind lehrbuchgemäß Akupunkturpunkte zu wählen, die die Niere *(shen)* unterstützen und auffüllen.

Punkte zur Tonisierung der Niere *(shen)*: Bl 23, Ni 3, Ni 7, Ren 4, Ren 6

Darüber hinaus steht unter den Löchern der acht Zusammenkünfte *(ba huixue)* für das Knochensystem der Akupunkturpunkt Bl 11 zur Verfügung.

Wie bei allen Schmerzen ist das therapeutische Prinzip, die Verteilung von Qi und Blut zu verbessern und lokale Stasen und Stagnationen aufzulösen; diese Funktion unterstützen Akupunkturpunkte wie Dü 3 als der „Einschaltpunkt“ des *du*-Gefäßes und Bl 62 für das *yangqiao*-Gefäß.

Häufig liegt eine Schwäche des Milz-Qi vor, was die Schwellungsneigung begünstigt. Dementsprechend ist die Milz zu stärken, z. B. über Bl 20, Ma 36, Mi 6.

Darüber hinaus sind jedoch je nach Qualität der Entzündung und des Schmerzes auch ausleitende Punkte zu wählen:

- Für Hitze Mikroaderlass an Leitbahnendpunkten (schmerzhaft!) oder Nadelung der Punkte Du 14, Di 11 und 4, Mi 10, evtl. auch der Herz-Leitbahn und Herzhülle-Leitbahn
- Für Wind v. a. Di 4, Gb 20
- Für Kälte Moxibustion an Bl 23, Du 4 oder Du 14
- Für Feuchtigkeit Punkte der Magen-Leitbahn und Milz-Leitbahn, z. B. Ma 40, Ma 36, Mi 6, Mi 9 oder Mi 5

Bei Schwellungen und Reizungen an Händen und Füßen kommen neben den Leitbahnendpunkten auch die Extrapunkte intermetacarpal *(baxie)* und intermetatarsal *(bafeng)* in Betracht.

Chinesische Arzneitherapie:

- ***bi*-Syndrom mit Vorherrschen von Wind:** *fang feng tang* (Anhang) Bei Schmerzen vor allem in den oberen Extremitäten: + Rhiz. seu Rad. Notopterygii, Rad. Clematidis, Rhiz. Curcumae longae und/oder Rhiz. Chuanxiong
  Bei Schmerzen vor allem in den unteren Extremitäten: + Rad. Angelicae pubescentis, Rad. Achyranthis bidentatae und/oder Rhiz. Dioscoreae hypoglancae.

15

Bei Schmerzen vor allem im (unteren) Rücken: + Cort. Eucommiae, Herba Taxilli, Herb. Epimedii, Rad. Morindae und/oder Rad. Dipsaci
Bei beginnender Umwandlung eines rezidivierenden Wind-Kälte-Feuchtigkeit-*bi* in Hitze stattdessen: *gui zhi shao yao zhi mu tang* (CAB 223)

- *bi*-**Syndrom mit Vorherrschen von Kälte:** *wu tou tang* (CAB 436) (Aus Gründen der Arzneimittelsicherheit empfiehlt sich trotz eines gewissen Wirkungsverlustes der Ersatz von Rad. Aconiti praep. durch Rad. lateralis Aconiti praep.)
  Bei Schmerzen vor allem in den oberen Extremitäten + Rhiz. seu Rad. Notopterygii, Rad. Clematidis, und/oder Rhiz. Curcumae longae
  Bei Schmerzen vor allem in den unteren Extremitäten + Rad. Angelicae pubescentis, Rad. Achyranthis bidentatae und/oder Fruct. Chaenomelis
  Bei Schmerzen vor allem im (unteren) Rücken + Cort. Eucommiae, Herba Taxilli und/oder Rad. Dipsaci
  Bei Chronifizierung der Schmerzen mit Ausbildung einer (kältebedingten) Blut-Stase + Caulis Spatholobi, Rad. Angelicae sinensis und/oder Caulis Trachelospermi
- *bi*-**Syndrom mit Vorherrschen von Feuchtigkeit:** *yi yi ren tang* (CAB 224) + Caulis Spatholobi, Cort. Erythriniae, Herb. Siegesbeckiae, Rad. Angelicae pubescentis, Rad. Chuanxiong und Fruct. Chaenomelis
  Bei ausgeprägter Gelenkschwellung + Rhiz. Dioscoreae hypoglaucae und Caulis Clematidis armandii
  Bezüglich der Behandlung verschiedener Schmerzlokalisationen s. o.
- *bi*-**Syndrom mit gleichen Anteilen von Wind, Kälte und Feuchtigkeit:** *juan bi tang aus yi xue xin wu* (CAB 222)
  Bezüglich der Behandlung verschiedener Schmerzlokalisationen s. o.
- **(Feuchtigkeit-)Hitze-*bi*-Syndrom:** *bai hu jia gui zhi tang* (CAB 74) + Cort. Phellodendri, Cort. Erythriniae und Ram. Mori
  Bei ausgeprägter Gelenkschwellung + Rhiz. Alismatis, Rhiz. Dioscoreae hypoglaucae und Caulis Clematidis armandii
  Bei stärkeren akuten Hitze (= Entzündungs-)Zeichen und entsprechend starken Schmerzen: + Pheretima, Herb. Siegesbeckiae und Caulis Sargentodoxae.
- *bi*-**Syndrom mit Blut-Stase:** *shen tong zhu yu tang* (CAB 352) – Faeces Trogpteri seu Pteromi (wegen Complianceproblemen) + Rad. Angelicae pubescentis, Rad. Clematidis und evtl. Rad. Saposhnikoviae
  Bei zusätzlicher Verstopfung der Netzgefäße durch Schleim-Feuchtigkeit + Sem. Sinapis, Rhiz. Pinelliae und evtl. Rhiz. Arisaematis
  Bei sehr starken Schmerzen + Rhiz. Corydalis, Scorpio und Zaocys.
- **Qi- und Blut-Leere:** *shi quan da bu tang* (CAB 288) mit Ram. Cinnamomi statt Cort. Cinnamomi + Rad. Clematidis, Rad. Gentianae macrophyllae, Rhiz. Curcumae longae und/oder Rad. Cyathulae.
- **Gemeinsame Leere von Leber und Nieren:** *du huo ji sheng tang* (CAB 236)
  Bei Vorherrschen einer Nieren-Yang-Leere + Rad. Morindae und Herb. Epimedii
  Bei Vorherrschen einer Nieren-Yin-Leere – Herb. Asari und Cort. Cinnamomi + Rad. Rehmanniae praep. in angemessener Dosis statt Rad. Rehmanniae und + Fruct. Corni.
  Bei Yin-Leere-Feuer außerdem + Rhiz. Anemarrhenae und Cort. Phellodendri.

Durchführung der Behandlung:

- Während die Akupunktur besonders zur gezielten Behandlung definierter Schmerzareale geeignet ist, entfaltet die chinesische Arzneitherapie eine meist weniger intensive, dafür aber generalisiertere schmerzstillende Wirkung.
- Die allgemeine antiphlogistische Wirkung der chinesischen Arzneitherapie ist meist stärker als die der Akupunktur, trotzdem reicht sie allein in der Regel nicht zur effektiven Behandlung eines akuten Rheumaschubes aus. Sie kann aber zur Einsparung schulmedizinischer Antirheumatika beitragen und kommt evtl. als alleinige Therapie in Phasen geringerer entzündlich-rheumatischer Aktivität in Frage.

Weitere Therapiemöglichkeiten

Qigong

Die Bewegungsschulung führt zu einer besseren muskulären Koordination und trägt somit zum Wohlbefinden und zum Funktionserhalt bei.

Tuina

Die sinnvolle Ergänzung der Akupunktur um Tuina, mit dem Ziel die Leitbahnen durchgängig zu machen, muss auf sanfte und evtl. auch auf schmerzferne Techniken beschränkt werden. Die teils kräftigen Stimulations- und Handgrifftechniken zur Mobilisierung sind bei entzündlich rheumatischen Erkrankungen relativ kontraindiziert.

Ohrakupunktur

➤ Kap. 4.4.1

TENS

TENS ist geeignet zur Selbstbehandlung bei Dauerschmerzen; die Elektrodenlokalisation erfolgt je nach Schmerzlokalisation meist bilateral paravertebral.

15.4 Generalisierte Tendomyosen und Fibromyalgie

15.4.1 Allgemeine Leitlinien

Jürgen Bachmann

Nicht entzündliches, generalisiertes Schmerzsyndrom der Muskeln und des Bindegewebes, das je nach fachlicher Ausrichtung unterschiedliche bezeichnet wird. So wird z. B. unter rheumtologischen Gesichtspunkten der Symptomenkomplex oft unter der Überschrift eines Weichteilrheumatismus geführt, unter Algesiologen wird vordergründig die Schmerzkrankheit, in orthopädischer Behandlung die generalisierte Tendomyose oder unter psychosomatischen und psychiatrischen Aspekten die Somatisierungsstörung bzw. mehr oder weniger anhaltende somatoforme Schmerzstörung oder die oft begleitende Depression oder Dysthymie diagnostisch führend bezeichnet.

Auch wenn pathogenetisch psychische Faktoren wie eine oft frühe Traumatisierung eine wesentliche Rolle spielen, ist das Erscheinungsbild sehr von vegetativen und körperlichen Symptomen und einem Kreislauf geprägt, der Symptome der Überlastung über Rückzug mit muskulärer und vegetativer Dekonditionierung und wiederum früherer Überlastung verknüpft. Therapeutische Maßnahmen sind daher darauf ausgerichtet diesen Kreislauf zu durchbrechen und die Basis für eine Rekonditionierung zu schaffen. Nach der Erfahrung des Autors kann dies unter anderem dadurch gelingen, dass passiv lindernde Verfahren an die Bedingung geknüpft werden, sich aktivierenden Übungen zu stellen. Hierbei hat sich die Kopplung von Akupunktur und gerätegestützter Trainingstherapie bewährt, da diese die Möglichkeit beinhaltet, auch kleine Schritte von verbesserter Leistungsfähigkeit auf niedrigem Ausgangsniveau anhand erhöhter Lasten oder auch Wiederholungen für eine positive Rückmeldung verfügbar zu machen.

15.4.2 Fibromyalgiesyndrom (FMS)

Marcus Bäcker, Jürgen Mücher

Stellenwert der Akupunktur

- Aus Sicht der Autoren: Gute Indikation
- Anwendung: Cave: Einsatz der Akupunktur nur im Rahmen eines allgemein aktivierenden Konzepts, das die Selbstverantwortung des Patienten in den Vordergrund stellt (s. u.). Ein primär „behandelnder" Therapieansatz führt zur weiteren Chronifizierung.
- Wirksamkeitsnachweis: Moderate Evidenz aus systematischem Review mit besserer Wirksamkeit von Verum-Punkten im Vergleich zur Sham-Behandlung (Berman 2000) bezüglich Schmerzreduktion, Erhöhung der Schmerzschwellen und Reduktion der morgentlichen Steifheit der Gelenke. Weitere Randomisiert kontrollierte Studien sind notwendig (Ernst 2004; Berman et al. 2000).

Die Sicht der westlichen Medizin

Prävalenz: 2% der Bevölkerung (Europa), Verhältnis Frauen:Männer 10:1

15

15

Klinik

- Generalisierte Schmerzen des Bewegungsapparates (Diagnosekriterien, s. u.)
- Zumeist 1–2 Hauptfoci welchselnder Lokalisation und Schmerzstärke (➤ Abb. 15.1)
- Häufig assoziierte psychovegetative Symptome:
  - Schlafstörungen (Ein- und Durchschlafstörungen; leichter, nicht erholsamer Schlaf)
  - Depressives Syndrom (42%), innere Unruhe
  - Gedächtnisschwäche, Konzentrationsstörungen
  - Allgemeine Schwäche, leichte Erschöpfbarkeit, Tagesmüdigkeit (75% der Patienten mit Diagnose „chronic-fatigue-Syndrom" zeigen diagostische Kriterien für Fibromyalgie-Syndrom (Goldenberg et al. 1990)
  - Trockene Augen und Haut
  - Hoher Ruhepuls, Hyperhidrosis der Hände
  - Schwindel, Parästhesien
- Häufig funktionelle Symptome: Globusgefühl, Atembeschwerden, Colon irritabile, Reizblase, Palpitationen
- Zuweilen assoziierte Symptome: Restless-legs-Syndrom, Raynaud-Phänomen, multiple chemische Unverträglichkeiten (u. a. Medikamente, „sick building syndrome"), erhöhte Infektanfälligkeit
- Modalitäten:
  - Besserung durch warmes und/oder trockenes Wetter (sowie Wärmeanwendung), Entspannung, leichte Bewegung (spazieren gehen)
  - Verschlechterung durch feuchtes und/oder kaltes Wetter, psychische oder physische Belastung, monotone Haltung (z. B. längeres Sitzen)

Pathophysiologie

- Vermutlich ist FMS ein heterogener Sammelbegriff für verschiedene Störungen mit der gemeinsamen Endstrecke einer generalisierten Hyperalgesie
- Modell: Komplexe psychoneuroendokrine Störung mit einer pathologischen zentralen Schmerzverarbeitung und modulierenden peripheren Faktoren:
  - Zentrale Faktoren: Zeichen einer veränderten zentralen Schmerzverarbeitung in verschiedenen Studien (neurophysiologischen und funktionell bildgebenden Verfahren), erhöhte Konzentration von Substanz P im Liquor als Indikator einer generalisierten zentralen Sensitivierung
  - Periphere Faktoren: Anhaltender nozizeptiver Input aus der Peripherie als ätiologischer Faktor der zentralen Sensitivierung denkbar = sekundäres Fibromyalgiesyndrom
  - Psychische Faktoren: Erhöhte Komorbidität an psychiatrischen Erkrankungen (z. B. depressives Syndrom in 20–40%, Gruppe 3 nach Egle), gehäuft funktionelle Symptome (Gruppe 4 nach Egle), primär psychische Ursache der Erkrankung im Sinne einer Somatisierungsstörung aber nur bei 20% der Patienten.

Gleiche Prävalenz von Somatisierungstörungen bei Fibromyalgiesyndrom und chronischer Polyarthritis (Ahles et al. 1991)

Möglicher Wirkmechanismus der Akupunktur

Aktivierung adaptiver Prozesse des schmerzverarbeitenden Systems mit dem Effekt einer verbesserten Kompensationsfähigkeit von Schmerzreizen, evtl. Desensibilisierung des nozizeptiven Systems

Diagnostik

Diagnostische Kriterien des American College of Rheumatology (1990; Wolfe et al. 1990):

- Generalisierte Schmerzen der Muskulatur über mind. 3 Monate (generalisiert = oberhalb und unterhalb der Taille und an beiden Körperseiten) und
- Erhöhte Druckdolenz an mind. 11 von 18 definierten Punkten (tender points, 9 auf jeder Körperhälfte, ➤ Abb 15.1):
  - Ansätze der suboccipitalen Muskeln (etwa Gb 20)
  - Querfortsätze der HWS C5–7
  - M. trapezius (Mittelpunkt der Achse, etwa Gb 21)
  - M. supraspinatus
  - Knochen-Knorpel-Grenze der 2. Rippe
  - Epidcondylus radialis (2 cm distal)
  - Oberer äußerer Quadrant der Gesäßmuskulatur
  - Trochanter major
  - Fettpolster des Kniegelenks medial der Gelenklinie

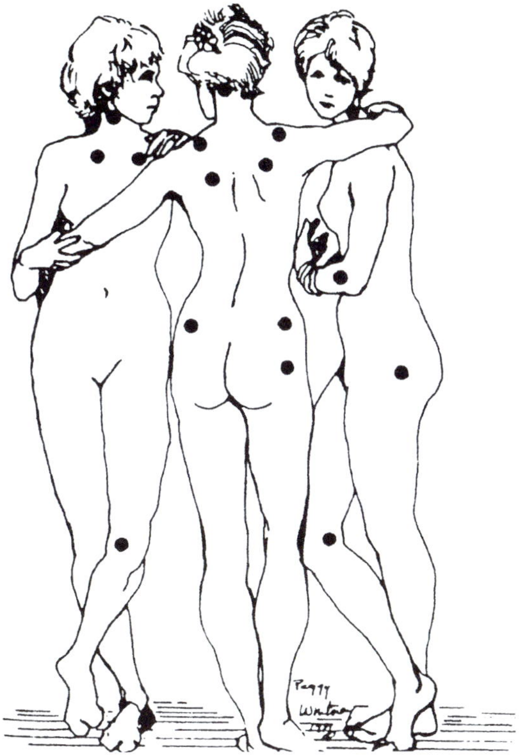

Abb. 15.1 Lokalisation der Fibromyalgie-tender-points nach den Kriterien des American College of Rheumatology (aus Wolfe et al., 1990). Darstellung unter Verwendung von: „Die drei Grazien" von Jean-Baptiste Regnault (1793), Louvre, Paris.

Lokalbefund: Gelenkbeweglichkeit nicht eingeschränkt, keine neurologischen Defizite, Muskelverkürzungen möglich, subjektives Gefühl der Muskelsteifigkeit, Haltungsinsufizienz, häufig auch Triggerpunkte (zur Abgrenzung zu myofaszialen Syndromen s. ➤ Tab. 15.1).

Ausschlussdiagnostik:

- Entzündlich-rheumatische Gelenkserkrankungen (u. a. PcP, Spondylarthropathien)
- Myopathien/Myositiden (u. a. Polymyalgia rheumatica, Kollagenosen, toxische Myopathien)
- Infekte (u. a. Borreliose, CMV)
- Tumorerkrankungen (paraneoplastische Symptomatik)
- Endokrine Erkrankungen (u. a. Hypothyreose, Hypo/Hyperparathyreodisums)
- Rentenbegehren

Internistische Diagnose: Basisdiagnostik incl. Röntgen-Thorax, Sonographie des Abdomens, Hämoccult, Urinstatus

Sinnvolle Laboruntersuchungen: BKS, BB, Elyte, TSH, antinukleäre AK, Rf, CRP, CK, evtl. PTH

Differenzialdiagnose

Therapie

- Therapieziele: Förderung der Selbstverantwortung und Eigenaktivität des Patienten, Erhöhung der psychophysischen Funktionalität (u. a. Erhaltung oder Herstellung der Arbeitsfähigkeit), Lin-

Tab. 15.1 Differenzialdiagnose bei myofaszialem Schmerzen und Fibromyalgiesyndrom (nach Georgi und Menninger, 2001)

	Myofaszialer Schmerz	Fibromyalgiesyndrom
Schmerzentstehung	Primär nozizeptive Afferenzen aus Bewegunssystem	Primär zentrale Störung schmerzinhibitorischer Mechanismen
Alter	Kein Schwerpunkt	Mittleres Erwachsenenalter
Geschlecht, F:M	Mehr Männer (1:2)	Deutlich mehr Frauen (10:1)
Disponierende Faktoren	Mechanische Faktoren, z. B. Fehlstatik	Psychosomatische Faktoren, z. B. Depression
Verlauf	Akuter Beginn, Chronifizierung möglich	Schleichender Beginn, immer chronischer Verlauf
Schmerzlokalisation	Regional	Regional in generalisierter Verteilung
Palpation der Muskeln	Triggerpunkte, referred pain, evtl. Muskelzuckung (twitch response)	Tender points ohne lokale Muskelreaktion, zuweilen auch Triggerpunkte
Lokale Therapie	Guter Effekt	Geringer Effekt
Medikamentöse Therapie	Analgetika	Antidepressiva

derung der Schmerzen sowie der Begleitsymptomatik (Schmerzfreiheit ist zumeist unrealistisches Therapieziel)

- „Hilfe zur Selbsthilfe“ (Gruppenprogramme sinnvoll und gut durchführbar):
  - Edukation: Aufklärung des Patienten und der Familienangehörigen über die Erkrankung, Erläuterung des somatopsychischen und psychosomatischen Zusammenhanges chronischer Schmerzen und den Einfluss von Stress
  - Strukturierung der Tagesplanung, Reduktion von Belastungen
  - Stressbewältigungstraining, Entspannungsverfahren (prog. Muskelrelaxation nach Jakobson, Body Scan/Sitzmediation nach Kabat-Zinn, Qigong), instruktive Tonträger im Buchhandel oder bei Krankenkassen erhältlich
  - Sportberatung, kardiovaskuläres Ausdauertraining (z. B. Walking, Ergometertraining)
  - Anleitung zu selbständig durchführbaren naturheilkundlichen/physikalisch medizinischen Selbsthilfemassnahmen (u. a. thermische Anwendungen wie Bienenwachsauflagen, Ingwer-Kompressen, Quarkauflagen, Kneipp-Verfahren: Brustwickel, Wechselgüsse, Sauna)
  - Ernährungsberatung
- Psychosomatische/psychotherapeutische Therapie häufig zusätzlich indiziert
- Physikalische Maßnahmen vorübergehend zur Symptomlinderung: Hydro-, Thermo- und Balneotherapie, Hyperthermie bei Patientinnen mit Kälte-Empfindlichkeit gut geeignet (Cave: Keine Dauertherapie, zu viel Behandlung vermindert Eigenaktivität des Patienten)
- Heilfasten (z. B. nach Buchinger) als adjuvante Massnahme zur psychovegetativen Umstimmung und Entlastung vor allem bei Patienten in Fülle-Symptomatik, Kontraindikationen: ausgeprägte Leere-Zustände, stark erschöpfte bzw. untergewichtige Patienten
- Medikamentöse Therapie:
  - Trizyklische Antidepressiva (z. B. Amitriptylin z. B. 25 mg/d 0–0–0–1), alternativ versuchsweise Johanniskraut (z. B. Laif® 600 mg 1 ½–0–0)
  - Analgetika mit sehr begrenztem Nutzen (z. B. Paracetamol 1000 mg bei Bedarf, NSAR), **Cave:** Analgetika-Abusus
  - Trotz mitunter temporärer Wirkung nicht empfehlenswert: Tranquillanzien, Muskelrelaxanzien, Cave: Abhängigkeitspotenzial

Bei nachvollziehbarer morphologischer Pathologie als Ursache eines anhaltenden peripheren nozizeptiven Inputs (z. B. neuropathische Schmerzen im Rahmen von Postdiskektomiesyndrom, Gonarthrose) ist eine symptomorientierte Lokaltherapie im Rahmen eines aktivierenden Gesamtterapiekonzeptes sinnvoll. **Cave**: Nicht den häufig die Lokalisation wechselnden Beschwerden des Patienten „hinterher therapieren“, das verhindert die Eigenaktivität und Selbstverantwortung des Patienten und ist der häufigste Fehler bei der Behandlung des FMS.

Prognose

Folgende Faktoren fördern eine weitere Chronifizierung der Erkrankung und müssen daher vermieden werden:

- Passive Heilungserwartung mit Fixation auf externale Behandlungsansätze und Arztbesuche
- Gehäufte unnötige diagnostische und (invasive) therapeutische Eingriffe
- Lange Arbeitsunfähigkeit
- Rentenbegehren
- Entwicklung einer Medikamentenabhängigkeit

Die Sicht der TCM

Pragmatische Therapie mit Akupunktur

Basispunkte:

Punkte	Le 3, Ma 36, Di 4, KG 12, Du 20 alternierend: Mi 6, Hh 6, Bl 20, Bl 23, Du 20

Weitere Punkte nach Symptomen:

Symptome	Punkte
Generalisierte Schmerzempfindlichkeit im Vordergrund	Gb 34, Di 4, Le 3
Depression	Hh 6, Ren 12, Gb 34, Mi 6, Le 3, He 7
Schlafstörungen	Du 20 plus Ex 6 *(sishencong)*, He 7, Ni 3

Konzentrationsstörungen	He 7, Hh 6
Erschöpfungszustand	Ren 6, Ren 4, Ma 36
Infektanfälligkeit	Lu 7, Bl 13, Ren 6, Ren 4
Kälteempfindlichkeit	Moxa
Schweregefühl der Extremitäten	Mi 9, Ma 40
Ungerichteter Schwindel	Gb 20, Ni 3, Bl 18, Di 11

Durchführung der Therapie:

- Punktauswahl: Basispunkte evtl. plus 1–2 symptomatische Punkte oder 1–2 Punkte nach Schmerzlokalisation. Alternierende Behandlung in Bauch- und Rückenlage von Sitzung zu Sitzung sinnvoll (bei Patienten mit kräftiger Konstitution auch innerhalb einer Sitzung)
- Methode: Vor allem bei schwacher Konstitution und bereits langem Krankheitsverlauf am Anfang der Therapie nicht zu viele Punkte nadeln und nicht zu stark stimulieren! Im Verlauf eines Behandlungszyklus (10–15 Sitzungen) Reizstärke und Nadelanzahl langsam erhöhen, so weit der Patient dies toleriert (Desensitivierung). Initial 2- bis 3-mal wöchentliche Behandlung, im Verlauf Abstände vergrössern mit 1-mal wöchentlich bis 1-mal monatlichen Behandlungen. Evtl. 2. und 3. Zyklus nach einigen Monaten Pause

Zusätzlich Lokaltherapie nach Schmerzlokalisation bei klarer, morphologisch fassbarer Schmerzursache: Siehe unter einzelnen Indikationen

Fibromyalgie aus Sicht der TCM

Fibromyalgische Beschwerden werden von der TCM als Schmerzen im (ganzen) Körper *(shen tong)* oder – spezifischer – als (Muskel-)Fleisch-*bi (i bi)* kategorisiert. Die wichtigsten Aspekte der vegetativen und psychischen Begleitsymptomatik wie Schlafstörungen, Depression, Schwäche/Erschöpfung etc. sind aus dieser Perspektive eigene Krankheitskategorien.

Der dem gesamten Beschwerdekomplex zugrundeliegende zentrale Pathomechanismus ist eine Disharmonie zwischen Leber und Milz mit den sich gegenseitig beeinflussenden Aspekten Leber-Qi-Stagnation, Leber-Blut-Leere und Milz-Leere. Die Leber ist für den freien Qi-Fluss verantwortlich. Ist dieser gestört, entsteht Schmerz. Die Leber regiert mit den Sehnen den Bewegungsaspekt der Muskulatur, die Milz mit dem Fleisch deren Fülleaspekt. Bei der Ernährung und Entspannung der Muskulatur spielt das Leber-Blut eine entscheidende Rolle.

Als Ursachen für die o. a. Disharmonie gelten:

- Psychische Faktoren wie Frustration und Ärger: Sie führen zur Stagnation des Leber-Qi und damit zu Schmerzen und depressiven Verstimmungen.
- Ernährungsfehler, körperliche und/oder geistige Überlastung, Bewegungsmangel und feuchtes Raumklima: Sie schwächen die Milz und damit die Produktion des „wahren" körpereigenen Qi, was zu körperlichen und geistigen Leistungsminderungen und z. B. auch einer Schwäche des Immunsystems führen kann. Die im Rahmen einer Milz-Leere beeinträchtigte Verdauungsleistung äußert sich oft in Form von Nahrungsmittel- oder Medikamentenunverträglichkeiten. Wenn die Milz darüber hinaus von stagnierendem Leber-Qi angegriffen wird, entsteht nicht selten die Symptomatik eines Reizdarmsyndroms.
- Chronische Blut-/Substanz-Verluste (z. B. durch Menstruation, erhöhte Prävalenz der Fibromyalgie bei Frauen zwischen 20 und 50): Sie beeinträchtigen die Fähigkeit der Leber, eine ungestörte (gut „geschmierte") Qi-Dynamik aufrecht zu erhalten. Dies erzeugt oder verschlimmert eine Stagnation des Leber-Qi, was wiederum eine Milz-Leere verursachen oder (häufiger) eine bereits bestehende verschlimmern kann. Eine geschwächte Milz kann nun ihrerseits nicht genügend Blut produzieren, so dass die Leber-Blut-Leere weiter zunimmt. Wichtige hinweisende Symptome sind in diesem Fall Taubheitsgefühle, Parästhesien und/oder muskulärer Hypertonus.

Die Einbeziehung weiterer Funktionsbereiche ins Krankheitsgeschehen läuft, oft als Folge konstitutioneller Prädispositionen, typischerweise entweder in Form eines Hitze- oder eines Kälte-Szenarios ab. So führt die Obstruktion des Leber-Qi leicht zur Bildung von Obstruktions-Hitze, die auch auf andere *zang*, vor allem das Herz, übergreifen kann. Dieses kann unter der Leber-Blut-Leere leiden und selbst in einen Blut-Leere-Zustand geraten. In beiden Fällen wird der Schlaf zunehmend beeinträchtigt und es kann zu Palpitationen kommen. Länger andauernde

Obstruktions-Hitze schädigt nicht selten das Yin, das zudem oft auch im Rahmen einer andauernden Blut-Leere zunehmend in Mitleidenschaft gezogen wird.

Aus der allgemeinen Yin-Leere mit Trockenheitssymptomen (z. B. der Haut und der Augen) entwickelt sich häufig ein Leere-Hitze-Muster als weiterer wichtiger Aspekt des Hitze-Szenarios, das dann für einen hohen Ruhepuls, allgemeine Unruhezustände und/oder z. B. ein Restless-Legs-Syndrom verantwortlich sein kann. Eine Blut- oder Yin-Leere kann schließlich auch zur Entstehung von Innerem Wind mit Symptomen wie Schwindel und anderen neurologischen Störungen führen.

Unter anderen Voraussetzungen kann sich die Milz-Qi-Leere zu einer Milz-Yang-Leere weiterentwickeln und schließlich die Nieren „erreichen". Die entstehende Nieren-Yang-Leere kann, zusammen mit den geschwächten Tranformations- und Transportkräften der Milz, zur Ansammlung von Feuchtigkeit führen, die einerseits die Milz-Funktion weiter schwächt, andererseits z. B. auch in die Muskulatur überfließen und dort bestehende Stagnationen und Schmerzen verschlimmern kann. Typisch ist in diesem Fall die Verschlimmerung der Beschwerden durch feucht-kaltes Wetter. Feuchtigkeit kann auch auf die Dauer zu Schleim eindicken, der, zusammen mit stagnierendem Leber-Qi, Atembeschwerden bzw. ein Globusgefühl erzeugen kann. Die Kombination aus Qi-Stagnation, Blut-Leere und Yang-Leere ist dann oft für die Entstehung eines Raynaud-Phänomens verantwortlich.

Wenn sich Aspekte beider Szenarien miteinander verbinden, resultieren besonders hartnäckige Krankheitszustände wie Feuchtigkeit-Hitze (Symptome: Reizblase, Hyperhidrosis der Hände und Füße etc.) oder eine gemeinsame Leere von Nieren-Yin und Nieren-Yang.

Ein weiterer Chronifizierungsfaktor, der sich aus einer Qi-Stagnation, evtl. in Kombination mit Hitze, Kälte oder Qi-Leere, entwickeln kann, ist eine Blut-Stase. Sie tritt in diesem Fall in der Regel nicht als eigenständiges Syndrommuster, sondern als Komplikation der oben beschriebenen Szenarien auf.

Die Disharmonie von Leber und Milz ist in der Regel das grundlegende Syndommuster, die übrigen Muster treten meist im weiteren Verlauf der Erkrankung in Ergänzung dazu auf.

Syndrommuster:

- **Disharmonie von Leber und Milz (Leber-Qi-Stagnation mit Blut-Leere und Milz-Leere):** Muskulärer Hypertonus, evtl. Parästhesien, Schmerzen wechselnder Lokalisation, v. a. auch im Kopf und Nacken, in den Flanken und im Zusammenhang mit der Menstruation, Zyklusunregelmäßigkeiten, Reizbarkeit, depressive Verstimmung mit Unterdrückung von Gefühlsausdruck, Müdigkeit, Schwäche der Gliedmaßen, Appetitlosigkeit, evtl. Wechsel zwischen Durchfall und Verstopfung, evtl. Unverträglichkeit von Nahrungsmitteln (oder chemischen Substanzen), evtl. Schwindel, verminderte Schlafqualität
  Zunge: Eher blass, evtl. leicht livide
  Puls: Saitenförmig, leer oder dünn
- **+ Blut-Stase:** Starke, lokalisierte, stechende Schmerzen, oft mit Verschlimmerung abends oder nachts, ausgeprägte Dysmenorrhö
  Zunge: Dunkel, livide, evtl. Venektasien
  Puls: Saitenförmig, rau, tief, evtl. unregelmäßig
- **+ Feuchtigkeits-Akkumulation:** Eher andauernde, lokalisierte Schmerzen mit Schweregefühl und evtl. Anschwellung der Extremitäten, Verschlimmerung morgens und durch feuchtes Wetter, Lethargie, Unklarheit des Denkens, Völlegefühl in der Brust und im Oberbauch, Tendenz zu breiigem oder durchfälligem Stuhl
  Zunge: Dicker, schmieriger, weißer Belag
  Puls: Entspannt oder schlüpfrig
- **+ Obstruktions-Hitze:** Verstärkte Reizbarkeit mit gelegentlichen Zornesausbrüchen, Schlafstörungen mit übermäßigen Träumen, Herzklopfen, Trockenheit und bitterer Geschmack im Mund
  Zunge: Rötung, zumindest an den Seiten, evtl dünner, gelber Belag
  Puls: Saitenförmig und schnell
- **+ Feuchtigkeit-Hitze im Mittleren und/oder Unteren Erwärmer:** Wie bei Feuchtigkeits-Akkumulation, außerdem spontan bzw. nach den geringsten Anstrengungen Schweregefühl, Katergefühl oder evtl. brennende Dysästhesien in der Muskulatur, evtl. Hyperhidrosis an Händen und Füßen, evtl. stark riechende Durchfälle, dysurische Beschwerden oder dickflüssiger vaginaler Fluor
  Zunge: Dicker, schmieriger, gelber Belag
  Puls: Schlüpfrig und schnell

- **+ Leber- und Nieren-Yin-Leere:** Nervöse Erschöpfung, Getriebensein, Trockenheit der Augen, Haut und Schleimhäute, evtl. Sehstörungen, Schwindel, Tinnitus, Schmerzen im unteren Rücken, je nach Ausmaß der Leere-Hitze mehr oder weniger ausgeprägte Unruhe, Schlafstörungen mit Nachtschweiß, Rötung der Wangen, Überwärmung der Handflächen und Fußsohlen und evtl. nachmittägliche subfebrile Temperaturen
  Zunge: Klein, rot, verdünnter oder fehlender Belag
  Puls: Dünn und schnell
- **+ Milz- und Nieren-Yang-Leere:** Mangel an Lebenswärme mit Kältegefühl in den Extremitäten, v. a. auch an den Füßen, blasses Gesicht, Erschöpfung, Vitalitätsverlust, spontanes Schwitzen; breiiger, häufig, besonders morgens, auch durchfallartiger Stuhl, Schmerzen im unteren Rücken; häufiges, reichliches, v. a. auch nächtliches Wasserlassen, sexuelle Schwäche, Bildung von Ödemen, evtl. Schwindel und/oder Tinnitus
  Zunge: Blass, gedunsen, feucht
  Puls: Leer, eher langsam
- **+ Yin- und Yang-Leere:** Mischung aus und/oder abwechselndes Auftreten der Symptome der beiden vorangehenden Syndrommuster, häufig bei Frauen in der Menopause

Therapie nach Syndrommustern

Punkte nach Syndrommustern (zusätzlich zu Basispunkten und Punkten nach Schmerzlokalisation):

Syndrommuster	Punkte
Disharmonie von Leber und Milz (Leber-Qi-Stagnation mit Blut-Leere und Milz-Leere)	Di 4 +, Le 3 (harmonisieren die Leber, machen die Leitbahnen durchgängig, stillen Schmerzen) Hh 6 +, Ren 12 (harmonisieren den Mittleren Erwärmer) Ma 36 +, Mi 6 +, Bl 20 +, Bl 47 (auch mit Moxa) (stärken die Milz als Wurzel der Qi- und Blut-Erzeugung, nähren das Blut) Mi 21 +, Gb 34 (bei Schmerzen im ganzen Körper) Bei Herz-Blut-Leere auch He 7 +, Bl 15
Blut-Stase	wie oben, außerdem Bl 17 +, Mi 10 sowie bevorzugte Verwendung von Lokalpunkten
Feuchtigkeits-Akkumulation	wie oben, außerdem Mi 9, bei Schleimbildung auch Ma 40
Obstruktions-Hitze	wie oben, außerdem Le 2, Di 11, bei Hitze im Herzen auch He 5, keine Moxibustion
Feuchtigkeit-Hitze im Mittleren und/oder Unteren Erwärmer	wie oben, außerdem Mi 9 +, Di 11 +, Le 2 + Ma 44, keine Moxibustion
Leber- und Nieren-Yin-Leere	wie oben, außerdem Bl 18, Bl 23, Ni 3 und/oder Ni 6 Bei Leere-Hitze auch Ni 2 Bei Schlafstörungen auch Du 20 +, Ex 6 *(sishencong)* +, He 7 Bei Nachtschweiß auch He 6, keine Moxibustion
Milz- und Nieren-Yang-Leere	wie oben, außerdem Bl 23, Du 4, Ren 6, Ren 4, Ni 3 und/oder Ni 7, bevorzugt mit Moxa
Yin- und Yang-Leere	Auswahl aus den für die beiden vorangegangenen Syndrommuster angegebenen Punkten, Moxa nur sehr vorsichtig, am ehesten auf Ren 4 anwenden

Durchführung der Behandlung:

- Die Begrenzung der Nadelanzahl pro Behandlung je nach Konstitution und aktueller Verfassung des Patienten erfordert eine wohlüberlegte Auswahl aus den möglichen Punkten. Dabei sollten in jedem Fall allgemein schmerzstillende und den Geist beruhigende bzw. psychisch ausgleichende Punkte berücksichtigt werden.
- Die Punkte zur Beseitigung von Stagnation, Stase, Feuchtigkeit, Schleim und Hitze sowie zur Schmerzbehandlung werden ableitend, diejenigen zur Harmonisierung mit einer zwischen Auffüllen und Ableiten ausgeglichenen Technik, und die übrigen Punkte auffüllend behandelt. Dabei ist die Stärke der ableitenden Technik ebenfalls von der Konstitution und der aktuellen Verfassung des Patienten abhängig.
- Wenn der Patient die Nadelung schmerzhafter Lokalpunkte nicht toleriert, empfiehlt sich statt-

dessen die Verwendung von fadenförmigem, direktem, nicht narbenbildendem Moxa nach der japanischen *okyo*-Methode (Birch und Ida 2001).

Chinesische Arzneitherapie:

- **Disharmonie von Leber und Milz (Leber-Qi-Stagnation mit Blut-Leere und Milz-Leere):** *xiao yao san* (CAB 161) + Caulis Spatholobi, Fruct. Chaenomelis, Rhiz. Cyperi und Rhiz. Chuanxiong
  Bei ausgeprägterer Milz-Leere + Rad. Astragali und evtl. Rad. Codonopsis
  Bei Herz-Blut-Leere + Sem. Ziziphi spinosae und Sem. Platycladi
  Bei Reizdarmsymptomatik + Pericarp. Citri reticulatae und Rad. Saposhnikoviae
- **+ Blut-Stase:** Ergänzung von Flos. Carthami, Rad. Salviae und evtl. Olibanum zu einer Variation von *xiao yao san* (s. o.) oder
  shen tong zhu yu tang (CAB 352) + Rad. Astragali, Rad. Codonopsis, Rad. Polygoni multiflori und Caulis Spatholobi
- **+ Feuchtigkeits-Akkumulation:** Ergänzung von Rhiz. Atractylodis, Sem. Coicis und Rhiz. Dioscoreae hypoglaucae zu einer Variation von *xiao yao san* (s. o.)
  Bei Schleimbildung stattdessen Ergänzung von *er chen tang* (CAB 472)
  Bei Globusgefühl auch + Cort. Magnoliae und Caulis Perillae
  Bei geschwollenen Lympknoten und anderen subkutanen Knoten auch + Concha Ostreae, Rad. Scrophulariae, Sargassum und Thallus Echloniae
- **+ Obstruktions-Hitze:** Ergänzung von Cort. Moutan und Fruct. Gardeniae zu einer Variation von *xiao yao san* (s. o.)
  Bei ausgeprägter Hitze im Herzen + Rhiz. Coptidis
- **+ Feuchtigkeit-Hitze im Mittleren Erwärmer:** Ergänzung von Rad. Scutellariae und Rhiz. Atractylodis zu einer Variation von *xiao yao san* (s. o.) oder
  ban xia xie xin tang (CAB 165) + Rad. Astragali, Rad. Bupleuri und Rad. Paeoniae albae
- **+ Feuchtigkeit-Hitze im Unteren Erwärmer:** Ergänzung von Fruct. Gardeniae, Rhiz. Alismatis und Caulis Clematidis armandii zu einer Variation von *xiao yao san* (s. o.)
- **+ Feuchtigkeit-Hitze in den Muskeln:** Ergänzung von *si miao wan* (CAB 214) zu einer Variation von *xiao yao san* mit Fruct. Chaenomelis (s. o.)
- **+ Leber- und Nieren-Yin-Leere:** *yi guan jian* (CAB 301) + Rad. Astragali, Rad. Dioscoreae und Rad. Paeonia albae
  Bei Schmerzen im unteren Rücken + Rad. Achyranthis bidentatae und Herba Taxilli
  Bei Schlafstörungen und Nachtschweiß + Sem. Ziziphi spinosae, Sem. Platycladi und Tritici levis
  Bei ausgeprägter Leere-Hitze + Rhiz. Anemarrhenae und Cort. Phellodendri
  Bei Entwicklung von Innerem Wind + Rad. Achyranthis bidentatae, Fossilia Ossis Mastodi Fruct. und Concha Ostreae.
- **+ Milz- und Nieren-Yang-Leere:** *da bu yuan jian* (CAB 296) + Cort. Cinnamomi, Sem. Cuscutae, Fruct. Chaenomelis und Rhiz. Cyperi
  Bei ausgeprägten Leere-Kälte-Symptomen vorübergehend + Rad. lateralis Aconiti praep.
  Bei Schmerzen im unteren Rücken + Rad. Achyranthis bidentatae und Rhiz. Cibotii.
- **+ Yin- und Yang-Leere:** *er xian tang* (CAB 314) + Rad. Astragali, Rad. Ginseng, Fruct. Toosendan, Pericarp. Citri reticulatae und evtl. Rad. Paeoniae albae
  Bei Schmerzen durch unzureichende Ernährung der Sehnen und Muskeln + Caulis Spatholobi, Rad. Achyranthis bidentatae und Cort. Acanthopanacis
  Bei Nachtschweiß und Hitzewallungen + Sem. Tritici levis und Concha Ostreae
  Bei Schlafstörungen + Fruct. Zizyphi spinosae und Cort. Albiziae

Durchführung der Behandlung: Neben der Schmerzbehandlung sollte die Behandlung einer evtl. bestehenden Schlafstörung mit den angegebenen Variationen hohe Priorität genießen, da erfahrungsgemäß schon die alleinige Verbesserung der Schlafqualität oft mit einer deutlichen Schmerzlinderung einhergeht.

Weitere Therapiemöglichkeiten

Qigong

Qigong ist hervorragend geeignet als sanftes, bewegungsorientiertes Verfahren zur Aktivierung von erschöpften Patienten. Es fördert die Eigenaktivität durch die Möglichkeit der selbständigen Durchführung.

15.5 Neuropathische Schmerzsyndrome

Marcus Bäcker, Michael Hammes, Jürgen Mücher

15.5.1 Allgemeine Leitlinien

Die Behandlung neuropathischer Schmerzsyndrome gehört zu den schwierigsten Aufgaben der Schmerztherapie. In diesem Kontext müssen auch die therapeutischen Optionen der Akupunktur betrachtet werden. Die wesentlichen schmerzlindernden Mechanismen von Akupunktur werden über das Nervensystem vermittelt und basieren auf der intakten Regulationsfähigkeit des nozizeptiven Systems. Bei neuropathischen Schmerzen ist dieses System in Mitleidenschaft gezogen. Dies begrenzt die therapeutischen Optionen der Akupunktur deutlich bzw. führt nach einer erreichten Schmerzlinderung häufig zum raschen Rezidiv.

Die meisten neuropathischen Schmerzsyndrome bedürfen einer multimodalen Therapie mit vor allem physikalisch-medizinischen und pharmakologischen Ansätzen. Hier ergeben sich für die Akupunktur vor allem als „add-on"-Therapie einige Optionen. Der Effekt der Akupunktur scheint dabei besonders von einem frühen Beginn der Behandlung abhängig zu sein. Bei chronifizierten Schmerzsyndromen und Fortschreiten einer neuronalen Degeneration oder Einsetzen pathogenetisch bedeutsamer plastischer Veränderungen ist die Wirksamkeit der Akupunkturtherapie begrenzt.

So besteht für polyneuropathisch assoziierte Schmerzen eine gute Erfolgsaussicht bei leichteren Formen, während bei weit fortgeschrittener Neuropathie die Akupunktur wesentlich schlechter greift. Dies gilt auch für Engpasssyndrome wie dem Karpaltunnelsyndrom und der Meralgia parästhetica. Auch bei traumatischen Querschnittläsionen ist eine möglichst frühe Therapie essenziell.

Es ist allerdings anzumerken, dass, obgleich bei Patienten mit chronischen Schmerzen häufig kein Einfluss auf die Intensität der Schmerzen genommen werden kann, ein wesentlicher Therapieeffekt darin besteht, dass besonders affektive Dimensionen der Schmerzen besser ertragen werden und das allgemeine Wohlbefinden gesteigert wird (Hammes et al. 2002).

Die Effektivität der Therapie ist ferner abhängig von der Pathogenese. So lassen sich bei einer Intercostalneuralgie aufgrund von Wirbelgelenksblockierungen gute therapeutische Ergebnisse erzielen, während bei einer posttraumatischen Genese mit Läsion des Intercostalnerven (z. B. bei nach Thorakotomie) die Prognose deutlich schlechter ist.

Bei der (Post-) Zosterneuralgie ergibt sich trotz schlechter Wirksamkeit der Akupunktur eine Indikation bei Therapieresistenz konventioneller, evidenzbasierter Methoden, wenn der Patient den Wunsch äußert, mit Akupunktur behandelt zu werden. Hier steht der Therapeut im Spannungsfeld zwischen evidenzbasierter und patienten-zentrierter Medizin. „Da wo sonst keiner mehr etwas tun kann" ermöglicht die Akupunkturtherapie mitunter einen somatopsychischen Ansatz. Dies ist relevant vor allem für ältere Patienten, bei denen psychosomatisch orientierte Ansätze häufig schwierig sind.

Die Behandlung des chronisch regionalen Schmerzsyndroms (CRPS) gehört in die Hand spezialisierter Zentren. Hier ist in jedem Falle eine interdisziplinäre Schmerztherapie indiziert, die anästhesiologische, physikalisch-medizinische sowie psychologische Ansätze beinhaltet. Akupunktur kann in diesem Kontext einen zuweilen hilfreichen, vegetativ modulierenden Beitrag leisten.

Zentrale Schmerzen nach Verletzung des zentralen Nervensystems bei spinaler Querschnittläsion, nach zerebralem Insult oder entzündlichen Veränderungen des ZNS (z. B. Multiple Sklerose) gehören zu den am schwierigsten zu behandelnden Schmerzsyndromen überhaupt. Insbesondere zur Behandlung von Begleiterkrankungen wie Obstipation und Blasenentleerungsstörungen hat die Akupunktur hier jedoch einen Stellenwert. Es muss allerdings angemerkt werden, dass, wie in China üblich, hierzu sehr viele (bis zu 50–100) engmaschige Behandlungen notwendig sind.

Auch der Phantomschmerz ist ein schwierig zu behandelndes Krankheitsbild. Bei insgesamt begrenzten Möglichkeiten ist auch die Wirksamkeit der Akupunktur limitiert. Besonders zu erwähnen ist hier die Möglichkeit der Selbstbehandlung mit TENS, die manchen Patienten eine gewisse Beeinflussung wiederkehrend auftretender Schmerzspitzen ermöglicht.

Für die Wirksamkeit der Akupunktur bei den meisten neuropathischen Schmerzsyndromen existieren bisher keine ausreichenden wissenschaftlichen Daten. In keinem Fall darf die Akupunktur anstelle eines nachweislich wirksamen Verfahrens Anwendung finden. Vielmehr kann die Akupunktur als Erweiterung des therapeutischen Settings im Sinne einer „add-on"-Therapie eine sinnvolle Verwendung finden. Eine zu zögerliche Therapie ohne Verwendung der zur Verfügung stehenden konventionellen Maßnahmen in der prognostisch günstigen Frühphase einer Erkrankung erhöht das Risiko einer Chronifizierung erheblich.

Die Sicht der westlichen Medizin

Pathophysiologie

Während nozizeptive Schmerzen reale oder potenzielle Gewebeschäden reflektieren, stellen neuropathische Schmerzen eine Fehlinformation für den Organismus dar, welche aufgrund einer strukturellen Läsion des schmerzverarbeitenden Systems selbst entsteht. Im Falle einer peripheren Läsion können spontane, ektope Impulse in geschädigten Nervenfasern generiert werden oder Impulse aus nicht nozizeptiven Fasern auf geschädigte nozizeptive Fasern (Ephapsen) überspringen. Das geschädigte periphere Nervensystem wird somit vom Impulsleiter zum Impulsgenerator. Bei Läsionen des zentralen Nervensystems beobachtet man zudem irreversible plastische Veränderungen des ZNS, die ebenfalls zu Generierung und Aufrechterhaltung der Schmerzen führen.

Formen

Folgende Formen von neuropathischen Schmerzen lassen sich entsprechend ihrer Pathogenese unterscheiden (modifiziert nach Baron und Jänig, 2001).

- Schmerzen nach akuter oder chronischer mechanischer Affektion peripherer Nerven (z. B. Karpaltunnelsyndrom ➤ Kap. 9.4.1)
- Schmerzen nach metabolischen Läsionen von afferenten Neuronen (z. B. diabetische Neuropathie ➤ Kap. 15.5.5)
- Schmerzen nach Virusinfektionen (z. B. Post-Zoster-Neuralgie ➤ Kap. 15.5.4)
- Schmerzen mit kausaler Beteiligung des sympathischen Nervensystems (chronisch regionales Schmerzsyndrom II, M. Sudeck)
- Schmerzen nach Amputationen/Deafferenzierungsschmerzen (Phantomschmerzen ➤ Kap. 15.5.8)
- Schmerzen nach zentralen Läsionen (z. B. spinales Querschnittssyndrom ➤ Kap. 15.5.7)

Klinik

Neuropathische Schmerzen sind in ihrer Ausprägung und der subjektiven Empfindung des Patienten äußerst vielgestaltig. Entgegen früherer Meinung gibt es keinen pathognomonischen Charakter der Schmerzen. Fakultativ können folgende Charakteristika getrennt oder gemeinsam auftreten:

- Dauerhaft brennender Schmerz
- Paroxysmal einschießender Schmerz, spontan auftretend oder durch äußere Reize triggerbar
- Weitere schmerzhafte Empfindungen wie: Ziehen, Drücken, Reißen etc.
- Allodynie (leichte Reize mechanischer oder thermischer Natur lösen einen heftigen Schmerz aus)
- Hyperpathie (sensible Reize werden erst ab einer höheren Intensität, dafür aber umso heftiger empfunden)
- Begleitende neurologische Minussymptomatik: Hypästhesie, motorische Paresen
- Bei zentralen Läsionen: Spastik

Diagnostik

- Anamnese:
  - Schmerzcharakter (brennend, elektrisierend)
  - Schmerzlokalisation (topologische Hinweise auf Läsionsort)
  - Zeitliches Auftreten (dauerhaft oder paroxysmal einschießend)
  - Änderung des Schmerzcharakters (= Hinweis auf CRPS)
  - Berührungs-/Kälteempfindlichkeit (= Allodynie), Triggerfaktoren
- Neurologische Untersuchung:
  - Insbesondere differenzierte sensible Testung (Berührungs- und Vibrationsempfinden, Lage-

sinn, Zwei-Punkt-Diskrimination, Thermästhesie)
  - Untersuchung des motorischen Systems (schlaffe oder spastische Paresen, Dystonie, Atrophien)
  - Hinweise auf sympathisch unterhaltene Schmerzen (= veränderte Temperatur, Sudomotorik, Dystrophie von Haut und Nägeln, Verschlechterung bei Herabhängen der Extremität)
- Elektrophysiologische Zusatzdiagnostik: (somatosensorisch evozierte Potentiale, Elektromyographie/Neurographie) zur weiteren topologischen Abklärung des Läsionsortes und qualitativer Diagnostik von Neuropathien. In spezialisierten Zentren: Quantitative sensorische Testung (differenzierte psychophysikalische Testverfahren)
- Bildgebende Diagnostik:
  - Spinales und/oder kraniales MRT u. a. bei V. a. zentrale Läsion
  - Röntgen und/oder Skelettszintigraphie bei V. a. chronisch regionales Schmerzsyndrom
  - Laboruntersuchungen: Insbesondere bei V. a. entzündliche Läsionen (Zoster-Neuralgie ➤ Kap. 15.4.4) und zur Diagnostik von Polyneuropathien (siehe dort)
  - Liquoruntersuchung: Bei V. a. entzündliche Prozesse (u. a. Multiple Sklerose, Lyme-Borreliose)

Besonderheiten der Therapieführung

Es gelten die allgemeinen Leitlinien zur Behandlung chronischer Schmerzen (➤ Kap. 15.1.1). Zur medikamentösen Differenzialtherapie ➤ Kap. 15.1.2).

Die Sicht der TCM

Das Nervensystem ist als morphologisch-physiologische Entität im theoretischen Konzept der Traditionellen Chinesischen Medizin nicht vorhanden. Wie auch in anderen Bereichen der TCM wird bei den neuropathischen Schmerzen ein phänomenologisch orientierter Ansatz gewählt.

Die diagnostische Zuordnung orientiert sich damit zunächst einmal am Schmerzcharakter. Neuropathien zeigen häufig eine neurologische Reizsymptomatik mit brennenden oder auch kälteähnlichen Dysästhesien sowie erhöhter Empfindlichkeit gegen thermische oder taktile Reize (u. a. Wind). In einer „als-ob"-Analogie werden diese Reizzustände deshalb als das Einwirken pathogener klimatischer Faktoren im Kontext eines *bi*-Syndroms betrachtet. Zur Komplettierung der Diagnose ist die betroffene Leitbahn entsprechend der Lokalisation der Schmerzen zu bestimmen.

In späteren Stadien von Neuropathien, im Zuge des Fortschreitens einer neuralen Degeneration, kann sich eine Minussymptomatik mit Schwäche/Paresen, Atrophien und/oder Hypästhesie ausbilden. Diese Konstellation fällt aus Sicht der TCM unter die Gruppe der *wei*-Syndrome, die vor allem mit Leere-Mustern wie Qi- und/oder Blut-Leere, Leber- und/oder Nieren-Leere einhergehen. Ferner trifft man häufig als komplizierendes Muster eine Milz-Leere-Symptomatik mit Feuchtigkeit an. Die Beschwerden können dann vor allem als Schweregefühl beschrieben werden und es können weitere Milz-Qi-Leere-Symptome wie allgemeine Abgeschlagenheit, adipöser oder kachektischer Ernährungszustand, Verdauungsbeschwerden, Schleimsymptomatik oder eine depressive Stimmungslage vorliegen. Steht nicht der Schmerz im Vordergrund, sondern ein Spannungsgefühl mit wechselnder Lokalisation und/oder besteht eine besonders affektiv gefärbte Symptomatik mit deutlicher Abhängigkeit von emotionalen Triggern, ist an eine (Leber-)Qi-Stagnation zu denken. Bei chronifizierten Schmerzen oder bei traumatischen Verletzungen des Nervensystems wird eine Blut-Stase als relevantes Muster betrachtet. Typischer Schmerzcharakter in diesem Falle ist ein stechender Schmerz mit fixierter Lokalisation.

- *bi*-Syndrome = Neuropathien mit überwiegend Plussymptomatik/Reizsymptomen und Allodynie
- Leber-/Nieren-Leere = Neuropathien mit Atrophien/Hypästhesien/Minussymptomatik
- Blut-Stase = Bei traumatischen Läsionen und/oder ausgeprägter Chronifizierung
- (Leber-)Qi-Stagnation = Innere Stagnation, affektive Symptome/Trigger, weniger Schmerz eher Spannungsgefühl
- (Milz-)Feuchtigkeit (bzw. Feuchtigkeit-Hitze) = Schweregefühl, dumpfe Beschwerden, oder auch konstitutionell Milz-Symptomatik, wenn die entsprechende Schmerzcharakteristik vorliegt und evtl. eine systemische Milz-Problematik vorliegt.

Besonderheiten der Therapieführung

Die Akupunkturtherapie neuropathischer Schmerzen orientiert sich primär an der westlichen Pathogenese und dem Ort der Läsion der jeweiligen Erkrankung. Je nach Ursache der neuropathischen Störung ist die Nadelung auf das Versorgungsgebiet und den anatomischen Verlauf eines peripheren Nervs, das betroffene Segment oder die Repräsentation einer zentralnervösen Einheit gerichtet. Eine detaillierte Darstellung des auf dieser Prämisse basierenden Vorgehens findet sich unter den folgend dargestellten einzelnen Krankheitsbildern.

Die Einbeziehung der Syndromdiagnose ist für die Akupunktur im Gegensatz zur chinesischen Arzneitherapie von untergeordneter Bedeutung. Wesentlich ist es jedoch, bei chronisch kranken, geschwächten oder älteren Patienten eine vorsichtige Reizdosierung zu wählen, da bei zu starker Reizung die Schmerzen exazerbieren können.

In Abhängigkeit von der Empfindlichkeit des Patienten und der Ausprägung der Erkrankung sollte an die Möglichkeit erweiterter Stimulationsvarianten wie TENS, Laser oder Elektrostimulationsakupunktur (ESA) gedacht werden. Die Verträglichkeit dieser Methoden muss im Einzelfall ausgetestet werden. Insbesondere mit der ESA lassen sich jedoch zuweilen sonst therapieresistente Schmerzen noch günstig beeinflussen.

Bezüglich Punktauswahl, Auswahl von Reizart und -dauer siehe auch allgemeine Leitlinien der Akupunkturtherapie.

15.5.2 Meralgia parästhetica

Kompressionssyndrom des Nervus cutaneus femoris lateralis

Stellenwert der Akupunktur

- Aus Sicht der Autoren: Weniger gute Indikation
- Anwendung: Zur adjuvanten Lokaltherapie
- Wirksamkeitsnachweis: Außer einer Anwendungsbeobachtung von 2 Fällen mit erfolgreicher Therapie existieren keine Daten (Aigner et al. 1997)

Die Sicht der westlichen Medizin

Klinik

- Schmerzen, Parästhesie, evtl. Hypästhesie im Bereich des lateralen Oberschenkels; initial intermittierend, im späteren Verlauf häufig dauerhafte Beschwerden
- Teilweise bewegungs- und belastungsabhängige Beschwerdeauslösung

Pathophysiologie

Kompression des Nerven beim Durchtritt durch das Leistenband (vielfach Lageanomalien) durch:
- Extern: Enge Kleidung, Gürtel, Korsett
- Selten: Raumforderung im Retroperitoneum

Diagnostik

- Provokationstest: Umgekehrter Lasègue (Streckung des Hüftgelenkes)
- Diagnostische Blockade des Nerven mit Lokalanästhetikum
- Differenzialdiagnose: Radikulopathie L 3 (Parese, evtl. PSR-Abschwächung), Raumforderung im Retroperitoneum (zumeist ist außer der Kompression durch das Leistenband keine weitere Ursache zu finden)

Therapie

- Vermeiden zu enger Kleidung, Gewichtsreduktion bei adipösen Patienten
- Blockadeserien: Lokalanästhetikum und/oder Cortison 1–2 cm medial und unterhalb der Spina iliaca superior anterior, Platzierung unterhalb der Fascia lata
- Bei schmerzhafter Persistenz über Monate: Chirurgische Dekompression des Nerven
- Bei schweren Verläufen medikamentöse Therapie: Antikonvulsiva, Antidepressiva, Opioide

Prognose

Gute Prognose: In vielen Fällen spontanes Verschwinden nach Wochen bis Monaten

Die Sicht der TCM

Pragmatische Therapie mit Akupunktur

Basispunkte:

Lokalpunkte	Gb 27, Ma 32, Ma 33, Gb 31, *ahshi*-Punkte
Fernpunkt	Mi 6

Durchführung der Behandlung:
- Punktauswahl: Lokalpunkte sowie weitere Punkte im Bereich des schmerzhaften Areals
- Methode:
  - Die Lokalpunkte werden oberflächlich genadelt und kräftig stimuliert
  - Zusätzlich Umstechen des hyperpathischen oder allodynen Schmerzareals, oberflächlich in Richtung der Zentrums des Areals nadeln
  - Dann hochfrequente Elektrostimulation mit Verbindung der jeweils gegenüberliegenden Nadeln
  - Weitere Option: Aufsuchen lokaler Triggerpunkte und kräftig stimulierende Nadelung zum Auslösen einer „twitch response" oder ausstrahlender Nadelsensationen
- Behandlungsfrequenz: Täglich oder jeden 2. Tag, 10 Behandlungen ergeben einen Zyklus

Differenzierung der Syndrommuster

Für die Meralgia parästhetica gelten dieselben pathogenetischen Überlegung wie für das Karpaltunnelsyndrom.

Syndrommuster:
- **Wind-Kälte-Feuchtigkeit-*bi*-Syndrom:** Wind vorherrschend: Wandernde und fluktuierende Symptomatik
  Kälte vorherrschend: Deutlicher Schmerz, Verschlimmerung durch lokale Kälteeinwirkung, verspannte Muskulatur
  Feuchtigkeit vorherrschend: Schweregefühl, muskelkaterähnlicher Schmerz
  Puls: Kann gespannt oder schlüpfrig sein
- **Blut-Stase und trüber Schleim:** Lokales Trauma? Ansonsten lange vorbestehendes bi-Syndrom, Kraftverlust, Atrophien und zunehmende Sensibilitätsstörungen, allgemeine Symptome einer Milz-Qi-Leere mit Feuchtigkeit möglich, Verschlimmerung bei feucht-kaltem Wetter
  Zunge: Kann Zahneindrücke und einen klebrig fetten Belag aufweisen
  Puls: Kann schlüpfrig sein
- **Qi- und Blut-Leere:** Muskelkaterähnliche Schmerzen, ausgeprägte Parästhesien, trockene Haut, Atrophien, Kraftverlust bei körperlicher Belastung, Kurzatmigkeit und Schwindel möglich
  Zunge: Kann blass sein
  Puls: Kann fein und schwach sein

Therapie nach Syndrommustern

Punkte nach Syndrommuster:

Syndrommuster	**Punkte**
Wind-Kälte-Feuchtigkeit-*bi*-Syndrom	Du 14 (Moxa)
Blut-Stase und trüber Schleim	Bl 17, Mi 10, Ma 36, Ma 40
Qi- und Blut-Leere	Bl 17, Bl 20, Ma 36, Mi 6

Chinesische Arzneitherapie:
- **Wind-Kälte-Feuchtigkeit-*bi*-Syndrom:** Bei Vorherrschen von Wind: *fang feng tang* (Anhang) – Rad. Scutellariae, Cort. Cinnamomi + Ram. Cinnamomi, Ram. Mori, Rad. Angelicae pubescentis, Pheretima, Rad. Cyathulae
  Bei Vorherrschen von Kälte: *wu tou tang* (CAB 436) + Ram. Cinnamomi, Fruct. Chaenomelis, Rad. Angelicae pubescentis, Retinervus Fruct. Luffae, Rad. Cyathulae. (Aus Gründen der Arzneimittelsicherheit empfiehlt sich trotz eines gewissen Wirkungsverlustes der Ersatz von Rad. Aconiti praep. durch Rad. lateralis Aconiti praep.)
  Bei Vorherrschen von Feuchtigkeit: *qiang huo sheng shi tang* (CAB 221) – Fruct. Viticis, Rad. seu Rhiz. Notopterygii, + Rad. Cyathulae, Ram. Cinnamomi, Fruct. Chaenomelis, Rad. Clematidis, Rhiz. Atractylodis
- **Blut-Stase und trüber Schleim:** *shen tong zhu yu tang* (CAB 352) – Excrementum Trogopteri seu Pteromi, Rad. seu Rhiz. Notopterygii + Rad. Angelicae pubescentis, Caulis Spatholobi
  In schweren Fällen auch Rhiz. Corydalis
  Bei zusätzlich bestehender Schleim-Stagnation: + Retinervus Fruct. Luffae, Rhiz. Atractylodis, Sem. Coicis und/oder Rhiz. Pinelliae

- **Qi- und Blut-Leere:** *sheng yu tang* (CAB 275) – Rad. Rehmannia + Ram. Cinnamomi, Caulis Spatholobi, Rad. Cyathulae

15.5.3 Interkostalneuralgie

Schmerzen im Verlauf eines oder mehrerer Interkostalnerven

Stellenwert der Akupunktur

- Aus Sicht der Autoren abhängig von der Pathogenese: Bei traumatischer Läsion eines Interkostalnerven (z. B. nach Rippenserienfraktur) mäßig gute Indikation, bei Wirbelgelenksblockierungen gute Indikation
- Anwendung: Adjuvante Lokaltherapie, gute Indikation auch für TENS
- Wirksamkeitsnachweis: Nach Kenntnis der Autoren keine Studien im westlichen Sprachraum vorhanden

Die Sicht der westlichen Medizin

Seltenes Krankheitsbild, Begriff allerdings häufig als Synonym für thorakale Schmerzen verschiedener Ätiologie (DD) verwendet

Klinik

Paroxysmal einschießende oder dauerhaft brennende Schmerzen im Versorgungsgebiet eines oder mehrerer Interkostalnerven, in der Regel einseitige Symptomatik

Pathophysiologie

- Irritation oder Läsion eines oder mehrerer Interkostalnerven
- Ätiologie: Postoperativ (Thorakotomiesyndrom), traumatisch/posttraumatisch (Rippenfraktur), Fehlstatik des Thoraxskelettes (z. B. ausgeprägte Skoliose), Herpes zoster/postherpetische Neuralgie (auch als reine Schmerzsymptomatik möglich: Zoster sine herpete)

Diagnostik

- Typische Anamnese: Trauma, Zoster
- Manuelle Diagnostik: Myofasziale oder pseudoradikuläre Genese, Fehlstatik
- Rö-Thorax: knöcherne Pathologie
- Falls sonst keine Ursache greifbar: Weitergehende Diagnostik zum Ausschluss kardialer, pulmonaler sowie maligner Erkrankungen (CT-Thorax, MRT, BWS, [Belastungs-]EKG, Sono Abdomen, Labor, ggf. Knochenszintigraphie)
- Differenzialdiagnosen: Am häufigsten funktionelle Störung am Bewegungssystem, z. B. pseudoradikuläres Syndrom, myofasziales Syndrom (Triggerpunkte im Bereich der Rückenmuskulatur), Wirbelgelenkblockierung, Tietze-Syndrom (punktförmige Schmerzen am sternocostalen Übergang), thorakaler Bandscheibenprolaps (sehr selten). Pleuritis, infiltrativ wachsende Karzinome, ossäre Metastasen (u. a. multiples Myelom), übertragender Schmerz (u. a. Angina pectoris)

Therapie

- Lokale Therapie: Capsaicin-Salbe (0,05%), physikalische Therapie
- Medikamentöse Therapie:
- Brennender Schmerz: Antidepressivum (z. B. Amitriptylin 10–75 mg 0-0-0-1)
- Elektrisierend-einschießender Schmerz: (z. B. Antikonvulsivum Gabapentin), evtl. zusätzlich Opioide, z. B. Tramadol, hochpotente Opioide nur bei geklärter und rechtfertigender Genese
- Invasive Maßnahmen bei sonstiger Therapieresistenz (z. B. schweres Postthorakotomiesyndrom): Diagnostische Blockade mehrerer Interkostalnerven. Falls Blockade erfolgreich, Neurolyse der entsprechenden Interkostalnerven erwägen

Die Sicht der TCM

Pragmatische Therapie mit Akupunktur

Basispunkte:

Lokalpunkte	*Huatuojiaji*-Punkte in Höhe der Schmerzen, *ahshi*-Punkte um das betroffene Areal
Fernpunkte	Sj 6, Di 5, Gb 34, Gb 40 auf Ni 6 zu nadeln

Durchführung der Behandlung:
- Punktauswahl: Nadelung von *huatuojiaji*-Punkten in Höhe des schmerzhaften Segmentes und lokale Nadelung von *ahshi*-Punkten am Thorax („Umstechen" der Maximalzone), zudem Fernpunkte
- Methode: Bei Wirbelgelenkblockierung: Zuerst Fernpunkte nadeln und stark stimulieren, während der Stimulation Patienten Bewegungen ausführen lassen, die typischerweise die Schmerzen evozieren können (z. B. Rotation der BWS), Nadeln 5–10 min belassen; anschließend Lokaltherapie mit Nadelung der segmentalen und lokalen Punkte (*huato tuo* und *ahshi*), Nadeln 15–20 min belassen
- Bei chronischen Schmerzen: Lokaltherapie im Vordergrund, Stimulation mit geringerer Intensität, falls möglich Syndromdiagnose einbeziehen (incl. Phytotherapie)
- Cave: Am Thorax oberflächliche Nadelung (Pneumothorax)

Differenzierung der Syndrommuster

Entsprechend der phänomenologischen Annäherung der chinesischen Medizin kann die Interkostalneuralgie als Thorax-*bi*-Syndrom aufgefasst werden. Äußere pathogene Faktoren befallen die *shaoyang*-(Gallenblasen-)Leitbahn und führen zu einer Störung der Zirkulation von Qi und/oder Blut (bei Traumata). Aus Sicht der TCM ist ein Herzinfarkt damit ähnlich kategorisiert wird wie eine Wirbelgelenksblockierung. Die westlich naturwissenschaftlich orientierte Vorstellung thorakaler Schmerzstörungen ist hier der chinesischen überlegen.

Weitere begleitende oder bei Fortschreiten der Erkrankung auftretende Syndrome sind: Leber-Qi-Stagnation, Schleim/Feuchtigkeit (u. a. bei chronisch-obstruktiven Pulmonalerkrankungen [COPD]), Leber-Yin-Leere.

Syndrommuster:
- **Äußere pathogene Faktoren befallen das** *shaoyang:* Muskelverspannungen, Schmerz mit Kältegefühl, Brennschmerz oder Spannungsgefühl, Schüttelfrost möglich, Erkältungssymptome möglich
  Zunge: Belag kann gelb sein
  Puls: Kann saitenförmig sein
- **Feuchtigkeit/Schleim:** Schmerz mit Spannungsgefühl, Zunahme bei vertiefter Atmung, Kurzatmigkeit und verschärfte Atemgeräusche sowie Hustenanfälle möglich, unter Umständen Begleitsymptom einer chronisch obstruktiven Lungenerkrankung
  Zunge: Belag kann weiß und klebrig fett sein
  Puls: Kann fein und saitenförmig oder tief und schlüpfrig sein
- **Leber-Qi-Stagnation:** Spannungsgefühl ausgeprägter als Schmerz, evtl. stechender Schmerzbei nicht fixierter Lokalisation, Verstärkung durch emotionale Belastung, Brustbeklemmung, häufiges Seufzen, zusätzlich abdominelle Spannung und Appetitlosigkeit möglich
  Puls: Kann saitenförmig sein
- **Blut-Stase:** Stechender Schmerz mit fixer Lokalisation, anhaltender Schmerz mit Exazerbationen, nächtlich besonders ausgeprägt, Traumaanamnese möglich
  (nach Qiu, 1992)
  Zunge: Livide Farbe mit Staseflecken möglich

Therapie nach Syndrommustern

Punkte nach Syndrommuster:

Syndrommuster	Punkte
Äußere pathogene Faktoren befallen das *shaoyang*	Sj 3, Sj 5, Du 14, Gb 41
Feuchtigkeit/ Schleim	Lu 5, Lu 7, Ma 36, Ma 40, Ren 17
Leber-Qi-Stagnation	Bl 18, Le 13, Gb 34, Gb 40, Le 3
Blut-Stase	Bl 17, Bl 18, Mi 10, Mi 6, Le 2

15

Chinesische Arzneitherapie:

- **Wind-Kälte-(Feuchtigkeit):** *xiao chai hu tang* (CAB 148) – Rad. Ginseng, Fruct. Jujubae + Fruct. Aurantii und evtl. Rhiz. Cyperi
- **Feuchtigkeit/Schleim:** *xiang fu xuan fu hua tang* (CAB 474) evtl. + Rad. Bupleuri und/oder Fruct. Aurantii
  Bei Feuchtigkeit-Hitze in Leber und Gallenblase stattdessen *long dan xie gan tang* (CAB 102) evtl. + Fruct. Toosendan, Rad. Curcumae und/oder Pericarp. Citri reticulatae viride
- **Leber-Qi-Stagnation:** *chai hu shu gan san* (CAB 160)
  In schweren Fällen + Fruct. Toosendan, Pericarp. Citri reticulatae viride, Rad. Curcumae
  Bei gleichzeitig bestehender Milz-Qi- und Blut-Leere stattdessen *xiao yao san* (CAB 161), evtl. mit den o. a. Modifikationen
- **Blut-Stase:** *xue fu zhu yu tang* (CAB 350) + Rad. Curcumae, Bulb. Allii fistulosi
  Oder, in schweren, traumatisch verursachten Fällen: *fu yuan huo xue tang* (CAB 363) mit Rhiz. Corydalis oder Myrrha statt Squama Manitis (steht unter Naturschutz)

15.5.4 (Post-)Zosterneuralgie

- Akute Zosterneuralgie: Schmerzen im betroffenen Segment während einer akuten Herpes-Zoster-Erkrankung
- Post-Zoster-Neuralgie: Persistierende Schmerzen 6 Wochen nach Abheilung der Effloreszenzen eines Herpes zoster

Stellenwert der Akupunktur

- Aus Sicht der Autoren: Weniger gute Indikation, aber adjuvante Behandlung nach Ausschöpfung evidenzbasierter Therapien bzw. auf Wunsch des Patienten als Therapieversuch vertretbar
- Einsatz: Als Lokaltherapie und psychovegetativ modulierendes Verfahren
- Wirksamkeitsnachweis: Eine kontrollierte Studie mit negativem Ergebnis (gleiches Resultat wie Placebo- und TENS-Behandlung, Lewith et al. 1993)

Die Sicht der westlichen Medizin

Akute Zosterinfektion häufige Erkrankung bei älteren Patienten (Prävalenz 25%), 15% entwickeln anschließend eine Post-Zoster-Neuralgie (David 1999), wesentlich seltener bei Jüngeren, Frauen : Männer 2:1

Klinik

Akute Zosterinfektion:

- Häufig ältere oder immunsupprimierte Patienten
- Prodromi: Abgeschlagenheit, evtl. Fieber, leichtes Brennen im betroffenen Segment, nach 1–2 Wochen bläschenförmiges Exanthem auf erythematösen Grund
- Lokalisation zumeist im Bereich eines thorakalen Dermatomes (54%) oder eines Trigeminusastes (13%), zuweilen auch beidseitig (30%) oder polysegmental
- Brennender Dauerschmerz, Dysästhesie und Hyperalgesie im betroffenen Segment
- In seltenen Fällen auch Schmerz ohne Exanthem möglich (Zoster sine herpete)
- Komplikationen: Zoster ophthalmicus mit Keratokonjunktivitis, muskuläre Paresen (u. a. Fazialisparese bei Zoster opticus), Zosterenzephalitis und Generalisation v. a. bei ausgeprägter Immunsuppression

Postzosterische Neuralgie (s. o.) (PZN):

- Persistierende Schmerzen 3 Monate nach Abheilung der Effloreszenzen
- Evtl. narbige Residuen im betroffenen Segment mit Hypästhesie, teilweise quälendem Juckreiz und Schmerzen
- Verschiedene Schmerzcharakteristika treten zumeist kombiniert auf:
  - Brennend bohrender Dauerschmerz
  - Einschießende, neuralgieforme Attacken
  - Dynamische Berührungsallodynie (leichteste Berührungen führen zu Schmerzen, feste Berührung hingegen kann Erleichterung verschaffen)
  - Häufig ausgeprägte Abhängigkeit der Schmerzen von der psychischen Verfassung

Pathophysiologie

- Auslösemechanismus der Neuralgie bisher nicht bekannt

- Allgemeine Erklärungsansätze zur Entstehung neuropathischer Schmerzen:
  - Schädigung peripherer Axone führt zu pathologisch erhöhtem nociceptiven Einstrom mit der Folge einer sekundären Sensibilisierung der Hinterhornneurone im Rückenmark
  - Degeneration peripherer Neurone führt zu Reorganisation synaptischer Strukturen im Rückenmark, so dass sonst niederschwellige (taktile) A-beta-Afferenzen anatomische Verbindungen zu nociceptiven Neuronen ausbilden
  - Vermehrung sympathischer Fasern im Bereich des Spinalganglions mit Ausbildung eines sympathisch unterhaltenen Schmerzes

Diagnostik

- Diagnosestellung erfolgt klinisch
- Ergänzende Labortests zur Diagnosesicherung möglich: Polymerase-Kettenreaktion, Tzanck-Test
- Internistische Basisdiagnostik zur Abklärung einer mögl. Immunsuppression (Leistungsknick, B-Symptomatik, Tumorscreening, andere Infekte/HIV, Alkoholismus, psychosoziale Stressoren)
- DD: u. a. Trigeminusneuralgie, Intercostalneuralgie, Cholezystitis, Lumboischialgien

Therapie

Akute Zosterinfektion:
- Therapieziel: Reduktion des Risikos einer PZN durch Verhinderung der Ausbreitung der Viren und möglichst konsequente Schmerztherapie
- Systemische antivirale Therapie insbesondere bei Immunsuppression, Alter > 50 Jahre, Affektion des Kopfes, ausgedehnter cutaner Befall, hämorrhagische Läsionen, Schleimhautbeteiligung so früh wie möglich (innerhalb von 48 h nach Ausbruch des Exanthems)
- Medikamentöse Schmerztherapie:
  - Bei geringer Symptomatik und jungen Patienten NSAR, z. B. Ibuprofen 2-mal 800 mg/Tag
  - Bei ausgeprägter Symptomatik Opioide, z. B. Tramadol 3-mal 50–100 mg/Tag (langsam aufdosieren, ggf. plus Antiemetikum)
  - Bei Risikofaktoren für PZN (s. u.) frühzeitige Gabe von Amitriptylin erwägen (z. B. ab 10–25 mg abends)
- Sympathikusblockaden (GLOA Gl. cervicale sup., Epiduralanästhesie, lumbale Grenzstrangblockade) bei medikamentös nicht beherrschbarer Symptomatik, deutliche Schmerzlinderung möglich
- Lokale Therapie: Feuchte, kühle Kompressen, Zink-Schüttelmixtur

Postzosterische Neuralgie (s.o):
- Individuelle Schmerztherapie nach Schmerzcharakter und Zustand des Patienten
- Medikamentöse Therapie: Dosistitration jeweils nach Wirkungen/Nebenwirkungen, Cave: bei älteren Patienten niedriger dosieren
  - Antidepressivum: z. B. Amitriptylin 10–25 (–75) mg abends, (Schwerpunkt brennende Schmerzen)
  - Falls nicht wirksam Antikonvulsivum, z. B. Gabapentin (Erhaltungsdosis: 900–2400 mg/Tag) und/oder Opioid, z. B. Tramadol ab 2–3-mal 50 (–100) mg, evtl. hochpotentes Opioid
- Lokaltherapie: Capsaicin-Creme (3–4-mal/Tag Auftragen, über 4–6 Wochen, Achtung: heftiges Brennen beim Auftragen), topisch ASS. Bei dynamischer Allodynie Therapieversuch mit elastischen Bandagen
- Sympathikusblockaden (s. o.)
- Psychosoziale Unterstützung (besonders bei alleinstehenden, älteren Patienten)

Verlauf/Prognose

- Schmerzen nach akuter Infektion zeitlich graduell remittierend: Zum Zeitpunkt der Abheilung der Effloreszenzen Schmerzen bei ca. 20%, nach einem Monat noch bei 9–15%, nach 1 Jahr noch bei 1%, in seltenen schweren Fällen allerdings nahezu therapieresistente Schmerzen über Jahre möglich
- Erhöhtes Risiko einer PZN beihöherem Alter, weiblichem Geschlecht, Patient alleinstehend, starke Ausprägung der Zostereffloreszenzen oder Narben. Folgende Faktoren erniedrigen möglicherweise das Risíko einer PZN: Frühzeitige Therapie mit Antidepressiva (Amitriptylin), frühzeitige antivirale Therapie, frühzeitige und konsequente Therapie der Schmerzen

15

Die Sicht der TCM

Pragmatische Therapie mit Akupunktur

Basispunkte:

Lokalpunkte	*ahshi*-Punkte um das betroffene Areal, *huatu-ojiaji*-Punkte in betroffenen Segmenten
Fernpunkte	Gb 40 auf Ni 6 zu nadeln, *long yan* (Erfahrungspunkte auf Dü-Leitbahn, jeweils auf Höhe des DIP bzw. PIP des Kleinfingers)

Punkte nach Schmerzlokalisation (zusätzlich):

Syndrommuster	Punkte
Zoster im Bereich des Kopfes	Gb 20, Di 4, Sj 5, Ex 2 *(taiyang),* Bl 2, Ma 2, Ma 6, Ma 5
Thorakaler Zoster	Sj 6, Gb 34, Le 3
Abdomineller und/oder lumbaler Zoster	Gb 34, Ma 36, Mi 6

Punkte nach Symptomen:

Schwäche, Erschöpfung	**Ma 36, Mi 6**
Unruhe, Agitiertheit	Du 20 (+) *sishencong,* He 7, Di 11
Obstipation	Sj 6
Fieber	Di 11, Di 4

Durchführung der Behandlung:

- Punkteauswahl: *ahshi*-Punkte, Regionalpunkte (segmental *huatu-ojiaji* und Rücken-*shu*) zudem Fernpunkte und psychovegetativ wirksame (symptomatische) Punkte
- Methode:
  - Umstechung im Abstand von 2–3 cm entlang des Randes des schmerzhaften Areals, mit der Nadelspitze in Richtung Zentrum des Areals, flache Nadelung (subcutan), falls tolerabel Elektrostimulation (ESA) (Frequenz 100 Hz, bei fehlendem Therapieeffekt auch niedrige Frequenz, z. B. 2 Hz oder Kombination hoch/niedrigfrequent versuchen)
  - *Huatu-ojiaji*-(und/oder Rücken-*shu*-)Punkte auf Höhe der betroffenen Segmente (hier ebenfalls ESA möglich), bei ausgeprägter Allodynie zunächst kontralateral nadeln, nach Besserung dann auch auf der betroffenen Seite

Differenzierung der Syndrommuster

Die akute Zosterinfektion wird entsprechend der auftretenden Effloreszenzen als Invasion von Wind-Feuer (kräftig rote Effloreszenzen, brennender Schmerz) oder feuchter Hitze der Milz (blasse Effloreszenzen) aufgefasst. Qi-Stagnation und Blut-Stase gehen mit der Entstehung einer Post-Zosterneuralgie einher.

Syndrommuster:

- **Feuchte-Hitze (in Leber und Gallenblase):** Akute Zosterneuralgie: Kräftig rote Effloreszenzen, prall gefüllte Bläschen, brennend stechender Schmerz, bitterer Geschmack, trockener Rachen, Durst mit Verlangen nach kühlen Getränken, Appetitverlust, innere Unruhe und Reizbarkeit, Neigung zu Obstipation, konzentrierter Urin
  Zunge: Kann rot mit gelbem und/oder klebrig fettem Belag sein
  Puls: Kann saitenförmig und beschleunigt sein
- **Qi-Stagnation und Blut-Stase:** Post-Zoster-Neuralgie: Anhaltende Schmerzen mit Schlafstörung und gedrückter Stimmung
  Zunge: Kann düster sein, Spitze kann Stase-Flecken aufweisen
  Puls: Kann saitenförmig und fein sein

Therapie nach Syndrommustern

Akupunkturpunkte nach Syndrommuster:

Syndrommuster	Punkte
Feuchte-Hitze (in Leber und Gallenblase)	Gb 34, Le 8, Le 2, Mi 10, Mi 6, Gb 43
Qi-Stagnation und Blut-Stase	Punkte nach Schmerzlokalisation

Chinesische Arzneitherapie:

- **Üppiges Hitze-Gift:** *ma chi xian jie du tang* (Anhang) mit Cort. Moutan statt Rad. Arnebiae (in

Deutschland verboten) sowie + Rad. Rehmanniae, Rad. Paeoniae rubrae, Rhiz. Corydalis. Diese Rezeptur löst in der Frühphase der Erkrankung Hitze-Gift („Toxin") und kühlt das Blut.

- **Feuchtigkeit-Hitze in Leber und Gallenblase:** *long dan xie gan tang* (CAB 102) – Rad. Angelicae sinensis + Flos. Lonicerae, Fruct. Forsythiae, Rad. Paeoniae rubrae, Rhiz. Corydalis
- **Feuchtigkeit-Hitze in der Milz:** *chu shi wei ling tang* (CAB 198) + Rad. Gentianae, Rhiz. Corydalis
- **Qi-Stagnation und Blut-Stase:** *chai hu shu gan san* (CAB 160) + Rad. Salviae miltiorrhizae, Rhiz. Corydalis, Pericarp. Citri reticulate viride und/oder Rad. Curcumae, in schweren, chronifizierten Fällen auch + Pheretima, Olibanum und/oder Myrrha
  Um die Schmerzen auch durch Beruhigung des Geistes zu lindern werden häufig ergänzt: Concha Margaritiferae, Concha Ostreae, Fossilia Dentis Mastodi und/oder Magnetitum

Durchführung der Behandlung:

- *long dan xie gan tang* (Gentiana-Leber-Ableitungs-Abkochung) gilt allgemein als die wichtigste Rezeptur in der eruptiven Phase des Zoster. Dennoch sollten auch die anderen o. a. Rezepturen bei entsprechender Symptomatik in Betracht gezogen werden.
- Bei allen Akut-Rezepturen sind folgende Ergänzungen entsprechend der Lokalisation der Hauterscheinungen möglich:
  - Gesicht: Fruct. Arctii, Flos. Chrysanthemi indici
  - Rippen- oder Lumbalbereich: Rad. Isatidis, Rhiz. Paridis
  - Brust oder Abdomen: Rad. Sophorae flavescentis
  - Untere Extremität: Rhiz. Atractylodis, Cort. Phellodendri (und/oder Rad. Achyranthis bidentatae)
- Die Post-Zoster-Neuralgie wird in der oben angegebenen Form als Qi-Stagnation und Blut-Stase behandelt.
- Die Behandlung älterer Menschen mit blutbelebenden Arzneimitteln sollte vorsichtig erfolgen. Häufig empfiehlt sich dabei die Ergänzung von Rad. Astragali.

15.5.5 Polyneuropathie (PNP)

Erkrankungen der peripheren Nerven unterschiedlicher Ätiologie mit zumeist distal symmetrisch betonten sensiblen, vegetativen und motorischen Symptomen

Stellenwert der Akupunktur

- Aus Sicht der Autoren: Bei leichten Formen mäßig gute Indikation, bei schweren Formen weniger gute Indikation
- Anwendung: Adjuvanter Einsatz zur Verminderung der Dysästhesien, kausale Therapieansätze (wie z. B. konsequente Diabetes-Einstellung) beachten! Etwa 30% der Patienten mit peripheren Neuropathien suchen Hilfe bei einem Akupunkteur (Brunelli und Gorson 2004)
- Wirksamkeitsnachweis: Ein größerer RCT (N=239) bei Patienten mit HIV-assoziierter PNP mit gleichem Ergebnis für Akupunktur, Placebo und Amitriptylin (Shlay et al. 1998). Ferner vereinzelt positive Fallberichte (Elgert 1999). Fazit: Für HIV-assoziierte PNP vermutlich keine Wirksamkeit, für PNP anderer Genese keine Aussage möglich

Die Sicht der westlichen Medizin

Häufige Erkrankung im höheren Lebensalter

Klinik

- Dysästhesien (Pelzigkeit, Ameisenlaufen, Schwellungsgefühl, Kälte- oder Wärmemissempfindungen), Hypästhesie, „burning-feet"-Syndrom mit brennenden Schmerzen an den Füßen (selten an den Händen), in der Nacht und in Ruhe zunehmend (DD: Idiopathisches Restless-legs-Syndrom)
- Hypo- bzw. Areflexie, Paresen, Muskelkrämpfe (häufig Wadenmuskulatur)
- Vegetative und trophische Störungen: u. a. Hyperhidrose (Alkohol), Hypohidrose (Diabetes mellitus), vasomotorisch-neurotrophische Störungen mit Ulzerationen, Affektion innerer Organe

- Manifestationstypen: Am häufigsten distal symmetrische PNP; Befall sensibler und/oder motorischer Fasern, strumpf-/handschuhförmige Symptome (u. a. Alkohol, DM); Mononeuritis multiplex (u. a. Kollagenosen, Bleiintoxikation, Herpes Zoster, Lyme-Borreliose, Hirnnervenausfälle)

Ätiologie

- Diabetes mellitus 30%
- Alkoholabusus 25%
- Nicht klassifizierbar (25%)
- Lyme-Borreliose (5%)
- Hereditär (5%)
- Paraneoplastisch/paraproteinämisch (3%)
- Andere (< 3%)

Pathophysiologie

- Drei Formen der neuronalen Degeneration:
  - Axonale Degeneration
  - Demyelinisierung (in schweren Formen zusätzl. axonale Degeneration)
  - Erkrankung des Zellsomas
- Geschädigte nozizeptive C-Fasern werden vom Impulsleiter zum Impulsgenerator, Ausbildung von Ruheaktivität führt zu Spontanschmerzen, konsekutiv zentrale Sensibilisierung mit der Folge plastischer Veränderungen im ZNS (Hinterhorn im Rückenmark sowie supraspinal, Schmerzgedächtnis)

Möglicher Wirkmechanismus der Akupunktur

Bei PNP: Vasodilatation (Perfusion der Vasa nervorum [Kaada, 1982], zentrale Desensibilisierung

Diagnostik

- Neurologische Untersuchung: Distale Pallästhesie und Muskeleigenreflexe häufig zuerst aufgehoben
- Objektivierung und Differenzialdiagnose (axonale/demyelinisierende PNP) durch elektrophysiologische Untersuchungen (Elektromyographie, Neurographie)
- Basislabordiagnostik bei PNP unklarer Ätiologie: BSG, BB, Elektrophorese, Nüchternglucose (evtl. Hba1c), GOT, GPT, γGT, Elektrolyte, Harnstoff, Kreatinin, TSH, ANA, Rheumafaktoren, CRP, Vitamin B_{12} und Folsäure, Borrelien-AK
- Liquordiagnostik bei unklarer Genese und rascher Progredienz erwägen
- Internistische Basisdiagnostik: Tumorscreening (i. d. R. Rö-Thorax, Sono-Abdomen, Hämoccult)
- Nervenbiopsie (selten notwendig) z. B. bei V. a. vaskulitischen Prozess

Therapie

- Falls möglich ursächlich (Alkoholkarenz, straffe Einstellung des Diabetes mellitus)
- Physiotherapie: Falls notwendig Kontrakturprophylaxe bei muskulären Paresen
- Evtl. Hilfsmittelverordnung (z. B. Peroneusschiene)
- Medikamentöse Schmerztherapie (Cave: V. a. kardiale Nebenwirkungen, niedrige Dosierung bei älteren Patienten): Antidepressivum und/oder Antikonvulsivum und/oder niedrigpotentes Opioid, evtl. hochpotentes Opioid, Alpha-Liponsäure v. a. bei diabetischer PNP (1-mal 600 mg/Tag in 250 ml NaCl 0,9% innerhalb von 30 min i. v. für 2 Wochen), L-Dopa bei Restless-Legs-Syndrom (125–600 mg oral zur Nacht)
- Äußere Therapie: Capsaicin-Creme

Die Sicht der TCM

Pragmatische Therapie mit Akupunktur

Basispunkte:

Untere Extremität	Ex-AH 9 (*baxie,* interdigitale Punkte), Bl 40, Gb 34, Ma 36, Mi 6, Bl 60
Obere Extremität	Ex-BF 10 (*bafeng,* interdigitale Punkte), Lu 5, Hh 6, Di 11, Di 4

Punkte nach Symptomen:

Blasenfunktionsstörung	Ma 25, Ma 27, Ma 28, Le 3, Mi 9, Bl 31, Bl 32, Bl 33, Bl 34, Bl 52, Bl 28
Impotenz	Ren 3, Ren 4, Ren 6, Du 3, Du 4, Bl 27, Bl 23
Diabetische Ophthalmoplegie	Bl 1, Bl 2, *ahshi*-Punkte rund um die Orbita, Bl 13, Bl 18, Bl 23

Schlafstörungen, Restless-Legs-Syndrom	Le 3, He 7, Ren 15, Du 20, Ex 1 *(yintang)*, Bl 15, Bl 17, Hh 6

Durchführung der Behandlung:
- Punktauswahl: Basispunkte je nach betroffener Extremität, insbesondere Nadelung der interdigitalen Punkte (Ex-AH 9, Ex-BF 10).
- Bei Komplikationen einer PNP weitere Punkte nach Symptomen (unten angegebene Schemata können alternierend genadelt werden)
- Methode: Versuch mit Elektrostimulation (ESA) bei Therapieresistenz; intermittierender Modus, enge Behandlungsintervalle (jeden oder jeden zweiten Tag) über 10–15 Sitzungen; Verträglichkeit muss individuell ausgetestet werden, da auch Dysästhesien verstärkt werden können

Differenzierung der Syndrommuster

Polyneuropathien können als chronische *bi*-Syndrome mit Invasion und Persistenz von Feuchtigkeit und weiteren pathogenen Faktoren in den Leitbahnen klassifiziert werden. Die Differenzierung erfolgt auf der Grundlage der geschilderten Schmerzqualität. Häufigstes Muster ist eine Feuchtigkeit-Hitze-Symptomatik mit den für die PNP typischen brennenden Dysästhesien. Kälteähnliche Dysästhesien werden entsprechend als Feuchtigkeit-Kälte aufgefasst. Bei Dominanz der Feuchtigkeit empfinden die Patienten ein ausgeprägtes Schweregefühl der betroffenen Extremitäten. Aus Sicht der TCM ist ein prädisponierender Faktor für Feuchtigkeit eine Milz-Qi-Leere. Eine Analogie zur westlichen Medizin besteht hier in der häufig metabolischen Genese (Diabetes mellitus, Alkohol) der Polyneuropathien.

Stehen die Parästhesien im Vordergrund, kann eine Blut-Leere vorliegen. Bei schweren und chronifizierten Verläufen kann an Blut-Stase, Schleim, (Blut- und) Qi-Leere und Leber- und Nieren-Leere mit möglicher neurologischer Minussymptomatik (Atrophien, Hypästhesien) gedacht werden.

Syndrommuster:
- **Feuchtigkeit-Hitze-*bi*-Syndrom:** Brennender Schmerz, bei Feuchtigkeit Schweregefühl der Extremitäten
- **Feuchtigkeit-Kälte-*bi*-Syndrom:** Kältedysästhesien, bei Feuchtigkeit Schweregefühl der Extremitäten
- **Milz-Qi-Leere mit Feuchtigkeit und Schleim:** Abgeschlagenheit, Inappetenz, gastrointestinale Beschwerden, evtl. depressive Stimmungslage, Neigung zu adipösem oder kachektischem Habitus, evtl. metabolisches Syndrom mit Diabetes Typ 2, bei Schleim Taubheitsgefühl der Extremitäten
  Zunge: Kann weißen klebrigen Belag haben
- **Blut-Stase:** Starker fixierter Schmerz, häufig in späteren Stadien
  Zunge: Kann livide sein mit Stase-Flecken
- **Blut- (und Qi-) Leere:** Häufig in späteren Stadien, bei überwiegend Blut-Leere Parästhesien im Vordergrund, Atrophien möglich
  Zunge: Kann blass sein
- **Leber- (und Nieren-) Leere:** Neurologische Minusymptomatik mit Atrophien und Hypästhesie im Vordergrund, bei Leber- und Nieren-Yin-Leere mit innerer Hitze brennender Schmerzcharakter

Therapie nach Syndrommuster

Akupunkturpunkte nach Syndrommuster:

Syndrommuster	Punkte
Feuchtigkeit-Hitze-*bi*-Sydrom	Mi 9, Ma 40, Ma 36, Ren 12
Feuchtigkeit-Kälte-*bi*-Syndrom	Du 14 (Moxa), Ma 40, Ma 36, Ren 12 (Moxa)
Feuchtigkeit und Schleim bei Milz-Qi-Leere	Mi 6, Ma 36, Mi 9, Ma 40, Ren 12, Bl 20
Blut-Stase	Mi 10, Bl 17
Blut-(und Qi-)Leere	Bl 17, Bl 20, Ma 36, Mi 6
Leber-(und Nieren-) Leere	Bl 18, Bl 23, Ni 3, Mi 6

Chinesische Arzneitherapie:
- **Feuchtigkeit-Hitze verstopft die Netzgefäße:** *si miao wan* (CAB 214) + Fruct. Chaenomelis, Ram. Mori und Rhiz. Dioscoreae hypoglaucae
- **Feuchtigkeit-Kälte verstopft die Netzgefäße:** In leichteren Fällen: *qiang huo sheng shi tang* (CAB 221) + Rhiz. Alismatis
  In schwereren Fällen: *xiao huo luo dan* (CAB 436) – Rad. Aconiti kusnezoffii praep. (Toxizität) +

Herb. Asari oder Ram. Cinnamomi sowie Rhiz. Atractylodis und Sem. Coicis
- **Feuchtigkeit-Schleim:** *dao tan tang* (CAB 490) mit Fruct. Aurantii statt Fruct. Aurantii immaturus sowie – Exocarpium rubrum citrireticulatae + Rad. Angelicae pubescentis, Rhiz. seu Rad. Notopterygii und Sem. Sinapis.
  Bei Milz-Qi-Leere zusätzlich: Rad. Codonopsis und Rhiz. Atractylodis macrocephalae
- **Milz-Qi-Leere:** *tiao zhong yi qi tang* (CAB 269) Bei vermehrter Feuchtigkeit, wenn diese von der Milz nicht umgewandelt wird, zusätzlich: Poria und Rhz. Alismatis
- **Blut-Stase:** In leichteren Fällen: *tao hong si wu tang* (CAB 276)
  In schwereren Fällen: *shen tong zhu yu tang* (CAB 352) – Excrementum Trogopteri seu Pteromi + Retinervus Luffae Fructus
- **Blut- (und Qi-) Leere:** *ba zhen tang* (CAB 287) Bei stärkeren Schmerzen in den Armen: + Rhiz. seu Rad. Notopterygii, Rhiz. Curcumae longae und evtl. Ram. Cinnamomi
  In den Beinen: + Rad. Angelicae pubescentis, Cort. Acanthopanacis und evtl. Cor. Cinnamomi
- **Leber- (und Nieren-Leere):** Bei eher Yang-betonter Leber- und Nieren-Leere mit Schwäche und Schmerzen: *du huo ji sheng tang* (CAB 226)
  Bei Yin-betonter Leber- und Nieren-Leere mit Schwäche und Atrophie: *hu qian wan* (CAB 298) – Os Tigris, Rhz. Zingiberis + Rad. Astragali, Ram. Mori und Rad. Achyranthis bidentatae

Durchführung der Behandlung: Bei ausschließlichem Befall der oberen bzw. unteren Extremitäten empfiehlt sich die Ergänzung bestimmter Leitarzneien, wobei möglichst deren Temperaturverhalten berücksichtigt werden sollte:
- Arme: Rhiz. seu Rad. Notopterygii und/oder Ram. Cinnamomi (warm), bzw. Ram. Mori (kühl)
- Beine: Rad. Angelicae pubescentis und/oder Fruct. Chaenomelis (warm), bzw. Rad. Achyranthis bidentatae (neutral)

Da Polyneuropathien oft im Rahmen chronischer Allgemeinerkrankungen auftreten, sollten in solchen Fällen konstitutionelle Aspekte (vor allem Leber-Qi-Stagnation, Milz-Leere, Qi- und Yin-Leere) mit berücksichtigt werden.

In jedem Fall sollte nach Zeichen von Blut-Stase gesucht und diese bei Vorliegen unbedingt mit behandelt werden.

In chronischen Fällen sind die Netzgefäße oft in einem Ausmaß befallen, das den Einsatz von speziellen Arzneimitteln, meist so genannten „Wurm-" (bzw. Insekten-)Arzneimitteln erforderlich macht. Es kommen dabei vor allem Bombyx batryticatus, Pheretima, sowie – in sehr hartnäckigen Fällen – auch die toxischen und daher mit besonderer Vorsicht anzuwendenden Scorpio und Scolopendra in Frage.

15.5.6 Komplexes regionales Schmerzsyndrom (CRPS)

Terminus für heterogene Gruppe regionaler Schmerzsyndrome mit oder ohne Beteiligung des sympathischen Nervensystems. Synonyme: M. Sudeck, Algodystrophie, sympathische Reflexdystrophie, Kausalgie

Stellenwert der Akupunktur

- Aus Sicht der Autoren: Weniger gute Indikation bei insgesamt schwer zu behandelndem Krankheitsbild
- Einsatz: Als adjuvanter, vegetativ modulierender Ansatz
- Wirksamkeitsnachweis: Keine sichere Aussage möglich bei nicht ausreichender Studienlage. Hinweise für positive Effekte aus mehreren Fallbeschreibungen (Chan und Chow 1981) und 2 RCT (Fialka et al. 1993, Korpan et al. 1999) mit sehr kleinen Kollektiven (N = 14, 14). Hinweis auf Wirksamkeit von TENS bei CRPS bei Kindern (Wilder et al. 1992)
- Cave: Keine schmerzhafte Stimulation, keine Nadelung von Lokalpunkten in der Akutphase, da sonst Gefahr der Verschlimmerung des CRPS

Die Sicht der westlichen Medizin

Inzidenz 1–2% nach Frakturen, 1–5% nach peripheren Nervenläsionen, Frauen > Männer (Scadding 1999).

Klinik

- Unproportional starke und andauernde Schmerzen im Anschluss an ein Trauma (Distorsion, Quetschung, Fraktur, OP, auch Bagatelltraumen) zumeist im Bereich einer distalen Extremität; Veränderung der Stärke und des Charakters des initialen Traumaschmerzes mit distaler Generalisierung deutet auf Entwicklung eines CRPS
- In seltenen Fällen spontanes Auftreten ohne Traumaanamnese
- Spontaner Brennschmerz, mechanische Allodynie (bei Bewegung, Berührung)
- Typische Lokalbefunde:
  - Ödeme (v. a. im Akutstadium)
  - Vasomotorische Störungen: Temperaturdifferenz und/oder Asymmetrie der Hautfarbe
  - Sudomotorische Störungen: Vermindertes oder verstärktes Schwitzen
  - Trophische Störungen: Glanzhaut, verändertes Nagelwachstum und Behaarung (postakutes Stadium)
  - Sensomotorische Störungen: Paresen, Tremor, dystone Bewegungen
  - Störung der epikritischen Sensibilität
  - Steigerung des gelenknahen Knochenstoffwechsels: Gelenksteifigkeit, Ankylose, Osteoporose
- Modalitäten: Verstärkung der Schmerzen durch Bewegung, Belastung, hängen lassen der Extremität. Erleichterung durch Entlastung, Hochlegen der Extremität
- Psychische Symptome: Affektlabilität, Körperwahrnehmungsstörungen, Depression, Bagetellisieren/Katastrophisieren, selten autoaggressives Verhalten

Verlauf

Drei Stadien sehr variabler Dauer und Ausprägung, Mischformen möglich:

- Akutstadium: Generalisiertes Ödem, Temperaturunterschied zwischen den Extremitäten, eher warme Extremität
- Postakutes Stadium: Zunehmende Funktionseinschränkung der Extremität, beginnende trophische Veränderungen, eher kalte Extremität (lokale Nadelung möglich)
- Chronisches Stadium: Atrophie, Kontrakturen

Pathophysiologie

- Genauer Mechanismus bisher nicht geklärt, verschiedene Ansätze (Baron et al. 2001)
- Sympathisch-afferente Kopplung: Bei Erregung sympathischer Neurone treten Impulse auf afferente nozizeptive Neurone über. Cave: Verschlechterung der Erkrankung durch allgemein erhöhten Sympathikotonus (Stress, psychische Anspannung)
  - Unphysiologische Aktivierung nozizeptiver Afferenzen durch Trauma mit der Folge spontaner Entladungen, aufgrund des veränderten afferenten Einstroms entstehen plastische Veränderungen im ZNS, diese führen zur Schmerzgeneralisierung und zu einem veränderten sympathischen Reflexverhalten (vasomotorische, sudomotorische, trophische Störungen)
  - Muskuläre Paresen und schmerzbedingte Inaktivität führen zu zunehmender Funktionseinbuße und Kontrakturen der Extremität
  - Psychophysiologische Prädisposition

Möglicher Wirkmechanismus der Akupunktur

Zahlreiche Daten aus Grundlagenstudien zeigen deutliche Effekte von Akupunktur auf das Vegetativum. Nach einigen Behandlungen sympathikolytischer Effekt denkbar (Ernst und Lee, 1986). Cave: Bei zu starker und lokaler Nadelung sympathikotoner Effekt mit Verschlechterung des CRPS möglich (Lin und Fu, 2000).

Diagnostik

- Diagnostische Kriterien (nach Baron und Jänig, 1998)
- Lokalisation: Distale Generalisierung; Kombination aus neurologischer Symptomatik (Schmerz, sensomotorische und autonome Symptome) mit Veränderungen der peripheren Gelenkfunktion; zeitlicher Ablauf: Entstehung der Kardinalsymptome innerhalb von Stunden bis Tagen; Änderung des Schmerzes: Vor Entstehung CRPS: Lokal im direkt traumatisierten Bereich, anschließend diffuse Ausbreitung in gesamte Extremität
- Neurophysiologie (NLG) zur Diagnostik von Nervenläsion (Definition: Läsion nachweisbar = CRPS II, keine fassbare Nervenläsion = CRPS I)

15

- Diagnostische Abgrenzung von CRPS II zu territorialen neuropathischen Syndromen (z. B. posttraumatische Neuralgien, PZN), Generalisierungstendenz, Gelenkschmerzen, Störung des Knochenstoffwechsels
- Sympathikusblockade (diagnostische und therapeutische Relevanz), bei Schmerzreduktion Blockadeserie
- Radiologische Untersuchungen: Drei-Phasen-Skelettszintigraphie (bereits in Frühphase Mehranreicherung im Bereich betroffener Gelenke), Nativ-Röntgen (erst nach Wochen bis Monaten fleckenförmige Entkalkungen nachweisbar)

Therapie

- Zumindest zu Beginn der Erkrankung multidisziplinäre u.U. stationäre Therapie in spezialisierter Einrichtung (physikalische Medizin/Anästhesie)
- Behandlung angepasst an Stärke der Schmerzen und Schweregrad der Begleitsymptome
  - Ruheschmerz: Vorrangig Behandlung der Schmerzen (Hochlagerung der Extremität, Belastungsreduktion, Analgetika, evtl. Sympathikusblockaden)
  - Schmerz nur bei Belastung: Physio- und Ergotherapie bis zur Schmerzschwelle, Behandlung der Schmerzen (s. o.)
  - Keine Schmerzen: Krankengymnastik und Übungsbehandlung
- Beachte: Die Schmerztherapie dient vorrangig dazu, eine aktive krankengymnastische und ergotherapeutische Übungsbehandlung zu ermöglichen, Übungen oberhalb der Schmerzschwelle können zu Verschlechterung des Zustandes führen
- Sympathikusblockaden (Grenzstrangblockaden, GLOA), falls wirksam Blockadeserien
- Medikamentöse Schmerztherapie
  - Vorwiegend als Akutschmerztherapie: NSAR, Metamizol
  - Kurz- ggf. Langzeittherapie: Opioide (z. B. Tramadol ab 2–3-mal 50(–100) mg) evtl. hochpotentes Opioid (z. B. Morphium, Oxycodon, Fentanyl, Dosistitration bis zur Wirksamkeit), langsam aufdosieren, Antiemese und Obstipationprophylaxe
  - Bei chronifiziertem CRPS: Antidepressiva (z. B. Amitriptylin z. B. 25 mg/Tag 0-0-1), und/oder Antikonvulsiva (z. B. Gabapentin 900–2400 mg/Tag) ggf. Therapieversuch mit Calcitonin
- Physikalische Therapie: Krankengymnastik; Bewegungsschmerzen signalisieren Belastungsgrenze, bei Ruheschmerzen ausschließlich Beübung nicht betroffener Gelenke, Lymphdrainage zur Ödemtherapie, CO2-Bäder, thermische Anwendungen (Kälte im Akutstadium, Wärme in späteren Stadien), Schienenbehandlung zur Verhinderung von Kontrakturen
- Psychologische Schmerztherapie: Vermittlung adäquater Verhaltensstrategien (Vermeidung von Inaktivität, Überbelastung), Entspannungsverfahren (z. B. Progressive Muskelrelaxation nach Jacobson)

Die Sicht der TCM

Pragmatische Therapie mit Akupunktur

Punkte nach Schmerzlokalisation:

Obere Extremität	Regionalpunkte (nicht im Akutstadium!): Hand radial Di 4, Hand ulnar Sj 3, Handrücken und Armstreckseite Sj 5, Handinnenfläche und Armbeugeseite Hh 6, Ellenbogen medial He 3, Ellenbogen lateral Di 11 Regionalpunkte kontralateral Korrespondierende Punkte an der unteren Extremität nach Schmerzlokalisation: Hand radial: Le 3, Hand ulnar: Gb 41, Handrücken: Ma 41, Armstreckseite: Ma 40, Handinnenfläche, Armbeugeseite: Mi 6, Ellenbogen lateral: Ma 36, Ellenbogen medial: Mi 9
Untere Extremität	Regionalpunkte (nicht im Akutstadium!): Fuß medial: Le 3, Mi 3; Fuß lateral: Gb 41, Fußrücken: Ma 41, Unterschenkel ventral: Ma 40, Unterschenkel dorsal: Mi 6, Bl 57; Knie lateral: Ma 36, Gb 34, Ma 43; Knie medial: Mi 9, Mi 10 Regionalpunkte kontralateral Korrespondierende Punkte an oberer Extremität: Fuß medial: Di 4, Fuß lateral: Sj 3, Fußrücken, Unterschenkel ventral: Sj 5, Unterschenkel dorsal, Hh 6, Knie lateral: Di 11, Knie medial: He 3

Durchführung der Behandlung:

- Punktauswahl:
  - Akutstadium: Keine lokale Nadelung, korrespondierende Punkte der Gegenseite bzw. der nicht betroffenen Extremitäten plus Punkte nach Symptomen
  - Postakutes und chronisches Stadium: Lokale Regionalpunkte (inkl. *ahshi*- und Trigger-Punkte) nur, wenn keine relevante Allodynie, Hyperpathie oder Dystonie vorliegt; sonst Vorgehen wie bei Akutstadium, zusätzliche Punkte nach Symptomen
- Methode:
  - Cave: im Akutstadium: Keine lokale Nadelung und nur schwache Reize wählen, sonst Gefahr der Verschlimmerung des CRPS!
  - In jedem Fall schmerzhafte Reize vermeiden
  - Im postakuten und chronischen Stadium lokale Nadelung möglich, wenn Allodynie, Hyperpathie und Dystonie deutlich reduziert sind, im akuten Stadium alternativ Nadelung an korrespondierenden Punkten der nicht betroffenen Extremitäten

Differenzierung der Syndrommuster

Aufgrund seines Leitsymptoms wird das CRPS von der chinesischen Medizin der Krankheitskategorie „Schmerzen der 4 Gliedmaßen“ *(si zhi tong)* zugeordnet. Genauere Beschreibungen des Krankheitsbildes in chinesischen klassischen Texten sind den Autoren nicht bekannt. Auch in zeitgenössischen Quellen finden sich nur wenige verwertbare Hinweise. Es lassen sich aber einige nach den Grundsätzen der chinesischen Medizin gut begründbare Pathomechanismen aus dem Beschwerdebild ableiten, die als Grundlage für eine Differenzialtherapie dienen können.

Die Schmerzverstärkung als wesentliches Zeichen der Entwicklung eines CRPS setzt nach den Axiomen der TCM zwingend die Verschlimmerung eines bereits bestehenden Obstruktionszustandes der Leitbahnen und Netzgefäße einer Extremität voraus. Dabei kommen folgende Mechanismen in Frage:

- Verschlimmerung einer traumatisch bedingten Stagnation/Stase von Qi und Blut z. B. durch übermäßige Kälteanwendungen oder zu lange Ruhigstellung der betroffenen Extremität
- Eindringen äußerer pathogener Faktoren im Sinne der Entwicklung eines *bi*-Syndroms. In diesem Zusammenhang hat Gao im Rahmen einer vergleichenden Studie (Gao 1992) festgestellt, dass Patienten mit einer Kälte-*bi*-Symptomatik in der Vorgeschichte nach einer Frakturbehandlung mit Gipsverband deutlich häufiger Zeichen eines CRPS (distale Cyanose, Kältegefühl, Schmerzverstärkung, Ödem, andauernde funktionelle Störungen und Muskelatrophie) entwickelten als eine Kontrollgruppe. Der Autor vermutete in diesem Zusammenhang, dass die im Sinne der chinesischen Medizin sehr kalte Arzneiqualität des Gipses hier zum Tragen kommt.
- Verschlimmerung einer Qi-Stagnation durch bereits bestehende oder sich im Zusammenhang mit dem vorangegangenen Trauma entwickelnde psychische Störung, insbesondere aus dem depressiven Formenkreis. Diese entspricht im Sinne der chinesischen Medizin einer Leber-Qi-Stagnation, die wiederum zu einer Einschränkung des peripheren Qi-Flusses führen kann.

Da das Qi alle übrigen Substanzen im Organismus dynamisiert, hat dessen Stagnation oft auch die Ansammlung von Körperflüssigkeiten bis hin zu klinisch nachweisbaren Ödemen zur Folge. Insbesondere bei entsprechender konstitutioneller Disposition (Yang-Fülle oder Yin-Leere) wandelt sich stagnierende Feuchtigkeit mehr oder weniger schnell in Feuchtigkeit-Hitze um, die sich dann in Form einer lokalen Überwärmung und einer brennenden Schmerzqualität manifestieren kann. Alternativ ist, wie oben geschildert, ein Feuchtigkeit-Kälte-Szenario im Sinne der chinesischen Medizin möglich. Diese Pathomechanismen entsprechen der akuten Phase eines CRPS.

- Längerdauernde Einwirkung von (Fülle-) Kälte führt häufig zu einem Verbrauch und damit einer Schwächung des Yang. Paradoxerweise kann auch ein andauernder Feuchtigkeit-Hitze-Zustand das Yang schädigen (Flaws, Finney 1996). In beiden Fällen kann es zu Yang-Leere kommen. Diese wiederum verstärkt eine mögliche Kälte-*bi*-Symptomatik mit Schmerzen und Bewegungseinschränkungen der betroffenen Gelenke. Eine derartige Konstellation entspricht dem postakuten Stadium bzw. einer möglichen Chronifizierungsform des CRPS.

- Da Hitzezustände auf die Dauer das Blut und das Yin schädigen und sich auch eine Yang-Leere zu einer gemeinsamen Leere von Yin und Yang weiterentwickeln kann (Wiseman, Feng 1998), entspricht das chronische Stadium eines CRPS meist einer gemeinsamen Leere von Leber (-Blut) und Nieren (-Yin und/oder -Yang).

Syndrommuster:

- **Feuchtigkeit-Hitze verstopft die Netzgefäße (in Kombination mit Qi-Stagnation und Blut-Stase):** Die betroffene Extremität ist gerötet, warm, ödematös und stark schmerzhaft, häufig mit einer ziehenden bzw. brennenden Schmerzqualität. Evtl. schlüpfriger oder saitenförmiger, schneller Puls, evtl. rote Zunge mit gelbem Belag
- **Feuchtigkeit-Kälte verstopft die Netzgefäße:** Die betroffene Extremität ist blass, kühl, ödematös und stark schmerzhaft, die Schmerzen sind eher tief, krampfartig und ortsfest und werden meist durch Druck verschlimmert; beginnende Gelenksteifigkeit; evtl. schlüpfriger oder saitenförmiger bzw. straffer Puls, evtl. blasse Zunge mit weißem Belag
- **Leber-Obstruktion, Qi-Stagnation und Blut-Stase:** Eher schmerzhaftes Spannungsgefühl als tatsächliches Ödem, Kältegefühl besteht vor allem in den distalen Extremitäten, beides schlimmer unter psychischer Belastung, bei Blut-Stase auch unabhängig davon ortsfeste Dauerschmerzen und bläuliche Hautverfärbung; depressive Stimmung, Unterdrückung von Gefühlsausdruck, meist leberspezifische Allgemeinsymptome; meist saitenförmiger Puls, evtl. livide Zungenfarbe
- **Yang-Leere:** Subakutes oder chronisches Stadium mit Blässe, Kälte, Schmerzhaftigkeit, Schwäche und Steifigkeit der betroffenen Extremität, oft auch ödematöse Schwellung; meist deutliche Mitbeteiligung der Gelenke; evtl. allgemeine Leere-Kälte-Symptome; evtl. tiefliegender, kraftloser Puls und blasse Zunge
- **Gemeinsame Leere von Leber (-Blut) und Nieren (-Yin):** Schwäche, Atrophie und evtl. Kontraktur der betroffenen Muskulatur, neben Schmerzen oft andere Missempfindlungen wie Kribbeln und Ameisenlaufen; Versteifung der Gelenke, Brüchigkeit der Nägel; evtl. dünner Puls und rote Zunge mit verdünntem Belag

Chinesische Arzneitherapie:

- **Feuchtigkeit-Hitze verstopft die Netzgefäße (in Kombination mit Qi-Stagnation und Blut-Stase):** *si miao wan* (CAB 214) + Fruct. Chaenomelis, Ram. Mori, Rad. Salviae miltiorrhizae, Rhiz. Corydalis und Pheretima
- **Feuchtigkeit-Kälte verstopft die Netzgefäße:** *xiao huo luo dan* (CAB 436) – Rad. Aconiti kusnezoffii praep. (Toxizität) + Herb. Asari oder Ram. Cinnamomi sowie Rhiz. Atractylodis und Sem. Coicis
- **Leber-Obstruktion, Qi-Stagnation und Blut-Stase:** *chai hu shu gan san* (CAB 160) – Per. Citri reticulatae + Rhiz. Corydalis, Rad. Curcumae, Rad. Salviae miltiorrhizae und Caulis Spatholobi
- **Yang-Leere:** Bei gleichzeitiger Blut-Leere: *yang he tang* (CAB 238) – Sem. Sinapis + Rad. Astragali, Rad. Angelicae sinensis, Caulis Spatholobi und Pheretima
  Bei stärkeren Schmerzen auch + Rhiz. Corydalis und Rad. Salviae miltiorrhizae
  Bei Yang-Leere von Milz und Nieren auch + Rad. Codonopsis und Sem. Cuscutae
  Bei gleichzeitiger Kälte-*bi*-Symptomatik: *du huo ji sheng tang* (CAB 226) + Flos. Carthami und Lumbricus
- **Leber- (und Nieren-)Leere:** *hu qian wan* (CAB 298) – Os Tigris, Rhz. Zingiberis, mit deutlich reduzierter Dosis von Cort. Phellodendri + Rad. Angelicae sinensis, Ram. Mori und Rad. Achyranthis bidentatae
  Zur Verstärkung der trophischen Wirkung: + Colla Corii Asini
  Bei stärkeren Schmerzen: + Caulis Spatholobi, Caulis Trachelospermi, Fruct. Chaenomelis und/oder Pheretima
  Bei deutlichen Zeichen von Leere-Hitze: Cort. Phellodendri in Originaldosierung

Durchführung der Behandlung: Zur Verwendung von Leitarzneien entsprechend der jeweils betroffene Extremität und zur Verwendung von „Wurm-“ (bzw. Insekten-) Arzneimitteln bei besonders starken und chronifizierten Schmerzen im Rahmen des verstärkten Befalls der Netzgefäße siehe die Anmerkungen in ➤ Kap. 15.5.5 (Polyneuropathie).

15.5.7 Zentrale Schmerzen

Schmerz bei Läsionen des zentralen Nervensystems

Stellenwert der Akupunktur

- Aus Sicht der Autoren: Bei spinalem Querschnittssyndrom mäßig gute Indikation; bei Thalamusschmerz weniger gute Indikation bei insgesamt sehr schwierig zu behandelndem Krankheitsbild
- Anwendung: Früher Beginn notwendig, Therapieversuch im Rahmen eines multimodalen Settings (insbesondere Physikalische Medizin/Physiotherapie, Pharmakotherapie) gerechtfertigt
- Wirksamkeitsnachweis:
  - Spinale Querschnittsläsion: Hinweise für Wirksamkeit von Akupunktur als „add-on"-Therapie hinsichtlich Schmerz, Spastik, motorischen Defiziten und Blasenentleerungsstörungen aus einigen, teilweise randomisiert kontrollierten Studien mit allerdings überwiegend kleinen und/oder inhomogenen Kollektiven (Paola und Arnold 2003, Wong et al. 2003, Wen 1978, Honjo et al. 1998, Rapson et al. 2003). Weitere kontrollierte, randomisierte Studien sind nötig. Bei retrospektiver Befragung von 471 Patienten mit spinalen Querschnittssyndromen wurde die Akupunktur als moderat hilfreich empfunden (Warms et al. 2002). Wesentlich scheint ein früher Beginn der Therapie (Einige Stunden nach dem Trauma) zu sein (Cheng et al. 1998). Bei einem Teil der Patienten ist eine Verstärkung der Schmerzen durch Akupunktur möglich (Nayak et al. 2001).
  - Thalamusschmerz: Keine zuverlässige Aussage möglich aufgrund mangelnder Studienlage. Eine offene Beobachtungsstudie mit positiven Effekten von TENS, jedoch teilweise temporärer Schmerzverstärkung (unter TENS Leijon und Boivie,1989) und ein Fallbericht über positiven Effekt von Akupunktur (Yen und Chan 2003)

Die Sicht der westlichen Medizin

Klinik

- Zentrale Schmerzen können im Rahmen folgender Krankheitsbilder auftreten:
  - Nach Schlaganfall oder zerebraler Blutung (v. a. bei Läsionen des ventroposterolateralen Thalamus)
  - Nach traumatischer Querschnittsläsion des Rückenmarks
  - Bei Multipler Sklerose (multilokuläre Läsionen)
- Auftreten der Schmerzsymptomatik mit einer Latenz von Wochen bis Jahren nach der ursprünglichen Läsion
- Verschiedene Schmerztypen möglich: Häufig brennender Dauerschmerz wechselnder Intensität, zudem neuralgiforme Attacken, Parästhesien, Dysästhesien, Allodynie
- Häufig Faktoren mit deutlich schmerzmodulierendem Einfluss: u. a. thermische Reize, Bewegung, emotionale Verfassung (Angst, Stress, Freude)
- Lokalisation der Schmerzen und weitere Klinik abhängig vom Ort der Läsion(en)
  - Thalamus/parietaler Kortex: Schmerzen einer Körperhälfte
  - Spinale Querschnittsläsion: Bilaterale Schmerzen unterhalb des betroffenen Segmentes

Pathophysiologie

- Genauer Mechanismus bisher unklar
- Modell: Läsion des zentralen schmerzverarbeitenden Systems führt zu Ungleichgewicht zwischen schmerzinhibitorischen- und exzitatorischen Subsystemen
- Strukturelle Läsionen im Rückenmark oder Gehirn führen zu synaptischer Umstrukturierung und Reorganisation spinaler und supraspinaler Strukturen mit der Folge einer zentralen Übererregbarkeit

Möglicher Wirkmechanismus der Akupunktur

Fazilitation sensomotorischer Neurone durch sensorische Stimulation, dadurch verbesserte Reorganisation; Verminderung der neuronalen Degeneration bei Therapie in der Frühphase spinaler Läsionen (Politis und Korchinski 1999)

Diagnostik

- Grunderkrankung oder Trauma in der Anamnese (selten zentraler Schmerz als erstes Symptom)
- Neurologische Untersuchung (immer sensibles Defizit)
- Bildgebende Diagnostik (MRT) zur Identifikation der Läsion
- Ggf. neurophysiologische Diagnostik (NLG) zum Ausschluss von Differenzialdiagnosen (z. B. PNP bei distal symmetrischen Schmerzen und Schlaganfall)

Therapie

- Insgesamt sehr schwierig zu behandeln, häufig auch bei multimodaler Behandlung therapieresistent
- Medikamentöse Therapie
  - Antidepressivum (z. B. Amitriptylin 25–75 mg 0-0-1, langsam aufdosieren)
  - Evtl. zusätzlich, v. a. bei neuralgiformen Schmerzen Antikonvulsivum (z. B. Gabapentin)
  - Versuchsweise Naloxon (Testinfusion 0,4–0,8 mg i.v., bei positivem Effekt Naltrexon oral), NMDA-Antagonisten (z. B. Amantadin), Opioide(z. B. Tramadol 3-mal 50–100 mg), evtl. hochpotentes Opioid (z. B. Morphium, Oxycodon, Fentanyl)
  - Baclofen (oral oder intrathekal bei Spastik)
- Psychologische Ansätze: Krankheitsbewältigung, Entspannungsverfahren, evtl. Hypnose
- Ultima Ratio: Neurostimulative Verfahren (Implantation von Elektroden in Thalamus, capsula interna oder Motorkortex
- Behandlung von Begleitsymptomen (u. a. motorische Paresen, Spastik, Blasenfunktionsstörung) und Verhinderung von Kontrakturen (Physiotherapie)

Die Sicht der TCM

Pragmatische Therapie mit Akupunktur

Thalamusschmerz oder Schmerzen bei Multipler Sklerose:

- Punktauswahl:
  - Du 20, Du 23, Ex 1 *(yintang)*
  - Plus Variante 1 (bei übererregten Patienten oder Patienten mit geringer Reaktion auf Nadelreize): He 7, Hh 6, Mi 6, Le 3
  - Plus Variante 2 (bei depressiven Patienten oder empfindlichen Patienten mit starker Reaktion auf Nadelreize): Di 11, Ma 36
- Methode: „Allgemeine Therapieleitlinien“

Schmerzen bei Querschnittssyndrom:

- Punktauswahl:
  - *huatuojiaji*-Punkte ab dem Segment auf Höhe der Läsion bilateral nach kaudal bis LWK 5; falls viele Nadeln benötigt werden, alternierend rechts/links nur eine Nadel pro Segment
  - Obere Extremität mit Spastik: Di 15, Di 11, Sj 5, Di 4
  - Obere Extremität ohne Spastik: Extrapunkt (2 cun distal der vorderen Axelfalte in Sulcus bicipitalis auf die Gefäß-Nervenstrasse zu nadeln), Lu 5, Hh 6
  - Untere Extremität mit Spastik: Ma 31, Gb 31, Gb 34, Gb 40
  - Untere Extremität ohne Spastik: Gb 30, Gb 31, Bl 40, Mi 6, Le 3
- Methode:
  - Hohe Behandlungsfrequenz (z. B. jeden 2. Tag) und viele Behandlungen notwendig
  - Starke Stimulation und/oder Elektrostimulation möglich, wenn keine ausgeprägte Spastik vorliegt
  - Bei Spastik grundsätzlich starke Reize und Elektrostimulation vermeiden, da Spastik verstärkt oder induziert werden kann

Punkte nach Symptomen:

Symptome	Punkte
Blasenstörung	Bl 28, Bl 32, Ren 3, Ren 4, Mi 6, Le 3
Obstipation	Ma 25, Ma 28, Ma 29 Jeweils nur links: Äußerer Ma 28 (2 cun lateral Ma 28), äußerer Ma 29 (2 cun lateral Ma 29), Ren 6, Ma 36, Ma 37, Ma 39

Differenzierung der Syndrommuster

Hier erscheint die weitere Differenzierung der Akupunkturtherapie nach Syndrommustern nicht praktikabel.

15.5.8 Stumpf- und Phantomschmerz

Schmerzen im Bereich eines Amputationsstumpfes bzw. in der nicht mehr vorhanden Gliedmaße.

Stellenwert der Akupunktur

- Aus Sicht der Autoren: Mäßig gute Indikation
- Anwendung: Als adjuvantes Verfahren im Rahmen eines multimodalen Therapiesettings; TENS möglicherweise zusätzlich hilfreich (Vorteil: Patient kann sich selbst behandeln)
- Wirksamkeitsnachweis: Bis auf vereinzelte Fallberichte (Xing 1998, Lu 1998, Monga und Jaksic 1981) mit positiven Effekten sind keine Studien vorhanden

Die Sicht der westlichen Medizin

10–20% aller Patienten nach Amputationen haben Stumpfschmerzen, 60–80% Phantomschmerzen.

Klinik

- Stumpfschmerz:
  - Lokale Schmerzen im Bereich des Stumpfes von stechender, einschießender oder brennender Qualität (je nach Ursache, s. u.)
  - Spontanes Auftreten oder Auslösung durch lokale Reize im Bereich des Stumpfes
- Phantomschmerz:
  - Sensationen im Phantomglied, das nicht mehr vorhandene Glied kann hinsichtlich Größe und Ausdehnung genau beschrieben werden
  - Schmerzen brennend, drückend, krampfartig oder einschießend
  - Teleskopphänomen: Das Phantomglied wird im Laufe der Jahre immer kürzer
  - Spontanes Auftreten oder Auslösung bzw. Verstärkung der Schmerzen durch physikalische oder emotionale Trigger (Berührung, Kälte, emotionale Anspannung)
  - Je größer der Schmerz vor und direkt nach einer Amputation desto größer ist das Risiko für spätere Schmerzen (suffiziente perioperative Anästhesie extrem wichtig!)

Pathophysiologie

- Stumpfschmerz: Häufig Neurome. Andere Ursachen: Schlecht sitzende Prothese, Hautläsionen, schlechte vaskuläre Versorgung, knöcherne Apositionen, Osteomyelitis, myofasziale Triggerpunkte
- Phantomschmerz: Genaue Ätiologie nicht bekannt, vermutlich multifaktorielle zentrale Sensitivierung. Plastische Veränderungen des ZNS spielen eine wesentliche Rolle, im Bereich des sensomotorischen Kortex (Homunkulus) wandern benachbarte Areale in das die amputierte Extremität repräsentierende Areal ein

Diagnostik

- Stumpfschmerz:
  - Sorgfältige Inspektion und Palpation des Stumpfes (Neurome?, Entzündungszeichen, Hautläsionen)
  - Röntgen, evtl. CT, MRT (z. B. Osteomyelitis)
- Phantomschmerz: Die Diagnostik ergibt sich aus der Beschwerdeschilderung

Therapie

- Die beste Prophylaxe ist eine schonende Amputationstechnik in Kombination mit einer suffizienten perioperativen Analgesie (Schmerzgedächnis).
- Stumpfschmerz:
  - Nichtinvasive Maßnahmen: Optimierung der Funktionsfähigkeit und des Sitzes der Prothese, therapeutische Lokalanästhesie im Bereich von Neuromen, Operationsnarben und Triggerpunkten, periphere Sympathikusblockaden, physikalische Maßnahmen (Kryotherapie im Bereich von Neuromen)
  - Operative Stumpfrevision: Lokale Perfusionsstörungen, Knochenappositionen, konservativ therapieresistente Neurome
- Phantomschmerz:
  - Die frühe und ausreichende Belastung des Stumpfes mit gut sitzender Prothese ist wesentlich für die Prognose und fördert die aktive Krankheitsbewältigung.
  - Physikalische Stimulation: Ultraschall, Vibration, thermische Anwendungen, Massage

- Medikamentöse Therapie: Calcitonin, Antidepressiva, Antikonvulsiva, Opioide, häufig Polymedikation notwendig
- Psychologische Verfahren: Hilfe zur Krankheitsbewältigung, Entspannungsverfahren, Hypnose
- Neurodestruktive Verfahren: Nur in sehr seltenen Fällen indiziert

Die Sicht der TCM

Pragmatische Therapie mit Akupunktur

- Stumpfschmerz:
  - Punktauswahl: Gut zugängliche Lokal- und *ahshi*-Punkte im schmerzenden Areal, zusätzlich Punkte zu Stimulation des verbliebenen Nervenstammes
  - Methode: In der Regel starke Stimulation anwenden; bei Allodynie oder Hyperpathie auf Gegenseite ausweichen
- Phantomschmerz: Punktauswahl und Methode:
  - Im 1. Schritt Behandlung analog zum CRPS mit Auswahl der Punkte nach Schmerzlokalisation
  - Bei ausbleibender Effektivität Behandlung analog zum Vorgehen bei Thalamusschmerz: Du 20, Du 23, Ex 1 *(yintang)*, plus Variante 1 (bei übererregten Patienten oder Patienten mit geringer Reaktion auf Nadelreize): He 7, Hh 6, Mi 6, Le 3; plus Variante 2 (bei depressiven Patienten oder empfindlichen Patienten mit starker Reaktion auf Nadelreize): Di 11, Ma 36

Punkte nach Schmerzlokalisation:

Obere Extremität	Regionalpunkte (nicht im Akutstadium!): Hand radial: Di 4, Hand ulnar: Sj 3, Handrücken, Armstreckseite: Sj 5, Handinnenfläche, Armbeugeseite: Hh 6; Ellenbogen medial: He 3, Ellenbogen lateral: Di 11 Regionalpunkte kontralateral Korrespondierende Punkte an der unteren Extremität nach Schmerzlokalisation: Hand radial: Le 3, Hand ulnar: Gb 41, Handrücken: Ma 41, Armstreckseite: Ma 40, Handinnenfläche, Armbeugeseite: Mi 6, Ellenbogen lateral: Ma 36, Ellenbogen medial: Mi 9
Untere Extremität	Regionalpunkte (nicht im Akutstadium !): Fuß medial: Le 3, Mi 3; Fuß lateral: Gb 41, Fußrücken: Ma 41, Unterschenkel ventral: Ma 40, Unterschenkel dorsal: Mi 6, Bl 57; Knie lateral: Ma 36, Gb 34, Ma 43; Knie medial: Mi 9, Mi 10 Regionalpunkte kontralateral Korrespondierende Punkte an oberer Extremität: Fuß medial: Di 4, Fuß lateral: Sj 3, Fußrücken, Unterschenkel ventral: Sj 5, Unterschenkel dorsal, Hh 6, Knie lateral: Di 11, Knie medial: He 3

Differenzierung der Syndrommuster

Die TCM-Literatur bietet insbesondere für den Phantomschmerz keine schlüssige Erläuterung der Pathogenese dieses Krankheitsbildes.

15.6 Vaskulär bedingte Schmerzen

Marcus Bäcker

15.6.1 Allgemeine Leitlinien

Bei vaskulär bedingten Schmerzen sind im Kontext einer Akupunkturtherapie vor allem zwei Krankheitsbilder von klinischer Relevanz: Das Raynaud-Syndrom und die periphere arterielle Verschlusskrankheit. Ein wesentlicher pathophysiologischer Faktor beider Erkrankungen ist ein entweder primär (Raynaud-Syndrom) oder sekundär (periphere arterielle Verschlusskrankheit [pAVK]) erhöhter Sympathikotonus bzw. eine erhöhte vegetative Reaktivität. Hier ergibt sich der Hauptangriffspunkt für die Akupunktur in einer Modulation der vegetativen Aktivierung. Aus verschiedenen Grundlagenstudien ist erkennbar, dass die Akupunktur deutliche vegetativ modulierende Effekte besitzt (Kaada 1982). Über eine Sympathikolyse oder die Ausschüttung von lokalen Botenstoffen im Gewebe lokale Mechanismen wie die Ausschüttung von GRP (Calcitonin Gene related peptide) im Gewebe ist eine durch Akupunktur induzierte Vasodilatation denkbar (Kahshiba 1991).

Leider ist die Wirksamkeit von Akupunktur bei der pAVK begrenzt. Hier stehen morphologisch orientierte Therapieansätze im Vordergrund. Das Raynaud-Syndrom hingegen bietet zumindest eine mäßig gute Therapieindikation. Zu diesem Ergebnis kommt auch eine randomisierte, kontrollierte Studie beim primären Raynaud-Syndrom (Appiah 1997).

Die TCM besitzt keine Möglichkeit zur Unterscheidung zwischen funktionellen und strukturellen Ursachen von Erkrankungen. Vaskuläre Schmerzen werden entsprechend ihrer klinischen Phänomenologie als Invasion von Kälte in die Leitbahnen und Kollateralen aufgefasst. Der pathogene Faktor Kälte manifestiert sich dabei aufgrund einer inneren Disposition wie z. B. einer Milz-Qi-Leere (dann zusätzlich auch Feuchtigkeit) oder Leber-Qi-Stagnation (insbesondere beim Raynaud-Syndrom).

Für die überwiegend pathophysiologisch erfassbare Ursache der pAVK hat die westliche Medizin eine differenzierte Vorstellung mit therapeutischen Ansätzen, welche der TCM eindeutig überlegen sind. Im Gegensatz hierzu ist die Pathogenese des primären Raynaud-Syndroms aus westlicher Sicht weitgehend unklar und die konventionellen Therapieoptionen sind spärlich. Hier bietet die TCM eine gute Erweiterung der westlichen Ansätze. Die psychovegetativ geprägte Symptomatik dieser Erkrankung ist für die Akupunktur zuweilen recht gut zugänglich.

15.6.2 Raynaud-Syndrom

Akrale Gefäßspasmen, vor allem bei Kältexposition und psychischem Stress.

Stellenwert der Akupunktur

Aus Sicht der Autoren: Mäßig gut

Anwendung: Als systemisch und lokal vegetativ modulierendes Verfahren zur Reduktion der Anfallshäufigkeit (vermutlich Erhöhung der Reizschwelle), in schweren Fällen adjuvant zur Reduktion der medikamentösen Therapie

Wirksamkeitsnachweis: Einige Fallberichte (Bao 1988) und eine Beobachtungsstudie mit positiven Resultaten (Bacchini 1979). Eine randomisierte, kontrollierte Studie an 33 Patienten mit Reduktion der Attackenhäufigkeit um 63% (Kontrollgruppe ohne Behandlung 27%) nach über 2 Wochen jeden 2. Tag durchgeführten Akupunkturbehandlungen. Nach 10 Monaten noch bei 10 von 17 Patienten anhaltende Verbesserung (Appiah 1997). Fazit: Hinweise für Wirksamkeit, aus bisher einzigem RCT jedoch nicht bestätigt.

Die Sicht der westlichen Medizin

Frauen sind deutlich häufiger betroffen als Männer.

Klinik

- Leitsymptom: Anfallsartig auftretende Blässe der ganzen Hand, einzelner Finger oder von Teilen der Finger (Fingerkuppen), gefolgt von einer lividen Verfärbung (Zyanose) und anschließenden Rötung (Hyperämie), Phasen können auch inkomplett durchlaufen werden
- Zumeist die obere Extremität betroffen, selten Ohrläppchen, Nasenspitze oder untere Extremität
- Provokation durch Kälteexposition und/oder psychischen Stress
- Häufig: Hyperhidrosis der Hände
- Erhöhte Komorbidität mit Migräne

Formen

- Primäres Raynaud-Syndrom (50%): Idiopathisch, gutartiger Verlauf
- Sekundäres Raynaud-Syndrom: Assoziiert u. a. mit Kollagenosen (Sklerodermie, Vaskulitiden, systemischer Lupus erythematodes), chronischer Polyarthritis, Malignomen (u. a. bei Pankreas-Ca, Bronchial-Ca), exogenen Noxen (z. B. Ergotamine!), Karpaltunnel-Syndrom, hämatologischen Erkrankungen, repetitiven Traumata der Hand. Im Gegensatz zum primären Raynaud-Syndrom Auftreten im höheren Lebensalter (oft > 50 Jahre), asymmetrische Verteilung, teilweise maligne Symptomatik bis zur Bildung von akralen Nekrosen

15

Pathophysiologie des primären Raynaud-Syndroms

- Genauer Mechanismus bisher nicht geklärt
- Modell: Autonome Dysregulation mit erhöhter sympathischer Reflexaktivität führt zu Vasospasmus bei Kälteexposition, während der anschließenden hyperämischen Phase Paralyse des Gefäßtonus

Diagnostik

- Klassische Symptomatik und Anamnese in der Regel richtungweisend
- Körperliche Untersuchung: Hinweise auf sekundäres Raynaud-Syndrom (Veränderungen der Trophik, Ulcera), Palpation und Kompression der Aa. ulnaris und radialis zur Erfassung proximal lokalisierter Verschlüsse
- Labor: Blutbild, Hämatokrit, BSG, (Kryoglobuline, ANA)
- Evtl. Kälteprovokationstest
- Beachtung und Ausschlussdiagnostik möglicher sekundärer Ursachen (s. o.)
- Weiterführende Untersuchungen (in spezialisierten Zentren): Kapillarmikroskopie (insbesondere zur Diagnose einer Sklerodermie), Thermographie, dopplersonographische Blutdruckmessung der Handarterien, Angiographie selten indiziert
- DD: pAVK, Akrocyanosis (persistierende Blässe), Erythromelalgie (gerötete und warme Akren, Provokation durch Wärme, überwiegend Männer)

Therapie des primären Raynaud-Syndroms

- Aufklärung der Patienten über Harmlosigkeit der Erkrankung
- Vermeidung von Kältexposition, sowohl an den Händen als auch am Stamm (Tragen von Handschuhen und warmer Kleidung)
- Bei psychischen Triggern oder psychovegetativem Spannungszustand Entspannungsverfahren (PMR, Autogenes Training, Mediation, Body Scan), Hilfe zur Stressbewältigung
- In schweren Fällen medikamentöse Therapie mit Kalzium-Antagonisten beispielsweise Nifedipin 10–30 mg/Tag) oder Alpha-Blockern (häufig Nebenwirkungen bei Frauen mit hypotonem Blutdruck)
- Bei sekundären Formen steht die Behandlung des Grundleidens im Vordergrund, ansonsten gelten die Therapieleitlinien wie für das primäre Raynaud-Syndrom

Möglicher Wirkmechanismus der Akupunktur

Psychovegetativ entspannende und stresslösende Wirkung, Erhöhung der Schwelle zur Auslösung eines Anfalls (Appiah 1997), Verminderung der sympathischen Reagibilität (Kaada 1982). Lokale Mechanismen im Anfall: Vasodilatation durch Ausschüttung von CGRP (Kahshiba 1991)

Die Sicht der TCM

Pragmatische Therapie mit Akupunktur

- Punktauswahl: Basispunkte plus Fernpunkte plus Punkte nach Symptomen
- Methode:
- Nadelung von Sj 5 und/oder Mi 6 nach distal gerichtet, Stimulation mit dem Versuch, das Nadelgefühl nach distal ausstrahlen zu lassen
- An *baxie*- und *bafeng*-Punkten am besten Moxa (heiße Nadeltechnik oder Moxazigarren)
- An Punkten auf Konzeptionsgefäß und Blasen-Leitbahn ebenso Moxibustion, insbesondere an Ren 6 ist Moxabox eine gute Alternative zur Nadelung
- Durchführung der Behandlung: Zu Beginn der Kälteperiode (Spätherbst) mit der Behandlung beginnen; zunächst über 2 Wochen jeden 2. Tag, dann Abstände vergrößern
- Besserung häufig erst in der 2. Hälfte eines Behandlungszyklus von 10–15 Behandlungen (Aufklärung des Patienten)

Basispunkte:

Lokalisation	Punkte
Hände betroffen	Lu 9, Sj 5, Ex-AH 9 *(baxie)* (Moxa)
Füße betroffen	Mi 6, Ex-BF 10 *(bafeng)* (Moxa)

Fernpunkte nach Hauptlokalisation der Schmerzen:

Zone	Punkte
Hand ulnar	Dü 8
Hand radial	Di 11
Zehen	Gb 30, Bl 54

Weitere Punkte nach Symptomen:

Symptome	Punkte
Empfindlichkeit gegen Kälte	Ren 6 (Moxabox auf Unterbauch), Bl 23 (Moxa), Du 14 (Moxa)
Empfindlichkeit gegen Feuchtigkeit	Ren 12 (Moxa), Ma 36, Bl 20 (Moxa)
Psychische Auslöser	Di 4, Le 3
Erschöpfung	Ma 36, Ren 6 (Moxa)
Ängstlichkeit, Unruhe	He 7, Du 20 (+ *sishencong*)

Differenzierung der Syndrommuster

Das Raynaud-Syndrom wird in der chinesischen Medizin unter der Kategorie Blut-*bi* bzw. spezifischer unter „blass-weiße Fingerspitzen" *(A. zhi dan bai)*, „Fingernägel werden blau" *(zhi jia fa gan)* und evtl. „Hände und Füße kalt" *(shou zu leng)* abgehandelt.

Bei den sekundären Formen des Raynaud-Syndroms ermöglicht die westliche Diagnostik häufig eine kausale Therapie. Bleibt nach Durchführung der Ausschlussdiagnostik jedoch die Diagnose eines primären Raynaud-Syndroms, kann eine syndromorientierte Diagnostik aus Sicht der TCM die hier wenig differenzierte Vorstellung der westlichen Medizin erweitern.

Eine Beschreibung des Raynaud-Syndroms ist in der chinesischen Literatur bisher nicht vorzufinden. Vasculäre Störungen werden lediglich als „pulseless disease", abgehandelt, welches sicherlich eher den strukturell fixierten vaskulären Erkrankungen zuzuordnen ist. Aus Sicht der Autoren lassen sich jedoch verschiedene pathogenetische Muster heranziehen, die Erklärungen bezüglich der beim Raynaud-Syndrom auftretenden Kälteempfindlichkeit sowie psychischer Triggerfaktoren bereithalten.

Aus phänomenlogischer Sicht lässt sich das Raynaud-Syndrom als Invasion pathogener Kälte (und Feuchtigkeit) in die Leitbahnen der Akren beschreiben. Das Raynaud-Syndrom ist keine akute Erkrankung, sondern ähnlich wie zum Beispiel die Migräne (mit der eine erhöhte Komorbidität besteht) zumeist eine chronische Störung mit zyklischem Charakter. Pathogene Kälte kann somit nicht als Ursache, sondern lediglich als Auslöser gelten. Ursächlich sind vielmehr innere Disharmonien, die zu Invasion und Manifestation von Kälte in den Akren disponieren. Hier sind zum einen Yang-Leere-Zustände (insbesondere von Milz und Niere), die aufgrund einer inneren Kälte zu einer Anfälligkeit von äußerer Kälte führen, zu nennen. Ferner kann eine Disposition bestehen, wenn Blut und/oder Qi die Akren nicht oder nur unzureichend versorgen. Mögliche Ursachen hierfür ergeben sich aus einer allgemeinen Blut- und Qi-Leere sowie Leber-Qi-Stagnation (das Qi „verknotet" sich in der Mitte und erreicht die Extremitäten nicht). Häufig und insbesondere bei Empfindlichkeit gegenüber Feuchtigkeit kann zusätzlich eine Milz-Qi-Leere (mit der Folge von Blut- und Qi-Leere) die Disharmonie verstärken. Interessant ist ferner, dass der phasische Ablauf des Raynaud-Anfalls ein grundlegendes Paradigma der TCM widerspiegelt, nämlich die gegenseitige Verwandlung von Yin und Yang. Die übermäßige Kälte (Yin-Faktor) in der ersten Phase des Anfalls geht in eine Hyperämie und Wärme (Yang-Faktor) im späteren Verlauf über.

Syndrommuster:

- **Attacke: Invasion pathogener Kälte:** Symptome und Auslösebedingungen in der ersten Phase des Raynaud-Anfalls (s. o.)
- **Disposition: Leber-Qi-Stagnation:** Psychovegetativer Spannungszustand, deutliche psychische Trigger als Auslöser der Anfälle, häufiger Stimmungswechsel, unterdrückte Emotionen (Alexithymie), Niedergeschlagenheit, Frustration, Gefühle von Spannung und Enge
  Zunge: Kann an den Seiten gerötet sein
  Puls: Kann saitenförmig sein
- **Disposition: (Milz- und Nieren-)Yang-Leere:** Abneigung gegen Kälte, Neigung zum Frösteln und kalten Extremitäten, Abgeschlagenheit, bei Milz-Beteiligung gastrointestinale Beschwerden, asthenischer oder adipöser Habitus; bei Nieren-Leere evtl. Ängstlichkeit, Lumbalgien, urogenitale Funktionsstörungen
  Zunge: Kann blass sein
  Puls: Kann tief, leer und langsam sein

- **Disposition: Milz-Qi-Leere mit Feuchtigkeit:** Neigung zum Grübeln, gastrointestinale Beschwerden, adipöser Habitus, Abgeschlagenheit, bei Feuchtigkeit evtl. Schweregefühl in den Extremitäten
  Zunge: Kann geschwollen sein (seitl. Zahneindrücke)
  Puls: Kann leer, schwach sein
- **Disposition: Blut-(und Qi-)Leere:** Bei Blut-Leere: Blasse Lippen, blasse Schleimhäute, Schwindelgefühl, verschwommenes Sehen, Regelstörungen (Leber), Vergesslichkeit, Schlafstörungen, innere Unruhe (Herz); bei Qi-Leere: Vor allem Abgeschlagenheit, verminderter Antrieb
  Zunge: Kann blass und etwas trocken sein
  Puls: Kann fein und schwach sein

(nach Qiu,1992)

Therapie nach Syndrommuster

Akupunkturpunkte nach Syndrommuster (zusätzlich zu Basispunkten und Punkten nach Schmerzlokalisation):

Syndrommuster	Punkte
Invasion pathogener Kälte	Du 14 (Moxa), Ren 6 (Moxabox auf Unterbauch), Bl 23 (Moxa)
(Milz- und Nieren-) Yang-Leere	Du 4 (Moxa, Cave: kein Moxa bei Patienten < 20 Jahren), Bl 20 (Moxa), Bl 23, Ren 6 (Moxa), Ni 3, Ma 36
Milz-Qi-Leere mit Feuchtigkeit	Mi 6, Ren 12 (Moxa), Ma 36, Bl 20 (Moxa)
Qi- und Blut-Leere	Ma 36, Ren 6 (Moxa), Mi 6, Bl 17, Bl 20
Leber-Qi-Stagnation	Le 3, Di 4, Gb 34, Mi 6

Chinesische Arzneitherapie:

- **Attacke: Invasion pathogener Kälte:** *dang gui si ni tang* (CAB 236) evtl. mit Medulla Tetrapanacis statt Caulis Clematidis armandii + Ram. Mori und Rhiz. Chuanxiong
  Bei ausgeprägten Kältezeichen + Rad. lat. Aconiti praep. und Fruct. Evodiae
  Bei Zeichen von Blut-Stase (Schmerzen, Zyanose) + Caulis Spatholobi und Pheretima
- **Disposition: Leber-Qi-Stagnation:** *si ni san* (CAB 158) + Rad. Angelicae sinensis, Rhiz. Chuanxiong, und evtl. Rhiz. Gastrodiae
  Bei begleitender Milz-Qi- und Blut-Leere stattdessen: *xiao yao san* (CAB 161) – Herb. Menthae + Ram. Mori, Rad. Astragali und Rhiz. Chuanxiong
  Bei leichter Yang-Leere in beiden Fällen auch + Ram. Cinnamomi und Exocarpium Rubrum Citri reticulae
  Bei nervöser Unruhe in beiden Fällen auch + Sem. Ziziphi spinosae und Rad. Salviae miltiorrhizae
  Bei Zeichen von Blut-Stase (Schmerzen, Zyanose) in beiden Fällen auch + Caulis Spatholobi und Flos Carthami
- **Disposition: (Milz- und Nieren-)Yang-Leere:** *you gui wan* (CAB 310) mit Ram. Cinnamomi statt Cort. Cinnamomi – Sem. Cuscutae + Rhiz. Zingiberis, Rad. Astragali und Caulis Spatholobi
  Bei längerfristiger Behandlung statt Rad. lat. Aconiti praep. Herb. Epimedii
  Bei durch die Yang-Leere verursachte Blut-Stase + Rhiz. Chuanxiong und Flos Carthami, bei starken Schmerzen auch + Olibanum und Herb. Asari
  Bei durch die Yang-Leere verursachter Feuchtigkeits-Akkumulation – Rhiz. Dioscoreae + Rhiz. Atractylodis macrocephalae, Poria und Pericarp. Arecae
- **Disposition: Blut-(und Qi-)Leere:** *shi quan da bu tang* (CAB 288) mit Ram. Cinnamomi statt Cort. Cinnamomi + Ram. Mori und Caulis Spatholobi
  Bei durch die Qi- und Blut-Leere verursachte Blut-Stase + Rad. Salviae miltiorrhizae und evtl. Flos. Carthami

Durchführung der Behandlung:

- Als externe Behandlung kommen außerdem noch warme Handbäder in einer Abkochung aus frischem Ingwer (Rhiz. Zingiberis recens), Ram. Cinnamomi und Herb. Asari in Frage.
- Um im akuten Fall den Vasospasmus noch effektiver zu beeinflussen, verwendet die zeitgenössische chinesische Medizin häufig auch Arzneimittel, die in die Netzgefäße eindringen wie Scorpio und Scolopendra (Cave: Toxizität).

15.6.3 Periphere arterielle Verschlusskrankheit (pAVK)

Zumeist arteriosklerotisch bedingte Durchblutungsstörungen der Extremitäten mit belastungsabhängigen Schmerzen.

Stellenwert der Akupunktur

- Aus Sicht der Autoren: Weniger gute Indikation
- Anwendung: Adjuvant als Therapieversuch im Stadium 2 und 3 auf Wunsch des Patienten als vegetativ modulierender Ansatz, nur zusätzlich zu konventioneller Therapie; TENS gute Alternative zur Nadelung bei erhöhter Infektionsgefahr angesichts peripherer Minderperfusion
- Wirksamkeitsnachweis: Zur Wirkung von Akupunktur bei der pAVK existieren keine Studien, allerdings zahlreiche experimentelle Beobachtungen zu vasodilatierenden Effekten der Akupunktur bei anderen Störungen (Kaada 1982).

Die Sicht der westlichen Medizin

PAVK bei 2,4% der 35-jährigen und 34% der 65-jährigen Männer nachweisbar, wobei nur ein Drittel davon unter Beschwerden leidet (Maier u. Gleim 2001).

Klinik

- Ausmaß der Beschwerden hängt wesentlich von der Dauer der Verschlussentstehung und Lokalisation der betroffenen Gefäße ab
- 4 Stadien:
  - Stadium 1: Pulsverlust, keine Beschwerden (bei 90% Stenose kein distaler Puls mehr tastbar)
  - Stadium 2: Claudicatio intermittens (Ausdruck der Belastungsinsuffizienz)
  - Stadium 3: Ruheschmerz (Restdurchblutung unterschreitet Ruhebedarf)
  - Stadium 4: Nekrosen/Gangrän (Ischämische Anoxie)
- Projektion der Schmerzen in die Etage unterhalb des Verschlusses: Beckentyp (A. iliaca: Schmerz in Gesäß und Oberschenkel), Oberschenkeltyp, häufig (A. femoralis: Wadenschmerz), peripherer Typ (periphere Arterien: Fußschmerz)
- Weitere Symptome: Trophische Störungen, Blässe, fehlende Venenfüllung

Pathophysiologie

- Ischämie der Muskulatur führt zur Sensibilisierung spezifischer Nozizeptoren über die Ausschüttung von Gewebemediatoren (z. B. Bradykinin)
- Entstehung eines Circulus vitiosus aus Ischämie, Schmerz, erhöhtem Sympathikotonus, konsekutiver peripherer Vasokonstriktion und verstärkter Ischämie

Diagnostik

- Diagnose lässt sich in der Regel über Anamnese (Belastungsschmerz) und körperliche Untersuchung (Pulsstatus, Auskultation, Lagerungsprobe nach Ratschow) stellen
- Dopplersonographie
- Bestimmung der Gehstrecke
- Angiographie (DSA) nur präoperativ

Therapie

- Reduktion der arteriosklerotischen Risikofaktoren (Nikotinabstinenz, Gewichtsreduktion, konsequente Einstellung des Blutdruckes und ggf. Diabetes, Ernährungsberatung, Hilfen zur Stressreduktion)
- Kontrolliertes Gehtraining (Steigerung der Kollateralisation, Stadium 1 und 2)
- Medikamentöse Ansätze: ASS, Prostaglandine i.v., Hämodilution (Aderlass u. Dextraninfusion), Rheologika (z. B. Pentoxyphyllin)
- Sympathikusblockaden (Neurolyse des lumbalen Grenzstrangs, Stadium 2 und 3)
- Invasive lumeneröffnende bzw. -erweiternde Maßnahmen (relative Indikation ab Stadium 2, absolute Indikation ab Stadium 3): Transluminale Angioplastie. Gefäßchirurgie: Endarteriektomie, Bypass

Möglicher Wirkmechanismus der Akupunktur

Lokal Ausschüttung von vasodilatierenden Gewebehormonen (u. a. CGRP), Reduktion des Sympathikotonus

15

Die Sicht der TCM

Pragmatische Therapie mit Akupunktur

- Punktauswahl: Basispunkte plus Punkte nach Symptomen
- Methode: Eher weniger starke Stimulation und kürzere Liegedauer der Nadeln (15–20 min)
- Cave: Bei deutlicher Hypoperfusion erhöhtes Infektionsrisiko, daher in diesen Fällen insbesondere keine Nadelung distaler Punkte
- TENS („acupuncture-like") mit mittlerer Intensität und niedriger Frequenz an Akupunkturpunkten gute Alternative zur Nadelung

Basispunkte (➤ Abb. 15.2):

Lokalisation	Punkte
Obere Extremität	Di 4, Lu 9, Hh 6, Lu 5, Di 11
Untere Extremität	Mi 6, Ma 36, Bl 40

Weitere Punkte nach Symptomen:

Symptome	Punkte
Empfindlichkeit gegen Kälte	Ren 6 (Moxabox auf Unterbauch), Bl 23 (Moxa), Du 14 (Moxa)
Schwindel	Gb 20, Du 20,
Psychovegetativer Spannungszustand	Di 4, Le 3, Gb 34, Mi 6
Erschöpfung	Ma 36, Ren 6 (Moxa), Bl 17, Bl 20
Ängstlichkeit, Unruhe	He 7, Du 20 (+ *sishencong*)

Differenzierung der Syndrommuster

Die Erkrankung wird in der zeitgenössischen chinesischen Literatur unter „pulseless Syndrome" besprochen. Das Verständnis der Pathophysiologie unterscheidet sich nicht wesentlich von der des Raynaud-Syndroms. Es wird von der Vorstellung einer Invasion von pathogener Kälte und Feuchtigkeit in die Leitbahnen sowie innerer „Kälte-Muster" wie Milz- und Nieren-Yang-Leere ausgegangen. Angesichts der fixierten Beschwerden kommt bei der pAVK analog zur westlichen Vorstellung das Muster einer Blut-Stase hinzu.

Für die gezielte Anwendung der chinesischen Arzneitherapie bei der pAVK sind folgende Überlegungen von Belang:

- Als primäre Pathogenese wird die Verstopfung der Leitbahnen und Gefäße durch statisches Blut betrachtet. Hinweise dafür sind eine eventuelle livide Verfärbung der betroffenen Extremität und die starken, ortsfesten Schmerzen. Die chinesische Medizin korreliert mit der Diagnose einer Blut-Stase sowohl die Verlangsamung des Blutflusses im Sinne einer gestörten Blutviskosität als auch die „Aussedimentierung" von Blutbestandteilen (v. a. Thrombozyten) in Form von Ablagerungen in den Gefäßen. Die Behandlung einer derartigen Blut-Stase verbessert nach neueren Erkenntnissen messbar die Fließeigenschaften des Blutes und wirkt thrombolytisch (Chen 2004)
- Ein weiterer Faktor, der von der TCM für die Verstopfung der Leitbahnen und Gefäße verantwortlich gemacht wird, ist Schleim-Feuchtigkeit. Nach neueren chinesischen Forschungen manifestiert sich diese im Rahmen der AVK als deren dominierender Risikofaktor, die Hypercholesterinämie. So werden denn insbesondere bei der Therapie mit Schleim-Feuchtigkeit umwandelnden chinesischen Arzneimitteln lipidsenkende und **auch** plaquereduzierende Effekte beschrieben (Chen 2004)
- Als dritte Ursache für das Beschwerdebild einer pAVK gilt in der TCM die Kälte, die einerseits durch ihre gelierende Wirkung die Bildung von Blut-Stasen und Schleim-Feuchtigkeit in den Gefäßen fördert, andererseits aber auch deren Kontraktion bewirkt. Da es sich um ein chronisches Problem handelt, liegt der Kälte-Störung hier eine Leere des Yang zugrunde, die dann auch für einen verminderten Antrieb des Blutes und damit für eine Zirkulationsschwäche in der betroffenen Extremität verantwortlich ist. Klinisch bewirken wärmende und das Yang auffüllende Arzneimittel in vielen Fällen tatsächlich eine messbare Vasodilatation (Chen 2004).

Die Tatsache, dass pAVK-Beschwerden im Sinne einer Claudicatio intermittens bei Belastung schlimmer werden, wird von der TCM im Sinne einer Qi-Leere mit ungenügendem Antrieb des Blutes gedeutet. Die gestörte Trophik sowohl der Gefäße als auch der gesamten betroffenen Extremität gilt als Zeichen einer Blut-Leere.

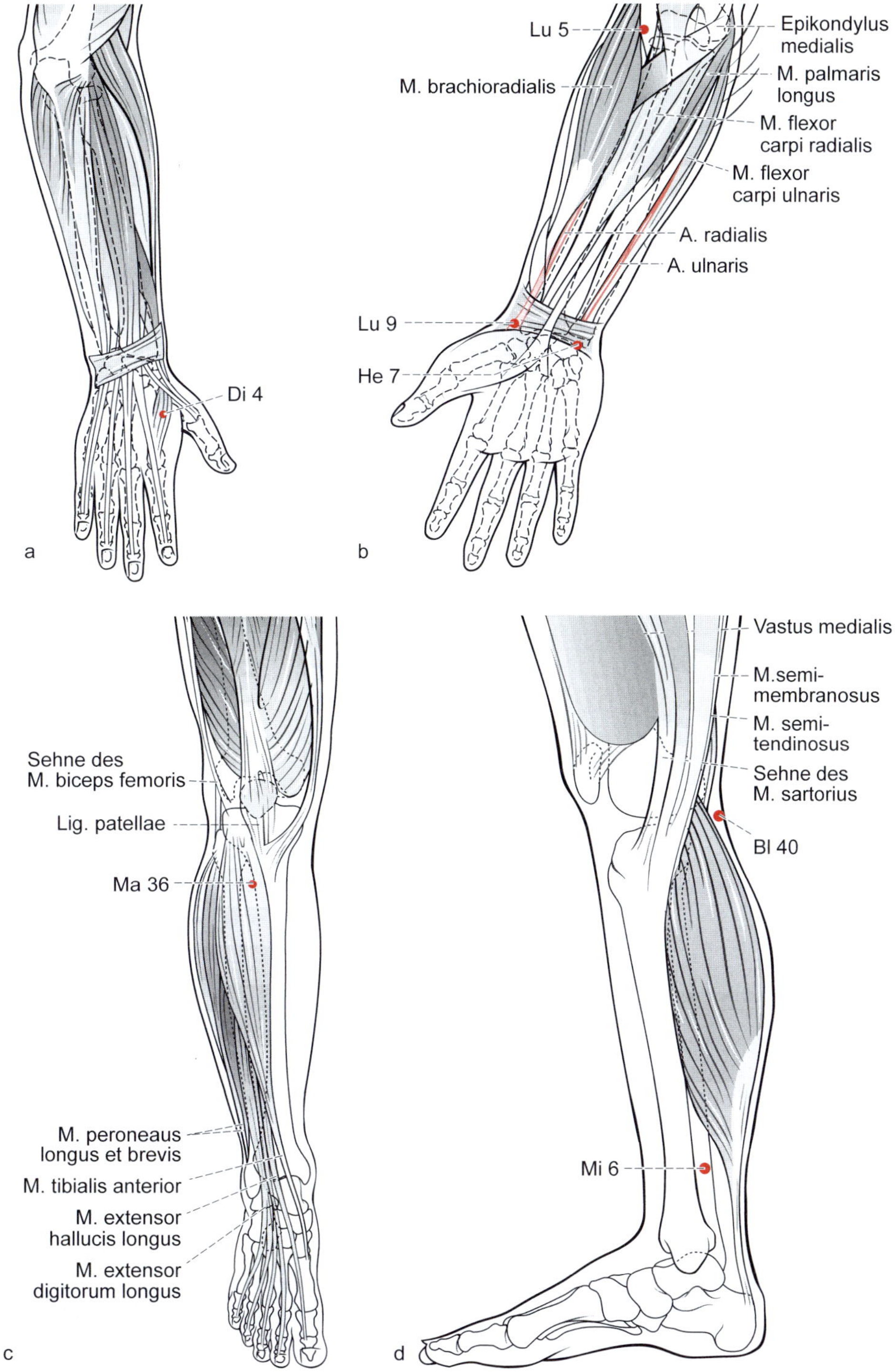

Abb. 15.2 Darstellung der Basispunkte zur Behandlung der peripheren arteriellen Verschlusskrankheit

Die pAVK ist in jedem Fall ein aus den folgenden Aspekten zusammengesetztes Syndrom. Die angegebenen Symptome dienen zur Gewichtung der jeweiligen Anteile der Einzelstörungen am Gesamtmuster bzw. zur Auswahl von Zielsymptomen für eine adjuvante Behandlung.

Syndrommuster:

- **Blut-Stase in den Leitbahnen und Gefäßen:** Lokalisierte Schmerzen, evtl. Taubheitsgefühle oder Dysästhesien, trockene, schuppige Haut, evtl. livide Verfärbung im Bereich der betroffenen Extremität, Angiektasien und/oder Hautblutungen, evtl. vermehrte Blutviskosität
  Zunge: Livide bis violett mit Stasisflecken, variköse Zungengrundvenen
  Puls: Dünn bis verschwindend (v. a. in den betroffenen Regionen), saitenförmig, rau
- **Schleim-Feuchtigkeit verstopft die Leitbahnen und Gefäße:** Schmerzen und Schwere- evtl. auch Taubheitsgefühle, evtl. ödematöse Schwellung der betroffenen Extremität, erhöhte Blutfette-Häufig Übergewicht, Druckgefühl auf der Brust, Müdigkeit, evtl. Schwindel, Übelkeit, Husten mit Schleimauswurf und/oder Herzklopfen
  Zunge: Z.T. verdickter, weißer, schmieriger Belag
  Puls: Schlüpfrig, evtl. auch dünn
- **Milz- und Nieren-Yang-Leere:** Blässe und Kälte der betroffenen Extremität, krampfartige, starke, durch Kälte verschlimmerte Schmerzen, Polyurie, Nykturie, Schwäche und Schmerzen der Lenden und Knie, Ödeme, breiiger oder durchfälliger Stuhlgang, allgemeine Erschöpfung, Kälteintoleranz
  Zunge: Blass
  Puls: Tief, kraftlos
- **Qi- und Blut-Leere:** Schmerzen, die durch Belastung (Gehen) schlimmer werden, Hauttrockenheit, Muskelatrophie, verzögerte Wundheilung-Blasse oder fahle Gesichtsfarbe, Vergesslichkeit, evtl. Schwindel, Müdigkeit, Kurzatmigkeit, Herzklopfen, Appetitlosigkeit
  Puls: Dünn oder leer und kraftlos
  Zunge: Blass

Therapie nach Syndrommuster

Chinesische Arzneitherapie:

- **Blut-Stase in den Leitbahnen und Gefäßen:** Aufgrund einer allgemeinen Qi-Leere (häufig): *bu yang huan wu tang* (CAB 357) + Ram. Cinnamomi
  Wegen Befall der unteren Extremität in der Regel + Rad. Cyathulae und Cort. Eucommiae
  Bei ausgeprägten Kältezeichen + Rad. lat. Aconiti praep.
  Zeichen von Schleim-Feuchtigkeit + Rhiz. Pinelliae, Rhiz. Alismatis und evtl. Rad. Curcumae
  Bei ausgeprägterer Qi- und Blut-Leere + Rad. Codonopsis, Rad. Paeoniae albae und Fruct. Lycii
  In Fällen ohne Qi-Leere evtl. *huo luo xiao ling dan* (CAB 366) + Ram. Cinnamomi, Sem. Persicae, Rad. Angelicae pubescentis und Rad. Achyranthis bidentatae
- **Schleim-Feuchtigkeit verstopft die Leitbahnen und Gefäße:** *di tan tang* (CAB 465) mit Rhiz. Arisaematis statt Arisaema cum Bile – Caulis Bambusae in Taeniam + Rad. Clematidis und Ram. Cinnamomi
  Bei begleitender Blut-Stase + Rad. Curcumae, Sem. Persicae und Rad. Cyathulae
- **(Milz- und Nieren-) Yang-Leere:** *yang he tang* (CAB 238 mit. Ram. Cinnamomi statt Cort. Cinnamomi – Herb. Ephedrae + Rad. Astragali, Rad. Achyranthis bidentatae und Caulis Spatholobi
  Bei ausgeprägten Kältezeichen + Rad. lat. Aconiti praep.
  Bei durch die Yang-Leere verursachte Blut-Stase + Rhiz. Chuanxiong und Flos Carthami, bei starken Schmerzen auch + Olibanum und Herb. Asari
- **Blut- (und Qi-) Leere:** *shi quan da bu tang* (CAB 288) mit. Ram. Cinnamomi statt Cort. Cinnamomi + Rad. Achyranthis bidentatae und Caulis Spatholobi
  Bei durch die Qi- und Blut-Leere verursachte Blut-Stase + Rad. Salviae miltiorrhizae und evtl. Sem. Persicae

Durchführung der Behandlung: Die oben erwähnten positiven Forschungsergebnisse lassen die chinesische Arzneitherapie durchaus zur Anwendung als Ergänzung oder sogar als Ersatz westlicher oraler Medikamententherapien geeignet erscheinen. Wie diese kann sie aber wohl nur die Progression der Erkrankung verlangsamen bzw. adjuvant zu lumeneröffnenden Maßnahmen eingesetzt werden.

Vorsicht beim gleichzeitigen Einsatz von westlichen gerinnungshemmenden Medikamenten und chinesischen blutbelebenden Arzneimitteln, da diese synergistisch wirken.

III Anhang

Literaturverzeichnis

NEURALTHERAPIE

Becker A. Interdisziplinäre Neuraltherapie (nach Huneke) – ein praktisches Behandlungskonzept. Uelzen: Med.-Literarische Verl.-Ges, 1996.

Becker A. Praktische Neuraltherapie von Kopf bis Fuß. Uelzen: MLV, 1991.

Dosch P. Lehrbuch der Neuraltherapie nach Huneke – (Regulationstherapie mit Lokalanästhetika); mit 9 Tabellen. 14., erw. Aufl ed. Heidelberg: Haug, 1995.

Dosch P. Wissenswertes zur Neuraltherapie nach Huneke. 23., überarb. Aufl ed. Heidelberg: Haug, 1997.

Huneke F. Das Sekunden-Phänomen – Testament eines Arztes. 3., durchgearb. und erg. Aufl. ed. Heidelberg: Haug Verl, 1970.

Huneke F. Krankheit und Heilung anders gesehen. 9. Aufl ed. Köln u. a.: Staufen Verl, 1953.

Jankovic D. Regionalblockaden in Klinik und Praxis – Lehrbuch und Atlas. 2., vollst. überarb., erw. und komplettierte Aufl ed. Berlin u. a.: Blackwell-Wiss.-Verl, 2000.

Nagel, B. Diagnostisch-therapeutische Lokalanästhesie, Neuraltherapie, in:Grifka J. Naturheilverfahren – bewährte Methoden; anerkannte Therapien; mit 110 Tabellen. München u. a.: Urban & Schwarzenberg, 1995.

Weber K. Neuraltherapie, in: Augustin M. Praxisleitfaden Naturheilkunde
Methoden, Diagnostik, Therapieverfahren in Synopsen. 3., vollst. überarb. Aufl ed. Stuttgart u. a.: G. Fischer, 1999.

Weber KG. Neuraltherapie in der Praxis. 1. Aufl ed. Regensburg: Sonntag, 1988.

LASERTHERAPIE

Angermaier M: Leitfaden Ohrakupunktur. 2. Aufl. Urban & Fischer, München 2001

Bossy J, Prat-Pradal D, Taillandier J: Les mikrosystemes de l`acupuncture. Masson, Paris 1984

Focks C, Hillenbrand N: Leitfaden Chinesische Medizin, 4. Auflage, Urban & Fischer 2003

Focks C: Atlas Akupunktur, Urban & Fischer 1998

Gleditsch JM: MAPS. MikroAkuPunktSysteme. Grundlagen und Praxis der somatotopischen Therapie. Hippokrates, Stuttgart 2002

Gleditsch JM: Reflexzonen und Somatotopien. 3. Aufl. WBV Biologisch-Medizinische Verlagsges., Schorndorf 1988

König G, Wancura I: Praxis und Theorie der Neuen Chinesischen Akupunktur. Band III. Ohr-Akupunktur. Maudrich, Wien 1987

Lange G: Akupunktur der Ohrmuschel. 3. Aufl. WBV Biologisch-Medizinische Verlagsges., Schorndorf 1987

Nogier PMF: Praktische Einführung in die Aurikulotherapie. Maisonneuve, Sainte-Ruffine 1978

Ogal HP, Elies M, Herget HF: Schmerzen des Bewegungsapparates. In: Pothmann R. (Hrsg.): Systematik der Schmerzakupunktur. Hippokrates, Stuttgart 1996

Ogal HP, Kolster BC (Hrsg.), Hammes M, Kuschick N, Christoph KH: Akupunktur kompakt. KVM, Marburg 2001

Ogal HP, Kolster BC (Hrsg.), Herget HF, Elies MKH, Herget H: Kopf- und Gesichtsschmerz. Systematische Darstellung ganzheitlicher Behandlungsmöglichkeiten. KVM, Marburg 2000

Ogal HP, Kolster BC: Kompendium Ohrakupunktur – Der effektive Weg vom Punkt zum Behandlungskonzept. 2. Aufl. KVM, Marburg 1997

Ogal HP., Kolster BC: Ohrakupunktur – Grundlagen, Praxis, Indikationen. 2. Aufl. KVM, Marburg 1999

Ogal HP, Kolster BC: Ohrakupunktur für Praktiker. Grundlagen, Praxis, Indikationen. Hippokrates, Stuttgart 2003

Rubach A Propädeutik der Ohrakupunktur. 2. Aufl. Hippokrates, Stuttgart 2000

OHRAKUPUNKTUR

Gleditsch JM: MAPS. MikroAkuPunktSysteme. Grundlagen und Praxis der somatotopischen Therapie. Hippokrates, Stuttgart 2002

Maric-Oehler W: Neue Schädelakupunktur nach Yamamoto/YNSA. In: Focks/Hillenbrand: Leitfaden Chinesische Medizin. 3. Aufl. Urban & Fischer, München 2003

Ogal HP: Schädelakupunktur nach Yamamoto. Z. Allg Med 1998; 74: 833–834

Ogal HP, Hafer J, Ogal M, Krumholz W, Herget HF, Hempelmann G: Veränderungen der Schmerzempfindung bei der Akupunktur eines klassischen Akupunkturpunktes versus eines Schädel-Akupunkturpunktes nach Yamamoto. Eine prospektiv randomisierte, placebo-kontrollierte Einfachblindstudie. Anästhesiol Intensivmed Notfallmed Schmerzther; 37: 326–332, 2002

Ogal HP, Kolster BC (Hrsg.), Hammes M, Kuschick N. Christoph KH: Akupunktur kompakt. KVM, Marburg 2001

Ogal HP, Kolster BC: Neue Schädelakupunktur nach Yamamoto (YNSA). Grundlagen, Praxis, Indikationen. KVM, Marburg 2000

Ogal HP, Kolster BC: Kompendium Neue Schädelakupunktur nach Yamamoto (YNSA). Grundlagen, Praxis, Indikationen. KVM, Marburg 2000

Yamamoto T, Maric-Oehler M: Yamamoto Neue Schädelakupunktur. Chun-Jo, Freiburg 1991

Yamamoto T, Ishiko N: The Effect of Scalp Acupuncture on the Weight-Lifting Capacity of the Healthy and Paralyzed Lower Limb. Am J Acup; 20: 47–54, 1992

Yamamoto T, Yamamoto H.: Yamamoto New Scalp Acupuncture. Springer, Tokyo 1998

NEUE SCHÄDELAKUPUNKTUR NACH YAMAMOTO (YNSA)

Chen Y, Deng L (eds.): Essentials of Contemporary Chinese Acupuncturists clinical experiences. Foreign Languages Press, Beijing 1989

Qin AP, Focks C: Chinesische Schädelakupunktur. In: Focks C., Hillenbrand N.: Leitfaden Chinesische Medizin, 4.Auflage, Urban & Fischer, München 2003

Yamamoto T, Maric-Oehler W: Yamamoto Neue Schädelakupunktur – YNSA. Chun-Jo, Freiburg 1991

Zeitler J: Einführung in die Schädelakupunktur. Haug, Heidelberg 1978

ELEKTROAKUPUNKTUR, LASERTHERAPIE, TENS,NEURALTHERAPIE

Augustin M, Schmiedel V: Leitfaden Naturheilkunde. 4. Aufl., Urban & Fischer, München 2003

Badtke G, Mudra I: Neuraltherapie. Lehrbuch und Atlas. 2. Aufl., Urban & Fischer, München 1998

Barop H: Lehrbuch und Atlas der Neuraltherapie nach Huneke, Hippokrates, Stuttgart 1996

Dosch P: Lehrbuch der Neuraltherapie nach Huneke. 14. Aufl., Haug, Heidelberg 1995

Fischer L: Neuraltherapie nach Huneke. 2. Aufl., Hippokrates, Stuttgart 2001

Gleditsch J: Reflexzonen und Somatotopien. WBV-Verlagsgesellschaft, Schorndorf 1996

Heine H: Lehrbuch der biologischen Medizin. Hippokrates, Stuttgart 1990

Kane K, Taub A: A history of local electrical analgesia. Pain 1 (1975) 125–138

Melzack R, Wall P: Pain mechanisms: A new theory. Science 150 (1965) 971–979

Pischinger A: Das System der Grundregulation. 7. Aufl., Haug, Heidelberg 1989

Pothmann R: Transkutane Elektrische Nervenstimulation (TENS). 2. Aufl., Hippokrates, Stuttgart 2001

Spiess G: Die Heilwirkung der Anästhetika. Zentralblatt innere Medizin, 23 (1906), S. 222

Tilscher H, Eder M: Reflextherapie 3. Auflage, Hippokrates, Stuttgart 1996

Weber KG: Neuraltherapie in der Praxis. 2. Aufl., Sonntag, Stuttgart 2004

CHINESISCHE ARZNEITHERAPIE

Bäcker M et al. (2004): Changes of cerebrovascular response to visual stimulation in migraineurs after repetitive sessions of somatosensory stimulation (acupuncture)- a pilot study. Headache 44(1):95–101

Bensky D, Barolet R: Chinesische Arzneimittelrezepte und Behandlungsstrategien. Ganzheitliche Medizin, Kötzting 1996 [das Standardwerk, besonders auch aufgrund seiner Quellentreue bei den Beschreibungen der behandelten Krankheitszustände, die deutlich komplexer dargestellt sind als in anderen Werken über Chinesische Medizin in westlichen Sprachen]

Bensky D, Gamble A: Chinese Herbal Medicine, Materia Medica. Eastland Press, Seattle 1986 [das Standardwerk, sehr empfehlenswert, obwohl zur Zeit nur in Englisch erhältlich]

Ehling D: Handbuch chinesische Kräuterrezepte. Urban & Fischer, München 2001 [enthält deutlich mehr Rezepturen als Benskys Werk, die nach Syndrommustern geordnet aber nur kurz und stichwortartig beschrieben sind, daher nur als Ergänzung geeignet]

Hempen CH, Fischer T: Leitfaden Chinesische Phytotherapie. Urban & Fischer, München 2001 [Enthält im Großen und Ganzen alle wesentlichen Informationen aus Benskys Materia Medica mit Ausnahme der dort zitierten Forschungsergebnisse, ist dafür sehr handlich und enthält als einzige Arzneimittellehre Photos der dargestellten Pflanzen und Drogen. Sehr empfehlenswert.]

Pan, Mingji: Cancer Treatment with Fu Zheng Pei Ben Principle. Fujian Science and Technology. Publishing House, Fuzhou 1992

Flaws B, Lake J: Chinese Medical Psychiatry. Blue Poppy Press, Boulder 2001

Weiss RF: Lehrbuch der Phytotherapie.4.Aufl., Hippokrates, Stuttgart 1980, S. 13

Bensoussan A, Myers S: Towards a Safer Choice – The Practice of TCM in Australia. University of Western Sydney, Macarthur 1996

Al-Khafaji M (2000): Monitoring of Liver Enzymes in Patients on Chinese Medicine. The Journal of Chinese Medicine, 62: 6–10

Melchart D, Linde H, Hager S, et al. (1999): Monitoring of Liver Enzymes in Patients Treated with Traditional Chinese Drugs. Complementary Therapies in Medicine, 7: 208–216

Wiebrecht A (2000): Über die Aristolochia-Nephropathie. Deutsche Zeitschrift für Akupunktur, 3: 187–197

Focks C, Hillenbrand N: Leitfaden Traditionelle Chinesische Medizin. 2. Aufl., Urban & Fischer, München 2000 [ein sehr empfehlenswertes, kompaktes Werk mit – notwendigerweise sehr komprimierten – Angaben sowohl zu Arzneimitteln als auch zu Rezepturen und Krankheitsbildern]

Stöger E: Arzneibuch der Chinesischen Medizin. Deutscher Apotheker, Stuttgart 1991 [Übersetzung des Chinesischen Standardwerks, enthält Monographien der wichtigsten chinesischen Arzneimittel mit Angaben zu deren pharmazeutischen Identifizierung, daher in erster Linie für Apotheker wichtig]

STUDIEN ZUR CHINESISCHEN ARZNEITHERAPIE

Über 90% aller Studien zur chinesischen Arzneitherapie sind nur in chinesischen Fachzeitschriften veröffentlicht und der westlichen Öffentlichkeit nicht oder nur in Abstracts zugänglich. Übersetzungen gibt es wenn, dann fast ausschließlich in Englisch. Eine gute Zusammenfassung bietet:

Flaws, B, Chace, C (Übersetzer). Recent TCM Research from China 1991–1994. Blue Poppy Press, Boulder, 1994

Darin zitierte, für die Schmerztherapie mit chinesischen Arzneimitteln relevante Studien sind u. a.:

Sun X, Zhang Y (1993): The Treatment of 28 Cases of Trigeminal Neuralgia with San Chong Jiao Chang (Three Insects Gelatin Capsules), Zhe Jiang Zhong Yi Za Zhi (Zhejiang Journal of Traditional Chinese Medicine), 8: 347

Sun J (1993): The Treatment of 36 Cases of Vascular Headache with Xiong Gui Si Chong San (Ligusticum & Dang Gui Four Insects Powder). Zhe Jiang Zhong Yi Za Zhi (Zhejiang Journal of Traditional Chinese Medicine), 10: 449

Chen D (1993): The Treatment of 25 Cases of Chronic Ulcerative Colitis by the Methods of Boosting the Qi and Quickening the Blood. Zhe Jiang Zhong Yi Za Zhi (Zhejiang Journal of Traditional Chinese Medicine), 10: 443

Xie K (1992): The Treatment of 84 Cases of Heel Pain Employing Measures for Boosting the Qi & Transforming Stasis. Shang Hai Zhong Yi Yao Za Zhi (The Shanghai Journal of Traditional Chinese Medicine & Medicinals), 5: 18

Mi Y (1993): The Treatment of 128 Cases of Mammary Hyperplasia. Hu Nan Zhong Yi Za Zhi (The Hunan Journal of Traditional Chinese Medicine), 1: 47

Zhang S (1993): The Treatment of 25 Cases of Prostatic Hypertrophy with Qian Lie Xiao Chong Yi (Prastate Dispersing Soluble Granules). Jiang Su Zhong Yi (Jiangsu Traditional Chinese Medicine), 2: 16

Feng J (1993): The Administration of Chinese Medicinals in the Treatment of 32 Cases of Fractured Ribs. Zhe Jiang Zhong Yi Za Zhi (Zhejiang Journal of Traditional Chinese Medicine), 5: 207

In Deutsch gibt es zurzeit nur eine vierteljährlich erscheinende Ausgabe von (zum Teil nicht ganz zuverlässigen) Übersetzungen der in Peking erscheinenden Zeitschrift für Chinesische Medizin.

Zeitschrift für Traditionelle Chinesische Medizin, Verlag für Ganzheitliche Medizin, Kötzting

Darin zitierte, für die Schmerztherapie mit chinesischen Arzneimitteln relevante Studien sind u. a.

Li M, Wang X (1999): Klinische Studie über die Behandlung der peripheren diabetischen Polyneuropathie mit Tianma Duzhong forte Kapseln. Ausg. 3/1999: 143–144

Zhou H, et a. (2000): Intermediäre und späte rheumatoide Arthritis, behandelt nach dem Therapieprinzip, die Nieren zu tonisieren, den Schleim aufzulösen und Blutstase zu beseitigen. Ausg. 2/2000: 70–73

Zhang Y, Hou G, Yue Y (2000): Die analgetische Wirkung von Semen Coicis bei ausgeprägter funktioneller Dysmenorrhö. Ausg. 4/2000: 225

TUINA

Feng TY: Treatment of Soft Tissue Injury with Traditional Chinese Medicine and Western Medicine. People´s Medical Publishing House, Beijing 1983

Han CL: Leitfaden Tuina – die manuellen Techniken der TCM. Urban & Fischer, München 2002

Lie FT, Skopek H: Chinesische Heilmassage. Maudrich, Wien 1992

Meng ACL : Die traditionelle chinesische Massage: *Tuina*-Therapie. Haug, Heidelberg 1981

Niboyet JEH: Cours de médicine manuelle chinoise – première année. Maisonneuve 1978

Sun CN (Hrsg.): Chinese Massage Therapy. Shandong Science and Technology Press, Jinan 1990

Sun SC (Hrsg.): Atlas of Therapeutic Motion for Treatment and Health. Foreign Languages Press, Beijing 1989

QIGONG

Bischoff C, Zenz H, Traue HC: Kopfschmerz. In: Adler RH et al, (Hrsg.) Uexküll – Psychosomatische Medizin. 6. Aufl., Urban & Fischer, München 2003: 817–833

Despeux C: Gymnastics: The Ancient Tradition. In: Kohn L. (ed.): Taoist Meditation and Longevity Techniques. Ann Arbor: Univ. of Michigan Press 1989: 225–261

Engelhardt U: Die Klassische Tradition der *Qi*-Übungen *(Qigong)*: Eine Darstellung anhand des Tang-zeitlichen Textes *Fuqi jingyi lun* von Sima Chengzhen. Steiner, Wiesbaden 1987

Engelhardt U: Die Anfänge des *Qigong* und ihre Bedeutung für die frühe chinesische Medizin. Dt. Ztschr. f. Akup. 2003 46,4: 18–25

Landmann R: Die Kranichübung von Zhao Jinxiang, eine Bewegungstherapie im modernen China. Magisterarbeits-Manuskript der Universität Hamburg 1989

Ots T: Stiller Körper – Lauter Leib: Aufstieg und Untergang der jungen chinesischen Heilbewegung Kranich-*Qigong*. Dissertationsmanuskript der Universität Hamburg 1991

Ots T: Der besondere Fall: Chronische Kopfschmerzen und Migräne. Dt. Ztschr. f. Akup. 2000; 43,4: 285–290

Ritter C, Aldridge D: *Qigong Yangsheng* in der Anwendung bei essentieller Hypertonie im Vergleich mit einer westlichen Muskelentspannungstherapie. In: Hildenbrand G., Geißler M. (eds.): *Qigong* und *Yangsheng* – Vorträge der 4. Deutschen *Qigong*-Tage Bonn. Uelzen: Medizinisch Literarische Verlagsgesellschaft 2002: 100–111

Schmitz H: Leib und Gefühl – Materialien zu einer philosophischen Therapeutik. Paderborn: Jungfermann 1989

Unschuld PU: Medizin in China – Eine Ideengeschichte. Beck, München 1980

Zhongguo yixue bai ke quan shu, qigongxue fenjuan (Enzyklopädie der traditioenllen chinesischen Medizin, Sonderausgabe zur *Qigong*-Wissenschaft; ohne Verfasserangabe) Qigong zazhi 1984; 1: 44–46

KOPF- UND GESICHTSSCHMERZ

Advanced Textbook of Traditional Chinese Medicine and Pharmakology. Volume IV, State Administration of Traditional Chinese Medicine and Pharmakology. Bai Jin (Hrsg), New World Press, Beijing (1997)

Anthony M, Lance JW: Platelet serotonin in patients with chronic tension-type headache. J Neurol Neurosurg Psychiatry (1989), 52: 182–184

Bäcker M, Hammes M, Sander D, Funke D, Deppe M, Tolle TR, Dobos GJ. Changes of cerebrovascular response to visual stimulation in migraineurs after repetitive sessions of somatosensory stimulation (acupuncture): a pilot study. Headache. 2004 Jan; 44 (1): 95–101

Bäcker, M. et al.. (2004): Acupuncture in the treatment of pain – hypothesis to adaptive effects. Forschende Komplementärmedizin 11(6): 335–345

Dichgans J: Arzneimittelinduzierter Kopfschmerz. in Brandt, Dichgans, Diener (Hrsg.) (1998), Therapie und Verlauf neurologischer Erkrankungen, Kohlhammer, Stuttgart

Diener HC: Kopf-und Gesichtsschmerz: Diagnose und Behandlung in der Praxis. (1997), Thieme, Stuttgart

Dieterich M: Atypischer Gesichtsschmerz. in Brandt, Dichgans, Diener: Therapie und Verlauf neurologischer Erkrankungen, (1998), Kohlhammer-Verlag

Egle UT, Derra C, Nix WA, Schwab R: Spezielle Schmerztherapie (1999), Schattauer-Verlag, Stuttgart

Erikson MB, Sjoelund BH, Sundbarg G: Pain relief from peripheral conditioning stimulation in patients with chronic facial pain. J Neurosurg (1984), 61 (1): 149–155

Ernst E, White A: Acupuncture as a treatment for temporomandibular joint dysfunction. Arch Otolaryngol Head Neck Surg (1999), 125: 269–272

Geng Junying: Die erfolgreiche Punktkombination. Verlag für Ganzheitliche Medizin, Dr. Erich Wühr. Kötzting/ Bayrischer Wald (2001)

Hansen PE und Hansen JH: Acupuncture treatment of chronic facial pain – controlled cross-over trial. Headache (1983), 23 (2): 66–69

Hardebo JE, Ekman R, Eriksson M: Low CSF met-enkephalin levels in cluster headache are elevated by acupuncture. Headache (1989), 29 (8): 494–497

Heinz A, Denke C, Ernst G: Medikamenteninduzierter Kopfschmerz. Mögliche Mechanismen der Abhängigkeitsentwicklung. Der Schmerz (1999), 13: 304–314

Jensen R: Pathophysiological mechanisms of tension-type headache: a review of epidemiological and experimental studies. Cephalalgia (1999), 19: 602–621

Maciocia G: Die Praxis der Chinesischen Medizin. Verlag für Ganzheitliche Medizin, Dr. Erich Wühr. Kötzting/Bayrischer Wald (1997)

Melchart D, Linde K, Fischer P et al.: Acupuncture for idiopathic headache (Cochrane Review). Cochrane Database Syst Rev. 2001; 1: CD001218

Melchart D, Thormaehlen J, Hager S, Liao J: Acupuncture versus sumatriptan for early treatment of acute migraine attacks – a randomized controlled trial. Forsch Komplementärmed Klass Naturheilkd 2000; 7: 53

Nappi G, Faccinetti F, Martignoni E et al.: Endorphin patterns within the headache spectrum disorders. Cephalalgia (1985), 5: 201–210

Pfaffenrath V: Kopfschmerzen. in Zenz M und Jurna I (Hrsg.), Lehrbuch der Schmerztherapie (2001), Wiss.-Verl.-Ges. Stuttgart

Shanghai College of Traditional Medicine: Acupuncture – a comprehensive Text (1962). übersetzt durch O'Conner J, Bensky D (1981). Eastland press, Seattle

Sharaw Y: Orofacial Pain. in Wall PD and Melzack R (Eds.): Textbook of Pain, 4th Edition, (1999), Churchill Livingstone, Edinburgh

Sjaastad O, Frederiksen TA, Pfaffenrath V: Cervicogenic headache diagnostic criteria. Headache (1990), 30: 25–26

Sjaastad O: Cluster headache Syndrome. In Major problems in neurology Vol 23 WB-Saunders (1992), London

Soyka D, Pfaffenrath V, Steude U, Zenz M: Überarbeitete Empfehlungen der DMKG zur Therapie und Prophylaxe von Gesichtsneuralgien und chronischen Gesichtsschmerzen anderer Provenienz. (2002), www.dmkg.org/archb/geneu.htm

Spacek A, Hanl G, Groiss O et al.: Acupuncture and gangionic local opioid analgesia in trigeminal neuralgia. Wien Med Wochenschr (1998), 148: 447–449

Sprotte G, Türp JC: Gesichtsschmerz. in Zenz-M und Jurna-I (Hrsg.) Lehrbuch der Schmerztherapie (2001), Wiss.-Verl.-Ges. Stuttgart

Sun Peilin: The treatment of pain with Chinese herbs and acupuncture. Churchill Linvingstone, London, Edinburgh, New-York (2002)

Vernon H, McDermaid CS, Hagino C: Systematic review of randomised clinical trials of complementary/alternative therapies in the treatment of tension-type and cervicogenic headache. Complement Ther Med (1999), 7: 142–155

Vickers ER, Cousins MJ, Walker S, Chisholm K: Analysis of 50 patients with atypical odontalgia. Oral Surgery, Oral Medicine, Oral Pathology, Oral Radiology and Endodontics (1998), 85: 24–32

NACKEN

Bäcker M, Hammes MG, Valet M, Deppe M, Conrad B, Tolle TR, Dobos G. Different modes of manual acupuncture stimulation differentially modulate cerebral blood flow velocity, arterial blood pressure and heart rate in human subjects. Neuroscience Letters 2002 Nov 29;333(3):203–6.

Hui KK, Liu J, Makris N, Gollub RL, Chen AJ, Moore CI, Kennedy DN, Rosen BR, Kwong KK. Acupuncture modulates the limbic system and subcortical gray structures of the human brain: evidence from fMRI studies in normal subjects. Hum Brain Mapp. 2000;9(1):13–25.

KARPALTUNNELSYNDROM, NEUROPATHISCHE SCHMERZSYNDROME U. A. AUS 13

Aigner N, Aigner G, Fialka C, Fritz A: Therapy of meralgia paresthetica with acupuncture. Two case reports. Schmerz. (1997), 11(2):113–115

Baron R, Jänig W: Schmerzsyndrome mit ursächlicher Beteiligung des sympathischen Nervensystems. Anaesthesist (1998), 47: 4–23

Baron R, Maier Ch, Ulrich HW: Komplexe regionale Schmerzsyndrome (CRPS)- sympathische Reflexdystrophie und Kausalgie. in Zenz und Jurna (Hrsg.) (2001) Lehrbuch der Schmerztherapie, Wiss.-Verl.-Ges, Stuttgart

Bischoff C, Klingelhöfer J: Schädigungen des peripheren Nervensystems. in Klingelhöfer J, Spranger M (Hrsg) (2001), Klinikleitfaden Neurologie/Psychiatrie, Urban & Fischer, München

Bowsher D: The lifetime occurrence of Herpes zoster and prevalence of post-herpetic neuralgia: A retrospective survey in an elderly population. Eur J Pain (1999) Dec, 3(4):335–342

Branco K, Naeser MA: Carpal tunnel syndrome: clinical outcome after low-level laser acupuncture, microamps transcutaneous electrical nerve stimulation, and other alternative therapies--an open protocol study. J Altern Complement Med. (1999) Feb, 5(1):5–26

Brunelli B, Gorson KC: The use of complementary and alternative medicines by patients with peripheral neuropathy. J Neurol Sci. (2004) Mar 15, 218(1–2):59–66

Chan CS, Chow SP: Electroacupuncture in the treatment of post-traumatic sympathetic dystrophy (Sudeck's atrophy). Br J Anaesth. (1981) Aug, 53(8):899–902

Cheng PT, Wong MK, Chang PL:. A therapeutic trial of acupuncture in neurogenic bladder of spinal cord injured patients – a preliminary report. Spinal Cord. (1998) Jul, 36(7):476–80

Elgert G, Olmstead, C: The treatment of chronic inflammatory demyelinating polyradiculoneuropathy with acupuncture: a clinical case study. Am J Acupunct. (1999), 27(1-2):15–21

Ernst M, Lee M.H.M.: Sympathetic effects of manual and electrical acupuncture of the Tsusanli knee point: comparison with the Hoku hand point sympathetic effect. Exp. Neurol. (1986), 94: 1–10

Fialka V et al.: Acupuncture for reflex sympathetic dystrophy. Arch Intern Med. (1993) Mar 8, 153(5):661, 665

Hammes MG et al.: Investigations on the effect of acupuncture on affective and sensory components of pain in patients with different stages of chronic pain. Schmerz (2002) Apr, 16(2):103–13

Honjo H et al.: Acupuncture for urinary incontinence in patients with chronic spinal cord injury. A preliminary report, Nippon Hinyokika Gakkai Zasshi.(1998) Jul, 89(7):665–9 Article in Japanese

Kaada B: Vasodilation induced by transcutaneous nerve stimulation in peripheral ischemia (Raynaud`s phenomenon and diabetic polyneuropathy). Eur Heart J (1982), 3: 303–314

Korpan MI et al.: Acupuncture in the treatment of posttraumatic pain syndrome. Acta Orthop Belg. (1999) Jun, 65(2):197–201

Leijon G, Boivie J: Central post-stroke pain – the effect of high and low frequency TENS. Pain (1989) Aug, 38(2):187–91

Lewith G, Field J, Machin D: Acupuncture compared with placebo in postherpetic pain. Pain (1993), 17: 361–368

Lin TB, Fu TC: Effect of electroacupuncture on blood pressure and adrenal nerve activity in anesthetized rats. Neuroscience Letters (2000), 285: 37–40

Lu TV: Acupuncture treatment for phantom limb pain. Altern Ther Health Med. (1998) Sep, 4(5):124

Monga TN, Jaksic T: Acupuncture in phantom limb pain. Arch Phys Med Rehabil. (1981) May, 62(5):229–31

Nayak S et al.: Is acupuncture effective in treating chronic pain after spinal cord injury? Arch Phys Med Rehabil. (2001) Nov, 82(11):1578–86

Paola FA, Arnold M: Acupuncture and spinal cord medicine. J Spinal Cord Med. (2003) Spring, 26(1):27

Politis MJ, Korchinski MA: Beneficial effects of acupuncture treatment following experimental spinal cord injury: a behavioral, morphological, and biochemical study. Acupunct Electrother Res. (1990), 15(1):37–49

Qiu, M (Hrsg.): Zhong guo zhen jiu zhi liao xue. Jiang su ke xue ji shu chu ban she, Nanjing 21992

Rapson LM et al.: Acupuncture as a promising treatment for below-level central neuropathic pain: a retrospective study. J Spinal Cord Med. (2003) Spring, 26(1):27

Scadding JW: Complex regional pain syndrome. in Wall-PD and Melzack-R (Eds.) Textbook of Pain, 4th Edition (1999), Churchill Livingstone, Edinburgh

Schepelmann und Kloß in Brandt, Dichgans, Diener. Therapie und Verlauf neurologischer Erkrankungen (1998), Kohlhammer Verlag

Shlay JC et al.: Acupuncture and amitriptyline for pain due to HIV-related peripheral neuropathy: a randomized controlled trial. Terry Beirn Community Programs for Clinical Research on AIDS. JAMA. (1998) Nov 11, 280(18):1590–5

Warms CA, Turner JA, Marshall HM, Cardenas DD: Treatments for chronic pain associated with spinal cord injuries: many are tried, few are helpful. Clin J Pain (2002) May-Jun, 18(3):154–63

Wen HL: Acute central cervical spinal cord syndrome treated by acupuncture and electrical stimulation (AES). Comp Med East West (1978) Summer, 6(2):131–5

Wilder RT et al.: Reflex sympathetic dystrophy in children. Clinical characteristics and follow up of seventy patients. J Bone Joint Surg (1992), 74(A): 910–919

Wong AM et al.: Clinical trial of acupuncture for patients with spinal cord injuries. Am J Phys Med Rehabil. (2003) Jan, 82(1):21–7

Xing G: Acupuncture treatment of phantom limb pain – a report of 9 cases. J Tradit Chin Med. (1998) Sep, 18(3):199–201

Yen HL, Chan W: An East-West approach to the management of central post-stroke pain. Cerebrovasc Dis. (2003), 16(1):27–30

FIBROMYALGIE

Ahles TA, Khan SA, Yunus MB, Spiegel DA, Masi AT. Psychiatric status of patients with primary fibromyalgia, patients with rheumatoid arthritis, and subjects without pain: a blind comparison of DSM-III diagnoses. Am J Psychiatry (1991), 148(12):1721–1726

Berman BM, Swyers JP, Ezzo J. The evidence for acupuncture as a treatment for rheumatologic conditions. Rheum Dis Clin North Am. 2000 Feb;26(1):103–15, ix-x.

Birch S, Ida J: Japanische Akupunktur (S. 125ff). ML-Verlag, Uelzen 2001

Ernst E: Musculoskeletal conditions and complementary/alternative medicine. Best Pract Res Clin Rheumatol. 2004 Aug;18(4):539–56.

Georgi-J, Menninger-H. Rheumaschmerz. in Zenz-M und Jurna-I (Hrsg.) Lehrbuch der Schmerztherapie. Wiss.-Verl.-Ges., Stuttgart 2001

Georgi-J, Menninger-H. Rheumaschmerz. in Zenz-M und Jurna-I (Hrsg.) Lehrbuch der Schmerztherapie. Wiss.-Verl.-Ges., Stuttgart 2001

Goldenberg-DL, Simms-RW, Geiger-A, Komaroff-AL. High fequency of fibromyalgia in patients with chronic fatique seen in primary care practice. Arthritis and Rheumat (1990), 33: 381–387

Offenbächer-M. Diagnostik und Therapie des Fibromyalgiesyndroms. Curriculum Algesiologie, Fortbildung bayerischer Schmerzambulanzen (April 2001)

Wolfe-F, Smythe-HA, Yunus-MB et al. The American College of Rheumatology. Criteria for the classification of fbromyalgia: report of the Multicenter Committee. Arthritis and Rheumatism (1990), 33, 160–172

Wolfe-F, Smythe-HA, Yunus-MB et al. The American College of Rheumatology. Criteria for the classification of fibromyalgia: rerport of the Multicenter Committee. Arthritis and Rheumatism (1990), 33, 160–172

VASKULÄR BEDINGTE SCHMERZEN

Appiah R, Hiller S, Caspary L, Alexander K, Creutzig A: Treatment of primary Raynaud's syndrome with traditional Chinese acupuncture. J Intern Med. (1997) Feb, 241(2):119–24

Bacchini M, Conci F, Roccia L, Carrossino R: Circulatory disorders and acupuncture. Minerva Med. (1979) May 19, 70(24):1755–7

Bao JZ: Acupuncture treatment of Raynaud's disease – a report of 43 cases. J Tradit Chin Med (1988) Dec, 8(4):257–9

Chen J, Chen T: Chinese Medical Herbology and Pharmacology. Art of Medicine Press. City of Industry 2004

Kaada B: Vasodilation induced by transcutaneous nerve stimulation in peripheral ischemia (Raynaud`s phenomenon and diabetic polyneuropathy). Eur Heart J (1982), 3: 303–314

Kashiba H, Ueda Y: Acupuncture to the skin induces release of substance P and calcitonin gene-related peptide from peripheral terminals of primary sensory neurons in the rat. Am J Chin Med. (1991),19 (3–4):189–97

Maier C, Gleim M: Ischämieschmerz. in Zenz M. und Jurna I. (Hrsg.) Lehrbuch der Schmerztherapie (2001), Wiss.-Verl.-Ges. Stuttgart

Qiu M (Hrsg.): Zhong guo zhen jiu zhi liao xue. Jiang su ke xue ji shu chu ban she, Nanjing 1992

Verzeichnis weniger gebräuchlicher chinesischer Arzneirezepturen

bu shen zhuang gu tang (Nieren-Auffüllungs-Knochen-Stärkungs-Abkochung)

Rad. Rehmanniae praep. *(shu di huang)*	12 g
Rad. Angelicae sinensis *(dang gui)*	12 g
Rad. Achyranthis bidentatae *(huai niu xi)*	9 g
Fruct. Corni *(shan zhu yu)*	12 g
Poria *(fu ling)*	12 g
Rad. Dipsaci *(xu duan)*	12 g
Cort. Eucommiae *(du zhong)*	12 g
Rad. Paeoniae lactiflorae/albae *(bai shao)*	9 g
Pericarp. Citri reticulatae viride *(qing pi)*	9 g
Cort. Acanthopanacis *(wu jia pi)*	9 g

di yuan shi gao tang (Rehmannia-Scrophularia-Gypsum-Abkochung)

Rad. Rehmanniae exsiccata/viride *(sheng di huang)*	30 g
Gypsum *(shi gao)*	30 g
Rad. Paeoniae lactiflorae/albae *(bai shao)*	24 g
Myrrha *(mo yao)*	15 g
Rhiz. et/seu Rad. Notopterygii *(qiang huo)*	6 g
Herb. (cum Rad.) Asari *(xi xin)*	3 g
Rhiz. Gastrodiae *(tian ma)*	3 g

fang feng tang (Saposhnikovia-Abkochung)

Rad. Ledebouriellae/Saposhnikoviae *(fang feng)*	9 g
Rad. Angelicae sinensis *(dang gui)*	9 g
Poria *(fu ling)*	9 g
Sem. Armeniacae amarum *(ku xing ren)*	6 g
Rad. Gentianae macrophyllae *(qin jiao)*	9 g
Herb. Ephedrae *(ma huang)*	9 g
Rad. Puerariae *(ge gen)*	9 g
Rad. Scutellariae *(huang qin)*	3 g
Cort. Cinnamomi *(rou gui)*	6 g
Rhiz. Zingiberis recens *(sheng jiang)*	6 g
Rad. Glycyrrhizae *(gan cao)*	6 g
Fruct. Jujubae *(da zao)*	3 St.

gui xiong si wu tang (Veränderte Vier-Substanzen-Abkochung)

Rad. Rehmanniae praeparata *(shu di huang)*	9 g
Rad. (Ligustici) Chuanxiong *(chuan xiong)*	3 g
Rad. Paeoniae lactiflorae/albae *(bai shao)*	6 g
Rad. Angelicae sinensis *(dang gui)*	6 g
Rad. Ledebouriellae/Saposhnikoviae *(fang feng)*	9 g
Rhiz. Atractylodis macrocephalae *(bai zhu)*	6 g
Rad. Achyranthis bidentatae *(huai niu xi)*	6 g
Tub./Rad. Asparagi *(tian men dong)*	9 g

hua gan jian (Leber-Umwandlungs-Aufguss)

Cort. Moutan (Radicis) *(mu dan pi)*	9 g
Fruct. Gardeniae *(shan zhi zi)*	9 g
Rad. Paeoniae lactiflorae/albae *(bai shao)*	15 g
Pericarp. Citri reticulatae viride *(qing pi)*	6 g
Pericarp. Citri reticulatae *(chen pi)*	6 g
Rhiz. Alismatis *(ze xie)*	6 g
Bulbus Fritillariae Cirrhosae *(chuan bei mu)*	6 g

hua yu tong bi tang (Stasen-Umwandlungs-Bi-Durchgängigkeits-Abkochung)

Rad. Angelicae sinensis *(dang gui)*	18 g
Rad. Salviae miltiorrhizae *(dan shen)*	30 g
Caulis Spatholobi *(ji xue teng)*	20 g
Gummi Olibanum *(ru xiang)*	9 g
Myrrha *(mo yao)*	9 g
Rhiz. Corydalis *(yan hu suo)*	12 g
Rad. Puerariae *(ge gen)*	18 g
Rhiz. Curcumae longae *(jiang huang)*	12 g

lu tong yin (Schädel-Schmerz-Brühe)

Concha Haliotidis *(shi jue ming)*	50 g
Ram. cum Uncis Uncariae *(gou teng)*	30 g
Rad. (Ligustici) Chuanxiong *(chuan xiong)*	30 g
Rad. Paeoniae lactiflorae/albae *(bai shao)*	20 g
Herb. (cum Rad.) Asari *(xi xin)*	15 g

ma chi xian jie du tang (Portulaca-Gift-Lösungs-Abkochung)

Herb. Portulacae *(ma chi xian)*	30 g
Fol. Isatidis *(da qing ye)*	15 g
Rad. Arnebiae seu Lithospermi *(zi cao)*	15 g
Herb. cum Rad. Patriniae *(bai jiang cao)*	30 g
Rhiz. Coptidis *(huang lian)*	10 g
Flos Lonicerae *(jin yin hua)*	15 g
Fossilia Ossis Mastodi (Os Draconis) calcinata	30 g
Rad. Gentianae *(long dan cao)*	10 g

mian tong fang er hao (Gesichts-Schmerz-Rezeptur Nr. 3)

Rad. Bupleuri	6 g
Rad./Tub. Curcumae	9 g
Fruct. Gardeniae *(shan zhi zi)*	6 g
Indigo naturalis *(qing dai)*	6 g
Rad. Salviae miltiorrhizae *(dan shen)*	9 g
Cort. Moutan (Radicis) *(mu dan pi)*	9 g
Lumbricus *(di long)*	6 g
Rad. Angelicae sinensis *(dang gui)*	9 g
Rad. Paeoniae rubrae *(chi shao)*	9 g
Rad. (Ligustici) Chuanxiong *(chuan xiong)*	9 g
Pericarp. Citri reticulatae *(chen pi)*	6 g
Rad. Glycyrrhizae *(gan cao)*	3 g

qing re tiao xue tang (Hitze-Klärungs-Blut-Regulierungs-Abkochung)

Cort. Moutan (Radicis) *(mu dan pi)*	12 g
Rad. Rehmanniae exsiccata/viride *(sheng di huang)*	12 g
Rad. Paeoniae lactiflorae/albae *(bai shao)*	12 g
Rhiz. Coptidis *(huang lian)*	9 g
Rad. Angelicae sinensis *(dang gui)*	9 g
Rad. (Ligustici) Chuanxiong *(chuan xiong)*	6 g
Flos Carthami *(hong hua)*	6 g
Sem. Persicae *(tao ren)*	6 g
Rhiz. Curcumae *(e zhu)*	6 g
Rhiz. Cyperi *(xiang fu)*	6 g
Rhiz. Corydalis *(yan hu suo)*	9 g

shen zhao tang (Nieren-Leiden-Abkochung)

Rad. Glycyrrhizae *(gan cao)*	10 g
Rhiz. Zingiberis *(gan jiang)*	10 g
Poria *(fu ling)*	10 g
Rhiz. Atractylodis macrocephalae *(bai zhu)*	10 g
Ram. Cinnamomi *(gui zhi)*	10 g
Rad. Angelicae pubescentis *(du huo)*	10 g

shun qi huo xue tang (Qi-Normalisierungs-Blut-Belebungs-Abkochung)

Caulis Perillae *(su geng)*	18 g
Lignum Sappan *(su mu)*	15 g
Extremitas Rad. Angelicae sinensis *(dang gui wei)*	12 g
Rad. Paeoniae rubrae *(chi shao)*	9 g
Sem. Persicae *(tao ren)*	9 g
Fruct. Aurantii *(zhi ke)*	9 g
Cort. Magnoliae *(hou po)*	9 g
Rhiz. Cyperi *(xiang fu)*	9 g
Rad. Aucklandiae *(mu xiang)*	9 g
Fruct. Amomi *(sha ren)*	9 g
Flos Carthami *(hong hua)*	6 g

tiao rong huo luo yin (Üppigkeits-Regulierungs-Netzgefäße-Belebungs-Brühe)

Rad. Angelicae sinensis *(dang gui)*	15 g
Rad. Paeoniae rubrae *(chi shao)*	12 g
Sem. Persicae *(tao ren)*	9 g
Flos Carthami *(hong hua)*	9 g
Rad. et Rhiz. Rhei *(da huang)*	6 g
Rad. Angelicae pubescentis *(du huo)*	9 g
Rad. Gentianae macrophyllae *(qin jiao)*	9 g
Rad. Achyranthis bidentatae *(huai niu xi)*	15 g
Ram. Cinnamomi *(gui zhi)*	6 g
Fruct. Aurantii *(zhi ke)*	10 g
Pericarp. Citri reticulatae viride *(qing pi)*	10 g

tiao gan tang (Leber-Regulierungs-Abkochung)

Rad. Angelicae sinensis *(dang gui)*	12 g
Rad. Paeoniae lactiflorae/albae *(bai shao)*	9 g
Fruct. Corni *(shan zhu yu)*	12 g

Rad. Morindae *(ba ji tian)*	12 g
Rhiz. Dioscoreae *(shan yao)*	30 g
Rad. Glycyrrhizae praep. *(zhi gan cao)*	6 g
Gelatinum Corii Asini *(e jiao)*	9 g

xie qing wan (Grün-Ableitungs-Pille)

Rad. Angelicae sinensis *(dang gui)*	9 g
Rad. Gentianae *(long dan cao)*	9 g
Fruct. Gardeniae *(shan zhi zi)*	9 g
Rad. et Rhiz. Rhei *(da huang)*	9 g
Rad. (Ligustici) Chuanxiong *(chuan xiong)*	9 g
Rhiz. et/seu Rad. Notopterygii *(qiang huo)*	9 g
Rad. Ledebouriellae/Saposhnikoviae *(fang feng)*	9 g

xiong zhi shi gao tang (Chuanxiong-Angelica-dahurica-Gypsum-Abkochung)

Rad. (Ligustici) Chuanxiong *(chuan xiong)*	6 g
Rad. Angelicae dahuricae *(bai zhi)*	6 g
Gypsum *(shi gao)*	30 g
Flos Chrysanthemi *(ju hua)*	9 g
Rhiz. Ligustici (sinensis) *(gao ben)*	6 g
Rhiz. et/seu Rad. Notopterygii *(qiang huo)*	6 g

zi yin qian yang fang (Yin-Anreicherungs-Yang-Absenkungs-Rezeptur mit Hinzufügungen und Weglassungen)

Rad. Polygoni multiflori *(he shou wu)*	9 g
Fruct. Ligustri lucidi *(nü zhen zi)*	9 g
Rad. Paeoniae lactiflorae/albae *(bai shao)*	9 g
Flos Chrysanthemi *(ju hua)*	9 g
Plastrum Testudinis *(gui ban)*	15 g
Magnetitum *(ci shi)*	15 g
Concha Margaritiferae *(zhen zhu mu)*	15 g
Fruct. Tribuli *(bai ji li)*	9 g
Rad. Achyranthis bidentatae *(huai niu xi)*	9 g
Rad. Glycyrrhizae *(gan cao)*	3 g

Allgemeines Register

Verwendete Arzneimittelrezepturen

Zur Modifikation verwendete Arzneimittel